皮膚科
研修ノート

シリーズ総監修
永井良三 自治医科大学学長

編集
佐藤伸一 東京大学教授
藤本　学 筑波大学教授

Dermatology

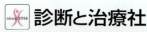

史書叢刊之十一

シリーズ総監修の序

　「研修ノート」は，かつての「研修医ノート」シリーズを全面的に刷新し，新シリーズとして刊行するものである．

　旧シリーズ「研修医ノート」は内科研修医のためのテキストとして1993年に出版された．その後，循環器，産婦人科，小児科，呼吸器，消化器，皮膚科など，診療科別に「研修医ノート」が相次いで刊行された．いずれも一般のマニュアルとは異なり，「基礎的な手技」だけではなく「医師としての心得」や「患者とのコミュニケーション」などの基本，あるいは「書類の書き方」，「保険制度」など，重要ながら平素は学ぶ機会の少ない事項を取り上げ，卒後間もない若手医師のための指導書として好評を博してきた．

　しかしながら，時代の変化により研修医に要求される内容は大きく変化した．地域医療の確保が社会問題化するなかで，研修教育の充実はますます重要となった．さらに医療への信頼回復や医療安全のためには，患者やスタッフとのコミュニケーションの改善も必須である．

　このような状況に鑑み，「研修医ノート」シリーズのあり方を再検討し，「研修ノート」の名のもとに，新シリーズとして刊行することとした．読者対象は後期研修医とし，専門分野の決定後に直面するさまざまな問題に対する考え方と対応を示すことにより，医師として歩んでいくうえでの"道標"となることを目的としている．

　本シリーズでは，全人的教育に必要な「医の基本」を記述すること，最新の知見を十分に反映し，若い読者向けに視覚的情報を増やしながらも分量はコンパクトとすることに留意した．編集・執筆に当たっては，後期研修医の実態に即して，必要かつ不可欠な内容を盛り込んでいただくようお願いした．"全国の若手医師の必読書"として，本シリーズが，長く読み継がれることを願っている．

　終わりにご執筆頂いた諸先生に心より感謝を申し上げます．

2016年3月吉日
自治医科大学学長
永井良三

編集の序

　今回,「皮膚科研修ノート」が,新たに「研修ノート」シリーズに加わることになり,皮膚科専門研修医にとっては,大きな福音になるものと確信しています.

　皮膚は人体最大の臓器であり,単なる外界からのバリア機能を担うだけではなく,代謝機能,免疫機能などさまざまな機能を有しています.さらに,皮膚科学は皮膚に変化をきたす疾患をすべて扱う診療科であり,疾患の皮膚病変のみを取り扱う診療科では決してありません.したがって,皮膚科学がカバーする領域は広範囲になり,アトピー性皮膚炎や乾癬といった皮膚科学固有の疾患のみならず,皮疹を伴う膠原病,感染症などといった内科的な疾患,さらには悪性黒色腫に代表される皮膚悪性腫瘍に対する外科的な治療まで多彩な疾患をその守備範囲としています.さらに,皮膚科学の多様性は疾患のみならず,年齢層も多彩であり新生児から高齢者まで取り扱います.また,皮疹は直接眼で見ることができるため,皮膚科学の診療は視診,触診から始まり,診断の困難な場合には皮膚生検を施行し,病理診断も自身で行うため,すべての診断プロセスを包括しています.このように皮膚科学は非常に幅広い総合科学といえます.

　このような多岐にわたる皮膚科学を学ぶうえで,皮膚科研修医にとって必要かつ十分な情報を提供することが本書の目的です.本書の最も大きな特徴としては,これから専門医をめざす方にとって,疾患の理解のみならず,勉強方法や将来のキャリアパスに関わる情報まで幅広く網羅されている点です.これから皮膚科の勉強を開始する方にとって,教科書の選び方,論文の書き方,学会発表の仕方といった勉強方法や,リスクマネジメント,医療訴訟といった社会的知識は重要であるにもかかわらず,1冊の本の中で系統的に解説した書籍は極めて少ないのが現状です.本書はこういった皮膚科に関連する周辺情報も含めて,専門研修に役立つものはすべて網羅しています.本書が手元にあれば,実際の皮膚科研修で困ることはないと思います.また,本書は「研修ノート」と名づけられてはいますが,医学生,初期研修医,すでに専門医を取られた先生にも役立つ内容となっています.本書が読者の皮膚科学理解の一助になればと願っています.

2016年3月吉日
東京大学大学院医学系研究科皮膚科学教授
佐藤　伸一

Contents 皮膚科研修ノート

第1章　皮膚科医をめざすために

A はじめに
1. 皮膚科医をめざす諸君へ ……………………………………… 宮地良樹　2

B 勉強方法
1. 皮膚科研修で学ぶべきこと ……………………………………… 戸倉新樹　6
2. 教科書・参考書の選び方と活用法 ……………………………… 鶴田大輔　11
3. 論文の検索方法と読み方 ………………………………………… 山本俊幸　14
4. カンファレンスの聞き方と発表のしかた ……………………… 佐野栄紀　17
5. 診療ガイドラインの活用法 ……………………………………… 尹　浩信　20
6. 学会・研究会に入ろう …………………………………………… 室田浩之　22
7. 学会発表の準備と発表のしかた ………………………………… 大山　学　24
8. ポスター発表 ……………………………………………………… 山﨑研志　28
9. 論文の書き方 ……………………………………………………… 浅野善英　31
10. 皮膚科専門医になるには ………………………………………… 佐山浩二　34
11. サブスペシャリティをめざすための勉強法 …………………… 杉浦一充　37
12. 留学しよう ………………………………………………………… 椛島健治　40

C 皮膚科医が活躍するフィールド
1. チーム医療における皮膚科医の役割 …………………………… 小寺雅也　44
2. 開業医か勤務医か ………………………………………………… 安部正敏　46
3. 学校保健にたずさわる …………………………………………… 岡村理栄子　48
4. 研究者としての皮膚科学者への道 ……………………………… 天谷雅行　51
5. 企業（製薬・香粧品関連）で働く ……………………………… 中鉢知子　54
6. 皮膚科の境界領域 ………………………………………………… 沢田泰之　57
7. 美容皮膚科医とは ………………………………………………… 小林美和　60
8. 皮膚科医として働き続けるために
　〜女性医師のためのワークライフバランス〜 ………………… 多田弥生　63

第2章　皮膚科医の基本

A 皮膚科の診察
1. 診察の方法（1）医療面接・診察にあたって気をつけること　加藤則人　68
2. 診察の方法（2）視診・触診　土田哲也　71
3. 発疹の種類とその記載方法　相馬良直　74
4. 皮膚科外来の諸問題　石黒直子　80
5. 臨床写真の撮り方・整理・保存のコツ　レパヴー・アンドレ　ジェイムズ　83

B 皮膚科の検査（皮膚病理検査以外）
1. 皮膚科で行われる検査　清島真理子　88
2. ダーモスコピー検査　田中　勝　91
3. 細菌検査　粟野嘉弘　95
4. 真菌検査　常深祐一郎　98
5. ウイルス検査　三井　浩　102
6. 皮膚アレルギー検査　藤本和久　105
7. 光線検査　川原　繁　110
8. エコー・画像検査　大畑恵之　114

C 皮膚の構造と病理組織のポイント
1. 皮膚生検と HE 染色標本作製のコツ　福本隆也　120
2. 正常皮膚の構造と機能　久保亮治　123
3. 病理所見の診かた　安齋眞一　128
4. 病理報告書の読み方・書き方　阿南　隆　134
5. 使いこなせるようになりたい皮膚病理用語　泉　美貴　139
6. 肉眼所見・ダーモスコピー・病理組織像の関係　古賀弘志　147
7. 組織化学染色・免疫染色の種類と診かた　清原隆宏　150
8. 電子顕微鏡でわかること　石河　晃　158

D 皮膚科の治療（内科的側面）
1. 皮膚科治療の概要　佐伯秀久　160
2. まずはスキンケアから　江藤隆史　163
3. ステロイドを使いこなせれば一人前　鳥居秀嗣　167
4. 抗真菌薬の選択のコツ　常深祐一郎　172
5. 抗菌薬の選択のコツ　山﨑　修　179

6. 抗ヒスタミン薬の選択のコツ ……………………………… 森田栄伸　183
  7. ステロイド・免疫抑制薬の内服療法 ……………………… 今福信一　189
  8. 光線療法 …………………………………………………… 森田明理　192
  9. 放射線療法 ………………………………… 宮澤一成，鹿間直人　196
  10. 悪性腫瘍の化学療法・分子標的療法 ……………………… 並川健二郎　198
  11. 漢方薬を上手に取り入れよう ……………………………… 前田　学　201

E 皮膚科の治療（外科的側面）
  1. 皮膚外科の概要 …………………………………………… 門野岳史　204
  2. 外来で対応可能な小手術の心得と基本的手技のコツ ……… 石井貴之　207
  3. レーザー治療 ……………………………………………… 岸　晶子　211
  4. 難治性皮膚創傷への対応〜外科的処置，創傷被覆材の選択〜
     ……………………………………………………………… 立花隆夫　215
  5. 美容皮膚科で行われる手術・手技 ………………………… 山本有紀　220
  6. 皮膚外科学を極める ……………………………………… 中村泰大　225

第3章　おもな皮膚疾患

A 皮膚炎・湿疹
  1. 接触皮膚炎・光接触皮膚炎 ………………………………… 足立厚子　232
  2. 脂漏性皮膚炎 ……………………………………………… 奥山隆平　236
  3. アトピー性皮膚炎 ………………………………………… 竹原和彦　238
  4. 貨幣状湿疹 ………………………………………………… 西岡和恵　240
  5. 自家感作性皮膚炎 ………………………………………… 中村晃一郎　242
  6. 手湿疹 ……………………………………… 矢上晶子，松永佳世子　245
  7. 汗疱・異汗性湿疹，汗疹 …………………………………… 西澤　綾　248
  8. 皮脂欠乏性湿疹 …………………………………………… 菊地克子　252
  9. 酒皶様皮膚炎 ……………………………………………… 寺木祐一　254
  10. 【アトラス】その他の皮膚炎 ……………………………… 伊藤明子　256

B 紫斑・血管障害
  1. IgA血管炎（Henoch-Schönlein紫斑病） …………………… 川上民裕　258
  2. その他の血管炎 …………………………………………… 川上民裕　260

3. 慢性色素性紫斑 .... 田口詩路麻　263
　4. うっ滞性皮膚炎・うっ滞性脂肪織炎 .... 久木野竜一　266
　5. 下腿潰瘍 .... 久木野竜一　268
　6.【アトラス】その他の紫斑を呈する疾患 .... 藤本徳毅　270

C 蕁麻疹・痒疹・瘙痒症
　1. 蕁麻疹 .... 森田栄伸　272
　2. 血管性浮腫 .... 秀　道広　275
　3. 痒　疹 .... 佐藤貴浩　278
　4. 皮膚瘙痒症 .... 木下綾子，須賀　康，髙森建二　280
　5.【アトラス】その他の蕁麻疹様皮疹・痒疹を呈する疾患 ... 福永　淳　284

D 紅斑症
　1. 多形滲出性紅斑 .... 牧野輝彦，清水忠道　286
　2. 環状紅斑 .... 新井　達　288
　3. 結節性紅斑 .... 原田和俊　290
　4. Sweet 病・Behçet 病 .... 金蔵拓郎　292
　5.【アトラス】その他の紅斑を呈する疾患 .... 梅林芳弘　294

E 膠原病と類症
　1. エリテマトーデス .... 衛藤　光　296
　2. 全身性強皮症 .... 長谷川　稔　298
　3. 限局性強皮症 .... 神人正寿　300
　4. 皮膚筋炎 .... 濱口儒人　302
　5. 壊疽性膿皮症 .... 池田高治　306
　6.【アトラス】その他の膠原病 .... 吉崎　歩　308

F 薬　疹
　1. 薬　疹 .... 相原道子　310
　2. Stevens-Johnson 症候群・中毒性表皮壊死症 ... 阿部理一郎　314
　3. 薬剤性過敏症症候群 .... 藤山幹子　316
　4. 抗がん剤（分子標的薬）による皮膚障害 .... 中原剛士　319
　5. 移植片対宿主病〜薬疹との鑑別〜 .... 宮垣朝光　322
　6.【アトラス】その他の薬疹 .... 水川良子　324

G 外傷・物理的/化学的皮膚障害
　1. 熱　傷 .... 吉野雄一郎　326

- 2. 化学熱傷 ...... 湊原一哉 329
- 3. 褥瘡 ...... 立花隆夫 332
- 4. 凍瘡・凍傷 ...... 入澤亮吉 335
- 5. 日光皮膚炎（サンバーン） ...... 上出良一 338
- 6. 胼胝・鶏眼 ...... 中西健史 340

H 肉芽腫
- 1. 環状肉芽腫 ...... 塚本克彦 342
- 2. サルコイドーシス ...... 岡本祐之 344
- 3. 【アトラス】その他の肉芽腫 ...... 伊崎誠一 348

I 水疱症
- 1. 天疱瘡 ...... 山上 淳 350
- 2. 類天疱瘡 ...... 石井文人 352
- 3. 【アトラス】水疱を生じるその他の疾患 ...... 石井 健 354

J 乾癬と類症・角化症・角化性疾患，膿疱症
- 1. 乾癬 ...... 小宮根真弓，大槻マミ太郎 358
- 2. 膿疱性乾癬 ...... 馬渕智生 361
- 3. 掌蹠膿疱症 ...... 村上正基 364
- 4. 類乾癬 ...... 山中恵一 366
- 5. 扁平苔癬 ...... 藤田英樹 368
- 6. 毛孔性苔癬 ...... 谷岡未樹 370
- 7. Gibertばら色粃糠疹 ...... 川村龍吉 372
- 8. 【アトラス】その他の膿疱症 ...... 大久保ゆかり 374

K 代謝異常症
- 1. 黄色腫 ...... 村田 哲 376
- 2. ムチン沈着症 ...... 簱持 淳 378
- 3. アミロイドーシス ...... 末木博彦 381
- 4. 痛風 ...... 檜垣祐子 384
- 5. 弾性線維性仮性黄色腫 ...... 宇谷厚志 386
- 6. 【アトラス】その他の代謝異常症 ...... 中野 創 388

L 細菌感染症
- 1. 伝染性膿痂疹 ...... 池田政身 390
- 2. ブドウ球菌性熱傷様皮膚症候群 ...... 池田政身 392

3. 毛包炎・癤・癰 .... 多田譲治 394
  4. 丹毒・蜂窩織炎 .... 盛山吉弘 398
  5. 壊死性筋膜炎・ガス壊疽 .... 伊藤周作 400
  6. トキシックショック症候群，トキシックショック様症候群，
     ビブリオ・バルニフィカス感染症 .... 井上雄二 403
  7.【アトラス】その他の細菌感染症 .... 木花いづみ 406

M ウイルス感染症

  1. 疣贅（尋常性疣贅・青年性扁平疣贅） .... 江川清文 408
  2. 伝染性軟属腫 .... 浅田秀夫 410
  3. 麻疹・風疹 .... 日野治子 412
  4. 水　痘 .... 渡辺大輔 414
  5. 帯状疱疹 .... 加藤徳子，渡辺大輔 416
  6. 口唇ヘルペス .... 清水　晶 418
  7. Kaposi 水痘様発疹症 .... 川口博史 420
  8. 伝染性紅斑 .... 神﨑美玲 422
  9. 手足口病 .... 杉浦　丹 424
 10. 伝染性単核球症 .... 満間照之 426
 11.【アトラス】その他のウイルス感染症 .... 日野治子 428

N 真菌感染症・抗酸菌感染症

  1. 白　癬 .... 望月　隆 430
  2. カンジダ症 .... 加藤卓朗 433
  3. 癜　風 .... 清　佳浩 435
  4. 深在性皮膚真菌症 .... 望月　隆 437
  5. 皮膚結核 .... 石井則久 440
  6. 抗酸菌感染症 .... 高木　肇 442

O 虫・動物性皮膚疾患

  1. 疥　癬 .... 和田康夫 444
  2. シラミ症 .... 和田康夫 446
  3. マダニ刺咬症 .... 橋本喜夫 448
  4. ツツガムシ病 .... 竹之下秀雄 451
  5. 虫刺症 .... 夏秋　優 454
  6. 毛虫皮膚炎 .... 夏秋　優 456

7.【アトラス】その他の虫・動物性皮膚疾患 .... 夏秋　優　458

P 性感染症

1. 尖圭コンジローマ .... 尾上智彦　460
2. 梅　毒 .... 伊東文行　462
3. 性器ヘルペス .... 安元慎一郎　464
4. HIV 感染症 .... 斎藤万寿吉　467

Q 皮膚付属器の疾患

1. 痤　瘡 .... 林　伸和　470
2. 円形脱毛症 .... 伊藤泰介　472
3. 壮年性脱毛症 .... 天羽康之　474
4. 多汗症 .... 横関博雄　476
5. 陥入爪 .... 倉片長門　478
6.【アトラス】爪の疾患 .... 東　禹彦　480

R 腫　瘍

1. 皮下腫瘍の診かた .... 浅井　純　482
2. 炎症性粉瘤・外歯瘻・毛巣洞 .... 帆足俊彦　485
3. 稗粒腫 .... 出月健夫　488
4. 毛細血管拡張性肉芽腫 .... 木花　光　490
5. 脂漏性角化症・軟性線維腫 .... 廣瀬寮二　492
6. 付属器腫瘍の診かた .... 三砂範幸　494
7. ガングリオン・粘液嚢腫 .... 緒方　大　498
8. 皮膚線維腫 .... 是枝　哲　500
9. 指先・爪下の腫瘍の診断と対処 .... 田村敦志　502
10. ケロイド・肥厚性瘢痕 .... 牧野英一　505
11. 基底細胞癌 .... 爲政大幾　508
12. 日光角化症・Bowen 病 .... 持田耕介，天野正宏　511
13. 有棘細胞癌 .... 竹之内辰也　514
14. 乳房外 Paget 病 .... 吉野公二　516
15. 悪性黒色腫 .... 宇原　久　518
16. リンパ腫 .... 菅谷　誠　521
17. 血管肉腫 .... 藤澤康弘　524

S 色素異常症
1. 母斑細胞母斑・単純黒子　　　　　　　　占部和敬　526
2. 雀卵斑・肝斑　　　　　　　　　　　　　堺　則康　528
3. 尋常性白斑　　　　　　　　　　　　　　大磯直毅　532
4. 【アトラス】その他の色素異常症　　　　川口雅一　534

T 先天性皮膚疾患への対処
1. 表皮水疱症　　　　　　　　　　　　　　澤村大輔　536
2. 魚鱗癬　　　　　　　　　　　　　　　　高橋健造　539
3. 掌蹠角化症　　　　　　　　　　　　　　山本明美　542
4. Darier病・Hailey-Hailey病　　　　高木　敦，池田志孝　544
5. 色素性乾皮症　　　　　　　　　　　　　森脇真一　547
6. 太田母斑・先天性巨大色素細胞母斑　　　大西誉光　550
7. 血管腫　　　　　　　　　　　　　　　　岸　晶子　552
8. 先天性色素異常症　　　　　　　　鈴木民夫，阿部優子　555
9. 母斑症　　　　　　　　　　　　　　　　金田眞理　558
10. 毛髪の先天性疾患　　　　　　　　　　　下村　裕　562
11. 遺伝カウンセリング　　　　　　　　　　新熊　悟　564

U 年齢からのアプローチ
1. 新生児・乳児にみられる生理的皮膚変化と皮膚疾患　馬場直子　566
2. 妊娠に伴う皮膚疾患　　　　　　　　　　川上理子　572
3. 加齢に伴う皮膚変化　　　　　　　　　　種井良二　578

第4章 救急対応が必要な皮膚疾患

1. 入院患者編　　　　　　　　　　　　　　橋爪秀夫　584
2. 救急外来患者編　　　　　　　　　　　　岩田洋平　588
3. 当直で必要になる外科的応急処置　　　　岩田洋平　593

第5章 皮膚科医が知っておくべき社会的知識と制度

1. 法律全般 ………………………………………………… 田邉 昇 600
2. 感染症法 ………………………………………………… 石井則久 603
3. リスクマネジメント …………………………………… 永井弥生 607
4. インフォームド・コンセント ………………………… 多田弥生 610
5. セカンドオピニオン …………………………………… 室 慶直 612
6. 医療過誤と医療事故 …………………………………… 田邉 昇 614
7. 医療保険制度 …………………………………………… 玉木 毅 617
8. 保険診療で知っておくべきルール …………………… 古田淳一 620
9. ジェネリック医薬品の諸問題 ………………………… 大日輝記 622
10. 皮膚科領域における医療費 …………………………… 若林正治 626
11. 医薬品副作用被害救済制度 …………………………… 末木博彦 629

第6章 書類の書き方

1. カルテ …………………………………………………… 宇原 久 634
2. 診断書・意見書 ………………………………………… 松村由美 638
3. 紹介状・返事 …………………………………………… 柿沼 誉 643
4. 処方箋 …………………………………………………… 小茂田昌代 646
5. 入院診療計画書・説明書・同意書 …………………… 福島 聡 649
6. 英文診断書・紹介状・返事 …………………………… 内山真樹 652
7. 死亡診断書・死体検案書 ……………………………… 安田正人 655

付 録

■皮膚科領域の代表的薬剤一覧 ………………………… 大谷道輝 660
■索 引
和文索引 …………………………………………………………… 676
欧文索引 …………………………………………………………… 682

◆ Column

Blaschko線	相馬良直	79
Tzanck試験	太田有史	119
上手い文章を書く，たった5つのポイント！	泉　美貴	146
学会でしばしば耳にする間違った表現	泉　美貴	157
化粧品の基礎知識	関東裕美	166
子どもの診察・処置をうまくやるコツ	馬場直子	171
抗ヒスタミン薬が効かない痒みの対処	江畑俊哉	178
この薬はこう使う①　タクロリムス（プロトピック®）	佐伯秀久	182
この薬はこう使う②　DDS（レクチゾール®）	大山文悟	188
この薬はこう使う③　アダパレン（ディフェリン®）	林　伸和	191
この薬はこう使う④　エトレチナート（チガソン®）	川田　暁	200
子どもの手術はどうやるか？	中川浩一	230
アトピービジネス	竹原和彦	239
接触皮膚炎を起こしやすい植物	原田　晋	244
接触皮膚炎を起こしやすい薬品（外用薬）	高山かおる	244
社会的な問題となった「加水分解コムギの経皮・経粘膜感作によるコムギアレルギー」とは	矢上晶子，松永佳世子	247
日常生活での金属の摂取・金属への対応	足立厚子	251
リベドをみたら	戸田憲一	262
蕁麻疹の検査	森桶　聡	277
エピペン®	千貫祐子	283
毛染めについての知識	猪又直子	283
抗核抗体検査の進め方	茂木精一郎	304
膠原病を疑う皮膚所見～患者さんの手を取ろう～	沖山奈緒子	305
薬疹の検査法	竹中　基	313
雑誌「薬疹情報」から～舌をかみそうな薬剤名が多い分子標的薬～	福田英三	318
サンスクリーン剤の基礎知識	上出良一	337
糖尿病と皮膚	中西健史	347
自己免疫性水疱症の診断の手順	青山裕美	357
マラセチア毛包炎	清　佳浩	436
ロドデノール含有化粧品による白斑被害	松永佳世子	531
妊娠中の薬の注意	中島　研	577
腋臭症	増井友里	582
破傷風や狂犬病などへの対応	加治賢三	597
難病制度	新関寛徳	602
ハンセン病の歴史	石井則久	606
油症とは	内　博史	609
バイオシミラー（バイオ後続品）	大日輝記	625
逆紹介をスムーズにするコツ	矢澤徳仁	645
薬局・薬剤師との連携	小茂田昌代	648
皮膚科における病診連携とは	根本　治	651

執筆者一覧

[シリーズ総監修者]

永井良三　自治医科大学学長

[編集者]

佐藤伸一　東京大学大学院医学系研究科皮膚科学

藤本　学　筑波大学医学医療系皮膚科

[執筆者]　（執筆順，肩書略）

宮地良樹	滋賀県立成人病センター病院長／京都大学皮膚科名誉教授	安部正敏	札幌皮膚科クリニック
戸倉新樹	浜松医科大学皮膚科学	岡村理栄子	岡村皮フ科医院
鶴田大輔	大阪市立大学大学院医学研究科皮膚病態学講座	天谷雅行	慶應義塾大学医学部皮膚科
山本俊幸	福島県立医科大学医学部皮膚科学講座	中鉢知子	Stiefel, a GSK Company, Clinical Development シニアメディカルディレクター
佐野栄紀	高知大学医学部皮膚科	沢田泰之	東京都立墨東病院皮膚科
尹　浩信	熊本大学大学院生命科学研究部皮膚病態治療再建学分野	小林美和	こばやし皮膚科クリニック
室田浩之	大阪大学大学院医学系研究科情報統合医学講座皮膚科学	多田弥生	帝京大学医学部皮膚科学講座
		加藤則人	京都府立医科大学皮膚科
大山　学	杏林大学医学部皮膚科学教室	土田哲也	埼玉医科大学皮膚科
山﨑研志	東北大学大学院医学系研究科神経・感覚器病態学／皮膚科学	相馬良直	聖マリアンナ医科大学皮膚科
		石黒直子	東京女子医科大学皮膚科
浅野善英	東京大学医学部皮膚科	レパヴー・アンドレ ジェイムズ	いちげ皮フ科クリニック
佐山浩二	愛媛大学医学部皮膚科	清島真理子	岐阜大学医学部皮膚科
杉浦一充	名古屋大学医学部皮膚科	田中　勝	東京女子医科大学東医療センター皮膚科
椛島健治	京都大学大学院医学研究科皮膚科	柴野嘉弘	公立昭和病院皮膚科
小寺雅也	中京病院皮膚科	常深祐一郎	東京女子医科大学皮膚科

三井　浩	同愛記念病院皮膚科	森田明理	名古屋市立大学大学院研究科加齢・環境皮膚科学
藤本和久	日本医科大学皮膚科	宮澤一成	埼玉医科大学国際医療センター放射線腫瘍科
川原　繁	金沢赤十字病院皮膚科		
大畑恵之	稲城市立病院皮膚科	鹿間直人	埼玉医科大学国際医療センター放射線腫瘍科
太田有史	東京慈恵会医科大学葛飾医療センター皮膚科	並川健二郎	国立がん研究センター中央病院皮膚腫瘍科
福本隆也	札幌皮膚病理診断科		
久保亮治	慶應義塾大学医学部皮膚科	川田　暁	近畿大学医学部皮膚科
安齋眞一	日本医科大学武蔵小杉病院皮膚科	前田　学	医療法人新生会八幡病院皮膚科
阿南　隆	札幌皮膚病理診断科	門野岳史	聖マリアンナ医科大学皮膚科
泉　美貴	東京医科大学医学教育学分野	石井貴之	富山県立中央病院皮膚科
古賀弘志	信州大学医学部皮膚科	岸　晶子	虎の門病院皮膚科
清原隆宏	関西医科大学附属滝井病院皮膚科	立花隆夫	大阪赤十字病院皮膚科
石河　晃	東邦大学医学部皮膚科	山本有紀	和歌山県立医科大学皮膚科
佐伯秀久	日本医科大学皮膚科	中村泰大	埼玉医科大学国際医療センター皮膚腫瘍科・皮膚科
江藤隆史	東京逓信病院皮膚科	中川浩一	富田林病院皮膚科
関東裕美	東邦大学医療センター大森病院皮膚科	足立厚子	兵庫県立加古川医療センター皮膚科
鳥居秀嗣	東京山手メディカルセンター皮膚科	奥山隆平	信州大学医学部皮膚科
馬場直子	神奈川県立こども医療センター皮膚科	竹原和彦	金沢大学医学部皮膚科
		西岡和恵	ジョイ皮ふ科クリニック
江畑俊哉	ちとふな皮膚科クリニック	中村晃一郎	埼玉医科大学皮膚科
山﨑　修	岡山大学病院皮膚科	原田　晋	はらだ皮膚科クリニック
森田栄伸	島根大学医学部皮膚科	高山かおる	済生会川口総合病院皮膚科
大山文悟	久留米大学医学部皮膚科学教室	矢上晶子	藤田保健衛生大学医学部皮膚科
今福信一	福岡大学医学部皮膚科	松永佳世子	藤田保健衛生大学医学部皮膚科
林　伸和	虎の門病院皮膚科	西澤　綾	防衛医科大学校皮膚科

菊地克子	東北大学病院皮膚科	金蔵拓郎	鹿児島大学医学部皮膚科
寺木祐一	埼玉医科大学総合医療センター皮膚科	梅林芳弘	東京医科大学皮膚科学分野
伊藤明子	新潟大学医学部皮膚科	衛藤 光	聖路加国際病院皮膚科
川上民裕	聖マリアンナ医科大学皮膚科学教室	長谷川 稔	福井大学医学部感覚運動医学講座皮膚科学
戸田憲一	公益財団法人医学研究所北野病院皮膚科	神人正寿	熊本大学医学部皮膚科・形成再建科
田口詩路麻	水戸協同病院皮膚科	濱口儒人	金沢大学医学部皮膚科
久木野竜一	NTT東日本関東病院皮膚科	茂木精一郎	群馬大学大学院医学系研究科皮膚科
藤本徳毅	滋賀医科大学皮膚科	沖山奈緒子	筑波大学医学医療系皮膚科
秀 道広	広島大学医学部皮膚科	池田高治	和歌山県立医科大学皮膚科学教室
森桶 聡	広島大学医学部皮膚科	吉崎 歩	東京大学医学部皮膚科
佐藤貴浩	防衛医科大学校皮膚科	相原道子	横浜市立大学医学部皮膚科
木下綾子	順天堂大学医学部附属浦安病院皮膚科	竹中 基	長崎大学大学院医歯薬学総合研究科皮膚病態学
須賀 康	順天堂大学医学部附属浦安病院皮膚科	阿部理一郎	北海道大学大学院医学研究科皮膚科学分野
髙森建二	順天堂大学医学部附属浦安病院皮膚科	藤山幹子	愛媛大学医学部皮膚科
		福田英三	福田皮ふ科クリニック
千貫祐子	島根大学医学部皮膚科	中原剛士	九州大学大学院医学研究院皮膚科体表感知学講座
猪又直子	横浜市立大学医学部皮膚科	宮垣朝光	東京大学医学部皮膚科
福永 淳	神戸大学大学院医学研究科内科系講座皮膚科学分野	水川良子	杏林大学医学部皮膚科
牧野輝彦	富山大学大学院医学薬学研究部皮膚科学	吉野雄一郎	熊本赤十字病院皮膚科
清水忠道	富山大学大学院医学薬学研究部皮膚科学	湊原一哉	武蔵野赤十字病院皮膚科
		入澤亮吉	東京医科大学皮膚科
新井 達	聖路加国際病院皮膚科	上出良一	ひふのクリニック人形町
原田和俊	東京医科大学皮膚科	中西健史	滋賀医科大学皮膚科

塚本克彦	山梨県立中央病院皮膚科	多田譲治	社会医療法人光生病院皮膚科
岡本祐之	関西医科大学皮膚科	盛山吉弘	総合病院土浦協同病院皮膚科
伊崎誠一	埼玉医科大学総合医療センター皮膚科	伊藤周作	日立製作所日立総合病院皮膚科
山上　淳	慶應義塾大学医学部皮膚科	井上雄二	熊本市立熊本市民病院皮膚科
石井文人	久留米大学医学部皮膚科学教室	木花いづみ	平塚市民病院皮膚科
石井　健	東邦大学医療センター大森病院皮膚科	江川清文	天草皮ふ科・内科
		浅田秀夫	奈良県立医科大学皮膚科
青山裕美	川崎医科大学皮膚科	日野治子	関東中央病院皮膚科
小宮根真弓	自治医科大学皮膚科学	渡辺大輔	愛知医科大学皮膚科
大槻マミ太郎	自治医科大学皮膚科学	加藤徳子	愛知医科大学皮膚科
馬渕智生	東海大学医学部専門診療学系皮膚科学	清水　晶	群馬大学大学院医学系研究科皮膚科学
村上正基	愛媛大学医学部皮膚科	川口博史	金沢皮膚科
山中恵一	三重大学医学部皮膚科	神﨑美玲	水戸済生会総合病院皮膚科
藤田英樹	日本大学医学部皮膚科学分野	杉浦　丹	静岡市立清水病院皮膚科
谷岡未樹	谷岡皮フ科クリニック	満間照之	一宮市立市民病院皮膚科
川村龍吉	山梨大学医学部皮膚科	望月　隆	金沢医科大学皮膚科
大久保ゆかり	東京医科大学皮膚科学分野	加藤卓朗	まるやま皮膚科クリニック
村田　哲	自治医科大学皮膚科	清　佳浩	帝京大学医学部附属溝口病院皮膚科
籏持　淳	獨協医科大学皮膚科	石井則久	国立感染症研究所ハンセン病研究センター
末木博彦	昭和大学医学部皮膚科	高木　肇	大垣市民病院皮膚科
檜垣祐子	東京女子医科大学附属女性生涯健康センター	和田康夫	赤穂市民病院皮膚科
宇谷厚志	長崎大学大学院医歯薬学総合研究科皮膚病態学	橋本喜夫	旭川厚生病院皮膚科
		竹之下秀雄	白河厚生総合病院皮膚科
中野　創	弘前大学医学部皮膚科	夏秋　優	兵庫医科大学皮膚科学
池田政身	高松赤十字病院皮膚科		

尾上智彦	東京慈恵会医科大学皮膚科	宇原 久	信州大学医学部皮膚科
伊東文行	伊東皮フ科クリニック	菅谷 誠	東京大学医学部皮膚科
安元慎一郎	安元ひふ科クリニック	藤澤康弘	筑波大学医学医療系皮膚科
斎藤万寿吉	東京医科大学病院皮膚科学分野	占部和敬	九州医療センター皮膚科
伊藤泰介	浜松医科大学皮膚科	堺 則康	希望ヶ丘すずらん皮膚科クリニック
天羽康之	北里大学医学部皮膚科	大磯直毅	近畿大学医学部皮膚科
横関博雄	東京医科歯科大学皮膚科	川口雅一	山形大学医学部皮膚科
倉片長門	スマイル・まやクリニック	澤村大輔	弘前大学医学部皮膚科
東 禹彦	東皮フ科医院	高橋健造	琉球大学医学部皮膚科
浅井 純	京都府立医科大学大学院医学研究科皮膚科学講座	山本明美	旭川医科大学皮膚科
		高木 敦	順天堂大学医学部皮膚科
帆足俊彦	日本医科大学医学部付属病院皮膚科	池田志孝	順天堂大学医学部皮膚科
出月健夫	NTT東日本関東病院皮膚科	森脇真一	大阪医科大学皮膚科
木花 光	かものはし皮フ科	大西誉光	帝京大学医学部皮膚科
廣瀬寮二	ニュー琴海病院皮膚科	鈴木民夫	山形大学医学部皮膚科学講座
三砂範幸	医療法人中尾医院皮膚科	阿部優子	山形大学医学部皮膚科学講座
緒方 大	埼玉医科大学皮膚科	金田眞理	大阪大学医学部皮膚科
是枝 哲	天理よろづ相談所病院皮膚科	下村 裕	新潟大学大学院医歯学総合研究科皮膚科学分野
田村敦志	伊勢崎市民病院皮膚科		
牧野英一	川崎医科大学皮膚科	新熊 悟	北海道大学病院皮膚科
爲政大幾	独立行政法人国立病院機構大阪医療センター皮膚科	川上理子	聖母病院皮膚科
		中島 研	国立成育医療研究センター薬剤部/妊娠と薬情報センター
持田耕介	宮崎大学医学部皮膚科		
天野正宏	宮崎大学医学部皮膚科	種井良二	東京都健康長寿医療センター皮膚科
竹之内辰也	新潟県立がんセンター新潟病院皮膚科	増井友里	東京大学医学部皮膚科
吉野公二	がん・感染症センター都立駒込病院皮膚腫瘍科	橋爪秀夫	市立島田市民病院皮膚科

岩田洋平	藤田保健衛生大学医学部皮膚科学	松村由美	京都大学医学部附属病院医療安全管理室（皮膚科兼任）
加治賢三	かじ皮フ科クリニック	柿沼　誉	仙台青葉皮ふ科
田邉　昇	ねもと皮フ科　弁護士・医師	矢澤徳仁	みどりの森ひふ科クリニック
新関寛徳	国立成育医療研究センター皮膚科	小茂田昌代	東京理科大学薬学部薬学科医療安全学研究室
永井弥生	群馬大学医学部附属病院医療の質・安全管理部	福島　聡	熊本大学医学部皮膚科・形成再建科
内　博史	九州大学大学院医学研究院皮膚科学	根本　治	札幌皮膚科クリニック
室　慶直	名古屋大学医学部皮膚科	内山真樹	新座志木中央総合病院皮膚科／東京医科大学病院皮膚科
玉木　毅	国立国際医療研究センター病院皮膚科	安田正人	群馬大学医学部皮膚科
古田淳一	筑波大学医学医療系皮膚科	大谷道輝	東京逓信病院薬剤部
大日輝記	京都大学大学院医学研究科皮膚科学		
若林正治	若林皮膚科医院		

第1章

皮膚科医をめざすために

A　はじめに

1　皮膚科医をめざす諸君へ

DOs

- ☐ 多彩な針路を選択できる診療科を選択する．
- ☐ 人体最大の臓器を扱う気概を持つ．
- ☐ 医師としての My QOL を大切に．
- ☐ 自分のスペシャリティを一生愉しめるように．

1　鶏口となるも牛後となるなかれ

　筆者は内科開業医の子弟に生まれたので，父の跡を継ぐべく，効率的な研修をしようと大学卒業後は天理よろづ相談所病院内科レジデントになった．研修は充実していたが，その1年間の総括から，①内科は臓器が多すぎて，開業医として全領域を網羅するのは至難の業，②機器診療・チーム医療の観点から，設備・人員に乏しい内科開業医は第一線病院とのギャップが大きすぎる，と考え，皮膚科医に転向した．もともと，病理も含めた肉眼画像診断学に興味があったことも一因であるが，皮膚科医は，①気力・体力・知力があれば一人でもかなりの医療を展開できる，②勉強を続けていれば，少なくとも外来診療に関しては最新医療から落伍せず，高齢でも続けられる，と考えたからであった．この25歳の決断は自分にとっては今でも正解で，生まれ変わってもまた皮膚科医になろうと思っている．大学を定年になる年齢に達して同級生の動向をみていると，風邪などの軽微医療に終始している内科開業医，メスを捨てて久しい外科医，体力の限界から産業医に転向した麻酔科医などが多く，スペシャリティを堅持しながら，経験が重みとなる実地臨床を今でも愉しめる皮膚科医を選択した自分を密かに褒めてあげたい今日この頃である．内科・外科の大集団の中で後塵を拝することなく，皮膚科医として絶えず臨床でも研究でもトップランナーとして走り抜けることができたことを誇りに思う．

2　医師人生を決めつけない

　内科開業医になるはずが，気づいてみれば大学教授を22年間もすることになった私の事例をみるまでもなく，医師人生はどうなるかわからないものである．臨床医をめざしていたのに，「じゃまなか」と言われて基礎研究に転じてノーベル賞を受賞した山中伸弥先生のような人もいれば，基礎研究に身を投じると意気込んで大学院に入ったものの，能力の限界を感じて臨床医になり，巨万の富を築いた知人もいる．このように，初期研修を終了した時点では自己評価は困難なので，拙速に自らの医師人生将来設計を短絡的に即断すべきではない．この時期には5年ごとに目標を定め，軌道修正をしながら修錬することを勧めたい．自分には意外な可能性があるかもしれないし，逆に自負するほどの能力がないと達観するべきかもしれないからである．しかし，自分に秘められた可能性や潜在的な能力はトライしてみないとわからないので，何事も「やってみなはれ」という姿勢を受容する時期が必要である．医師となってから最初の数年間は試行錯誤のなかから自分のアイデンティティを確立する時期なので，その意味でも皮膚科のように基礎と臨床，内科・

第1章　皮膚科医をめざすために

A　はじめに

外科・病理が交錯する診療科は選択肢が多く，その分，自分の医師人生の可能性の幅が広がるともいえよう．いずれにしてもまだ自分の針路を決めるのは早すぎるので，包容力のある診療科で多様なチャレンジをしてから結論を出すべきであろう．

3　皮膚科には針路のオプションが多い

皮膚科を選択する際の最大の岐路は，標的臓器を皮膚に絞る，という決断であろう．しかし皮膚科の場合，実は選択の幅が広がるのは，皮膚という臓器を選択して皮膚科医になってからである．皮膚科には皮膚内科的な狭義の皮膚科のみでなく，皮膚外科，皮膚病理など他科ではすでに細分化されて失われたジャンルが残されていることが最大の要因であろう．たとえば消化器領域では，内視鏡で組織を採取すれば病理専門医の診断を仰ぐであろうし，もし内視鏡的切除が難しければ消化器外科に手術を依頼するはずである．しかし皮膚科領域では，生検から病理診断，切除手術までを自己完結的に行えることが多い．特に皮膚炎症の病理診断は難しく，「臨床像を見ていないと診断がつかない」ことも少なくないので，皮膚科医のマクロ・ミクロ両面での肉眼画像診断能力が大きく問われる局面が多い．形成外科がどちらかというと再建外科に移行し，皮膚形成外科がマイナーになりつつあるなかで，皮膚疾患の病態を理解した皮膚科医がメスを握ることの意義が再認識され，今，皮膚外科領域は新たな隆盛期を迎えようとしている．また，美容皮膚科，香粧品学などの皮膚生理学を活かした境界領域，性感染症・褥瘡フットケアなども臓器を超えた専門領域となりうる．このように，皮膚という臓器を選択した後，皮膚のオールマイティな臨床医として，病気のアウトカムを最後まで見届けることができるのが皮膚科医の醍醐味の一つであろう．

さらに，皮膚科には基礎の研究者やPh.D. と伍していけるほどレベルの高い研究領域があることも魅力である．侵襲的検査や手術重症患者に忙殺されがちな他科診療領域と異なり，当初の数年で common disease を習得した後，じっくり時間をかけて丹念に珍しい皮膚疾患を経験しながら診療のスキルを熟成させていく皮膚科では，ゆったりと時間が流れるなかで，興味があれば基礎研究に時間を割くことができる．アクセス容易な臓器である皮膚は，最近の皮膚から樹立された iPS 細胞の例をあげるまでもなく，細胞生物学，免疫アレルギー学，腫瘍学などの各領域で基礎研究との接点が多い．日常的に用いられる線維芽細胞，石坂らによる皮膚反応を用いた IgE の発見，山極らによるコールタールを用いた皮膚化学発がん実験など，皮膚を契機に発展した研究は枚挙にいとまがない．日本研究皮膚科学会の機関誌である英文誌 *J Dermatol Sci* の IF は 3.5 もあり，わが国で刊行されている英文医学雑誌のなかでも最高峰に位置していることは，皮膚科学基礎研究の質の高さを如実に物語っており，かつての編集長として実に感慨深い．私が在任中に教室から *Nature/Nature Immunol* 誌などにいくつかの論文を発表できたことからも，皮膚科では Physician Scientist と臨床医との両立が可能であることが窺われよう．

このように，皮膚科へ入って5年程度，すなわち皮膚科専門医を取得するまでの数年間に，自分の特性や興味，能力などを勘案して，皮膚内科・外科・病理，あるいは皮膚科臨床・基礎研究などの選択肢のなかから自らの針路を決める作業をゆっくりできるのも皮膚科の大きな優れた特性であり，「ゴキゲンな臨床医人生」を満喫するためにこれらのサブスペシャリティは欠くべからざる必須アイテムである．

4　人体最大の臓器を扱う気概を持つ

よく知られているように皮膚は人体最大

の臓器で，総面積は畳一枚に匹敵し，重量も肝臓よりも重い（同級生の呼吸器内科教授にこの話をしたら，「肺胞を延ばしたら肺の総面積はテニスコート一面になる」と言われて戸惑ったこともあるが……）．大きければ，重ければいいというものではもとよりないが，内科病変は皮膚に反映されやすいし，紅皮症のように皮膚全体に炎症が及べば，肝炎を凌駕するほどの全身的影響が出ることは避けられない．皮膚科が膠原病・糖尿病をはじめ多彩な他科疾患・全身疾患と密接に関係し，ほぼ全科との接点を有しているのはこのためである．デルマドロームという用語あるいは「皮膚は内臓の鏡」という陳腐な言い方があるが，皮膚科医にとって，「まだ他科医が診断できていない当該領域疾患の診断を発疹から行う」ときが最も胸の空く思いがする瞬間である．皮膚科医は八卦見ではないので，十分な論拠をもって糖尿病や皮膚筋炎の早期診断をすることが可能な場合が少なくない．また新生児から高齢者，女性や男性，と年齢・ジェンダーを超えて診療対象となるので，たとえば膠原病や小児皮膚科をサブスペシャリティに選択すれば，皮膚科以外のいくつかの領域を併せて専門とすることができる．たとえば，私もアレルギー専門医であったし，褥瘡学会，炎症再生学会，香粧品学会などの理事も兼務していた．皮膚本流の専門性以外にいくつかの傍流の専門性を持つことは，皮膚科医としての幅や包容力を涵養するだけでなく，臨床医としての多様性を発揮できる点で楽しくもあり，実りも多い．

最近，旧「茶のしずく石鹸」に含有されていた加水分解コムギによるアナフィラキシーショックが大きな社会問題となったが，この事件をきっかけに，食物アレルギーの感作は消化管よりもむしろ皮膚を介して起きることが図らずも証明され，アトピー性皮膚炎のみならず気管支喘息も含めて，全身性アレルギー疾患における経皮感作あるいは予防手段としてのスキンケアの重要性が認識されたことは，皮膚と他臓器との接点を示唆する事例として記憶に新しい．

初期研修の頃は，救急や総合内科が魅力的に見える時期である．私も同様で内科レジデントになったものの，マニュアル的で奥行きのない救急研修には創造性がなく3か月で飽きた．救急医療を専門に選べば十分な奥行きがあるのであろうが，救急を一生の専門に選ぶ医師は決して多くないので，どこかの時点で何らかの壁にぶつかり，救急に見切りをつけているはずである．また，本当の意味での総合内科は内科の最高峰のスキルであろうが，私が遭遇した多くの「総合内科医」のなかで，真の総合内科に精通した医師は決して多くはなかった．多くの内科医が呼吸・循環・神経・血液・内分泌などの臓器を選択し，その専門臓器医療に邁進しているが，専門性が高まれば高まるほど他臓器内科が不得手になるのはやむを得ない．身近な内科教授をみていても，あまりに基礎や専門に分化しすぎて，定年後に開業医としては機能しそうもない先生が多い．皮膚科名誉教授の半数近くが定年後も実地診療に携わっているのと対照的である．その意味で，少なくとも発疹があれば，皮膚科医は総合内科医的な作業をすることが可能で，ある意味で皮膚を介した総合内科医と言ってもよいかもしれない．

5 皮膚科医のQOL

患者のQOL（quality of life, 生活の質）が語られるようになって久しいが，「医療崩壊」を契機に医師のQOLを語ることも憚られないようになった．従来は，「医師は聖職だから，患者のために殉じるべき」という考え方が主流であったが，若い頃から私はそうは考えなかった．医師にもMy QOLがあるべきで，個人や家庭を重視した自分の人生を享受する権利がある，と考

え，自分なりのライフスタイルを貫いてきた．30数年前の当時，その考え方がある程度許容されたのが皮膚科であったことも，皮膚科を選択した一つの要因であったとも述懐できる．米国の大学に勤務する皮膚科専門医でも，入院患者は内科レジデントが受け持ち皮膚科医はコンサルトを受けるだけのようであるし，そのレジデントも主治医制ではなく看護師のような交替勤務制なので，週末も夜間もなく病院に呼び出されることはないと聞いている．日本のように，入院患者と主治医は一心同体で，医師は私生活を犠牲にしても終始患者に向き合い，患者もそれを当然のように思うのはいかがなものかと思う．患者を真摯に思う気持ちがあれば，その姿勢は自ずと患者に伝わるものであり，たとえ物理的に交代勤務であっても，診療にはいささかもすきま風は吹かないはずである．そのことは，自分自身の長い臨床経験のなかで実感してきたし，患者がそれを受容する素地もすでに構築されている．私は海外旅行が趣味で，学会も含めて毎年10数回海外に出かけているが，次世代の皮膚科医にはすでにそのライフスタイルをもっと躊躇なく実践している先生も多い．私の後任教授である椛島健治先生はマラソンが趣味で100 kmマラソンを何度もこなしているし，鉄道文化財保護の理事長をしている皮膚科開業医，ジャズのライブ企画をしつつ柔術有段者の病院皮膚科部長，料理の本を出版した先輩名誉教授など多士済々で，枚挙にいとまがない．オンとオフを明確にして，My QOLを大切にするライフスタイルを実践できること，これも皮膚科医のもう一つのアドバンテージではなかろうか．私事ながら，文献にあるように，これまで「皮膚科レジデント戦略ガイド」など皮膚科医としての海図となるような書籍[1~3]を数冊，また教授退職記念に「若い医師たちに紡ぐことば」[4]を刊行したので，皮膚科医をめざす若い医師たちの羅針盤となれば幸甚である．

DON'Ts

- ☐ 医師人生を短絡的に決めつけない．
- ☐ 鶏口となるも牛後となるなかれ．
- ☐ 目先の初期研修（救急研修・総合内科など）に惑わされず，医師畢生の目標を見据える．

文献

1) 宮地良樹（編著）：皮膚科レジデント戦略ガイド．診断と治療社，1997
2) 宮地良樹（編著）：皮膚科専門医サバイバル戦略ガイド．診断と治療社，2000
3) 宮地良樹（編著）：新・皮膚科レジデント戦略ガイド．診断と治療社，2009
4) 宮地良樹（編著）：若い医師たちに紡ぐことば．メディカルレビュー社，2014

滋賀県立成人病センター病院長／京都大学皮膚科名誉教授　**宮地良樹**

B 勉強方法

1 皮膚科研修で学ぶべきこと

DOs

- [ ] 病気の種類が豊富で,重症疾患も common disease も多数診ることができる施設で修練する.
- [ ] わからない病状に対して,思いを巡らし文献的にも調べ尽くし,さらに基礎的なアプローチで病態を解明する意気込みを持つ.

1 卒業から専門医をとるまでのシステム

a 研修医の期間

　皮膚科の研修は,医師国家試験に合格し,初期臨床研修病院に勤務したときから始まっている.研修医の時代は皮膚科とは関係ないと思うかもしれない.しかし実地臨床において,皮膚科は多くのフィールドを含む診療科であるため,研修医(スーパーローテート)のときに経験し学んだ知識,手技,あるいは考え方がその後役立つことになる.つまり研修で学んだことは,その後皮膚科に進んだとき,その医師の下支えをすることになる.

　研修医の期間は,現行の制度では2年間のスーパーローテートとなっている.研修先の病院でそのまま3年目以降も皮膚科の専門医コースに入り,同じ病院勤務を続ける医師は多くないであろう.つまり,研修医と専門医コースの連続性が病院を変更するために断たれるケースが多い.昨今,研修医が望めば2年間の研修中に希望科を長期間回れるようになってきている.もし皮膚科診療に早期に触れたいのであれば,その工夫ができる.その際,研修医と専門医コースを同じ施設で行えば,より利便性が高く,研修医,専門医修練を一貫して行うことが見直されつつある.

b 専攻医(専門医養成コース)の期間

　これを書いている時点から1年と少々で,日本専門医機構の下,新たな専門医養成コースが始まる.専門医コースで修練する医師は「専攻医」という名称になる.すなわち,専門医制度が全科統一した形で発足し,その最初の専攻医が2017年4月から全国で受け入れられる.内科などとは異なり,皮膚科の場合はこれによって大きく修練の内容が変わることはないであろう.皮膚科専攻医の期間も5年間ということで継続する予定である.しかし,主幹施設と連携施設の枠組みは明確にする必要があり,専攻医の修練先も主幹施設が指導する形で,よりはっきりしたものになる.

　新制度においては,恐らく研修医と専攻医を同じ施設で行うメリットが生まれると想像する.専攻医期間中に学ぶべきことを補完する意味から,研修医中に今後所属しようとする診療科での初期研修期間を増やすという動きも生まれるかもしれない.また病院によっては,応募してきた専攻医の数が新しい規定による数をオーバーする可能性もあり,次の希望先に入らざるを得ない事態も生じる可能性がある.これを避けるためにも,研修期間からその病院への親和性を高め,研修医―専攻医の一環教育がトレンドになるかもしれない.

　将来的に働きたいと思う病院が主幹施設か連携施設かによっても考えが変わる.連

携施設である場合には，その施設の主幹施設がどこであるかを勘案し，主幹施設に最低1年は修練しなければならないことを考慮して専攻先を決定することになる．

専攻医の期間を全うし，講習会，論文発表，学会発表などの規定の単位を満たした後は，面接と筆記試験からなる皮膚科専門医試験を受け，合格すれば皮膚科専門医となる．

2 研修医で学ぶべき内容

研修医の期間は，今後長く医師として働くための助走であるが，決して肩慣らしではない．現行の研修医制度は，かなりの病院において，この肩慣らし的感覚が一般的風潮になっていると言わざるを得ない．2年もの間，学生の臨床実習の延長で肩慣らしを行っているのは，大変もったいない話である．近い将来，学生の臨床参加型実習も国際認証に対応するために，大幅な時間増となる．それに呼応した形で，研修医期間の充実度の見直しが迫られるであろうが，現行の研修医制度は，全国に研修先病院の数が多過ぎ，病院の規模も充実度も多様であることから，おしなべて成功しているとは思えない．

研修医で学ぶことの第一は，将来どの科に進んだとしても，医師として最低限の知識，技術，患者と家族への対応を身につけることである．皮膚科でも入院患者では全身的管理が必要なことは多い．重症の皮膚疾患，手術後の管理，併発する心疾患，肺疾患，肝疾患，腎疾患など，急性期的あるいは中長期的な対応は，必須の能力である．もちろん各臓器の専門医師にコンサルトを行うが，すべて任せるのではなく，理解と思いを伴った腰の入った対応は必要で，自ずと病状をよい方向に導く．

将来，皮膚科専門医を目指すという意志がすでにあるならば，より特化した研修も非常に有益である．皮膚科は，膠原病リウマチ内科，血液内科，形成外科，病理などの科と関係が深いので，皮膚科自身に加えてこうした科を長めにローテートする価値はあろう．

たとえば，筆者は現行の臨床研修システム以前に研修医として働いた旧世代ではあるが，市中病院の内科で3か月，大学の形成外科班で2か月，研修を行った．内科のときは一般内科での研修ではあったが，オーベン医師が血液内科に興味を持っていて，骨髄穿刺とそのスメア標本での各細胞のカウントをよく行った．後にリンパ腫を専門分野の一つとするうえでの大きな経験となり，血液疾患の感覚も養うことができた．形成外科での研修は，もちろん皮膚科と直結した診療分野でもあり，手術手技や術後管理など多くのことを学び，自分自身，中堅までは手術が好きな皮膚科医であった．

現行の研修医制度の問題は，ある程度の一般的な処置を覚え，ルーチンワークをマスターすると，それがすべてであると理解してしまうことである．つまり診療に深みがなく，深み部分は上司がやるべきものと誤解してしまうことである．重宝かもしれないがそれ以上のものではない医師を作りやすいところに問題があり，それを研修期間中に意識する必要がある．

3 専攻医で学ぶべき内容

a 皮膚科の特徴

皮膚はしなやかな鎧で，かつ免疫臓器である．外界から攻撃する化学物質，微生物，紫外線などを塞き止めるバリアであるばかりでなく，そうした攻撃に対し免疫反応を起こして対応する．そうしたせめぎ合いの最前線で，炎症性皮膚疾患は発生する．一方では，刺激を受けやすい臓器であるからこそ，いろいろな腫瘍性皮膚疾患が発生する．また，皮膚は肉眼で見えるという特殊性を持った臓器である．したがって，皮膚病の大半はすぐさま眼に飛び込んで来る．

こうしたダイナミックな疾患の起こり立つ"現場"を目の当たりにするというのは，皮膚科という科の大きな特徴となっている．

加えて，"皮膚は内臓の鏡"と表現されるように，皮膚病変は種々の全身性疾患を反映する．また，皮膚疾患の理解には血液など全身的理解が必要になる．こうした病態は個々の病変について少しずつ解明されてきており，診療を深みのあるものとし，また魅力ある研究テーマを提供している．

皮膚科では，子どもから老人まで，視診から病理診断まで，内科的から外科的治療まで行う．そのため，多様な患者を最初から最後まで責任を持って診ることができる．また，アトピー性皮膚炎や蕁麻疹のような炎症性皮膚疾患から，白癬や蜂窩織炎という感染症，強皮症のような膠原病，水疱症のような自己免疫疾患，悪性黒色腫やリンパ腫といった悪性腫瘍，さらには美容皮膚科といった多岐にわたる疾患や治療手技を扱うことも特徴の一つである．

皮膚科には，医師としてのライフスタイルの多様性もある．大きな特徴として，将来の選択肢の広さがあげられる．昼夜問わず臨床に打ち込みたい，研究もやりたい，出産して子育てもしたい，などいろいろな希望があると思う．その点，皮膚科はさまざまなライフスタイルを選びやすく，専攻医の期間も将来設計も考えていくことができる．

b 学ぶべき事項

1) 診断

診断で最も重要なものは視診である．皮疹の見方の修得なくして皮膚科診断はできない．その修得のために，「アルゴリズムパターン」と「引き出しパターン」で皮疹を読み解く訓練をする．前者は系統立って皮疹をみていくことであり，後者は皮疹があるパターンを示しているとき，どんな鑑別診断を含めどんな疾患が考えられるかということを意味する．多くの皮膚科医はこれを無意識下に行っている．長年の経験を積めば無意識にできるかもしれないが，意識して視診を自分なりに体系づける努力は成長を早める．

ダーモスコピーは，皮膚科医の聴診器といえるもので，従来，古い世代の皮膚科医がルーペで診ていた診察作業に代わって用いられている．現在，多くのサインも体系づけられて一般化している．

皮膚生検，皮膚病理学的診断は皮膚科にとって必須なものであり，組織像を読み解く能力を養う．また，できれば酵素抗体法，蛍光抗体法の手技を修得することによって，陽性・陰性の判断能力を養いたい．皮膚病理の修得は簡単ではない．常日頃に病理標本と接することが必須であり，また成書を読破することがむしろ近道である．

真菌のKOH鏡検は日常診療的に必須の手技である．真菌感染症は皮膚科領域では非常に多く，真菌培養も必要に応じて行う．

パッチテスト(貼布試験)は，接触皮膚炎や薬疹の診断技術として学ぶ．

光照射試験では，UVAやUVBを照射し光感受性を調べる．パッチテストと組み合わせた光パッチテスト(光貼布試験)も行う．

2) 治療

薬物療法として，一般的な外用療法，内服療法について習熟する．外用療法にはステロイド，活性型ビタミンD_3製剤，タクロリムス外用薬などがある．内服療法には，ステロイド，シクロスポリン，抗ヒスタミン薬，レチノイドなどがある．これらに加えて，乾癬を対象として近年使用頻度が高くなっている生物学的製剤の治療を実践する．導入，維持を経験し，感染症などのモニタリングを行うことは，現在の研修には当然のものとなっている．また最近，次々と新しい薬剤が登場した悪性黒色腫や皮膚リンパ腫に対しての治療を習得する．これ

らの治療は決して特殊なものではなく，皮膚科医であるならば当然修練しなければならない治療である．

光線療法では，特にナローバンド UVB 療法と PUVA 療法を実施できるようにする．またエキシマライトなどについても，その施設に照射装置があれば治療機会を持つべきである．

皮膚外科の習熟は程度の差が大きいが，皮膚腫瘍の手術療法について学び，切除，簡単な皮弁，植皮はできるようにする．皮膚外科に特に興味のある専攻医は，さらに高度な技術の修得を目指す．

4 臨床研究への参加

特に後半の専攻医期間では臨床を学ぶだけでなく，早期に臨床研究の手ほどきを行い，それ以降はさらに専門性の高い研究を一丸となって実現する経験を積みたい．たとえば筆者の施設では，臨床研究を推進し，リサーチ・カンファレンスを各自持ち回りで行い，皆で討論して研究の方向性を実りあるものとしている．グローバル化された現在の臨床科学研究において，その研究成果を力強く世界に向けて発信することは必要不可欠である．できれば国際学会で発表し，英文論文を主要な国際雑誌に載せていくのは特に重要である．活き活きとした環境で伸び伸びと臨床，研究を行うことによって，専攻医としての修練が深みを持って達成されることを目標としている．

新しい臨床研究の倫理指針ができるなど，医療行為や臨床研究に対する倫理への意識が高まっている．また，臨床研究は医療の質を上げるためにどうしても必要なものである．専攻医といえどもこうした医療の環境の土台で修練し，医療に携わることになる．その意味から，5 年間という専攻医の期間にこれらについても学ぶべきであり，また講習会出席など単位認定の一つとしても必須の項目である．

たとえばわれわれの施設では，皮膚免疫・アレルギーを研究テーマの中心にしており，疾患としてはアトピー性皮膚炎，乾癬，光線過敏症，薬疹の病態や治療にこだわる臨床研究を行っている．また腫瘍性皮膚疾患もテーマとしており，特に皮膚悪性リンパ腫と悪性黒色腫の臨床研究を行っている．これらについて臨床と研究を統合的に行うことにより，有機的に結びつけている．

5 皮膚科医としての技量と器量はどこから生まれるか

2017 年に始まる新しい専門医制度は，全科的なものであり，医師は 19 科ある専門医の中でどれかの専門医になるべきことを要請されるシステムである．いわば間違った医療を行わない最低ラインを規定するものであり，名医を育てるものではない．このシステム上の考えに従って，研修医期間とそれに続く専攻医期間を最低限の皮膚科医を育てる時期と読み解いた場合，水は低きに流れることになろう．たとえ研修医や専攻医制度が枠組みとして押しつけられた制度であっても，その外圧を利用して最大限有意義に使い，本来的に立派な皮膚科医になることが大事である．

ここでは，この期間中に皮膚科では名医を育てることができることを強調したい．皮膚科の研修は他の科に比べて，大きな医療機器や病院の規模を必要とするものではない．一定水準以上の医療機器があれば十分できる．すべての機会を捕えて，積極的に医療現場や勉強会・学会に参加し，日常的に皮膚科医としての技量を向上させていくことが肝要である．

皮膚科修練において必須なことは，病気の種類が豊富で，重症疾患も common disease も多数診ることができる施設で診療をすることである．毎日忙しく患者に接し，疾患を調べ，踏み込んだ治療に関わること

B 勉強方法

である．その意味では，医師が溢れる施設よりは，自らがある程度の裁量権を与えられることを余儀なくされる施設のほうがよい研修ができるかもしれない．

皮膚科の診療は，技術に加えて知識や検討度の深さがものをいう場面も多い．わからない病状に対して，思いを巡らし文献的にも調べ尽くす態度は身につけたい．さらに言えば，より基礎的なアプローチで追求し，病気を解明する意気込みも必要である．文献を読んだだけでは，過去の知見を知るのみに終わる．

皮膚科の疾患には悪性腫瘍もあり，今後この分野が新しい治療の出現も相まって，拡大する分野となる．積極的にこの分野に関わっていくことは，技量を高める重要な要素となろう．

最後に，一細分野に偏ることなく皮膚科全体の診療ができ，絶え間ない興味を持ち続けることは，皮膚科医の器量となることを強調したい．

DON'Ts

- [ ] ある程度の一般的な処置を覚え，ルーチンワークをマスターすると，それがすべてであると思ってしまうのは間違い．
- [ ] 大きな医療機器設置の有無や病院の規模でいい修練ができると思わないこと．

浜松医科大学皮膚科学　**戸倉新樹**

B　勉強方法

2　教科書・参考書の選び方と活用法

DOs

- 教科書・参考書は各分野につき1冊，徹底的に読み込むものを決める．
- 教科書・参考書に書いていないことで重要なことは，欄外に書き込む．

医学の進歩は目覚ましい．日々知識が刷新され，書籍は数年単位で改訂され，版を重ねられる．一方，人間の寿命にも限りがあり，名著は原著者から次世代の著者へ引き継がれ，版を重ねられる場合も多い．

上級者あるいはいわゆる天才であれば，書籍は不要で，文献や学会・講演会からの知識の獲得のみで十分なのかもしれない．しかしながら初学者や，筆者のような凡人にとっては，生涯にわたり書籍と格闘する必要があろう．筆者が学生時代に感銘を受けた教師の言葉として，「生涯で100冊だけ名著を読みなさい」というものがある．「多読より精読」というものも使い古された言葉である．筆者にとり，この2つの言葉は忘れがたい．新渡戸稲造氏は「修養（タチバナ教養文庫）」の中で，多読について，①眼を害する，②頭脳が粗雑に流れて緻密を欠くようになる，③種々の説を見ることにより，自分の定説がなくなるという3つの害を唱えている．筆者も大いに同意する．一方，彼は多読により読書スピードが速くなることは述べている．このことを踏まえ，私は書籍選択にあたり，①各分野につき，熟読するものは1冊，②皮膚科学以外の幅広い分野の書籍も手にする，③多読トレーニングは論文を読むことを持って代用することとしている．なお，教科書と参考書の定義をここでは，①教科書は，繰り返し読み，座右の書となる少数の書籍とし，②参考書は，教科書の知識を補うために使用する補助的な書籍とする．

1　皮膚科学に関する教科書，参考書の選び方

皮膚科学を学習するにあたり，筆者は，①皮膚科臨床上の枠組として，肉眼診断，ダーモスコープ，病理診断，治療とし，②すべての分野を網羅する教科書を1冊選択することとし，③①の各々について1冊ずつ参考書を定めることとしている．そのうえで，実臨床，カンファレンス，学会のたびに何度も目を通し，その場で得た知識を欄外に書き込むこととしている．

皮膚科学全般を把握するための教科書は多数出版されている．代表的なものとして，「あたらしい皮膚科学〔清水　宏（著），中山書店〕」，「皮膚科学〔大塚藤男（著・編），金芳堂〕」，「標準皮膚科学〔富田　靖（監修），医学書院〕」，「皮膚科学〔片山一朗，他（編），文光堂〕」があげられよう．いずれも名著であり，最も自分のスタイルに合うものを1冊だけ選べばよいと考える．そして，決めた1冊とは版が変わるまで心中する覚悟で何度も熟読し，版が変わればまた購入する．このカテゴリーの中で複数を持つ必要はないし，複数持つと基本知識にブレが出るであろうから有害であるかもしれない．

次に，肉眼診断について述べる．肉眼診断学は皮膚科学の基本中の基本である．「見ようとしないものは，見えない」ことを人は認識する必要がある．このため，同じものを見ても，達人が見れば直ちに診断できるものが，未熟な者では診断できない場合

が多々ある．このためには，実際の皮疹を多数見る以外にないであろうが，ショートカット的に補助になる書籍が必要となろう．私の経験上，この役割を十分に果たすものとして，「宮地教授直伝　発疹のみかた〔宮地良樹（著），メディカルレビュー社〕」，「皮膚病アトラス〔西山茂夫（著），文光堂〕」，「皮膚科医の『見る技術』！ 一瞬で見抜く疾患100〔梅林芳弘（著），学研メディカル秀潤社〕」をあげる．その他，内科的疾患も含めてトレーニングしたい場合には，「ダ・ヴィンチのカルテ　Snap Diagnosis を鍛える99症例〔山中克郎，佐藤泰吾（編），シービーアール〕」も役に立つ．また，皮膚科では口腔粘膜，爪，毛などの特殊部位についての肉眼診断知識も必要となる．このために，「カラーでみる口腔粘膜疾患の診かた〔毛利学，他（編），南江堂〕」，「爪　基礎から臨床まで〔東　禹彦（著），金原出版〕」，「毛髪疾患の最新治療〔平山　峻（編），金原出版〕」をあげる．

ダーモスコピーは，この10年間に皮膚科医必須の診断手段へと進化した．この分野で最も簡単な参考書としては，「ダーモスコピー超簡単ガイド〔田中　勝（著），学研メディカル秀潤社〕」，「必携ダーモスコピー〔斎田俊明，他（著），金原出版〕」があげられる．このいずれか1冊を完全にマスターしたら，「カラーアトラス Dermoscopy〔池田重雄（監修），金原出版〕」，「ダーモスコピーの診かた・考えかた〔斎田俊明（著），医学書院〕」，「ダーモスコピーのすべて〔斎田俊明（著），南江堂〕」，「ダーモスコピー・ハンドブック〔大原國章，他（著），学研メディカル秀潤社〕」などから1冊選べばよいであろう．

病理組織学は歴史が古く，書籍は多数刊行されている．古くはわが国の書籍ではなく，「Lever's Histopathology of the Skin〔Elder DE（編），Wolters Kluwer〕」が教科書として用いられてきた．英語力に自信があれば，教科書としてはこの書籍で全く問題ないが，この10年で日本語書籍が非常に充実してきた．初学者であれば，「皮膚病理組織診断学入門〔斎田俊明（著），南江堂〕」，「あれだ！即答トレーニング　皮膚病理診断〔常深祐一郎（著），学研メディカル秀潤社〕」のいずれか1冊でよいであろう．そのうえで次のステップとして，「一冊でわかる皮膚病理〔木村鉄宣（編），文光堂〕」，「エキスパートに学ぶ皮膚病理診断学〔山元　修（著），中山書店〕」，「みき先生の皮膚病理診断ABC〔泉　美貴（著），学研メディカル秀潤社〕」などが適すると考える．最近，画期的な書籍「実践！皮膚病理道場〔日本皮膚科学会（編），医学書院〕」が出た．バーチャルスライドがついており，コンピューター上であたかも顕微鏡を見るがごとく病理スライドを閲覧できる．この種の書籍は類がなく，今後の病理学書籍のスタンダードになる可能性がある．

最後に，皮膚治療学について私が参考にしているのは，「今日の皮膚疾患治療指針〔塩原哲夫，他（編），医学書院〕」，「皮膚疾患最新の治療2015-2016〔渡辺晋一，他（編），南江堂〕」である．また，皮膚外科学治療については「皮膚外科学〔日本皮膚外科学会（監修），学研メディカル秀潤社〕」が最も役立つと考えられる．

これらのレベルを超えれば，いよいよサブスペシャリティを確立する旅に出る段階である．日常診療のなかで最も身近に感じられる分野の勉強から始めればよいと思う．具体的には，「皮膚科臨床アセット〔古江増隆（総編集），中山書店〕」の該当する巻を購入すれば簡単であろう．その他，それぞれの分野の書籍は今やアマゾンなどのネット情報から容易に手に入るであろう．そして，本書を読まれるような熱心な読者諸兄には，ぜひ英文書籍も1冊でよいからチャレンジしてほしい．たとえば，「Fitzpatrick's Dermatology in General Medicine〔Goldsmith

第1章 皮膚科医をめざすために

LA，他（著），McGraw-Hill〕」，「Rook's Textbook of Dermatology〔Burns T，他（著），Wiley-Blackwell〕」，「Weedon's Skin Pathology〔Patterson JW（著），Elsevier〕」が該当する．

2 皮膚科研究にまつわる教科書，参考書

皮膚科学研究を始めるにあたり，やはり教科書は必要となろう．特に，分子生物学的な知識を思い出す必要があろう．忙しい日常診療の合間に復習するのであれば，「カラー図解 アメリカ版 大学生物学の教科書〔D. サダヴァ，他（著），講談社〕」，「カラー図解 EURO版 バイオテクノロジーの教科書〔ラインハート・レネンバーグ（著），講談社〕」が大まかに復習するのに最適であると考える．しかしながら，皮膚科研究者を志すのであれば，一度は「細胞の分子生物学〔Alberts B，他（著），ニュートンプレス〕」，「ワトソン遺伝子の分子生物学〔Watson JD，他（著），東京電機大学出版局〕」に目を通すことを勧める．原著にもトライしてほしい．補助的に使う参考書は，各専門分野で異なり，多数存在するので割愛する．

これらをマスターすれば，*J Invest Dermatol* をはじめとする皮膚科研究関連の論文や，*Nature*，*Cell*，*Science* などの医学全般の論文を読むのにも苦労が格段に減ると考えられる．

3 他の医学分野，その他の教科書・参考書

皮膚科学は臨床医学の一分野である以上，他の臨床医学の分野にも精通する必要があろう．ストレート研修の時代には内科，外科，救急などの皮膚科周辺領域の知識を獲得することは容易ならざることであったが，現在の研修体制では容易であろう．初期研修時に使用した教科書の最新版を常に手に入れ，アップデートすれば事足りるであろう．最低，内科学の教科書は生涯友にするのがよいであろうと思う．筆者の友人の内科医は毎年，医師国家試験の問題を解くそうである．国家試験問題は日常診療上の必須知識が網羅されている素晴らしい教材であるので，現在の臨床医学知識をアップデートするために，医師国家試験問題を利用することは一つの方法であろう．

基礎医学も忘れてはいけない．細胞分子生物学についてはすでに書籍を紹介したが，「Ganong's Review of Medical Physiology〔Barrett KE，他（編），Lange〕」，「Goodman and Gillman's The Pharmacological Basis of Therapeutics〔Brunton L，他（著），McGraw-Hill〕」，「臨床のための解剖学〔ムーア（著），メディカル・サイエンス・インターナショナル〕」などは私も参考にしている．

最後に医学を学ぶうえで忘れてはいけないことは，学際的知識であろう．学生のときに愛読した「医の心〔榊原 仟（著），中公文庫〕」の中で，榊原博士は就寝前に必ず，医学と関係ない分野の本を愛読していたと書かれていた．筆者は，先ほど述べた新渡戸稲造氏の書籍や古典的名著であるプラトンの著作，「徒然草」，「論語」などを愛読している．読者諸兄も自分の心に合った書籍を1冊でも見つけられるとよいと考える．

DON'Ts

- ☐ 多数の書物を乱読することは好ましくない．
- ☐ 皮膚科学のみの学習をすることは避ける．

大阪市立大学大学院医学研究科皮膚病態学講座　**鶴田大輔**

B 勉強方法

3 論文の検索方法と読み方

DOs

- 担当した症例，遭遇した症例は，和文だけでなく，英文論文でも検索する習慣をつける．
- 論文を読む際は，考えながら読もう．

研修医にとっては毎日が新しい発見の連続であり，日々勉強である．上級医師について一緒にみた症例，生検を担当した症例から，受け持ち医として担当した症例に至るまで，いろいろなシチュエーションで個々の患者と向き合い，また外勤先で自分一人で初めて経験するなかには，わからない症例も当然出てくる．

臨床ができるようになるには，まず数多くの症例を経験し，実際に自分の目でみることが必要である．そしてそれだけでは不十分で，自分の頭で考えることが求められる．また，せっかくの貴重な症例であれば，自分が勉強したことも含めて論文として他の人や後世に伝える必要があり，そのような些細な積み重ねが医学や医療の進歩へとつながっていく．症例についての理解を深め，それを記憶にとどめるためにも，学会発表や論文化は避けては通れないし，若い頃にトレーニングを積んでおかないと，今度は自分が上級医として下を指導できなくなる．症例について調べるには，教科書だけでなく，症例報告や，詳しく書かれた最近の総説も調べる必要が出てくる．

どのような症例が発表の対象になるかは自分では判断できないので，最初は周囲が教えてくれるが，学会発表や論文作成に積極的なオーベンが揃っている施設もあれば，あまりそうでないところもあるので（筆者の研修医の時代がまさにそうであった），その場合は自分で主体的にやる必要がある．

最初は，珍しいからという理由で発表症例が割り当てられることが多いが，珍しいといっても，疾患が稀少なのか，部位がまれなのか，非特異的な臨床像を呈したのか，組織所見が珍しいのか，などさまざまである．しかし，よほど典型的な症例以外は，どこかにその症例一つ一つのポイントがあるはずである．同じ症例でも，違う角度や観点からみることによって，その症例の面白いところを引き出せることもあるので，ただ見逃しているだけなのかもしれない．

1 文献検索

実際に参考文献を調べるにあたり，和文，英文での論文を調べることになるが，今は文献検索が非常に楽になった．自分でインターネットに向かい，キーワードの入力を変えるなど自在に，役に立ちそうな論文のタイトルや抄録をリストアップし，しかもその場で論文まで印刷できるようになり，筆者が研修医の頃と比べると格段の差を感じる．

a 検索の仕方

和文だと，医学中央雑誌（医中誌）の検索ツールを利用する．筆者は医中誌を利用する機会はあまりないが，引っかかってこない場合も多々ある印象を持っている．やはり文献を検索する際は，和文，英文どちらでもやるのが望ましい．英文では PubMed が最も広く利用されている．他にも，Scopus，ScienceDirect などがあるが，通常

はPubMedで十分である．Googleでもキーワードを入れると，検索可能なものもある．文献を検索していると，思わぬ発見があり，横道に逸れることもしばしばあるが，それがまた楽しくなってくる．

b　キーワードを入れる

疾患名だけだと引っかかる文献が多過ぎるので，他にいくつかのキーワードが必要である．自分の調べたいもの（部位，合併疾患，組織学的所見，特異な症状，治療など）を入れていく．この際，特に引っかかってくる論文が少ない場合，微妙に言い方を変えると，もっとたくさん出てくる場合がある．1例をあげると，顔面の乾癬にタクロリムス外用薬が効いた報告を探す場合，psoriasis, face, tacrolimusで探すのと，psoriasis, facial, tacrolimusで探すのとでは，倍以上の差がある．したがって，検索の際には，自分で何通りかのキーワードを入れ直してみる習慣をつけるとよい．

PubMedで検索して，出てくる論文の数が少なければ，頑張って英語で書くことを薦める．やはり自分が書いた論文が刷り上がったものを見たとき，日本語と英語では大きな差があり，英語での別刷りを見たときの満足感はひとしおで，それがまた次へのモチベーションにもつながるのである．なお，日本語での発表は比較的よく見かけるものの，実は英文で発表されている論文は少ない，といった疾患もある．日本でありふれていると海外でもたくさんあると思ってしまいがちだが，人種差や治療法の違いなどといった要因により，必ずしも当てはまらない．そのような症例は英文で報告するのも一つの方法である．

c　上級者向け

筆者はコンピュータに疎いほうで，周りに詳しい人もいないので，文献検索ツールを使いこなしているわけではなく，必要最低限といった程度だが，それほど困ってはいない．上級者向けに，キーワードを登録しておくと，新しい論文が出た際に自動的に情報が送られてくるサービスもあるようである．

2　論文の読み方

一口に論文といっても，1例報告，数例のまとまった報告，臨床研究，治験，研究論文，総説に至るまでさまざまであるが，研修医にとっては，まず症例報告がとっつきやすい．なお，和文と英文とでは，その構成がかなり異なることに気づくだろう．和文だと大抵の場合，その疾患についての説明から始まり，何年に誰が報告して以来現在までに何例あり，男性何例，女性何例，平均年齢は……といった，どうでもよい情報が並ぶ．疾患についての説明は，自分が数多く経験して自らの言葉で述べるのならともかく，大抵はこれまでの論文の焼き直しである．

これに対し，英文は字数が限られており，その中で呈示症例の特徴を述べなければならない．和文が冗長なものであるのに対し，英文では，（単に1例報告であれば）重複を避け，簡潔さが要求される．しかもそこを誤るとrejectに回る．つまり一発勝負なのである．

さて，通常の症例報告であれば，どこがポイントなのか（何が強調されているのか），どうしてその論文がacceptされたのか，発症機序にまで踏み込んで考察されているか，などを考えながら読む．なお，英文を読む際に当然わからない英単語に遭遇するが，最初は辞書をひきながらで差し支えない．また，論文を読む際はあまり身構えず，気楽に読んで構わない．いくつかまとめて印刷しておき，たとえば病棟の処置の待ち時間，外病院や学会開催地への移動中，当直室，土日の休みの間，など忙しい時間の合間を上手に利用して読んでいく．このような訓練を積むことによって，またさまざまなジャンルの論文を読むことにより，論

を読むスピードも速くなり，ポイントを掴むのも的確になり，何より論文を読むことが楽しくなってくるはずである．やはり論文である以上，どこかに新しい知見（ノイエス）が含まれているはずで，研究的な意味合いの論文であればなおさらである．まとまった臨床研究や研究論文であれば，何を目的とした研究で，どのようなアプローチの方法がとられ，得られた結果の解釈が妥当か，そしてこれまで知られていることにどれだけ新しい知見がもたらされたのか，などを意識して，自分の頭で考えながら論文を読む訓練を重ねていくことを薦める．

DON'Ts

- 文献検索だけに頼らないこと．医局で購読している雑誌にも日頃から目を通しておく必要がある．

福島県立医科大学医学部皮膚科学講座　**山本俊幸**

B 勉強方法

4 カンファレンスの聞き方と発表のしかた

DOs

- 他人のカンファレンス発表は，私ならこうする，と問題点を掘り出しながら聞こう（active listening/learning, sensitive audience）．
- 少しでも不明なところがあれば，恥ずかしがらず，怒られても煙たがられても徹底的に尋ねよう．教科書などには書かれていないリアルな考え方やセンスはカンファレンスで吸収！

研修医のみならず，勤務医にとっては知識の充実，臨床力の向上のためにカンファレンスが必要である．皮膚科では症例カンファレンスに加えて臨床病理検討会（clinicopathological conference：CPC），他科との横断的なカンファレンスなどさまざまなカンファレンスが行われる．その他，施設によってさまざまなカンファレンスが行われている．本稿では，どのようなカンファレンスを立ち上げるかではなく（それは教授や上級医の専権事項であるため），皮膚科研修医や若いレジデントがカンファレンスをどのように利用すべきかについて述べる．

1 ブレインストーミングの場としてのカンファレンス

a カンファレンスに望む基本態度：聞き方

1）まず，若い医師に必要なことは，何でも疑問点を聞けるように心を開くことである．そのためには邪魔なプライドを捨てるべきである．聞きやすい上級医を見つけることも重要である．施設中での階層によって，すなわち経験値の違いにより考え方が異なることが多い．そのため，教授や部長などのトップ，中堅，若い上級医の見解を比較するのも非常に勉強になる．ただし，妄信は禁止．必ず，自分の理解のうえ納得できたものを咀嚼すること．

2）他人の発表は聞き流さず，自分が発表するときの参考とする．批判的な視点からの「突っ込み」も重要である．瑣末なことについても積極的に手をあげて発言し，場を盛り上げることも必要．active listening のうえ sensitive audience として小うるさい actor になるよう心がける．

3）メモを取る．ポケットサイズの白紙メモ用紙がお勧め．手早くメモり，後で見直す．疑問点，文献検索キーワードなどをチェック．即応性については，デジタルメモ機器より昔ながらの手書きに軍配が上がる．

b カンファレンスで発表するとは（図1）

外来/入院患者の問題点カンファレンス，CPC，学会や研究会の予演会，ジャーナルクラブなど，発表のためには文献検索など下調べを入念に行う．備えあれば憂いなし．

1）ルーチン臨床カンファレンス
①入院・外来症例検討会
②手術症例検討会
③CPC・ダーモスコピー検討会
④問題症例提示

以上は，ほとんどの施設で週1回定期に行われているカンファレンスであり，診療班ごとに別れた症例検討会など，これ以外のルーチンカンファレンスもある．プレゼン項目の手順や方法は施設ごとに異なるた

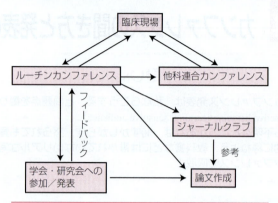

図1 臨床現場からカンファレンス，学会・研究会発表を経て論文作成に至るフロー図

め，詳細は省略する．大事なのは，データの羅列に終始することなく，問題点の根っこは何か，自分の考える方策や意見を明瞭にしかも簡潔に，が基本である．

2) 学会・研究会予演会および報告（反省）会

皮膚科研修医にとって，学会や研究会参加は日々の臨床での経験や知識を再確認し，他の施設の発表を聞くことによりそれを相対化し，最新情報を習得できる点でも非常に役立つ．発表の準備，やり方の詳細は別項に譲るが，予演会でのポイントを述べる．
① main message を簡潔に伝えることができる
② 聴衆の立場に立つことができる（聞いていてイライラすることがないように，が基本）
・写真，図表の美しさ
・字が多すぎないか
・どこが新しいか，新しくないかを明確に提示
・ディスカッションでは発表者のポジションを明確化する
・発語スピードや声の大きさ，トーン，強調すべき箇所でのアピール
③ 予想質問に対して回答できる
　いかなる学会発表も内容に完璧はありえず，時間制限もあるためすべてを伝達しきれないことも多い．あらかじめ発表内容の弱点，矛盾点をリストアップしておき，そこが質問・指摘されると覚悟のうえ回答を準備しておく．しかし，発表者自身が内容の弱点が見えないことも多々あり，そのためにも予演会では忌憚なく批判してもらおう．また高等テクニックに属するが，故意に発表内容を「言葉足らず」や「寸止め」にして，座長やフロアから予想質問を誘発する作戦もある．これによって，発表内容のエッセンスを強調でき，メッセージ性を高める効果になりうる．あるいは，不明点があれば発表者自ら積極的にフロアから意見を募ってもよい．
④ 報告（反省）会
　学会・研究会での発表後に，座長やフロアからの反応を持ち帰って再検討することは，次回につなげるために非常に有益である．論文化する際にも参考になる．

3) その他のカンファレンス
① 連合カンファレンス
・病理医との連合 CPC
・内科，放射線科などとの連合カンファレンス
・形成外科との手術症例カンファレンス

第1章 皮膚科医をめざすために

表1 英語の代表的な雑誌一覧

【皮膚科臨床系】
・BJ Dermatol　・J Am Acad Dermatol
・JAMA Dermatol　・J Dermatol
・J Eur Acad Dermatol Venereol

【研究分野】
・Cell　・Nature　・Science　・Nat Med
・J Exp Med　・Proc Natl Acad Sci
・J Clin Invest　・J Allergy Clin Immunol
・J Invest Dermatol　・J Dermatol Sci

・免疫学，微生物学など基礎系講座との研究分野連合カンファレンス

他科との連合カンファレンスでは，専門領域間の情報が共有できる．お互いによい刺激になり，研修医にとって知識と技能向上には欠かせない機会である．他科の医師にも知り合いを作ろう．

②ジャーナルクラブ

英語の一流雑誌（表1）から新しい論文を紹介する．和文雑誌やインパクトファクターの低い雑誌からは特段の理由なく選ばないこと．研修医であっても，基礎研究の論文を読み込む練習をする．

各施設によってジャーナルクラブのやり方があるが，わが高知大学皮膚科で行っている方法を紹介する．発表者以外は朦朧と居眠りの場であったジャーナルクラブは，以下のやり方で変革できた．

(1)担当の者は選んだ論文pdfを参考論文pdfとともに2週間前に教室員全員に配る（DropBoxなどオンラインストレージサービスを利用すればよい）．

(2)各自ダウンロードして読む．

(3)担当者は，プロジェクターを用いて，この論文に関連する状況アウトラインを（過去の報告，あるいは発表する皮膚疾患について）スライドで作成し，なぜこの論文を選んだかを明らかにする．

(4)figureあるいはtableごとに，任意の出席者を順番に指名し解説させる．当たった者は，materials & methodsまできちんと説明する．このとき，解説する出席者は，博士論文公聴会のように論文著者の立場となる．その他の出席者はデータの解釈の疑問点や瑕疵を指摘し，それに対し解説者はprotectする．

(5)最後に，担当者によりdiscussionを説明し，論文の意義と問題点を総括する．

この方法の利点は，あらかじめジャーナルクラブ出席者全員が論文を読み込む必要があるため，情報共有が効率的であることと，査読者のように客観的な評価の目が養われることである．また，英語論文に不慣れな研修医でも，毎週このようなジャーナルクラブで鍛錬すると驚くほど速読ができるようになり，論文の書き方も習得できる．どのfigureを担当するかわからないため，全員が論文に責任を持つ必要が生まれ，さぼるわけにはいかない．

2　チーム意識を養うカンファレンス

臨床医の知識や経験は，座学のみでは生まれない．カンファレンスは，研修医にとって，チーム意識を養いつつ現場の問題解決に向けて活用すべきである．

DON'Ts

☐ わからないこと，理解できないことをそのままにするな．
☐ 上級医や教授や部長の言うこと，教科書に書いてあることを鵜呑みにするな．

高知大学医学部皮膚科　**佐野栄紀**

B 勉強方法

5 診療ガイドラインの活用法

DOs

- ☐ 診療ガイドラインは標準治療と考える.
- ☐ 診療ガイドラインを参考にしたうえで,医師の裁量を尊重しながら患者の意向を考慮し,各患者に最も適切な治療を選択するべきである.

　診療ガイドラインは,「特定の臨床状況において,適切な判断を行うために,医療従事者と患者を支援する目的で系統的に作成された文書」である.この定義の重要なことは,「支援」が目的で,「医療従事者」と名指ししているように,医師に限定してではなくむしろ「チーム医療」を想定し,「患者」も利用者として想定している点である.

　厚生労働省が1999年度より,医療の均てん化を進める事業の一環で,根拠に基づく医療(evidence-based medicine:EBM)を重視した診療ガイドライン作成を厚労科学研究として開始した経緯がある.これ以前は,限られたオピニオンリーダーの意見の集合体として診療指針あるいは治療指針が作成されていた.EBMを重視した診療ガイドライン作成開始により,特定のオピニオンリーダーの意見に左右されない標準治療の確立が進み,現在では公的研究費の枠外でも多くの学会が独自に診療ガイドラインの策定および更新に取り組んでいる.

1 日本皮膚科学会により策定された診療ガイドライン

　表1に日本皮膚科学会の診療ガイドラインを示した.皮膚科医は非常に優秀な人が多いためと考えられるが,他の学会に類を見ないほど非常に精力的に診療ガイドラインを策定している.アレルギー,膠原病から悪性腫瘍まで広範囲に診療ガイドラインが策定されており,皮膚科診療の幅広さを物語っている.

2 他学会により策定された診療ガイドライン

　他学会によっても皮膚疾患の診療ガイドラインが策定されている.たとえばアレルギー学会による「アトピー性皮膚炎診療ガイドライン」や日本褥瘡学会による「褥瘡予防・管理ガイドライン」などである.これらのガイドラインは日本皮膚科学会所属の皮膚科専門医が各々の学会に所属して策定しており,基本的にこれらのガイドラインは日本皮膚科学会の診療ガイドラインと同様である.おそらく社会的背景のため策定されていると考えられる.ただ,アレルギー学会による「アトピー性皮膚炎診療ガイドライン」は皮膚科専門医以外を対象としているため省略版となっており,診療には不十分かもしれないと考えられるし,日本褥瘡学会による「褥瘡予防・管理ガイドライン」は医師に対してというより,看護師,薬剤師,栄養士など医師以外の医療従事者向けである.

3 エビデンスレベル

　EBMに基づいて策定されているので,エビデンスレベルが重要となる.システマティックレビュー・メタアナリシスではエビデンスレベルI,1つ以上のランダム化比較試験でエビデンスレベルIIと,非常に高いエビデンスを有する論文となる.当然,

表1 日本皮膚科学会 ガイドライン一覧（2016年3月現在）

【現在改訂中・策定中】ガイドライン名	【完成済み（公開中・公開予定）】ガイドライン名
アトピー性皮膚炎診療	疥癬
血管炎・血管障害	色素性乾皮症
	血管肉腫
創傷・褥瘡・熱傷（糖尿病，熱傷，褥瘡，膠原病，創傷一般，下腿潰瘍・下肢静脈瘤）	膿疱性乾癬
	接触皮膚炎
	尋常性白斑
	汎発性皮膚瘙痒症
	慢性痒疹
血管腫・血管奇形診療	皮膚悪性腫瘍
尋常性痤瘡	原発性局所多汗症
ケミカルピーリング	眼皮膚白皮症
円形脱毛症	皮膚リンパ腫
男性型脱毛症	全身性強皮症
ヘルペス（単純疱疹・帯状疱疹）	皮膚疾患遺伝子診断
乾癬	蕁麻疹
ウイルス性疣贅	蕁麻疹・血管性浮腫
限局性強皮症	天疱瘡
好酸球性筋膜炎	皮膚真菌症
硬化性萎縮性苔癬	結節性硬化症の診断基準
	レックリングハウゼン病
	水疱型先天性魚鱗癬様紅皮症

高いエビデンスレベルの論文がある治療は推奨度が高くなるが，以前から行われてきた一般的な医療（治療）ではシステマティックレビュー・メタアナリシスはなく，ランダム化比較試験も行われていないので，エビデンスレベルが高い論文がなく，推奨度が低くなりがちであることに注意を要する．エビデンスレベルが高い論文を有する治療は，最近の新薬に関するものである．

4 推奨度

当然，高いエビデンスレベルの論文を有する治療は推奨度が高くなるが，上述したように以前から行われてきた一般的な医療（治療）では，エビデンスレベルが高い論文がなく，推奨度が低くなりがちである．エビデンスの過大視は，臨床判断の誤りを誘導しかねない．この点を診療ガイドライン策定者も肝に銘じなければならないのであるが，往々にエビデンスの過大視が生じていることを心して読むべきである．

5 診療ガイドラインをいかに使うか

診療ガイドラインは単に「標準治療」の羅列である．推奨度の順に優れたものではない．ただ診療ガイドラインができる前と比較すれば，「標準治療」の羅列ができただけでもマシであると考えたい．しかしながら，診療ガイドラインを日常診療で参考にする際には，個々の患者の状況，特性に応じて柔軟に対応することが必要である．すなわち，画一的な治療をガイドラインに従って行うのではなく，医師の裁量を尊重しながら患者の意向を考慮し，各患者に最も適切な治療を選択するべきである．

DON'Ts

- □ エビデンスを過大視してはならない．
- □ ガイドラインを重視するあまり，画一的な治療を行ってはならない．

熊本大学大学院生命学研究部皮膚病態治療再建学分野　尹　浩信

6 学会・研究会に入ろう

> **DOs**
> - 学会・研究会に入会しよう！ 基礎から最新の情報まで系統立った教育を受けられる.
> - 学会に参加しよう！ 幅広い知見を得る，また見識を磨く絶好の場所である.
> - 学会で発表しよう！ 知識を確認し，充足できる.

1 理想的な皮膚科医とは

　皮膚疾患のほとんどは患者自身で視認し，触れることができる．患者は皮膚の変化に不安を感じ，診療所・病院を訪ねる．その不安に対してあふれる知識で応え，適切な処置を行うのが皮膚科医の役目である．さらに，皮膚科学に関する深い知識は他科の医師やメディカルパートナーからの信頼につながり，医療および社会に大きく貢献するだろう．そんな皮膚科医でありたい．そのためには，体系的に皮膚科学の知識を広く深く習得しておく必要がある．皮膚科医の教育と育成に貢献するのが，学会あるいは研究会である．

2 学会・研究会とは

　皮膚疾患の病態と表現型は多様であり，その診療は専門性の高い知識が要求されるうえ，時代とともにその内容は目覚ましく進歩している．診断では新しい画像解析手法やバイオマーカーの開発，治療ではレーザー等の理学療法や外科的手術手技のほか，新しい化学療法や生物学的製剤が次々に開発されつつある．その潮流は早く，効率のよい学習の機会が望まれる．医学の歴史は積み重ねられつつある．これまでの皮膚科学の歴史を学ぶのはもちろん，知識のアップデートを怠ってはならない．学会，研究会は勉強の絶好の機会である．

3 日本皮膚科学会に入ろう

　日本皮膚科学会は，皮膚科専門知識・技術の習得，生涯学習の機会を会員に提供している．基準を満たした学会認定施設で，所定の研修プログラムによる皮膚科診療を学ぶことができる．専門医制度は新制度に今後，移行予定である．学会は専門医認定基準を作成し，専門医の育成に関わる．具体的には，学会が認定した研修指導医の勤務する施設かつ基準を満たす専門医研修基盤施設（研修基盤病院，研修連携病院）において，専門研修プログラムを修了する必要がある．日本皮膚科学会会員にとって，専門医に必要な知識を効率よく習得できる体制が整えられていることは大きなメリットであろう．日本皮膚科学会の正会員には会員であることを示す会員証が発行されるほか，皮膚科専門医資格の取得や学会参加，「日本皮膚科学会雑誌」の購読等が可能になる．

4 学会・研究会でサブスペシャリティの知識を磨く

　日本皮膚科学会を基盤としてサブスペシャリティを見つけ，さらなる専門的知識を獲得することで診療に深みが増す．皮膚科関連のサブスペシャリティ領域に関する学会および研究会（表1）は多いので，ぜひ確認してほしい．その他，アレルギー，膠原

病，癌など臓器別または疾患ごとの枠組みの学会では，幅広い知識を習得することが可能である．皮膚科領域では基礎研究もさかんに行われており，これまで未解明だった皮膚疾患の病態が次々と明らかにされつつある．基礎研究に関する学会・研究会（表1）にも入会し，皮膚科学の最先端に触れるチャンスを得てほしい．

5 学会主催の学術大会，研究会で学ぶ活きた皮膚科学

皮膚科診療では，視診による皮疹の性状や分布，触診の所見などを参考にして診断に至る．皮膚科医としてそのための見識を得ておきたい．皮膚科学の基礎，病態に関する最新の知見，そして多くの症例を擬似体験できるのが，学会主催の学術大会や研究会である．抽象的な私見ではあるが，臨床や病態に関して人同士が直接議論することで得られる知識は，独学で得られがたいものがある．特に質疑応答では，聴講者の見解を伺うことが大変勉強になる．できれば質疑応答にも参加しよう．皮膚科に関連する学会，研究会は日本皮膚科学会のホームページの学会カレンダーでも確認することができる（ https://www.dermatol.or.jp/modules/evtCal/ ）．

表1 皮膚科関連学会・研究会 一覧

学会・研究会名
アトピー性皮膚炎治療研究会
角化症研究会
加齢皮膚医学研究会
水疱症研究会
日本アレルギー学会
日本医真菌学会
日本乾癬学会
日本結合組織学会
日本研究皮膚科学会
日本香粧品学会
日本色素細胞学会
日本小児皮膚科学会
日本褥瘡学会
日本性感染症学会
日本熱傷学会
日本ハンセン病学会
日本光医学・光生物学会
日本皮膚悪性腫瘍学会
日本皮膚アレルギー・接触皮膚炎学会
日本皮膚科心身医学会
日本皮膚外科学会
日本皮膚病理組織学会
日本美容皮膚科学会
日本免疫学会
日本臨床皮膚医会
日本臨床皮膚外科学会
日本臨床免疫学会
皮膚かたち研究学会
皮膚脈管・膠原病研究会
毛髪科学研究会

DON'Ts

☐ 学会会員の更新（会費納入）を怠らない（会費を滞納し，催告に応じない場合は除籍され，再入会が認められない場合がある）．

大阪大学大学院医学系研究科情報統合医学講座皮膚科学　**室田浩之**

B 勉強方法

7 学会発表の準備と発表のしかた

DOs
- 早めの準備，十分な練習が学会発表を成功させるコツである．
- 伝えたいメッセージを最もうまく伝えるための方法論を身につけよう．

　皮膚科の研修において学会発表の持つ意味は大きい．自分が経験した症例を発表にまとめることで疾患に対する知識を改めて整理し固定することができるのに加えて，発表後の討論を通じてさらに症例の医学的意義，問題点を明らかにしつつ，最終的には参加者全体の診療技術の向上につながるものだからである．また，論文執筆の準備としても大切である．学会発表が専門医取得・更新の際に単位として算定されるのはこうした理由による．ここではフレッシャーズにぜひ知ってもらいたい学会発表の心得を伝授したい．なお，学会発表の指導には個々の指導医のスタイルがある．また，施設ごとに演題の決め方や発表のルールがあるだろう．基本的にはそれに従えばよいと思われる．本稿の内容には筆者の独自の流儀も反映されていることを一言付け加えておきたい．また，本書は研修医向けのものなので，基礎的な研究発表ではなく症例報告を念頭に置き執筆したことをご了承いただきたい．

1 学会発表が決まったらまずするべきこと

a 症例・内容の選定・準備開始時期

　皮膚科の研修を始めたばかりで，学会発表に適した症例を決めるのは難しいだろう．指導医と相談し，自分の経験のなかで，診断・診療に苦慮した症例，まれな疾患である，一般的な疾患ではあるが治療を工夫した，などメッセージ性のある症例を選択する．支部学術大会や総会など大きな学会では，症例報告だけでなく，ある疾患の病態を過去の報告から考察したり，治療の有効性を比較検討するなど臨床研究的な内容の発表も好まれるが，これは皮膚科医としてある程度キャリアを積んでから行う場合が多いだろう．研修を始めて間もない場合には，学会発表の準備は思った以上に時間がかかるものである．発表する学会の目処がついた時点で抄録の締め切り日を必ず確認し，十分な時間をもって対応したい．

b 発表準備に必要な資料の確認

　症例が決まり，文字のスライドを作ってはみたものの，発表の直前になってフォーカスの合った臨床写真がない，病理組織を借りるのを忘れてしまったなど，対応が極めて難しい事態を経験することがある．臨床が忙しく確認する時間がなかったなど理由はあろうが，これは明らかに発表者の落ち度である．決してこのようなことにならないよう，学会発表が決まったら，できるだけ早く発表に必要な情報・資料を揃え，指導医に確認してもらう．自分では気づかないこと（前医への問い合わせ，特殊染色の追加など）がある場合には，予想以上に時間がかかる．集めただけで満足せず，必ず指導医に確認してもらうよう心がけたい．この時点で過去の報告論文などが揃っていなくてもよい．また，整理されていなくてもよい．指導医は学会発表に足る材料があるか否かを早い時期に確認する必要があるので，まず取り急ぎ集められるだけのもの

を提出するべきである．

c 演題のポイントの確認

どの演題であっても発表者が聴衆に伝えたいポイント（take-home message）があるはずであり，それが明確でない発表はするべきではない．最も発表で伝えたいポイントを指導医と相談しておくと，抄録が書きやすくなるはずだ．

2 抄録の書き方

a 演題のタイトルの決定・共同演者の選定

学会発表に慣れないうちは演題のタイトルや共同演者の選定も指導医と共同で行うとよい．タイトルによって聴衆は発表演題への事前の興味の持ち方が大きく異なる．たとえば同じ症例であっても「顔面に生じた基底細胞癌の1例」や「難治であった仙骨部の巨大潰瘍」と，「ダーモスコピーで悪性黒子との鑑別が困難であった基底細胞癌の1例」や「持続陰圧療法で急速に改善した仙骨部の巨大潰瘍」では聴衆の演題への興味の持ち方も大きく異なる．言い過ぎ・凝り過ぎはよくないが，演題のポイントを織り込むように心がけると「聞いてみたくなる」タイトルになるだろう．

慣れないうちは意識しないだろうが，共同演者の選定は大切である．施設によってルールがあると思うので，細かくはそれに従えばよいが，通常は一番目に演者を入れ，次に直接指導した者，次いでその症例に関わった者を入れ，最後に最終責任者（ほとんどの場合施設の長，またはそれに準ずるもの）を入れるのが通例である．なお，地方会の抄録などでは同一施設をまずこのルールで記載し，紹介医などを最後に付け加える場合があるが，これは科学論文などでは通用しないルールなので注意したい．紹介医を共同演者として入れるかどうかについても時と場合によるので注意したい．「尋常性疣贅と誤診されていた有棘細胞癌の1例」という演題に一人だけ所属の違う演者が入っていた場合に，事実は違っていたとしても，その演者が誤診していたと誤解されかねない．逆に「せっかくまれな症例を紹介したのに，共同演者にもしてくれない」などのクレームが生じる場合もある．もちろん指導医と相談してよいが，当事者に直接連絡をとり希望を聞くのが安全である．

b 抄録本体の書き方

抄録は発表のエッセンスを抽出したものである．抄録がうまくまとまれば発表もうまくいくこと請け合いである．長さにもよるが，基本的には発表していく内容の順番に記載していく．症例報告では主訴から始まり既往歴（症例により生活歴），家族歴，現病歴．次いで現症，検査所見，診断とつなげ，考察，結論（take-home message）とするのが一般的である．

表1に示したように，用途に応じて求められる抄録の長さは異なるため，必要に応じて優先順位の高い情報から記載する．現在は抄録の登録がインターネット経由になっていることが多く，字数オーバーなどの

表1 用途により記載内容を変更した抄録例

例1（プログラム用の短いもの）
抄録タイトル：皮膚生検が診断に有用であった円形脱毛症女性例
抄録本文：40歳女．側頭部の軽度発赤を伴う脱毛斑．瘢痕性脱毛症などを疑ったが，生検にて円形脱毛症と診断．ステロイド局所注射にて略治．

例2（抄録集掲載用の長いもの）
抄録タイトル：皮膚生検が診断に有用であった円型脱毛症女性例．
抄録本文：40歳女．初診の3か月前に側頭部に脱毛斑が出現．外用治療を行うも改善せず当科紹介受診．初診時 50×30 mm の軽度発赤を伴い浮腫性の脱毛斑を認めた．ダーモスコピーにて毛孔は確認できず，瘢痕性脱毛症などを考えた．病理組織学的に毛球部周囲に炎症性細胞浸潤があり，円形脱毛症と診断．ステロイドの局所注射に良好に反応し略治した．外用剤などにより臨床像が修飾され，診断が困難であったと考えた．

問題は生じることはないと思われるが，登録の際にあわてないためにも制限字数を考慮し，少し余裕をもたせて準備すると，上級医の指導を受け修正する際にも対応しやすい．

3 スライドを作るうえでの注意

考え方次第では，学会発表スライドは一種のアートとも捉えられうる．どのようなスタイルをよいと感じるかについてはさまざまな意見があるだろう．ここでは筆者の考える"学会発表に適した"スライドの作り方について述べてみたい．

原則は聴衆の目線で作成することである．自分が会場から見たときに理解しやすいスライドを想定しながら作成すれば，自ずとよいスライドになるだろう．

a 配色，背景

せっかく発表するのだから見た目にも美しいスライドを作りたい，と思うのは皆同じであろう．しかし，配色，背景に凝るのはよくない（図1，図2）．肝心のメッセージ（文章，図，表など）への注目を妨げることになりかねない．また，スクールロゴなどを入れることも最小限にしたい（図1，図2）．背景は白，黒，紺など単色で，文字は背景に合わせて黒，白がよい．また白の背景を除いて，文字を赤で強調すると遠くから見えにくいので注意する（図1）．

b フォント，テキスト

凝ったフォントは不要である．ゴシック，明朝など標準的なフォントを読みやすい大きさで配置する（図1，図2）．特にMacintoshユーザーは，標準的フォントでプレゼンテーションを作成していないと，Windows PCでは文字化けし学会場で焦って修正することにもなりかねないため，注意が必要である．

また，不必要に長い文章は好ましくない．大きく見やすいフォントで入るだけのメッセージを入れる．基本的に1枚のスライドには一つ，多くても二つまでのメッセージを入れるようにする．また，テキストと演者が話している内容が解離すると，聴衆がついていけなくなる場合がある．聴衆はスライドの文章を追いながら発表を聞く場合が多いので，極力話すこととスライドの文章を一致させる．

c 図表の配置

たくさんのパネルや細かすぎる表を入れるのは好ましくない．図や表には適切な大きさがある．大きく見やすくシンプルなほうがインパクトが大きい（図3，図4）．

d アニメーションの使い方

アニメーションは有効に使えば，メッセージを強調するための武器となる．大切なのは使う頻度である．ここぞというところで使用するのが効果的で，頻用しすぎるとプレゼンテーションがうるさくなり，ポイントがかえって伝わりにくくなる可能性があるため注意する．

e 利益相反の開示

最近の学会では利益相反（conflict of interst：COI）の開示が求められる．つい忘れがちなので注意したい（図2）．なお，利益相反の開示に関しては各学会のルールに従うべきことは言うまでもない．

4 発表の仕方

おそらく研修医がいきなり本番で発表することはなく，各施設で予演会の機会があると思われる．そのような機会を十分活用し，自信をもって発表に臨みたい．

a 原稿はできるだけ覚えよう

読み原稿を準備し読み上げる発表スタイルをとる発表者が多いが，これは望ましくない．どうしてもスピードが速くなり，聴衆がポイントをつかむことが難しくなる．できれば発表は覚える．少なくともある程度は原稿を暗記し，原稿は確認に使うくらいまで練習するとよい．

第1章 皮膚科医をめざすために

B 勉強方法

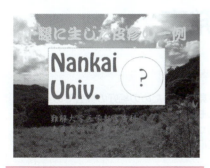

図1 わかりにくいスライド例1

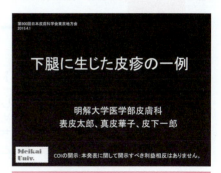

図2 明快なスライド例1

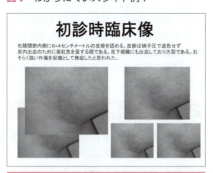

図3 わかりにくいスライド例2

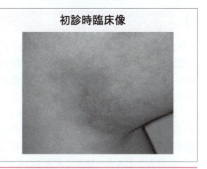

図4 明快なスライド例2

b スライドを指す

緊張すると難しいかもしれないが，大切なポイントはポインターで指しながら発表するくらいの余裕をもちたい．

c 発表時間を守る

これは最低限のマナーである．与えられた時間以内にプレゼンテーションを終えることができるように，事前に発表内容を詰めるなど準備が必要であるし，発表中も時間の経過を示すランプを意識し，時間超過にならないよう最大限努力する．

d 質疑応答

学会発表で最も難しい部分かもしれないのが質疑応答である．ある程度事前に想定質問とその答えを準備しておくと安心だろう．時に返答に困るような質問を受けることもあろう．わからないことは無理に答えなくてもよい．真摯に答えようと努力する姿勢を見せることが，研修医には最も重要であろう．

DON'Ts

- 華美なスライド，凝りすぎたスライドは逆効果．メッセージが伝わらない．
- 発表は読み原稿に頼らず，かつ時間オーバーしないように注意する．

杏林大学医学部皮膚科学教室　**大山 学**

B 勉強方法

8 ポスター発表

> **DOs**
> - ポスター発表は，聴衆と直接会話し意見を聞くための絶好の機会である．聴衆からのフィードバックを得るためにも積極的に活用しよう．
> - 聴衆に興味を持ってポスターに立ち寄ってもらうために，主題を強調しつつ読み取りやすいポスターを作ることを心がけよう．

1 ポスター発表の意義

学会で発表する意義の一つは，聴衆からの質問や意見などのフィードバックが得られることである．フィードバックは発表者の考えが聴衆に受け入れられているかどうか，論理的に理解されているかどうかの検証に有用であるし，論文作成の過程での考察項目の示唆となりうる．学会の発表形式は口演発表とポスター発表に大別されるが，ポスター発表では，発表者は少数もしくは個人の聴衆に直接内容を説明しつつ随時質問やコメントを受けることで，聴衆からより多くのフィードバックを得ることができる．発表者から聴衆に質問を投げかけて，能動的にフィードバックを引き出すことも可能である．聴衆と連絡先を交換したりしながら，交流の輪を広げることもポスター発表では頻繁に行われる．特に研究の分野では研究者間の交流が重視され，ポスター発表と討論時間を発表形式の主体とする学会も多い．

口演発表と異なり，ポスター発表では発表者が不在時にも発表内容が聴衆に提供され，聴衆はそれぞれの興味に合わせて能動的に発表者のデータを検証する．そのためにポスター発表では，能動的聴衆が求める情報を必要十分に提供する必要がある．そのため，ポスター発表では論文の形式に準じて，タイトル，発表者名，所属，要約，背景，方法，結果，考察，参考文献などの一通りの情報が求められる．このような背景を理解しながら，より多くのフィードバックが得られるようなポスター発表を準備しよう．

2 ポスター発表準備

学会の発表ではすでに抄録が提出されているので，ポスター発表は抄録内容に沿って準備する．ここからはPCアプリケーションを使った紙媒体ポスター作りを想定して記載する．

a ポスターのサイズを確認し，必要な電子ファイルを用意しよう

1) 学会ごとにポスターの掲示サイズが異なるので，発表者用の指示書等でポスターサイズの制限を確認する．学会によっては，最小文字フォントサイズの指定や読み取りやすさの目安が指示されている場合もあるので，学会ごとの指定を確認する．
2) 学会指定の掲示サイズに合わせて，PowerPointやIllustrator，Keynoteなどのプレゼンテーション用アプリケーションで適当なサイズを指定したファイルを作成する．大型プリンターが利用できる場合には，1枚の用紙でポスターを作成したほうが見栄えがよい．複数枚の用紙を組み合わせて掲示する場合には，読み進める順番がわかるように用紙の片隅に

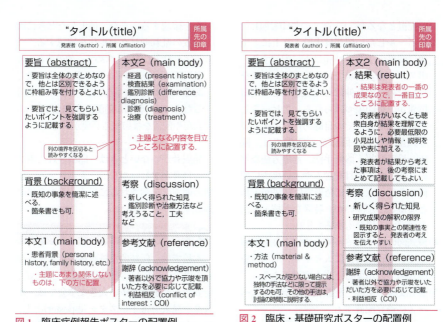

図1　臨床症例報告ポスターの配置例

図2　臨床・基礎研究ポスターの配置例

通し番号を付けておく．

b　ポスターに記載する内容構成を検討しよう

　必要な情報を過不足なく記載し，発表者が議論したい主題，疑問点や問題点が明確になるような発表内容構成を考える．論文に準じた形式が基本となるので，「論文の書き方」の項も参照されたい．

1) タイトル，発表者，所属：原則として登録抄録と同じとする．
2) 要旨：原則として登録抄録と同じとする．
3) 背景：発表内容に関連し，現在までに知られていることを記載する．
4) 本文：①臨床症例発表では，患者背景，経過，検査結果，鑑別診断，診断，治療などを記載する（図1）．②研究発表（臨床・基礎）では，方法，結果を記載する（図2）．
5) 考察：既知の事象に対して発表内容の新しい知見等を中心に記載する．また，未知のことや発表者が疑問に思うことを記載するのも議論の種となる．
6) 参考文献：背景や考察に関連するものを提示する．
7) 謝辞：著者以外で協力や示唆をいただいた方々などを適宜紹介する．
8) 利益相反：発表する学会の規定に準じて記載する．

c　ポスター内容の配置を考えよう

1) タイトルと発表者・所属は最初にアピールすべき事項なので，一番上に横幅全体を使って表示する．所属先の印章などを添えると，興味を引くアクセントになるかもしれない（図1，図2）．
2) ポスター内の各項目の配置は，論文に準じて縦に読み進められるように配置することを勧める．横幅が広いと読みにくくなるので，2～3列（column）に分割して，左の列から読み進められるように配置すると，論文形式に慣れた聴衆に読みやす

い配置となる（図1，図2の矢印参照）．
3) アピールしたい情報は中段より上に，主題に関係の少ない情報は下に配置する．ポスター発表会場では立位でポスターを読むため，腰を伸ばした状態で目に入る情報が一番印象づけられる．アピールしたい情報が立位での目線あたりに来るように配置する．臨床症例報告では，臨床・検査情報，診断手法，治療方法などの主題となる項目を読みやすい場所に配置する（図1）．研究発表では結果が主体となることが多いが，特異な手技・手法を強調する場合もある（図2）．
4) 模式図のほうが，多くの文字よりも巡回している聴衆の目に入りやすい．主題を模式図で表示する工夫も有効である．
5) 参考文献，謝辞，利益相反は空いたスペースに適宜配置する．

d 全体を確認して，体裁を整えよう
1) タイトルや主題となるデータのフォントを大きめにしたり，太字にしたりすることで，アピールポイントが読み取りやすくなるように工夫する．
2) モニター画面での表示を実寸大にして，1 m ぐらい離れたところから読み取れるかを確認する．また，拡大したときに図や表の乱れやピクセル化を確認する．
3) 誤字や脱字の確認も含めて，他の著者や著者以外の同僚に意見を求めることも有効である．聴衆から有益なフィードバックを得るためには，情報が簡潔かつ正確に伝わる表現や配置を推敲する必要がある．

e 印刷しよう
発表者がいないときは，印刷されたポスター自身がアピールし，一人歩きする．聴衆の面前に掲示されるに耐えうるかを最終確認する．

3 おわりに

本稿では，伝統的な紙媒体のポスター発表の場合を想定し，その準備方法を述べた．発表数や参加者が多い大きな学会では，ポスター発表を電子ポスター（e-poster）とし，PCでのポスター閲覧と会場の一角での数分程度の短いサマリー口演時間（short presentation）を提供する形式も増えている．電子ポスター形式の学会では十分なポスター討論時間がない場合もあり，口演発表に準じたスライド形式での作成を考慮する．

DON'Ts

- □ 発表者がいないと理解できない，結果だけや主題だけを提示するようなポスターは作ってはいけない．ポスターの情報が不十分だと，聴衆に理解されないだけでなく，間違った解釈を与えることがある．必要な情報を過不足なく記載し，発表者が議論したい疑問点や問題点が明確な発表内容構成を考える．
- □ ポスターを雑に貼らない．分割された用紙を貼る場合には，読み進める順番がわかるように番号を付記し，整頓して提示する．

東北大学大学院医学系研究科神経・感覚器病態学／皮膚科学　**山﨑研志**

B 勉強方法

9 論文の書き方

> **DOs**
> ☐ 論文を書くことは医師の使命の一つであり，医学の発展に不可欠である．
> ☐ 学会発表をしたら，知識が充実しているうちに論文を書き上げよう．

　医師の使命は人々の健康を守ることであり，医師はこの使命達成のために自分の知識と良心を捧げるべきである．一方，医学はこれまで先人が築き上げてきた経験と観察によって得られた莫大な情報に基づいて確立された学問である．通常，医師は学生時代に教科書で勉強して基本的な医学知識を習得するが，教科書に書かれているような常識的な事柄も元を正せば医学者の観察に基づく一編の論文が原点である．この事実は過去も現在も変わっていない．つまり，今経験したことを伝えていくことが後の医学の発展には不可欠であり，日々の臨床で経験した症例や研究内容を論文として発表することは医師のもう一つの重要な使命なのである．

　論文発表は，可能であれば英語で行うことが望ましい．当然ながら，日本語で書かれた論文は日本人にしか読まれない．つまり，日本語が理解できる医師にしかその知見は伝えることができないのである．しかし，多少の人種差はあっても医学の知識は全世界共通である．したがって，真に医学の発展に貢献するには，英語でしっかりと論文を発表することが重要である．実際に英語で論文を発表してみると，別刷請求や症例に関する問い合わせなどが国外からも多数来て，その影響力に驚かされるものである．

　論文を書く重要性については理解できていても，いざ論文を書こうとすると何から手をつけていいかわからず途方に暮れてしまうという若手医師も少なくないだろう．本稿では，若手医師向けに一般的な論文執筆の手順について解説する．

1 準　備

a 過去の論文を調べる

　まずはじめに，取り組もうとしている題材が論文に適しているかどうか，過去に同じ分野で報告されている論文を PubMed などを用いて徹底的に調査する．関連する話題の最近の review 論文を精読して，過去から現在にわたる臨床研究のトピックの変遷や現在話題となっている領域について勉強するとよい．また，学会では論文化されていない最新の話題が取り上げられている場合も多いので，学会に参加する機会があればその題材に関連するセッションに参加し，その分野の最近の動向や最新の知見を確認しておくようにする．

b 主旨を決める

　予備調査をもとに，指導者とよく相談したうえで論文の主旨を決める．いかに臨床的に意味があるのか，どのように今後の臨床に役立つのか，といったことを考えて論文の主旨を決めるとよい．新しい知見がある場合は，それに絞って1つの結論を導くようにすると分かりやすい論文になる．すでに報告されている内容であっても，より多くの症例数でより長い期間観察できている場合や，似たような症例数や経過観察期間であっても既報告が少ない場合などは，過去の論文で報告されている知見を補強す

るという観点から論文発表する価値があると考えられる．

c　倫理面への配慮

生命科学系の論文を発表する際には，その対象がヒトであっても動物であっても，倫理面に十分配慮することが求められる．症例報告や診療録を用いた後方視的研究などでは，あらかじめ倫理委員会に包括申請してあり，患者や代諾者の同意も得てあることが多いが，確認を怠らないようにする．これらの2点に不備があった場合，受理後に論文撤回となる場合もあるので注意が必要である．

d　学会発表

論文作成に先立ち学会発表する機会があれば，積極的に発表するとよい．学会では発表時間が限られているため，準備の段階でより重要なポイントを明確にすることができる．発表後に専門家や同様の症例を経験した医師と議論することで，有益な情報が得られることが多い．議論の内容は忘れないうちに書き留め，論文をブラッシュアップする際に役立てるとよい．

2　論文執筆

a　執筆のタイミング

学会発表前までにある程度書いておき，発表後に質疑応答で得られた情報を反映させて一気に仕上げるのが理想である．理想通り行かなくても，学会発表時が最も知識が充実しているのは間違いないので，遅くとも発表後1か月以内に仕上げるようにする．日々の業務に忙殺されているとあっという間に時間が過ぎてしまい，思い立ったときにはすでに同様の論文が発表されていたり，新たに文献検索をしなければならないなど，内容を吟味し直す必要が出てきてしまい二度手間となる．また，論文を仕上げる際には指導医と直接議論することは重要なので，異動がある場合は異動前に書き上げるようにする．

b　投稿規程を確認する

指導医とよく相談したうえで，投稿先の雑誌を決める．雑誌によって構成の順序や語数，図表の数などが異なるので，最初に確認しておく．投稿先の雑誌に最近掲載された論文数編を参考にして，形式を真似るようにするとよい．

c　書く順序

はじめに，定型的な記載で十分な部分，つまり「症例報告」，あるいは「対象と方法」「結果」を書く．その際に，最初に図表を作成しておくとよい．図表と本文を照らし合わせながら，その主要なデータを本文でしっかり説明し，さらに主要データを補強する副次的なデータについても記述するようにする．次に「背景」と「考察」を書くが，主旨の一貫性が保たれるように意識して書くことが重要である．「背景」では，過去の報告に触れながら研究をする根拠となった問題点や仮説，および研究の合理性を説明する．「考察」では，研究の意義と妥当性について，過去の文献を多数引用しながら結論が論理的に正しいと説得できるように記載する．要旨は論文の印象を決める最も重要な部分なので，研究背景，結果，結論について十分な情報を入れつつ，バランスの取れた内容にすることが重要である．謝辞では，著者以外で研究に貢献してくれた人や研究費をサポートしてくれた組織に謝意を述べる．利益相反では，利害衝突が生じる可能性のあることをすべて記載する．参考文献には，雑誌の投稿規定に正確に従って引用した文献をすべて記載する．Endnoteなどの文献管理ソフトを用いると便利である．

d　推敲と校正

自身で何度も読み直して十分確認してから，指導医のチェックを受ける．英文の場合は，必要に応じて英文校正に出す．

3 投　稿

a　体裁の確認
投稿規程を再度確認する．雑誌によっては投稿規程のチェックリストが準備されているので，利用するとよい（チェックリストの提出を求められる場合もある）．投稿規程を遵守していない論文は原則として受け付けられず，そのまま著者に返送される．投稿前に共著者全員に論文の内容を確認してもらい，論文提出の同意を得る．

b　査読後の対応
査読後に再投稿を許可された場合は，査読者の個々のコメントに対して忠実に論文を修正する．投稿した論文が初稿のまま採択されることはまれであり，査読者のコメントに沿って修正を要求されるのが普通である．個々のコメントをどのように解釈し，初稿のどこをどのように修正したのかを別紙にまとめ，さらに再投稿論文中に下線や色でハイライトするなど，修正個所をわかりやすく明示する．査読者のコメントが間違っていると考えられる場合は，その理由を詳細に説明し，そのコメントには応じられない旨を回答する．理不尽なコメントにも誠実に回答する姿勢が重要である．査読者のコメントに対して適切に回答されていない場合は，そのまま不採用となる場合があるので注意する．受理されなかった場合でも，査読者のコメントに基づいて修正してから別の雑誌に再投稿するようにするとよい（再び同じ査読者にあたる場合もしばしばある）．

c　受理後の対応
共著者全員に受理の連絡をし，お礼を言う．Publish されたら，論文の別刷あるいは PDF ファイルを送る．

DON'Ts

- 主旨が不明確になるので，勉強したことをすべて記載することは避ける．
- 論文全体を通して主旨に一貫性がなくならないように注意する．

東京大学医学部皮膚科　**浅野善英**

B 勉強方法

10 皮膚科専門医になるには

DOs

- ☐ 皮膚科専門医の取得は専門診療に不可欠である．
- ☐ 専門研修を終えたら，知識が充実しているうちに試験を受けよう．

1 専門医制度のなりたち

a 日本専門医機構

2014年5月日本専門医機構が設立され，正式に新専門医制度が始まることになった．内科，外科などの基本18専門科＋総合診療科の合計19領域の専門医制度がスタートする．新制度は，医師の質の担保を目的とすること，患者が受診する際のよい指標となること，国からの関与を受けず日本専門医機構が自律的に運営することを理念として掲げている．従来は日本皮膚科学会が主体となって皮膚科専門医制度を運営してきたが，新制度では19領域の専門医制度を日本専門医機構が統一的に運営することとなる．しかし，実務的な研修に関わる手続き等の窓口は，従来どおり皮膚科学会の専門医委員会となっている．

b 新専門医制度

新制度の詳細に関しては日本皮膚科学会ホームページの「新専門医制度について」を参照していただきたい．「皮膚科研修カリキュラム」「皮膚科専門研修プログラム整備基準」「研修の記録」「皮膚科専門医研修マニュアル」などを見ることができる．研修すべき内容は研修カリキュラムに記載されており，現行制度を踏襲したものとなっている．しかし現行制度と大きく異なる点は，研修プログラムに基づき研修を行う点と，研修に他職種も含めた評価が加わる点である．研修基幹施設(現在の主研修施設に相当：大学病院など)が中心となり，研修連携施設(従来の研修施設に相当：市民病院，市立病院など)と研修施設群を構成し，独自のプログラムを作成する．研修プログラムに記載された各施設の役割，各年度の目標，具体的な研修目標に基づいて研修を行う．そして，各年度における研修の評価を指導医が「研修の記録」に記載する．5年間の研修終了後に試験を受ける点は現行制度と同じである．

c 新制度と旧制度

2017年4月から，新専門医制度のもとで専門医研修が始まる．一方，2016年4月から専門医研修を始める場合は，旧制度での研修となる．旧制度でも5年間の研修で専門医試験の受験資格を得ることができるが，研修終了後，受験までの猶予期間は5年間の予定である．それ以降は旧制度で受験することができないので，注意が必要である．2016年から専門研修を開始していても，2017年4月から新制度で研修を開始してもよいと考えられるが，詳細は未定である．ただし，その場合は2016年度の研修は研修期間としては算定されない．

d プログラムへの応募

新制度では各施設群が独自の研修プログラムを作成するので，専攻医は希望のプログラムに応募することになる．初回の応募としては，2017年度のプログラムが2016年度に公開される予定である．初期臨床研修のような統一的なマッチングは行わず，プログラム個別の選考となる．受け入れ研修プログラムが決まれば，専門医委員会に

報告する．

2 専門研修の到達目標

皮膚科専門研修プログラム整備基準に示されている目標を抜粋，一部改変して示す．

a 到達目標（修得すべき知識・技能・態度など）

皮膚科専門医研修カリキュラムに従って専門知識，診断技能，治療技能，社会・倫理観，学問的姿勢を修得する．

1) 専門知識
皮膚科学総論，各論を偏りなく学習する．

2) 専門技能（診察，検査，診断，処置，手術など）
習得すべき診断技能（皮膚科診断学，皮膚病理学，皮膚科的検査法）および治療技能（全身療法，局所療法，スキンケア，理学療法，手術療法）を修得する．

3) 学問的姿勢
患者の問題を把握し，問題対応型の思考をし，その解答を科学的に導き出し，論理的に正しくまとめる能力を修得し，生涯にわたる自己学習の習慣を身につける．

4) 医師としての倫理性，社会性など
皮膚科医としてのみならず，医療人・社会人として必要な事項である．習得すべき項目は医の倫理，医療安全と法令遵守，医療経済，患者・医師関係とインフォームドコンセント，チーム医療，健康管理・予防医学である．

b 経験目標（種類，内容，経験数，要求レベル，学習法および評価法など）

経験すべき疾患・病態，診察・検査，手術・処置をそれぞれ経験する．さらに，大学病院以外の研修連携施設等で，地域に密着した診療を原則として3か月以上経験できるようにする．また，研修期間中に専門医試験を受験するために必要となる講習会の受講，学会発表，論文発表を行う．

3 皮膚科専門医の使命

皮膚科専門医の使命は，皮膚科領域に関する標準的な能力を修得し，社会から信頼される安全で標準的な医療を提供できることである．そのためには医師としての全般的基本能力の修練を基盤に，皮膚疾患の高度な専門的知識・診断・治療技能を修得し，それらを駆使することにより，QOLの向上に貢献するよう関連領域に関する広い視野をもって診療することが求められる（皮膚科専門研修プログラム整備基準より抜粋）．

4 専攻医がすべきこと

a 初年度
①専攻医は研修プログラムに参加を決定したら，皮膚科領域専門医委員会に専攻医登録を行う．
②研修カリキュラムの一般目標を理解し，研修を開始する．

b 毎年，年度が終了するまでに行うこと
①専門医研修の記録の「形成的評価票」の該当年次ごとに自己評価を記入し，指導医の評価を受ける．
②専門医研修の記録の「形成的評価票」の項目のうち，経験した項目については，経験症例の病名，患者ID，経験年月日を記載し，指導医の確認印を受ける．5年度までにすべての経験目標を達成する．
③専門医研修の記録の「年次総合評価票」の該当年次に専攻医評価項目，記載年月日を記入し，署名をする．
④以上を記録し，指導医に提出する．

c 研修終了時までに行うこと
1) 経験症例レポート提出
必須症例12例を含む15例以上の経験症例のレポートを作成し，専門医研修の記録の「総括的評価票」の症例一覧に詳細を記載する．

2) 手術症例レポート提出

必須手術症例を含む10例以上，経験症例レポートと重複しない症例レポートを作成し，専門医研修の記録の「総括的評価票」の手術記録一覧に詳細を記載する．

3) 講習会・学術業績単位

講習会単位，学術業績単位を60単位以上取得する．受講した内容，学会発表記録，論文発表記録を研修の記録に記載する（皮膚科専門医研修マニュアルより改変）．

注）これらの情報は執筆時のものなので，皮膚科学会ホームページ等で最新の情報を得ていただきたい．特に2016年に専門研修を始める場合は移行期にあたるので注意していただきたい．

DON'Ts

- ☐ 専門医は生涯学習が前提なので，症例，単位が規定数に達しても研修を休まない．
- ☐ 専門医の取得がゴールだと思ってはいけない．ここから専門医のキャリアが始まる．

愛媛大学医学部皮膚科　**佐山浩二**

B 勉強方法

11 サブスペシャリティをめざすための勉強法

DOs

- [ ] サブスペシャリティを志して研修施設を選ぶ.
- [ ] 自分が主体となって, できる限り多数の患者を診療する.

臨床医学の知識・技術は膨大となり, 一人の医師がすべてを網羅することは不可能である. 皮膚科学は, 皮膚に病変のある多種多様な疾患を対象とする, 広範かつ興味のつきない学問である. 皮膚科学においても, 知識・技術の進歩は長足であり, すべての最先端を熟知することは困難である.

一方, 皮膚科医が皮膚科領域のすべての疾患をある一定以上のレベルで診療することができるようになるのは必須のことであり, そのレベルを満たした者が皮膚科専門医に認定されている. しかし, すべての皮膚疾患に対して最先端の診療をしている医師はいない. 皮膚科サブスペシャリティとは, 皮膚科の専門のなかでもある特定の領域で高度の専門の知識・技術を有することである.

サブスペシャリティをめざすかどうかは個々が決めることであるが, これから皮膚科を研鑽していく研修医のみなさんにはぜひ意識してほしい.

日頃から, サブスペシャリティを意識して, 死に至ることのある, あるいは慢性の皮膚疾患の患者を同僚や他の施設に委ねず, 自分が最終の医師として責任を持って患者を診療していけば, 自ずと専門家になっていくと思われる. サブスペシャリティを持つようになると, さらにその特定の疾患の患者が紹介されてくるので, よりサブスペシャリティに磨きがかかる好循環になる.

1 皮膚科サブスペシャリティ

a どんなサブスペシャリティがあるか

皮膚科にはさまざまなサブスペシャリティがある. たとえば, アレルギー, 膠原病, 乾癬, 水疱症, 皮膚外科, 光線皮膚科, 皮膚病理, 感染症, 美容皮膚科, 遺伝性皮膚疾患などがあり, それぞれに関連学会がある(表1).

b 筆者の皮膚科サブスペシャリティ

筆者のサブスペシャリティは膠原病, 乾癬, 水疱症, 遺伝性皮膚疾患である. それぞれの分野における造詣の深さの違いはあり, 各分野の真の専門家の先生方からご批判のあるところであろうが, 地域の最後の砦の医師としてそれぞれの疾患を多数例診療させていただいているという点において, 本稿では専門家を名乗ることをお許しいただきたい. 「サブスペシャリティをめざすための勉強法」は専門家でないと語ることができない.

ある特定領域の専門家をめざすための勉強法は, それぞれのサブスペシャリティにより異なると思われる. 筆者は自身の経験しか持ち合わせないので, 膠原病, 乾癬・水疱症, 遺伝性皮膚疾患について述べたい. 他のサブスペシャリティをめざす研修医の先生方にも何らかのヒントを提示できるように心がけて書き進めたい.

表1 皮膚科サブスペシャリティと日本の関連学会と専門医・指導医

皮膚科サブスペシャリティ	関連学会	専門医・指導医
アレルギー	日本アレルギー学会, 日本皮膚アレルギー接触皮膚炎学会	日本アレルギー学会専門医・指導医
膠原病	日本リウマチ学会, 皮膚脈管・膠原病研究会	日本リウマチ学会専門医・指導医
乾癬	日本乾癬学会	
水疱症	水疱症研究会	
皮膚外科	日本皮膚悪性腫瘍学会, 日本皮膚外科学会	日本皮膚科学会皮膚悪性腫瘍指導医
光線皮膚科	光皮膚科学研究会	
皮膚病理	日本皮膚病理組織学会	
感染症	日本医真菌学会	
美容皮膚科	日本美容皮膚科学会	日本皮膚科学会美容皮膚科・レーザー指導医
遺伝性皮膚疾患	角化症研究会, 日本色素細胞学会	

2 皮膚科サブスペシャリティ各論

a 膠原病

　膠原病をサブスペシャリティにするには，さまざまな膠原病の患者を自分で責任を持って診察することである．膠原病は決して頻度の高い疾患ではないため，患者が集まらない施設では多数の膠原病患者を経験することは不可能であろう．皮膚脈管・膠原病研究会やリウマチ学会などの学会に参加したり，常に関連雑誌の総説や症例報告などに目を通すことも一助にはなるが，やはり患者の多い施設を選んで，自分自身で経験しながら研修することが一番である．特定の疾患が集まる施設では，若くして皮膚科サブスペシャリティをめざすことができる．

　膠原病の患者に限らないことであるが，初めての病態，治療法に遭遇すると，辛いし，逃げ出したくなる．しかし，そこが一番の勉強のしどころで，教科書，論文，インターネット，そして上級医師，同僚，関連他科の医師への相談を駆使して何とか難局を切り抜けることである．実は筆者は，膠原病について何でも知っている上司に恵まれたことが大きいのだが，とにかく自分が冷汗をかいて解決した課題は決して忘れないし，力になる．学会発表，論文発表で理解が深まることは言うまでもない．特に英文論文発表に至るまでの過程は，最先端を理解したうえで世界に発信する作業であるので，サブスペシャリティをめざすためにとても有効な勉強法である．

b 乾癬・水疱症

　筆者の場合は，乾癬と水疱症については，その道の専門家の先生が上級医としていたわけではなかった．読者のなかにはそのような環境の研修医も多数いるであろう．

　乾癬と水疱症は慢性疾患で，皮膚科では膠原病よりも普遍的な疾患であり，多数の病院で患者を診療する機会がある．乾癬・水疱症では，同じ施設あるいは周辺施設の医師に，紹介が必要なときはこの医師に紹介しようと思ってもらえるところまでくれば，自然に患者を診療する機会は増えてくる．そこに至るまでの過程はある程度の時間を要す．虎の巻があるわけではないが，一人ひとりの患者を丁寧に診療するという

ごく基本的なことから始めていくことだと思う．水疱症では腫瘍随伴性天疱瘡などの重篤な患者を診療することもあり，膠原病と同様に時に死に至り，免疫抑制で日和見感染症を発症したり，といった経験をするが，その都度勉強して一つひとつ乗り越えていくことである．

c 遺伝性皮膚疾患

遺伝性皮膚疾患については症例数が少ないので，サブスペシャリティをめざすには，膠原病と同じく症例の集まる施設，つまりその道の専門家がいる施設で研修する以外の方法はないように思われる．筆者は留学から帰ってきてから（33歳頃から），臨床の傍ら表皮角化細胞の研究をしていた．遺伝性皮膚疾患の遺伝子診断をするようになったのは，遺伝性角化症の専門家である現在の上司が就任してからで，5年前（41歳）からである．症例を多数経験することにより，専門家となりつつある．偶然の巡り合わせも，サブスペシャリティをめざすために重要な要素かもしれない．

3 皮膚科サブスペシャリティをめざそう

研修施設の専門を考えて研修施設を選ぶのではなく，出身大学や出身地で研修施設を選んだ皮膚科医師も多数いると思われる．自分が志すサブスペシャリティがないのであれば，ひとまずは所属の研修施設が得意とする分野のなかで自分がめざすサブスペシャリティを決めることをお勧めする．皮膚科サブスペシャリティは，それぞれ極めるだけの価値がある．所属する研修施設のアドバンテージを活かし，まずはできるだけ若いうちに専門家になるという経験をしてみるとよい．ある分野の専門家に若くしてなり，次のステップとして専門をさらに深め，さらに専門分野を広げていくことができる．言い換えると，ある分野において深く理解することが，専門周辺分野の理解を深めることに繋がっていくと思われる．

DON'Ts

- ☐ 学会発表，論文発表をおざなりにすべきでない．
- ☐ 研修施設のサブスペシャリティを敬遠すべきでない．

名古屋大学医学部皮膚科　**杉浦一充**

B 勉強方法

12 留学しよう

> **DOs**
> - 国内・海外留学をしよう．
> - 世界を広げるために研究にもチャレンジしよう．

　留学というのは，留学先で臨床や研究するということのみが目的ではない．これまでと異なる環境に身を置くことで，語学の上達を図ったり，国際感覚を身につけたり，皮膚科以外のさまざまな背景を有する人と親睦を深めたりすることも重要である．

　日本では，臨床，研究，教育，医局内の仕事などに縛られてゆとりのない生活を送るのが医師の必然である．ところが留学中は，留学の目的とするテーマに集中することができる．そのため時間に非常にゆとりができ，家族と過ごす時間や趣味などに興じる時間も十分にとれる．約40年という医師としての人生におけるしばしの憩いの時間ともいえる．

　筆者の場合は，これまで3回の海外留学をする機会を得ている．大学4年生時に米国国立衛生研究所（National Institutes of Health：NIH）での4か月の summer student としての基礎研究，米国シアトルでの臨床研修，米国サンフランシスコでの基礎研究である．

　今回は主に海外留学を中心に述べたいと思うが，国内留学においても同様のことがいえる．これまで自分の育った医局と異なる環境に身を置くことは，その後の人生の幅を広げることとなるはずである（国内留学については最後に触れる）．

1 留学の目的

　「何を学びたいか」を明らかにすることが，留学先を決めるうえで最も重要である．これまでの仕事の延長でもいいし，まったく新しいテーマに挑戦することも可能である．そもそもどこに留学してもうまくいくという保証はないので，打算的にならずに積極的にチャレンジしてほしいと思う．

　筆者自身は，大学院時に学んだ遺伝子欠損マウスの解析中心の研究と異なり，留学では特定の分子や皮膚にとらわれずに general principle に迫る研究をめざした．米国の UCSF の免疫学教室（Jason Cyster 博士）に留学先を決めた．皮膚科医はもちろん自分だけで，多くは基礎医学の研究者だったが，切磋琢磨した経験はその後の人生の大きな支えになっている．真剣に頑張るほど，得るものも大きいのだと思う（図1）．

2 どのように留学先を選ぶのか

　留学先は，先輩の引き継ぎでの留学や，自身で探す場合もある．前者の場合は，い

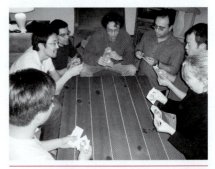

図1 Cyster 研究室のメンバーとリゾート地にて
2003年．真ん中が Cyster 博士，筆者は無精ヒゲあり．

第1章 皮膚科医をめざすために

ろいろな勝手がわかっているのでスムーズに進むかと思う．一方，自身で探す場合は，一般的に以下のような手順を踏むことになる．①自分のやりたいテーマの実験をしている研究室を，PubMedやhomepageなどを通して決める．②次に，自分が留学したいという旨のメールを上司の推薦状と履歴書を添えて送る．③次に，面接か電話でのinterviewが行われる．このプロセスはストレスが大きく，読者のなかにはこんなこと自分にはできないと思ってしまう人もいるかもしれない．いずれ乗り越えなければならない壁なので，しっかりプレゼンの練習をして挑んでいただきたい．多少プレゼンがうまくできなくても，研究の内容や誠実さ，熱意は伝わる．また，電話インタビューよりも直接の面接のほうが，日本人の誠実さなどは伝わりやすいと思う．

3 どの研究室に入るのか（研究留学の場合）

研究留学の場合，皮膚科と基礎の教室の二つの選択肢に分かれる．前者の場合，共通のバックグラウンドがあるため溶け込みやすいと思う．また，帰国後も国際学会などで同僚と再会できるのもよい点であろう．また，最近は臨床の教室でもnon-MDが研究を支えているケースが増えており，そのあたりは日本との大きな違いといえる．一方，基礎の研究室はより本質的なテーマにチャレンジできるが，結果が出ない可能性も十分ある．ただ，研究に没頭できるチャンスは人生でも限られているため，留学中にこそ基礎の研究室に飛び込んで研究するのも悪くない．新たな分野を開拓できれば，帰国後にその道の第一人者となれるかもしれない．

指導者には，若手で名前はあまり有名ではないけれども頑張っているところと，大御所の大きく2種類ある．大御所に留学するメリットは，世界中から優秀な人材が集まり，豊かな人間関係を築け，また研究資金も潤沢であることが多い．ただ，大御所は一般に忙しくてなかなか研究者の研究内容の隅々まで目が行き届かないので，ある程度自分で研究ができる状態で留学しないと成果を出せない可能性もある．一方，若手の指導者のところでは十分にdiscussionする時間があり，ボスと割と近い目線で実験をやっていくことができる．筆者は若い上司の研究室だったが，活気に満ちあふれ，互いが切磋琢磨し合い充実していた．

4 臨床留学

皮膚科は海外では最も人気の高い診療科であり，日本人が皮膚科の臨床を海外で行うことは容易ではない．たとえば，米国で臨床をするためにはまず，日本の医師国家試験にあたるUSMLEに合格しなければならない．またUSMLEも合格すればよいわけではなく，一般のアメリカの医学生より高得点の成績を取らなければ，外国人にポストは巡ってこない．米国での皮膚科の臨床研修の話は，「臨床皮膚科」という雑誌の現コロラド大学皮膚科の藤田真由美先生の連載記事（2003年頃）を参考にしてほしい．米国のレジデント教育システムは，日本とは比較にならないほどしっかりしている．鑑別診断を一つずつ丁寧にあげ，診断に至るまでのプロセスを大切にするので，学ぶことは多い（図2）．

一方，新たな手技を学ぶことなどに目的を特化した短期留学という選択肢もあると思う．たとえばMohs surgeryによるbasal cell carcinomaなどの切除やconfocal microscopyを用いた診断，日本では承認されていない痤瘡や尋常性乾癬の治療など，あげればきりがない．ただし，実際の医療行為を行うには，一部の例外（オーストラリアなど）を除けばその国の医師国家試験に相当するものに合格しなければならないことが多いので，下調べが必要である．

B 勉強方法

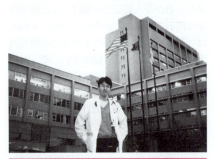

図2 米国シアトルのワシントン大学でのレジデント時
ICUやERなど臨床に没頭していた.

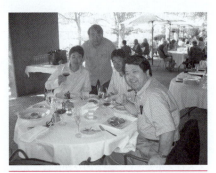

図3 サンフランシスコ郊外のワイナリーで有名なナパにて
京都大学皮膚科の宮地教授とともに.

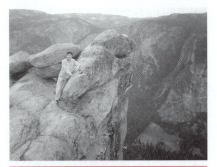

図4 ハイキングの様子
近くにはヨセミテなどの国立公園がたくさんある.

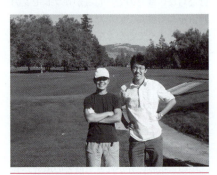

図5 ゴルフ場にて
週末はよくゴルフをした.

見学は基本的に医師免許がなくても問題ないことが多いので,臨床研究は可能なはずである.また,たとえ基礎研究で留学しても,週1回くらいのカンファレンスには参加することをお勧めする.

5 留学中の生活

筆者が留学したサンフランシスコは,気候が温暖である.そのため,ゴルフやハイキングなどアウトドアを楽しむには最適である(図3～5).日本食や食材を手に入れることも比較的楽で,東海岸に比べれば日本との往復は幾分楽なので,家族連れにはメリットが大きいかもしれない.人種差別が東海岸に比べれば比較的少ないと感じる.

ただ,東海岸はNIHやハーバード大学などの一流の施設が存在し,日本人留学生も多くいる.このあたりのことは,研究留学ネット(http://www.kenkyuu.net/)などサイトに詳しいので,ぜひともチェックしてみてほしい.

ヨーロッパは自分が留学したことがないので何ともいえないが,文化や歴史があり,もう一度留学が許されるのならば,ぜひともヨーロッパに行ってみたいと感じる.

家族で留学する場合は,その地域の安全性や教育環境なども下調べが必要になる.大体の地域で日本人会のようなものがあるので,インターネットで調べたり,実際に留学している方を紹介してもらって情報を

くいくことが多いのではないかと思う．ちなみに筆者の教室では，国内外から皮膚免疫の研究目的の留学生を受け入れてきた(図6)．逆に，皮膚病理の研修目的で多施設へ国内留学したケースなど多々ある．このように，日本全体で大学間の交流が増えることは非常によいことだと思うし，今後ますます推進すべきと考えている．

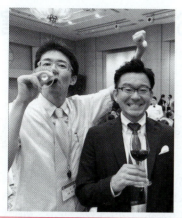

図6　久留米大学から2年間の国内留学した夏秋先生と
しっかり業績もあげ，皆見賞を受賞してくれた．

7 おわりに

自分のこれまでの経験をもとに留学について記した．留学は何となくハードルが高いと思っているかもしれないが，一度きりの人生なのでぜひチャレンジしてみてほしいと思う．行くまでは不安でも，実際に留学してしまうと何とかなるものである．留学は，日本における小さなcommunityの枠から外れて自分自身の可能性や視野を広げる最高のチャンスである．異国の地において，諸君は新しい人生を歩めると言っても過言ではない．仕事，家族との時間，遊びのすべてをしっかり楽しんでほしい．

読者の方が留学というものに魅力を感じ，それを実現させることを一つの目標に日々頑張ってくれれば，筆者としては望外の喜びである．

得ておくことも重要である．

6 国内留学

自身の所属している教室や病院には，必ず得意領域と苦手領域があるものである．もしも，自分の所属する病院で手術症例が少ないにもかかわらず，手術を学びたいと思えば，国内留学は有効な手段と思う．幸い皮膚科は他大学との垣根が低く，きちんと部長や教授同士で交渉してもらえばうま

DON'Ts

- 臨床・研究の世界は広い．国内あるいは自身の所属する教室にのみとどまってはいけない．
- 一流の臨床医をめざす人は，研究は臨床と無関係と考えてはいけない．

京都大学大学院医学研究科皮膚科　**椛島健治**

C　皮膚科医が活躍するフィールド

1 チーム医療における皮膚科医の役割

DOs

- 他職種をリスペクトしよう．
- どんどん首を突っ込み，なければ作ってみよう．
- 皆が嫌がることにも積極的に関わってみよう．

1 チーム医療とは

　今日，医療の高度化，複雑化に伴い医療業務の増大がある一方で，患者とその家族からは，質が高く，安心・安全な医療を求められる．これまでの医師を中心とした医療業務体制に対して，医療を提供する側の大いなる変革が必要とされ，そのめざすところが，メディカルスタッフとの連携によるチーム医療である．チーム医療は各職種がそれぞれの専門性を高め，尊敬し，情報を共有しながら，専門知識，技術を最大限に発揮して医療を展開し，患者に提供することである．そこで重要なのは，各職種にプライドを持ってもらうことと，他職種を互いにリスペクトすることである．患者に最良の医療を提供するために，チーム医療のメンバーが，治療やケアに対して同じベクトルを共有していることが多職種協働には必須である．そのようなチーム医療を構築するうえで，皮膚科医が果たすべき役割を自身の経験も交えて考えてみたい．

2 チーム医療構築への挑戦

　一般的に，内科や外科などのいわゆるメジャー科に比較して，皮膚科はどうしても病院内でマイナーな存在になりがちであることは否めない．それは，診療報酬の低さや皮膚科医数の少なさからactivityの低下を招き，さらに縮小傾向のスパイラルに陥りがちであるためかもしれない．activityの高い皮膚科をめざすためには，皮膚科医の人数を増やすことが必要条件の一つであると考える．しかしそのためには，病院経営への貢献，業績，収入増を病院管理者に説明する必要がある．病院に対する貢献度を高め，院内での皮膚科のプレゼンスを向上させる方略として，病院のシステム作りに積極的に首を突っ込むことを勧めたい．医療を取り巻く環境は日々変化しており，それに対応するため，病院管理部門では日々システム作りや改善作業を行っている．今日の医療情勢を把握し，積極的に学習し，システム作りや改善作業に参画することで病院全体を俯瞰でき，その視点で皮膚科をみることもできるようになる．そのような視点でみてみると，自身の病院にないものが見えてくる．それは，病院経営全体の立場から必要と思われるものであると同時に，患者の立場から必要なものでもあるのが理想的である．そのようなシステムの必要性を見出したら，ぜひ積極的に作ってしまおう．

　筆者の病院では，膠原病を標榜する診療科がこれまでなかった．関節リウマチや膠原病に対する治療がドラマティックに進歩するなかで，病院視点でも患者視点でもその必要性を強く感じた．そこで，皮膚科，整形外科，内科の医師に加えて，看護師，薬剤師，リハビリ部門など多職種協働で安心・安全な医療を提供できるよう，膠原病リウマチセンターを開設した．さらに病診連携会，講演会，研究会を多数企画し行う

ことで，病院の診療報酬の向上と知名度上昇に寄与したと考えている．また，病院内の多人数を占める職種である看護師や薬剤師の学会活動をサポートすることで，病院内でのプレゼンスが向上したとも考えている．その結果，皮膚科医の私がセンター長を拝命した．皮膚科医も病院内のチーム医療をより成熟させるリーダー役となりうると考える．皮膚科におけるチーム医療のテーマとしては，前述した膠原病リウマチ疾患に限らず，褥瘡チーム，アナフィラキシーなどのアレルギー対策チーム，悪性黒色腫をはじめとする治療の開発が進むがん診療チームなどさまざまなテーマがある．是非，積極的に首を突っ込んで，なければ作ってしまおう．

3 チーム医療への貢献

次に，他科の医師がやりたくなさそうなものに対して積極的に取り組むのも，病院内でのプレゼンスの向上に大事なことである．その一例は，教育担当と考えている．医師の初期臨床研修の必須化以来，初期研修医に課せられる研修項目は膨大であり，必然的に研修プログラムの立案，施行，評価，改善が必要となる．しかし，それは自身の科の仕事とは異なる部分も多く，時には研修医に対して厳しいことも言わなければならず嫌われ役にもなり，年間を通じて膨大な業務で，また毎年途切れず続けていかなければならないため，一般的に医師はあまり積極的でないことが多い．しかし，それを一つのチャンスと考え，初期臨床研修医の教育担当および研修プログラム副責任者を勤めることにした．その業務は多く大変ではあるが，その結果，当院では初期研修医全員（16～19名）が皮膚科（内科：膠原病分野として）を必須ローテーションするようになった．すべての研修医と関わりができるようになり，そのなかから毎年皮膚科を志す後期研修医が来てくれるようになった．また，後期研修医やそれぞれの診療科のスタッフになった先生と皮膚科の関係が構築されているため，院内のさまざまなチーム医療の遂行がスムーズにいくようになっている一つの要因と考えている．さらに，今後の展開がまだ不透明であるために他科医師が敬遠しがちである総合診療医育成についても関与を始めている．総合診療専門医後期研修プログラムの立案，作成に参画するのに際し，日本プライマリケア連合学会の認定医・指導医を取得した．総合診療医療は，さまざまな診療科との信頼関係のある連携が必須であり，さらに看護師や薬剤師とのチーム医療があって初めて成立する．総合診療医に必要な領域別研修に皮膚科も列挙されており，また膠原病診療は総合診療力を磨くうえで恰好の場であると考えている．この分野も皮膚科医がチーム医療に貢献できる重要な分野となりうるのではないだろうか．

4 おわりに

皮膚科はマイナー科と呼称されるが，決して引っ込み思案になる必要はない．積極的にチーム医療のリーダーとなろう．そのためにリーダー役をお願いされたならば決して断ることなく，また与えられるのを待つくらいなら自ら創造する積極性を持って後期研修に望んでほしいと思う．

DON'Ts

☐ 引っ込み思案になったり，与えられるのを待ってはならない．

中京病院皮膚科　**小寺雅也**

C 皮膚科医が活躍するフィールド

2 開業医か勤務医か

> **DOs**
> - 開業医，勤務医どちらを選択するにしろ，皮膚科研修を始めたからには，まず皮膚科医としての基礎体力をつけよう．
> - 自らの価値観を踏まえ，どのような皮膚科医として社会貢献したいかをイメージしよう．

　前期研修医はもちろん，後期研修医時代において，開業医か勤務医かという選択をすることは困難であると思われる．無論，家業の皮膚科医院を継ぐとか，是が非でも勤務したい病院があれば別であるが，研修医時代はまずよき皮膚科医となるべく臨床経験を積み，研究への興味を育むことが先決である．研修医時代は患者を診て成書を紐解き，貪欲に知識を吸収して皮膚科医の基礎を作るべきであり，決して節税対策本などにのめり込むべきではない．研鑽を積むうちに，自らの価値観形成とあいまって，勤務形態が自然とみえてくるものである．長い皮膚科医人生，自らの可能性は大きく残しておくべきである．

　筆者は皮膚科医となって20年間，大学病院で勤務医として臨床，研究，教育業務に携わり，いわゆる医局長も長年勤めた．その間，海外留学の機会も得た．毎日が楽しく，やり甲斐のある仕事であった．しかし，一般に社会の定年を65歳と考えると，折り返し地点で別の皮膚科医として生きる道を模索するようになった．父が形成外科の開業医であったこともあって，地域医療に貢献することもまた魅力的に思えた．幸い，皮膚科医が複数在籍する医療法人（グループ開業とよばれる）に入職でき，勤務医時代とは全く異なる開業医としての皮膚科医を経験する毎日である．

　本稿では，自らの経験を踏まえて勤務医と開業医の特徴とメリット・デメリットを述べる．なお，筆者は現在でも給与形態では勤務医となるが，本稿における勤務医・開業医の別は診療形態によるものとする．

1 勤務医

a どのような勤務形態か？

　一般に勤務医といえば，大学病院や市中の基幹病院，またそれに準ずる総合病院に勤務する医師を指すことが多い．有給休暇も保障されるが，当直や日直といった時間外勤務もある．医師としての仕事の性格上，休暇取得も困難であるのが実情であろう．

b どのような仕事か？

　皮膚科医としての臨床業務のほか，当直，日直業務，病院の運営業務（褥瘡対策委員会への参加など）も重要な職務である．臨床業務は外来診療のみならず，病棟診療，手術のほか，日当直では他科領域の患者を診ることも多い．大学や一部の施設では研究，教育業務も担い，社会的役割も大きい．

c メリット

　複数の医師が勤務する場合は，症例検討会や病理検討会，抄読会を開催することで自己研鑽を積むことが容易である．さらに，他科医師に対するコンサルテーションも容易であるため，比較的高度な治療を必要とする患者を経験することができる．また，施設によっては研究日を取得できる場合があり，研究活動を並行して行うこともでき

る．積極的に図書を購入する施設であれば，他科領域の書籍や文献の入手が容易である．

d デメリット

common diseases の来院頻度は開業医に比較し少ないため，これらにおいて経験できる症例が限られる．皮膚科診療以外に，病院運営に関する仕事などが課せられることがあり，皮膚科診療のみに没頭できにくい．また，近年の医療現場は各科における収支均衡を求められることも少なくなく，患者一人当たりの平均診療報酬が他科と比較し少ない傾向にある皮膚科は苦労することも多い（ただし，皮膚科は設備投資費も多くはないので萎縮する必要はない）．

2 開業医

a どのような勤務形態か？

ほとんどがベッドを持たない医院であるので，概ね外来診療時間が勤務時間となる．診療時間は各施設の事情によりさまざまであるが，最近では夜間診療や休日診療を行う施設も増えてきている．また，在宅診療や学校保健を積極的に行う開業医も少なくなく，この場合は医院の診療時間外に行う．

b どのような仕事か？

皮膚科医としての臨床業務のほか，職員管理など医院の最高責任者として運営を行う．保険請求や税金対策などの責も負う．また，地域医師会などの役割や，最近では地域の基幹病院との連携を強化するための会議出席などが求められることもある．

c メリット

多数の患者を診療するため，さまざまな症例を経験できる．特に common diseases を多数経験できるので，症例に応じて複数の治療法を使い分けるスキルを取得できる．概ね一人診療であるので，自らの専門分野に特化した診療（美容皮膚科や皮膚外科，レーザー治療など）を展開することも可能である．また一般に皮膚科開業の場合，基本となる医療機器が他科に比較し少ないため，資金が比較的少ないとされる．

d デメリット

希少疾患や，より高度な治療が必要となる場合，基幹病院に紹介することとなり，自ら治療できないことも多い．たとえば，尋常性乾癬における生物学的製剤による治療は，日本皮膚科学会が承認した基幹病院で導入を行わなければならない．また，経営においては最高責任者であるため，医院を運営するために必要最低限の収益は確保する必要があり，看護師や事務職員の人事も重要な仕事となる．さらに，長期休暇を取得するのは難しく，現在のわが国では容易に代診を依頼できる環境ではないため，自らの健康管理も重要な仕事である．

3 開業医か勤務医か，どう選ぶか？

開業医か勤務医か，人生の選択はなかなか難しいものであるが，家族の意向も踏まえ，自らがどのような皮膚科医として社会貢献をしたいかという観点で選べばよい．皮膚科医の仕事は，患者に親切で適切かつ安全な医療の提供である．立場は違えど，その実践は必ず患者に感謝され，それが一番尊いことであるのは言うまでもない．

DON'Ts

- □ 若手医師は自らの可能性を狭める選択をしてはならない．
- □ 開業医も勤務医も，皮膚科臨床業務だけが仕事のすべてと考えてはならない．

札幌皮膚科クリニック　**安部正敏**

C 皮膚科医が活躍するフィールド

3 学校保健にたずさわる

DOs

- 皮膚科医よ，学校へ行こう．
- 学校保健現場に協力することにより，皮膚科医としての仕事を広げよう．

1 皮膚科医は学校保健に参加すべき

皮膚は外界から身を守るという大切な役目を負っているが，形態的にも機能的にも，年齢による変化が大きい．皮膚疾患は年齢を問わず発症するが，特に児童，生徒として学校で過ごす時期は，皮膚が未完成で未熟であるために生じる疾病も多く，この時期の皮膚疾患の発見，管理は重要である．実際に開業すると，大きな病院と違い，患者の年齢は低年齢か高齢である．

さて，わが国の学校保健は明治以来の長い歴史と伝統があり，その課題も時代とともに変化してきた．そして長い間，内科，耳鼻科，眼科の地道な学校での検診が行われ，大いに子どもたちの健康に寄与してきた．しかし近年，子どもたちを取り巻く環境の変化や生活環境の乱れなどが子どもの心身の健康にも影響を与え，疾病の種類や課題も大きく変化したと考える．喫煙，性感染症，発達障害，引きこもり，重度のスポーツ傷害やアレルギー疾患等が大幅に増えたことなどである．そのため，各科の専門の知識が必要となってきた．皮膚疾患は他の人の目にも触れることから，外見を気にする年齢では早めの対応が必要である．現在，アトピー性皮膚炎や痤瘡(にきび)の罹患者に対するいじめが問題視されている．また，おしゃれの低年齢化による皮膚のトラブルなど，社会的な環境変化が学校生活に影響を与えている．

2 皮膚科医が学校保健に参加する必要性

実際の学校保健の仕事は教育の場において行われる保健活動であり，①児童，生徒，職員の健康増進を図ること，②自らの健康保持増進を図るような能力をつけさせること，③集団教育として学校教育活動に必要な保健安全的配慮を行うこと，の3点を目的としている．このことは教育の力を健康の増進のために発揮するという明確な位置づけがされており，学校安全法に述べられ，法的根拠が明記されている．

保健教育には文部科学省が定める学習指導要領に準拠した保健の授業などがあり，かなり高度な内容で，薬物依存やアナフィラキシーショック，性教育なども含まれている．また2009年(平成21年)に学校保健法が改正され，学校での保健指導と健康相談が強調された．児童生徒の具体的な健康の問題に対する保健指導をすることとなっており，個人対象と集団対象の保健指導が行われている．最近では学校に在籍するときだけの健康を守るのみでなく，生涯を通じた健康の維持のための知識を学校で与えることも，学校保健活動の一部であることが強調されるようになった．そして，乳幼児から学校保健に連続した一貫性のある検診や保健指導を行うことにより，特に生活習慣の積み重ねが大切な意味を有する慢性疾患の予防に有効であり，将来の健康につながると考えられている．これは，健康に対して，学校にいる間のことだけではなく

家庭での過ごし方や生活指導まで含まれ，現実的には多くの仕事を学校現場に負担させている．そのために，医師の学校現場への参加がより求められている．改正学校保健法では，校医のみでなく地域の医療機関との連携も強調されているが，それは実際の教育現場が求めているためであると考える．

このように各々の疾病に専門の知識が必要となり，皮膚科や整形外科，精神科，産婦人科などの，現在の学校医以外の医師も学校保健に参加が必要とされている．特に皮膚科は学校の人員に対しての皮膚科医の人数が内科校医と比し極めて低く，学校医の仕事として検診などは広域では実行が難しい．そのために，健康教育が重要視されてきた現在，皮膚科医の学校医としての参加の要望が多くなり，活動がしやすくなってきている．

3 現在の皮膚科医の学校保健活動

皮膚科医の学校保健活動は，1982年から行われている群馬県前橋での皮膚科医による定期健康診断など，各地域でさまざまな取り組みがなされてきた．全国的には1993年（平成5年），日本臨床皮膚科医会に学校保健委員会が結成され，皮膚科医の学校保健への参画を推進している．特に2004年（平成16年）以来，この委員会は学校の要請により，各診療科の専門医を学校に派遣する文部科学省事業「学校保健課題解決支援事業」の中心的受け皿として事業を推進するため，種々の活動を行ってきた．その健康教育用のCDは，実際に皮膚科医が学校現場に行き，それを使い講演をするために作られている．このCDを製作するに当たり，教育現場でどのような助言，指導が求められるかを調査して必要な疾病を選び，各々の疾患について検討した．現在，「アトピー性皮膚炎―学校生活における管理と指導―」，「おしゃれ障害―きれいになりたいから始まる健康障害―」，「紫外線と皮膚」，「紫外線と皮膚―学校生活における具体的な紫外線対策―」，「学校保健における感染症」，「にきび…発生機序，治療，スキンケア」，「学校現場における皮膚の応急処置―けが，やけど，きずの手当て―」，「中高生に必要な性感染症の知識」がある．いずれも症例写真が多く，講演する皮膚科医が自由に組み合わせて使用することができるようになっており，児童から教諭までを対象に幅広く使え，皮膚科医の自己研修にも使える．

また，委員会は学校現場で統一見解を必要とする疾病があることがわかったため，委員会で見解を作り，広報している．「皮膚の学校感染症について：学校に行ってもよいか」，「皮膚の学校感染症についてプールに入っていいの？」，「学校現場における紫外線防御」などの見解を出してホームページで公開し，多くの学校で指導に使われている．

学校医でなくても，学校に行ってみることが大切だと考える．現在，長年にわたる広報の功績により，皮膚科医が実際に学校へ行き講演をする機会が多くなってきた．まずは，実際に学校に行くということが大切である．それは，子どもたちを一人ひとりの患者とみるのみでなく，集団でみることを学ぶ機会といえる．また，健康な子どもたちの集団，現在の子どもたちがおかれた環境をみることが実際の治療に役立ち，学校現場が今われわれ皮膚科医に何を求めているかということを知りうるからである．特にアレルギー疾患のうちアトピー性皮膚炎は皮膚疾患として重要な部分を占めており，学校での環境が悪化要因となるので，考慮しなくてはならない．汗対策，保湿，運動の影響，食物，紫外線での悪化など，学校現場でのこまごまとした注意なども行う皮膚科医の役割は重要になってきている．個人での指導も大切であるが，学校の環境

整備にも協力しなくてはならない．

　さて，皮膚科医は現在のところ，一部の地区しか学校健診に直接関与していない．そのため，内科学校医が皮膚疾患の視診を行っている現状であり，見つけた疾患については，必要に応じて皮膚科専門医への受診を勧めていただいている．皮膚疾患に関して，われわれ皮膚科医は他の科との連携を通して，学校保健に貢献していきたい．そして，そのためにも，学校医に対して，家庭生活の多様化による新しい皮膚疾患の情報や，治療法の進歩などの情報の提供にも努めたいと考える．

　皮膚科医が学校に行くことは，学校保健，ひいては社会に貢献することにつながる．皮膚の疾病は外見に影響するために悩むことが多いはずであるが，生徒たちはなかなか周りにも相談せず，またどういう診療科に相談・受診すればよいかも知らずにいることが多い．そのため，積極的に皮膚科医の存在を示し，皮膚科の診察の必要性を訴え，早期治療を受けてもらうこと，皮膚の健康を考えて健康に過ごしてもらうことが必要である．

　皮膚科医よ，学校に行こう！　学校に，社会に貢献することにより，皮膚科医の仕事が広がっていくことを期待したい．

DON'Ts

- ☐ 子どもの患者を診るとき，環境を無視してはいけない．
- ☐ 子ども時代は，集団生活が多いことを忘れてはいけない．
- ☐ 子ども時代の健康教育（皮膚について）で健やかな皮膚を保てる可能性があることを忘れてはいけない．

岡村皮フ科医院　**岡村理栄子**

C 皮膚科医が活躍するフィールド

4 研究者としての皮膚科学者への道

DOs

- ☐ 自分の感性を信じ，そして前に進もう．
- ☐ 海外留学して，自分を試してみよう．

1 皮膚疾患は研究テーマの宝庫

　皮膚科研修において何よりも必要なことは，皮膚科医としての臨床を習得することである．皮膚科は実に多様性のある疾患を扱う診療科であるため，その習得には時間がかかる．焦らずこつこつと，一歩一歩研修を進め，皮膚科医としての根っこをきちんと張ることが大切である．

　そのうえで，目の前にある皮膚疾患の病態は，まだまだ解明されていないものが多数存在する．いわば研究テーマの宝庫でもある．他の臓器に比べると，ヒト検体を比較的容易に得られる利点もある．マクロの所見だけでなく，ミクロの所見を観察することができ，しかも検体から今ではゲノム情報のみならず，プロテオーム解析などさまざまな情報をとれる時代となっている．従来までは多数の症例を集めないと解明できなかったことも，微量の検体，少数症例から解析が可能となってきている．まさに皮膚科研究をめざす者にとっては幸運な時代ともいえる．

2 研究との出会い

　なぜ研究者をめざすのか，一般論を述べても無味乾燥となってしまうので，筆者が皮膚科研修を始めた頃の経験談を話すことで，任を全うしたい．筆者は学生時代，自分が将来，研究職に就くとは夢にも思っていなかった．5年生まではバレー部，6年生では夏の2か月弱を南米で過ごす国際医学研究会という課外活動に精を出していて，授業も一部を除いてほとんど出席していなかった（今思えば，もっと授業に出ておけばと後悔しきりである）．卒業後，西川武二先生が主催する自由な雰囲気の慶應義塾大学皮膚科学教室に入室し，1年の皮膚科臨床研修後に，故・清水信義先生の分子生物学教室で遺伝子工学，特にcDNAクローニングの手技を学んだ．大腸菌のプラスミドDNAを制限酵素で切断し，計算で予測通りにバンドが見えたときは感動した．今では学生実習でする内容と思われるが，大学生時代，授業にあまり出ていなかった筆者にとっては，複雑なDNA配列の中にこんなにも単純なロジックが隠されているのだと実体験したことが，その後，徐々に研究にはまっていった一つの理由と思う．

　清水研で行った研究テーマは，腫瘍プロモーターであるTPAを培養線維芽細胞に添加して細胞分裂を開始する初期に発現する遺伝子の同定であった．2年間一生懸命研究をし，皮膚科に戻った際に皮膚科の先生方の前で成果を報告する機会があった．通常の臨床カンファレンスの後にたぶん20分程度時間をもらってプレゼンを行ったが，なんとほとんどの人が興味を示さず，しかも寝ている人までいた．これには愕然としたことを覚えている．私のプレゼン力がなかったということもあるが，それと同時に，皮膚科に少しでも関連したことをしないと難しいということも実感した．そこで当時，橋本　隆先生が類天疱瘡の患者末梢単核球

からBP230類天疱瘡抗原のヒトモノクローナル抗体の単離に成功しており，その抗体を使ってBP230遺伝子をクローニングできないかということになった．なんとこのプロジェクトがあっという間にうまくいってしまった．その成果を，1989年にワシントンDCで行われた三大陸合同研究皮膚科学会で発表する機会を得た．今でも緊張と興奮を覚えている．

3 留学のすすめ

その後，米国国立衛生研究所（NIH）のJohn R. Stanley博士の研究室に留学することになり，尋常性天疱瘡抗原のcDNAクローニングを試みることになった．当時，天疱瘡は角化細胞膜に存在する膜抗原に対するIgG自己抗体により，口腔粘膜，皮膚に水疱が誘導されることがわかっていたが，抗原の性状が不明であった．筆者らがとったアプローチは，ヒト培養角化細胞からλgt11cDNA発現ライブラリーを作成し，自己抗体を含む尋常性天疱瘡患者血清でスクリーニングするという手法であった．約1年間スクリーニングを続け，複数の候補cDNAを単離することができた．ところが，確認実験をすると，得られたクローンがすべて偽物であることがラボのクリスマスパーティーの日に判明した．当然，そのパーティーでは飲み過ぎてしまった．次の日にラボに行ってみると，ボスのJohn Stanley博士によばれ，「もうこのプロジェクトは諦めよう．大腸菌の発現系では蛋白の立体構造がうまく再現できず，無理なんだよ」と言われた．しかし，二日酔いの筆者にはそう簡単に諦められなかった．スクリーニングに使用した患者血清は，抗ケラチン抗体などの非特異的IgGを含み，特異性が低いのが問題であることに気づいていた．そこで，天疱瘡抗原が含まれる130kD付近を短冊状に切り出した免疫ブロットのメンブレンを用いて，患者血清からアフィ

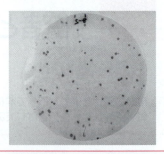

図1　精製天疱瘡自己抗体で陽性を呈したクローン
部分精製された陽性クローンが複数抗体と反応し，円形に発色している．

ニティ精製を1か月かけて行った．その精製抗体でスクリーニングしてみると，1991年のバレンタインデーに本物をとることに成功した（図1）．塩基配列解析をしてみると，新しいカドヘリン型の細胞間接着因子であることがわかった．デスモゾームという接着装置に存在することから，その後，尋常性天疱瘡抗原はデスモグレイン3（Dsg 3），落葉状天疱瘡抗原はDsg 1と命名された．標的抗原の同定により，天疱瘡の基本的な病態は，IgG自己抗体がデスモグレインの接着機能を阻害するため，角化細胞間接着が傷害され，水疱を生じることが明らかとなった．

筆者のこの体験から言えることは，自分がいけると思ったら諦めないで，自分の感性を信じ，そして進むことだと思う．必ずしも思った通りにいかないかもしれない．でも何か可能性があるのであれば，それに賭けて全力でトライしてみたらよいと思う．

4 研究倫理の重要性

2014年は，STAP細胞の問題で日本の科学の信用が失墜した．研究倫理の講習会，セミナーが多数企画され，研究に携わるすべての人が受講しなければいけない事態となった．科学は一つの真実を求める活動で

ある．そして，真実は一つしかない．そこで「嘘」をついて誤魔化しても，何の意味もない．何のために，成果を達成するという意味においては決して効率的でない研究活動をするのであろうか．とはいうものの，人の心は複雑である．そのとき考えたこと，感じたことも合わせて，毎日の研究活動を実験ノートに記録することが大切である．

そして，基本である．

どんなに小さなことでもよいから，世界で初めてのことを自分の手のひらの中で起こす経験をしてみたらよい．そのときにわき起こってくる感情，感覚を一度も知らずに人生を終わるのはもったいない．豊かな人生とは，決して華美である必要はない．さりげなくてよいと思う．

DON'Ts

- ☐ 自分の可能性をあきらめてはいけない．
- ☐ 研究において，嘘をついてはいけない．

慶應義塾大学医学部皮膚科　**天谷雅行**

C 皮膚科医が活躍するフィールド

5 企業（製薬・香粧品関連）で働く

DOs

- 企業で働くためにはチームプレーヤーであることが不可欠である．
- 謙虚に新しいことをさまざまな分野のエキスパートから学ぼう．
- 会社の方針が自らの価値観に合うか，いつでも判断し対応できるように，常に自らを磨こう．

　社会一般であまりよく知られていない医師の仕事の一つに，企業内医師として働くことがあげられる．基礎研究から生まれた新しい治療法が安全かつ有効に患者に届くよう，臨床開発し，当局より承認を取得し，製造，販売を行う過程は企業がおもに担っている．その企業の行うさまざまな活動のなかで，医師としての専門性が必要とされる領域がある．

1 製薬企業の組織・部門

a 販売，マーケティング

　一般に臨床現場の医師と頻繁に接触するのはMR（medical representative，製薬会社の営業）であり，彼らは販売部門に属している．販売部門は，マーケティング部門が立てた戦略に従い，販売目標を達成するのに必要な活動を行い，自社製品を処方する医師に情報資料を提供する．最近では，販売促進のために医師に便宜を図ることは，製薬会社の社会的信用を失うことにつながるため，特に厳しく戒められている．

b メディカル（学術）

　メディカル部門はマーケティング部門とともに，製品戦略の立案に医学的立場から参画する．医学的，科学的問い合わせを医師から受けた際の標準回答を作成し，場合により直接医師と内容について議論することもある．会社の薬剤について深い理解を持ち，その適応となる疾患を熟知して，医師の立場を想定して的確な情報を提供するのみならず，その薬剤がいかに使用され，どのような有用性をもたらしているのかを現場から理解することも目的としている．また，その薬が持つ特性が患者にいかに役立つのか，その疾患領域の専門家である医師と一緒に考える．すでに市販されている薬剤において，さらなるエビデンスを積み上げていくための治験第Ⅳ相試験をデザインするのも，メディカル部門の重要な機能の一つである．これらの活動を通して，臨床現場が必要としている unmet medical needs を吸い上げ，開発戦略に資することも重要な役割である．

c 創薬研究・開発

　一般に R&D（Research & Development）とよばれる部門である．この部門では，新規薬剤の創出・承認取得を担っており，さまざまな基礎研究，前臨床（動物）試験，臨床試験を行う．細かく定められた standard operation procedure（SOP）に沿って，厳しい GMP（good manufacturing practice），GCP（good clinical practice）基準を満たすように薬剤の製造，研究を進めていく．薬が処方薬として認可される前にはⅠ〜Ⅲ相の治験とよばれるステップを踏むが，それを行うのは開発部門の仕事である．当該薬剤の臨床チームは，当局が要求するさまざまな承認要件を満たしながら，臨床試験を成功させるために綿密なデザインを検討す

る．新規薬剤を市場に出すためには，何億，何兆円という規模の投資が必要である．いかに効率よく，迅速に新しい薬を患者に届けるか，一日一日のプロジェクトの進捗状況をプロジェクトマネージャーが管理する．

d　安全性

市販前には，新規開発薬剤の臨床試験における安全性を検討解析する．前臨床試験の結果や他社の同種同効薬もあわせて検討し，その薬の安全性プロファイルを同定する．実際にあった副作用だけではなく，理論的に考えられる副作用についてモニタリングを行い，当局に報告する．申請時には，安全性リスクのモニタリングを会社として市販後どう行っていくのか当局と交渉，同意することが必要である．市販後は，治験中には除外とされていた患者集団でも実際に薬が使われ，治験中には把握できなかった副作用を経験することがあり，膨大な量の情報を処理する必要性が出てくる．このデータを解析し，傾向をつかみ，当局に遅滞なく定期的に報告し，医療関係者や患者に適切な注意喚起をする必要がある．添付文書にある安全性の記述の改訂は，これらの情報解析に基づき行われる．

2　製薬企業で働く医師の役割

米国，ヨーロッパでは，医師が製薬企業で働くことは常識であり，非常に長い歴史を持っている．臨床開発担当の医師，安全性担当の医師，メディカル部門の医師，治験医師からの質問に第一線で答える医師（メディカルモニター），さらには技術ライセンス評価，事業開発，経営企画など，幅広い業務に医師が従事している．残念ながら，日本では医師として製薬企業で働いている人材が圧倒的に少なく，プロジェクトチームの中に必ずしも医師がいるとはいえない状況である．外資系企業では，海外の本社との組織の整合性，コミュニケーションの強化，質の向上のために，積極的に医師を採用する会社が多く，日系企業においても，グローバル化を進めている会社では医師の採用に積極的と思われる．

3　皮膚科医としての経験を活かすためには

医学部を卒業してすぐに企業で働くというのは，あまりお勧めしない．医師として，患者を実際に診療したという経験を求められることが多いからである．現在，皮膚科領域は新規薬剤の開発が大変盛んになってきているので，皮膚科医としての知識と経験を活かす状況に出会える可能性は大変高いと思われる．皮膚科医としての特長を強調するのに，専門医の取得は強みとなる．欧米でも企業医師としての皮膚科医はまだ非常に珍しい存在なので，機会があれば海外でプロジェクトの主要メンバーとして働くことも可能である．臨床医として海外で働くためには，医師免許や研修システムの違いなどで制限があるが，製薬企業で働く場合，患者の診察をするのでなければ，どこの国で取った医師免許であっても医師としての資格は通用する．皮膚疾患に悩む患者に使われる薬剤の開発，エビデンスの構築に関わることで，皮膚科医としての特性を活かすことができる．

開発部門の医師は，皮膚科医であるよりもまず，開発の基本を理解することが必要になる．治験のデザイン，承認を得るための要件などの理解が必要である．外資系企業の臨床開発では，日本からもグローバル治験に加わり，欧米と同時申請，同時承認をめざすのが最近の主流である．ただし，日本の承認要件を満たすために，日本独自試験を行うことも多々ある．謙虚にプロジェクトチームのメンバーからさまざまなことを学ぶ態度と，医師としての判断をもってチームに貢献することから始める．そのうえで，自分の専門性を活かすことができる．新規薬剤開発のために，その疾患，治療分野の専門家から最新の知見を得たり，

さまざまなアイデアを協議するのはとても知的好奇心が満たされる．

メディカル部門は，自分の診療分野の特性を最も活かすことができるところである．皮膚科医の特性を活かすのであれば，その会社が皮膚科を重要な戦略領域と考えているかどうかはとても重要である．開発の後半からチームの重要メンバーとなり，どういったメッセージを現場の医師に伝えたらその薬剤が適切に使われるか，新規開発薬剤の上市計画を立てる．医師から提案されるいろいろな試験を吟味したり，ともに論文を書いたり，セミナーの内容を提案したりすることができる．皮膚科領域の新規薬剤がこの数年で多く上市される可能性がある．皮膚科医の特性を存分に発揮できる分野である．

安全性部門で働く医師に，どの診療科出身が有利ということはあまりないと思うが，何百人，何千人，何万人というデータを前に，そこから考えられる臨床像をつかみ，その薬の特性を理解する能力を求められる．公衆衛生や疫学の知識やスキルが活かせる分野である．

創薬部門，基礎研究部門は，医師がいなければ機能しないということはない．したがって，この分野に興味のある場合は，医師であることよりも，科学者として組織に貢献することが求められる．メディカルや開発の医師がアドバイスを行うことは日常である．大学や病院で医師として診療しながら研究をすることと，企業に入って研究者となることの違いをよく考えることが必要である．皮膚科医として，化粧品，香粧品業界の研究に興味がある場合も同様である．

DON'Ts

- 医師として患者のために尽くすという前提を忘れてはいけない．
- コンプライアンスから外れた言動，行動は自分のみならず，会社の利益も大きく損ない，社会的信用にも影響する．

Stiefel, a GSK Company, Clinical Development シニアメディカルディレクター　**中鉢知子**

C 皮膚科医が活躍するフィールド

6 皮膚科の境界領域

> **DOs**
> ☐ 境界領域で助けを求めている患者を助けられる医師になろう．
> ☐ 皮膚を診ることのできる優れた総合診療医になろう．
> ☐ 仲間（チーム）を作り，患者のマネージメントを考えよう．

筆者は皆さんに，皮膚科医である前に医師であってほしいと思っている．医師は境界を決めてはならない．医師は患者を診る．疾患や臓器のみを診るものは医師ではない．進歩に伴い細分化されていく医療の現場では，「これは心臓疾患ではないから，私の領域外である」「これは肺ではないから，私は関係ない」などという発言が聞かれることがある．皮膚科でも，「内科疾患から来ているのかもしれないから，内科に行って」と言われて内科に送られてくる皮膚疾患の患者がいるのも現実である．別に心筋梗塞の治療をしろとか，肺癌の治療をしろとかいうわけではない．境界の狭間で助けを求めている患者から目をそむけて「私の領域ではない」というのではなく，進んで助けられる医師になってほしいだけである．しかし，診られない疾患を無理に抱え込んで，患者にマイナスになることはしてほしくない．そのために，今回は境界領域を制覇するための方法をお話したい．

1 優れた皮膚科医たれ

境界領域を制覇するためにスペシャリティを磨きというのは一見矛盾しているように思われるが，診療チームを組んだときに最も重要なことは皮膚科分野において絶対的な信頼を得ることである．

たとえば，数年間治らない全身の瘙痒で紹介された患者を多形慢性痒疹と診断し，他科の協力を得て肺癌や大腸癌などを発見し，治療により瘙痒や痒疹が軽快する過程をともにみていく．これが，基本となる皮疹が痒疹ではなく湿疹の反応であったら，貨幣状湿疹の苔癬化を誤ってみてしまったのでは，いくら検索を依頼しても悪性腫瘍の発見はなく，他のチーム員の努力は無駄になってしまう．外科から皮膚筋炎の疑いで紹介された乳癌合併の皮膚筋炎の患者が，抗体が陰性だという理由で薬疹と診断されて放置されていたり，うっ滞性皮膚炎として心臓血管外科に静脈瘤の手術を施行してもらった患者が，サプリメントによる慢性色素性紫斑の診断でかえって悪化してしまったりしたら，他科の信頼を得ることは難しくなってしまう．

境界領域で他科と協力して事業をなす以上，皮膚科医としての診断は絶対でなくてはならない．

2 皮膚を診ることのできる総合医たれ

「皮膚科医は皮膚をみれる内科医である」．北里大学名誉教授・西山茂夫先生の有名な言葉である．皮膚科医が総合診療を行うことは難しくない．ただ皮膚科に真摯に取り組めばよいだけである．膠原病・血管炎，悪性腫瘍随伴疾患などの診療を行うときに，血液検査，尿検査，便潜血，胸部や関節部のX線，CT，超音波検査，MRIなど皮膚科で施行することが重要である．そして，レポートのみをみるのではなく実際の所見をみておくこと，特に陰性所見となってい

るものも毎回確認することで，自分の中に画像検査のノーマルレンジを作っていくことが重要である．

皮膚科疾患のなかには内臓の疾患，状態と関係がある疾患が多く，群馬大学教授・石川　治先生は「皮膚は内臓の窓」と言っている．窓が開いていても，自ら窓の中を確認していかなくては，その診断能力は上がっていかない．すべての領域のスペシャリストになることはできないが，すべての疾患をみようと思うことが重要である．自分の知識を他科の領域に広げていくことで，後述するマネージメントが初めてできるようになるのである．

3　すぐに相談できる仲間（チーム）を作る

蛋白尿が見つかれば腎臓内科に，便潜血が陽性なら消化器内科に，肺に陰影があれば呼吸器内科に診療を依頼するだろう．足の壊疽のような複合的な原因が考えられる場合は，SPP（皮膚還流圧）低下があれば循環器内科や心臓血管外科に，糖尿病を合併していれば内分泌内科に，切断が必要となれば整形外科に，創傷の管理が困難であればWOCナースに助けを求めチームを形成することになる．膠原病でも同様である．現代の医療において，チーム医療なくして最高の医療を実現することはできない．また同年代のレジデントとチームを作ることも重要であるが，その際には上司のスペシャリストとのコンタクトも取れるようにしておくことが大切である．

4　マネージメントする

チームを作るにあたっては，呼吸器内科，消化器内科，心臓血管外科，循環器科など診療科医だけを揃えても駄目である．われわれ皮膚科医にも得意分野があるように，各診療科医にとっても得意・不得意分野があることを意識しておかなくては，他科の医師に負担を強いるばかりになる．以前，非常に熱心に診療してくれた呼吸器内科の医師が，皮膚筋炎の間質性肺炎の患者を診療した後，癌が専門で間質性肺炎はあまりみたことがないことを教えてくれた．大学から来た整形外科の医師は，壊死性筋膜炎を大学ではみたことがないことを後に教えてくれた．このように，協力する医師の得意・不得意分野を知っておくことは患者にとっても重要であり，チームを作る際はチーム員に対する心遣いが必要である．

マネージャーの重要な仕事の一つに通訳がある．糖尿病合併動脈硬化性閉塞症の患者が壊疽・骨髄炎，ガス壊疽や壊死性筋膜炎になって運ばれてきた．まず全身状態を把握する．次いで，内分泌内科，腎臓内科に糖尿病の状態を確認する．必要があれば，腎臓内科に透析のスタンバイをお願いする．循環器科に依頼し，閉塞性動脈硬化症の情報を得る．必要であれば，造影検査時に腎臓内科との連絡を手伝う．循環器科から血管内拡張術が可能であるか，バイパス術が望ましいか，血行再建は不可能かの情報を受ける．血行再建が不可能であれば整形外科に依頼し，造影所見やSPPから切断部位を相談する．血行再建が可能であれば，病状を把握する．壊疽・骨髄炎であれば，循環器内科や心臓血管外科に血行再建を依頼する．血流が乏しければ，感染創に十分な濃度の抗菌薬が届かないからである．壊死性筋膜炎では進行が早く，血行再建は壊死性筋膜炎，ガス壊疽の治療後となることを循環器科などに連絡しておき，病状が落ち着き次第，治療を依頼する．血流がなければ救肢はできないからである．

以上のように，マネージメントを行わなくてはいけないときは広く学んだ知識で各科の言葉を通訳し，チーム内で共通認識を得るようにしなければならない．また，チーム員としてアトピー性皮膚炎，乾癬などの基礎疾患を有する患者の場合は情報を提

供しなくてはならないし，薬疹などでは薬疹の重症度と原疾患の重症度を話し合って，最もよい選択をしなくてはならない．「薬疹だから中止しろ」という単純な情報提供はチーム医療では価値がない．

境界領域では自分の科の主張を通すのではなく，他科の意見を自分たちの言葉に通訳して十分に理解し，患者全体のマネージメントを意識することが重要である．

DON'Ts

- ☐ 皮膚科領域ではないからといって，患者から目をそむけてはならない．
- ☐ 他科の意見を聞かずに，自分の科の主張を通してはならない．

東京都立墨東病院皮膚科　**沢田泰之**

C 皮膚科医が活躍するフィールド

7 美容皮膚科医とは

> **DOs**
> ☐ 美容皮膚科診療では,一般皮膚科におけるすべての知識,技術が必要.
> ☐ クレームに対応できる確かな知識と経験,説明スキルを身につけよう.

皮膚疾患あるいは皮膚の老化に対し,よりよい状態にすることが美容皮膚科であり,保険診療では対応できない場合には保険外の診療も行う.美容外科は美的に形成,つまり患者の好みに形を変えるために外科的な処置を行い,形成外科は先天的あるいは後天的に異常をきたした外見に対し整容を行う.一方,美容皮膚科では外科的な形成は行わない.しかし実際には美容外科や形成外科で行われている手技と重なるものも多く,それぞれの線引きは難しくなっている.参考までに,後述する日本美容医療責任共済会のなかで,美容皮膚科で行う手技とされているものを表1に,美容皮膚科レーザー指導専門医取得に必要とされる研修内容を表2に示す.この他にも,レーザー脱毛,睫毛貧毛症,酒皶や白斑に対する保険外診療なども美容皮膚科として行われている.さらに,基礎化粧品やメイクアップ製品も取り扱い,スキンケア指導までまとめてフォローすることが多い.

身近に美容皮膚科を専門とする先輩がいなくても,美容皮膚科につながりが深い分野を学んでおくことで,一般皮膚科から連続して美容皮膚科診療を行うことができるようになる.その気になれば,すべての皮膚科診療は美容皮膚科につながるので,現在の研修に真剣に取り組み,一段上の専門性としての美容皮膚科を目指してほしい.

本稿では,診療の実際について紹介する.美容皮膚科の手技や機器については,それぞれの機会に学んでほしい.

1 自由診療の流れ

ここでは,「しみ」を主訴に受診した患者のQスイッチレーザー治療について,診療の流れの例を示す.

一般皮膚科の診療を行っている場合は,

表1 美容皮膚科診療に含まれると認識されている手技,治療

ピーリング療法,レーザー療法,高周波療法,超音波療法,近赤外線療法,ボツリヌストキシン療法,フィラー療法,レチノイン酸療法,美白剤療法,PDT療法,光療法

表2 美容皮膚科・レーザー指導専門医新規申請のための修練指針より

- ケミカルピーリング,血管系病変のレーザー療法,色素性病変のレーザー療法,注入療法,ボツリヌス毒素療法,Drug Delivery Systemなどに習熟し,適切に実践できるようになること.
- 痤瘡,色素異常症,母斑,母斑症,血管腫,外傷性疾患,瘢痕,顔面の良性・悪性腫瘍,脱毛症,多汗症,光老化などに精通すること.
- 次の5つの学会のいずれかに5年以上の在籍が必要.
  日本美容皮膚科学会,日本臨床皮膚外科学会,日本皮膚外科学会,日本レーザー医学会,日本レーザー治療学会

顔面のしみが主訴であっても，しみの治療を希望しているとは限らない．すなわち，悪性との鑑別を目的として受診する患者がいるため，まずはダーモスコピーでの診断となる．治療を望まなければ保険診療で終了となる．この際，自由診療でレーザー治療などができることを紹介し，希望があれば改めて受診してもらう．

自由診療での治療を希望する患者には，治療にかかる費用を明確にしたうえで，いくつかの治療（Qスイッチレーザー，フラッシュランプ，トレチノインなど）の長所，短所を説明する．このとき患者の意向は尊重すべきであるが，治療者として最も効果が期待できる治療を勧めることも重要である．Qスイッチレーザー治療では，痂皮が付着する期間を考慮し，照射スケジュールを計画する．また，治療に伴う処置や治療後に予想される経過，たとえば炎症後色素沈着の頻度，期間や程度をできるだけ（最悪の経過を含めて）詳しく説明する．

原則として初診の当日には実施せず，予約を取るようにする．治療金額を提示し，承諾書は持ち帰ってじっくりと読んでもらう．説明内容はカルテに記載し，レーザー治療では照射予定部位と金額について何度も確認する．

実施前後に必ず記録写真を撮る．特にレーザー治療では照射直後の写真を撮っておくと照射した部位の反応がわかるので，経過をみていくときに役立つ．また，照射設定，ショット数，反応などできるだけ細かくカルテに記録し，治療後経過と照合しながら振り返る．

治療後の経過観察も定期的に行い，処置した部位の記録は忘れずに行う．これらの詳細な記録は，トラブルが起こった際の証拠になるだけでなく，自身のスキルアップに役立つ．

2 自由診療の価格設定

自由診療の価格は自由に決めることができるが，実際には経費から価格を決めていく．例を表3に示す．そのほかにも，地域による相場，競合価格，いわゆる客寄せ価格の導入なども考慮する．少なくとも赤字にならないように価格設定を行うことが多いが，保険診療を主としている場合は，自由診療は保険適用がないため仕方なく行う，という考えのもと低価格で施行されることもある．

3 トラブル処理

美容皮膚科における自由診療では，軽重はあるもののクレームは日常的に受けるものである．たとえ事前に説明を十分に行っ

表3　自由診療の価格設定の例

材料費：処置に使う消耗品，薬剤費について，1回当たりの費用
設備投資：購入した機器や施設の費用を，この処置を何回行って回収するのかを考え，1回当たりの金額を算出する
人件費*：この処置を行うのに必要な人員に，その時間に支払う給与

この3つを足したものが経費である．税金で引かれる分を考慮して，そこに利益分を足す．利益には医療事故に備えた積立や保険料，機器更新にかかる費用を含めて考える．
たとえば，経費が4,000円，予想税率が40％，利益を5,000円と考えると，設定価格は(4,000＋5,000)/(1－0.40)=15,000円となる．
なお，1年間の自由診療の売り上げが1,000万円を超えると，さらに消費税がかかってくる．

＊人件費は，次のように置き換えることもできる．
・自分がこの処置を行う時間に，保険診療を行う場合の収入．
・このベッド（部屋）を占有して処置を行う時間に，このベッド（部屋）を使って保険診療で処置や手術を行った場合の収入．

たつもりでも，患者が不安に思えばその時点でクレームとなり，承諾書をしっかり取っていたとしてもあまり役に立たないため，その都度丁寧に説明を行う．承諾書なしの自由診療は論外である．また，関わらないほうがよい患者に手を出さないよう，察知して断る技量も必要である．

一方，どんなに気をつけていてもアクシデントは起こりうるため，それに備える必要もある．日本皮膚科学会や医師会で加入する医師賠償責任保険では自由診療における賠償責任は保障されないため，クレーム対応処理サービスの利用や，自由診療も対象となる保険に加入することをお勧めする．美容皮膚科診療を行う際に加入しやすいのは，日本美容医療責任共済会である．これには日本美容皮膚科学会会員を対象とした保障プランがあり，医療過誤の認定，苦情処理相談も受けられる．特に苦情処理相談では迅速にアドバイスを受けることができるため，大変心強い．苦情処理相談サービスに特化したコースの新設も検討されているため，一度目を通してほしい（一般社団法人日本美容医療責任共済会：http://biyoukyosai.jp）．

DON'Ts

- ☐ 美容皮膚科は診療以外に考えることがたくさんあり，決して楽なものだと思ってはいけない．
- ☐ 自由診療は，自由だけに責任も大きいことを忘れてはならない．

こばやし皮膚科クリニック　**小林美和**

C 皮膚科医が活躍するフィールド

8 皮膚科医として働き続けるために ～女性医師のためのワークライフバランス～

DOs
- [ ] 自分の理想の医師像を忘れず，仕事へのプライドを持ち続けよう．
- [ ] つらい時期には働き方を臨機応変に変え，そこからの段階的復帰をめざそう．

1 女性医師のワークライフバランスを阻む多様性と価値観

　女性が同じペースで働き続けることを困難にしているのは，そのライフスタイルの多様性と価値観によるところが大きい．結婚や出産，育児，介護は女性に家庭内での新たな責任を生じさせる．この責任は身内や民間支援に多少は振り分けることはできても，やはり主役は女性である．

　しかもすべての女性が同じ状況におかれているわけではない．家庭の状況，取り巻く社会環境，職場の状況，女性医師本人の能力や責任感に時間軸も変数として加わり，結果として多様性が生まれる．この多様性にまだ社会や職場は対応しきれておらず，保育所，介護の公的支援は今でも圧倒的に足りない．現実には女性医師本人が，自分の働き方に合った数少ない支援を膨大な情報の中から探し出すだけで疲弊するようにできている．しかも非常に私的な問題なので，公私の別をわきまえている女性医師ほど，周囲に相談することなく自分で抱え込んで，さらに追い込まれていく．

　加えて，女性なら，経済的に困窮するのでなければ，別に仕事の継続にこだわらなくてもいいのではないか，という価値観がある．周囲のみならず，女性医師自身がこの価値観を強く抱いているケースも多く，仕事を継続するモチベーションに大きく影響する．自分が仕事を続けることが周りの迷惑になるので，という気遣いからやむな

くあきらめることもある．大切な家族を他人の手に委ねること自体に抵抗を感じる女性医師も多い．なかなか難しい問題なのである．

2 仕事へのプライドを忘れないようにしよう

　仕事を始めたばかりの頃は，自分の憧れの医師像を持っており，患者目線を忘れていないことと思う．その理想の医師像はどんな医師像だろうか．患者に常に最善の治療を提供するために労力を惜しまず，勉強する医師だろうか．いわゆるプロフェッショナルではないだろうか．どうかその理想の医師像を常に忘れず，ひたすらにめざしていただきたいと思うのである．

　プロは業種を問わず，自分の仕事にプライドを持っているように思う．医療はどの場面でもチームプレーであり，医師はそのリーダーである．ここに男女の別はない．自分に降りかかってくる責任は，どんなにつらくても果たさなければならない．それがプロである．そうした，仕事へのプライドをより多くの女性医師が持てるといいと思う．

　一方，私的なことに時間や労力を割かないといけない人生の一場面において，多くのことに責任を持てないのもその通りである．その場合には，大変だが，自分の働き方に合った社会的支援，家族の支援を探し出すと同時に，今度は働き方のほうを臨機応変に変える必要がある．仕事へのプライ

ドを持ちつつ，自分の能力，支援，働き方（責任の度合い，労働時間の調節），この3つのバランスを人生の一時期にうまくとることが，女性医師のワークライフバランスに重要であると考える．

3 専門医，医学博士は取得しよう

継続が難しい時期があったとしても，望めば女性医師として働き続けることはできる．続けるからには，プロとして，患者を正しく診断，治療しなくてはならない．しかし，医療はまさに日進月歩で，昨日までの正解が今日の不正解になっていたりする．このスピードについていくために，新しい知識や技術を学会や論文，新しい教科書から限られた時間で習得しないといけない．しかし，これにもある程度の訓練は必要で，専門医を取得できるくらいの知識と経験がないとできない．基礎がないと応用が利かないのは医学も同様なのである．さらに近年，基礎研究と臨床の距離がどんどん狭まっており，基礎研究の知識がないと，皮膚疾患の病態や薬剤の作用機序が理解しにくくなってきている．つまり，臨床能力を下支えする基礎研究の知識というものが重要になってきており，これがないと特定の分野における臨床能力が頭打ちになり，将来の飛躍の可能性に自ら壁を作ることになる．可能であれば，ぜひ大学院に行って，基礎研究に付随する知識や臨床研究のやり方なども学んでいただきたい．

4 アクセル：頑張れるときには頑張っておこう

女性医師はいつ私的な負担が大きくなるかわからないので，経験を積めるとき，勉強できるときにしっかり行い，知識と経験を貯金しておいたほうがよい．つまり，仕事に打ち込めるときにはアクセルを踏む．大学病院，臨床病院，開業医のいずれにおいても，女性医師にまず期待されるのは臨床能力である．広く一般的な皮膚疾患を正しく診断，治療できて，さらに患者が先生を信頼して集まるようなサブスペシャリティーを持っていればさらによい．教科書や論文を読み，学会にも参加し，尊敬する先輩医師の指導を仰ぎ，多彩な皮膚疾患の患者をバランスよく診察するなかで，臨床能力を着実に身につけよう．

5 ブレーキ：将来を見据えた選択を常に心がけよう

やがて私的なことなどに時間をとられる状況になったら，無理せず，働き方に「ブレーキ」をかけよう．この場合には周囲の協力が不可欠であるが，「急ブレーキ」を踏んで周囲を驚かせることがないよう，あらかじめ少しずつ準備しよう．実はここが非常に難しく，職場の同僚から非難を浴びるかもしれない．そんなときには一人で抱え込まず，頼りになる上司や先輩医師，家族などにどんどん相談して，支援，働き方の調整に取り組もう．目の前の状況がきつすぎて，つい目先のことだけを考えて判断しがちなそのときにこそ，あえて落ち着いて，将来を見据えた選択をすることを心がけよう．

6 細く長く頑張ろう

仕事が思うように進まない，あるいは勉強ができないと焦ることもあるかもしれない．目標としていた専門医取得も遠くに感じるかもしれない．このときには「細く長く」を目標に頑張ろう．いつもどこかで皮膚科学とつながっていることが重要である．現状が打開できたら，また，頑張ればいいのである．復帰は自分の能力や現状での処理能力（時間的余裕など）を鑑み，自信がなかったら，段階的復帰を職場に相談してみよう．

こうして職場復帰した女性医師が，やがて理想の医師像に近い形で働くことができ

れば，女性医師という存在そのものが職場での信頼を勝ち得て，次の女性医師の働き方の選択肢が広がる．支援も広がる．こうした好循環が職場，社会でつながっていくかどうかは，実はこれからの女性医師一人ひとりにかかっているのである．

DON'Ts

- 苦しいときほど，目先だけをみた選択をしてはいけない．
- 働き方に伴って生じる問題を一人で抱え込んではいけない．

帝京大学医学部皮膚科学講座　多田弥生

第2章

皮膚科医の基本

A 皮膚科の診察

1 診察の方法(1) 医療面接・診察にあたって気をつけること

DOs
- [ ] 対話という双方向のコミュニケーションを通じて信頼関係の構築を心がけよう．
- [ ] 患者のストーリーを引き出して，ともに問題の解決をめざす，よき相談者となるように努めよう．

医療面接では単なる病歴聴取や疾患・治療法などの説明や指導にとどまらず，対話という双方向のコミュニケーションを通じて医師との信頼関係を構築し，患者や家族の疾患や治療に対する考えや思い，希望などに関する語りを引き出し，ともに問題の解決をめざす，よき相談者であろうという心がけが大切である．

1 医療面接を始める前に

相手に「自分は受け入れられている」「尊重されている」と感じてもらうことは，良好な人間関係を築くうえでとても大切である．そのために医療面接に際して心がけておくべきコミュニケーションの基本ポイントをあげる．

a 場所，時間
静かで落ち着いて話ができ，プライバシーが保て，誰かが急に入ってくることで会話が妨げられることのない場所を確保する．入院患者の場合は食事中や消灯前などを避ける，癌の告知など深刻な内容の場合には別に時間を設けるなど，時間への配慮をする．

b 服装，身だしなみ
清潔な白衣などの診察衣，清潔感のある髪型など，常識的な服装，身だしなみで臨むことが望まれる．

c 姿勢，位置
相手と同じ高さで対座し，対面で会話をすることが基本であるが，特に初対面の場合は，互いがハの字になるような斜め座りのほうが圧迫感がないといわれる．

d 視線
相手の目を見ながら話すことで，「話を真剣に聞いてもらっている」という印象を与える．一緒に来ている家族へのアイコンタクトも大切である．一方で，日本人の文化では目を見続けると威圧感を与えることもあるので，相手の目を見て聴くのを基本としながら，たまに胸から顔を柔らかく眺める程度に視線を外すくらいがよいかもしれない．

e 身体言語
身振りや手振りなどの身体言語が，言葉以上に相手に対するメッセージになりうる．指でボールペンを回す，などの無意識の動作や癖が，真剣に話を聴いてくれていないという印象を与えることがある．また，腕組みや脚組みは相手を受け入れていないというメッセージになるので，注意が必要である．

f 言葉遣い
特に初対面の人に対して丁寧な言葉遣いをすることは，患者と上下関係のない対等な人間関係を構築したいというメッセージにもなる．また，質問や説明では医学の専門用語はできる限り用いず，一般的な言葉に置き換えることが大切である．

2 医療面接の進め方

a 導入
患者の緊張と不安をできる限り取り除き，

リラックスした雰囲気を作り出すことが，良好な人間関係の第一歩である．笑顔で「はじめまして」「お待たせしました」などの挨拶をした後に，患者の名前を確認し，自己紹介をする．そして，これから行われること（「まずお話をお聴きし，その後に診察をします」など）を簡単に説明する．

b 質問と傾聴

質問は，診断や治療法を決めるために必要な情報を収集することに加え，「あなたのことをより多く知って，できる限りあなたの役に立ちたい」というメッセージになる．

質問は「今日はどうされましたか？」のように，「はい」「いいえ」の一言で答えられない"開かれた質問"と，「痒みはありますか？」のように一言で答えられる"閉ざされた質問"に大別される．開かれた質問は，自分の言葉で表現できるため，ある事柄に関する詳細や具体的な内容，医療者が想定しない情報が得られることがあり，医療面接でよく用いられる．しかし，患者の答えを限定できないため，話がまとまらないことや医師が必要とする情報が短時間で得られないこともある．閉ざされた質問は，答えやすく情報が得やすいというメリットがある一方で，得られる情報が限定され相手の思いや考えを引き出しにくいことが懸念される．実際には，開かれた質問を用いてできるだけ患者の話を引き出し，閉ざされた質問を適宜取り入れることで鑑別に必要な情報を補うのが効果的であろう．また，問診票に受診の目的が詳細に書かれている場合などには，「顔に何かできたのですね」という質問から始めてもよいだろう．

患者や家族の話を心を込めて聴く「傾聴」も，医療面接ではきわめて重要である．人は，傾聴される状況下で自分の思いを自由に言語化できるのに加え，その過程で悩みや苦しみが軽減し，問題解決のための知恵や気づきが得られる効果が期待できる．傾聴されていると感じてもらうためには，相手の話を先取りせず，遮らず，沈黙が訪れても相手が再び話すまで待つ，うなずきや相づち（「うん」「なるほど」など），うながし（「それで？」など）を適宜用いる，相手の言葉のなかで大事な言葉（多くは最後のほうのことば）を繰り返す，明確化する（「ストレスで掻いてしまうということですね」など）のスキルを活用すると効果的である．

c 聞くべきこと

主訴については，いつから，どの部位に，どのような皮疹や症状（痒みや痛みなど）が生じたか，症状はどんなふうでどの程度か（「痛痒い」「夜も眠れないほど痒い」など），皮疹や症状に影響を及ぼす因子（「どんなときに悪くなりますか？」など）を聞く．他院への受診状況や服薬状況と薬剤の効果，他院での説明に関する情報，検査や治療に関する希望などを聞いた後，職業や家族構成，飲酒や喫煙，妊娠の有無や可能性，家族歴や既往歴，合併症，薬剤などに対するアレルギー歴などの大切な情報も忘れずに聞く．

d 要約と確認

主訴，現病歴，既往歴などごとに小さな要約を行い，最後に患者の病歴と受診の目的を簡単に一度要約する．言い残しや質問がないかを確認した後に，「では皮膚の様子を見させてください」など，次に行われることを説明する．

e 診察

カーテンを閉める，異性の診察では看護師にも同席してもらうなど，プライバシーへの配慮は必須である．触診の前に承諾を得ることも大切である（詳細は p.71「診察の方法(2)視診・触診」参照）．

f 疾患と治療法の説明，指導

考えられる病名，想起される原因や病態，診断や病勢の把握のために必要な検査の方法，疾患の予後（見通し），治療法の効果がみられるまでの期間と期待される割合，検査や治療に伴うリスクや費用，患者が生活

の中ですべきこと，などをわかりやすい表現で伝える．皮膚疾患の病名や症状などはわかりにくいものが多いので，書いて伝える，資材を活用する，などの配慮も大切である．最後に，もう一度質問がないかを確認する．

DON'Ts

- [ ] 知りたい情報を得ようと思うあまり，一方的に病歴収集をすべきではない．
- [ ] 患者の疾患や検査，治療に対する思いや希望を聞かずに，検査や治療を展開すべきではない．

参考文献

・斎藤清二：はじめての医療面接―コミュニケーション技法とその学び方―．医学書院，2000

京都府立医科大学皮膚科　**加藤則人**

A 皮膚科の診察

2 診察の方法（2）視診・触診

DOs
- 視診から得られる情報量は莫大であることを認識する．
- 触診はコミュニケーションでもあると心得る．

1 視診

a 視診の意義

1) 視診の情報量

一般的には，診療における情報量は診察手技の難易度と相関すると考えられがちである．すなわち，易しい診察手技でもたらされる情報は程度が低いとの先入観念がある．

しかし，皮疹の視診は診察手技としては容易であっても，それにより質の高い莫大な情報量がもたらされていることを最初に認識しておかなくてはならない．医学が進歩すれば，それまで影や血液でしか判断できなかったものが，実際に病変部を目で見て確定診断できるようになる（内視鏡検査等）．皮疹の診察は，普通の診察の確定診断に当たるところが最初にくるところに大きな特徴がある．

2)「見れども見えず」から「見たものは見える」へ

問題は，皮疹が発信する情報は莫大でも，その受け手に情報を解析する能力がなければ，宝の持ち腐れとなることである．「この世で一番難しいのは目の前にあるものを見ること」というゲーテの言葉，「見れども見えず」という「礼記」の言葉は，その問題を端的に表している．

めざすことは，「目に映っているものが，何であるかをわかるようになる」ことである．そのためには，多数を見ることに加えて，その裏づけとなる病理組織学の知識が不可欠となる．

3) 皮疹から遺伝子を見通す

20世紀はDNA・遺伝子の時代であったが，21世紀の医学における大きな課題の一つは，遺伝子→ブラックボックス→形態の流れのなかのブラックボックスの解明である．皮疹を見たときに，その組織のみならず遺伝子までも見通すことは今後の課題であるが，現時点でも見通せる場合があることは皮膚科診察の醍醐味の一つである．

b 視診の実際

1) 問診に先立ち視診を行う

一般的な診察では，問診を行った後，身体診察を行う．しかし，皮疹が主訴の場合は，皮疹をまず見て問診に入ったほうが，重要点を逃さない的確な問診を行うことができる．もちろん，視診の前にきちんとした挨拶・自己紹介を行い，一番困っていることを伺っておく．

2) 皮疹がある部位はすべて診察する

患者の訴えがある部位はすべて診察することが基本である．また，訴えは体の一部であっても他部位に皮疹があることが推察される場合，その部位も含めて診察する．一部分のみを見て判断することは，致命的な誤診につながることがある．

3) 疑う疾患の好発部位を念入りに診察する

一通りの視診，問診を終えた後，疑うべき疾患を頭に浮かべ，再度，好発部位を中心に念入りに診察を行う．たとえば，膠原病を疑った場合は，その好発部位である顔，

手足は特に念入りに診察する.

4) 衣服の着脱, プライベート・パーツ診察への配慮

診察の際, 衣服の着脱が必要になる場合は, 必要に応じてカーテンを引くなどの配慮をする. また, 陰部診察, 特に男性医師が女性患者を診察する場合には, 女性看護師に立ち合ってもらい, 一緒に診察する配慮が必要である.

5) 視診の記録

カルテに視診の結果を記載することはもちろんであるが, 患者の同意を得て臨床写真を撮っておくことは, その後の経過観察等に役立つことが多い.

c 視診の評価項目

1)皮疹の種類, 2)皮疹の存在部位・数・配列, 次いで3)皮疹の形・境界・色調・大きさ・性状を評価する. 詳細はp.74「発疹の種類とその記載方法」を参照.

1) 皮疹の種類

紅斑, 紫斑など.

2) 皮疹の存在部位・数・配列

①頭部, 背部など.
②単発, 多発など.
③散在, 帯状など.

3) 皮疹の形・境界・色調・大きさ・性状

①円形, 線状など.
②境界明瞭, 不明瞭など.
③色の種類, 均一性など.

Pitfall

「視診における思い込み：赤い平坦な病変は炎症性疾患」

視診には慣れが必要だが, 中途半端な慣れは先入観を生み誤診につながる. たとえば, 乳房外 Paget 病, Bowen 病, 日光角化症のような表皮内癌, 菌状息肉症のような血液系悪性腫瘍においては, 赤い平坦な病変を呈することを頭の片隅に置いておくことが重要.

④測定数値(横×縦×高さ)など.
⑤表面平滑, 粗糙など.

2 触診

a 触診の意義

1) 触診の情報量

触診から得られる情報量は, 視診に比べると少ない. しかし, 皮下結節などにおいては, 身体診察上, 触診から得られる情報が頼りである.

2) 触診は視診を補完する

視診の所見を触診で補完したうえで, 肉眼診断を行う. 細胞浸潤・増殖の程度・拡がり, 沈着物・内容物の有無, 圧痛の有無などは視診のみでは困難で, 必ず触診して確かめる必要がある.

3) 触診は医師・患者間の良好な関係構築にも役立つ

患者にとって, 自分の病変部を丁寧に触診し, より多くの情報を得て確かな判断を行おうと努める医師に対しては, 視診のみで判断する医師より信頼がおけると感じるはずである.

b 触診の実際

1) 血液・滲出液が付いた病変の触診

病変部に血液, 滲出液が付いている場合は, 必ず手袋を着用する. それは, 当事者のみならず周囲への感染のリスクを減らすためである. また, 粘膜部病変の診察においても手袋着用は必要である. さらに手袋を取った後も, 石鹸を使って水道水で手を洗浄する.

2) 血液・滲出液が付いてない病変の触診

ただし, 血液, 滲出液が付着せず, また感染性病変の可能性が考えにくい病変については, 素手で診察することが考えられる. 手袋を介さないほうが, より正確に病変部の情報を得やすく, また前述した患者・医師間の良好な関係構築に役立つ可能性もある.

もちろん，すべての皮疹の触診において手袋を着用すべき，という考えを否定するものではない．感染の可能性を根絶するという観点からは正しい行為といえるが，自分が患者の立場になったとき，どう思うかは考えてみる必要がある．通常は，素手で診察するたびに必ず石鹸を使って水道水洗浄を行うことで，感染のリスクは最小限に軽減できると考えられる．

c 触診の評価項目

視診で判断した前記項目について情報を補足する．

1) 皮疹の種類

①視診で紅斑→触診で浸潤性紅斑（真皮細胞浸潤等），硬結性紅斑（皮下組織細胞浸潤・増殖等）等の判断．

②視診で紫斑→触診で浸潤を触れる紫斑（palpable purpura，真皮上層血管炎を反映）等の判断．

③視診で結節→触診で充実性か囊腫性かの判断．

2) 皮疹の存在部位・数・配列

常色の皮下結節では，触診により病変の存在部位，数，配列が判断できる．

3) 皮疹の形・境界・色調・大きさ・性状

表面の色調は視診で判断するが，病変は色調変化がある部分のみとは限らない．病変の形，境界，大きさは視診のみならず，触診を行って確認する．可動性の有無は，周囲との境界に関係する評価項目である．

このなかで，特に性状の評価については触診が重要となる．表面平滑，粗糙など，表面の性状は視診でも記載したが，実際には触診で確認する．たとえば，同じ黒褐色結節を呈する病変でも，メラノサイト系良性腫瘍である色素細胞母斑は角化が乏しく表面平滑な場合が多いが，毛包系良性腫瘍である脂漏性角化症は角化によりしばしば表面粗糙になる．

性状について触診でしか判断できないのが，病変部の硬さである．軟，弾性軟，弾性，弾性硬，骨様硬などと表現する．病変部に石灰沈着があれば骨様硬に触知する．

圧痛の有無も触診によって確認される．

DON'Ts

- ☐ 視診の情報量は莫大，しかし思い込みがないかどうかを常に戒める．
- ☐ 触診の際は，不潔なものに触るような態度をとってはならない．

埼玉医科大学皮膚科　**土田哲也**

A 皮膚科の診察

3 発疹の種類とその記載方法

DOs

- [ ] できるだけ皮疹に近づいて，必要ならルーペを用いて，肉眼の分解能の限界まで細かく皮疹を観察しよう．
- [ ] 実際の皮疹を見て，その皮疹がどのような発疹要素から構成されているかを分析的に観察するトレーニングをしよう．
- [ ] 発疹を形容するための慣用表現を駆使し，皮疹の現症を文章で表現できる能力を身につけよう．

1 発疹を学ぶことの意義

a 発疹学は過去の遺物か

皮膚科の教科書には最初に発疹学という項目がある．そこには紅斑，丘疹，落屑など皮膚科独特の言葉が並んでおり，それぞれがどのような発疹を指すのかが解説されている．初心者にとってはとっつきにくい部分であり，こんなことを覚えて発疹を文字で記載するより，写真を1枚撮ってカルテに張り付けたほうがはるかに正確であるように思える．デジタル写真やPCでの画像処理になじんでいる現代の研修医にとって，発疹学は写真のない時代の過去の遺物であり，いまさら学ぶ必要はないと思われるかもしれない．

b 見ているのに見えていない

医学生や研修医にベッドサイドで実際の皮疹を見せ，「よく見て網膜に焼きつけておくように」と指示し，診察が終わった後で「今見た皮疹を表現してください」と尋ねることがよくある．若いので短期記憶は優れているはずであるが，満足すべき答えが返ってくることはまずない．「そこに存在した」発疹をすべて答えるのは難しいだろうが，「水疱はあったか」「痂皮があったか」「びらんはあったか」などの単純な質問にも答えられないことが多い．つまり，初心者は皮疹を見たつもりでも実は全く見ていないのである．皮疹をきちんと見るためには，発疹を分類，分析する能力が必須である．

c カメラは人間の眼にかなわない

接写用のレンズをつけて最大限に拡大しても，人間の眼の分解能を超える写真を撮るのは難しい．さらに皮疹は多くの場合，人体の広範囲に及んでおり，そのすべてを人間の眼の分解能に迫るようなレベルで写真に残すことは不可能である．また，写真では隆起，硬さ，熱感などの触診所見が表現できない．このように皮疹の診察は写真撮影で代用できるものではなく，熟練した皮膚科医が全身を詳細に観察し，肉眼で見えるぎりぎりのところで皮疹を観察記録することによって，初めて可能となるのである．

d 皮膚科の診断は絵合わせではない

分厚い皮膚科アトラスを買ってたくさんの写真を見れば，皮膚科の診断ができるようになると考えるかもしれない．確かに初学者にとって必要な勉強法であるが，発疹の見方がわからないままに写真を見ていても単なる絵合わせにしかならない．実際の皮疹はアトラスにあるような典型的なものばかりではない．非典型例や複雑な合併例などを評価できるようになるためには，皮疹の種類，色，大きさ，分布などを分析的に詳細に診察し記録する能力が要求される．

第2章 皮膚科医の基本

A 皮膚科の診察

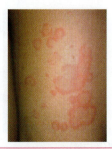

図1 紅斑(多形滲出性紅斑)

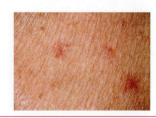

図2 毛細血管拡張性紅斑(肝硬変に伴うクモ状血管腫)

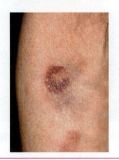

図3 紫斑(ステロイド紫斑)

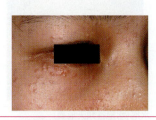

図4 丘疹(顔面播種状粟粒性狼瘡)

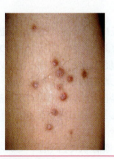

図5 結節(結節性痒疹)

そのための入門がいわゆる発疹学であり，皮膚科医を志す者にとって必須の分野である．

2 発疹の種類

教科書では原発疹と続発疹に分けて記載されているが，あまり意味がないので，ここでは区別せずに記載し，わかりやすく実践的に解説する．

a 紅斑

皮膚が赤くなっていればとりあえず紅斑と表現してよいが，紫斑との鑑別のため，指で押してみて，圧迫によって褪色し指を離すと元の色に戻ることは確認しておく．紅斑は真皮の血管の拡張によってもたらされる色調変化であるが，炎症によるもの(図1)と非炎症性のもの(図2)がある．

b 紫斑(図3)

真皮の血管の破綻により血球成分が血管外に漏出するために起こる色調変化である．通常，紫色であるが，新鮮な皮疹は紅色を呈する．紅斑との鑑別のため教科書では硝子圧子で押せと書いてあるが，そんな面倒なことをする必要はなく，前述のように指で押してみるだけで十分である．

c 丘疹, 結節, 腫瘤

限局性の小さな皮膚の隆起，いわゆるブツブツのことを丘疹(図4)とよぶ．大きなブツブツは結節(図5)とよばれるが，両者の区別は相対的なものであり，明確に線引きできるものではない．何となく小さめの

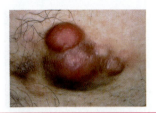

図6　腫瘤（隆起性皮膚線維肉腫）

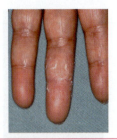

図7　鱗屑（手白癬）

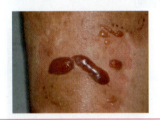

図8　水疱（水疱性類天疱瘡）

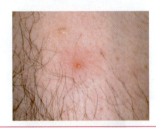

図9　膿疱（Behçet病に伴う毛嚢炎様皮疹）

ものが丘疹，大きめのものが結節だと思っておけばよい．さらに大きいものは腫瘤（図6）と表現されるが，結節と腫瘤の間にもはっきりした線引きはない．丘疹，結節は炎症性の場合と腫瘍性の場合があるが，腫瘤はほとんどが腫瘍性である．

d 落屑，鱗屑

角層が剝がれて白く浮いている状態をいう（図7）．正確には病変部に付着している白い鱗片状の角質を鱗屑といい，鱗屑が剝がれて落ちる現象を落屑というが，実際にはあまり意識して区別されていないようである．乾燥してザラザラし，こするとポロポロと白い粉が落ちる，というイメージであり，表皮を巻き込む炎症の存在を意味する皮疹である．

e 水疱，血疱，小水疱

図8に示すが，これは解説不要であろう．中に液体がたまっていればすべて水疱とよんでよいが，内容液に血球成分が混じって赤褐色を呈する場合は血疱とよんで区別することがある．また，米粒より小さい水疱は小水疱とよばれる．

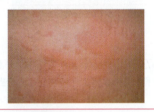

図10　膨疹（蕁麻疹）

f 膿疱

内容物が膿性の水疱を膿疱とよぶ（図9）．大きさに制限はないが，通常は5 mm以下である．膿疱はほとんどが細菌感染によるが，一部に無菌性のものもあり，診断上，極めて重要な皮疹である．

g 膨疹

真皮の限局性の浮腫により境界明瞭に隆起した皮疹で，多くは紅斑を伴う（図10）．一時的な浮腫であるので，個疹は数時間で消褪する．真皮の浮腫でなく炎症性細胞浸潤により隆起したものは持続性の皮疹であるので，膨疹とはよばない．蕁麻疹以外で

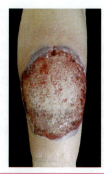

図11　潰瘍（壊疽性膿皮症）

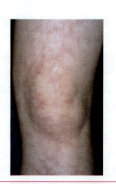

図12　リベド（抗リン脂質抗体症候群）

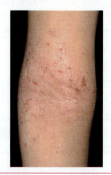

図13　苔癬化（アトピー性皮膚炎）
深い皮溝が刻まれ，皮野が形成されている．

膨疹をみることはほとんどなく，膨疹イコール蕁麻疹と考えてよい．

h　色素斑，白斑

　隆起しない限局性の皮膚色の変化を色素斑とよぶ．実際には，その色調により褐色斑，黒褐色斑，灰褐色斑，青褐色斑などと表現される．色素斑の多くは母斑であるが，炎症や腫瘍の表現である場合もある．逆にメラニンが減少ないし消失して，色が白く抜けたものを白斑とよぶ．

i　びらん，潰瘍

　表皮基底層までの表皮欠損をびらんとよび，真皮，皮下に及ぶ皮膚の欠損を潰瘍とよぶ（図11）．

j　痂皮，血痂

　血液，滲出液，膿汁，壊死組織などが乾燥凝固したもので，びらん，潰瘍などを覆っている．いわゆる「かさぶた」である．特に凝血塊が主体で暗赤褐色を呈するものを血痂とよんで区別することがある．

k　角化，過角化

　角質が正常より厚くなった状態を過角化といい，胼胝，鶏眼，各種角化症や種々の炎症性疾患，上皮性腫瘍などでみられる．皮膚の生理的現象である角化と区別するためには過角化とよぶのが正確であるが，発音しにくいためもあってか，通常は単に角化と表現する．

l　リベド（網状皮斑）

　網状，樹枝状をなす紫紅色斑（図12）．皮膚の血管炎や抗リン脂質抗体症候群などによる血行障害を示唆する皮疹である．

m　その他

膿瘍：真皮から皮下に膿が貯留した状態．
亀裂：いわゆるひび割れ．通常は過角化に
　　　続発する．
硬化：真皮の線維化により皮膚が硬くなっ
　　　た状態．瘢痕や強皮症でみられる．
萎縮：真皮，または表皮と真皮の両方が薄
　　　くなった状態．
乾皮症：皮膚が乾燥して粗糙な状態．
苔癬化：慢性湿疹にみられる変化で，長期
　　　の炎症の持続により表皮，真皮が肥厚して「象の皮膚」のようになったもの．深い

皮溝が刻まれ，いわゆる「皮野」が形成される(図13).

3 皮疹を形容する表現

皮疹を記載するうえでは，上記の皮疹の種類に加えて，それを形容する表現が必要である.

a 色

通常の紅斑は単に紅斑でよいが，その色調が通常と異なる場合には，淡紅色斑，暗紅色斑，紅褐色斑，紫紅色斑などと表現する．丘疹，結節などでも色を表記することが重要で，紅色，正常皮膚色(常色と表現することもある)，褐色，黒褐色，灰褐色，黒色などと表現する.

b 大きさ

皮膚科では伝統的に物の大きさになぞらえ，米粒大，小豆大，大豆大などと表現されてきたが，豌豆大，鳩卵大などといってもピンとこないし，大豆でも乾燥状態と茹でた後では全く大きさが異なることから，現代においては紛らわしい表現である．皮疹が単発ないし2～3個程度のときは面倒がらずに物差しを当てて数字で記載するのがよい．異なった大きさの皮疹がたくさんある場合には，「小豆大から大豆大までの」「2～10 mmの」などと表現する.

c 形

ある程度以上の大きさの皮疹では，その形を記載する．円形，長円形，環状，馬蹄形，地図状，不整形などの言葉で表現する．さらに必要に応じて，周囲の正常皮膚との境界が明瞭であるか，不明瞭であるかも記載する.

腫瘤の場合は半球状隆起，扁平隆起，不規則に隆起，などの形状を表す表現を用い，表面が平滑なのか不規則な凹凸があるのか，などの点を記載する.

d 部位，分布

皮疹が存在する部位を解剖学用語を用いて表現する．顔面，頸部，膝などという漠然とした表現はなるべく避け，左頬部，右後頸部，左膝蓋部のように部位が特定できる表現を用いる．できれば人形図に皮疹の部位を書き込んだスケッチを付けるとよい．紙カルテから電子カルテの時代になってスケッチを描くのが難しくなったが，適切なスケッチにより皮疹の存在部位を正確に書き込めれば，部位を文字で表現することは省略してもよい.

多発する皮疹の場合は，その分布状態を表現しておくことも重要である．散在(パラパラと不規則に散らばる)，融合(くっついて合わさっている)，集簇(一部に集まっている)，帯状(神経支配領域に一致して並ぶ)などの表現を用いる．「多発散在し，一部で集簇している」「丘疹が集簇し，貨幣大の局面を形成している」などと表現すると皮膚科らしくなる.

e 触診所見

あわせて触診所見も記載する．詳細は前項にあるので省略する.

4 実際例

図14の皮疹を見てみよう．構成要素の発疹は紅斑と鱗屑のみで比較的単純な皮疹であるが，それを詳しく形容すれば以下のようになる．「腹部中央の臍部周辺に，米粒大から貨幣大までの大小の類円形紅斑が多発し，その一部は融合して不整形の大きな局面を形成している．紅斑には白色の細かい鱗屑が多量に付着して軽度隆起しており，周囲の正常皮膚との境界は明瞭であ

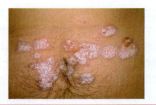

図14　尋常性乾癬

る」．このように正しく皮疹の記載ができるようになれば，これが尋常性乾癬であることは簡単にわかるようになる．

熟練した皮膚科医は読んだだけで実際の皮疹がイメージできるような皮疹の記載法を身につけており，逆に熟練者の書いた記載を見れば，皮疹を見なくても正しい診断に到達できることが多いものである．読者諸君には発疹学の重要性を理解し，正しい記載皮膚科学を身につけていただきたい．

DON'Ts

- ☐ 写真を撮っただけで皮疹の記録ができたと考えてはならない．
- ☐ アトラスの写真をたくさん見れば，皮膚疾患が診断できるようになると思ってはならない．

聖マリアンナ医科大学皮膚科　**相馬良直**

✅ Blaschko 線

母斑や母斑症の皮疹は，しばしば線状，列序性に配列する．この現象に注目したベルリンの皮膚科医 Alfred Blaschko は，これら線状の母斑を多数収集し，それらがある規則をもって配列していることを発見し，そのパターンを人形図上に書き込んだ．この研究は 1901 年に発表され長く注目されずにいたが，1976 年に再発見され，以後 Blaschko 線とよばれるようになった．

Blaschko 線は母斑の走行であるので，胎生期に皮膚が形成される過程で，皮膚の細胞が増殖進展していくラインに相当するものと推定され，種々の証拠から，今日ではこの推定が正しいことがほぼ証明されている．Blaschko 線は，神経支配領域を示す dermatome や皮膚割線を示す Langer 線とよく似ているが，詳細にみるといくつか異なる特徴がある．すなわち，背部中央で V 字，側腹部で S 字，上胸や上背で逆 U 字を示し，これは他に類例がない独特の走行である．

その後の検討で，線状苔癬や線状扁平苔癬（似た病名だが別疾患である）などの後天性疾患のなかにも，Blaschko 線に沿って出現するものがあることがわかってきた．線状強皮症は小児に多い線状の皮膚硬化を示す原因不明の疾患であるが，筆者らの検討により，これも Blaschko 線に沿って出現することが示されている．これら後天性疾患がなぜ母斑と同じ走行を示すのかはわかっていないが，ある皮膚疾患を発症しやすい遺伝子変異を持った細胞が先天性に Blaschko 線上に並んでおり，後天性に何らかのトリガーが引かれることにより発症するためではないかとする説が有力である．皮疹の分布から，これら原因不明の疾患の pathogenesis が推定できるという点が興味深い．

（聖マリアンナ医科大学皮膚科　相馬良直）

A 皮膚科の診察

4 皮膚科外来の諸問題

DOs

- [ ] 後期研修にあっても，研鑽を積んでいる期間ということを忘れずに，真摯に診察に取り組もう．
- [ ] 患者の主訴を十分に理解し，的確な診察を行おう．
- [ ] 診察，投薬にあたっては，患者と適切なアイコンタクトを取り，皮膚症状，病変部の確認を行おう．

　法律上，医師は診察しないで治療を行ってはならないという大原則がある．

　また，医師となったからには，社会的使命として継続的な社会貢献が求められる．その一つである診療では，患者と良好なコミュニケーションを図ることが重要となる．診療は後期研修医（2017 年以降は専攻医）にとっても研鑽を積む場であり，自らの良心に基づいて真摯に取り組むことが大前提となる．

　一方で，1日の業務時間には限りがあり，人間が適切な判断を下せる時間や能力にも限りがある．また，研修を行う病院ごとにシステムは異なるため，研修医が自らの判断のみで動くことはできない．よって，外来診療における問題点への対応には，個人のみならず診療科や病院単位での工夫が必要となる．

　本稿では，皮膚科の診察における原則，前提を述べるほか，研修医が診療科の一員としての自覚を持ち，職場内全体でよりよい診療の実践を行えるための提言を述べる．

1 法律上の大原則

　医師の業務における大原則として，医師は自ら診察しないで治療をしてはならない（医師法第 20 条：無診察治療の禁止）．よって，診察することなく，投薬，注射，処方箋の交付はできない．また診療報酬の請求にあたっては，診療録（カルテ）に記載された内容がその根拠となるため，診療事実に基づいて必要事項を適切に記載していなければ，不正請求の疑いを招くおそれがある．特に治療開始時，変更時にはその根拠について過不足なく診療録に記載するようにする．その前提として診察が必須となる．

2 診察にあたっての心構え

a 医師として

　後期研修にあっても，患者を診察することそのものが研鑽を積むことにつながるという気持ちを忘れず，真摯な態度で患者に接することが大前提である．また，時間のマネージメントをきちんと行うことは社会人として当然のことであり，診察開始時間に遅刻しないよう自己管理に努め，診察時間の遅延を招かないようにする．診察にあたっては，適切なアイコンタクトとコミュニケーションを図り，患者の信頼を得ることが最終的にはスムーズな診察につながる．これらの上達には，多くの患者を診察して経験を積む以外に早道はない．

b 皮膚科医として

　皮膚科医にとっては視診，触診が最も大事であることを肝に銘じる．研修医から相談を受けることはよくあるが，想像したイメージを持って実際に診察をしてみると，全く異なる症状や診断であることがままある．臨床像を写真で確認できればもう少し正確な判断もできるが，実際の視診，触診

には劣る．まさに皮膚科の診察では，「百聞は一見にしかず」であると感じる瞬間である．ましてや経験の少ない研修医が聞いた話だけで判断することは，大変危険なことであるといえる．視診，触診，すなわち診察は怠らないよう心がける．

3 外来診療における問題点と解決法

a 長い待ち時間と予約待ちの問題

　皮膚科は外来患者数が多い．そのため，診察を手際よく行わないと，長い待ち時間が発生する原因となる．その日の患者の最も求めている内容(主訴)を適切に理解し，それに対しての診察を充実させるよう心がける．待ち時間の解消法の一つとして最近では予約制を取っている病院が多いが，すべての患者を受け入れようとすると，予約が取れないといった予約待ちの問題も生じる．それらの点においては，急性期を脱した患者や慢性疾患で治療方針が定まっている患者などについては，病診連携の充実(p.651 を参照)，逆紹介の活用(p.645 を参照)を図ることで患者数をコントロールすることが解決につながる．

b 種々の診察時の問題

1) 時間がかかることが想定される場合の診察時

　重要な説明をするなど時間がかかることが想定される場合には，最初から患者の診察枠は長めに設定(予約制なら2枠取るなど)するか，別枠で診察を行うなどの工夫が必要である．また，説明する内容をあらかじめ簡潔にまとめておく(当院では，皮膚生検の結果説明前に図示した説明用紙を作成しておく)．また，入院など早い対応が必要な重症な患者が受診すると，診察がそこで止まってしまうことが想定される．そのようなときにある程度柔軟に対応できる医師が配置されていると理想的ではあるが，医師数が少ない場合には難しい．同様の事例は以前からあるが，最近はより細やかな配慮が求められる．診療時間の遅延がありうる場合についての説明文を掲示するなどの対応を，診療科，病院として徹底しておくほうがよいかと思う．

2) 高齢者の診察時

　今後さらに高齢化が進んでいくことが予想される．理解力や記憶力が低下している患者の診察は日常的になっていくものと思われる．診察時間が長引く原因にもなるため，キーパーソンとなる家族などの同席を促すようにする．また，診察時の衣服の着脱や患者の移動，重要な説明に際しては，メディカルスタッフの補助や彼らとの情報の共有が欠かせない．診療科としてチーム医療の実践を強化していくことが，今後の課題となるだろう．

3) 精神疾患を持つ患者や高圧的もしくは暴力的な患者の診察時

　客観的な診察により疾患が思い当たらないときには，精神神経科受診を促す必要がある場合がある．患者本人が自覚している場合には比較的容易であるが，そうでない場合はなかなか難しい．自力での解決が難しい場合には，上級医に相談し進めていく．また，説明しても堂々巡りになるようなケースや，高圧的な態度を示し，長時間の診察を強いられる場合など，診療妨害と思われるケースに遭遇することもある．その場合には，病院業務管理部門のスタッフなどの同席で進める．当院では，他の患者や職員に対して，ハラスメント，暴力行為，大声，暴言，脅迫的言動などの迷惑行為があった場合には，診療をお断りすることがある旨の説明文を病院内の各部署に掲示しており，場合により保安課から警備員への応援依頼もできるようになっている．診療科としては，各病院別に設定されている「院内暴力対応マニュアル」などの存在を医局内で周知させる．研修医は決して一人で抱え込まないようにする．

c 外用薬治療中に生じる問題

　外用薬は皮膚科治療において中心的な位置を占める．外用時に起こりうる副作用や合併症の見落とし，誤診による難治化は少なくない．たとえば，症状のない部位へのステロイド長期外用による皮膚萎縮，ステロイド外用中の痤瘡の併発，皮膚潰瘍難治化の原因としての抗潰瘍薬による接触皮膚炎の見落としなどがある．多くは，よくなっていないにもかかわらず漫然と同じ外用薬を継続している場合に生じうる．軽快しない場合には，効果が不十分と思う以外に「おかしい」と疑問を抱くこと，それに対するアセスメントを必ず行うことが必要である．そして何より皮膚症状をよく見ることが重要である．

　また，誤診されやすい，見逃されやすい疾患として，いつも頭の片隅に置いておかないと診断できないものに疥癬がある．診断が遅れ，ステロイド外用薬を漫然と継続することで病院内や施設内で集団発生に至り，重大な問題に発展するケースは今も少なくない．体部白癬，ケルズス禿瘡，梅毒も常に念頭に置いておくべき疾患である．詳細は別項に譲るが，見逃さないためには適切な診察が必須である．

DON'Ts

- ☐ 診察をしないで判断をしてはならない．
- ☐ 治療を開始，変更するときは，適切な診察のもと，その根拠の記載を怠ってはならない．
- ☐ 治らないときに，十分なアセスメントをせず漫然と同じ薬剤を処方してはならない．

東京女子医科大学皮膚科　**石黒直子**

A 皮膚科の診察

5 臨床写真の撮り方・整理・保存のコツ

> **DOs**
> ☐ 臨床写真の撮影が必要な理由を患者に説明しよう．
> ☐ 撮影前に，撮影部位・構図・カメラの設定を確認しよう．

皮膚科医にとって臨床写真を記録するということは，白衣を着ることと同じくらい日常的なことである．初診時の皮疹の状態や治療による変化を記録し，診断や治療方針の決定・症例検討や教育に活用する．学会などで提示される写真がきちんとしたものであれば，議論も活発になるため，臨床写真には必要十分な情報が盛り込まれているべきである．臨床写真を撮影するにあたり最低限守るべき技術的なルールと，医者としてのモラルを述べる．

1 臨床写真の必要性を説明する

臨床写真を撮影するにあたり，その被写体となる患者に，なぜ写真を記録することが必要なのか最初に説明すべきである．多くの患者は，初対面の相手に自分の体の写真を撮られることに抵抗を感じている．その時点の発疹の状態を記録しておき，治療すること（あるいは自然経過）でどのように変わっていくかを客観的に評価できるメリットがある点，また記録することでその場で診察できなかった他の皮膚科医が見ることができるため，診断や治療に対してより多くの意見が出る点などの利点を説明する．場合によっては，症例検討会や学会などで他医の意見を求めることがあったり，論文や教育に使用する可能性を話す．その際，年齢と性別以外の個人情報は保護されることも説明しておく．いきなりこれだけのことを言われると患者も面喰らうので，要点のみ丁寧に説明してもよい．後のトラブルを避けるために同意文書を作成しておき署名してもらうのが望ましいが，必ず口頭でも説明することでスムーズに撮影に臨める．

2 写真撮影のルール

臨床写真を撮影するにあたり，今回は外してはいけない最低限のルールのみを説明する．

a ピントが合った写真を撮る

見たいものにピントが合っているのはもちろんのこと，写真に写っているすべてのものにピントが合っているのが望ましい．部分的にピントが合っている写真と比較して，全体にピントが合っているだけで，そこから読み取れる情報量が多くなるためである（図1）．そのためには撮影設定をカメラまかせにするのではなく，自分で調節する必要がある．ピントの合う範囲（深さ）を

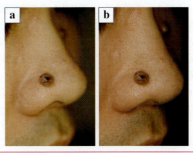

図1 部分的にピントが合った写真と全体にピントが合った写真の比較
a：絞りをF2.8と開いて撮影．母斑のみにピントが合っており，周囲にピントが合っていない．
b：絞りをF13と絞った写真．全体にピントが合っており，毛孔や他の結節も観察できる．

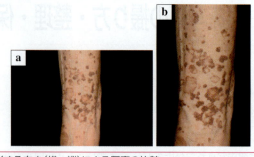

図2　撮影する向き(横, 縦)による写真の比較
a：汗孔角化症の前腕を横向きに撮ったもの．左右に情報量のない無駄な黒が占めている．
b：同部位を腕の長軸に沿って縦向きに撮影．左右の無駄が少なく，より細かく描写されている．

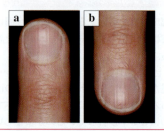

図3　写真の向き(上下)による比較

被写界深度といい，これを決定づけるのはレンズの「絞り」である．F2.8とかF8など，数字で表示される．この数字が大きければ被写界深度は深くなる．設定は各施設のカメラによって異なる．デジタルカメラで撮影するケースが多いため(フィルム代などのコストがかからないため)，いろいろ設定を変えて撮影し，カメラに慣れることが重要である．

b　撮影するカメラの向き(縦か横か?)

カメラを普通に構えると，横長の写真が撮れる．一方で，人は体も四肢も縦長にできているので，横長の写真を撮ってしまうと左右には何も写っていない無駄な範囲ができてしまう(図2-a)．カメラを縦に構えることで，人の構造を無駄なく記録することができる(図2-b．その点，昨今の携帯電話のカメラは縦長に撮れるので，人物を撮るには自然な向きになっている)．縦と横のどちらで写したほうが無駄が少ないか，シャッターを押す前に見直すことが必要である．「ひとまず撮っておいて，あとでトリミングすればよい」というのはデジタルカメラ特有の考え方であり，技術が上達しないのでやめたほうがよい．また，トリミングすることで画素数も減るわけで，それだけ情報量が減ると考えるべきである．

c　適切な構図～被写体に対しての構え方

図3の2枚の写真を見て，どちらが自然であろうか．普段われわれが診察するときは，患者が手を差し出してくるのをみるため，図3-bの写真が自然であることは明白である．図3-aはむしろ自分の手を診察する方向となる．

では，図4の2枚はどうだろうか．図4-aは鼻唇溝や頬のたるみが自然なのに対し，図4-bでは引っ張られている印象である．図4-aは坐位，図4-bは仰臥位で撮影したものを90°回転させて表示したものである．このように，撮影した方向をそのまま提示するのが自然であり，後でむりやり回転しても違和感のある写真になってしまう．

第2章 皮膚科医の基本

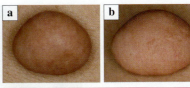

図5 カメラの撮影角度による写真の比較

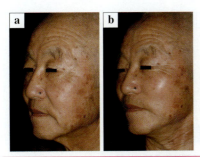

図4 被写体へのカメラの構え方による比較

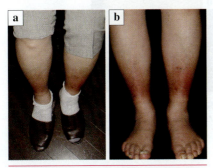

図6 被写体へのカメラの構え方および背景・衣服等の有無による写真の比較

次に図5の2枚について，図5-aと図5-bの違いがわかるだろうか．図5-bでは影があり，奥行きがあるのがわかる．図5-aは皮膚面に対してカメラを垂直に構えて撮影したものである．腫瘍表面および皮膚面すべてにピントが合っている．一方で，腫瘍の根元の様子はよくわからない．図5-bは皮膚面に対して若干斜から撮影したもので，腫瘍の立体感が表現されている．根元がくびれ，完全な球体ではなく中央部が突出していることもわかる．このように，立体感を描出するには，角度を変えて撮影しておくとよい．

図6は下肢を撮影したものだが，図6-aは立ったまま見下ろして撮影したため，裾すぼまりになってしまっている．発疹の分布も不鮮明である．図6-bは自分がしゃが

んで脚の高さまでカメラを下ろして撮影したもので，足が自然な形で発疹の分布・色・性状もよく把握できる．患者に台の上に立ってもらって，脚の長軸方向と目線が垂直になるようにしてもよい．いずれにしても両者の違いは一目瞭然である．このように，写すべき撮影面とカメラの向きが基本的には垂直である必要がある．

d 無地の背景＋雑多なものを写さない

撮影の際に発疹にばかり気を取られていると，背景の処理がおざなりになってしまう．臨床写真を見る者が発疹に集中できるようにするには，背景はシンプルである必要がある．

図6-aのように背景に床や椅子，衣類やスリッパなどが写っていると煩雑で，発疹よりも周りのものに目移りしてしまう．黒や濃紺の無反射性の布地をバックとして用いると被写体が引き立つ．また，患者が身につけているもの（衣類・下着・アクセサリーや包帯など）も外してもらうほうがよい．人の視線は自然に派手な下着やアクセサリーなどの明るいものにいってしまいがちである．また，アクセサリーによりストロボの光が反射されてうまく写らないケースもある．客観的に発疹を記録するため，また反射などによる不具合を説明し，これらを外してもらうようにする．特に下着をずらしたり外したりする際や陰部などの private parts を撮影する際には，患者と同性の者を立ち会わせる（たとえば患者さんが女性の場合は可能な限り女性医師が撮影

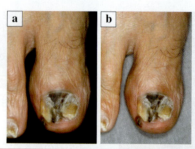

図7　黒と明るい背景による悪性黒色腫の比較

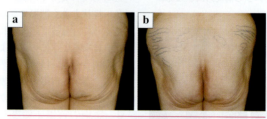

図8　マーキングの有無による写真の比較
a：皮下の索状のサルコイドーシス．これだけでは何の写真か一見わからない．
b：索状に浸潤を触れるところをマーキングすることで，病変の分布がはっきりする．両者を見比べることもできる．

するようにする．それが難しいようであれば，ナースなどの女性スタッフを必ず同席させる．）同性の者が一人いるだけで安心感が出るものである．

　黒バックは背景がシンプルになり被写体が引き立つが，苦手な被写体がある．黒い発疹（おもに色素性病変）である．図7は爪の悪性黒色腫の写真だが，図7-aでは趾辺縁の黒色斑が背景と馴染んでしまって境界が不明瞭になっている．図7-bのようにグレーなどやや明るい背景にすることで，辺縁の観察が容易になる．

e　マーキングの必要性

　皮膚科ではリンパ節や，脂肪腫などの皮下腫瘍，モンドール病などの索状の疾患も扱う．これらはよほど大きくならない限り，皮膚表面をみただけではその存在がわからない．写真ならばなおさらである．このような場合，ペンを用いてマーキング（多くは点線）し，その有無2枚をセットで撮影しておく（図8）．両者を比較することで，微妙な膨らみや皮膚の色調の変化がわかることもある．

　以上，臨床写真の及第点になるべくポイントを述べた．撮影時は以下の点をチェックされたい．

【撮影前の確認】
□十分な説明と，患者の同意
□十分な診察の後，撮影部位の決定
□患者の衣類・アクセサリー・化粧類の除去
□背景の整理・バックの準備
□患者の姿勢（立位か臥位か，その他かを指示する）
□自分の立ち位置（被写体に対して垂直に向き合っているか）
□カメラの準備（□絞り　□シャッター速度　□ストロボ）※設定はカメラで異なる
□構図・カメラの向き
【撮影後の確認】
□ピント（深さも十分か）

皮膚科の診察

□明るさ
□構図

　デジタルカメラが主流の現在，多機能・高画質の写真が簡単に撮れてしまう．カメラとメモリーの初期投資をしてしまえばフィルム代・現像代などがかからないので，コストを気にすることなく臨床写真を撮ることができる．撮影直後に確認できるため，失敗写真をその場で消去したり，撮り直しもできる．膨大な量のスライド（現像済のフィルム）を管理する本棚も必要ない．機種によっては，白衣のポケットに入るコンパクトなものも存在する．メリットだらけのようだが，危うい点も多々ある．

　まず，撮影後のデータのバックアップをとらないと，膨大な量の写真が一瞬にして消えてしまう危険がある．外付け HDD など複数個所に定期的にバックアップをとることが重要である．また，臨床写真は患者の個人情報であるため，それを守るために筆者は以下の点に気をつけている．

・1日の撮影が終了したら，メモリーカードは抜いて鍵付きの引き出しにしまう（盗難防止）．
・臨床写真を個人で管理する場合，インターネットにつながない管理専用のパソコンを準備（流出防止）．そのパソコンは物理的キーロック，起動時暗証番号入力が必要．
・患者のカルテの表紙は撮影しない（メモ代わりに撮影してもすぐ消す）．
・学会や臨床検討会に写真を持ち出すとき（多くは USB メモリ），ロックがかかるものにする．また，年齢・性別・病名など必要事項以外は持ち出さない（患者氏名や住所が写っているカルテの表紙を撮影し，そのまま提示する施設があるが，言語道断である）．

　個人用のコンパクトカメラで患者のカルテと写真を撮影し，白衣のポケットに入れっぱなしにしたり，プライベートの写真と混在させ旅行などに持ち歩くことは差し控えたい．撮影することに同意してくれた患者の意思を十分尊重し，情報の保護に努めるべきである．

DON'Ts

- [ ] ピンぼけ，背景が煩雑，裾すぼまり，無駄な背景が多い写真を撮ってはいけない．
- [ ] 撮影後の個人情報はずさんに管理してはいけない（データの紛失，コピーの氾濫，インターネットへの流出など）．

いちげ皮フ科クリニック　レパヴー・アンドレ　ジェイムズ

B 皮膚科の検査（皮膚病理検査以外）

1 皮膚科で行われる検査

DOs
- [ ] 病歴と臨床所見から，診断に至るために必要な検査を計画しよう．
- [ ] 皮膚科で行われる検査の意義，特徴を理解し，手技をマスターしよう．

　皮膚科診療は問診で病歴を聴取することから始まり，診察（視診，触診）を経て診断を絞り込む．そして，臨床診断から治療へ至る．いくつかの鑑別診断があがるが確定診断に至らず，治療を開始できないこともある．その場合は検査が必要である．

1 検査の目的

　皮膚科で行われる検査を表1に示す．次のような目的で行われる．

a 確定診断のための検査
　光線過敏検査，遺伝性皮膚疾患の遺伝子検査や皮膚病理検査など．

b 原因同定のための検査
　貼付試験，プリックテスト，再投与試験，感染症の塗抹鏡検，ウイルス抗原検査など．

c 治療方針決定に関わる検査
　PET-CT検査，細菌培養・感受性検査，腫瘍の遺伝子変異検出検査，センチネルリンパ節生検など．

d 治療効果判定のための検査
　抗デスモグレイン1,3抗体などの経時的抗体価測定，CTによる腫瘍径測定など．

2 検査の選択

　各検査法のポイントを考えてみよう．

a 低侵襲性
　できるだけ低侵襲性の検査を優先する．たとえば即時型の食物アレルギーが疑われた場合，侵襲度の低い検査から血液検査，プリックテスト，スクラッチテスト，皮内反応の順で選択される．しかし，侵襲性が高いからといって除外できない検査もある．たとえば，有棘細胞癌は臨床所見とダーモスコピーで臨床診断はできても，確定診断には病理検査が不可欠である．

b 迅速性
　皮膚疾患は表面からアプローチできるので，迅速性に優れた検査を行うことができる．帯状疱疹を疑った場合，水疱内容の細胞診を行い，ウイルス性巨細胞を短時間に検出できると診断のための有力な情報となる．KOH鏡検による真菌，疥癬の検出も短期間に結果が得られる．逆に病理検査は結果が得られるまでに最短でも5日間は必要で，免疫染色，特殊染色を加えるとさらに時間を要する．

c 検査の陽性率
　検査をするに当たっては，陽性率が高く，特異性の高い検査，偽陽性，偽陰性が少ない検査が望ましい．薬剤リンパ球刺激試験（DLST）は低侵襲性であるが，陽性率が低いのが弱点である．また，ANCA関連血管炎を臨床的に疑った場合に，PR3-ANCAとMPO-ANCAが陰性であるからといってANCA関連血管炎を否定できない．

d 検査者の技能による差異
　検査者の技能の習熟度により，検査結果が異なるということはあってはならない．たとえば，KOH鏡検は慣れないと衣類などの繊維や角質細胞間脂質を真菌と見誤ることがある．十分マスターしておこう．貼

第2章 皮膚科医の基本

B 皮膚科の検査（皮膚病理検査以外）

表1 皮膚科で行われるおもな検査

1)	理学的検査	硝子圧法 知覚検査 皮膚描記法 針反応	6)	画像・光学検査	超音波検査 X線検査 CT/MRI検査 PET-CT検査 シンチグラフィー ダーモスコピー ウッド灯検査
2)	皮膚機能検査	発汗機能検査 角層機能検査 （経表皮水分喪失量TEWL測定） 皮膚温検査（サーモグラフィー） 皮膚毛細血管抵抗検査	7)	感染症検査	塗抹鏡検 ウイルス抗原検出検査 A群β溶連菌迅速診断キット 培養・感受性検査 PCR法（病原体遺伝子検出）
3)	アレルギー検査	貼付試験 プリックテスト スクラッチテスト 皮内反応 再投与試験 薬剤リンパ球刺激試験 （DLST）	8)	遺伝子検査	腫瘍診断検査 腫瘍遺伝子変異検出検査 リンパ腫遺伝子再構成検査 遺伝性疾患遺伝子診断
4)	光線過敏試験	光線照射試験 〔最小紅斑量(MED)測定〕 光貼付試験 内服照射試験	9)	病理検査	細胞診（Tzanck試験など） 病理診断検査 蛍光抗体直接法，間接法 免疫染色，特殊染色 電子顕微鏡検査 センチネルリンパ節生検
5)	循環障害検査	足関節・上腕血圧比（ABI） 皮膚組織灌流圧（SPP） 超音波ドップラー検査 血管造影 磁気共鳴血管造影（MRA）	10)	血液・尿検査	一般血液検査 一般尿検査 自己抗体検査 病原体抗体検査 IgE RAST検査

付試験はInternational Contact Dermatitis Research Group（ICDRG）基準に基づいて判定される．

3 検査前の問診とリスクの説明

検査の前には，過去のアレルギー歴を聴取しておく．起こりうる事態を患者および家族にあらかじめ説明し，文書で承諾を得ておく．十分な説明に基づいた同意が得られないままに検査することがないよう，注意しなければならない．

a アレルギー反応

貼付試験，プリックテスト，スクラッチテスト，皮内反応などのアレルギー検査や，特に再投与試験ではアナフィラキシーショックなどのリスクがありうることを説明すべきである．造影剤を使用する検査でもリスクを説明する．MRI検査前には，ペースメーカーやステントなど金属を含んだ体内異物の有無を聴取する．

b 検査による副作用

被曝の可能性のある画像検査では，妊娠の有無について必ず聴取する．生検により切除創が残り，場合によっては瘢痕を形成する可能性があることを説明する．

c 倫理的配慮

遺伝性疾患の遺伝子診断については各施設の倫理委員会などを通じてあらかじめ検討された説明文書に基づいて，検査による利益，不利益，個人情報保護，検体の保管と廃棄などを説明し，文書で同意を得ておく．

4 検査の解釈と説明および治療計画立案

検査が行われた後に，結果を解釈し，確定診断して治療につなげることが大切である．検査結果を患者および家族にわかりやすく説明し，治療計画を提示する．

 コツ

皮膚科の検査を過不足なく計画するために，個々の検査手技を経験しておくとよい．KOH鏡検や貼付試験などで判定に迷うときは必ず指導医に指導を仰ごう．

 コツ

担当医としての自覚を持って，検査データはまず自分で見よう．CT検査や病理検査で，放射線科医や病理医のコメントを鵜呑みにしてはいけない．もし自分の診断と大きく離れていたり疑問点があったらどんどん相談しよう．

DON'Ts

- 網羅的な，無意味な検査はすべきでない．
- いきなり侵襲性の高い検査は避けよう．

岐阜大学医学部皮膚科　**清島真理子**

2 ダーモスコピー検査

> **DOs**
> ☐ すべての皮疹をダーモスコピーで観察しよう．
> ☐ 生検と手術前は必ずダーモスコピー写真を記録しよう．

ダーモスコピーは特殊な検査ではなく，すべての皮膚科臨床医に必須の皮膚観察道具，「皮膚科医の聴診器」である．皮膚科臨床医になるからには，誰でも高い診断能力を身につけたいと願うだろう．その第1歩は詳細な皮疹の観察にほかならない．皮疹の性状を正確に把握し，正しく解釈することは病理組織像の意味を考えるうえでも極めて重要な意味合いを持つ．

生検や手術は患者の痛みを伴う侵襲的な手技である．したがって，診断不明の場合はもちろん，診断に少しでも迷う場合は必ずダーモスコピーを撮影しておこう．病理で診断が100％わかるわけではなく，ダーモスコピー診断のほうが上回る場合や，両者を総合して初めて診断に辿り着く場合もあるのだから．病理を見て診断に迷い，ダーモスコピーを撮っておけばよかった，という後悔は避けたいものである．

1 ダーモスコープを選ぶ

a 観察用

観察用のダーモスコープは1人1台持つべきである．自分専用の聴診器を持たない内科医はいないのと同じ理由である．比較的安価で軽く，ジェルを必要としない偏光タイプがよい．すべての皮疹を気軽に観察するには，ジェルをいちいち付けてはいられないからである．できればポケットに入るような小型のものが望ましい（ダームライト DL100；図1 など）．滑って落とすと破損してしまうので，ネックストラップ（筆者推奨：図1 白矢印）などを利用すると便利である．機種によってはシリコンラバーのケース（図1 △）が用意されており，滑りにくく，万が一落としても壊れにくい．少し価格は上がるが，予算が許せば，ルーペ像とダーモスコピー像の両方が観察可能な偏光・無偏光の切り替えタイプがよい（ダームライト Platinum，ダームライト DL3；図2 など）．

b 撮影用

撮影用は共有することが多いので，誰でも簡単に扱える機種を選ぶべきである．デジカメとの接続が容易なものを選ぶことも重要である（Derma9500；図3 など）．ダーモスコープで撮影できる範囲は1cmほどの範囲なので，患者情報や全体像を写すためにダーモスコープモジュールをデジカメから取り外す必要がある．ジェルタイプと偏光タイプでさまざまに評価が分かれるが，最初はジェルタイプを勧める．

2 観察の準備

a 観察の前に

偏光タイプでは特別な準備は必要ないが，場合により必要なこともある．アルコール綿はあったほうがよい．光線角化症や Bowen病など本来，鱗屑のある疾患はそのまま観察するのが原則であるが，色素細胞母斑では，特に足底の場合は角質の乱反射が邪魔になるので，アルコール綿で拭いてから観察するとよい．

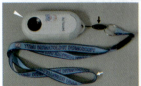

図1 ダームライトDL100にシリコンラバーケースとネックストラップを取り付けたもの．
シリコンラバーケース(△)をつけると，落としても破損しにくい．ネックストラップ(白矢印)を首から下げ，本体は白衣のポケットに入れておくと診察に便利である．取り外し(黒矢印)もできる．

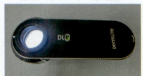

図2 ダームライトDL3
明るい白色LEDを点灯させたところ．本体右側のスイッチで偏光のオン・オフを切り替えることができる．

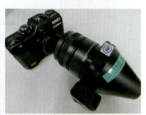

図3 Derma 9500 S-G(エコージェルモデル)とキヤノンのデジカメ Power Shot G12(現行機種はG16)
カメラのレンズを交換する要領で，ワンタッチで取り外し，取り付けが可能．

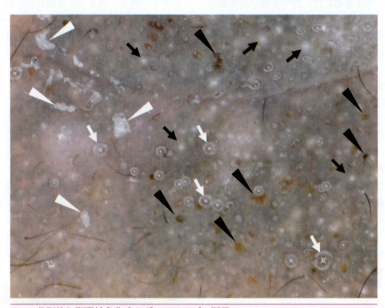

図4 典型的な脂漏性角化症のダーモスコピー所見
特徴的な面皰様開孔(▲)と稗粒腫様嚢腫(黒矢印)がみられる．この写真には，エコージェルに混入した泡(白矢印)が多数ある．ここでは非特異的所見であるが，白く乱反射する不規則な構造物(△)は鱗屑に相当し，境界が明瞭である．

b 観察の順番(角層→表皮→真皮)⋯

1)慣れないうちは，想定される疾患の所見があるかどうかを探すのが一番である．そして，原則としては角層の所見から探すのがわかりやすい．角層の所見は境界が明瞭である．炎症性疾患では白い鱗屑(図4△)や黄色の痂皮，赤黒色の血痂などを確認する．基底細胞癌では潰瘍を意味する紅色の均一領域(図5△)を確認し，脂漏性角化症では茶色の角栓に対応する面皰様開孔(図4▲)を確認する．掌蹠の母斑では皮溝平行パターンがみられるが，この所見は大部分

第 2 章　皮膚科医の基本

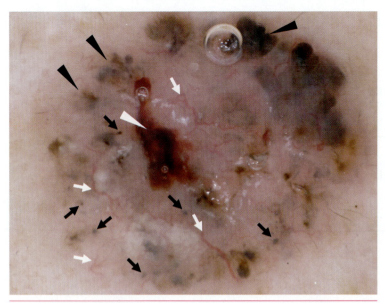

図 5　典型的な基底細胞癌のダーモスコピー像
潰瘍化（△），樹枝状血管（白矢印），葉状領域（▲），多発性青灰色小球（黒矢印）がみられる．

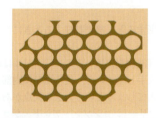

図 6　色素ネットワークは茶色の網
網ひもが表皮でメラニンにより茶色に染まって見える．網の穴は真皮乳頭部に相当する．

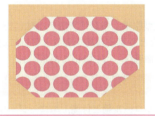

図 7　表皮が白い網ひもとなる場合
上皮性腫瘍である汗孔腫やBowen病では真皮乳頭部の血管拡張のため，網の穴が紅色となり，網ひもが白いネットワークとして観察される．

が角層内のメラニンを見ているため，明瞭で鮮やかな濃褐色である．
2）次に表皮のかたちを見る．掌蹠では平行なかたち，躯幹・四肢では網のかたちを探すことになるが，網では「網ひも」が表皮，「網の穴」が真皮乳頭に対応している．メラノサイト病変では茶色の網ひも（図6）が見えてくるのが特徴であるが，上皮性腫瘍（汗孔腫やBowen病）では表皮の「網ひも」が淡紅白色で，真皮乳頭の「網の穴」が血管拡張により赤く点状・小球状に見える（図7）．
脂漏性角化症では，上皮内にある偽角質囊腫が白くぼんやりとした小円形構造として観察され（図4黒矢印），小児の色素細胞母斑では表皮基底層などの胞巣が茶色の色素小球（図8黒矢印）として病変全体にみられる．
3）真皮内の構造物は不明瞭になりやすいが，一番明瞭なのが基底細胞癌（図5）の青灰色構造物，すなわち葉状構造（図5▲），類円

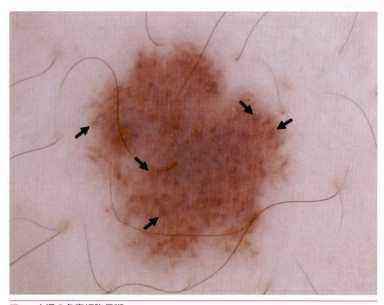

図8 小児の色素細胞母斑
小球状パターンを示す典型的な小児の色素細胞母斑である．濃い茶色の色素小球（黒矢印）一つひとつは境界部または真皮上層の母斑細胞の胞巣に対応する．

形大型胞巣，多発性青灰色小球（図5黒矢印）などや真皮浅層を表皮と平行に走る樹枝状血管（図5白矢印）である．

3 撮影の準備

アルコール綿と付箋，エコージェルなどを準備しておく．アルコール綿の使用については観察の場合と同様である．鱗屑の有無が重要な意味を持つこともあり，掌蹠の母斑では皮溝の位置がわかりやすいので，アルコール綿を使う前にも1枚は撮影することを推奨する．

付箋に病名と部位を記入し，患者ID情報（会計カードや電子カルテの画面）と一緒に撮影すると，後で整理するときに便利である．

超音波検査に用いるエコージェルは病院内で入手しやすいが，使うたびに内部に泡が増えてしまうという大きな欠点がある．KYゼリー（ジョンソン・アンド・ジョンソン）を使うことを勧める．アルミチューブ入りのため，絞った分だけ出て，チューブの形が絞ったままの形になるため，泡が入りにくい．撮影時に泡（図4，白矢印）があると病変が見にくいだけでなく，泡にフォーカスが合ってしまい，病変に対するピントが甘くなる．ジェルなしの画像も撮影しておくと，超アップの臨床写真として使える．

DON'Ts

☐ ダーモスコピー撮影をしないで生検・手術をしてはいけない．

東京女子医科大学東医療センター皮膚科　田中　勝

B 皮膚科の検査（皮膚病理検査以外）

3 細菌検査

DOs

- ☐ 感染巣深部からの組織培養検査が出せるときは，必ず出そう．
- ☐ 可能な限り，抗菌薬投与前に検査に出そう．

　細菌検査は，細菌感染によって生じる疾患において，起炎菌を同定し，さらにはその抗菌薬への感受性を調べるために必須の検査である．これにより，細菌感染症の診断，および治療における抗菌薬の適切な選択が可能となる．また，壊疽性膿皮症や発熱を生じるような全身性の炎症性疾患などにおいては，細菌培養検査で no growth であることが診断のために大変重要な鍵となることも多く，細菌感染症以外の疾患においても必須の検査となることが多い．

　抗菌薬を投与すると培養検査での検出率が低下してしまうため，可能な限り抗菌薬投与前に検体を採取する．抗菌薬投与後は，時間が経過するとともに検出率は低下する．抗菌薬投与後だからと培養検査をせずに様子をみてしまう場面にたまに遭遇するが，検出率が 0 ％になるわけではないので，検査はあきらめずに提出する．

　培養検査を提出する際には，塗抹検査も行う．Gram 染色の結果は培養検査とは違いすぐに出るため，いち早く抗菌薬の選択にフィードバック可能である．また好中球による菌の貪食像が認められた場合，起炎菌である可能性が高いとされており，大切な情報である．

1 容器の選択

　感染局所の検査では，スワブ，嫌気ポーター，滅菌スピッツなどで提出する．スワブは，少量の膿を提出したり，創部表面をこすって提出したりする場合に使用する．十分量の膿や組織を培養検査に提出する場合は，嫌気ポーターや滅菌スピッツを使用する．嫌気ポーターは嫌気培養を行うときには必ず使用する．嫌気培養が必要でない場合は滅菌スピッツでもよいが，嫌気ポーターと違い底面に寒天がないため乾燥しやすい．乾燥すると菌が死んでしまう可能性があるため，小さな組織を提出する場合など乾燥する恐れがある場合には，少量の生食を入れておく必要がある．生食が多すぎると希釈されてしまうため，乾燥を防ぐ最低量を入れる．

　採取した検体を保管していると検出率が低下してしまうため，直ちに検査室に提出する．

2 可能であれば，感染巣深部からの組織培養検査を提出する

　スワブで感染巣の表面をこすって提出する方法は大変簡便で有用ではあるが，潰瘍表面に付着しているだけの真の起炎菌ではない菌を検出してしまうことも多い．

　一般的に，感染局所の培養検査におけるゴールドスタンダードは深部からの組織培養検査である．ここから培養される菌は起炎菌である可能性が高いとされる．細菌感染症において皮膚が壊死している場合は，治療のためデブリードマンを行うことになるが，この際に，デブリした感染巣深部の組織を嫌気ポーターに入れて検査に提出する．生検も，深部の組織培養提出のチャンスである．

もちろん，壊死組織がなく生検予定もない場合，たとえば伝染性膿痂疹や毛囊炎で培養検査を提出する場合には，スワブを使用して提出することになる．

皮下膿瘍を形成している場合は，切開前にまず穿刺を行い，引けた膿を即座に嫌気ポーターに入れて提出する．

3 嫌気培養

a 嫌気培養の必要性

皮膚細菌感染症においては，好気性Gram陽性球菌である黄色ブドウ球菌やレンサ球菌が起炎菌であることが多いため，嫌気培養はついおろそかにされてしまうことが多く見受けられるが，重要な検査である．糖尿病性壊疽において，嫌気性菌が原因である場合も少なくないことは有名だが，そうした基礎疾患のない場合でも，丁寧に嫌気培養を提出していると検出されることはまれではない．表面をスワブでこすった検体のように，空気と接している場合は嫌気培養の提出は困難だが，深部の組織や皮下膿瘍からの膿を培養検査に提出する場合は，嫌気培養検査も行う．

b 注意点

検体採取後は，即座に嫌気ポーターに入れる．嫌気性菌は種類により，数十秒ぐらいの通気を行っても問題なく検出される菌から，数秒程度の通気でも検出されなくなる菌までさまざまである．少しでも早く嫌気ポーターへ入れるために，嫌気ポーターは検体採取時にあらかじめ用意しておく．また，嫌気ポーターの蓋を開ける際に，嫌気ポーターを横倒しにして蓋を開けようとする場面をよく見かける．嫌気ポーター内は炭酸ガスが充填されることにより嫌気状態となっているため，蓋を開ける際は，常に容器を立てたまま操作する必要がある．また，蓋を開けている時間は最小限にする．

4 血液培養

a 血液培養の必要性

軽症の蜂窩織炎では，血液培養が陽性になる頻度が大変低い．皮膚科ではその延長で，必要な際にもついおろそかにされてしまっているのをよく見かける検査であるが，大変重要な検査である．

重症の蜂窩織炎で皮下膿瘍や皮膚の壊死を生じていない場合は，局所からの培養検査が困難なことも多く，血液培養によって初めて起炎菌が明らかとなることもまれではない．皮膚病変からの感染を疑っていたが創部からは菌が検出されず，血液培養にて他の内臓病変由来と考えられる起炎菌が検出され，発熱の真の原因が分かることもある．発熱や白血球の異常高値や低下がある時など，菌血症が疑われる場合には必ず血液培養を行う．発熱がないときでも菌血症の場合はあるので，原因不明の意識障害や血圧低下，低体温など，菌血症を疑う症状がある場合は提出する．

体温が上昇しているタイミングかどうかで検出率は変わらないとの報告もあり，血液培養が必要と判断されたら，タイミングを待って機を逸することがないよう，まずは初回の検査を抗菌薬投与前に速やかに行う．

b セット数，採血量

血液培養のセット数は，数が多いほど検出感度が上がる．たとえば，1セットでは検出感度が70％台，2セットの採取で90％程度になったとの報告がある．また場所を変えて採取することにより，コンタミネーションの判断がしやすくなる．そのため，血液培養をとる際は必ず最低2セット，場所を変えて採取する．また採血量は十分にとることにより，少量しか存在しない起炎菌の検出が可能となる．たとえば成人の場合，30 mLまで採血量を増加させるたびにほぼ正比例して検出率が上昇すると

の報告がある.そのため,1セット20 mL(各ボトル10 mLずつ),少なくとも2セット以上の血液量が望ましい.なお,嫌気性ボトルには注射筒内の空気が入ってしまわないように気をつける.

5 結果の解釈

スワブで潰瘍表面をこすっただけといった場合には,起炎菌ではなく潰瘍表面にコロナイゼーションしているだけの菌である可能性もあることを常に念頭に置いて判断する.また血液培養においては,2セットのうち片方だけの検出である,菌が増殖されてくるまでの日数が長い(72時間以降),コンタミネーションの際に検出されやすい菌(たとえばCNS, *Propionibacterium*, *Bacillus*, *Corynebacterium*)だった,という場合には,コンタミネーションである可能性が高くなるため,創部培養の結果と矛盾しないか確認するなど,慎重に判断する.

DON'Ts

- ☐ 嫌気培養検査や血液培養検査も忘れない.
- ☐ 抗菌薬がすでに投与されているからといって,培養検査を怠らない.
- ☐ 滅菌スピッツを使用する場合は,検体を乾燥させない.

公立昭和病院皮膚科　**柴野嘉弘**

4 真菌検査

DOs
- 皮膚真菌症の診断においては，病変部に真菌が存在することを必ず証明しよう．
- 鏡検は自信を持って実施できるようになろう．

皮膚真菌症の診断においては，病変部に真菌が存在することを証明することが必須である．真菌は角層や毛，爪など表在部位に存在し，検体を直接採取することが容易であるため，直接鏡検が迅速性，感度，簡便性，コストいずれにおいても優れた検査となる．皮膚糸状菌，カンジダ，マラセチアの区別ができ，これは治療に直結する．まず鏡検を確実に実施できるようになることが大切である．検体の採取部位や検体の処理，顕微鏡の設定を熟知し，菌要素と菌要素でないものを的確に見分ける技能が重要である．培養についても基本事項を押さえておくとよい．

1 皮膚科で扱う真菌の分類

皮膚科で表在性皮膚真菌症として出会うものは，皮膚糸状菌（「白癬菌」も同義で使用されている），カンジダ，マラセチアがほぼすべてである．皮膚糸状菌は Microsporum 属，Trichophyton 属，Epidermophyton 属の3属からなり，カンジダはカンジダ（Candida）属，マラセチアはマラセチア（Malassezia）属である．それぞれの属の中には細分化された菌種が属している（表1）．

2 直接鏡検

a 直接鏡検の手順
1）検体の採取部位

検体は検出率を高めるため，複数の場所から採取する．頭部白癬では，容易に抜ける毛髪を抜く．黒点（black dot）があれば押し出す．顔面，体部，股部白癬では，環状の病変の周囲にある鱗屑や小水疱を採取する．足白癬では，小水疱からの検出率が高いので必ず採取する．鱗屑では，完全に浮き上がっていない鱗屑をはがしとる．趾間では，浸軟せず乾いていてまだ皮膚に付着している鱗屑を検体とする．足底の過角化は検出率が低いので，多く採取する．表在性白色爪真菌症では爪甲表面の混濁部を削ればよいが，その他の遠位側縁爪甲下爪真菌症などの爪白癬では，混濁部と正常部の境界まで病爪を削り込んで採取する．くさび形の混濁でも，くさびの先端（混濁部の最近位部）まで削り込む．カンジダでは，膜

表1 皮膚科日常臨床で扱う真菌の分類
- ■皮膚糸状菌
  - Trichophyton 属：T. rubrum, T. mentagrophytes, T. tonsurans, T. verrucosum……
  - Microsporum 属：M. canis, M. gypseum……
  - Epidermophyton 属：E. floccosum
- ■カンジダ
  - Candida 属：C. albicans, C. tropicalis, C. parapsilosis, C. glabrata, C. krusei……
- ■マラセチア
  - Malassezia 属：M. restricta, M. globosa……

様の浸軟した鱗屑や膿疱，白苔を検体とする．癜風では，皮疹の表面をこすると一見鱗屑のないところからも細かい鱗屑が取れる．マラセチア毛包炎では，丘疹の内容物を圧出する．

2）手技
鑷子や剪刀，ニッパーなどを用いて鱗屑や水疱，爪などの病変を検体として採取する．検体をスライドグラスに載せる．爪は細かく砕いておく．カバーグラスをかけて，隙間からKOH溶液〔ズーム®（久光製薬）〕を滴下する．アルコールランプやホットプレートなどで緩やかに加熱する．加熱しすぎると沸騰して結晶が析出し，観察不可能になるので注意する．ズーム®にはDMSOが添加されていて，加熱しなくても溶解が促進される．検体が溶解したところで，軽くカバーグラスの上から検体を薄く押しつぶし，顕微鏡で観察する．ただし，毛髪は押しつぶすと菌要素がバラバラになるため，そのまま観察する．顕微鏡の設定は，絞りは絞って，コンデンサーは下げる．対物レンズは10倍（接眼レンズと合わせて100倍）がよい．この倍率が視野もある程度広く，菌要素の形態も認識できる．

3）マラセチアの鏡検
マラセチアは癜風の場合，菌糸があるのでKOH溶液だけで観察できる．マラセチア毛包炎では胞子のみであるので，気泡等と区別することはできず，ズームブルー®（久光製薬）などで染色が必要である．顕微鏡の設定は，倍率は200〜400倍で，コンデンサーは上げて，しぼりは開く．ちなみにズームブルー®液にはKOHと色素が入っており，菌糸や胞子が染まる．ただしDMSOが入っていないので，溶けるまで時間がかかる．また，すぐにカバーグラスをかけると染色性が悪いので，スライドグラス上の検体にズームブルー®をかけて2〜3時間放置してからカバーグラスをかける．

b 直接鏡検での真菌の属の同定
直接鏡検では属の区別，すなわち皮膚糸状菌，カンジダ，マラセチアの区別ができる．治療の観点からみると，抗真菌薬は皮膚糸状菌，カンジダ，マラセチアのそれぞれに効果が高いものが異なるため，この区別は極めて重要である．各属の中での菌種の区別はできないが，実際の運用上は属レベルの区別ができていれば治療ができるため，直接鏡検は非常に重要である．

1）皮膚糸状菌
菌糸と分節胞子がみられる．菌糸は隔壁があり，分岐がみられる．分節胞子は菌糸が隔壁で区切られ，胞子となったものである．菌糸がくびれて丸い胞子となったものであるから，その胞子は直線状に並ぶ（図1）．これがカンジダとの鑑別点となる．角層細胞間の脂肪滴が亀甲様になり菌要素のように見える菌様モザイクというものや，検体を深く採取したときにみられる真皮の線維，衣服の線維，KOHの結晶などを菌要素と間違えてはならない．

2）カンジダ
カンジダでは，仮性菌糸を伴ったブドウの房状の胞子がみられる（図2）．胞子がブドウの房状に固まることが，皮膚糸状菌の分節胞子との違いである．ちなみにカンジダは常在真菌であり，胞子のみでは常在菌として存在しているだけのことがあり病原真菌とはいえないため，菌糸や仮性菌糸を見つける．

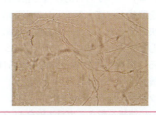

図1　糸状菌の鏡検像
分岐する菌糸と数珠状に（直線状に）連なった分節胞子．

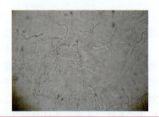

図2　カンジダの鏡検像
仮性菌糸とブドウの房状に固まった胞子．

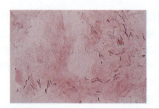

図3　癜風の鏡検像
この写真では太くて短い菌糸が多数みられるが，胞子は少ない．

3）マラセチア

マラセチアは，癜風では特徴的な太くて短い菌糸と丸い大型の胞子が見えるが（図3），マラセチア毛包炎では小型の胞子のみである．

3　真菌培養

a　真菌培養の手順

1）検体の採取

直接鏡検と同様である．

2）手技

①培地は雑菌の混入を防ぐため，抗菌薬添加の培地を使用するのが便利である．クロラムフェニコール添加サブローブドウ糖寒天培地やクロラムフェール・ゲンタマイシン添加サブローブドウ糖寒天培地，マイコセル培地（クロラムフェニコール・シクロヘキシミド添加）などが市販されている．

②検体を試験管の斜面培地に数か所植える．試験管の蓋は密栓せず，緩くしめる．培養は室温でよい．

③1～2週間でコロニーが生えてくる．

④このコロニーから目的の菌と思われるものを微量とって，シャーレの平板培地の中央に植える．シャーレの蓋を閉めて乾燥しないようにビニールテープでシールする．巨大なコロニーが得られる（巨大培養）．

⑤スライドカルチャーを行う（図4）[1]．シャーレに濾紙を敷き，ガラス棒をU字状に曲げたものを入れ，その上にスライドグラスを設置する．平板培地からメス刃で7mmほどの正方形に培地を切り出して，スライドグラス上に載せる．この四角い培地に③または④で培養した真菌を接種し，カバーグラスをかける．シャーレ内に乾燥防止の滅菌水を少量入れて，蓋をかぶせ，ビニールテープでシールして培養する．菌はスライドグラスやカバーグラスのガラス面にツタが這うように菌糸を伸ばしていく．菌が増えてきたら，スライドグラスやカバーグラス上に増殖した菌をラクトフェノールコットンブルー液〔完成品も市販されている（武藤化学）〕で染めて，顕微鏡で観察する．なお，このスライドグラスやガラス棒，カバーグラスはオートクレーブをするか，火炎滅菌しておく．

b　真菌培養による菌種同定

1）同定のための参照資料

培養による菌種同定は形態学的に行うため，最初は参照する資料が必要である．各種総説や図譜の写真，インターネット上のサイト〔病原真菌データベース Pathogenic Fungi Database (PFDB) http://timm.main.teikyo-u.ac.jp/pfdb/index.html や千葉大学真菌医学研究センター http://www.pf.chiba-u.ac.jp/ のほか，金沢医科大学皮膚科のホームページ http://www.kanazawa-med.ac.jp/~dermat/ には「若手皮膚科医のための真菌講習会テキスト」があり（PDFで利用できる），わかりやすくまとめられている〕を利用する．

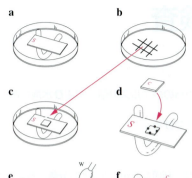
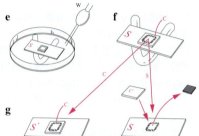

a：シャーレに濾紙，曲げたガラス棒，スライドグラス(S)を入れ滅菌しておく．
b：適切な培地の平板から 7 mm 角の培地の小片を切り出す．
c：スライドグラスの上に培地の小片を置く．
d：四辺に菌を接種した後，滅菌カバーグラス(C)をかける．
e：濾紙に滅菌水(W)を十分滲み込ませ，乾かないように保温する．
f：カバーグラスの下面に菌が伸びるまで培養する．
g：ラクトフェノールコットンブルー液をなじませ，観察する．カバーグラス側とスライドグラス側の 2 枚の標本ができる(S'：新しいスライドグラス，C'：新しいカバーグラス)．周囲をマニキュア液で封入すると永久標本になる．

図4 スライドカルチャーの手順
(望月 隆：真菌症の検査法．*MB Derma* 2001；**51**：7-14 を参考に作成)

2) 糸状菌の菌種同定

まず巨大培養でコロニーの表面の性状や色，裏面の色をみることで菌種がある程度推測でき，続いてスライドカルチャーの所見で確定する．カンジダやマラセチアについては，実臨床で菌種同定まで要求されることは少ない．カンジダはクロモアガー®カンジダ(販売元：関東化学)というカンジダ鑑別用発色培地を利用すれば，菌種ごとに異なる色のコロニーが得られ，簡便に菌種同定できる．マラセチアの菌種同定はまだ研究室レベルとなっている．

DON'Ts

- 真菌検査を省略して，臨床像のみで皮膚真菌症を診断しないようにしよう．
- 鏡検で，真皮の線維や衣服の繊維，KOH の結晶などを菌要素と間違えないようにしよう．

文献
1) 望月 隆：真菌症の検査法．*MB Derma* 2001；**51**：7-14

東京女子医科大学皮膚科　**常深祐一郎**

B 皮膚科の検査（皮膚病理検査以外）

5 ウイルス検査

> **DOs**
>
> ☐ 迅速に行うべき検査として，咽頭などからのウイルス分離，および水疱があるときの Tzanck 試験がある．
> ☐ 血液抗体検査は採血のタイミングに気をつける．

　日常診療でウイルス感染症に遭遇する機会は多い．典型的な臨床症状から，視診のみで診断がつくこともある．そのためには，各ウイルス感染症の症状の特徴を熟知していなければならない．皮疹の特徴，出現時期，発熱のパターンなどを覚えておく．流行状況も随時把握しておく．しかし，臨床のみでは診断が困難な場合，中毒疹あるいは groves & socks syndrome などを疑いウイルス感染症が考慮される場合は，ウイルス検査は診断の一助となる．

1 施行時期

　ウイルス検査は施行時期に注意する．図1に臨床経過と検体採取時期のタイミングを示した．発症直後のウイルス排出時期には，咽頭などからウイルス分離，あるいは水疱病変があれば Tzanck 試験を行う．発症1，2週後の急性期と1か月後の回復期では，血液中のウイルス特異抗体の IgM，IgG を測定する．IgM，IgG の上昇するタイミングは，各ウイルスで少し違いがあるので注意する．

　ウイルス分離は発症直後から数日以内に行う．時期の遅れは検出率低下につながる．感染が疑われる部位から検体（咽頭ぬぐい液，血液，尿）を採取する．培養等が必要なため，結果までに時間がかかる．

2 検査方法

　皮疹はまず水疱の有無を確認する．水疱を認める場合の簡単な鑑別法を表1に示し

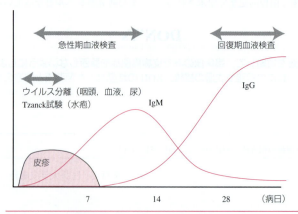

図1　ウイルス検査のタイミング

表1 水疱をきたすウイルス感染症の特徴

	皮疹の特徴	紅暈	痛み	Tzanck試験
水痘	・全身に散布 ・被髪頭部（＋）	（＋）	（−）	（＋）
帯状疱疹	・デルマトームに一致 ・片側性	（＋）	（＋）	（＋）
単純ヘルペス	・同一部位に繰り返す	（＋）	（＋）	（＋）
手足口病	・手足（割線方向長軸一致） ・膝，臀部（小水疱，丘疹）	（＋）	（±）	（−）

た．水痘，帯状疱疹，単純ヘルペスはTzanck試験が陽性だが，手足口病は陰性となる．

水疱がなければ，紅斑や丘疹の出現部位・時期，粘膜病変，発熱の有無などを確認して可能性のあるウイルス感染症を鑑別にあげる．麻疹，風疹，伝染性紅斑，伝染性単核球症などがある．ウイルス分離，あるいは血液での各種抗体価測定を行う．

a Tzanck試験（p.119）

水疱を眼科用剪刀で採取し，水疱蓋を擦らないようにスライドグラスにのせ，Giemsa染色を行う．ウイルス性の多核巨細胞があれば陽性と考える．

アセトン固定をする時間的猶予がない場合，以下の簡便な方法がある．Giemsa染色液を原液で1滴水疱蓋に垂らし，10秒程待ってからスライドグラスを裏返しにし，その上から水道水をわずかな量で流して（水疱蓋が流れないように注意して）染色液を洗い落とす．ティッシュで軽く拭いてカバーグラスをのせ，顕微鏡で観察する．これだけでも多核巨細胞の有無を簡単に調べることができる．Giemsa染色液を垂らす前に水疱蓋をなるべく乾かすようにすると，水疱蓋が流れ落ちにくくなる．

b ウイルス抗原検査

ウイルス特異的抗体を用いれば，ウイルス抗原を検出できる．単純ヘルペスの1型と2型の鑑別も行える．スライドグラスにのせた水疱蓋をアセトンなどで固定し，FITC（fluorescein isothiocyannate）やPE（R-Phycoerythrin）で標識された標識抗体をかけて反応させた後，蛍光顕微鏡下で観察する．

c 血清抗体測定法

赤血球凝集抑制反応（hemagglutination inhibition：HI），中和試験（neutralization test：NT），補体結合反応（complement fixation reaction：CF），蛍光抗体法（fluorescent antibody technique：FA），酵素免疫測定法（enzyme-linked immunosorbent assay：ELISA）などがある．

HI，NT，CFでは急性期と回復期のペア血清において，抗体価の陽転または4倍以上の上昇を示した時に有意となる．FA，ELISAではIgMとIgGを別々に測定できる．IgMは最近の感染を示す（図1）．すなわち，発症後1週間後のIgM抗体検出，または急性期と回復期のペア血清においてIgG抗体の有意な上昇をみれば感染成立と考える．

ただし，再発性単純ヘルペスにおいては診断の助けにならない．また，EBウイルスに対する抗体はVCA（virus capsid antigen）-IgM抗体，VCA-IgG抗体，EA（early antigen）抗体，EBNA（EBV nuclear antigen）抗体などがあり，これらの抗体価で感染の有無を確認する．EBウイルス感染の各サイクルで異なったウイルス蛋白質

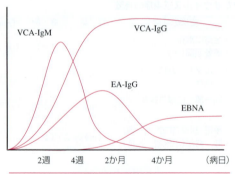

図2 EBウイルス抗体の時間的推移

表2 EBV関連疾患と抗体価のパターン

	VCA-IgM	VCA-IgG	EA-IgG	EBNA
未感染	(−)	(−)	(−)	(−)
既感染	(−)	(+)	(−)〜(+)	(+)
伝染性単核球症	(−) (急性期は+)	(+)	(+)	(−)〜(+)
慢性活動性 EBウイルス感染症	(−)〜(+)	(+) 高値	(+) 高値	(−)〜(+)
リンパ腫	(−)	(+) 高値	(+) 高値	(+)

が合成されるため,各抗体価は特徴的な時間的推移をとる(図2).これを覚えておけば,EBウイルスの感染によって起こるさまざまな疾患と各抗体価のパターン(表2)も理解しやすくなる.

DON'Ts

- ☐ 鑑別が絞れず採血項目が多くならないように,各ウイルス感染症の特徴を熟知しておく.
- ☐ groves & socks syndromeなど,典型的でない皮疹でもウイルス感染症を見逃さないようにする.

同愛記念病院皮膚科 三井 浩

B 皮膚科の検査（皮膚病理検査以外）

6 皮膚アレルギー検査

DOs

- ☐ 詳細な問診により原因物質を推測する．
- ☐ 問診の際には，患者の自己診断や思い込みにミスリードされないように注意する．
- ☐ 安全性が高い検査から行う．
- ☐ 検査結果を記載したアレルギーカードを発行して患者に携帯させる．

1 疾患と検査の流れ

表1 アレルギー検査の流れ

疾　患	採血による検査	患者皮膚を用いた検査		誘発試験	
接触皮膚炎		PT→遅延判定 (48時間，72時間，1週間)		再投与試験	
即時型アレルギーによる薬疹		SPT →即時判定	プリックテスト (皮内テスト)	うがい試験	再投与試験
遅延型アレルギーによる薬疹		PT+SPT →遅延判定		再投与試験	
重症型薬疹	DLST	PT+SPT →遅延判定		(再投与試験)	
金属アレルギー		PT →遅延判定			
食物アレルギー	特異的IgE抗体	プリックテスト (皮内テスト)		再投与試験	

PT：パッチテスト，SPT：スクラッチパッチテスト，DLST：薬剤によるリンパ球刺激試験

2 採血による検査

a 特異的IgE抗体（RAST）（表2）

- 陽性的中率は高いが感度は高くないため，「陰性⇒原因物質でない」とは断定できない．
- immuno-CAPの有用性が高い．多数の抗原を調べるときにはView-36が適している．

b 薬剤によるリンパ球刺激試験（DLST）

- 被疑薬を患者血液と反応させ，リンパ球の幼若化率から原因薬剤を判定する．
- 遅延型アレルギーによる薬疹の診断に有用．即時型アレルギーでは有用性が低い．
- 偽陽性も偽陰性も多く信頼性が低いが，ステロイド内服中でも検査できるため，重症型薬疹の原因検索に有用．
- 薬疹の最盛期から1か月以上経つと陽性率が低下する．薬剤性過敏症症候群の場合は2か月以降に陽性率が高くなる．

表2 特異的IgE抗体の検査項目

疾　患	検査項目
通常の食物アレルギー	View-36＋患者申告の抗原
食物依存性運動誘発アナフィラキシー	小麦，グルテン，ω-5グリアジン，エビ，カニ
魚類アレルギー	患者申告の抗原＋アニサキス
口腔アレルギー症候群	シラカンバ・ハンノキ花粉，リンゴ，キウイ，バラ科の果実

3 患者皮膚を用いた検査

a　パッチテスト(PT)

1) 原理と特徴
- 表皮細胞やランゲルハンス細胞が感作されていれば，PTにより炎症反応が惹起される．
- 接触皮膚炎や薬疹の原因検索に有用．接触皮膚炎では経皮感作されるためPT陽性率は高いが(80%以上)，薬疹の場合は真皮樹状細胞が感作されていても表皮細胞やランゲルハンス細胞が感作されているとは限らず，また薬剤が経皮吸収されにくいため，PT陽性率は低い(50〜60%)．
- 陽性的中率が高いので「PT陽性⇒原因物質である」可能性が高いが，「PT陰性⇒原因物質でない」とは断定できない．

2) 留意点
- ステロイドや免疫抑制薬内服中は施行しない．抗アレルギー薬(抗ヒスタミン薬)は可．
- 元の皮疹が残っている間は検査しない．
- 強酸，アルカリ，石油類，腐食性物質は貼布しない．
- 未知の物質を貼布する場合はオープンパッチにする(貼布20分後にパッチ絆を剝がす)．

3) 検査の準備
- 詳細に問診し，患者の自己判断ではなく医師が疑った物は全て検査する．
- 被疑物が入手困難な場合は，同じ成分の他の製品やパッチテスト試薬(鳥居薬品)などで代用する．

4) パッチ絆の作成
- パッチテスター(鳥居薬品)またはフィンチャンバー(大正富山医薬品)を用いる．
- パッチ絆の裏紙を剝がし，ごく少量の抗原をリント布に浸透させる．生食または水を陰性コントロールとする．
- 化粧品や外用薬はas is(そのまま)貼布する．
- 石鹸，シャンプー，クレンジングなどは，水で100倍に希釈して貼布する．
- 染毛剤，パーマ液はas isで貼布し，オープンパッチにする．
- 点眼液は反応が出にくいためスクラッチパッチテスト(SPT)も行う．
- 植物は花と葉に分けて，すり潰して貼布する．
- パッチテスト試薬金属(鳥居薬品)は刺激反応が出やすいため，容器をよく振ってリント布にごく少量滴下する．
- 薬疹の検索では，薬剤をas isおよびワセリンなどで10倍に希釈して貼布し，SPTも行う．

5) パッチ絆の貼布
- 紅斑や掻破，苔癬化，色素斑のある部位には貼布できない．
- 上背部または上腕屈側の健常皮膚に密封貼布する．有毛部や背骨上は避ける．
- 貼布後48時間は入浴禁止．貼布部位を覆えばシャワーは可．

6) 判　定
- 48時間後にパッチ絆を剝がしながら油性インクでマークし判定する(表3)．

表3　PTの判定基準

本邦基準		ICDRG基準	
−	反応なし	−	反応なし
±	軽度の紅斑	+?	紅斑のみ
+	紅斑		
++	紅斑+浮腫，丘疹	+	紅斑+浸潤，丘疹
+++	紅斑+浮腫+丘疹+小水疱(膿疱)	++	紅斑+浮腫+丘疹+小水疱(膿疱)
++++	大水疱	+++	大水疱

本邦基準で++以上，ICDRG基準で+以上をアレルギー反応と判定．本邦基準で+ならアレルギー反応の疑い濃厚．

- 72時間後と1週間目も同様に判定する．
- アレルギー反応の場合，72時間後に最も反応が強くなることが多い．刺激反応の場合は，パッチ絆除去後に急速に反応が弱まる．
- 絆創膏かぶれや強い陽性反応があると，周囲の貼布部位で偽陽性が出やすくなるので，反応の強い部分にだけステロイドを外用する．

b　スクラッチパッチテスト(SPT)

1) 原理と特徴

- 薬疹ではPTの陽性率が低いため，掻破して抗原を経皮吸収させやすくする．
- PTより鋭敏だが，刺激反応による偽陽性に注意する．
- 膨疹などの即時型反応を生じることもあるが，陽性率は低い．
- 薬疹や点眼薬による接触皮膚炎の原因検索に有用．一般の接触皮膚炎では行わない．

2) 検査方法

- 抗原を浸透させたパッチ絆を2組作り，1組は通常のPTを行う．もう1組は，リント布の間隔に合わせて油性インクでマークし，26Gの注射針を用いて1mm間隔で4～5本，出血しない程度に掻破し，パッチ絆を貼布する(図1)．
- 即時型反応を見る場合は，判定しやすいようにパッチ絆の裏紙の一部を付けたままにする．

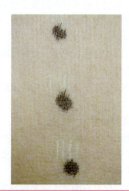

図1　スクラッチパッチテスト
出血しない程度に掻破し，パッチ絆を貼布する．

3) 判定

- 即時型反応では，15分，30分，45分後に膨疹や紅斑の有無を判定する．
- 遅延型反応の判定はPTと同様．

c　プリックテスト

1) 原理と特徴

- 真皮に微量の抗原を刺入する．感作されていれば，即時型アレルギーにより浮腫を生じる．
- 蕁麻疹やアナフィラキシーの原因検索に有用．蕁麻疹が出ないタイプのアナフィラキシーでも検査できる．
- 特異的IgE抗体よりも信頼性が高い．

2) 施行の留意点

- ステロイドは1日前から，抗アレルギー薬(抗ヒスタミン薬)は2日前から休薬さ

せる．
- 蕁麻疹が出やすいとき，発熱，喘息発作など状態の悪いときには中止する．
- アナフィラキシーを生じることがあるので同意書を取得し，点滴ライン，アドレナリン，コルチゾール，O_2ボンベなどを準備しておく．

3) **被験物質の準備**
- 1回に8品目しか検査できないので，薬剤の場合は医師が選択し，食物の場合は患者の希望する食材を持参させる．
- 生の食材のほうが反応は出やすいが，調理済みでも構わない．
- 季節食品や変質しやすい食材は冷凍庫に保管させる．
- 市販の抗原液を使用した場合は感度が低い．

4) **検査方法**
- 被験薬をごく少量の生食で溶きペースト状にする．液状の薬剤や食物はそのまま使用する．
- 仰臥位になり点滴ラインを確保する．
- 油性インクで前腕屈側に5 cm間隔でプリック部位をマークする．
- プリック針（バイファケイテッドニードルなど）の先に被験物を付けて，垂直に刺入する．液状の薬剤は患者の皮膚に1滴滴下し，その上からプリック針を刺入する．
- 食物の場合は，針を食物に刺してそのまま患者皮膚に刺入する（prick to prick）．
- 陽性コントロールに1％二塩化ヒスタミン，陰性コントロールに生食を用いる．

5) **判定**
- 15分，30分，45分後に膨疹と紅斑の直径を測定する（膨疹の長径×垂直直径）（図2）．一般に反応のピークは30分後．ヒスタミン（H）の膨疹径の1/2より小さく生食より大きければ陽性，Hの1/2以上なら強陽性と判定する．
- 膨疹が出現しない場合は，Hの紅斑直径

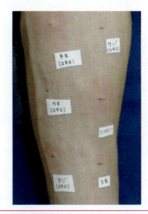

図2 プリックテスト
抗原刺入部位に生じた膨疹を，ヒスタミンによる膨疹径と比較する．

と比較する．Hを入手できない場合は，5 mm以上の膨疹または15 mm以上の紅斑で陽性と判断する．

d 皮内テスト
- 注射薬や市販の食物抗原を用いた即時型アレルギーの検索．
- 微量の抗原を皮内に注入し，直径6 mmの膨疹を作る．
- 生食を陰性コントロールとし，プリックテストと同様に判定する．
- プリックテストより感度が高いが，アナフィラキシーの危険性がある．

4 誘発試験

目的：薬剤アレルギーや食物アレルギーの原因の確定．

方法：被疑薬や食物を微量から摂取し，陰性なら漸増し症状の再燃を確認する．1日に1種類しか検査できない．

留意点：必ず同意書を取得する．即時型アレルギーの場合は点滴ラインを確保する．重症型薬疹やアナフィラキシーの危険のある場合は，入院させて検査を行う．

a うがい試験（口含み試験）
内服薬による即時型アレルギーの検索．

- 薬剤を 50 mL の水で溶かし，口に含ませて 15 秒間うがい→吐き出させ，口は漱がせない．
- 15 分，30 分，45 分にアナフィラキシー症状を確認するが，数分で出現することがある．軽度でも蕁麻疹，顔面腫脹，くしゃみ，腹痛，呼吸苦などを訴えたら陽性と判定し，処置を行う．

b　再投与試験（即時型アレルギーの場合）
- 通常量の 1/100 を投与し，うがい試験と同様に判定する．陰性なら翌日より 1/10，1/2，1/1 と漸増する．ショックの既往のある場合は，1/10,000 から始める．

c　再投与試験（遅延型アレルギーによる薬疹の場合）
①薬疹が軽度の場合，薬疹の可能性が低い場合：必要な薬剤から 1 薬剤ずつ通常量で投与し，皮疹の再発を確認する．
②薬疹が中等度の場合，固定薬疹の場合：通常量の 1/10 を 1 日 2 回，2〜3 日間連続投与する．陰性ならば 1/2，1/1 と漸増する．
③重症型薬疹の場合：入院させ，1/1,000 量より漸増する．

DON'Ts

☐　いずれの検査も手間がかかり保険点数も低いが，患者に有益なデータが得られるので，労力を惜しんではならない．

日本医科大学皮膚科　**藤本和久**

B 皮膚科の検査(皮膚病理検査以外)

7 光線検査

DOs

- 光線検査の目的，手技を理解し，実践してみよう．
- 光線検査に伴う副反応を理解しよう．

　光線検査とは，種々の光線を皮膚に照射することにより誘発される皮膚症状を観察する検査であり，皮膚科固有の検査の一つである．光線検査を行う目的には大きく分けて二つあり，一つは光線過敏症の診断および作用波長の決定であり，もう一つは光線療法の初回照射量を決定するためである．

　太陽または人工光源から出される光線には，種々の波長を示すものが含まれている．光線検査で用いられる光は，大別して中波長紫外線(ultraviolet rays B：UVB)，長波長紫外線(ultraviolet ray A：UVA)，可視光線(visual light：VL)に分けられ，それぞれの波長域は教科書によって多少の違いがあるものの，概ね UVB が 280〜320 nm，UVA は 320〜400 nm，VL は 400〜800 nm である．

1 光線検査に共通する基本的事項

　以下に述べるいずれの検査を行う場合でも，重要な基本的事項がある．
①用いた光源，照射率，照射量を記録すること(VL による光照射試験を除く)．
②光線試験の判定を照射の何時間後に行ったかを記録し，異常反応がみられた場合は，さらにその反応の消長を 1〜7 日間程度は追跡する．
③光源の照射率を測定する照度測定器は，定期的に較正を行う．
④光線検査を行う被験者の照射部位以外の皮膚に対しては，遮光布などにより遮光する．
⑤光線検査時，検査を行う医師は紫外線遮光眼鏡や遮光手袋などを用いて遮光する．

2 光線過敏の有無を調べる目的で行うスクリーニング検査

a UVB による光照射試験：最少紅斑量(MED)の測定

　UVB に対する過敏性を調べるために行う．光源はフィリップス社製 TL20W/12RS などの医療用サンランプ(ピーク波長：305 nm)が多く用いられる．

　具体的な測定方法は，背部などの非露光部に $20 \sim 200$ mJ/cm^2 を 10 段階程度で照射する．個々の照射野の面積は 1 cm^2 以下とする．MED の判定は 24 時間後に行い，淡い紅斑がみられる最少のエネルギー量を最少紅斑量(minimal erythema dose：MED)とする．MED は人種間により大きな違いがあるが，日本人の健常人における MED は $40 \sim 100$ mJ/cm^2 である．図1 に健常人に行った UVB による光照射試験結果の 1 例を示す．

b UVA による光照射試験

　UVA に関する光線過敏の有無は，通常ブラックランプ(ピーク波長：352 nm)を照射して行う．MED 測定と同様に，背部などの非露光部に対して $2 \sim 10$ J/cm^2 を 5 段階程度で照射する．個々の照射面積は UVB による照射テストと同様に 1 cm^2 以下とする．判定は 24〜48 時間後に行い，紅斑反応が誘発された場合，その最少エネルギー量を minimal response dose(MRD)と

第 2 章　皮膚科医の基本

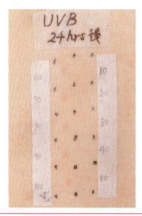

図 1　健常康人に行った UVB による光照射試験結果の 1 例
UVB による光照射試験．MED は 50 mJ/cm² と判定される．

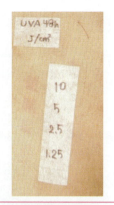

図 2　慢性光線性皮膚症患者に対して行った UVA による光照射試験結果の 1 例
慢性光線性皮膚症患者に対して行ったUVAによる光照射試験．MRDは2.5 J/cm²と判定される．

いう．ブラックランプの光には数％の UVB 領域の紫外線が含まれているので，厳密に UVB 領域の光を遮断するために厚さ 5 mm 以上の透明ガラス板，あるいは紫外線透過フィルター UV-34 を通して照射することが推奨される．健常人は UVA を 30 J/cm² 照射しても紅斑反応は誘発されないが，時に照射直後に照射部位が褐色調を示す即時型黒化とよばれる生理的な反応がみられることがある．即時型黒化は通常照射後 1 時間以内に自然消失する．図 2 に，慢性光線性皮膚症患者に対して行った UVA による光照射試験結果の 1 例を示す．

c　VL による光照射試験

光源にはハロゲン・ランプ（スライドプロジェクター・ランプなど）が用いられることが多い．その場合，UVB や UVA の光線テストと異なってエネルギー量の測定ができないため，通常は「250 W のランプを 30 cm 離して 15 分間照射した」というように条件を決めて記録する．また，ハロゲンランプは熱を発生するので皮膚から 30cm 以上離し，扇風機などで送風しながら検査することが望ましい．VL でも時に即時型黒化がみられることがある．図3に，日光蕁麻疹患者に対して行った VL による光照射試験結果の 1 例を示す．

3　光線過敏症の原因検索を目的とする検査

a　光パッチテスト

光線過敏型薬疹および光接触皮膚炎の原因検索に用いられる検査である．検体をワセリン等で希釈し，背部などの非露光部に 2 組貼布する．24 時間後に一方に作用波長の光線を MRD の 1/2 〜 2/3 量照射し，照射 24 〜 48 時間後に判定する．時に遅れて紅斑がみられることがあり，4 〜 7 日後にも判定することが望ましい．判定方法は照射部のみに紅斑が生じた場合，あるいは非照射部よりも明らかに照射部の紅斑の程度が強い場合，検体に対して光アレルギー性反応が陽性と判定される．さらに光アレルギー性反応を確認するためには，健常人における検体の光毒性反応の閾値を測定し，照射量をその閾値以下に設定することが必要となる．誘発された紅斑部の生検は，光毒性反応と光アレルギー性反応の鑑別に有用なことがある．すなわち，光毒性反応で

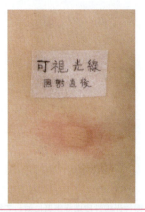

図3 日光蕁麻疹患者に対して行った VL による光照射試験結果の1例

日光蕁麻疹患者に対して行った可視光線による光照射試験の結果. 250Wのハロゲンランプを30cm離して15分間照射した直後に膨疹が認められる.

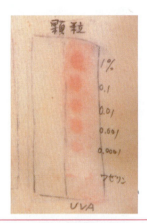

図4 光パッチテスト結果の1例

クロルプロマジンによる光線過敏型薬疹患者に対して行った光パッチテストの結果を示す. 各種濃度に希釈したクロルプロマジンを2列貼布し, 24時間後にUVAを $2 J/cm^2$ 照射し, その24時間後に判定した. UVA照射部位にのみ紅斑がみられる.

は表皮の個細胞壊死などのサンバーン様反応がみられることが多く, 光アレルギー性反応では表皮の海綿状態および真皮上層の小円形細胞浸潤などの湿疹反応が観察されることが多い. 図4は光パッチテスト結果の1例を示す.

b 内服照射試験

光線過敏型薬疹の原因検索で最も確実な検査方法である. 被疑薬を通常の一回量内服し, 血中濃度が最も高くなる投与30分〜2時間後に作用波長の光線を用いた照射試験を行う. 照射試験中ならびにその後24時間は, 照射部以外に対しては厳重な遮光を行う. 照射24〜48時間後にMEDの短縮, またはUVAに対する光線過敏が証明されれば, 被疑薬が原因であることが確認される. 内服照射試験を行う場合, 時に全身に光線過敏型薬疹が再現されて著しく悪化する恐れもあるため, 患者に対して十分な説明を行い, 同意を得た後, 行うべきである.

4 光線過敏症の臨床型と光線試験

光線過敏症には種々の疾患が含まれるが,そのおもな疾患と診断に有用な光線検査を表1に示す. 小児期までに発症することが多い光線過敏症には, A群色素性乾皮症や遺伝性の皮膚ポルフィリン症, 種痘様水疱症などが知られ, 光線テストよりも臨床症状や遺伝子検査, ウイルス学的検査等が診断に有用である. 一方, 思春期以降に発症することが多い光線過敏症の場合, 図5に示すように光線検査が診断および原因検索に有用な場合が多い.

5 光線療法のための検査

光線療法により各種皮膚疾患の治療を開始する際, 初回照射量および2回目以降の増量の方法は, 対象疾患および光源によりさまざまである. したがって, 実際に光線療法を開始する際には対象疾患と照射部位, 用いる照射装置により文献等で確認したうえで開始することが望ましい.

具体的な手技については, p.192「光線療法」を参照されたい.

表1 おもな光線過敏症と診断に有用な光線検査

疾患	光線試験	
	種類（照射する光線）	予想される異常反応
光線過敏型薬疹	光照射試験（おもにUVA，時にUVB） 光パッチテスト 内服照射試験	UVAにより紅斑を誘発 作用波長がUVBの場合はMEDの短縮 光線照射部位に紅斑反応 UVAにより紅斑を誘発 作用波長がUVBの場合はMEDの短縮
光接触皮膚炎	光パッチテスト	光線照射部位に紅斑反応
日光蕁麻疹	光照射試験（UVB，UVA，可視光線）	照射中または照射後15分以内に膨疹を誘発
色素性乾皮症	光照射試験（UVB）	A群ではMEDの著しい短縮と反応の遷延化
多形日光疹	光照射試験（2〜3 MEDを反復照射）	反復照射により原疾患の皮疹を誘発
慢性光線性皮膚症	光照射試験（UVB，UVA，可視光線）	多くはMEDの短縮 時にUVB，可視光線でも紅斑を誘発

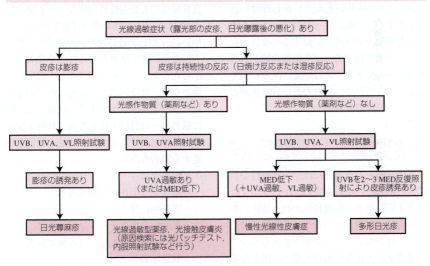

図5 思春期以降にみられるおもな光線過敏症と光線検査の進め方

注1）UVB：中波長紫外線，UVA：長波長紫外線，VL：可視光線
注2）矢印の方向に進まない場合は，最初に戻って光線過敏の有無を再度検討する．
　　なお，皮膚ポルフィリン症，ペラグラ，種痘様水疱症については，一般的な光線検査による皮膚症状の誘発は困難なことが多く，臨床症状ならびに他の検査により診断する．
注3）光感作物質には，内服薬の他にサンスクリーン中の紫外線吸収剤，キク科植物なども含まれる．

DON'Ts

- ☐ 光線検査を行う場合，検査部位以外への光線照射を行ってはいけない．
- ☐ 光線検査は考えられる疾患に応じて照射量を決定し，過剰な照射は行うべきではない．

金沢赤十字病院皮膚科　**川原　繁**

ём
8 エコー・画像検査

> **DOs**
> - 侵襲を加える処置の前には画像診断を活用しよう．
> - 臨床所見から"得られるべき"画像所見を思い浮かべておこう．

　皮膚科は元来，視診・触診に加え，時には聴覚・嗅覚などの感覚をフル活用し，得られた情報を言葉で記述することで，診断・分類を行ってきた．ある意味"お医者さんらしい"科といえる．しかし昨今の医療情勢から，診断に至った経緯，治療を選択した根拠を客観的に記録する必要性が高まり，皮膚科医であっても画像診断を行う重要性が出てきた．とはいえ，医療が細分化している現状で，われわれ皮膚科医がどのように画像診断に関わっていけばよいのだろうか．

1 画像診断が必要な場合

　画像診断を行う場合には，①腫瘍性や炎症性の疾患で，その病変の主座が皮膚または皮下組織などの皮膚科医が扱う部位にある場合と，②膠原病のように多臓器にわたって病変が起こりその評価が必要な場合，病巣感染など皮膚科的な疾患の原因となる疾患の検索が必要な場合，そして一般医として各種臓器のスクリーニング検査の評価をする場合のような，直接皮膚には関係しない臓器の画像診断に大別される．

　①の場合は以下を念頭に置いて，検査のオーダーを組んでいく．
・どの部位に病変があるか．
・どのような病変か．
・治療することが可能か（自分たちで）．
・どのような治療を施すか．
・どのような治療経過をたどるか．
　表在性腫瘍はダーモスコピーでほぼ診断がつくが，悪性黒色腫であれば深達度で切除範囲や所属リンパ節への対処も違い，基底細胞癌でもモルフェア型や無色素型は肉眼的には腫瘍の範囲の確定は困難である．良性腫瘍でも脂漏性角化症など上方突出性の腫瘍は shave で切除可能であるが，Miescher 型色素性母斑では，患者の予想以上に深部にまで胞巣があることを患者に提示したうえで治療後の経過なども説明が可能となる．真皮内以下の腫瘍は理学的な所見だけで最終診断を下すことは難しく，時に脳外科・耳鼻科・整形外科・外科・泌尿器科・産婦人科などの他科領域の臓器と関連する場合もある．

　②の場合は，
・皮膚疾患と関連する臓器障害
　－膠原病に伴う
　－悪性疾患のステージング
・皮膚疾患の原因となりうる臓器障害
　－病巣感染
　－血管障害
・一般医としてのスクリーニング検査
　－胸部 X 線，頭部 CT，腹部超音波検査
などで，たとえば皮膚筋炎の間質性肺炎などのように日にち単位で病状が変化する場合は，放射線科に至急の検査を要請し，呼吸器科医師にも連携をとる必要があるし，病巣感染に歯根病巣や副鼻腔炎などが疑われれば，パノラマ撮影や単純 CT などを行って評価をしたうえで各科に依頼をしたり，病棟で患者が発熱をした場合に胸部 X 線撮影を行ったりと，さまざまな場合が想定される．

表1 皮膚科疾患における画像診断

	緊急時	利便性	術前検討	おもな使用部位
ダーモスコピー	△	◎	○	表在性疾患
単純X線	○	○	△	骨・一部の軟部組織
エコー	◎	◎	○	組織全般（骨部は難しい）
CT	◎	○	◎	組織全般（比較的深部）
MRI	○	△	◎	組織全般（比較的深部）
シンチグラム	×	×	○	核種によって変わる

施設の人員，規模，周辺の医療環境によって使い分ける．

 Pitfall
検査室にこちらの意図が伝わらないと，得られる画像が的外れになることがあり，検査が無駄になることがある．

 コツ
できる限り検査室に出向き，技師にこちらの知りたい内容を伝える．さらに適切な撮像法で，"知りたい"以上の結果が得られることがある．

2 画像診断の種類

皮膚科医がオーダーする画像診断には，大まかに分けて表1のようなものがある．緊急時・利便性・術前検討の3項目の観点からも使い分けが必要であることがわかる．また，画像診断を行う目的には，下記のようなものがあげられるが，医療経済・患者への侵襲・施設状況などから考えて，適切なオーダーを心がける必要がある．
・診断がついており，手術範囲などの決定やステージングをする．
・おおよその診断がついているが，その確認または鑑別診断の評価が必要である．
・皮下疾患で，その性状の確認（嚢腫性か，充実性か）をする．
・無治療の場合の経過観察．
・術前・中・後での治療効果の判定．
・合併する疾患の評価．

 Pitfall
検査法の適応・特徴を知っておかないと保険査定を受ける可能性がある．特に同月に違った検査を行う場合は注意．

 コツ
緊急でオーダーをした場合は，検査室の医師・技師に「おかげでとても助かりました」と直後にお礼を言っておき，患者の経過を伝える．

3 画像検査の実際

a 単純X線

普及率，コストの安さ，迅速性を考えると利便性は高い．特に骨病変などに関しては，撮像方法を工夫することでかなり明瞭な像が得られ，特に術中透視や術後撮影などを行えば，ほぼリアルタイムな治療効果の判定が可能である．

 Pitfall
放射線科の医師は多数の画像のチェックをしており，すべての所見を見つけているわけではない．

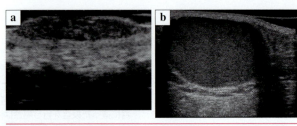

図1 音響インピーダンスの違いによるエコー波の違い

図2 エコー Bモード
a：脂漏性角化症（30 MHz），b：粉瘤（12 MHz）

💡 コツ
デジタル処理化された画像は撮像後に階調やコントラストを変更できるので，さまざまな処理を行うとよい．

b　エコー

皮膚科で最も普及している画像診断で，生体内に発射した超音波の反射波を検出することによって画像化する．組織の硬さ（音響インピーダンス）が高ければ反射波が強くなるため，高エコーとなって観察される（図1）．高周波ほど細かい病変が観察でき，現在は18 MHz程度のプローブが主流である．一般的には，反射信号の強度を明るさ（brightness）の違いで表すBモード像がよく用いられている（図2）．そのほか，血流の方向および速さを青〜赤の色の変化で表すカラードプラ法や赤血球密度の違いで細かい血管の描出を行うパワードプラ法，組織の弾性の違いを検出するエラストグラフィーも用いられ，今後は3Dエコーの重要性が増すと思われる．

⚠️ Pitfall
超音波造影剤は皮膚科では適応がない．

💡 コツ
対側や周囲の正常部位との比較も重要で，その違いに注意をすると，所見を見つけることができることもある．

c　CT

体内に照射したX線ビームが体内を通過した後のX線強度を測定し画像として再構築する．エコーと同じように白黒で画像を表示するが，エコーが周囲の組織とのコントラストで画像を描出するのに対し，CTは組織固有のCT値（空気 − 1,000 〜骨 1,000）として検出するので，その値によっておおよその質的判断が可能である．普及率も高く，短時間に検査が行えることから，

特に悪性腫瘍のステージングや転移巣の治療効果の判定に広く用いられている．3D画像の再構築が簡便なため，著者らはセンチネルリンパ節の同定によく用いている（図3）．腫瘍以外では，皮膚筋炎における間質性肺炎などはヘリカルCTを用いれば早期の発見が可能となる．

 Pitfall

被曝線量も多いため，放射線科専門医は外傷，頭蓋内血管性病変，体腔内急性病変を第一選択としている．

 コツ

壊死性筋膜炎やガス壊疽などの急性感染性疾患の際に用いると，迅速に病変の広がりや重症度を評価できる．

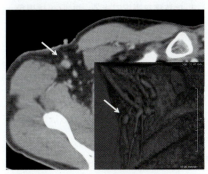

図3 造影CTおよび3DCT像
矢印がリンパ節．

d　MRI

生体内の水および脂肪組織内に存在する水素原子に磁場をかけ，特定の周波数のラジオ波を与え，共鳴させることで得られる電波を画像化している．組織の水分・脂肪の状態により，水素原子の密度やT1緩和時間，T2緩和時間が決まり，磁場やラジオ波の繰り返し時間を変化させ，造影剤を用いることで信号を変化させる．われわれ皮膚科医が，MRIを理解しやすくするためには，遭遇しうる疾患および状態のMRI信号のパターンを覚えるとよい（表2）．基本となるのは，良性パターンT2 high T1 low（T1で高信号：白，T2で低信号：黒）で，組織内に水分が多く含まれるときに認められ，代表的なものは嚢腫性病変のアテローマであり，脂肪はT2 high T1 highの特異的なパターンとなる．逆に，悪性腫瘍になると線維化により，水分が減ってくるため，信号パターンが変化してくる．MRIはこのほか血管の描出や骨髄炎の有無を調べるのにもよく用いられる．

 Pitfall

閉所恐怖症で長時間の撮像ができないこともある．また，アートメイク・刺青などが発熱することがあり，注意が必要．

 コツ

得たい情報・撮像方法を絞っておくと，検査時間を短くすることができる．

表2 MRIにおける信号パターン

T1強調	組織	T2強調
●	水，良性腫瘍，急性炎症	●
●	高蛋白・ムチン・血腫・造影剤	●
●	古い血腫・肉芽腫・メラノーマ	●
●	悪性腫瘍・慢性炎症	●
●	脂肪	●
●	流れのあるところ，線維化	●

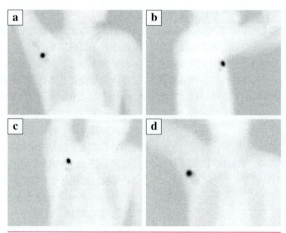

図4 センチネルリンパ節同定におけるRI法
腋窩に集積が認められる．図3と同症例．

e RI

ラジオアイソトープ(RI)を用いた検査法は，皮膚科においては，主に腫瘍の検索，特に転移巣の発見やリンパ腫のステージング，黒色腫など悪性腫瘍のセンチネルリンパ節の同定に用いられる(図4)．

 コツ

検査科に撮影目的を伝えると，撮像に適した核種を選択できる．PET-CTは黒色腫の早期転移の発見に有用である．

 Pitfall

検査費用は高いために会計の際に患者が怒り出すこともあるので注意が必要．"念のため"に行う検査ではない．

DON'Ts

- ☐ 所見を見逃したり結果に慌てることがあるので，診察室で患者の前で初めて結果確認をすることは避ける．
- ☐ 検査によって，患者に不利益(コストや精神的・肉体的負担)がかかってはいけない．

稲城市立病院皮膚科　**大畑恵之**

☑ Tzanck 試験

　フランスの皮膚科医 Arnault Tzanck(1886–1954)の名をとって名づけられた.
　Tzanck 試験は Tzanck 細胞を探すために，小水疱を擦過して採取する試験である．水疱の被膜を破り，露出した水疱底からのスメアーに Giemsa 染色を行って鏡検する．天疱瘡では棘融解を起こした細胞が観察され，Tzanck 細胞(Tzanck cell)とよばれる．単純疱疹や水痘，帯状疱疹の水疱では，同じ処置を行うことでウイルス感染による多核巨細胞や球状細胞(ballooning cell)が観察される．Tzanck 試験は迅速診断の立場から重要であるが，皮膚生検による病理診断と比べると情報量が劣るので，確定診断とはしないほうが好ましい.
Tzanck 細胞や多核巨細胞は，以下の疾患でみられる.

1. 水疱性疾患

　棘融解細胞を生じる疾患，すなわち尋常性天疱瘡，増殖性天疱瘡や Hailey-Hailey 病では，細胞間橋が消失し丸っこい均一なサイズの比較的大きな N/C 比を持つ表皮細胞がみられる．核周囲には染色性の乏しい halo を伴い好塩基性に染まる細胞質を持つ．一方，落葉状天疱瘡や紅斑性天疱瘡では，角張って，核が小さく細胞質が大きい細胞がみられる．多核巨細胞もみられるが，まれである．水疱性膿痂疹でも棘融解細胞を観察できるが，多核好中球や細菌も多数みられる．表皮下水疱をきたす疾患，すなわち水疱性類天疱瘡や Duhring 疱疹状皮膚炎では好酸球をみることがあるが，診断のための有用性は少ない.

2. ウイルス性疾患

　単純疱疹，水痘と帯状疱疹では，多核巨細胞や球状細胞の存在から診断への足がかりとなる．いろいろなサイズの角化細胞が観察されるが，細胞が大きくなるにつれ核内クロマチンは不明瞭となり，染色性も失われる．一部の細胞は，核膜近傍のクロマチンの濃縮がみられる．多核巨細胞に含まれる核の大きさや形は実にさまざまである．ヘルペス性疾患では好酸性封入体(Guarnieri 封入体)がしばしば確認されるが，スメアーでは見つかりにくい．以上の所見はウイルス性水疱症に特異的ではあるが，単純疱疹ウイルスによるものか水痘・帯状疱疹ウイルスによるものか区別できない．必要に応じて，蛍光抗体法を用いたウイルス抗原の検索を行うことで確定診断できる.

　Tzanck 試験において対象とする細胞を好酸球にまで拡大すると，新生児の膿疱性疾患である新生児中毒性紅斑や色素失調症の診断にも有用である.

　Tzanck 試験の手順は以下の通りである.

①感染を合併していない新しい水疱を選択.
②水疱蓋を眼科剪刀で取り除き，先の丸いメス刃で底部および側面から擦過して検体を採取．このとき出血させない.
③これを清潔なスライドグラスの上にのせる．こすってはいけない．トントンたたくようにスライドグラスに擦過物をのせる．これを Tzanck スメアー(Tzanck smear)という.
④ 100% アルコールあるいはアセトンで固定.
⑤ Wright 染色または Giemsa 染色で染色(メチレンブルー染色やトルイジンブルー染色でもかまわない).
⑥顕微鏡検査(できれば油浸レンズを使って対物 100 倍で観察).
⑦ Tzanck 細胞や多核巨細胞があれば陽性.

(東京慈恵会医科大学葛飾医療センター皮膚科　太田有史)

C 皮膚の構造と病理組織のポイント

1 皮膚生検とHE染色標本作製のコツ

DOs

- どこをどのように生検するのがよいか考えよう．
- 臨床像から病理組織像を推測しよう．
- 臨床写真，ダーモスコピー写真を記録しよう．

　皮膚生検は，皮膚科臨床において極めて重要な検査であり，炎症性皮膚疾患の診断確認，診断確定，病態機序の推測，皮膚腫瘍の診断確定，断端陰性の確認などの目的で行われる．

1 生検をする前に

- その生検が必要か，よく考える．
- 画像診断は必要ないか検討する．
- インフォームド・コンセント(同意書)，薬剤アレルギーの確認，ケロイド体質の確認，感染症や合併症のチェック，抗血栓薬の有無などを確認．
- 写真，ダーモスコピー写真撮影．ちゃんと撮れているかデジタルカメラのモニターで確認すること．
- 肉眼所見から組織像を想像し，どこから取るかを選択する．病変の主座は表皮，真皮，皮下のどこかを把握する．
- どの皮疹を取るかは重要．炎症では，最盛期病変を生検する．必要に応じて，早期病変や陳旧化病変など，2か所取ることも考慮する．生検箇所に自信がなければ，指導医に聞くこと．
- 搔破や潰瘍化など，二次的な変化が目立つ皮疹は避ける．肘や膝など外的刺激に常にさらされている部位も，可能であれば避ける．また，ケロイド好発部位も避ける．
- 炎症では，4 mmパンチが使われることが多い．病変の主座が皮下にある脂肪組織炎や血管炎の生検では深く取ることが必要なので，メス生検が好まれるが，必要に応じて6 mmパンチなどでもよい．循環障害のある下腿の生検では創が離開しやすいので，特に採取方法，採取部位に注意する．
- 水疱症では，新しい小さな水疱があれば全摘する．大きな水疱しかない場合は，紡錘形に採取して長軸方向に切り出す．蛍光抗体直接法には，水疱周囲の紅斑や正常部を別にパンチ生検する．あるいは，紡錘形に採取した検体の正常部を提出する．蛍光抗体直接法のときは，凍結標本用コンパウンドに包埋し，液体窒素などで凍結し，-20℃以下で保存する．
- 腫瘍性病変では，全摘生検のほうが全体構築を把握しやすく，診断がつきやすいことが多いため，可能であれば全摘生検する．大きな病変では，部分生検とする．
- ケラトアカントーマを疑っていれば，全体構築がわかるように生検する．
- 必要に応じて，切り出し方向を指示する．掌蹠の色素性病変なら皮溝皮丘と垂直方向に，環状病変の辺縁を紡錘形に採取したのなら長軸方向に切ってもらう．
- 電顕用に組織を採取し固定する方法については，成書を確認されたい．

2 生検のコツ

- 局所麻酔薬は1%エピネフリン入りキシ

ロカインがよく使われる．末端部ではエピネフリンは禁忌である．
- 吸引テストをして，血管内注入を避ける．生検部位の皮内に直接針を刺入するのは避ける．炎症では局麻後，生検部の膨隆がなくなってから生検する．
- 針は細いほうが疼痛が少ない．
- メスは 15 番メス（円刃）と 11 番メス（尖刃）を使い分ける．
- 止血を確認して縫合する．小さなパンチ生検の場合は，縫合しなくてもよい．

3 検体の取り扱い

- 検体は愛護的に扱う．鑷子で摘んだ部位は組織が潰れることに注意．
- 採取後に半割するときは，カミソリなどで一気に切ることが大切である．ゆっくり押して切るなど，組織が挫滅して所見がとりにくい標本にならないように気をつける．
- 検体番号や患者名の取り違いのないように．
- 採取後も，必要に応じて写真を撮っておく．色素性病変では，切除後でもマクロ写真やダーモスコピー写真を撮ることができる（血管所見は得られない）．
- 検体採取後，長時間放置しない．速やかに固定液に入れる．
- 通常固定液は，10〜20% ホルマリンや 10% 中性緩衝ホルマリンを使う．固定液の量は，組織片の 10〜20 倍程度必要である．小さな標本ビンに大きな検体を押し込むことは好ましくない．厚さ 5 mm の組織片の固定には 24 時間程度が必要とされる．
- 検体が丸まってしまいそうなときは，濾紙に貼り付けて固定液に入れる．
- リンパ節生検などでリンパ腫を疑っている場合は，フローサイトメトリーや染色体分析，捺印細胞診，凍結保存用に検体を切り分け，適切に処理する．

ここからは，生検での検体採取の後，標本が出来上がるまでの過程を簡単に述べておく．通常は病理部や検査部でなされるが，知っておいたほうがよい．

4 組織ブロックの作成

- 固定後，作成した切片がスライドグラスにのる程度の大きさに切り出される．一般に，表面から垂直方向に，表皮，真皮，皮下組織が割面となるように切り出す．
- 切り出しには種々のやり方があるが，必要に応じて臨床側から指定しておく．パンチ生検は半割されて，割面部から切り出されることが多い．3 mm パンチでは半割が困難なため半割せず，中央辺りが標本化される．
- 悪性腫瘍などで断端陰性を確認したいときは，断端がわかるように切り出してもらう．断端にマーカーインクを塗ってくれる検査部もある．
- 標本化しない残組織は，後に追加で検索することができるよう，ホルマリンに入れて保存される．
- パラフィン包埋：固定液の除去，脱水，脱脂などの過程を経て，組織中の水分，脂質を取り除き，加温融解したパラフィンで浸透し，包埋後，冷却して固めた後，包埋皿に入れて，パラフィンブロックができる．これらは自動包埋装置で行われることが多い．
- 薄切：ミクロトームで組織を 4〜5 μm 程度の厚さにうすく切る．切片をスライドグラスに貼り付け，伸展器で伸展，乾燥させる．
- ヘマトキシリン・エオジン（HE）染色：スライドグラスを染色カゴに入れ，脱パラフィン→HE 染色→脱水・透徹→封入する．現在は自動染色装置が使われることも多い．HE 染色はヘマトキシリンとエオジンの二重染色である．ヘマトキシ

リンは代表的な塩基性色素であり，核を青紫色から藍色に染色する．HE 染色で青く染まるものは好塩基性とよばれる．エオジンは酸性色素であり，細胞質や結合組織は淡紅色から桃色に染色する．エオジンによく染まるものは好酸性とよばれる．

- 必要に応じて，病理医の判断で特殊染色や免疫染色がなされる．臨床側からオーダーすることもある．
- 標本作製後，標本に空気が入ることがある．検査部や病理部に持っていけば封入し直してもらえる．

DON'Ts

- ☐ 臨床診断を深く考えずに生検すべきではない．
- ☐ 必要な場合は，切り出し方法の指示を忘れてはいけない．

参考文献

- 曽和順子：病理診断に適した上手な皮膚生検方法．木村鉄宣（編），一冊でわかる皮膚病理．文光堂，2010：11-22
- 谷津　徹，他：組織診．大西俊造，他（編），スタンダード病理学 病理検査のすべて．文光堂，2002：1-23

札幌皮膚病理診断科　**福本隆也**

C 皮膚の構造と病理組織のポイント

2 正常皮膚の構造と機能

DOs
- [ ] 正常皮膚の構造を理解しよう．
- [ ] 皮膚を構成する多彩な細胞，付属器についても学習しよう．

1 皮膚の概要

　一般に多細胞生物の表面を覆い，外界と生体との境界をなす構造を外皮（integument）とよぶ．脊椎動物の外皮が皮膚（skin）である．成人ヒトの皮膚は面積約 $1.6m^2$，体重の約 16% の重量を持つ，人体最大の臓器である．

　皮膚は外界と生体との境界をなし，さまざまな物理的な刺激から生体を守り，生体の恒常性を保つ役割を持つ．水分や電解質の保持，紫外線防御，体温調節，ウイルス・菌類・化学物質の防御などである．

　皮膚は，外界からの病原微生物の侵入に対処するための免疫臓器でもある．たとえば，血液中を流れる T 細胞の数よりも，皮膚に常在する T 細胞の数のほうが多いことがわかっている．

　臓器として皮膚が持つ特徴は，その構成要素が多彩であること，果たす機能も多岐にわたることである．その構成要素・機能ごとに疾患があるために，皮膚科が取り扱う疾患数・皮膚科の診断名の数は非常に多い．

2 皮膚の構造と構成要素

a マクロな構造

　皮膚は表皮・真皮・皮下組織の 3 層構造をとる（図 1）[1]．皮膚には普段は目に見えない領域分割がある．一つはデルマトーム（= 皮膚感覚帯：感覚神経支配領域）（図 2-a）[2] で，脊椎から分布する感覚神経の支配領域がチェッカーボード状に分布している．帯状疱疹は左右どちらか一方のデルマトームに生じる．もう一つは Blaschko 線（図 2-b）[1] である．これは胎生期の発生の過程で，表皮を構成する細胞が遊走した経路を表していると考えられる．発生過程に生じた突然変異による母斑症では，母斑の分布により Blaschko 線が目に見える形で現れる．また伴性優性遺伝の疾患（色素失調症など）では，全身の Blaschko 線が目に見える形で出現する．さらに，機能的な割線として Langer 割線（図 2-c）[1] がある．これは弾性線維の走行方向による張力を示しており，皮膚に丸い孔を開けると，皮膚の張力が強い方向を長軸とする楕円となるが，この長軸の方向を示す割線である．この線に沿って皮膚切開を行えば，縫縮も楽であり瘢痕も目立たなくなる．

b 表皮

　表皮を構成する細胞の約 95% はケラチノサイト，残り 5% をメラノサイトやランゲルハンス細胞が占める．表皮の厚さはおよそ 200 μm である．表皮は重層上皮細胞のシートであり，内側から基底細胞層・有棘細胞層・顆粒細胞層・角化層の 4 層に分けられる（図 3）[1]．

1） 基底細胞層

　表皮ケラチノサイトの幹細胞が存在する層であり，ケラチノサイトが分裂・増殖する層である．基底細胞は基底膜との間にヘミデスモソームを形成し，基底膜を通じて真皮に強固にアンカーしている．細胞のゲ

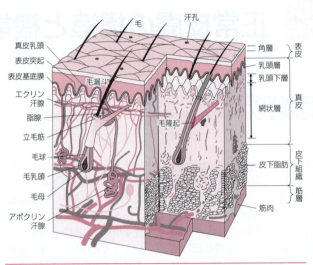

図1 皮膚の全体像
(清水 宏:あたらしい皮膚科学. 第2版, 中山書店, 2011, 図1.1を参考に作成)

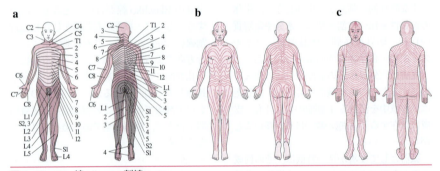

図2 Blaschko線, Langer割線
a:デルマトーム, b:Blaschko線, c:Langer割線.
皮膚の表面はデルマトームとよばれる特定の領域に分けられている. 一つのデルマトームは, 一つの脊髄神経根から伸びている感覚神経が支配する領域である.
脊髄根は対になっていて, 各対の一つずつが体の右側と左側に対応する. 7個の頸椎には8対の感覚神経根があり, 12個の胸椎, 5個の腰椎, 5個の仙椎のそれぞれに1対の脊髄神経根がある. さらに, 脊髄の下端に1対の尾骨神経根があり, これは尾骨周囲の皮膚の狭い範囲を支配している. これら神経根のそれぞれにデルマトームがある.
デルマトームの感覚情報は, 感覚神経線維によってそれぞれ特定の椎骨の脊髄神経根に伝えられる. たとえば腰部, 大腿の外側, 下腿の内側, かかとに沿った皮膚の感覚情報は, 坐骨神経の感覚神経線維によって第5腰椎(L5)根に伝えられる.
(清水 宏:あたらしい皮膚科学. 第2版, 中山書店, 2011, 図1.3, 1.4を参考に作成)

ノムを紫外線による損傷から保護するために, 基底細胞はメラノサイトからメラニン顆粒を受け取って核の上方に集積させ, メラニンキャップを形成する.

2) 有棘細胞層

分化して基底細胞層を離れた細胞は, 互いにデスモソームで強固に接着した有棘細胞層を形成する. デスモソームとそこにア

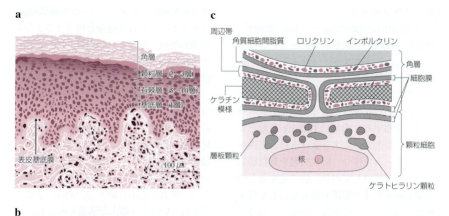

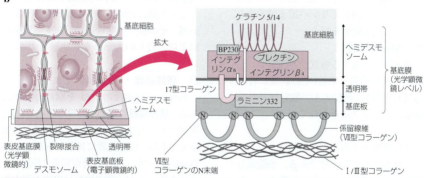

図3 表皮の全体像と各部
a：表皮を構成する細胞の4層構造，b：基底層の拡大，c：顆粒層―角化層の拡大
（清水 宏：あたらしい皮膚科学．第2版，中山書店，2011，図1.5, 1.7, 1.18を参考に作成）

ンカーするケラチン線維が光顕観察において棘のようにみえるためにこの名前がある．

3）顆粒細胞層

角化する前段階の扁平な細胞層であり，ケラトヒアリン顆粒が観察されるためにこの名前がある．アトピー性皮膚炎表皮では先天的または後天的なケラトヒアリン顆粒の消失がみられる．

4）角化細胞層

顆粒細胞層の上層では，タイトジャンクションという細胞間物質移動を制限するバリアの外側で，細胞の角化と細胞同士の隙間を細胞間脂質で埋め尽くすことにより，

水・紫外線・微生物・物理的刺激・化学物質から生きた細胞の層を守るための頑丈な角化細胞層が形成される．角化細胞層は，外界からのさまざまな物質の侵入を防ぐバリアであるだけでなく，中から外への水分や電解質の漏出を防ぐバリアでもある．角化の過程において細胞膜は消失し，共有結合により架橋された蛋白質からなる周辺帯（cornified envelope）に置き換えられる（図3)[1]．角化細胞層はおよそ10〜20層からなり，最外層から1枚ずつ垢となって剝がれ落ちる．常在菌叢や白癬菌が分布する層でもある．

5） メラノサイト

神経堤由来の細胞であり，基底細胞層に分布し，樹状の形態を示す．メラニン色素を合成し，周辺のケラチノサイトにメラニン顆粒を供給する．

6） ランゲルハンス細胞

免疫系の樹状細胞であり，表皮の有棘細胞層に分布する．内部にBirbeck顆粒とよばれる特徴的なテニスラケット様の形態のエンドソームを持つ．樹状突起を顆粒細胞層に向けて延ばしており，活性化すると角質細胞層直下まで樹状突起を延長して外来抗原を捕捉する．その後，表皮から真皮，リンパ管を経由してリンパ節まで遊走し，T細胞に抗原提示を行う．

7） Merkel細胞

基底層に分布する触覚受容細胞で，おもに指，口腔粘膜，毛盤（毛の根元に存在する皮丘部分）に存在する．知覚神経終末と直接にシナプス結合されている．

c 真 皮

膠原線維を主体とした細胞外マトリックスが真皮のおもな成分である．細胞成分としては，線維芽細胞などの細胞外マトリックス産生細胞，マクロファージや樹状細胞，マスト細胞，形質細胞などのさまざまな免疫系の細胞，血管，リンパ管，神経が存在する（図4）[1]．

1） 表皮との接着

表皮基底膜と真皮の接着を担う主な構造は，Ⅶ型コラーゲンからなる係留線維である．基底膜にアンカーした係留線維が，真皮の膠原線維（おもにⅠ/Ⅲ型コラーゲン）にフックのように掛かることによって，基底膜と真皮は強固に接着している（図3）[1]．また，ずれの応力に耐えるために，表皮と真皮は互いに入り組んだ構造を成している．表皮突起間に食い込んでいる真皮部分を乳頭層，その直下の血管叢が分布する層を乳頭下層，残りの大部分を網状層とよぶ（図1）[1]．

2） 膠原線維・弾性線維

真皮の乾燥重量の70％を膠原線維が占める．膠原線維は極めて強靭な線維であり，皮膚の力学的な強度を保つ支持組織として重要である．膠原線維に異常があるEhlers-Danlos症候群では，皮膚が異常に伸展しやすくなる．一方，弾力線維は皮膚の弾力性を作り出す線維であり，加齢とともに減少・断裂し，皮膚は弾力を失っていく．

3） 血 管

皮膚に分布する動脈は，真皮深層において平面的に広がる網目（皮下血管叢）を形成する．皮下血管叢から多数の分枝が上行し，乳頭下層で第二の網目（乳頭下血管叢）を形成する．ここから毛細血管が上行して，真皮乳頭においてループを形成する．皮膚深部で動脈と静脈は並走して対向流熱交換を行うことで，体表からの過剰な熱の出入りを防止していると考えられている．

4） 神 経

皮膚は外界のシグナルを受け取る知覚器官でもある．無髄神経の自由神経終末は表皮に入り込み，一部はMerkel細胞とシナプスを形成する．また，触覚・圧覚を受容

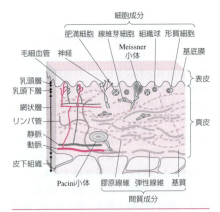

図4　真皮〜皮下脂肪構造
（清水　宏：あたらしい皮膚科学．第2版，中山書店，2011，図1.24を参考に作成）

するMeissner小体，振動刺激を受容するPacini小体という，知覚神経末端を被膜が包んだ特殊な構造物が，手掌などの知覚が鋭敏な部位に存在している．コリン作動性の交感神経線維がエクリン汗腺に分布する一方，アドレナリン作動性の交感神経線維は立毛筋や血管に分布する．たとえば寒いときにはアドレナリン作動性に血管が収縮し（肌が白くなる），立毛筋が収縮する（鳥肌が立つ）．

d 皮下脂肪織

真皮と筋膜に挟まれた組織である．中性脂肪の貯蔵，物理的外力に対するクッション，熱産生，体温保持などの機能を持つ．

e 付属器

1）毛

多くの哺乳類では毛は保温と保湿の機能を担っていたが，ヒトでは毛の保温・保湿機能は大きく失われている．毛は触覚受容器として働くだけでなく，皮膚免疫系の構築においても重要な役割を持つことが明らかになりつつある．また，表皮ケラチノサイトやメラノサイトの幹細胞を真皮～皮下脂肪織に匿っておく役割も果たしており，表皮に大きなダメージを受けたとき（熱傷など）には，毛包から点状に表皮が再生されていく様子が観察される．

2）脂腺

脂腺は皮脂を産生する器官であり，汗とともに皮表に膜を形成し，角質の水分保持・弱酸性のpHと抗菌ペプチドによる殺菌作用を担う．脂腺には毛包上部に開口する毛脂腺と，直接皮表に開口する独立脂腺が存在する．年齢により皮脂の分泌量は変化し，新生児期には多いが（新生児痤瘡を起こす），小児期では少なく（乾燥肌となる），思春期から再び増加し（痤瘡が増える），青年期をピークとして以後減少していく（老人性の乾燥肌に至る）．

3）汗腺

エクリン汗腺はほぼ全身に分布し，体温コントロールを担う．全身に分布するエクリン汗腺はヒトに特徴的で，全身の毛が矮小化したかわりにエクリン汗腺を得たと考えられている．その結果，ヒトはより暑い気候に適応できるようになった．一方，アポクリン汗腺は腋窩，乳輪，臍囲，外陰部，鼻翼におもに分布する．

文献

1）清水　宏：あたらしい皮膚科学．第2版，中山書店，2011

慶應義塾大学医学部皮膚科　**久保亮治**

C 皮膚の構造と病理組織のポイント

3 病理所見の診かた

DOs

- 正常皮膚の組織像を十分に理解する．
- そのうえでどこに異常があるかを把握する．

　皮膚科臨床において，皮膚の病変から採取された検体から作成された病理標本を観察することは必要不可欠である．皮膚科診断学はその多くを形態学に頼っているため，肉眼所見，ダーモスコピー所見，病理所見といろいろなレベルでの形態観察が必須となる．臨床像と病理組織像は常に密接に関連しており，よい皮膚科臨床医は「臨床を診て病理組織像を考え，病理組織像をみて臨床像を考える」という作業を常に行っている．そのため，達人の域に達すると，臨床像をみれば病理組織像までも想像でき，診断できるようになるのかもしれない．

　病理組織診断には，同じ標本をみて何度でも同じ病理診断になる「再現性」，同じ標本であれば別の医師がみても同じ診断になる「普遍性」，病理診断に至った理由を説明し，納得できる「論理性」が必要である．この3つが揃って初めて科学的病理診断とよぶことができる．

　病理診断は，まず正常構造を十分に理解し，目の前の病理標本が正常とどう違うか，つまりどこに異常があるかを認識し，その異常所見を系統立って要約したうえで，今まで知られているどの疾患の異常に近いか分類することによって行われる．つまり，正常の皮膚の組織像を十分に理解していないと，正しい病理所見はとれないことになる．

　次に，病理所見をどのようにとっていくかということであるが，従来，顕微鏡を強拡大にして表皮から真皮，皮下脂肪組織にかけてなめるように観察し，あらゆる所見をとっていくという方法が推奨されてきた．もちろん病変細部の所見が診断に重要な場合もあるが，最初はできるだけ弱拡大で，標本全体を俯瞰することが重要である．炎症性疾患にしろ腫瘍性疾患にしろ，病変全体の構築をみるということが，病変の把握ひいては正しい病理診断には重要である．病変のシルエットをみてから，必要な部分に関して強拡大で細部の所見を観察するという方法が勧められる．

　病理診断，特に炎症性皮膚疾患における皮膚病理診断の手法には，大きく分けて「絵合わせ診断法」と「パターン分類とアルゴリズム診断法」の2つがある．「絵合わせ診断法」とは，臨床所見を参照した後に病理標本を観察し，それが臨床診断された疾患の，教科書に記載されている定型的病理像に一致するかどうかを比較検討する方法である．通常，臨床医は患者の皮疹をみて，さらにその他の臨床情報も得たうえで皮膚生検を行い，その組織を病理診断するが，そうすると病理診断は臨床診断の確認となってしまい，たとえば「環状肉芽腫」を疑った場合，環状肉芽腫に合致する病理所見のみを拾い，「環状肉芽腫として矛盾しない」という病理診断になることが多い．また，臨床診断がつけられない，あるいは依頼書に記載されていない場合，病理診断ができないことになってしまう．

　一方，「パターン分類とアルゴリズム診断法」では，最初は何の臨床情報もなしに病理標本をみて，それだけで暫定的な病理

診断をつけることができる．この方法では，標本に含まれる情報をできるだけ拾い診断するため，見落としが少ない．また，「環状肉芽腫」の所見としては合わないものも見えるかもしれない．そのため，環状肉芽腫に他の疾患が合併していることが診断できる場合もあるし，後に述べるような手法を用いれば，最初から病理組織像だけで「環状肉芽腫」と診断を確定することが可能になる．なお，炎症性皮膚疾患においては「パターン分類とアルゴリズム診断法」はほぼ確立されているが，腫瘍性疾患に関しては，まだ完全に確立されてはいない．

以下に，病理標本を観察してどのように病理診断を行っていくかの手順を示す．

1 どこにどのような異常があるかを把握する

a 病変の存在部位を認識する

まず弱拡大で標本を観察し，異常がどの部位にあるのかを把握する．角層を含む表皮なのか，真皮なのか，皮下脂肪組織なのかの判断になるが，もちろん2つ以上の部位にわたって病変が分布することはある．

b 炎症性疾患か腫瘍性疾患かを把握する

主病変が，炎症細胞（白血球や線維芽細胞）を中心とする多種類の細胞で構成される病変を炎症性疾患という．主病変が炎症細胞以外の比較的単一の細胞で構成されているものが腫瘍性疾患である．ただし，リンパ球や好中球，線維芽細胞などの炎症細胞に分化した細胞が腫瘍性に増加すると，炎症性疾患との鑑別が困難になる場合がある．また，腫瘍性病変に対して反応性に炎症が起こった場合も，注意する必要がある．

2 異常所見を要約および分類し，診断する

a 炎症性疾患の場合

Ackermanらが提唱する「パターン分類とアルゴリズム診断法」が有用である．この方法は，弱拡大で，まず表1[1)]に示すような基本パターンに分類する．その後，表2に示す表皮の変化，図1に示す浸潤細胞の種類，さらにすでに記載されているいくつかの診断の手がかりを用いて，疾患を絞り込んでいくという方法である．この方法はよく訓練されれば，再現性，普遍性，論理性すべてを満たし，非常に有用な方法である．

以下に，1つの実例を示す．まず弱拡大で表皮の変化と炎症細胞浸潤パターンを確認すると，真皮血管周囲性の炎症細胞浸潤で，表皮は表皮稜の延長で乾癬様に肥厚している（図2-a）．中拡大では，その他の所見として顆粒細胞層の消失と広範囲な角層の錯角化，真皮乳頭層の血管拡張が確認でき，さらに真皮内に浸潤している細胞はリ

表1　炎症性皮膚疾患における病理組織像のパターン

- Perivascular dermatitis
- Nodular and Diffuse dermatitis
  - Nodular dermatitis
  - Diffuse dermatitis
- Vasculitis
  - Vasculitis
  - Vaso-occlusive
  - Vaso-intrusive
- Vesicular dermatitis
  - Intraepidermal
  - Subepidermal
  - Intra- and subepidermal
- Pustular dermatitis
  - Surface epidermal
  - Infundibular epidermal
  - Infundibular and follicular
- Peri-infundibulitis and Perifolliculitis
- Alopecia without and with Peri-infundibulitis and perifolliculitis
- Fibrosing dermatitis
- Panniculitis
  - Septal mostly
  - Lobular mostly

(Ackerman AB, et al.: Histologic diagnosis of inflammatory skin disease: a method by pattern analysis. 3rd ed, 2005)

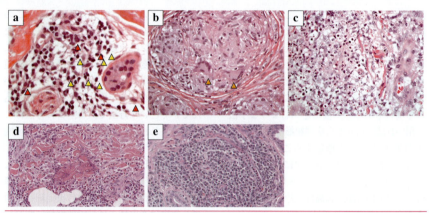

図1　炎症細胞

ヘマトキシリンで濃染する核を持ち，細胞質に乏しいリンパ球（a：△），リンパ球より大型で淡染する核を持ち，細胞質も豊富な組織球（a：▲）．大きくて卵円形の核と好酸性の豊富な細胞質を持ち上皮細胞のように細胞が密着して，類上皮細胞：Epithelioid cell とよばれる形態を取っている組織球と異物型多核巨細胞（b：▲）．好中球と核塵（c）．好酸球浸潤と膠原線維間に好塩基性物質の沈着した炎状構造：Flame figure（d）．車軸状に分布するクロマチンを持つ偏在する円形の核と好塩基性に染色される細胞質を持つ形質細胞（e）．

表2　表皮の変化

- 表皮の変化がない（no apparent epidermal involvement）
- 角層を含む表皮に変化がない
- 境界部皮膚炎（interface dermatitis）
- 真皮表皮境界部に炎症細胞浸潤がある
- 空胞型（vacuolar）
- 浸潤細胞の数が少なく，表皮基底層の角化細胞の空胞変性を伴う
- 苔癬型（lichenoid）
- 真皮上層に帯状に炎症細胞浸潤があり，浸潤した細胞で真皮表皮境界部が不明瞭になる
- 球状変性（ballooning）
- 表皮角化細胞の細胞内浮腫
- 海綿状浮腫（spongiosis）
- 表皮角化細胞の細胞間浮腫
- 乾癬様（psoriasiform）
- 比較的規則的な表皮稜の延長による表皮肥厚

表3　乾癬様表皮肥厚を伴うことのある疾患

- 乾癬（psoriasis）
- 白癬（tinea）〔皮膚糸状菌症（dermatophytosis）〕
- 慢性単純性苔癬（lichen simplex chronicus）
- 貨幣状皮膚炎（nummular dermatitis）
- 毛孔性紅色粃糠疹（pityriasis rubra pilaris）
- 慢性苔癬状粃糠疹（pityriasis lichenoides chronica）
- 線状苔癬（lichen striatus）
- 梅毒二期疹（secondary syphilis）
- 菌状息肉症（mycosis fungoides）
- 光線性細網症（actinic reticuloid）
- 炎症性線状疣贅状表皮母斑（inflammatory linear verrucous epidermal nevus）

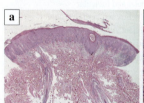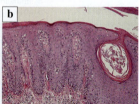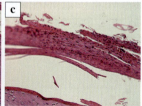

図2　炎症性疾患の病理診断を実際に経験してみる

表 4　錯角化した角層内に好中球の核がみられることのある疾患

- 尋常性乾癬（psoriasis vulgaris）
- 膿疱性乾癬（pustular psoriasis）
- 急性痘瘡状苔癬状粃糠疹（pityriasis lichenoides et varioliformis acuta）
- 慢性苔癬状粃糠疹（pityriasis lichenoides chronica）
- 白癬（tinea）〔皮膚糸状菌症（dermatophytosis）〕
- カンジダ症（candidiasis）
- 伝染性膿痂疹（impetigo contagiosum）

ンパ球，組織球，少数の好中球である（図2-b）．診断の手がかりとしては，錯角化した角層内に好中球の核があるという所見がある（図2-c）．

真皮内の血管周囲性の炎症細胞浸潤は多くの疾患でみられる．一方，乾癬様表皮肥厚を示す疾患を表3に，錯角化した角層内に好中球の核がみられる可能性のある疾患を表4に示す．この2つの所見を同時に示す可能性のある疾患としては，尋常性乾癬，慢性苔癬状粃糠疹，白癬（皮膚糸状菌症）が残るが，他の付随所見や，角層内に真菌要素がみられないこと，表皮下層の角化細胞の空胞変性や角化細胞の壊死がみられないことから，尋常性乾癬の可能性が高いという判断になる．最終的には，病理診断依頼書に記載された臨床所見や臨床診断，場合によっては臨床写真を確認し，診断が尋常性乾癬でよいかどうかの判断をすることになる．

b　腫瘍性疾患の場合

まず，弱拡大で病変のシルエットを確認する．病変の大きさや左右対称性，周囲との境界の明瞭さ（浸潤性増殖の有無），腫瘍細胞の分布の規則性の有無などをみる．それによって，大まかに良性腫瘍か悪性腫瘍かを鑑別する．その後，上皮性か非上皮性かを判断する．上皮性腫瘍は腫瘍細胞が細胞間接着装置で個々に接着して結節状の病変を作り，しばしば表皮や付属器など正常上皮組織と連続性を持つ．非上皮性腫瘍では腫瘍細胞間に接着装置がなく，個々の細胞が散在しながら結節状の病変を形成するのが原則である．通常，正常上皮組織と連続性はないが，色素細胞性病変や造血器系病変では，上皮内に形成された病変との連続性がみられることもある．

基本的に腫瘍性疾患の診断は，腫瘍細胞の分化，つまり正常組織との形態学的類似性によって決定される．また，時に特徴的な組織所見をもとに診断名が決定されることもある．

1）上皮性腫瘍

表皮，毛包，エクリン腺，アポクリン腺，汗管，脂腺それぞれに分化する腫瘍が知られている．上皮各成分の分化に関わる所見を表5にまとめたので，参考にされたい．また各腫瘍や分化所見の詳細については，成書を参考にされたい．

2）色素細胞腫瘍

色素細胞分化の所見としては，細胞質内に比較的微細なメラニン顆粒を持つ細胞があること，表皮内で胞巣を形成すること，印環状の核を持つ細胞があることがあげられる．免疫組織化学マーカーとしては，S-100蛋白，Melan A，そしてHMB45がしばしば用いられる．

色素細胞分化した腫瘍細胞で構成される良性腫瘍が色素細胞母斑（melanocytic nevus）であり，悪性腫瘍が悪性黒色腫（malignant melanoma）である．これらの鑑別は，各種の教科書に述べられているようなそれぞれの所見を対比することによって行われるが，もう一つ別の方法がある．それは，色素細胞母斑を確実に診断することによって，色素細胞母斑ではないものを悪性黒色腫とするという考え方である．そのためには，部位や年齢による後天性色素細胞母斑の特徴をよく知っておく必要がある．詳細については成書を参考にされたい．

表5 皮膚における上皮成分の分化所見

		おもな所見	免疫組織化学的所見
表皮	角化細胞	有棘細胞様の腫瘍細胞が角化する角質層を形成する細胞が好酸性の豊富な細胞質を持つ	CK1, CK10
汗管	孔細胞(外側細胞)	小型の基底細胞様細胞	
	小皮縁細胞(内側細胞)	有棘細胞様細胞が管腔を形成	CEA, CA19-9
	エクリン腺分泌細胞	断頭分泌のない腺細胞	CEA, CK7
	アポクリン腺分泌細胞	断頭分泌像	GCDFP24, CK7
	筋上皮細胞	腺上皮の外側にある紡錘形あるいは立方状の細胞形質細胞様細胞	S-100 protein, AE1/AE3, α-smooth muscle actin, h-caldesmon
	脂腺細胞	細胞質内の多房性空胞とホタテ貝状の核を有する	Adipophilin, perilipin, BCA-225, androgen receptor
	毛包漏斗部	表皮角化細胞とほぼ同様	CK1, CK10
	毛芽細胞	大きい楕円形の濃染する核を持ち，細胞質は少なく，胞巣辺縁では柵状に配列する	Ber-EP4
	峡部外毛根鞘	好酸性の豊富な細胞質を持つ細胞が顆粒細胞層を経ずに塊状に角化する	
	毛幹部外毛根鞘	淡明な細胞質を持つ細胞で，厚い基底膜の反対側の細胞上極側に核が柵状に配列する	
	内毛根鞘	好酸性トリコヒアリン顆粒を細胞質内に有する	
	毛母細胞	細胞質の乏しい小型の核を持つ基底細胞様細胞から連続する核の遺残した，好酸性のいわゆる陰影細胞があること	

3) 軟部腫瘍

脂肪細胞，線維芽細胞，筋線維芽細胞，組織球，末梢神経，血管，リンパ管，軟骨，骨などに分化する腫瘍細胞で構成される病変を軟部腫瘍という．特徴的な構築，特徴的な細胞，免疫組織化学染色による分化の診断により診断が確定されるが，その詳細は成書に譲る．

4) 造血系腫瘍

皮膚で比較的頻繁にみられるのは，リンパ球腫瘍である．良性反応性の変化である偽リンパ腫(pseudolymphoma)および悪性腫瘍である悪性リンパ腫(malignant lymphoma)がみられる．特に悪性リンパ腫では，腫瘍細胞の表現形や形態がしばしば正常のリンパ球に類似するため，炎症性疾患との鑑別が問題となる．皮膚T細胞リンパ腫(cutaneous T-cell lymphoma)以外の多くの悪性リンパ腫や，菌状息肉症(mycosis fungoides)あるいは成人T細胞性白血病/リンパ腫の腫瘍期では，腫瘤を形成し，病理組織学的にもびまん性皮膚炎の像を呈することが多い．一方，紅斑期や扁平浸潤期の菌状息肉症では，他の炎症性疾患と類似した病理組織像を呈するため，注意が必要である．

3 臨床所見と照合する

特に炎症性疾患の病理診断の場合，標本から導き出された病理診断を，最終的には臨床情報と照らし合わせて確定させる必要がある．つまり，年齢や性別，採取部位，

臨床診断，臨床所見に照らし合わせて，病理診断が妥当であるかどうかの確認をする必要がある．また場合によっては，病理標本では絞りきれなかった最終診断を臨床情報と照らし合わせることで確定できる場合がある．したがって，正しい病理診断を得るためには，正しい，そして十分な量の臨床情報を診断医に伝える必要がある．

また，自分で病理標本を観察した場合には，その病理所見から臨床像を想像するという訓練も必要である．たとえば図2に示した病変は，広範な錯角化からは厚い鱗屑が付いていることが，乾癬様の表皮肥厚と真皮乳頭層の血管拡張からは浸潤性紅斑性局面であることが想像できる．これはとりもなおさず，尋常性乾癬の定型的臨床像である．

4 付録

皮膚病理診断について，参考にすべき書籍を以下にあげる．

【病理診断一般】
- Monthly Book Derma No.177 わかりやすい！ How to 皮膚病理．2011
- 斎田俊明：皮膚病理組織診断学入門．改訂第2版，南江堂，2009
- 木村鉄宣（編）：1冊でわかる皮膚病理．文光堂，2010
- 古江増隆，他（編）：皮膚科臨床アセット9 エキスパートに学ぶ皮膚病理診断学．中山書店，2012

【炎症性疾患の病理】
- Histologic diagnosis of inflammatory skin diseases. 3rd ed, Ackerman AB, Ardor Scribendi, New York, 2005
- 玉置邦彦，他（編）：最新皮膚科学大系 特別巻3 炎症性皮膚疾患の病理診断．中山書店，2004

【腫瘍性疾患の病理】
- 日本皮膚科学会（編）：実践！皮膚病理道場：バーチャルスライドで見る皮膚腫瘍．医学書院，2015
- 木村鉄宣，他（編）：皮膚軟部腫瘍アトラス．学研メディカル秀潤社，2009
- 斎田俊明：メラノーマ・母斑の診断アトラス．文光堂，2014

DON'Ts

- ☐ 最初に標本をみる前には，できるだけ臨床情報は参照しない．
- ☐ 標本の所見だけで，臨床情報を参照せずに診断を確定してはいけない．
- ☐ 標本をいきなり強拡大で観察してはいけない．

文献

1) Ackerman AB, *et al.*：Histologic diagnosis of inflammatory skin disease：a method by pattern analysis. 3rd ed, 2005

日本医科大学武蔵小杉病院皮膚科　**安齋眞一**

4 病理報告書の読み方・書き方

> **DOs**
> - □ 病理組織学的診断の妥当性を評価して，診断に責任を持とう．
> - □ 病理組織学的診断名だけではなく，病理組織学的所見の記載内容にも必ず目を向けよう．
> - □ 基本所見を中心に簡潔かつ的確に病理所見を記載しよう．
> - □ 病理依頼書の記載内容を充実させよう．

病理組織学的な検討を行った際に添付される，病理所見について記載されたいわゆる「病理報告書」に相当するものは大きく分けて二種類あり，一つは条件を満たした保険医療機関で専任の病理医（皮膚病理医）によって作成される病理診断報告書，もう一つは衛生検査所で作成される病理検査報告書である．いずれも病理診断を担当する病理医（皮膚病理医）によって作成されており，両者に病理診断内容についての質的な差は基本的にはないと考えられる．しかしながら，病理診断は医療行為であるという観点から，保険医療機関に相当しない衛生検査所で作成された病理検査報告書については，現時点ではあくまでも病理医（皮膚病理医）の意見書という性格のものであり，正式な診断書ではない．したがって，衛生検査所から報告書付きの病理標本を受け取った臨床医には，その診断が妥当であるか判断する必要がある代わりに，「病理判断料」（150点[*]）を算定できることになっている（[*]平成26年度診療報酬点数表による）．なお本章ではわかりやすくするために，以下「病理報告書」と統一して記載する．

1 病理報告書の読み方

「病理報告書」は施設ごとに様式の違いはあるものの，一般的には患者情報，臨床的診断（鑑別診断を含む），病理組織学的診断，病理組織学的所見の4つで構成されている．このうち患者情報と臨床的診断は，病理依頼書により臨床医から病理医へ提供されるものであり，必要事項について漏れなく正確に記載されていなければならない．特に臨床診断については，病理組織学的診断の妥当性を判断するうえでの重要な要素の一つである．

病理組織学的診断は，主に与えられたプレパラートから得られる病理組織学的所見に基づいて導き出されるが，臨床診断に加え，病理依頼書に記載されている臨床情報，添付された臨床写真の所見なども加味する必要がある．そのため，診断の確実性の程度により，確定診断となったり，疑い病名となったり，あるいは疾患名を特定することが困難な場合には記述的（descriptive）な病名にとどまることもある．

以下に，「病理報告書」に提示された病理組織学的診断名と病理組織学的所見を読む際の注意点について示す．

a 「病理報告書」に記載された病理組織学的診断名を鵜呑みにしない…

前述のように，病理組織診断はあくまでも病理医（皮膚病理医）が主に病理組織学的所見に基づき，限定的な臨床情報を加味して下したものである．実際に患者を目の前にしている臨床医に比べ，極めて限られた臨床情報をもとに行われる行為である限り，たとえ熟練の病理医（皮膚病理医）が下した病理診断であっても，臨床像にそぐわない

ことはありうる．したがって，臨床医は病理報告書に記された病理診断を鵜呑みにするのではなく，その病理診断が妥当かどうか判断する責任がある．また先ほども述べたとおり，衛生検査所を通じて届けられている病理報告書については，臨床医は病理診断内容について責任を負う見返りとして，患者に病理判断料を請求していることも忘れてはならない．

b consistent with ○○（臨床病名）や compatible with ○○の場合には 臨床診断の正確さが重要となる

このケースでは臨床診断が正しいことが前提であるが，得られた病理組織学的所見がその臨床診断に矛盾はしないというニュアンスである．したがって，必ずしも臨床診断を確定するものではない．たとえば炎症性疾患では，異なる複数の疾患で類似したあるいは同様の病理所見を呈し，疾患に固有の特異的病理組織像を示さないことがある（たとえば，アレルギー性接触皮膚炎と急性期の貨幣状湿疹，自家感作性皮膚炎など）が，そのような場合や，疾患の病期や治療の影響などにより完成期の定型的な所見が十分に得られていないが，早期病変や消退期病変としては当該疾患として解釈可能である場合などに，このような表現が用いられる．診断の確定には臨床診断の正確性が要求される．

c 疑い病名≠確定

特定の疾患が疑わしいものの，HE 標本で定型像では得られるべき重要な所見が確認できていない場合や，診断の確定（確認）に免疫染色による評価が不可欠である場合，部分生検された検体での評価が困難で病変の全体構築の確認が必要である場合，搔破や外傷，組織採取時の操作などの二次的な修飾が加わったことにより病理所見を正確に評価できない場合，病理所見は定型的であるが臨床診断と一致していない場合，そして臨床診断を含む臨床情報が十分に提供されていないために病理組織学的診断の妥当性を判断できない場合などに，「○○疑い」と診断することがある．疑い病名はあくまでも「疑い」であり，「疑い」を「確定」にするだけの臨床的な条件が揃わなければ，安易に「○○疑い」＝「○○」と読み替えてはいけない．また疑い病名とされた場合には，なぜ診断を確定できないのかという点に注目し，診断を確定するために必要な措置を講ずる必要があり，判断は慎重でなければならない（経験上でも，暫定的な診断として疑い病名をつけた症例が，いつのまにか疑いが外れて診断が確定されたことになっていることがある）．

d 病理診断名の欄のコメント参照： see comment について

時に，病理診断欄に上記のような記載があることに気づかれると思う．条件付きで病理診断を確定した場合や病理診断名以外に気になる所見がある場合，さらには病理診断名を特定できないために病理所見欄に解釈を記載している場合などに，臨床医に注意を促す目的で記載する．病理医からの重要なメッセージが含まれているので，必ず内容を確認する必要がある．なお，筆者は必要に応じて臨床医へ直接電話し，内容を伝えるようにしている．

e 提示された病理組織学的診断を支持する所見を確認する

病理組織学的診断欄にはプレパラートから得られた病理所見について客観的に記載されており，診断の根拠となる所見が再現性（何度見ても認識できる）と普遍性（誰が見ても認識できる）をもって含まれているはずである．したがって，記載された病理所見については必ず自分の目でも確認し，認識できない（理解できない）場合には，上級医に相談したり，診断を担当した病理医に問い合わせたりする必要がある．なお施設によっては，病理医と連絡を取りあうことが容易でないというケースがあることも耳

にするが，臨床側からのフィードバックを含む情報交換は病理医にとっても有益な面が多く，診断精度の向上にも欠かせないため，合同でカンファレンスを開催するなど，日頃から良好な関係作りを心がけておくことが重要である．

2 病理報告書の書き方

「病理報告書」の作成は基本的には病理医が担当するため，実際に皮膚科医が作成に携わることは少ないわけであるが，「病理報告書」の書き方のポイントを押さえることで，カルテへ記載する病理所見の内容や臨床のカンファレンス，学会発表でのプレゼテーションの内容がより洗練されたものになることが期待される．

① 疾患の種類を問わず，弱拡大(20倍程度の拡大が望ましい)の観察による，病変全体の組織構築について記載し，その後，中拡大，そして強拡大による細胞所見の記載へと移るとよい．炎症性疾患であれば，Ackermanのパターン分類とアルゴリズム診断の手法に従って所見を記載していくと，病理組織像が類似する疾患との鑑別点を意識しやすくなることから，病理所見からの鑑別診断能力の向上も期待できる(表1)．

腫瘍性病変についても，弱拡大所見に基づいて病変の主座がどこか(表皮？真皮？ 皮下脂肪組織？)，周囲組織との関係性(境界部の性状)，表皮との連続性の有無，正常組織との類似性の有無，壊死の有無など全体構築のシルエットについて記載する．これらの特徴は，良性らしさや悪性らしさをある程度反映することになる．さらに順次，中拡大，強拡大にて，腫瘍細胞が互いに密着しているか(接着傾向があるか)，腫瘍の分化所見の有無や分化度，特徴的な腫瘍細胞の有無，腫瘍細胞の配列，そして核の異型性(核の濃染と大小不同)や核分裂像の有無，脈管侵襲や神経浸潤の有無などについても評価し，それぞれ必要に応じて記載する．

② 病理所見から疾患を特定した場合には，その疾患を診断するうえで不可欠な基本所見を中心に記載し，診断の根拠にならない所見については付記に留める．診断の根拠となる基本所見については，普遍的かつ再現性がなければならず，所見の解釈に自信が持てない場合には，複数の医師で確認することも重要である．

表1 炎症性疾患における病理所見の観察の流れ

①	炎症細胞の分布は真皮か？(⇒②)．皮下脂肪組織か？(脂肪組織炎⇒⑥) 高度の表皮変化(水疱/膿疱)はあるか？ (あれば⇒⑤)
②	血管周囲性(真皮上層/真皮上層と下層)か？ 間質にもあるか？(⇒③) 結節状(血管周囲性の浸潤が強く結節状の広がり)か？ びまん性か？ (⇒浸潤細胞の種類は？) 血管壁を中心(⇒血管炎：罹患血管のサイズと浸潤細胞の種類は？) 毛包や毛包周囲(⇒毛包炎・毛包周囲炎) 膠原線維の増加による線維化が目立つ(⇒線維性皮膚炎)
③	表皮変化はあるか？(あれば⇒④)
④	表皮変化は，海綿状態？ 乾癬様表皮肥厚？ 真皮表皮接合部の空胞変性？(⇒空胞型か？/苔癬型か？)
⑤	表皮内か？ 表皮下か？(⇒浸潤細胞の種類は？)
⑥	主座は隔壁か？ 小葉か？(血管炎の有無は？ 炎症細胞の種類は？)

上記のstepに従って所見を記載していき，当該疾患の構築について分類する．そのうえで，診断の確定に必要となる，疾患に特異的あるいは特徴的な所見を付け加えていく．

③病理組織学的所見の記載については，的確かつ簡潔に行う．詳しければよいというものではない．なお，詳しすぎる冗長な報告書では，診断の根拠となる重要所見が何であるかがわかりにくくなり，臨床医（他の医師）に理解されないか，そもそも読まれない可能性すらある．
④客観的な所見についてのみ記載する．ただし主観的な判断がある場合については，括弧付きにしたり注釈を加えたりすることで区別を図る．
⑤臨床医の診断と病理診断が異なる場合や，病理組織像から鑑別が問題となる（なりそうな）場合には，診断を否定した根拠や鑑別点についても言及することが望ましい．
⑥まれな疾患や新しい疾患概念について診断した場合には，必要に応じて引用文献を付記する．
⑦カンファレンスにて診断を検討した場合にはその内容を，また外部へセカンドオピニオンを依頼し回答を得た場合には，参考所見として記録する．

3 病理依頼書の書き方

病理組織学的な検討を行う際，病理依頼書を添えて申し込むわけであるが，しばしば臨床診断名や臨床経過，現症について記載が不十分であったり，時には記載がなされていなかったりすることもある．病理依頼書に記載すべき項目には，病理診断を行ううえで不可欠なものが多く，不備なく記載されている必要がある．

なお，記載された病歴や現症からは想定しがたい疾患名が臨床診断として記載されていることもあるが，病理依頼書の記載内容を通じて臨床医としての臨床能力も測られていることを銘記されたい．注意したいことは以下の通りである．
①読める字で書く．ワープロ入力の場合には問題にならないが，手書きの依頼書では病理診断よりも依頼書の解読が難しいことがある．
②部分生検なのか切除生検なのかを明示する．
③目的を明らかにする．診断の確定（確認），他疾患の除外，治療効果の判定，切除断端の評価．
④略語表記は用いない．
⑤採取部位を正確に記載する．
⑥臨床診断名と鑑別疾患をあげる．臨床的に最も疑われる診断名を記載する．臨床的な根拠に乏しい疾患名のみを臨床診断として示されると，病理診断が困難となる．
⑦臨床経過を記載する．いつからあるのか？　大きさや数の変化，治療歴の有無など．良悪性の評価や診断の妥当性を判断する際の手がかりとなる．
⑧現症を詳細に記載する．皮膚科医であれば，単に「丘疹」や「紅斑」だけでは残念である．皮疹の分布（単発性か多発性か？多発性であれば孤在性か限局性か？）も含め，適切に記載してほしい．その際，イラストをうまく使うと，言葉による説明を補足することができるため効果的である．皮膚科の臨床に精通した病理医（皮膚病理医）であれば，現症を含む臨床情報から，ある程度の疾患候補をあげることや可能性のある疾患を絞り込むことができる．なお，色素細胞性病変におけるダーモスコープ所見はもはや必須と考えているが，意外に書かれていない（そもそも施行されていない）場合も多い．
⑨検体を切り出す方向を明示する．足底の色素細胞性病変については，皮溝や皮丘に対して垂直方向に切り出された検体で評価が必須であるが，残念なことに平行や斜めに切り出されてしまうこともある．また，正常部と病変部の境界部位をかけて紡錘形に採取された検体が，長軸方向でなく，不幸にも短軸方向に切り出され

て病変部が含まれていないことや，セーフティーマージンをつけて切除された検体が中央部ではなく辺縁部で切り出されて，主病変が含まれていないことなど，枚挙にいとまがない．必ず観察したい面が得られるように，依頼書内に指示する必要がある．

以上，病理報告書についての概略から，読み方と書き方，そして依頼書を書く際の注意点について述べた．日常の皮膚科臨床の一助になれば幸いである．

DON'Ts

- ☐ 病理報告書に記載された病理診断を鵜呑みにしない．
- ☐ 疑い病名＝確定診断と早合点しない．

札幌皮膚病理診断科　**阿南　隆**

C 皮膚の構造と病理組織のポイント

5 使いこなせるようになりたい皮膚病理用語

> **DOs**
> - 現代医学における疾病は，病理学（形態学）的に明らかにされ，定義・命名されたものが多いため，疾患を理解するためには，皮膚病理学における用語の「定義」を知らなければならない．
> - 皮膚病理用語を正しく理解し，正しく使おう．

1 絶対に間違えてはいけない単語

a 腫瘍（neoplasia），腫瘤（tumor/nodule），結節（nodule）

この世に存在する疾病は，5つに大別される．炎症性疾患（inflammation；可逆性で，抗炎症薬によって治癒する疾患），腫瘍（neoplasia；非可逆性で，切除が必要な疾患），代謝異常（metabolic disease），奇形（malformation）および循環障害（circulatory disorders）である．病理診断の依頼書にある臨床診断で最も多い「皮下腫瘍」は，もし病変が真皮内に存在し，単に「塊」あるいは「占拠性病変（space occupying lesion：SOL）」という意味であれば，「皮内腫瘤」や「皮内結節」とすべきである（図1）．

b 異型≒核異型，異形成

1）異型（atypia），核異型（nuclear atypia）

自然界（正常）では，細胞の核は円形（球形）とみなされる（図2-a）．核縁が突出したり，切れ込んだりして不整となる「核の丸からの隔たり」のことを「異型(性)」という．腫瘍細胞の良悪性の判断に最も重要な所見である．通常，「異型」「異型性」といえば，この「核異型」のことを指している．

2）異形成（dysplasia）

「前癌病変」という意味を包含している．子宮頸部や食道における異形成病変は癌の発生母地として知られている．異形成母斑（dysplastic nevus）という疾患名は元来，「悪性黒色腫の発生母地」になるという意味で

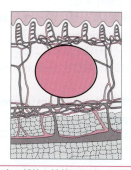

図1 病変の部位と性状は正確に記載すること
たとえば表皮囊腫（粉瘤）が図のように存在する際の臨床診断で，「皮下腫瘍」という記載が多い．臨床部位は「皮下」ではなく「皮内」で，非腫瘍性疾患なので「腫瘍」ではなく「腫瘤」であるべき．

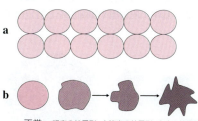

図2 核異型とは丸からの隔り
a：丸は細胞の核を表している．正常な細胞の核は丸く（球形），規則正しく配列している．
b：核は外方に飛び出しても，内方に切れ込んでも，丸から隔たれば隔たるにつれ，軽度異型，中等度異型，高度異型と判断される．

命名されたため，癌化との関連性がないことが判明している現代において，WHOなどが異形成母斑という疾患名の使用を禁止しているのはそのためである．

c 構造異型，細胞異型

1) 構造異型(structural/architectural atypia，図 3-a)

弱拡大レベルにおける，病変の全体像に関する所見のことである．左右対称性や浸潤性の有無および浸潤細胞の分布などに関する所見が含まれる．

2) 細胞異型(cellular atypia，図 3-b)

強拡大レベルにおける，細胞1個1個の所見のことである．細胞の大きさ，核異型，N/C比，クロマチン，核小体，核分裂像などが含まれる．良悪性を判断する重要な所見である．核異型(上記 1-b 参照)と混同してはならない．

d 分化度

腫瘍細胞の分化(differentiation)は，正常細胞(正常な胎児期の細胞を含む)との類似性によって判断される．たとえば，癌における扁平上皮細胞への分化とは，角化と細胞間橋の存在によって決定される．それらが明瞭であれば，高分化型扁平上皮癌(well-differentiated squamous cell carcinoma)，やや不明瞭，不明瞭であれば，それぞれ中分化型扁平上皮癌，低分化型扁平上皮癌と診断される．かろうじて癌であることはわかるが，扁平上皮細胞や腺細胞など特定の細胞への分化が不明であれば，未分化癌(undifferentiated carcinoma)といわれる．したがって，「未分化扁平上皮癌」などという言葉はあり得ない．

e 肉芽組織，肉芽腫

1) 肉芽組織(granulation tissue)

炎症反応の亜急性期に生じる，炎症細胞，増生した毛細血管，線維化などから構成される組織像の総称である．

2) 肉芽腫(granuloma)

組織球の集簇巣の総称である．「類上皮細胞」は，組織球があたかも上皮のように接着して配列することから付けられたニックネーム(同義語)である．肉芽腫を形成する疾患群は，炎症であるにもかかわらず原因が特定できるため，特殊性炎症とよばれる．

f 単一細胞性，多相性，単調性，多形性(図 4)

1) 単一細胞性〔monomorphous(monomorphic, monomorphism)〕

構成する細胞が1種類からなるという意味で，組織学的に腫瘍性疾患であることを意味する．

2) 多相性〔polymorphous(polymorphic, polymorphism)〕

構成する細胞が2種類以上の細胞からなるという意味で，組織学的に炎症性疾患であることを意味する．

3) 単調性(単一性，均一性)〔monotonous(monotonic, monotony)〕

細胞が同じ形態を呈すること．通常出現する細胞は単一細胞性(monomorphous)である．

4) 多形性〔pleomorphous(pleomorphic, pleomorphism)〕

同じ細胞に形態の多彩さがあること．

g 表皮，角化細胞，扁平上皮細胞，有棘細胞

1) 表皮(epidermis)

組織学的部位の名称で，真皮を覆う構造のこと．表皮は角化細胞(keratinocytes)に

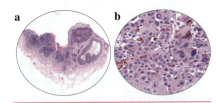

図3 構造異型と細胞異型
構造異型とは，弱拡大のレベルでの所見のことで，左右対称性や浸潤の有無などが主体となる．細胞異型とは，細胞のレベルでの所見のことで，核異型の他，大きさ，N/C比，クロマチン，核小体，核分裂像の有無などが含まれる．

よって構成され，深部から皮表に向かい基底細胞層，有棘細胞層，顆粒細胞層，角質細胞層の順に成熟していく．口唇，口腔内，眼瞼，外陰部などの粘膜では「上皮(epithelium)」とよばれ，上皮細胞によって構成される．顆粒層や角質細胞層はない．"skin"は英語(古スカンジナビア語)で(皮を)剝ぐことより，cutaneousはラテン語のcutis(keu-)覆うこと/隠すことより，dermisはギリシャ語のdérma(皮膚)より派生した言葉である．

2) 角化細胞(keratinocyte)

表皮を構成する一つひとつの細胞を指す．粘膜では，「上皮細胞(epithelium)」とよばれる．

3) 扁平上皮細胞(squamous cell)

角化細胞(上皮細胞)は表層に向かうにつれ，細胞質が扁平になる(squamatization)．体外の刺激から体内(真皮，上皮下)を防御する必要のある表皮や粘膜の扁平上皮細胞は常に重層化して存在する．squamousはラテン語のscale(魚のウロコ)より派生した言葉である．

4) 有棘細胞(prickle cell/spinous cell)

角化細胞のうち，基底細胞から成熟した細胞で，顆粒細胞層や角質細胞層へ成熟する前の細胞である．トノフィラメントから構成され，顕微鏡でトゲのように見える細胞間橋を有するため，この名がある．prickleもspinousも棘(とげ)の意味である．

h N/C比(nuclear cytoplasmic ratio)

細胞質(細胞から核を除いた部分)に占める核の割合のことである．

i 上皮内癌・浸潤癌の概念

1) 表皮内癌/上皮内癌(carcinoma in situ)

癌が表皮内(上皮内)に留まっており，転移することはない病態である．Bowen病(Bowen's disease)や日光角化症(senile keratosis/actinic keratosis/solar keratosis/keratoma senile)は，本質的には扁平上皮癌に進展しうる病態であるが，上皮内癌の病期が非常に長く，基底膜を破壊して真皮に浸潤することはごくまれで，転移することはまずないことから，"～病"や"～症"という，あたかも腫瘍性病変でさえないかのような病名が伝統的に使用されている．慣例的に「扁平上皮癌」というと，浸潤癌に限って使用されることが多い．なお，基底細胞癌には，上皮内癌の概念はない．

2) 浸潤癌(invasive carcinoma)

表皮から発生した癌が基底膜を破って真皮内に到達している病態で，血管やリンパ管に浸潤すると転移をきたしうる．

j 奇形的疾患の種類

1) 奇形腫(teratoma)

内胚葉，中胚葉，外胚葉(3胚葉)の組織から構成される先天性疾患である．

2) 過誤腫(hamartoma)

その場にあるべき組織のいずれかが過剰

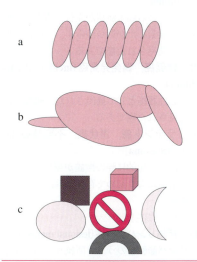

図4 単一細胞性と多相性

a, b：構成する細胞が1種類であることを"monomorphous"といい，組織学的に腫瘍性疾患であると判断される．
そのなかでも相互に形態が類似していることを"monotonous"(a)，形態に差異があることを"pleomorphous"という(b)．
c：構成する細胞が多種類であることを"polymorphous"といい，組織学的に炎症性疾患であると判断される．

に増殖して形成された病変である．
3) **分離腫**（choristoma）
その場に存在しないはずの組織が，異所性に出現した病変である．

k 角化，過角化，正角化，不全角化／錯角化，異常角化

1) **角化**（keratinization）
トノフィラメントが蓄積し脱核した，表皮角化細胞における広義の壊死である．
2) **過角化**（hyperkeratosis）
角質細胞層が肥厚した状態である．
3) **正角化**（orthokeratosis）
過角化のうち，核の残存のない角質細胞層が肥厚した状態である．
4) **不全角化／錯角化**（dyskeratosis）
過角化のうち，角質細胞層に濃縮した核を有する状態である．
5) **異常角化**（parakeratosis）
角化細胞が，角質細胞層に達する前に個々に角化した状態である．

l 同一腫瘍内に組織学的に異なる腫瘍が発生した病態

1) **衝突癌**（collision tumor）
両者が個別に発生し，互いに混在した病態．
2) **composite tumor**
一つの origin の腫瘍が2つ以上の異なる方向に分化して混在する病態．例：皮膚混合腫瘍，腺扁平上皮癌．

m 腺と扁平上皮の両方に分化する癌

1) **腺扁平上皮癌**（adenosquamous cell carcinoma）
同じの病変の中に，明瞭な腺癌への分化（管腔の形成，粘液の分泌）と明瞭な扁平上皮癌への分化（角化，細胞間橋）がともにみられる病態である．
2) **腺棘細胞癌**（adenoacanthoma）
腺癌に扁平上皮化生細胞（非腫瘍）がみられる病態である．
3) **粘表皮癌**（mucoepidermoid carcinoma）
扁平上皮癌，粘液産生細胞，中間型細胞から構成される癌．

n 癌が複数存在する病態

1) **多病巣性**（multifocal）
病巣が複数存在している病態である．
2) **両側性**（bilaterality）
左右臓器がある場合，両臓器に病変が存在する病態である．
3) **多発性**（multiplicity）
一つの臓器に複数の病変が存在する病態である．
4) **多中心性**（multicentric/multicentricity）
異なる臓器に病変が存在すること，あるいは，同じ臓器内に独立して複数の病変が存在する病態である．

o 臨床癌，オカルト癌，潜在癌，隠蔽癌，偶発癌，偶発発見癌，ラテント癌，潜伏癌，不顕性癌

1) **臨床癌**（clinical carcinoma）
臨床的に診断され，組織学的にも確認された癌である．
2) **オカルト癌，潜在癌，隠蔽癌**（occult carcinoma）
転移による臨床症状が先行するために原発巣を検索したが見つからず，その後，原発巣が発見された癌である．
3) **偶発癌，偶発発見癌**（incidental carcinoma）
非悪性腫瘍として摘出された，組織学的に発見された癌である．
4) **ラテント癌，潜伏癌，不顕性癌**（latent carcinoma）
生前，臨床的に癌の徴候が認められず，死後解剖により初めて存在が確認できた癌である．

p 転移の名称

1) **所属リンパ節転移**（lesional metastasis）
リンパ節転移のうち，所属リンパ節までに転移が留まる病態である．
2) **衛星転移／衛星病巣**（satellite metastasis/satellite lesion）
原発性腫瘍の2 cm 以内の皮膚に生じた転移および転移巣である．

3) **in-transit 転移（in-transit metastasis）**
　原発巣と所属リンパ節との間の皮膚に生じた転移巣である．ただし，衛星病巣はこれに含まない．

2 皮膚病理学的な用語

a 異常角化（dyskeratosis）した細胞（dyskeratotic cells）の名称（すべて同義語ないし類似語）

　すべて同じ細胞を指すが，さまざまな名称でよばれている（図5）．
1) **個細胞壊死（individual cell necrosis）**
　角化が個々の細胞単位で生じる形態学的な言葉である．
2) **アポトーシス小体（apoptotic body）**
　個細胞壊死のうち，人体にとって有益であるために，あらかじめプログラムされた細胞の死であるという，壊死のメカニズムを加味した言葉である．
3) **Civatte 小体（Civatte body）**
　パリの皮膚科医 Achille Civatte（1877-1956）に敬意を表して命名された言葉である．
4) **cytoid body**
　「細胞に似ている」という形態学的な言葉である．
5) **衛星細胞壊死（satellite cell necrosis）**
　個細胞壊死をきたした細胞の周辺をリンパ球が取り囲んだ組織像を比喩した形態学的な言葉である．
6) **好酸性小体（eosinophilic body）**
　細胞が壊死に陥る際に，細胞質が好酸性を示す組織像を表現した形態学的な言葉である．
7) **コロイド小体／膠質小体（colloid body）**
　膠のように均質な細胞を比喩した形態学的な言葉である．真皮乳頭層に存在するとコロイド小体とよび，表皮内に存在すると Civatte 小体とよび分けることもあるが，あまり一般的ではない．
8) **硝子体／ヒアリン小体（hyaline body）**
　すりガラスのような均質な細胞を比喩した形態学的な言葉である．

b 空胞変性（vacuolar degeneration）［液状変性（liquefaction degeneration）］

　主として基底細胞や基底膜がターゲットとなり傷害される際に，基底膜の上下の組織が変性し，小空胞を形成した病態である．

c 海綿状態，風船様変性，棘融解 …

1) **海綿状態（spongiosis）**
　表皮角化細胞間の浮腫（intercellular edema）で，細胞間隙があたかもスポンジのように離解し，細胞間橋が明瞭となった病態で，湿疹群において特徴的な組織所見である．

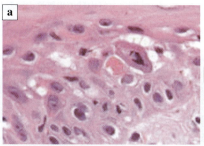

図5　異常角化細胞のさまざまな呼称
a：角化細胞が個細胞壊死をきたすと，核は濃縮，破壊，凝集を示し，細胞質は好酸性で均質となる．やがて完全に壊死に陥ると，好酸性の丸い構造を呈する．
b，c：細胞質が均質な特徴は，すりガラス（b）や膠（c）にも例えられる．

2) **風船様変性(ballooning degeneration)**

角化細胞の細胞質内の浮腫により細胞が膨化した所見である．

3) **棘融解(acantholysis)**

角化細胞間の接着性が低下ないし消失することにより，裂隙や小水疱を形成した所見である．

d **苔癬，苔癬化，苔癬様細胞浸潤**

3者は全く異なる概念である．

1) **苔癬(lichen)**

ほぼ同じ性状で同じ大きさの小丘疹の集簇巣が，比較的長く続く病態を指す，発疹学上の(臨床的)所見である．例：扁平苔癬，毛孔性苔癬．

2) **苔癬化(lichenification)**

表皮が厚くなり，皮丘が隆起して皮溝が著明となった発疹学上の(臨床的)所見である．例：慢性単純性苔癬(Vidal 苔癬)，アトピー性皮膚炎．

3) **苔癬様細胞浸潤(lichenoid infiltration)**

表皮基底細胞が傷害され，リンパ球が真皮乳頭層を埋めるように帯状に稠密に浸潤した(組織学的)所見である．例：扁平苔癬，毛孔性苔癬，扁平苔癬様角化症(lichen planus-like keratosis：LPLK)．

e **臨床的 lentigo，組織学的 lentigo（図6）**

1) **臨床的な「lentigo」**

レンズ豆状の形態を呈する斑状病変という意味である(図6-a)．例：黒子(lentigo)，悪性黒子(lentigo maligna)，悪性黒子型黒色腫(lentigo maligna melanoma)，日光黒子(solar lentigo)，肢端黒子型黒色腫(acral lentiginous melanoma)．

2) **組織学的な「lentigo」**

腫瘍細胞(通常，悪性黒色腫)が，基底層に沿って水平方向に進展する増殖様式を示すという意味である(図6-b)．例：lentiginous spread．

f **表皮内上皮腫(intraepidermal epithelioma)**

表皮内に正常の角化細胞と境界明瞭に，異なる細胞が増殖する病態の組織学的な総称である．下記の2タイプに分けられる．

1) **Paget phenomenon（intraepidermal epithelioma of Paget phenomenon）**

非角化細胞性の悪性腫瘍細胞(癌)が，表皮内で増殖する病態の総称である．例：Paget 病，乳房外 Paget 病．

2) **Borst-Jadassohn phenomenon**

角化細胞性の良性あるいは悪性腫瘍が表皮内で増殖し，胞巣を形成する病態の総称である．例：Bowen 病，日光角化症，脂漏性角化症，汗孔腫，汗孔癌．

3 皮膚科独特の伝統的用語

a **人名を冠した病理所見**

1) **Pautrier の微小膿瘍(Pautrier's microabscess)**

真の「膿瘍」(好中球の集簇性の浸潤巣)で

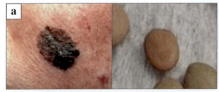
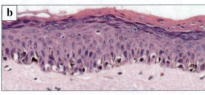

図6 lentigo の意味は臨床と病理で異なる
a：臨床的な lentigo の語源は，レンズ豆状の形態を意味している．
b：組織学的な lenigo，たとえば lentiginous spread は，悪性黒色腫において異型メラノサイトの基底層に沿う側方進展様式を意味している．

第2章　皮膚科医の基本

はないので名称の間違い(misnomer)であり，本態は菌状息肉症において表皮内に浸潤した腫瘍性の異型Tリンパ球の集簇巣である．

2) **Munroの微小膿瘍**(Munro's microabscess)

尋常性乾癬において，角質細胞層内ないし角質細胞層下に存在する好中球の集簇巣である．

3) **Kogojの海綿状膿疱**(spongiform pustule of Kogoj)

尋常性乾癬や膿疱性乾癬において，有棘細胞層内に好中球が浸潤し，浮腫(海綿状態)を伴った組織である．

b **疾患名と病態の本質とが矛盾する疾患**……………………………………

疾患名の接尾語のルールは，良性腫瘍は"-oma"，癌は"-carcinoma"，肉腫は"-sarcoma"であるが，皮膚科では誤った名称(misnomers)が多い．

1) **粉瘤**(atheroma)

毛囊漏斗部が拡張した非腫瘍性の疾患である．

2) **尖圭コンジローマ**(condyloma acuminatum)

HPV感染による炎症性疾患である．

3) **化膿性肉芽腫**(pyogenic granuloma)

肉芽腫ではなく，良性の血管腫である．

4) **脂漏性角化症**(seborrheic keratosis)

文字通りに解釈すると，「皮脂腺の分泌によりかてかしている，角化細胞の非腫瘍性疾患」だが，本質は角化細胞の良性腫瘍性疾患である．

5) **Bowen病**(Bowen's disease) (1-i 参照)

Bowen病は報告者 John Templeton Bowen (米国，1857-1940)に敬意を表して名前を冠した疾患で，本質は表皮内に長期間留まる上皮内癌(扁平上皮癌，squamous cell carcinoma in situ)である．

6) **日光角化症**(solar keratosis) / **老人性角化症**(senile keratosis) / **光線角化症**(actinic keratosis) / **老人性角化腫**(keratoma senile) (1-i 参照)

腫瘍性疾患ですらない病名が冠されているが，本質は Bowen 病同様に表皮内に長期間留まる上皮内癌(扁平上皮癌，squamous cell carcinoma in situ)で，病因は長期に及ぶ日光曝露による．

7) **乳房 Paget 病**(mammary Paget's disease)

本質は乳癌そのもので，乳癌(非浸潤性導管癌)が導管内を進展し，乳房の被覆表皮に進展した病態である．

8) **乳房外 Paget 病**(extramammary Paget's disease)

いまだに起源が不明な，表皮内から発生する腺癌である．

9) **多発性骨髄腫**(multiple myeloma)

形質細胞の悪性疾患である．

10) **血腫**(hematoma)

出血による血液の塊であって，腫瘍性疾患ではない．

11) **皮膚混合腫瘍**(mixed tumor)

筋上皮細胞の良性腫瘍である．筋上皮細胞は化生をきたしやすく，汗腺，汗管以外にしばしば毛囊，皮脂腺，結合織，脂肪織などに化生する．

12) **microcystic adnexal tumor**

転移はないが，再発率が非常に高い汗管系の癌である．

C　皮膚の構造と病理組織のポイント

DON'Ts

- 皮膚病理用語には伝統的に間違った単語が使用され続けているケースがあるため，用語の由来や定義を調べないまま漫然と使用してはいけない．

東京医科大学医学教育学分野　泉　美貴

✓ 上手い文章を書く，たった5つのポイント！

1. 「認める」を多用しない

　口頭での発表においても，文章を書く際でも，「認める」が少ないほどよい文章である．2種類の誤用がある．誤用の一つは，「存在する」の代わりに「認める」を用いる．たとえば，「背部に紅斑を認める」は，正しくは「背部に紅斑がある（存在する）」とすべきである．もう一つの誤用は，主語と述語の後にさらに「認める」を続けることである．たとえば，「皮疹の新生を認めた」は，正しくは「皮疹が新生した」とすべきである．

2. 助詞を正しく挿入する

　使用する言葉が単語としてこの世（辞書）に存在するか否かを自問し，存在しなければ正しく助詞を挿入する必要がある．たとえば，「ダーモスコピー施行」という言葉は存在しないので，正しくは「ダーモスコピーを施行」とすべきである．

3. 紋切り型にしない

　紋切り型では，否定形の記載ができないことが多い．したがって，「ダーモスコピーを使用」とせず，「ダーモスコピーを使用した」とすべきである．

4. 単文が原則

　医学の文章では，単文による記載が原則である．たとえば，「皮疹が増悪し，ステロイドを処方するも改善なく，悪性黒色腫と診断した」という文章は，「皮疹が増悪した」，「ステロイドを処方するも改善がなかった」，「以上より，悪性黒色腫と診断した」と単文で表現すべきである．

5. 形容詞（副詞）は，形容したい単語の直前にもってくる．

　たとえば，「多数の丘疹が集簇する」はaの所見を表しており，「丘疹が多数集簇する」は，bを表している．

（東京医科大学医学教育学分野　泉　美貴）

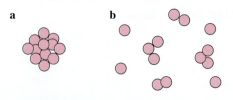

C 皮膚の構造と病理組織のポイント

6 肉眼所見・ダーモスコピー・病理組織像の関係

DOs

- ☐ 解剖学的部位・疾患ごとに基本の所見があることを理解しよう．
- ☐ 肉眼所見・ダーモスコピー所見・病理組織像の関係は，3つの間を行ったり来たりしながら覚えよう．
- ☐ 慣れてきたら，目だけでなく耳（問診），手（触診）も活用しよう！

1 見ることから診ることにつなげる

ある疾患について，肉眼所見，ダーモスコピー所見，病理組織所見の関連を理解するには，その疾患に対する知識が不可欠である．

たとえば前腕の皮疹（図1-a）を見たときの診察手順として，まずは皮疹の種類と記載方法の知識を用いてこの病変を記載し，次に肉眼所見に基づいた鑑別診断とそれらの可能性がどの程度あるのかを考える．この時点で，「ダーモスコピー検査で診断可能な疾患について」の知識がなければ，高価なダーモスコープを覗いても有用な情報は得られないのである．

ダーモスコピー検査が診断に役立つ皮膚疾患は，メラニン色素の豊富な色素性病変と，メラニン色素は乏しいが血管所見が手がかりとなる無色素性（または乏色素性）病変に大別される（表1）．

この前腕の色素性病変について鑑別診断をあげることができたならば，次にそれぞれの鑑別診断に特徴的なダーモスコピー所見を思い浮かべ，それらが「あるか否かをもれなくチェックする」心構えでダーモスコピー検査を行う．ただし，悪性腫瘍を良性と誤診することを防ぐため，ダーモスコピーの診断手順は常に「改訂2段階診断法」という一定の手順で行うことをお勧めする．

臨床所見，ダーモスコピー所見，病理所見は，それぞれが学び始めの段階ではアトラスとの絵合わせ的にとらえがちだが，一定の症例数を経験し疾患知識も身につくと，「その疾患に似た他疾患の可能性はないだろうか」「一見悪性に見えるが，刺激が加わったことによる変化ではないか」といった視点を持つようになる．そこに至ってようやく，今日で見た所見とこれまでの経験と知識を統合して，診ることにつながるのである．

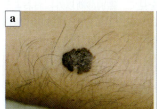
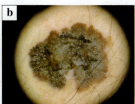
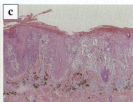

図1 生毛部悪性黒色腫（Breslow's thickness 0.75 mm）
a：臨床所見，b：ダーモスコピー所見，c：病理所見

表1 ダーモスコピー検査で診断可能な疾患

1 メラニン色素の豊富な色素性病変
　・色素細胞母斑　・脂漏性角化症
　・悪性黒色腫　　・日光黒子
　・基底細胞癌
2 メラニン色素の乏しい無色素性（または乏色素性）病変
　・日光角化症　　　・脂腺増殖症
　・Bowen病　　　　・皮膚線維腫
　・エクリン汗孔腫　・被角血管腫
　・澄明細胞性棘細胞腫　・尋常性疣贅

2　解剖学的部位・疾患ごとの基本所見がある

皮膚は，解剖学的部位ごとに表皮・真皮・皮下組織の基本構造が異なっており，それにより同じ疾患でも部位ごとのダーモスコピー所見，病理組織像が異なる場合がある．

解剖学的部位は大きく顔面，粘膜，掌蹠，爪部，生毛部に分けることができる．一方，疾患の側から考えた場合，それぞれの疾患には好発部位，好発年齢がある．一例をあげると，色素細胞母斑は部位・年齢によって肉眼，ダーモスコピー，病理組織像がかなり異なっており，これら部位・年齢ごとの所見の違いとして理解して覚える必要がある．一方，基底細胞癌では，部位・年齢による肉眼，ダーモスコピー，病理組織像の違いが比較的少ない．

3　肉眼所見とダーモスコピー所見の関係

肉眼所見とダーモスコピー所見は，観察対象を同じ方向から平面的に観察しているので，2つの画像を並べて比較することができる．肉眼所見とダーモスコピー所見の相違点は，ダーモスコピー所見は角層の引き起こす乱反射をほとんど排除した表皮と真皮の構造・色調を強く反映した拡大所見であることである．実例として，例示した前腕の色素性病変のダーモスコピー所見を示す（図1-b）．肉眼所見と比較して，色調は多彩でピントもシャープであり，一見して1枚の画像に含まれる情報量が多くなる．初心者ではこの情報量の多さが災いして，判断不能に陥る．初心者がダーモスコピー所見を理解するコツは，「改訂2段階診断法」に記されている疾患特異的な所見があるか否か，色が多彩か否か，分布が対称か否か，に注目することである．

研修施設では，症例ごとの臨床写真とダーモスコピー写真をデジタルカメラで撮影しているであろうが，それらを症例ごとにコンピューター上の同じフォルダに入れて保存することをお勧めする．

ダーモスコピー写真を臨床像とセットで見ることが，実臨床での経験値向上につながる．肉眼所見で真っ黒に見えたものがダーモスコピーで見るとそれほどではなかったり（例：黒色調結節の脂漏性角化症），肉眼所見で色調が均一に見えたものがかなり多彩であったり（例：初期の生毛部の悪性黒色腫，図1-b），肉眼では見えない所見がダーモスコピーで見えたり（例：Bowen病の糸球体状血管，脂漏性角化症のヘアピン血管）といった，肉眼所見とダーモスコピー所見の正常な解離の感覚を身につけることができる．この感覚が身につくと，肉眼所見を見たときに，いくつかの鑑別診断とともにそれらに特徴的なダーモスコピー所見を具体的に思い浮かべることが可能になる．

さらに経験を積むと，1枚のダーモスコピー画像を見て，鑑別診断以外におおよその解剖学的部位や年齢（さらには病理組織像も）を推測することが可能となる．

4　ダーモスコピー所見と病理組織所見の関係

臨床現場では，肉眼所見とダーモスコピー所見を確認したうえで診断確定のために病理検査を行う．すなわち，病理組織検査

が診断を下すための最も有用な検査と位置づけられている．そこで，プレパラートが手元にあれば，病理組織所見と肉眼所見，ダーモスコピー所見を比較しよう．

ダーモスコピー所見と病理組織所見の最大の違いは，見ている面がダーモスコピーは病変表面であるのに対し病理組織は病変断面であることである．したがって，可能な限りその病理検体がパラフィン固定される際にどのように切り出されたのかを確認する必要がある．

次の大きな違いは，病理組織標本の色情報はダーモスコピー画像で得られた自然な色とは異なるヘマトキシリン・エオジンで染色された情報であることである．時には，メラニン，ヘモジデリンなどの生体色素がそのまま残っていて診断の手がかりになることもある（図1-c）．

この見ている方向の違いと色調の違いから，ダーモスコピー所見と病理組織所見の関係を理解するのには，かなりの経験が必要である．時間がかかることは承知のうえで，地道に1例1例経験を積み重ねていくしかない．

ダーモスコピー所見と病理標本を丹念に繰り返し比較しながら観察することで，基底細胞癌の樹枝状血管（ダーモスコピー所見）は病理組織では表皮と胞巣の間だけでなく胞巣の深部にも樹枝状血管に相当する拡張した血管としてみられること，基底細胞癌の large blue-gray ovoid nests（ダーモスコピー所見）を形成するメラニンは病理組織では胞巣内に均一に分布せず偏在していて時に胞巣の外にみられること，といった関係を見出すこともできる．

5 診療に還元する

ある程度，肉眼所見，ダーモスコピー所見，病理組織像の関連がわかってきたら，その知識を診療場面で利用しなくてはならない．これら3種類の情報に，その病変の出現時期とその後の変化の様子（問診），その病変の硬さや可動性，角化の程度（触診）の情報も加え，総合的に考えて最終診断に矛盾はないか検討する．たとえば「この病理診断に対して病歴がどうも合わない」といったときには，誤診を防ぐためにも慎重に対処する必要がある．もしも，病理レポートの内容に疑問がある場合は，その病変の経過やダーモスコピー画像といった臨床情報を携えて病理診断担当医師と直接対話することを怠ってはならない．

 コツ

臨床写真とダーモスコピー写真はできるだけ大きなモニターで観察する．デジタルカメラの小さなモニターでは正しい判断ができない．

DON'Ts

- □ 病理検査を行って，プレパラートを自分で確認しないのは御法度．
- □ 臨床写真，ダーモスコピー写真の撮りっぱなしもいけない．
- □ 納得のいかない病理レポートが返ってきたら，そのままにせず病理医に直接問い合わせなくてはならない．

参考文献

・大原國章：大原アトラス　1 ダーモスコピー．学研メディカル秀潤社，2014

信州大学医学部皮膚科　**古賀弘志**

7 組織化学染色・免疫染色の種類と診かた

DOs
- さまざまな色素を用いた組織化学染色は、種々の組織・細胞、沈着物、微生物の同定に有力な検査法であることを理解しよう．
- 蛍光抗体法は水疱症、血管炎、膠原病など、酵素抗体法は皮膚上皮系腫瘍、皮膚軟部腫瘍、皮膚リンパ腫などの診断に有用であることを理解しよう．

皮膚病理組織診断の基本はヘマトキシリン・エオジン（hematoxylin-eosin：HE）染色であるが、組織化学染色により種々の組織・細胞、沈着物、微生物の同定などが可能である．免疫染色は不可欠の手法で、水疱症、血管炎、膠原病においては蛍光抗体法が、腫瘍においては酵素抗体法が重要な役割を果たしている．

1 組織化学染色

代謝異常症では、予想される沈着物を検出するのに適した固定方法、固定液を選ぶ．通常の方法では、組織内の水分をアルコールで脱水し、パラフィンを浸透させるという過程が含まれるため、組織内の脂質は溶出する．アルコールに溶解する可能性のある脂質などが沈着する疾患では、ホルマリン固定・凍結切片を作成して組織化学染色を施行する．

a 組織・細胞などの同定

1) 膠原線維と弾力線維

HE染色では弾力線維は染色されない．Elastica-van Gieson染色では膠原線維は赤染し、弾力線維は黒褐色に染まる．Azan染色、Masson's trichrome染色で膠原線維は緑または青色に染まる．

2) 筋線維

Elastica-van Gieson染色で黄色、Masson's trichrome染色で暗赤色に染まる．

3) 嗜銀線維

鍍銀染色（Bodian染色など）で細網線維や神経線維（軸索）は黒染する．

4) 基底膜

中性ムコ多糖が多いため、periodic acid-Schiff（PAS）で赤紫色に染色され、diastase抵抗性である．

5) 肥満細胞

肥満細胞顆粒はmethylene blue（Giemsa）染色やtoluidine blue染色で赤紫色に染まり、異染性metachromasiaを示す．

6) メラニン色素

Fontana-Masson染色で黒色に染まる．メラノサイトの同定には、メラニン産生細胞に陽性となるチロシナーゼ活性を調べるドーパ反応を施行する．

7) ヘモジデリン

メラニン色素とヘモジデリンとの鑑別にBerlin blue染色が役立つ．ヘモジデリンは青色に染まるが、メラニン色素は陰性である．

b 沈着物の同定

1) アミロイド

alkaline Congo red染色で赤橙色に染色される物質が、偏光顕微鏡で観察すると青緑色を呈する．Dylon染色で橙色、crystal violet染色で赤色異染性、thioflavine T染色で緑色偏光を示す．

2) ムチン

中性ムコ多糖はPAS染色で赤紫色に染

色され，diastase 消化試験抵抗性である．酸性ムコ多糖は alcian blue 染色（pH 2.5），colloidal iron 染色で青く染まる．methylene blue や toluidine blue 染色で赤紫色に染まり異染性を示す．さらに，コンドロイチン硫酸やヘパリンなどの硫酸化ムコ多糖は pH 0.5 においても alcian blue 陽性で，aldehyde fuchsin で消化される．非硫酸化酸性ムコ多糖であるヒアルロン酸はおもに真皮ムチンを構成し，pH 0.5 においては alcian blue 陰性で，hyaluronidase で消化される．エクリン汗腺の粘液細胞，アポクリン汗腺の分泌細胞，Paget 細胞，印環細胞は酸性ムコ多糖および中性ムコ多糖からなる上皮性ムチン（シアロムチン）を含むため，PAS 染色で胞体が赤紫色に染まり，diastase 抵抗性である．

3）脂　質
　脂質の証明には sudan Ⅲ，oil red O 法がある．脂肪は橙黄色ないしは赤色となる．脱水過程での脂質の溶出を防ぐ目的で，ホルマリン固定・凍結切片で染色する必要がある．

4）尿　酸
　痛風結節に沈着する尿酸結晶は水溶性であるため，ホルマリン液に浸すと針状構造を検出できない．凍結切片を作成して偏光を観察するか，無水アルコールで固定し，水洗を短くし偏光を観察する．

5）グリコーゲン
　グリコーゲンは PAS 染色で赤紫色に染色され，diastase 消化試験で消化される．

6）カルシウム
　von Kossa 染色でカルシウムは黒く染まる．

c　微生物の同定

1）真　菌
　PAS 染色陽性，diastase 消化試験抵抗性である．真菌壁の多糖類が赤紫色に染色される．Grocott 染色では黒色に染色される．

2）細　菌
　Gram 染色が用いられる．膿痂疹では青色の Gram 陽性菌を水疱内に検出する．Gram 陰性菌は赤染する．

3）抗酸菌
　Ziehl-Neelsen 染色により，赤色桿菌として染色される．Ziehl-Neelsen 染色では染まりにくいらい菌の検出には，変法である Fite 染色が用いられる．

4）その他の染色法
　マンソン幼裂頭条虫症では von Kossa 染色で黒く染まる石灰小体が同定の参考になる．Warthin-Starry 染色でスピロヘータは黒染する．リーシュマニアは Giemsa 染色で赤染する．

2　蛍光抗体法を用いた免疫染色

a　蛍光抗体法の方法と種類
　組織や細胞における対応抗原と蛍光色素標識した特異抗体との結合部位を，蛍光顕微鏡を用いて観察する方法である．

1）蛍光抗体直接法（direct immunofluorescence method：DIF）
　病変部皮膚の組織や細胞が持つ対応抗原を検出する方法である．FITC 標識抗ヒト IgG 家兎血清などを病変部皮膚の凍結切片に反応させて観察する．

2）蛍光抗体間接法（indirect immunofluorescence method：IIF）
　流血中に存在する抗体を検出する方法である．対応抗原を有する組織や細胞〔基質（substrate）〕に，適当な希釈濃度の被検血清（一次抗体）を反応させ，その後，蛍光色素を標識した二次抗体（一次抗体の Fc 部分に対する）を用いて抗原抗体結合部位を検出する標識二次抗体法が最も広く行われている．血清希釈系列により，蛍光が確認される最大の希釈倍数を抗体価とする．

3）二重蛍光抗体法
　異なる色の蛍光色素を組み合わせ，同一組織や細胞での異なる抗原の局在を同時に確認する方法である．それぞれの一次抗体に対し，FITC 標識抗マウス IgG とローダミン標

識抗家兎 IgG をそれぞれ二次抗体として用いて観察する．一枚のフィルムに写真撮影するには共焦点レーザー顕微鏡を用いる．

b 蛍光抗体法による診断法

蛍光抗体法は水疱症，血管炎，膠原病などの診断に重要な役割を果たす．天疱瘡では，病変部の蛍光抗体直接法において表皮細胞間におもに IgG の沈着がみられ，間接法により血清中の抗デスモグレイン抗体の存在を証明できる．また，1M 食塩水剥離ヒト皮膚を用いた蛍光抗体間接法により，水疱性類天疱瘡，抗 BP180 型粘膜類天疱瘡，lamina lucida 型線状 IgA 水疱性皮膚症などでは表皮側が，ラミニン 332 型粘膜類天疱瘡，sublamina densa 型線状 IgA 水疱性皮膚症，後天性表皮水疱症などでは真皮側が反応する．

3 酵素抗体法を用いた免疫染色

a 酵素抗体法の方法と種類

酵素抗体法はほとんど間接法で行われる．酵素抗体間接法には標識二次抗体法，PAP 法，ABC 法，SABC(streptavidin-biotinylated peroxidase complex) 法，LSAB(labeled streptavidin-biotin)法，標識ポリマー法，CSA(catalyzed signal amplification)法などの各種の方法がある．ここでは PAP 法と ABC 法について述べる．

1) PAP 法

一次抗体を産生したのと同じ動物種からの抗ペルオキシダーゼ抗体とペルオキシダーゼの複合体(peroxidase-antiperoxidase complex，PAP 複合体)を産生し，二次抗体を介して一次抗体と結合させる．標識二次抗体法よりも感度が高い手法である．

2) ABC 法

アビジンとペルオキシダーゼ標識ビオチンの複合体(avidin-biotinylated peroxidase complex：ABC)を産生し，ビオチン化した二次抗体を介して一次抗体と結合させる．非常に感度が高い手法である．

b 酵素抗体法による診断法

腫瘍病理診断の中心は HE 染色であるが，それのみでは確定診断が困難なことも多い．このような場合，酵素抗体法による免疫染色が有用である．対応抗原に対する数種類の特異抗体を用いるのが望ましく，良悪，原発転移，予後の判断に役立つことも多い．免疫染色が重要視される皮膚上皮系腫瘍，皮膚軟部腫瘍，皮膚リンパ腫について，診断への手がかりとするための解説を加える．

1) 皮膚上皮系腫瘍

免疫染色は腫瘍診断に非常に有力である．特に付属器腫瘍(毛包系，脂腺系，汗腺系)は分化方向に基づいて細かく分類され，複雑で多彩な疾患名が存在する．皮膚上皮系腫瘍の診断に有用な各種抗体について記載する．

①抗サイトケラチン抗体

cytokeratin(CK)は上皮細胞に普遍的に存在する中間系線維で，タイプⅠ(酸性)ケラチンとタイプⅡ(中性―塩基性)ケラチンのヘテロダイマーが基本構造である．分子量や電気泳動度により細かく分類されており，上皮細胞の分化に伴ってその発現が変化する．

・CK 1, 5, 10, 14(抗体名 34βE12, K903 など)

表皮に発現するケラチンである．汗腺分泌部には発現せず，筋上皮細胞や汗管部に発現する．

・CK 1(抗体名 34βB4 など)，CK10(抗体名 DE-K10 など)

基底層以外の表皮および毛包漏斗部細胞に発現する．

・CK 5, 6(抗体名 CK5/6 など)

表皮に発現するケラチンである．有棘細胞癌で陽性となるが，紡錘形細胞型有棘細胞癌における陽性率も高い．

・CK 7(抗体名 OV-TL12/30 など)

汗腺分泌部に発現するケラチンである．

抗体の種類により，脂腺を染色することもある．

・CK 8（抗体名 CAM5.2，LDS-68 など）

汗腺分泌部に発現するケラチンである．汗腺分化を証明する抗体として CEA よりも信頼度が高い．高分化型有棘細胞癌では陰性であるが，低分化型有棘細胞癌において発現することがある．

・CK 15（抗体名 LHK15 など）

毛包隆起部の幹細胞のマーカーである．毛包腫，毛包腺腫，増殖性外毛根鞘性囊腫などの最外層の基底細胞様細胞で陽性となり，毛芽細胞様細胞から構成される毛包上皮腫や毛芽腫などでは腫瘍全体が染色される．また，基底細胞癌でも陽性となることがある．

・CK 17（抗体名 E3 など）

外毛根鞘内側の明澄細胞，筋上皮細胞で陽性になる．

・CK 19（抗体名 Ks19.1 など）

毛包隆起部の幹細胞，外毛根鞘最外層，汗腺分泌部のマーカーである．Bowen 病，日光角化症，有棘細胞癌などでも発現がみられる．

・CK 20（抗体名 Ks20.8 など）

消化管粘膜あるいは尿道粘膜のほかに皮膚では Merkel 細胞のみに発現し，消化管腺癌（大腸癌で最も陽性率が高い），膀胱移行上皮癌，Merkel 細胞癌で陽性である．その他，粘液産生卵巣腫瘍，胃・胆囊・膵臓腺癌でも陽性である．肺・卵巣・子宮・腎臓・前立腺・汗腺由来の腺癌では陰性であるため（粘液産生卵巣癌は除く），汗腺癌と消化管腺癌の皮膚転移の鑑別や原発性と続発性乳房外 Paget 病の鑑別に有用である．

②抗 carcinoembryonic antigen（CEA）抗体

汗腺系のマーカーである．管腔および腺腔構造の内壁を強く染色し，それらを形成する内腔細胞にも染色される．

③抗 epithelial membrane antigen（EMA）抗体

汗腺および脂腺のマーカーであるが，脂腺により強い反応を示す．汗腺ではアポクリン腺にやや強い反応を示す．染色態度は CEA と同様である．有棘細胞癌でも陽性になることがある．

④抗 gross cystic disease fluid protein（GCDFP）-15 抗体

汗腺系のマーカーであるが，アポクリン汗腺により強い反応を示す．汗腺のほかに，アポクリン化生を伴う乳腺組織や唾液腺（顎下腺，耳下腺），気管支粘膜下腺に発現するが，食道・消化管・肺・肝臓・腎臓・前立腺・卵巣・子宮由来の腫瘍では発現しない．

⑤抗 human milk fat globule 1（HMFG）抗体

アポクリン汗腺と脂腺に特異的と考えられている．エクリン汗腺を染色しないとされているので，エクリン系腫瘍とアポクリン系腫瘍の鑑別に有用である．

⑥抗 adipophilin 抗体

ホルマリン固定材料で使用でき，脂腺系腫瘍の診断に有用である．脂肪細胞や黄色腫細胞も染色することがある．

⑦抗 S-100 protein 抗体

メラノサイトや Schwann 細胞のよいマーカーであるが，筋上皮細胞も染色する．

⑧抗 alpha smooth muscle actin（α SMA）抗体

平滑筋のよいマーカーであるが，汗腺腫瘍では S-100 protein と同様，筋上皮細胞を染色する．

⑨抗 p63 抗体

表皮，汗腺外層，筋上皮細胞，脂腺芽細胞に発現する．有棘細胞癌で陽性となるが，紡錘形細胞型有棘細胞癌における陽性率も高い．

⑩抗 vimentin 抗体

軟部腫瘍のマーカーであるが，低分化型有棘細胞癌において陽性となる．

2） 皮膚軟部腫瘍

軟部腫瘍は 2013 年に改訂された WHO 分類・骨軟部腫瘍において細かく分類され

表1 皮膚軟部腫瘍の免疫染色

抗　原	陽性になる組織あるいは皮膚軟部腫瘍など
vimentin	大部分の軟部腫瘍
alpha smooth muscle actin（αSMA）	平滑筋腫瘍，筋線維芽細胞腫瘍，筋上皮腫，グロムス腫瘍
muscle specific actin（HHF35）	平滑筋腫瘍，筋線維芽細胞腫瘍，横紋筋腫瘍
desmin	平滑筋腫瘍，横紋筋腫瘍，類血管腫線維性組織球腫
calponin	平滑筋腫瘍，筋線維芽細胞腫瘍，筋上皮腫
h-caldesmon	平滑筋腫瘍
myogenin	横紋筋腫瘍
myoglobin	横紋筋腫瘍
CD31	血管系腫瘍
CD34	血管系腫瘍，隆起性皮膚線維肉腫，孤在性線維性腫瘍，類上皮肉腫，神経内線維芽細胞
CD68	線維組織球系腫瘍，異型線維黄色腫
CD99	Ewing肉腫，未熟神経外胚葉性腫瘍，孤在性線維性腫瘍
factor VIII-related antigen	血管系腫瘍
ulex europaeus agglutinin I（UEA I）	血管系腫瘍
podoplanin（D2-40）	リンパ管系腫瘍
FLI-1	血管系腫瘍，Ewing肉腫，未熟神経外胚葉性腫瘍
S-100 protein	Schwann細胞，メラノサイト，脂肪細胞，軟骨細胞，Langerhans細胞
glial fibrillary acidic protein（GFAP）	末梢神経鞘腫瘍，筋上皮腫
neurofilament	神経軸索
neuron specific enolase（NSE）	末梢神経鞘腫瘍，Ewing肉腫，未熟神経外胚葉性腫瘍，Merkel細胞癌，悪性黒色腫
epithelial membrane antigen（EMA）	神経周膜腫
synaptophysin	Ewing肉腫，未熟神経外胚葉性腫瘍，Merkel細胞癌
melan-A	軟部明細胞肉腫，悪性黒色腫，PEComa
factor XIIIa	真皮樹状細胞，皮膚線維腫
anaplastic lymphoma kinase（ALK）	炎症性筋線維芽細胞腫瘍
bcl-2	滑膜肉腫，孤在性線維性腫瘍
β-catenin	深部線維腫症
INI-1（核内発現の消失）	腎外性ラブドイド腫瘍，類上皮肉腫
cytokeratin	滑膜肉腫，類上皮肉腫，筋上皮腫，上皮系腫瘍

表2 皮膚リンパ腫の免疫染色

表面マーカー（おもな抗体など）	陽性になる皮膚リンパ腫ほか
白血球抗体	
CD45RB（RD7）	白血球共通抗原
B細胞抗体	
CD10（56C6）	一部の原発性皮膚濾胞中心リンパ腫
CD20（L26）	B細胞リンパ腫
CD21（1F8）	濾胞樹状細胞腫瘍
CD23（1B12）	慢性Bリンパ性白血病
CD45RA（MB-1）	B細胞リンパ腫，少数のT細胞リンパ腫
CD74（LN-1）	B細胞リンパ腫
CDw75（LN-2）	B細胞リンパ腫
CD79a（mb-1/B29）	B細胞リンパ腫，形質細胞腫
T細胞抗体	
CD3（CD3）	T細胞リンパ腫
CD4（1F6）	菌状息肉症 原発性皮膚CD4陽性小・中細胞型T細胞リンパ腫
CD5（4C7）	T細胞リンパ腫，マントル細胞リンパ腫
CD8（C8, 4B11）	原発性皮膚CD8陽性進行性表皮向性細胞障害性T細胞リンパ腫 皮下脂肪織炎様T細胞リンパ腫 NK細胞腫瘍
CD43（MT-1, Leu22）	T細胞リンパ腫，1/3のB細胞リンパ腫
CD45RO（UCHL-1, OPD-4）	T細胞リンパ腫
その他の抗体	
CD1a（010）	Langerhans細胞組織症
CD15（Leu M1）	Reed-Sternberg細胞
CD25	成人T細胞白血病・リンパ腫
CD30（Ber H2）	未分化大細胞リンパ腫，リンパ腫様丘疹症
CD34（QBEND10）	造血前駆細胞，血管内皮細胞
CD56（1B6）	節外性NK/T細胞リンパ腫，鼻型
CD57（Leu7, NKII-1）	一部のNK細胞腫瘍
CD68（KP-1）	骨髄性白血病，組織球系腫瘍
CD123	芽球性形質細胞様樹状細胞腫瘍
TCL1	芽球性形質細胞様樹状細胞腫瘍
immunoglobulin（IgG/A/M, κ/λ）	B細胞リンパ腫，形質細胞腫
bcl-2	原発性皮膚びまん性大細胞型B細胞リンパ腫，下肢型 老人性EBV陽性びまん性大細胞型B細胞リンパ腫 節外性辺縁帯リンパ腫
bcl-6	原発性皮膚濾胞中心リンパ腫
MUM-1	原発性皮膚びまん性大細胞型B細胞リンパ腫，下肢型 老人性EBV陽性びまん性大細胞型B細胞リンパ腫

表2 つづき

EMA	全身性未分化大細胞リンパ腫, Reed-Sternberg 細胞
ALK	全身性未分化大細胞リンパ腫
Ki-67 (MIB1)	ヒト増殖細胞
lysozyme	骨髄性白血病, 組織球系腫瘍
Mac387	骨髄性白血病, 組織球系腫瘍
MPO	骨髄性白血病
p80	未分化大細胞リンパ腫
S-100 protein	Langerhans 細胞組織球症, 指状嵌入細胞腫瘍
TdT	急性リンパ性白血病 芽球性形質細胞様樹状細胞腫瘍
βF1	皮下脂肪織炎様 T 細胞リンパ腫
cytotoxic marker (TIA-1, granzyme-B, perforin)	皮膚原発未分化大細胞リンパ腫 原発性皮膚 CD8 陽性進行性表皮向性細胞障害性 T 細胞リンパ腫 節外性 NK/T 細胞リンパ腫, 鼻型 種痘様水疱症様リンパ腫

ている．腫瘍細胞の分化に基づいて分類されており，免疫染色の重要性は極めて高い．しかしながら，皮膚軟部腫瘍に精通するのは極めて困難で，当面の目標は正確な基本的知識を獲得することである．軟部腫瘍専門家へのコンサルトに際し，つつがなくやり取りができるレベルの用語や知識が最低限必要とされる．代表的な抗原について，陽性となる皮膚軟部腫瘍を中心に表1に記載する．

3) 皮膚悪性リンパ腫

悪性リンパ腫は 2008 年の WHO 分類・造血器腫瘍において細かく臨床病理組織学的に分類されており，免疫組織化学的な細胞表面マーカーの検索は必須である．白血球の細胞表面マーカー（cluster of differentiation, CD 分類）やその他のさまざまなマーカーを駆使して診断する．代表的な細胞表面マーカーについて，陽性となる原発性皮膚悪性リンパ腫を中心に表2に記載する．

免疫グロブリン軽鎖と CD30 について少し言及する．

①免疫グロブリン軽鎖

良性の皮膚リンパ球腫と B 細胞リンパ腫の鑑別には免疫グロブリン軽鎖の発現の検討が有用である．B 細胞リンパ腫では κ 鎖あるいは λ 鎖がモノクローナルに発現し（light chain restriction），皮膚リンパ球腫ではポリクローナルに混在して発現する．

② CD30

CD30 陽性の未分化大細胞リンパ腫は全身性と皮膚原発性に大別される．皮膚原発性は ALK 陰性であるが予後良好で，リンパ腫様丘疹症とともに原発性皮膚 CD30 陽性リンパ増殖症という呼称で，その境界型を含めて一連のスペクトラムとして扱われることがある．CD30 陽性リンパ腫は一般的には予後良好とされるが，菌状息肉症や末梢性 T 細胞リンパ腫から二次的に CD30 陽性の大型細胞が出現する場合は予後不良のことが多いとされる．

DON'Ts

☐ 皮膚病理組織診断の基本はHE染色である．組織化学染色や免疫染色は補助的手法であり，HE所見に矛盾してはいけない（総合的な病理組織診断に常に留意する）．

関西医科大学附属滝井病院皮膚科　**清原隆宏**

✓ 学会でしばしば耳にする間違った表現

1. 「認める」を多用しない（p.146 コラム「上手い文章を書く，たった5つのポイント！」参照）．
2. 「稠密」は「ちゅうみつ」と読む．細胞密度が高いこと．
3. 「好塩基性の細胞（が浸潤する）」という表現はない．細胞は，細胞質が好酸性（ピンク色，エオシンの色）で核が好塩基性（青色，ヘマトキシリンの色）であるので，好塩基性でない（核がない）細胞はありえない．正しくは「N/C比が高い細胞（が浸潤する）」，あるいは「細胞密度が高い」と表現すべきである．

（東京医科大学医学教育学分野　泉　美貴）

8 電子顕微鏡でわかること

DOs
- 電子顕微鏡はピンポイントで依頼する．
- 検体は 2 mm 角にして固定液へ．

1 電子顕微鏡の検体提出方法

電子顕微鏡（電顕）による観察の第一の魅力は，圧倒的な解像度である．光学顕微鏡と大きく異なる点は，電子線を光源とするために試料をプラスティックレジンに包埋，光顕切片の1/50程度の厚さの超薄切片を真空下で観察する必要があり，通常の病理検体とは異なる処理が必要である．今や電顕観察を皮膚科で行う施設は減少し，病理に依頼，あるいは外注検査を依頼することが多いと思われる．標本提出にあたっての注意点を以下にまとめる．

①観察目的を明確に指示すること．電顕は拡大倍率があまりに大きいため，広い範囲を探索することが苦手である．たとえば表皮水疱症の生検であれば，表皮真皮境界部に形成される水疱の位置を観察したい，などとピンポイントに指示することが重要である．

②標本を採取したら観察したい部位を 2 mm 角程度に細切し，すぐに4℃に冷却した電顕用固定液（2～3% グルタルアルデヒド緩衝溶液）に入れること．固定液に入れるまでの時間が長いと，細胞内小器官は自己融解を始める．また，標本が大きいと固定が内部まで及ばなくなるので注意すること．

2 皮膚の電子顕微鏡観察でわかること

a 病理診断

皮膚科専門医として知っておくべきことは，皮膚の正常な超微細構造と病理学的変化である．詳細は他書に譲り，ここでは主要な病理所見を紹介するにとどめる．

1） 腫瘍細胞の由来を示唆する細胞内小器官の同定

無色素性メラノーマにおいて，プレメラノソーム（図1）を同定することは診断に有用である．Langerhans細胞組織球症におけるBirbeck顆粒，Merkel細胞癌における有芯顆粒（図2），血管肉腫におけるWeibel-Palade顆粒などが診断に有用な小器官である．

2） 代謝異常症による沈着物の観察

アミロイドーシスにおける針状の結晶，Fabry病における血管内皮細胞ライソゾーム内の電子密物質，Hermanski Pudluk症候群のセロイド物質などの異常沈着物を同定することは診断に極めて有用である．

3） 構造蛋白遺伝子異常による疾患の診断

表皮水疱症は責任遺伝子の違いにより水疱形成位置やヘミデスモソームの構造，係留線維の形成度などが異なり，電顕的水疱形成部位によって単純型，接合部型，栄養障害型の3大病型の診断がなされてきた．表皮融解性魚鱗癬は顆粒層～有棘上層において特徴的なケラチン凝集がみられる（顆

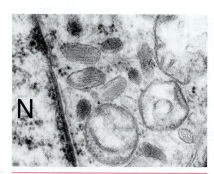

図1 プレメラノソーム
無色素性メラノーマの電顕像．プレメラノソームはⅠ〜Ⅳ型に分類される．長円型で超軸方向に縞模様がみられるのがⅡ型メラノソームであり，より黒色のⅢ型メラノソームも周囲にみられている．

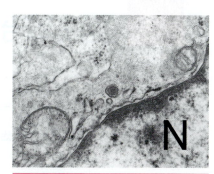

図2 有芯顆粒
Merkel細胞癌の細胞質にみられた有芯顆粒．電子密な球型の顆粒を限界膜が包み，二重丸のようにみえる．

粒変性)．Ehlers-Danlos症候群では膠原線維径の大小不同，線維の錯走などがみられる．

4) 病原微生物の確認

ヘルペスなどのウイルス感染症においては，細胞内にウイルス粒子が確認できる．PCRを用いた手法はウイルス遺伝子の存在を証明できるが，電顕によるウイルス粒子の確認は特定の細胞におけるウイルスの増殖を証明できる．

b その他

1) 病理所見の成り立ちを知る

天疱瘡でみられる棘融解はデスモソームの2枚の相対する接着板が離開して生じることがわかるが，電顕レベルの変化を知っておくと，病理所見の形成機序(histogenesis)をより深く理解できるようになる．

2) 元素分析

皮膚内に金属などの異物がみられる際，X線微量元素分析により，元素の同定ができる．

3) 電顕DOPA反応

DOPA反応させた皮膚を電顕観察すると，プレメラノソームのみならず小胞体も黒色化することから，白皮症におけるチロジナーゼ活性の有無を正確に判定できる．

4) 免疫電顕

特殊な固定法を用いて金コロイドをプローブとした免疫染色を行い電顕観察することにより，抗原分子の超微細局在，抗原認識部位の位置，抗原の量・分布，分子の方向などを同定することが可能となる．特殊な技術を要する研究手法である．

DON'Ts

- □ 皮膚検体採取後，固定液につけるまで長時間放置してはいけない．
- □ 検体を凍結してはいけない．

東邦大学医学部皮膚科　石河　晃

D 皮膚科の治療(内科的側面)

1 皮膚科治療の概要

DOs

- 皮膚科の内科的治療は外用療法,全身療法,理学療法に大別されるが,これらを総動員して治療に当たる.
- 特に外用療法は皮膚科に特徴的な治療であり,その手技に熟練する必要がある.

皮膚科の内科的治療は外用療法,全身療法,理学療法の3つに大別される(表1).これらを総動員して治療に当たる必要がある.なかでも外用療法は皮膚科に特徴的な治療であり,その手技に熟練する必要がある.

皮膚科の内科的治療を行う際には,できるだけ副作用を起こさないよう注意する.たとえば,ステロイド外用薬の副作用には皮膚萎縮や毛細血管拡張などがあり,顔面や頸部に使用する際には原則としてランクの低いものを短期間外用する.また全身療法(内服,注射など)を行う際は,重篤な副作用を起こさないよう細心の注意を払う.たとえばステロイドを長期内服する場合は,胃潰瘍や骨粗鬆症などの発症予防のための内服も併用する.

1 外用療法

a ステロイド

抗炎症外用薬の代表であり,湿疹・皮膚炎群をはじめ,さまざまな炎症性皮膚疾患に汎用される.効果の強さにより,Ⅰ群(ストロンゲスト)〜Ⅴ群(ウィーク)に分類される.

b 免疫抑制薬

アトピー性皮膚炎に対してタクロリムス軟膏が使われる.顔面・頸部などステロイド外用薬の副作用が出やすい部位には高い適応がある.

c 保湿剤

皮膚バリア機能の改善を目的に,皮脂欠乏症に対してヘパリン類似物質などの保湿剤が使われる.

d 抗真菌薬

白癬,カンジダ症などの表在性真菌感染症に対して,テルビナフィン塩酸塩などの抗真菌薬が使用される.

e 抗菌薬

表在性皮膚感染症に対してフシジン酸ナトリウムなど,痤瘡に対してクリンダマイシン酸エステルなどの抗菌薬が使われる.

f 活性型ビタミンD_3

尋常性乾癬,魚鱗癬群などに対して,マキサカルシトールなどの活性型ビタミンD_3が使用される.

g その他

尋常性痤瘡に対してアダパレンなど,単純疱疹に対してアシクロビルなど,尖圭コンジローマや日光角化症に対してイミキモドが使われる.

2 全身療法

a ステロイド

抗炎症作用を目的に,膠原病,水疱症,重症薬疹などに使用される.長期使用時には全身性の副作用に注意する.

b 免疫抑制薬

重症の乾癬,アトピー性皮膚炎などにシクロスポリンが使われる.

第2章 皮膚科医の基本

表1 皮膚科で行われるおもな内科的治療の一覧表

療法	種類	一般名, 治療名	商品名	おもな保険適用皮膚疾患
1. 外用療法	a. ステロイド	ジフルプレドナート	マイザー	湿疹・皮膚炎群, 痒疹群, 乾癬, 薬疹
	b. 免疫抑制薬	タクロリムス水和物	プロトピック	アトピー性皮膚炎
	c. 保湿剤	ヘパリン類似物質	ヒルドイドソフト	皮脂欠乏症
	d. 抗真菌薬	テルビナフィン塩酸塩	ラミシール	白癬, カンジダ症
	e. 抗菌薬	フジジン酸ナトリウム	フシジンレオ	皮膚感染症, 慢性膿皮症
		クリンダマイシン酸エステル	ダラシンT	痤瘡
	f. 活性型ビタミンD_3	マキサカルシトール	オキサロール	尋常性乾癬, 魚鱗癬群, 掌蹠角化症
	g. その他	アダパレン	ディフェリン	尋常性痤瘡
		アシクロビル	ゾビラックス	単純疱疹
		イミキモド	ベセルナ	尖圭コンジローマ, 日光角化症
2. 全身療法	a. ステロイド	プレドニゾロン	プレドニン	エリテマトーデス, 中毒疹, 紫斑病
	b. 免疫抑制薬	シクロスポリン	ネオーラル	乾癬, アトピー性皮膚炎
	c. 抗ヒスタミン薬	ベポタスチンベシル酸塩	タリオン	蕁麻疹, 湿疹・皮膚炎, 痒疹
	d. 抗菌薬	セフジニル	セフゾン	皮膚感染症, 慢性膿皮症
	e. 抗真菌薬	イトラコナゾール	イトリゾール	爪白癬, 深在性皮膚真菌症
	f. 抗ウイルス薬	ファムシクロビル	ファムビル	単純疱疹, 帯状疱疹
	g. 抗悪性腫瘍薬	ダカルバジン	ダカルバジン	悪性黒色腫, ホジキンリンパ腫
		ドキソルビシン塩酸塩	アドリアシン	悪性リンパ腫
	h. 分子標的薬	アダリムマブ	ヒュミラ	尋常性乾癬, 関節症性乾癬
		ニボルマブ	オプジーボ	根治切除不能な悪性黒色腫
	i. その他	エトレチナート	チガソン	乾癬, 魚鱗癬, 掌蹠角化症, 掌蹠膿疱症
		ジアフェニルスルホン	レクチゾール	ハンセン病, 持久性隆起性紅斑, 天疱瘡
		イベルメクチン	ストロメクトール	疥癬
3. 理学療法	a. 光線療法	PUVA療法		乾癬, 類乾癬, 菌状息肉症, 尋常性白斑
		ナローバンドUVB療法		乾癬, 類乾癬, 菌状息肉症, 尋常性白斑
	b. 放射線療法	電子線照射		有棘細胞癌, 悪性リンパ腫
	c. 凍結療法	液体窒素による治療		尋常性疣贅, 良性皮膚腫瘍

D 皮膚科の治療（内科的側面）

c　抗ヒスタミン薬
　蕁麻疹，湿疹・皮膚炎などにベポタスチンベシル酸塩などの抗ヒスタミン薬が使用される．

d　抗菌薬
　皮膚感染症，慢性膿皮症などにセフジニルなどの抗菌薬が使われる．

e　抗真菌薬
　爪白癬，深在性皮膚真菌症などにイトラコナゾールなどの抗真菌薬が使用される．

f　抗ウイルス薬
　単純疱疹，帯状疱疹にファムシクロビルなどの抗ウイルス薬が使われる．

g　抗悪性腫瘍薬
　悪性黒色腫にダカルバジンなど，悪性リンパ腫にドキソルビシン塩酸塩などの抗悪性腫瘍薬が使用される．

h　分子標的薬
　尋常性乾癬にアダリムマブなど，根治切除不能な悪性黒色腫にニボルマブなどの分子標的薬が使われる．

i　その他
　乾癬にエトレチナート，持久性隆起性紅斑などにジアフェニルスルホン，疥癬にイベルメクチンが使用される．

3　理学療法

a　光線療法
　乾癬，菌状息肉症などにPUVAやナローバンドUVBなどの光線療法が行われる．

b　放射線療法
　有棘細胞癌，悪性リンパ腫などに電子線照射などの放射線療法が行われる．

c　凍結療法
　尋常性疣贅，良性皮膚腫瘍に液体窒素による凍結療法が行われる．

DON'Ts

- ☐ 皮膚科の内科的治療を行う際には，できる限り副作用を起こしてはならない．
- ☐ 特に全身療法（内服，注射など）を行う際は，重篤な副作用を起こしてはならない．

日本医科大学皮膚科　**佐伯秀久**

D 皮膚科の治療（内科的側面）

2 まずはスキンケアから

DOs

- 多くの皮膚トラブルは，スキンケアで予防できることを覚えておこう．
- アトピー性皮膚炎治療の3本柱は，①原因悪化因子の検索と対策，②スキンケア，③薬物療法であり，早期から必須なのはスキンケアであることを理解しよう．

1 スキンケアの第一は保湿すること

スキンケアは表1[1]に示すように，①洗浄による清潔の維持，②保湿剤による乾燥からの防御，③紫外線からの防御，の3つの項目からなる．多くの場合，スキンケアとして最も重要な要素は，②の保湿剤などによる皮膚の乾燥からの防御である．

壮年以降，晩秋に四肢等の皮膚に好発する皮脂欠乏性湿疹(図1-b)は，激しい痒みを伴い患者を悩ませるが，むしろ皮膚の洗浄が過剰な場合に悪化しやすい．初期の乾皮症(図1-a)とよばれる症状から保湿剤によるスキンケアを開始することが重要であり，入浴時にかさかさした落屑を気にしてゴシゴシと洗い過ぎると，ドライスキン(乾皮症)は瞬く間に悪化し，貨幣状湿疹(図1-d)とよばれる重症の湿疹に移行してしま

う．

皮膚の洗い方としては，ナイロンタオルなどを用いた垢すりは禁物であり，泡立てた石鹸を皮膚に乗せ，やさしく洗い流すことがポイントである．ゴシゴシ洗わない代わりに，石鹸成分が皮膚に残留しないよう，十分すすぎ洗いすることも重要である．洗った後には，やさしくタオルで押さえるように水分をふき取り(ここでもゴシゴシしない)，保湿によるスキンケアを実施する．図2に示すように，40℃のお湯で10分間の入浴を実施した後，皮膚の水分量がどのように変化するかをみたデータでは，入浴

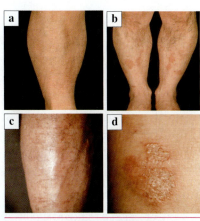

図1 皮脂欠乏性湿疹から貨幣状湿疹へ
a：乾皮症，b：皮脂欠乏性湿疹，c：蛇皮状皮膚炎，d：貨幣状湿疹

表1 スキンケア

定義	皮膚を健やかに保つためのケア，並びに各種皮膚疾患における局所管理．
役割	皮膚が元来有している機能を損なうような因子を回避したり，機能が低下している部分を補う．
○	清潔の維持(石鹸，シャンプー)
○	乾燥からの防御(乳液，クリーム，保湿剤)
○	紫外線からの防御(サンスクリーン)

(宮地良樹：臨床医のためのスキンケア入門．先端医学社，1997 より改変)

後30分を過ぎると,入浴前より水分量が減ってしまう(乾燥する)ことがわかっており,入浴後は速やかに保湿によるスキンケアを実施すべきといえる.

2 アトピー性皮膚炎治療にも必須のスキンケア

2000年に日本皮膚科学会から発表されたアトピー性皮膚炎の治療ガイドラインでは,図3に示すような3本の柱を強調し,その当時流行し多くの患者を不適切治療に導いていた「脱ステロイド」の波紋にブレーキをかけている.アレルギー疾患とはいえ,アトピー性皮膚炎は皮膚バリア機能異常に伴う疾患であり,アレルゲンの対策だけでは不十分であることを述べ,積極的なステロイド外用薬を主体とした薬物治療が必要であるとしている.当然,アトピー炎症軽快後のスキンケアによる再発予防も極めて重要といえ,3本の柱の基礎ともいえるようになってきている.最近では,図4-a[2)]に示すような誕生直後からの保湿剤によるスキンケアの介入が,乳幼児のアレルギー疾患の発症頻度を減少させるエビデンスが示された.「何も異常のない乳児に余計な外用

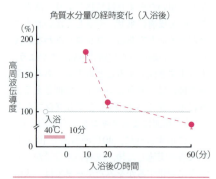

図2　入浴後の保湿剤の使用

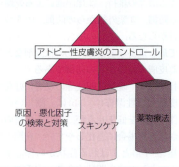

図3　アトピー性皮膚炎治療の3本柱

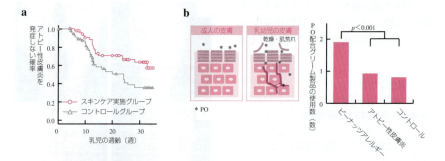

図4　バリア機能と経皮感作
a：スキンケアによるアトピー性皮膚炎発症抑制.出生直後からのスキンケアにより,アトピー性皮膚炎を発症するリスクが低下する.
b：ピーナッツオイル(PO)配合クリーム製品によるピーナッツアレルギー発症.アトピー性皮膚炎や健常な子どもに比べ,ピーナッツアレルギーの子どもはより多くのPO配合クリーム製品を使用していた.
(Horimukai K, et al.: Application of moisturizer to neonates prevents development of atopic dermatitis. J Allergy Clin Immunol 2014；**134**：824-830, Lack G, et al.: Factors associated with the development of peanut allergy in childhood. N Engl J Med 2003；**348**：977-985 を参考に作成)

をすべきはない，自然なままがよい」とするエビデンスのない常識は否定されたことになる．

図4-b[3]に示すように，ピーナッツオイル配合製品を使用している子どもにピーナッツアレルギーの頻度が高いことが示された報告などから，子どもの食物アレルギーの成立には経皮感作が重要との見解が示された．近年，わが国でも加水分解小麦成分配合の石鹸使用による小麦アレルギー発症事件が報告されるなど，食物アレルギーが経皮感作により成立することが再認識された．

3 スキンケアなど外用療法の基本はFTU

ステロイド外用薬による治療が効果不十分な場合のほとんどは，その副作用を過剰に危険視し，腰引けに外用していることといえる．保湿剤もしっかり外用しないと効果が不十分となり，FTU（finger-tip unit, 図5）の外用量の遵守が必須といえる．FTUの概念は，1992年に英国のLong & Finleyによって提唱され，アトピー性皮膚炎診療ガイドラインにも引用されている．日本の外用薬のチューブは英国のものに比べ小型のものが多く，極めて曖昧ではないかとの反論もあるが，「腰引けでなくしっかり外用するべき」という指導法としては簡単でわかりやすく，ともすれば外用コンプライアンスが日々低下する傾向にある多くの患者にとっては，ちょうどよいものといえる．

4 スキンケアは1日3回がベスト

では，1日何回塗るのがよいのか？ これに対しエビデンスを出したのが，当院薬剤部副部長の大谷先生の報告である．図6[4]に示すように，FTUの量（mg/cm^2）の外用量を減らしても増やしても，1日1回では差がなく，1日2回塗るほうが効果的であることが示された．では，1日何回塗るのがベストなのか？ 大谷らの実験では，図7に示すように1日3回と4回では大きな差がなく，1日3回がベストとされた．保湿剤によるスキンケアは，「こまめに実施すべきで，1日3回は塗りましょう」と患者には指導すべきであろう．誰にも指導されず歯を磨くのと同様に，スキンケアもしな

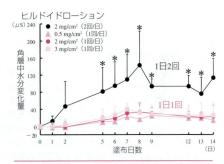

図6　保湿剤：塗布回数が塗布量よりも重要
（大谷真理子，他：保湿剤の効果に及ぼす塗布量および塗布回数の検討．日皮会誌 2012；**122**：39-43）

図5　FTUによる外用指導

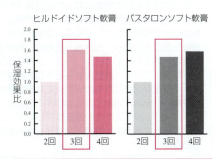

図7　保湿剤は1日3回が理想

ければ気持ち悪くなるような「スキンケアの常識化」が今後は必要といえ，皮膚科医の指導力が期待される．

DON'Ts

- 皮膚の洗浄は，決してゴシゴシ洗いをしてはならない．
- 石鹸成分の洗い残しを見逃してはならない．
- 入浴してみずみずしくなった肌をそのまま放置しない．

文献

1) 宮地良樹：臨床医のためのスキンケア入門．先端医学社，1997
2) Horimukai K, et al.: Application of moisturizer to neonates prevents development of atopic dermatitis. J Allergy Clin Immunol 2014；**134**：824-830
3) Lack G, et al.: Factors associated with the development of peanut allergy in childhood. N Engl J Med 2003；**348**：977-985
4) 大谷真理子，他：保湿剤の効果に及ぼす塗布量および塗布回数の検討．日皮会誌 2012；**122**：39-43

東京逓信病院皮膚科　**江藤隆史**

☑ 化粧品の基礎知識

　化粧品は皮膚の保湿や清浄など，人体に対する作用が緩和な製品である．一方，皮膚に特定な作用を期待できる有効成分を含む製品は，法律で医薬部外品として区別されている．薬用シャンプー，リンス，石鹸，化粧水，乳液，クリーム，化粧用油のほか，日焼け止め剤，パック，髭剃り用剤，美白剤，ニキビ用化粧品，腋臭防止剤，てんか粉などの汗も防止剤，浴用剤，育毛剤，除毛剤，口中清涼剤，歯磨き，毛染め剤，パーマ剤などがあげられる．

　2001年以降，化粧品には全成分表示が義務づけられており，配合量の多い順に成分名が表示されている．一方，医薬部外品である薬用化粧品には表示義務がないが，業界自主基準で全成分表示を化粧品と同様に行っており，皮膚障害を起こしたときに有益情報になる．

　まれに起こる化粧品障害の対処として，多くの化粧品で消費者相談窓口が設けられており，製品に連絡先電話番号が記載されているものは信頼性が高いといえる．

　顔面黒皮症として問題になった化粧品不純物による皮膚障害はみられなくなり，現在は刺激性接触皮膚炎を多く経験する．年齢や季節，皮膚質に適さない洗浄方法で眼囲，口囲から乾燥を伴う皮疹が拡大してくる．高齢化社会で種々の機能を有する化粧品による皮膚障害は今後も懸念されるが，海外輸入化粧品，韓国化粧品が流行し防腐剤や香料配合の点で新たな皮膚障害発症も心配される．一方，自然化粧品や自家製化粧品を好む傾向，ココナッツオイルや蜂蜜，ウコン，大豆成分など経口摂取する成分を含有する化粧品も多く存在する．時代により新たな化粧品含有成分が新たな皮膚障害やアレルギーを作ることがあるのをわれわれは経験し，その原因追及と社会啓発の必要性が再認識された．原因検索には即時型アレルギーではプリックテストを，遅延型アレルギーではパッチテストを積極的に実施する．陽性反応が得られた場合は，製造元企業から成分提供を受けて原因成分の確認をし，啓発をすべきである．

（東邦大学医療センター大森病院皮膚科　**関東裕美**）

D 皮膚科の治療（内科的側面）

3 ステロイドを使いこなせれば一人前

DOs

- おもなステロイド外用薬の強さを覚えておこう．
- 外用量の目安を理解しておこう．

　抗炎症作用を有する薬剤として，最も代表的なものがステロイドであることは論をまたない．皮膚科領域に限っても，ステロイド外用薬は幅広い疾患に対して適応となっており，外用療法における最も主要な薬剤である．すなわちステロイド外用薬を使いこなせるようになることが，皮膚科治療学の基礎をマスターすることであると言っても過言ではない．

1 作用機序および適応症

a 作用機序

　ステロイドの作用機序は極めて多彩であり，いまだすべてが解明されているわけではないが，臨床上，最も重要である血管収縮などを含む抗炎症作用については，ホスホリパーゼA2抑制作用によるアラキドン酸カスケードの抑制が主要なものと考えられている．さらに炎症部位で誘導されるCOX2の抑制も結果的にプロスタグランジンの産生低下につながり，血管の拡張や透過性亢進，白血球遊走などを抑制する．またステロイドが示す免疫抑制効果は多岐にわたるが，主にはIL-1やIL-2をはじめとするサイトカインの産生制御を通じて細胞性免疫，液性免疫の両面にわたり強力な免疫抑制効果を示すものと考えられている．

b 適応症

　皮膚疾患におけるステロイド外用薬の適応は広く，以下におもなものをあげる．

　湿疹・皮膚炎群（手湿疹，進行性指掌角皮症，Vidal苔癬，脂漏性皮膚炎，日光皮膚炎などを含む），皮膚瘙痒症，虫刺され，薬疹・中毒疹，痒疹群（ストロフルス，蕁麻疹様苔癬，結節性痒疹を含む），紅皮症，紅斑症（多形滲出性紅斑，結節性紅斑，Darier遠心性環状紅斑），Gibertばら色粃糠疹，毛孔性紅色粃糠疹，乾癬，掌蹠膿疱症，扁平紅色苔癬，光沢苔癬，慢性円板状エリテマトーデス，凍瘡，肉芽腫症（サルコイドーシス，環状肉芽腫），特発性色素性紫斑（Majocchi紫斑，Schamberg病），円形脱毛症，肥厚性瘢痕・ケロイド，悪性リンパ腫（菌状息肉症を含む），アミロイド苔癬，水疱症（天疱瘡群，Duhring疱疹状皮膚炎・水疱性類天疱瘡）．

2 ステロイドの選択

a 剤形

　ステロイド外用薬にはさまざまな剤形のものがあるが，このうち代表的な軟膏，クリームおよびローションの特性，適応などにつき概説する．疎水性の基剤は油脂性基剤とよばれ柔軟化作用があり，皮膚に対する刺激が少ない．病変部に対する被覆保護作用があり，最も適応範囲が広いが皮膚への浸透性が弱く，べたつき感が強いため使用感では他の基剤に劣る．代表的な油脂性基剤としてはワセリンやプラスチベースなどがあり，多くのステロイド軟膏はこれらを含む油脂性軟膏である．これらに対してクリームに用いられる乳剤性基剤は薬物の配合性がよく，皮膚冷却による消炎効果や止痒効果が期待される．容易に洗い流すこ

とができ，べたつきが少なく使用感が優れている．また薬剤の皮膚への浸透性が高いのも利点としてあげられるが，界面活性剤や保存剤などにより接触皮膚炎を起こしやすいなどの欠点もある．水中油（O/W）型と油中水（W/O）型に大別される．本来，軟膏は油脂性軟膏のことを意味するが，これらO/W型やW/O型の乳剤性基剤のものでも商品名が「軟膏」と名づけられているものがあるので，注意が必要である．一般に持続する炎症などで角質のバリアー機能が低下している場合やびらん・潰瘍部では薬剤の吸収は亢進しているが，同時に基剤を含む刺激に対して過敏な状態であるともいえる．この点からクリーム剤は刺激症状を生じやすく，湿潤，びらん面には適さない．ローション剤は水やアルコール，プロピレングリコールなどに薬剤を混ぜたものであるが，乳化剤によりO/W型の乳剤とした乳剤性ローションもある．被髪頭部などにはローション剤が好んで用いられる．

b ステロイド外用薬の強さ

ステロイド外用薬の強さは皮膚血管収縮試験，実験皮膚炎（クロトン油耳介皮膚炎など）抑制試験，抗肉芽試験や受動性皮膚アナフィラキシー反応などにより検討されるが，おもに皮膚血管収縮試験に基づいて判定される．実臨床における個々のステロイド外用薬のランクについては，日本皮膚科学会作成の「アトピー性皮膚炎診療ガイドライン」に詳しく示されている．ストロンゲストからウィークまでの5段階に分類されている（表1）が，実際の使用に際しては部位や年齢にも考慮が必要である．たとえば前腕内側での吸収を1.0とした場合，陰嚢では42.0，頬部，頭皮はそれぞれ13.0，3.5である一方，手掌では0.83，足底では0.14と部位により経皮吸収量にはかなり差があることが知られている．このため，顔面や陰部など経皮吸収量の多い部位ではミディアム程度までの比較的弱めのステロイド外用を原則とし，逆に手掌や足底などでは強いランクのステロイド外用薬を用いないと臨床効果が期待されない．また，乳幼児・小児では角層の厚さが薄く，経皮吸収性が成人と比較して高いことに注意し，相対的に弱めのステロイド外用薬を使用する．外用薬の選択は個々の皮疹の重症度により判断されるべきであり，皮疹の分布範囲が広くとも，個々の皮疹が軽度であれば強力な外用薬を使用するべきではなく，逆に小さい範囲でも個疹の紅斑や浸潤の程度が高度であれば，強力な外用療法が必要となる．

c 配合剤

1) 抗菌薬配合剤

硫酸ゲンタマイシンあるいは硫酸フラジオマイシンなどを含むステロイド外用薬が頻用されている．前者では外傷・熱傷および手術創等の二次感染も適応となっており，後者では深在性皮膚感染症と慢性膿皮症も含まれているが，これらに対するエビデンスはなく，厚生労働省が「抗菌薬臨床評価のガイドライン」に沿って整合化，見直しを行った際に適応菌種をそれぞれゲンタマイシン感性菌，フラジオマイシン感性菌とした適応症として上記が含まれた経緯がある．実際には搔破等によりある程度の二次感染が懸念される湿疹，皮膚炎に対して使用されているケースが最も多い．

2) 活性型ビタミンD_3配合剤

2014年に，活性型ビタミンD_3であるカルシポトリオールとベタメタゾンジプロピオン酸エステルの配合剤が乾癬に対して承認された．それぞれの単独外用と比較して，乾癬皮疹に対する有意な改善効果が認められている．至適pHの異なるこれら薬剤の安定的配合が技術的に可能となり，乾癬に対しては，今後このような活性型ビタミンD_3とステロイドの配合剤の開発が進むものと思われる．

表1 ステロイド外用薬の強さ

【ストロンゲスト】
　0.05% クロベタゾールプロピオン酸エステル(デルモベート®)
　0.05% ジフロラゾン酢酸エステル(ジフラール®，ダイアコート®)

【ベリーストロング】
　0.1% モメタゾンフランカルボン酸エステル(フルメタ®)
　0.05% 酪酸プロピオン酸ベタメタゾン(アンテベート®)
　0.05% フルオシノニド(トプシム®)
　0.064% ベタメタゾンジプロピオン酸エステル(リンデロンDP®)
　0.05% ジフルプレドナート(マイザー®)
　0.1% アムシノニド(ビスダーム®)
　0.1% 吉草酸ジフルコルトロン(テクスメテン®，ネリゾナ®)
　0.1% 酪酸プロピオン酸ヒドロコルチゾン(パンデル®)

【ストロング】
　0.3% デプロドンプロピオン酸エステル(エクラー®)
　0.1% プロピオン酸デキサメタゾン(メサデルム®)
　0.12% デキサメタゾン吉草酸エステル(ボアラ®，ザルックス®)
　0.12% ベタメタゾン吉草酸エステル(ベトネベート®，リンデロンV®)
　0.025% ベクロメタゾンプロピオン酸エステル(プロパデルム®)
　0.025% フルオシノロンアセトニド(フルコート®)

【ミディアム】
　0.3% 吉草酸酢酸プレドニゾロン(リドメックス®)
　0.1% トリアムシノロンアセトニド(レダコート®，ケナコルトA®)
　0.1% アルクロメタゾンプロピオン酸エステル(アルメタ®)
　0.05% クロベタゾン酪酸エステル(キンダベート®)
　0.1% ヒドロコルチゾン酪酸エステル(ロコイド®)
　0.1% デキサメタゾン(グリメサゾン®，オイラゾン®)

【ウィーク】
　0.5% プレドニゾロン(プレドニゾロン®)

3 外用の実際

a 外用回数

　急性増悪期には1日2回朝・夕を原則とし，特に入浴後の外用が推奨される．入浴後が推奨されているのは，角層の水分含有量が増加すると細胞間隙が拡大して薬剤吸収性が高まることと，皮膚の表面温度が高い状態では外用薬の基剤中溶解度が高まり，やはり薬剤吸収が促進されるものと期待されるからである．ストロングクラス以上では1日1回と2回で3週間以降の効果に有意な差はないとされているが，ミディアムクラスでは1日2回のほうが1回よりも有効である．ただし1日1回に比較して2回では患者のアドヒアランスが低下しやすいことも，指導のうえ留意すべきポイントである．実際にはアトピー性皮膚炎などの急性増悪期や接触皮膚炎などには1日2回外用させ，皮疹の軽快が得られた後，再燃に注意しながら1日1回に変更するケースが多い．

b 外用量の目安

　ステロイド外用量の目安としてはfinger-tip unit(FTU)というとらえ方が便利である．大人の人差し指の先端から第一関節まで軟膏を絞り出した量を1FTUとした場合，これがおおよそ0.5gに相当することになり，手掌2枚分を塗布するのに必要な量とされている．手掌1枚分が体表面積の

約1%に相当するので，1FTUで2%をカバーすることになる．

ただし，この考え方には注意が必要で，実はこれは口径25 mmチューブを使用した際の量であるため，たとえばわが国で頻用されている5gチューブを使用した場合のFTUは0.2〜0.3g程度であることが多い．あくまでも0.5gで成人の手掌2枚分と覚えておくほうが確実かもしれない．手を除く一方の上肢が3FTU，胸腹部や背部はそれぞれ7FTU，下肢は6FTUで足は2FTUなどと覚えておくと便利である．幼小児の場合は成人とは異なり，おおよそ成人の1/3〜半量程度となる．なお，クリームにおいても軟膏と同様，このFTUを用いた目安が適応される．ローションの場合は1円玉程度の大きさの量が手掌2枚分に相当すると考えられている．

c　外用法

1) 単純塗布法

最も基本的な外用法で，少量の外用薬を指腹にとり，直接皮疹部に薄く伸ばして塗る方法のことである．上記の外用量を目安に塗布し，広範囲な場合は手掌で伸ばす．擦り込む必要はなく，むしろ刺激を与えないように優しく撫でるように塗る．

2) 重層法

主薬の吸収を高める目的で行う外用法．ステロイド外用薬を単純塗布した後，亜鉛華軟膏などを重ねて単純塗布あるいはリント布に延ばしたものを貼付する．主に滲出液が多い急性増悪期などに行われる．貼付法を用いた場合は，掻破による皮疹の悪化も予防できる．

3) 密封療法 (occulusive dressing technique : ODT)

ステロイド外用薬を塗布した後，ポリエチレンフィルムで覆い密封する方法．ステロイドの吸収が非常に高まるため，痒疹など難治性の病変に対して限定して行われる．毛囊炎などの副作用が出やすくなるため，

表2　ステロイド外用薬によるおもな局所の副作用

- 皮膚萎縮
- ステロイド紫斑
- 毛細血管拡張，酒皶様皮膚炎（口囲皮膚炎を含む）
- ステロイド痤瘡，多毛
- 細菌感染（伝染性膿痂疹，毛囊炎など）
- 真菌感染（白癬，カンジダなど）
- ウイルス感染（単純ヘルペスなど）
- 接触皮膚炎

原則として短期間に留めるべきである．

4　副作用

a　全身性の副作用

ステロイド外用が全身に及ぼす影響は内服や点滴に比べるとはるかに小さいが，強いランクのステロイド外用薬を一定期間以上にわたって使用する場合には注意が必要である．デルモベート®軟膏の10 g/日外用が，リンデロン®錠0.5 mg/日と同等とされている．副腎皮質機能抑制が出現する可能性のある1日量としては，ストロンゲスト，ベリーストロングクラスでそれぞれ10 g，20 g，ストロング以下では30 gとされており，小児ではそれぞれこの半分程度と考えられている．ステロイド外用薬の中には経皮吸収された後，体内で分解されて活性が低下するアンテドラッグとよばれるものがあり，これらの薬剤では全身性の副作用は生じにくいとされている．

b　局所の副作用

ステロイド外用薬による局所の副作用のうちおもなものを表2に示す．表皮および真皮の菲薄化に伴う皮膚萎縮のほか，血管の脆弱性によるステロイド紫斑や血管反応性の低下による毛細血管拡張，酒皶様皮膚炎，さらにホルモン作用によるステロイド痤瘡や多毛はしばしばみられるので，注意が必要である．加えて，ステロイドの免疫抑制作用による伝染性膿痂疹や毛囊炎などの細菌感染，白癬やカンジダなどによる真

菌感染，単純ヘルペスなどのウイルス感染も少なくないので，局所の皮膚の状態を常にチェックし，これらが疑われる場合には速やかにステロイド外用を中止し，適切な対応をとる必要がある．またまれではあるが，ステロイド外用薬による接触皮膚炎もある．

DON'Ts

- 定期的に効果を確認し，漫然と使用してはならない．
- 局所の副作用を見落とさないようにしよう．

東京山手メディカルセンター皮膚科　**鳥居秀嗣**

☑ 子どもの診察・処置をうまくやるコツ

1. まずは母親を味方につけて

子どもの皮膚病変を正確に診断して治療しようと思ったら，母親を敵に回してはならない．今までの苦労話にしっかりと耳を傾けて，話が長くてもある程度我慢して，まずは傾聴することが大切である．長い話の8割は余計なことかもしれないが，時々ピカッと光る大切なヒントが含まれているものである．できれば耳と口を動かしながら，目と手を使って皮疹を見て触りながら，話と診察を同時進行で行うようにして時間の節約を図れるようになればもっとよい．

2. 母子手帳とおくすり手帳の活用を

乳幼児の疾患は，妊娠中の母親の状態と，出産と成長・発達の状態が参考になることも多く，また今までにどんな薬を飲んだり塗ったりしたかも診断・治療上，とても参考になる．

たとえば色素失調症では，母親に流産歴がなかったかどうか（X染色体上に遺伝子異常があるため，遺伝子異常のあるX染色体を持つ男児だとほとんどが流産となる），先天性表皮欠損症では，母親に甲状腺疾患があり妊娠初期に抗甲状腺薬（メルカゾール®）を内服していなかったかなどを確かめると，非常に診断の参考になる．

3. 発熱を伴う発疹症では熱と発疹の時間的関係，周囲の流行状況を確認する

特にウイルス性発疹症では，熱と発疹の出現時期がとても重要である．たとえば，麻疹なら最初は発熱とともに風邪様症状が出て，いったん熱が下がってから再び高熱が出るとともに，顔から始まり体幹，四肢へと拡大する紅斑が出るし，風疹であれば発熱と同時に軽めの似たような発疹が全身に出る．突発性発疹であれば，2歳までの乳幼児に高熱が数日出た後，熱が下がるとともに麻疹や風疹と似たような発疹が体幹中心に全身に出る，などは典型的な熱型と皮疹の関係であり，覚えておくと鑑別診断に役立ち便利である．また，手足口病などは，皮疹が典型的であれば診断に迷うことはないが，2011年と2013年に大流行したコクサッキーA6による手足口病などは，手掌・足蹠よりもむしろ腕や脚のほうに多く出て，まるで水痘のような皮疹など多彩な性状を呈したため，とても最初は皮膚症状だけで手足口病と診断することが難しかった．しかし，保育所や幼稚園などで流行していないか，近所の友達や兄弟に同症の人がいないかを確認することが診断にとても役立った．

最後に，外用療法は実際に塗ってみせることと，洗い方の指導も忘れずにすることが，小児アトピー性皮膚炎の寛解導入に欠かせないと思われる．

（神奈川県立こども医療センター皮膚科　**馬場直子**）

D 皮膚科の治療（内科的側面）

4 抗真菌薬の選択のコツ

DOs

- 各菌種（白癬菌，カンジダ，マラセチア）に効果の高い薬剤を選択しよう．
- 外用抗真菌薬では，剤型の選択や外用指導で治療効率を高めよう．
- 経口抗真菌薬は，爪白癬以外にも積極的に活用しよう．

1 抗真菌薬　総論

抗真菌薬には，外用抗真菌薬と経口抗真菌薬がある．最適な治療を行うためには，それぞれの薬剤の特性を理解して使用する．皮膚真菌症治療の基本は外用抗真菌薬であるが，部位や重症度によっては経口抗真菌薬を使用する．この総論では，各薬剤の特性を解説し，続く各論で病型や重症度ごとの抗真菌薬の使用方法を述べる．

a　外用抗真菌薬（表1）

1）　外用抗真菌薬は皮膚真菌症治療の基本

白癬やカンジダ症，マラセチア感染症など皮膚の真菌症は表在性であるため，多くの場合は局所治療薬，すなわち外用抗真菌薬が使用される．外用抗真菌薬を理解するうえでのポイントは，添付文書に記載されている効能・効果が必ずしも実際の効果と一致しないことと，病変の状態を考慮しないと刺激性皮膚炎でかえって悪化する場合があることである．

2）　各菌に対する効果を考慮する

外用抗真菌薬では，添付文書に記載されている効能・効果は必ずしも実際の効果と一致しない．各菌種について効果の高い薬剤を2，3覚えて使用するのが実際的である．アゾールでは，ルリコナゾールとラノコナゾールは3菌種すべてに強力に効果を発揮する．ケトコナゾールはカンジダやマラセチアに効果が高いが，白癬に対する効果は低い．ビホナゾールは頻用されているが，すべての菌に対して効果が低い．非アゾール系は基本的に白癬専用の治療薬であるが，例外はアモロルフィンで，白癬，カンジダ，マラセチアに効果がある．テルビナフィンは有名でよく用いられているが，白癬菌には効果が高いものの，カンジダやマラセチアについては効果が低い．リラナフタートとブテナフィンはカンジダ症に対して適用がなく，効果もない．リラナフタートはマラセチア感染症に対して適用がなく，効果もない．ブテナフィンはマラセチア感染症に対して適用があるものの，効果がかなり低い．

3）　刺激性皮膚炎に注意する

外用抗真菌薬には刺激性があるので，病変の状態をよく観察し，刺激性皮膚炎に注意する．特に足白癬ではびらん，亀裂，強い浸軟，湿疹などの合併症を伴うことがあるが，このような病変に外用抗真菌薬を塗布すると刺激性皮膚炎を起こしやすい．合併症がある場合，ステロイド軟膏や亜鉛化軟膏等を用いて，合併症を先に治療する．白癬に短期間ステロイドを外用しても悪化しないので，心配しなくてよい．浸軟しやすい部位など，刺激性皮膚炎を起こす可能性のある病変では軟膏基剤の抗真菌薬を用いる．刺激性は軟膏＜クリーム＜液の順に大きくなる．軟膏はべたつくが，最も刺激の少ない剤型である．外用中に病変に紅斑や瘙痒などが生じた際には，使用を中止する．また，そのことを患者に十分説明しておくことが大切である．患者が白癬が悪化したと勘違いし，さらに外用抗真菌薬を

第2章 皮膚科医の基本

表1 外用抗真菌薬の一般名と商品名，剤型，添付文書の効能効果

系統	一般名	先発品の商品名 剤型	添付文書の効能・効果		
			白癬	カンジダ症	マラセチア症
イミダゾール系	ルリコナゾール	ルリコン® クリーム，軟膏，液	●	●	●
	ラノコナゾール	アスタット® クリーム，軟膏，液	●	●	●
	ケトコナゾール	ニゾラール® クリーム，ローション	○	●	●
	ネチコナゾール	アトラント® クリーム，軟膏，液	○	○	○
	ビホナゾール	マイコスポール® クリーム，液	○	○	○
モルホリン系	アモロルフィン	ペキロン® クリーム	●	○	●
チオカルバミン酸系	リラナフタート	ゼフナート® クリーム，液	●	×	×
アリルアミン系	テルビナフィン	ラミシール® クリーム，液	●	○	○
ベンジルアミン系	ブテナフィン	メンタックス®，ボレー® クリーム，液	●	×	○

○は添付文書上の効果，その中で実際に効果が高いものを●で示す．×は適応なし．

D 皮膚科の治療（内科的側面）

使用して刺激性皮膚炎を悪化させてしまうことがある．刺激性皮膚炎を生じた際には，いったんステロイド軟膏を外用して，刺激性皮膚炎が改善してから外用抗真菌薬を再開する．多くの場合，刺激性皮膚炎であるので，同じ外用抗真菌薬の使用が可能である．ただし，一部にはアレルギー性接触皮膚炎もありうるため，実際的には他の系統の外用抗真菌薬に変更したほうがよい．

なお，頭部白癬に外用抗真菌薬を使用すると毛包内には効果が及ばないうえ，刺激性皮膚炎で悪化することが多いため，外用抗真菌薬は使用せず，経口抗真菌薬を使用する．

4）各剤型を活用する

外用抗真菌薬には軟膏，クリーム，液といった剤型があるので，これをうまく活用すると治療効果が高まる．合併症のない足白癬では，患者の好みに応じて選択すると

よい．べたつきを嫌う患者の場合，液を使用する．液は爪に塗るものと勘違いされていることが多いが，そもそもエフィナコナゾール外用薬を除き，外用抗真菌薬に爪白癬の適応はない．足底が乾燥傾向の場合，クリームや軟膏が保湿効果もあり，亀裂の予防にもなる．体部白癬ではクリームか軟膏を使用する．マラセチアは脂漏部位の胸部や背部に，夏場を中心に好発する．よって，外用薬は広範囲に伸ばせてべたつかないクリームやローションが用いやすい．

5）外用薬は患者指導が大切

外用抗真菌薬は，適切な塗布がなされないと効果が発揮できない．外用範囲や塗布量，外用期間など，患者指導を忘れてはならない（足白癬の項を参照）．

b 経口抗真菌薬（表2）

1）経口抗真菌薬を積極的に活用する

爪白癬の治療には経口抗真菌薬が最も有

表2 イトラコナゾールとテルビナフィンの比較

	イトラコナゾール	テルビナフィン
抗真菌スペクトラム（実際の効果の高さ）	広い（白癬菌，カンジダ，マラセチア）	狭い（白癬菌）[*1]
保険上の適応症	表在性皮膚真菌症(爪白癬以外)：連続投与 ・白癬（体部白癬，股部白癬，手白癬，足白癬，頭部白癬，ケルスス禿瘡，白癬性毛瘡） ・カンジダ症（口腔カンジダ症，皮膚カンジダ症，爪カンジダ症，カンジダ性爪囲爪炎，カンジダ性毛瘡，慢性皮膚粘膜カンジダ症） ・癜風，マラセチア毛包炎 爪白癬：パルス療法	・白癬（爪白癬，手・足白癬，生毛部白癬，頭部白癬，ケルスス禿瘡，白癬性毛瘡，生毛部急性深在性白癬，硬毛部急性深在性白癬：手・足白癬は角質増殖型の患者および趾間型で角化・浸軟の強い患者，生毛部白癬は感染の部位および範囲より外用抗真菌薬を適用できない患者に限る） ・カンジダ症（爪カンジダ症）
作用	静菌的（〜殺菌的）	殺菌的
併用禁忌薬（薬物相互作用）	多い（併用しないこと）	なし（併用注意薬はあるが，併用は可能）
警告	なし	重篤な肝障害，血球減少（肝障害や血液障害のある患者には原則使用しない）
副作用全般の頻度[*2]	低い	時にあり（頻度は低いが重篤なものもある）
肝機能障害の頻度	低い	時にあり（重篤なものあり）
血球減少の頻度	低い	時にあり（重篤なものあり）
横紋筋融解(CK上昇)の頻度	まれ	時にあり（CKを必ず測定）

[*1]：テルビナフィンは爪カンジダ症の適応をもつが，イトラコナゾールと比較すると効果は低い．
[*2]：イトラコナゾールもテルビナフィンも定期検査は必須．
測定項目は血算（分画含む），生化学(AST, ALT, LDH, ALP, γ-GTP, 総ビリルビン, CK, BUN, Cre)．検査間隔は，パルス療法では各サイクル前に検査する．各サイクルの終了時は不要である．連続投与ではいずれの薬剤も最初は1か月後検査を行い，データに変動がなければその後は2か月ごとでよい．

効であり，経口抗真菌薬が使用できる患者に漫然と外用治療を続けることは慎まなくてはならない．頭部白癬も経口抗真菌薬による治療が必要である．外用抗真菌薬が中心となる他の病型でも経口抗真菌薬を用いることにより，治癒率の向上，治癒までの期間の短縮を図ることができるため，積極的に活用する．

2) 菌によって薬剤を選択する

テルビナフィンは白癬菌には抜群の抗真菌作用を示し，殺真菌的に作用する．白癬菌についてはイトラコナゾールより優れている．ただし，抗真菌スペクトラムが狭く，ほぼ白癬専用の薬剤と考えたほうがよい．

適応を有していてもカンジダに対する効果は低い．カンジダ症やマラセチア感染症に対する経口抗真菌薬はイトラコナゾールである．イトラコナゾールは，爪白癬にはパルス療法であるが，カンジダに対しては爪カンジダ症も含めて連続投与する．マラセチア感染症に対しても連続投与する．

3) テルビナフィン（先発品：ラミシール®）
①対象疾患

白癬に使用する．爪白癬は外用抗真菌薬では治療が難しく，頭部白癬は外用抗真菌薬による治療を行わないほうがよい（用いても効果はないうえ，刺激性皮膚炎で悪化させる可能性がある）ため経口抗真菌薬が

第一選択となる．体部白癬や足白癬等の病型で，外用抗真菌薬で難治な症例では積極的に使用する．最も多い足白癬でも，重症例や難治例では外用抗真菌薬に加え，経口抗真菌薬を併用すると速やかに改善させることができる．

②投与法

すべての病型に連続投与を行う．テルビナフィン塩酸塩125 mg，1錠，分1，食後内服，連日投与．

③検査項目

肝機能障害と血球減少，横紋筋融解に注意し，採血項目は，血算，AST，ALT，γ-GTP，LDH，ALP，総ビリルビン，CK，BUN，Creとする．ただし，2か月ごとに採血を行えば十分である．採血結果に多少の変動があっても一過性の変動のことが多いため，過剰に心配してすぐに中止せず投与を継続し，次の採血でもさらに変化があれば中止する．実際に中止に至る症例はわずかである．もともと脂肪肝などで軽度の肝機能障害がある症例でも，毎月の採血を行うことにすれば，投与することができる．

4) イトラコナゾール（先発品：イトリゾール®）

①対象疾患

イトラコナゾールは抗真菌スペクトラムが広く，白癬だけでなく，カンジダにもマラセチアにも効果が高い．白癬菌にはテルビナフィンのほうが優れるが，カンジダやマラセチアにはイトラコナゾールのほうが効果が高い．

②投与法

爪白癬にはパルス療法，その他の病型には連続投与を行う．イトラコナゾールは空腹では吸収が悪いため，食直後に内服する．吸収を高めるため，分割投与せずに1回で投与する．ただし，パルス療法では量が多いため，分2である．

・爪白癬（パルス療法）：イトラコナゾール50 mg，8カプセル，分2，食直後内服．1週間内服，3週間休薬を1サイクルとして，3サイクル繰り返す．

・爪白癬以外の白癬，カンジダ感染症，マラセチア感染症（連続投与）：イトラコナゾール50 mg，2カプセル（重症例では4カプセル），分1，食直後内服，連日投与．

③検査項目

肝機能障害と血球減少に注意する．採血項目は，血算，AST，ALT，γ-GTP，LDH，ALP，T.Bil，BUN，Creで，パルス療法では各サイクル前に，連続投与では1〜2か月ごとに行う．テルビナフィンと同様，多少の変動なら注意しながら投与を継続する．

④併用禁忌薬の確認

併用禁忌薬は絶対に併用しない．併用注意薬も多いが，カルシウム拮抗薬だけはイトラコナゾールと併用するとカルシウム拮抗薬の効果が強く出て浮腫や心不全につながるので，原則併用しないようにする．

【併用禁忌薬（執筆時現在）】

随時追加されるため，最新の添付文書やHPで確認する．ピモジド，キニジン，ベプリジル，トリアゾラム，シンバスタチン，アゼルニジピン，ニソルジピン，エルゴタミン，ジヒドロエルゴタミン，エルゴメトリン，メチルエルゴメトリン，バルデナフィル，エプレレノン，ブロナンセリン，シルデナフィル，タダラフィル，アリスキレン，ダビガトラン，リバーロキサバン，リオシグアト．

5) 経口抗真菌薬の後発品

テルビナフィンは吸収が非常に良好であり，白癬菌に対する最小発育阻止濃度や最小殺真菌濃度も非常に低いため，白癬菌に対して安定感のある薬剤である．よって，後発品も安心して使用できる．イトラコナゾールは吸収効率が低いため，先発品には吸収を高めるための複雑な製剤技術が施されている．一方，後発品では成分は同じも

のの製剤化工程は異なり，吸収が悪く効果が低いものが存在する．そのため，イトラコナゾールでは先発品の使用が無難である．

2 抗真菌薬 各論

白癬，カンジダ症，マラセチア感染症の各病型や重症度ごとの治療法を解説する．

a 白癬

1) 頭部白癬

抗真菌薬内服を行う．頭部白癬に使用すると刺激性皮膚炎で悪化させる場合があること，毛包内の白癬菌には効果が期待できないことから，頭部白癬には外用抗真菌薬は使用しない．

- イトラコナゾール（イトリゾール®）：1回100 mg，1日1回，食直後内服．
- テルビナフィン（ラミシール®）：1回125 mg，1日1回，食後内服．

2) 体部白癬

抗真菌薬外用を行う．外用抗真菌薬を病変よりひとまわり広めに塗布する．完全には外用ができない眼や耳，被髪部にかかる病変，手が届かない背部の病変，多発する病変，形状が複雑で完全な外用の難しい股部や会陰部，広範囲で外用の塗り残しができる病変などの場合には，経口抗真菌薬を併用する．

外用抗真菌薬は，3)足白癬の項で述べるものを使用する．経口抗真菌薬は1)頭部白癬で述べたものを使用する．

3) 足白癬

臨床症状がない部分も含め，両足の足底全体，趾間，趾背，足縁，土踏まず，踵上方まですき間なく塗布する．症状消失後も最低1か月は塗り続ける．

①小水疱型，趾間型

抗真菌薬外用を行う．クリームが汎用性が高い．べたつきを嫌う患者では外用液を使用するとよい．

- ルリコナゾール（ルリコン®）クリーム・液：1日1回塗布．
- ラノコナゾール（アスタット®）クリーム・液：1日1回塗布．
- アモロルフィン（ペキロン®）クリーム：1日1回塗布．
- リラナフタート（ゼフナート®）クリーム・液：1日1回塗布．
- テルビナフィン（ラミシール®）クリーム・液：1日1回塗布．
- ブテナフィン（メンタックス®）クリーム・液：1日1回塗布．

②角質増殖型

外用のみでは難治で，外用抗真菌薬に加え，1)頭部白癬で述べた経口抗真菌薬を併用する．

③軽度の浸軟や亀裂などを有する症例

特に趾間型で軽度の浸軟や亀裂を有する症例では，外用抗真菌薬の刺激性皮膚炎を避けるため軟膏基剤の外用薬を用いる．また，趾間にガーゼを挟むなど湿度を下げる工夫を行う．

- ルリコナゾール（ルリコン®）軟膏：1日1回塗布．
- ラノコナゾール（アスタット®）軟膏：1日1回塗布．

④びらんや亀裂，強い浸軟，湿疹，二次感染症などの合併症がある場合

合併症のある状態で外用抗真菌薬を使用すると高率に刺激により増悪させるため，合併症を先に治療してから外用抗真菌薬による治療を開始する．びらんや亀裂，浸軟には亜鉛華軟膏を塗布し，趾間ではガーゼを挟んで，乾燥，上皮化させる．湿疹ではステロイドの外用を行い，二次感染には抗菌薬内服を行う．

⑤足白癬の塗布量

最近，外用薬の塗布量について finger-tip unit（FTU）という概念が用いられることが多い．外用薬をチューブから示指の指尖部から DIP 関節まで押し出した量が 1 FTU で，およそ 0.5 g あり，この量で手 2 枚分の面積に塗布するのが適切である．逆に言

えば，この1FTUの量を手2枚分より広い範囲に伸ばしてはならないということである．抗真菌薬の外用においても，FTUの概念で考えることができる．足白癬であれば，塗布しなければならない足底，趾間，足縁，アキレス腱部という面積は両足で2FTUに相当するので，外用抗真菌薬を1回の塗布で1g使用することになる．1か月では30g使用するので，チューブ3本を消費することになる．患者の薬剤使用量がこれより少ない場合，薄く塗っている，一部にしか塗っていない，時々しか塗っていない，少し改善すると塗るのをやめている，などどこかに不適切なところがあるはずである．ここをしっかりと聞き出して，外用指導を再度行うのがコツである．

4） 爪白癬

　抗真菌薬内服が基本である．外用療法のみで完治させることは困難である．表面のみが侵される superficial white onychomycosis という病型では，表面を削って外用抗真菌薬を塗布することで治癒させることもできるし，最も多い病型である爪の遠位や側面から混濁が始まる distal and lateral subungual onychomycosis のごく初期で先端のみの病変であれば，爪甲を切除し外用すれば治癒することもある．しかしこのような症例は少数であり，ほとんどの症例は外用療法のみでは完治させることは困難である．内服を行っても，爪甲剝離や楔状の混濁では病変部を削るなどの処置を併用しなければ難治である．

　最近，エフィナコナゾールの外用薬が爪白癬の適応のある初の外用抗真菌薬として登場した．ただし，軽症例のみが対象となり（重症では改善が期待できない），経口抗真菌薬と比較して治療期間も1年以上と長く，治癒率も低いうえ非常に高価であるため，ごく軽症例か経口抗真菌薬が使用できない患者のみに限定することが大切である．

・イトラコナゾール（イトリゾール®）：1回200mg，1日2回，朝夕食直後内服を1週間行い，3週間休薬する．これを3回繰り返す（パルス療法）．
・テルビナフィン（ラミシール®）：1回125mg，1日1回，食後内服．
・エフィナコナゾール外用薬（クラナフィン®爪外用液）：1日1回　塗布．

b　カンジダ症

1）　皮膚カンジダ症（カンジダ性間擦疹，乳児寄生菌性紅斑，カンジダ性指間びらん症，カンジダ性口角炎等）

・ルリコナゾール（ルリコン®）軟膏・クリーム：1日1回塗布．
・ラノコナゾール（アスタット®）軟膏・クリーム：1日1回塗布．
・アモロルフィン（ペキロン®）クリーム：1日1回塗布．
・ケトコナゾール（ニゾラール®）クリーム：1日1回塗布．

　カンジダは湿度がなければ増殖できないため，間擦部，つまり腋窩，鼠径部，指間といった皮膚と皮膚が重なる部分に好発する．このような部位では浸軟やびらんがあることも多いが，このような場合，刺激の少ない軟膏基剤を使用するのがよい．比較的乾燥している病変であれば，クリームも使用できる．また，湿度を下げることが重要である．間擦部では外用だけでなく，ガーゼやタオルを挟まないと改善しないことも多い．

2）　カンジダ性爪囲爪炎・爪カンジダ

　経口抗真菌薬イトラコナゾールを用いる．
・イトラコナゾール（イトリゾール®）：1回100mg，1日1回，食直後内服．

3）　口腔カンジダ症

　口腔内用の製剤を用いる．
・ミコナゾール（フロリード®）ゲル：10〜20g，分4．
・イトラコナゾール（イトリゾール®）内用液　200mg，1日1回，空腹時投与．

c　マラセチア感染症

1)　癜　風

　基本は外用抗真菌薬であるが，病変が広範囲の場合，経口薬を併用する．

①外用抗真菌薬

- ルリコナゾール（ルリコン®）軟膏・クリーム：1日1回塗布．
- ラノコナゾール（アスタット®）軟膏・クリーム：1日1回塗布．
- アモロルフィン（ペキロン®）クリーム：1日1回塗布．
- ケトコナゾール（ニゾラール®）クリーム・ローション：1日1回塗布．

②経口抗真菌薬

- イトラコナゾール（イトリゾール®）：1回100 mg（難治例では200 mg），1日1回，食直後内服．

2)　マラセチア毛包炎

　マラセチア毛包炎では毛包内でマラセチアが増殖するため，外用抗真菌薬だけでは難治で経口抗真菌薬を併用する．上記1)癜風の項であげたものを使用する．

DON'Ts

- □　外用抗真菌薬では刺激性皮膚炎を起こさないようにしよう．
- □　爪白癬に漫然と外用抗真菌薬を使用しないようにしよう．

東京女子医科大学皮膚科　常深祐一郎

✓抗ヒスタミン薬が効かない痒みの対処

　ヒスタミンはヒトにおける主要な起痒物質であり，抗ヒスタミン薬（ヒスタミン H_1 受容体拮抗薬：AH）は代表的な痒み治療薬である．マスト細胞由来のヒスタミンが病態に深く関わる蕁麻疹では，AHの投与により多くの症例で膨疹と痒みを抑えることができる．一方，アトピー性皮膚炎などの湿疹性疾患においては，鎮痒効果は単独使用では不十分で，抗炎症治療との併用で補助的に使用される．慢性腎不全・血液透析や慢性肝疾患に伴う痒みは一般にAHに対する反応が不良である．

　AHが効きづらい理由として，①ヒスタミン以外の起痒物質の存在：Th2細胞由来のサイトカインであるインターロイキン31（IL-31），トリプターゼなどのプロテアーゼ，サブスタンスP（SP）などの神経ペプチド，②皮膚のバリア機能障害や乾燥皮膚における一次感覚神経C線維の表皮内への伸長と密度の増加による痒み閾値の低下（痒み過敏現象），③ヒスタミン H_4 受容体の関与，④オピオイドによる中枢性の痒みの影響などがあげられる．脳・脊髄で，μ オピオイド受容体の活性化は痒みを誘発し，κ オピオイド受容体の活性化は痒みを抑制することが明らかにされ，慢性腎不全・血液透析や慢性肝疾患の痒みの病態との関連が示唆されている．

　AHが効きづらい痒みに対しては，抗炎症外用薬（ステロイド，タクロリムス），保湿剤，シクロスポリン，オピオイド κ 受容体作動薬のナルフラフィン（レミッチ®）を各疾患の保険適用に準じて用いる．また抗IL-31抗体やSPに対する NK_1 受容体拮抗薬，H_4 受容体拮抗薬などが近い将来，臨床に導入されることが期待されている．

（ちとふな皮膚科クリニック　江畑俊哉）

D 皮膚科の治療（内科的側面）

5 抗菌薬の選択のコツ

DOs
- 臨床像を明確に把握し，起炎菌を推定しよう．
- 標準的な治療を参考に，経験的な治療を開始しよう．

　皮膚細菌感染症の治療はほとんどが急性感染症であり，原因菌の確定を待たずに経験的治療（empiric therapy）が必要になる．まず診断（疑い）がなされ，推定される起炎菌，宿主の状態，薬物病態を考慮して抗菌薬を決定する．膿やびらんがあればGram染色をして，起炎菌の推定に役立てる．さらに細菌培養は必ず施行し，3日後の培養結果，治療効果，副作用により抗菌薬の妥当性の再評価を行う（図1）．たかが皮膚感染という油断は禁物で，手を動かし，頭を働かして皮膚細菌感染症に向かう姿勢が大切である．本稿では抗菌薬の選び方を概説する．

1 抗菌薬の選択の基本

　皮膚科領域の感染症は，診断がつけば起炎菌をある程度推定できる場合が多い（表1）．膿の塗抹標本のGram染色を行い，起炎菌推定の助けとする．細菌培養・感受性試験を行い，結果が出る3日後に治療効果，副作用とあわせて判断し，必要に応じ投与抗菌薬を変更する．

　皮膚病変から細菌が検出された場合，まず感染症か定着かを判断する．感染症では発赤・腫脹・熱感・圧痛という炎症の四徴を認める．さらにGram染色で細菌を貪食した多核白血球を認める．感染症の場合には抗菌薬を投与するが，定着の場合には抗菌薬を投与しない．

　抗菌薬の抗菌スペクトラム，抗菌薬の体内動態（PK/PD，皮膚内移行率，排泄経路），副作用，併用薬，患者の重症度，基礎疾患の有無，年齢などを考慮して抗菌薬を選択し，投与量，投与経路を決定する．疾患別のガイドラインとして，日本化学療法学会/日本感染症学会の感染症治療ガイドや米国感染症学会（Infectious Diseases

⚠ Pitfall
化膿レンサ球菌はペニシリン系薬，セフェム系薬に対して耐性がない．テトラサイクリン系薬やニューキノロン系薬は化膿レンサ球菌に対し，概して抗菌力が弱い．

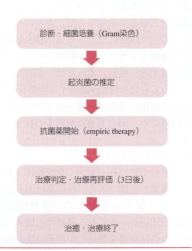

図1　皮膚細菌感染症の治療戦略

表1 代表的な皮膚感染症と起炎菌

起炎菌	皮膚細菌感染症
黄色ブドウ球菌	水疱性膿痂疹，浅在性毛包炎，尋常性毛瘡，癤，癤腫症，癰，化膿性汗孔周囲炎，多発性汗腺膿瘍，化膿性汗腺炎，丹毒，蜂窩織炎，敗血疹
レンサ球菌	膿痂疹，尋常性膿瘡，レンサ球菌性肛囲皮膚炎，亀頭包皮炎，丹毒，リンパ管炎，蜂窩織炎，リンパ節炎，壊死性筋膜炎
コアグラーゼ陰性ブドウ球菌（CNS）	毛包炎，慢性膿皮症
緑膿菌	趾間感染症，壊疽性膿瘡
その他の Gram 陰性桿菌	猫ひっかき病，*Pasteurella multocida* 感染症，*Vibrio vulnificus* 感染症

コツ

一般的にマクロライド系薬，ニューキノロン系薬，クリンダマイシン，テトラサイクリン系薬の抗菌薬は皮膚への組織移行性がよい．

Society of America：IDSA）のガイドラインが参考になる．

2 外用薬の選択のコツ

軽症の水疱性膿痂疹の治療は外用のみで可能であり，必ずしも抗菌薬の内服は必要ではない．ナジフロキサシン軟膏やフシジン酸ナトリウム軟膏を選択する．海外の多くの治療研究では，膿痂疹はムピロシン軟膏やフシジン酸ナトリウム軟膏など，外用薬のみで改善することが示されている．さらに，限局した範囲の膿痂疹において，抗菌薬内服と外用薬との比較試験で有効性に差がないという報告もみられる．しかし，わが国の膿痂疹はアトピー性皮膚炎など湿疹病変を合併していたり広範囲の場合も多く，抗菌薬外用のみでは軽快しない場合も多い．海外で膿痂疹に推奨されているムピロシン軟膏は，わが国では保菌する鼻腔内のメチシリン耐性黄色ブドウ球菌（methicillin-resistant *Staphylococcus aureus*：MRSA）の除菌について3日間のみ使用可能である．

3 内服薬・点滴の選択のコツ

a 水疱性膿痂疹

βラクタム系経口抗菌薬を選択する．マクロライド系薬の内服も有効である．3日たっても効果がない場合はMRSAによる可能性が高いため，市中感染型MRSA（community-acquired MRSA：CA-MRSA）に有効な抗菌薬に変更する．水疱性膿痂疹では点滴は必要なく，外来治療である．

b 丹毒・蜂窩織炎

黄色ブドウ球菌とA群レンサ球菌をまず念頭に置いて，軽症例では抗菌薬内服，中等症以上では点滴治療を行う．ペニシリン系，セフェム系，マクロライド系抗菌薬が選択肢となる．重症ならば，カルバペネム系薬などの点滴を行う．CA-MRSAの場合，塩酸ミノサイクリンやニューキノロンを考慮する．症例によっては，炎症反応が下がっても発赤腫脹が遷延する場合もある．レンサ球菌の場合は，腎炎の予防や再発の予防のため，10日程度は抗菌薬の投与を行う．

c 壊死性筋膜炎

緊急のデブリードマン，全身管理，大量の抗菌薬が原則である．抗菌薬は混合感染も多く，緊急を要するので多剤併用のempiric therapyを行う．最初に広域スペクトラムの抗菌薬を使用し，培養結果と臨床的効果をみて，不要な抗菌薬を中止したり，

より狭いスペクトラムの抗菌薬に変更する治療法であるデ・エスカレーションが適応になる．たとえば，最初からカルバペネム＋クリンダマイシン＋バンコマイシン（MRSAも疑われれば）を併用し，MRSAが否定されればバンコマイシンを中止し，培養でA群レンサ球菌が検出されればペニシリンに変更する．

d 慢性膿皮症

線維化を伴っていて抗菌薬の移行が悪いので，比較的皮膚移行性のよい，マクロライドやニューキノロンの内服薬を選択する．急性の感染症であれば，蜂窩織炎や丹毒に準ずる．

e 入院して点滴する適応

入院が必要になる皮膚細菌感染症は，丹毒（高齢や熱発が強い場合），蜂窩織炎，皮下膿瘍，壊死性筋膜炎，ブドウ球菌性熱傷様皮膚症候群（staphylococcal scalded skin syndrome：SSSS），トキシックショック症候群，トキシックショック様症候群，まれに痂皮性膿痂疹，潰瘍や慢性膿皮症の二次感染である．

皮膚細菌感染症の多くは全身症状が軽微で，通院加療が可能である．入院適応は発熱，倦怠感などの全身症状，白血球数やCRPなどの炎症反応，病変の進行度，基礎疾患，年齢，患者背景などを考慮する必要がある．入院には，安静を保つことができる，点滴が頻回にできる，経過観察しやすいというメリットがある．

4 MRSAに対する抗菌薬の選択のコツ

MRSAが検出された場合は感染症か定着かを鑑別し，感染症の場合には抗菌薬投与を行うが，定着では抗菌薬投与は行わない．皮膚病変部にMRSAが定着した場合，むやみな抗菌薬投与を避け，洗浄を十分行い，早急に皮膚病変を治癒させることが重要である．皮膚科領域のMRSAの分離頻度は20〜40％である．伝染性膿痂疹，SSSS，潰瘍の二次感染などに多い．近年，外来でもMRSAが分離されることが多くなり，従来の院内感染型のMRSA（hospitalあるいはhealth-care associated MRSA：HA-MRSA）に対して，市中感染型MRSA（CA-MRSA）とよばれる．

CA-MRSAは小児に多く，皮膚軟部組織の感染症から多く分離されている．皮下膿瘍，癤，蜂巣炎など皮膚の深部感染症に多いようである．mecA遺伝子の入るメチシリン耐性遺伝子領域（SCCmec）タイプⅣに属する．HA-MRSAのように高度耐性株ではなくβラクタム薬以外には感受性を残し，効く抗菌薬がまだ多い．欧米ではpanton-valentine leukocidin（PVL）という白血球崩壊毒素という遺伝子を持っていることが多い．わが国でも大規模な疫学調査が行われたが，PVL陽性株は全体の4％と少なかった．CA-MRSAはオキサシリン，セ

コツ

患者は皮膚細菌感染症を軽視しがちで，入院に同意が得られない場合がある．内服治療や1回投与の外来点滴で経過をみる場合もあるが，結局，治療効果が不十分で治療期間が長くなることもたびたび経験するので，よく説明する必要がある．

Pitfall

注意すべき副作用を把握しておくことは当然のことであるが，特に小児は注意が必要である．テトラサイクリン系薬は骨，歯牙への沈着のため8歳以下の小児には投与しない．ニューキノロン系薬は幼少時では関節軟骨の異常がみられるため，16歳以下の小児には投与しない（一部のニューキノロン系薬は小児への投与が可能）．

D 皮膚科の治療（内科的側面）

フェム系薬，ゲンタマイシンに耐性を示す以外は，他の抗菌薬に感受性を残している場合が多い．軽症例ではホスホマイシン＋βラクタム薬，ミノサイクリン，ニューキノロン系を選択する．重症例では抗MRSA薬(バンコマイシン，リネゾリド，ダプトマイシン，テイコプラニン，アルベカシン)を選択する．

DON'Ts

- ☐ 菌の定着に抗菌薬を投与しない．
- ☐ とりあえず何か抗菌薬ではなく，考えて抗菌薬を選択するトレーニングすることが大切である．

岡山大学病院皮膚科　**山崎　修**

✓ この薬はこう使う①　タクロリムス(プロトピック®)

　タクロリムス軟膏はアトピー性皮膚炎に対して保険適用のある薬剤であり，ステロイド外用薬と並んで，抗炎症外用薬の二本柱の一つである．2〜15歳に使用可能な0.03％小児用軟膏と，16歳以上に使用可能な0.1％軟膏の2つがある．0.1％軟膏はⅢ群(ストロング)の，0.03％小児用軟膏はⅣ群(ミディアム)のステロイドと効果がほぼ同等と考えられている．

　ステロイド外用薬との使い分けに関しては，上述の効力の点に加えて，外用部位にも考慮する必要がある．すなわち，顔面や頸部など薬剤の吸収率が高く，ステロイド外用薬の局所的な副作用(皮膚萎縮，毛細血管拡張など)が起こりやすい部位は，タクロリムス軟膏外用の高い適用がある．本薬剤は外用開始時，一過性にヒリヒリとした刺激感を伴うことが多い．この刺激感は通常3〜5日程度で落ち着いてくることが多いので，そのことをあらかじめ患者に説明しておく必要がある．また顔面や頸部皮疹の炎症が強い場合に，最初の1週間Ⅲ群ないしⅡ群(ベリーストロング)のステロイド外用薬を塗布し，その後タクロリムス軟膏に切り替える方法は，タクロリムスの刺激感を和らげることができ，またステロイド外用薬の局所的副作用も予防できるので有効である．

　添付文書の警告に従って，患者にマウス塗布癌原性試験の結果やリンパ腫・皮膚癌の報告について説明する際には，以下の点もあわせて説明する必要がある．すなわち，人間で正しく使用している場合は，高い血中濃度が続く可能性はほとんど考えられないことや，患者に対してタクロリムス軟膏外用を行っても，リンパ腫や皮膚がんの発生率は自然発生率を超えないことを併せて説明する必要がある．

(日本医科大学皮膚科　佐伯秀久)

D 皮膚科の治療（内科的側面）

6 抗ヒスタミン薬の選択のコツ

DOs

- 抗ヒスタミン薬は，中枢神経系への移行性の低い非鎮静性の製剤を使用しよう．
- 製剤によって最高血中濃度到達時間が異なり，速効性を期待する場合は最高血中濃度到達時間の短いものを，持続性を期待する場合は半減期の長いものを選択しよう．

痒みの対策は，皮膚科医にとって極めて重要な仕事である．痒みを訴える患者からしばしば「痛みはある程度我慢できるが，痒いのは我慢できない」と言われることを経験する．痒みはさまざまな皮膚疾患にみられ，その発症機序もさまざまである．痒みの代表的な皮膚疾患は蕁麻疹であるが，そのほかに皮膚炎に伴う痒みや，皮膚炎症状がないにもかかわらず強い痒みをきたす皮膚瘙痒症などがある．特にアトピー性皮膚炎にみられる痒みは頑固で持続するため，患者の QOL の低下も著しい．しかし，痒みをコントロールすることはそれほど容易ではない．痒みを起こす物質のなかでその作用が最もよく解析されているのはヒスタミンで，その作用を抑制する薬剤が抗ヒスタミン薬である．現在では，約 20 種類ほどの抗ヒスタミン薬が国内で臨床使用できる（**表 1**）[1]．抗ヒスタミン薬は重篤な副作用は比較的少ない薬剤で，これを上手に使用して痒み対策を行いたい．本稿では，抗ヒスタミン薬の種類と特徴，使用法についてのポイント，その副作用と対策について解説する．

1 抗ヒスタミン薬の種類と特徴

1910 年代にヒスタミンが発見されて以後，多くの抗ヒスタミン薬が開発されてきた．抗ヒスタミン薬は，基本的にはヒスタミン受容体のうち H_1 受容体に結合し，ヒスタミンの結合に拮抗的に作用する薬物である．適応疾患は，製剤によって多少の例外はあるものの，基本的には蕁麻疹，皮膚疾患（湿疹・皮膚炎，皮膚瘙痒症）に伴う瘙痒である．これらの抗ヒスタミン薬のすべてを使用する必要はなく，いくつかの製剤を使い分けることができれば十分である．

抗ヒスタミン薬は，開発の経緯から第一世代と第二世代に分類されている（**表 1**）[1]．国内で開発されたケトチフェン，アゼラスチン，オキサトミドを第一世代とするか第二世代とするかの区分がやや曖昧ではある．これらは抗ヒスタミン作用に加えて，肥満細胞からのヒスタミン遊離抑制作用，ロイコトリエンや血小板活性化因子などの活性物質に対する拮抗作用を有することから，国内では抗アレルギー薬とよばれた．このため，薬価もそれまでの抗ヒスタミン薬に比べて数倍高く設定された．このような経緯から，筆者は抗アレルギー薬とよばれる製剤は第二世代に分類した．

抗ヒスタミン薬の主たる副作用は，抗コリン作用と中枢神経系抑制作用である．初期の抗ヒスタミン薬は，ヒスタミン H_1 受容体のほかコリン受容体やセロトニン受容体への親和性が高く，これらの受容体への拮抗作用を併せ持っていた．このため，眼圧の上昇や前立腺肥大症の悪化などの副作用が生じたのである．その後に開発された抗ヒスタミン薬は H_1 受容体への選択性が

表1 基本的な抗ヒスタミン薬の区分と副作用の程度

世代分類	製品	森田分類	製品	抗コリン作用	中枢神経系抑制作用
第一	ジフェンヒドラミン(ベナ・レスタミン)	第一	ジフェンヒドラミン(ベナ・レスタミン)	強い	鎮静性
	シプロヘプタジン(ペリアクチン)		シプロヘプタジン(ペリアクチン)	強い	鎮静性
	ヒドロキシジン(アタラックス)		ヒドロキシジン(アタラックス)	強い	鎮静性
	ホモクロルシクリジン(ホモクロミン)		ホモクロルシクリジン(ホモクロミン)	強い	鎮静性
	クロルフェニラミン(ポララミン)		クロルフェニラミン(ポララミン)	強い	鎮静性
	クレマスチン(タベジール)		クレマスチン(タベジール)	強い	鎮静性
第二	ケトチフェン(ザジテン)		メキタジン(ニポラジン・ゼスラン)	軽度	軽度鎮静性
	メキタジン(ニポラジン・ゼスラン)	第二	ケトチフェン(ザジテン)	軽度	鎮静性
	アゼラスチン(アゼプチン)		アゼラスチン(アゼプチン)	軽度	軽度鎮静性
	エメダスチン(ダレン・レミカット)		エメダスチン(ダレン・レミカット)	軽度	軽度鎮静性
	オキサトミド(セルテクト)		オキサトミド(セルテクト)	軽度	鎮静性
	エピナスチン(アレジオン)	第三	エピナスチン(アレジオン)	軽微	非鎮静性
	セチリジン(ジルテック)		セチリジン(ジルテック)	軽微	非鎮静性
	オロパタジン(アレロック)		オロパタジン(アレロック)	軽微	非鎮静性
	フェキソフェナジン(アレグラ)		フェキソフェナジン(アレグラ)	軽微	非鎮静性
	ベポタスチン(タリオン)		ベポタスチン(タリオン)	軽微	非鎮静性
	エバスチン(エバステル)		エバスチン(エバステル)	軽微	非鎮静性
	ロラタジン(クラリチン)		ロラタジン(クラリチン)	軽微	非鎮静性
	レボセチリジン(ザイザル)		レボセチリジン(ザイザル)	軽微	非鎮静性

(森田栄伸:フレッシャーズ時代に必ず習得すべき事項 抗ヒスタミン薬使用の know-how. *Visual Dermatology* 2015;**14**:415 より改変)

高められ,結果として抗コリン作用が軽減された薬剤となっている.ヒスタミンは重要な神経伝達物質として中枢神経系にも豊富に存在する.このため,脳内へ移行しやすい製品は,中枢神経系におけるヒスタミン伝達神経の作用を抑制し,眠気,倦怠感などの鎮静作用を示す.一方,脳内へ移行しにくい製品は鎮静作用が弱い.

最近,谷内らは,抗ヒスタミン薬の脳内移行を PET にて定量化している.彼らは,クロルフェニラミン 2 mg の投与は有意に活動性の低下をきたすが,そのときの脳内 H_1 受容体の占拠率が約 50% であることから,この脳内 H_1 受容体占拠率が 50% 以上みられるものを鎮静性,20〜50% を軽度鎮静性,20% 以下のものを非鎮静性と区分することを提唱している.筆者は抗ヒスタミン薬を,抗コリン作用,中枢神経系抑制作用,添付文書の注意事項を勘案して,第一世代,第二世代,第三世代に分類することを提唱してきた(**表1**)[1].この分類は基本的には谷内らの鎮静性分類と同じであるが,緑内障や前立腺肥大症への禁忌事項があるメキタジンは第一世代となり,ケトチフェン,オキサトミドはこれらの禁忌がないことから第二世代に分類している.抗コリン作用,中枢神経系抑制作用が軽減されたエピナスチン以下の製剤は第三世代とした.安全性の観点からは,第三世代の抗ヒスタミン薬の使用が望ましい.極端に言えば,第三世代の抗ヒスタミン薬の 8 製剤があれば臨床上,十分である.

レボセチリジンはセチリジンに含まれる光学異性体を単離した製剤であり,基本的

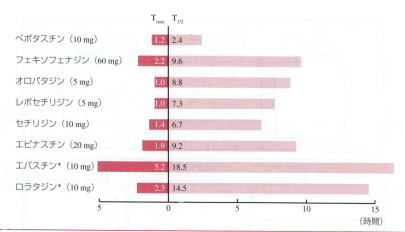

図1 第三世代抗ヒスタミン薬の最高血中濃度到達時間(T_{max})と血中濃度半減期($T_{1/2}$)
＊活性代謝物の動態
(森田栄伸：フレッシャーズ時代に必ず習得すべき事項 抗ヒスタミン薬使用のknow-how. Visual Dermatology 2015：**14**：416)

な作用は同じであるが，中枢神経系への移行が軽減していることは特筆すべき点である．ベポタスチンはあらかじめ光学異性体を単離した製剤となっている．

2 薬物動態の特性を活かした使い分け

第三世代の8製剤の使用に際してまず理解しておくべき特徴は，これらの体内薬物動態である．抗ヒスタミン薬を服用すると急速に血中濃度が上昇し，その後，緩やかに低下する．服用後，最も血中濃度が高くなるまでの時間を最高血中濃度到達時間(T_{max})，その後，半分の濃度に減少するまでの時間を血中半減期($T_{1/2}$)とよび，体内薬物動態の指標とされる．第三世代抗ヒスタミン薬のT_{max}と$T_{1/2}$の一覧を図1[1)]に示す．

ベポタスチン，オロパタジン，レボセチリジンはT_{max}が短いので速効性が期待できる．一方，ロラタジンとエバスチンはT_{max}が長いが，この2剤は服用後体内で代謝を受け，その代謝産物が抗ヒスタミン作用を示すためである．$T_{1/2}$については，特にロラタジンとエバスチンが長い．

蕁麻疹などの瘙痒性皮膚疾患への処方に際しては，こうした特性を理解して効果を高める工夫が必要である．突発した蕁麻疹に対して抗ヒスタミン薬を頓用処方する場合は，速やかな抗ヒスタミン作用が求められることから，T_{max}の短い製剤を選択せねばならない．一方，ほぼ毎日膨疹が出現する慢性蕁麻疹や機械性蕁麻疹では全日にわたる抗ヒスタミン効果が必要となるため，1日1回服用の抗ヒスタミン薬では$T_{1/2}$の長いロラタジンとエバスチン，あるいは1日2回服用の製剤を選択するとよい．

3 疾患に対する使い分け

前述のように抗ヒスタミン薬の適用は，基本的には蕁麻疹，湿疹・皮膚炎群，皮膚瘙痒症である．蕁麻疹の病態においては，皮膚肥満細胞の脱顆粒により組織に放出されるヒスタミンが基本的な役割をしており，このため抗ヒスタミン薬はヒスタミンの作用を抑制することで症状を完全に抑制しうる．一方，湿疹・皮膚炎群にみられる痒みには，肥満細胞からのヒスタミンのほかに

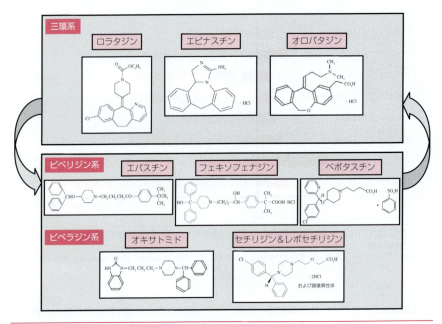

図2　抗ヒスタミン薬の構造からみた薬剤の変更の視点
（森田栄伸：フレッシャーズ時代に必ず習得すべき事項　抗ヒスタミン薬使用のknow-how. *Visual Dermatology* 2015：**14**：417）

炎症細胞から産生されるサイトカインやケラチノサイトなど皮膚構成細胞から産生される神経増殖因子などが関与しているため，抗ヒスタミン薬のみでは十分には抑制されない．このためステロイド外用薬や免疫抑制薬による抗炎症療法が基本となり，抗ヒスタミン薬はあくまで補助療法となる．また，皮膚瘙痒症では皮膚の乾燥や代謝異常など皮膚機能の異常が痒みの要因となるため，保湿や基礎疾患に対する治療が基本となる．

4　変更と増量の効果

慢性蕁麻疹を対象に，抗ヒスタミン薬を通常量から増量すると，有効性が高まるとする報告が多数集積されている．抗ヒスタミン薬の効果が通常使用量では不十分である場合，蕁麻疹診療ガイドラインでは1～2種類の変更，追加あるいは増量が推奨されている．国際蕁麻疹診療ガイドラインでは，通常量の投与にて効果不十分な場合は，4倍量までの投与が推奨されている．国内では，保険診療による制約から2倍量までの投与が一般的に行われている．アトピー性皮膚炎診療ガイドラインでは，抗ヒスタミン薬の効果が通常使用量では不十分である場合，他剤の追加投与が推奨されている．

製剤の変更や併用に関しての有効性のエビデンスはそれほど蓄積されていないが，抗ヒスタミン薬は製剤により生体内での抗ヒスタミン作用やヒスタミン H_1 受容体への親和性の違いがあり，こうした観点から変更を試みることは理にかなっている．筆者は抗ヒスタミン薬の構造式を勘案した選択を推奨している．つまり，抗ヒスタミ

表2 代表的な抗ヒスタミン薬使用上の注意点

抗ヒスタミン薬	代表的製品名	剤形	禁忌	妊娠時	授乳時	自動車運転時など
エピナスチン塩酸塩	アレジオン	錠剤(10 mg, 20 mg), ドライシロップ(1%), シロップ(0.2%)				注意
セチリジン塩酸塩	ジルテック	錠剤(5 mg, 10 mg), ドライシロップ(1.25%)	クレアチニンクリアランス 10 mL/分以下	安全	安全	避ける
オロパタジン塩酸塩	アレロック	錠剤(2.5 mg, 5 mg), 顆粒(0.5%)				避ける
フェキソフェナジン塩酸塩	アレグラ	錠剤(30 mg, 60 mg)			安全	
ベポタスチンベシル酸塩	タリオン	錠剤(5 mg, 10 mg)				注意
エバスチン	エバステル	錠剤(5 mg, 10 mg)				注意
ロラタジン	クラリチン	錠剤(10 mg), ドライシロップ(1%)		安全	安全	
レボセチリジン	ザイザル	錠剤(5 mg), シロップ(0.05%)	クレアチニンクリアランス 10 mL/分以下			避ける

(森田栄伸:フレッシャーズ時代に必ず習得すべき事項 抗ヒスタミン薬使用の know-how. *Visual Dermatology* 2015;**14**:417 より改変)

薬は三環系の構造を有する製剤とピペリジン/ピペラジン骨格を有する製剤に区分されることから,変更に際してはこうした区分を考慮して系統の異なる製剤への変更が有用とする考えがある(図2)[1].慢性蕁麻疹など瘙痒性皮膚疾患を対象に,抗ヒスタミン薬を変更して投与すると,前治療に比較して有効率が増す場合があるとの報告が複数みられる.これらの報告は,抗ヒスタミン薬の効果には個人差があり,1剤で効果不十分な場合に他剤へ変更すると効果が高いことがあることを示している.併用による効果を検討した報告はみられないが,2種以上の抗ヒスタミン薬を併用すると有効性の向上が期待される.

5 抗ヒスタミン薬の副作用と注意点

抗ヒスタミン薬は,重篤な副作用の恐れがない比較的安全な薬剤である.その副作用は,前述のように主として抗コリン作用に由来するものと,中枢神経系の抑制作用に由来するものである.その注意点を表2[1]に記載した.第三世代の抗ヒスタミン薬8製剤では抗コリン作用はほとんどみられず,このため抗コリン作用に由来する緑内障や前立腺肥大への投与禁忌はない.これらの製剤では中枢神経系抑制作用も軽減しているが,製剤によっては眠気や倦怠感などの副作用がみられる場合もある.このため,眠気などがみられる場合があることを説明しておく必要がある.特に自動車の運転をする機会のある方への説明は重要である.妊婦に投与する場合にはセチリジン塩酸塩とロラタジンが,授乳時にはセチリジン塩酸塩,フェキソフェナジン塩酸塩,ロラタジンが比較的安全とされる(国立成育医療研究センター妊娠と薬情報センターによる).

DON'Ts

- [ ] セチリジン塩酸塩とレボセチリジンは，重篤な腎機能障害がみられる場合には使用してはいけない．
- [ ] 肝障害のある患者ではアレジオン®，エバステル®，アレロック®は肝障害を悪化されることがあり，ジルテック®，クラリチン®，ザイザル®は血中濃度の上昇のおそれがあることから，安易に処方すべきではない．

文献

1) 森田栄伸：フレッシャーズ時代に必ず習得すべき事項　抗ヒスタミン薬使用の know-how. *Visual Dermatology* 2015；**14**：415-417

島根大学医学部皮膚科　**森田栄伸**

☑ この薬はこう使う② DDS(レクチゾール®)

　DDS(ダプソン：ジアフェニルスルホン，レクチゾール®)は，サルファ薬の1種で，抗菌薬として登場した．抗菌薬としての適応疾患はハンセン病のみであるが，現在では，感染症以外の種々な皮膚疾患で有効とされている．作用機序として，好中球の接着を阻害，走化性因子の機能発現に関わる蛋白を抑制し，炎症を起こす活性酸素などの産生を押さえ，抗炎症作用を示すと考えられている．わが国の保険適用は，持久性隆起性紅斑，Duhring 疱疹状皮膚炎，天疱瘡，類天疱瘡，色素性痒疹のみであるが，角層下膿疱症，線状 IgA 皮膚症，紅斑性狼瘡，蕁麻疹様血管炎，Sweet 病，Behçet 病，IgA 血管炎，好酸球性膿疱性毛包炎，環状肉芽腫，壊疽性膿皮症，多型紅斑などにも有効である．

　最も気をつけるべきは副作用で，添付文書によると，13.84%の割合で副作用が出現し，貧血を主とした赤血球障害は 7.32%，肝機能障害は 2.73% と報告されている．DDS 症候群，薬剤性過敏症症候群の報告も多く，薬疹は常に念頭に置く必要がある．DDS 症候群は，投与後 3～6 週間で発熱，全身倦怠感，肝炎，蛋白尿，白血球減少，異型リンパ球を混ずるリンパ球増多を伴い，全身に皮疹を生じる．また血液障害として，溶血性貧血，白血球減少，無顆粒球症，メトヘモグロビン血症が起こることがあるため，注意が必要である．メトヘモグロビン血症，溶血性貧血，薬剤性過敏症症候群は用量依存性に起こると考えられている．使用にあたっては副作用の早期発見が重要で，投与開始直後の 1 か月間はできれば毎週採血を実施し，血液一般・血液像，肝機能，腎機能，CK 値に注意を払うことが大切である．治療効果に乏しく副作用が出ない症例では増量を検討し，ヘモグロビン値が誘因なく低下するような場合は DDS による副作用として減量や中止を検討する．患者に対しては，全身倦怠感，熱発，皮疹が出た場合はすぐに受診するよう説明しておくことが大切である．

(久留米大学医学部皮膚科学教室　**大山文悟**)

D 皮膚科の治療（内科的側面）

7 ステロイド・免疫抑制薬の内服療法

DOs
- [ ] 治療の評価方法と目標を設定する．
- [ ] 患者の同意と理解を得て行う．

皮膚科で経口ステロイド薬や免疫抑制薬を使用する疾患は数多くあり，特に少量の内服ステロイドはかなりの頻度で用いられる．免疫抑制療法は一般に効果が高く，「切り札」ともいえる皮膚科の重要な治療法で，その特徴をよく理解して安全に行う必要がある．「切り札」は漫然と使わないことが重要である．

1 ステロイド・免疫抑制薬の全身投与の目的

ステロイドと免疫抑制薬を使い始める際には，目標を設定することが大事である．急性の炎症に対して，短期間に炎症の改善を目標として行うのか（寛解導入），それとも維持療法も含めて長期投与になる可能性が高いのか，大まかに治療計画を持っておくことが必要である．そのプランに沿って，評価のための再診，副作用のチェック，減量などを計画的に行う必要がある．総論として，急性の炎症を制御する目的では使用期間が短期間なので，副作用を懸念するより十分な用量でしっかりと炎症を沈静化させることを目標とする．逆に長期間投与することが予測される場合は，疾患が制御できる最少量を見つけて長期の安全性を確保することも目標にしなければならない．

2 治療の評価

急性の病変はその評価は難しくない．赤み，腫脹，痒み，滲出液がみるみる減少すればカルテにそう記載するだけでよいだろう．逆にアトピー性皮膚炎，膠原病や水疱症などの自己免疫疾患で症状が安定している場合，先月と比較して改善傾向なのか評価が難しい場合がある．このような場合には，何か定量的に評価できるマーカーを設定する．水疱性類天疱瘡なら抗BP180抗体でよいだろう．アトピー性皮膚炎の場合はTARCやIgEなどの検査値，EASIなどの臨床評価，それも難しければ患者の痒みVASスケールでもよいし，自分なりのglobal assessment（軽微～最重症などの評価）でもよいだろう．ステロイド，免疫抑制薬の効果を明確にするために何らかのマーカーを設定しておくことは後の治療方針の変更，決定に大きく役立つ．漫然と投与しないことが大切である．特に前医からの引き継ぎ患者の場合には，継続投与が必要なのか，再度自分でよく吟味する．

3 患者の同意と理解

外来でのステロイド治療の成功の最大の要因は，患者がきちんと通院することである．患者には「ステロイドは決められた日に受診してその度に評価して量を調節する薬」であることを最初によく理解させ，おおまかな治療の計画を理解させておく必要がある．通院が信頼できない患者には，短期間しか処方しないのが無難であろう．

4 内服ステロイド

a 種類

副腎皮質ステロイドは抗炎症作用の力価

表1　副腎皮質ステロイドの分類

	グルコルチコイド作用	ミネラルコルチコイド作用	血中消失半減期（時間）	1錠中の量（mg）
ヒドロコルチゾン	1	1	1.5	10
プレドニゾロン	5	0.8	2.5	5, 1
ベタメタゾン	30	0	5	0.5
デキサメタゾン	30	0	5	0.5

とミネラルコルチコイド作用により，**表1**のように分類されている．それぞれの特徴をよく知って使う必要がある．通常は自然に近く抗炎症力が高いプレドニゾロン（PSL）が第一選択になる．PSLには電解質作用があるので，低カリウム血症などに注意する．

b　使い方

内因性の副腎皮質ホルモンであるコルチゾールには日内変動があるため，基本的にそれに合わせて朝に多く投与する．長期投与の場合，病勢が制御できたら漸減する．1 mg/kg/日など大量の場合は，0.5 mg/kg/日くらいに減量できるまで入院のうえ慎重に経過観察するのが望ましい．膠原病，水疱症など自己抗体による疾患の場合はIgGの半減期が目安と考えられ，再燃しないことを確認しながら2～4週間に5 mgの減量が一般的である．

c　副作用

長期にステロイドを内服すると，極めて多くの副作用がある．基本的には身体をメタボリック症候群の方向に向かわせ，内臓脂肪の増加（中心性肥満），高血圧，糖尿病を誘発する．骨粗鬆症を誘導し，特に閉経後の女性で問題となる．男女とも5 mg/日以上の投与を3か月以上行う場合は，ビスホスホネートなどの骨粗鬆症対策が推奨されている．継続している場合は，定期的に骨密度を測定する．また長期投与の場合，副腎機能不全の評価として副腎皮質刺激ホルモン（ACTH）と血中コルチゾール値を測定する．ステロイド治療中の急な浮腫や滲出液を伴う病変は，副腎不全の可能性に注意する．痤瘡，満月様顔貌，肥満，多毛，皮膚線条などの容貌の変化は若年女性においては深刻な悩みであり，事前に説明して同意を得ておく．

5　シクロスポリン

シクロスポリンは極めて広い疾患に効果を示す免疫抑制薬である．近年は多くは皮膚疾患では3 mg/kg/日以下で投与されることが多く，血中濃度の推移から，現在では朝食前1日1回投与が推奨されており，食後2時間値が600 ng/mL程度で効果が高い．副作用として高血圧と腎障害が重要で，連続投与時は毎回の血圧チェックと3か月ごとの腎機能の評価が必要である．高血圧があれば降圧薬で制御する．ただし，ニフェジピンは歯肉肥厚を生じるので併用しない．連続投与は2年以内とする．

6　感染症のモニターとその対策

易感染性は免疫抑制療法の重要な副作用であるが，成人患者の場合，新規の病原体よりも既感染で潜伏している病原体の再活性化が問題になりやすい．これらの内因性の病原体は，事前のスクリーニングとこまめなモニターが大事である．特に①ニューモシスチス，②B型肝炎，③サイトメガロウイルス，④結核は頻度が高く，発症すると重症にもなりやすいので注意が必要である．ステロイドは発熱などの感染症の兆候や重篤感を隠蔽して感染症の発見を遅らせ，結果的に重症化させるので，積極的なモニ

タリングが必要である．血清 IgG 量は免疫抑制の指標となる．

7 感染症への対応

免疫抑制薬を投与していて感染症が発症してきた場合，心配になってすぐに免疫抑制薬を切りたくなる．しかし，①急な免疫の回復は病原体に対する炎症を強め，かえって悪化する場合がある（免疫再構築症候群），②ステロイドの場合，急な中止は副腎不全をきたす，③原疾患の制御を失う，の3点から減量は慎重に行うべきである．感染臓器，菌種をよく検討して抗菌薬を選択する．

8 治療効果がないとき

免疫抑制治療を行っても期待した効果が得られないときは，すぐに理由を検討する必要がある．その多くの場合は，診断や病態の理解が正しくないからである．たとえば，アトピー性皮膚炎の一時的悪化と思ってステロイドを投与しても改善しない場合は，膿痂疹や Kaposi 水痘様発疹症，疥癬などである可能性がある．それ以外に，①方向は正しいが用量が不足している，②実際は改善しているのに正しく評価できていない，③患者が内服していない，などの点を検討する必要がある．

DON'Ts

- ☐ 治療途中でドロップアウトさせない．
- ☐ 感染症と副作用を見落とさない．

福岡大学医学部皮膚科　**今福信一**

✓ この薬はこう使う③　アダパレン（ディフェリン®）

日本にはアダパレン（ディフェリン® ゲル 0.1％）導入まで抗菌薬しかなく，治療の対象は丘疹や膿疱等の炎症性皮疹であった．そのため，炎症症状によって抗菌薬の中止と再開を繰り返していた．

アダパレンの主たる作用は，痤瘡における毛包漏斗部の角化異常の是正であり，面皰改善作用を有する．丘疹や膿疱が主体の急性炎症期には，より高い効果を得るために面皰改善作用のある薬剤と，抗菌作用のある抗菌薬や過酸化ベンゾイル（ベピオ® ゲル 2.5％）を併用し，その後，維持療法として面皰に対するアダパレンや過酸化ベンゾイルによる治療を継続する．抗菌薬の長期にわたる継続的あるいは断続的使用は薬剤耐性菌出現の懸念があるため，維持療法にはアダパレンや過酸化ベンゾイルのように耐性菌出現の懸念のない薬剤を用いる．

アダパレンは，目に見える面皰だけでなく，目には見えない病理学的な変化である微小面皰にも有効であり，痤瘡のできる顔面全体に塗布する．1日1回夜の洗顔後に，顔面全体におよそ 0.5 g を塗布する．0.5 g はチューブから示指の DIP 関節から指尖までの長さ（末節骨部の長さ）押し出した量（1 finger-tip unit：FTU）に相当する．アダパレンは，乾燥や鱗屑，紅斑などといった塗布部位への副作用を生じる頻度が高い．痤瘡のできない目の周り（眼瞼部や眼窩部）や，副作用の出やすい鼻翼周囲を避ける．また，副作用が懸念される乾燥肌の思春期後痤瘡の女性患者などには，あらかじめ保湿剤を併用する．副作用が出た場合には，その程度により1回の使用量を半量あるいは 1/3 量に減らしたり，一時中止したりする．なお，妊娠中あるいは妊娠予定の女性への使用は禁忌となっている．

（虎の門病院皮膚科　**林　伸和**）

D 皮膚科の治療（内科的側面）

8 光線療法

DOs

- 皮膚科医にしかできない光線療法を積極的に活用しよう．
- 安全かつ有効性が高くなる方法を覚えよう．
- 3つの光線療法（ナローバンドUVB，PUVA，エキシマライト）の基本をマスターしよう．

1 3つの光線療法

皮膚科で行う光線療法には，ナローバンドUVB，PUVA，そしてターゲット型光線療法であるエキシマライトがある．この3つの光線療法をマスターしたい．

2 作用機序に基づいた照射方法

①病因となる細胞のアポトーシス，②制御性T細胞の誘導（免疫抑制）が，基本となる2つの作用機序である．照射方法には全身照射，部分的照射，ターゲット型があり，皮疹の範囲や部位に応じた照射が必要である．乾癬では，制御性T細胞の誘導（免疫抑制）を考えて全身照射から開始し，部分的に残る皮疹に追加照射（部分照射）を行う．さらに，部分的に残る皮疹や局所の再発に対してターゲット型光線療法を行い，正常皮膚への過剰な照射を防ぐべきではないかと思われる（図1）．

3 保険点数算定の方法

2008年4月に，308 nm以上313 nm以下に限定した中波長紫外線療法では，1日340点の算定が，乾癬，掌蹠膿疱症，尋常性白斑，菌状息肉症，慢性苔癬状粃糠疹，悪性リンパ腫，類乾癬，アトピー性皮膚炎のみの疾患に可能となった．すなわち，上記疾患に対して，308 nmエキシマライト，ナローバンドUVBでの340点の算定が可能となった（平成27年12月現在）．

4 各種光線療法

a ナローバンドUVB

ナローバンドUVBは，PUVAのようにソラレンを必要とせず，しかも治療域で紅斑反応が少ないため，安全かつ容易に光線療法を行うことが可能となった．また，PUVAとは異なり照射後の厳格な遮光が必要でないことも，治療をさらに容易なものとし，皮膚科一般診療において，なくてはならない重要なものとなってきた．ナローバンドUVBは，ピークだけでなくほとんどが311～312 nm付近に分布する放射帯域幅の非常に狭い光源（図2）である．ナローバンドUVBでは，乾癬では最少紅斑量（minimal erythema dose：MED）を基準とする照射方法（スタンダードレジメン）が容易で，かつ効果・安全性が得られやすいことから，皮膚科診療において光線療法の有用性が見直されるようになった．ナローバンドUVBでは，PUVAのようにソラレンを使わないため，治療後の遮光などの生活の制限がなく，またソラレン内服による悪心・胃腸障害など全身の影響がないため，妊婦へ使用することも可能である．紅斑を生じない照射量で治療を行うため非常に扱いやすく効果が得られやすいことが，わが国・海外で汎用されるに至った理由と思われる．乾癬では，スタンダードレジメンと

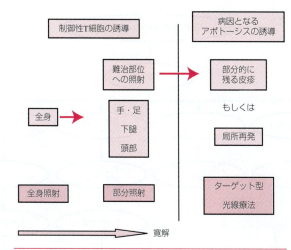

図1 メカニズムから考えた全身・部分・ターゲット型照射方法

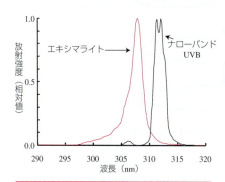

図2 ナローバンドUVBおよびエキシマライトの光線療法の波長
従来のナローバンドUVB蛍光ランプはP社蛍光灯を使用.

いわれる，MEDを基準とした代表的な照射方法が推奨される（図3）．

b PUVA

　PUVA療法は，内服・外用・PUVAバスという3種類の方法で行われる．内服では，ソラレン（メトキサレン）錠を内服し，光線感受性がピークとなる2時間後にUVAの照射を行う．内服直後から，当日は遮光が必要で，翌日も日光になるべく当たらないように指導が必要である．日本のような紫外線の多い地域では日常生活の制限が非常に大きく，入院となるケースが多い．外用では，ソラレンの外用部位は内服と同じように遮光が必要であり，これを十分守らなければ思わぬトラブルとなる．PUVAバス療法では，ソラレンを混入した浴槽に入浴後，直ちに照射を行う．数時間後にはソラレンの作用がほぼなくなるため，遮光などの日常生活の制限がほとんどない．このため，PUVAバス療法が，全身・重症な疾患には汎用性が高く，効果と安全性から見直された治療方法である．
　短期の副作用としては，照射量が過剰な場合，特に外用PUVA療法で光毒性反応（日焼け症状）がみられる．副作用として，光老化以外に，発癌が大きな問題である．名古屋市立大学病院の経験では，乾癬の外用PUVA療法で，400回（総照射量1,000 J/cm^2）以上で外用照射部位にBowen病，日光角化症，基底細胞癌が約10%程度の症例にみられた．そのため，生涯で限られた回数しかできない．

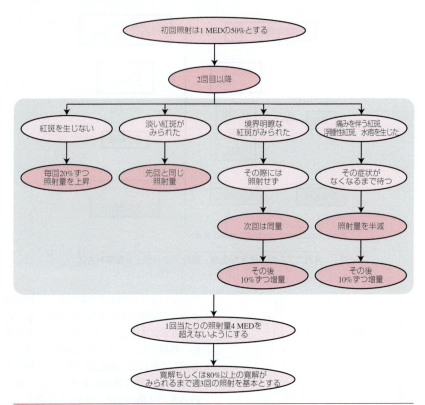

図3 ナローバンド UVB の代表的照射方法（スタンダードレジメン）
ビタミンD_3・ステロイド併用の場合は，最大 2 MED 程度.

c ターゲット型光線療法－エキシマライト－

　皮膚がん・光老化のリスクを抑えることや照射回数を少なくすることが現在の光線療法での課題であり，皮疹部のみに照射されるターゲット型光線療法が開発された．ターゲット型光線療法の代表は 308 nm エキシマライト（図2）であるが，海外では一般臨床レベルであり，有用性が認められている．エキシマライト療法には誘電体バリアー放電エキシマランプが用いられ，エキシガスの励起により各種の波長を放射することができるが，医療への光放射の応用としては XeCl が用いられ，308 nm をピークとする放射が可能である．

　ターゲット型光線療法として，乾癬では初回を含め 1 MED 以上で照射されることが多く，さらに増量幅も 20％～1 MED であり，ナローバンド UVB に比べ初期照射量・増量幅も大きい．白斑では，ナローバンド UVB と同様に照射されることが多い．わが国において，疾患ごとに推奨される照射方法が検討されなければならない．エキシランプには 308 nm よりも短波長側の紫外線が含まれるので，ナローバンド UVB に比べると紅斑反応を惹起しやすい．照射機器にもよるが，MED がナローバンド UVB に比べ，1/2～1/5 程度になる．

MEDが少ない機器を用いる場合には，紅斑反応が惹起されやすいので，ある程度の照射に対して経験が必要である．

d　選択的長波長紫外線療法－UVA1（未承認）

高照射率が得られる照射装置は特別であることから，ナローバンドUVB療法ほど世界でも普及していない．低照射率の蛍光管タイプは，ブロードバンドUVAと効果は同等と考えられる．高照射率の得られる照射機器（high-doseもしくはmedium-dose）はEUでは比較的ポピュラーであり，大学病院の多くに取り入れられている（わが国では未承認）．現在までにアトピー性皮膚炎，色素性蕁麻疹，限局性強皮症，全身性強皮症，皮膚T細胞リンパ腫，ケロイドなどに有効性が認められている．UVA1は波長が長く，真皮中層から深層まで届き，上記のような疾患に有効であると考えられる．特に限局性強皮症には効果が高く，広範囲もしくは関節部分にかかる小児例では，非常に有用な治療方法である．

e　光線療法の絶対禁忌と相対禁忌

絶対禁忌としては，①皮膚悪性腫瘍の合併あるいは既往歴のある者，②高発癌リスクのある者〔dysplastic nevus syndrome，色素性乾皮症，過去にヒ素の内服や接触歴，放射線（電子線・X線）照射歴のある者など〕，③顕著な光線過敏を有する者（色素性乾皮症などの遺伝性光線過敏症，白皮症，ポルフィリン症，光線過敏がある膠原病など）があげられる．これはナローバンドUVB，PUVAに共通である．内服PUVAの場合はこれらに加えて，④妊娠中あるいは授乳中の女性，⑤シクロスポリンやメソトレキサート治療中またはその既往がある場合があげられる．ただし，症例によりやむを得ず，実際には①皮膚悪性腫瘍の既往歴のある者や⑤シクロスポリンやメソトレキサートの既往がある場合にも紫外線療法が行われているのが現状である．

相対禁忌は，避けたほうがよい症例や実施の際には厳重な経過観察が必要な場合である．①光線過敏がある場合は光過敏を生じる薬剤，免疫抑制薬（シクロスポリン，メトトレキサート）を服用中の者，②光線増悪性自己免疫性水疱症（天疱瘡，類天疱瘡など），重篤な肝・腎障害を合併する者（ただし内服PUVA），③ソラレン過敏症，日光照射・PUVA治療で症状が悪化した既往を持つ者，④10歳未満の者である．②の相対禁忌の「重篤な肝・腎障害を合併する者」は内服PUVAに限る．④の10歳未満の者については，ターゲット型光線療法を相対禁忌から除く．生物学的製剤の投与中は全身への照射は原則行わず，ターゲット型照射などの局所的な照射にとどめるべきである．

DON'Ts

- ☐ 効果がないのに継続して照射治療を行わない．
- ☐ 過剰な照射は色素沈着を起こすのみで十分な効果を得られないので，必要以上に継続照射（維持照射）を行わない．

名古屋市立大学大学院医学研究科加齢・環境皮膚科学　**森田明理**

9 放射線療法

> **DOs**
> - 皮膚がんに対する放射線療法の利点を理解しよう．
> - 放射線療法の有害事象について理解しよう．

1 放射線療法とは

　放射線療法は手術，薬物療法と並び，がん治療の三本柱の一つである．手術と同様に局所療法であるが，機能・形態の温存が可能である．放射線療法の役割には，がんの根治を目的とした根治照射や，術後の再発率低下を目的とした術後照射，症状緩和を目的とした緩和照射などがある．皮膚科領域では，現在でも難治性・再発性ケロイドに対して症状改善目的に放射線療法が用いられることがあるが，二次発がんなどの晩期有害事象を考慮し良性疾患には行われることはまれであり，おもに皮膚がんの治療に行われる．放射線療法では，リニアックとよばれる超高エネルギー治療装置からのX線や電子線を用いた外部照射が行われることが多い．

　皮膚がんの治療では完全切除術が原則であり，放射線療法が根治目的として選択されることは少なく，根治照射は手術不能例や整容性などを考慮する場合に行われる．また，皮膚がんに対する放射線療法の意義は，悪性黒色腫と非悪性黒色腫皮膚がん（有棘細胞癌・基底細胞癌，乳房外 Paget 病，Merkel 細胞癌など）で異なる．

2 皮膚がんの放射線療法

a 悪性黒色腫

　悪性黒色腫は放射線感受性が低く，原発巣に対する根治的な放射線療法は推奨されないが，切除断端が不十分な症例や所属リンパ節の再発リスクが高い症例（被膜外浸潤，最大径が 3 cm を超える，多発転移，神経周囲浸潤，リンパ節郭清が困難だった症例など）では，術後の再発予防目的で術後照射が行われることがある．ただし，術後照射により生存率が改善することを証明した報告はない．また，骨転移や脳転移に対して症状緩和を目的とした放射線療法が有益とされており，骨転移に対する緩和照射では，疼痛緩和効果が 50〜90％の症例で得られる．脳転移が 3 個以内の症例では定位放射線照射が選択され，約 90％で腫瘍の増大が抑えられ，約 50％で腫瘍の縮小が認められる．3 個を超える脳転移や腫瘍径が 3 cm を超える症例では，症状緩和目的の全脳照射が行われる．

b 有棘細胞癌・基底細胞癌

　手術が優先されるが，放射線感受性が高く，腫瘍径が 3 cm 以下の小さな腫瘍に対しては局所制御が約 90％と，手術と同等の成績が報告されている．合併症や高齢のため手術ができない場合や，鼻や耳などの形態，機能温存が重要な部位では根治照射が適応となる．年齢や全身状態，腫瘍の大きさなどで線量分割はさまざまな報告がされているが，長期的な整容性を考慮した場合，1 回の線量は 2 Gy が推奨される．根治照射では 60〜70 Gy/30〜35 回/6〜7 週の照射が行われる．また術後照射では切除断端陽性，神経周囲浸潤，腫瘍径 3 cm 以上，T4 症例などで適応となり，50〜60 Gy/25〜30 回/5〜6 週の照射が行われる．

c 乳房外 Paget 病

乳房外 Paget 病は外陰・会陰から肛門の皮膚にかけて好発し，高齢者の女性に多く発生する．治療は手術が第一選択であり，広範切除術が行われる．浸潤癌や切除断端陽性など，術後局所再発リスクが高い症例では術後照射が行われる．手術不能の進行期に対する放射線療法の意義は確立されておらず，疼痛などの症状緩和目的に放射線療法が適応となる．

d Merkel 細胞癌

Merkel 細胞癌の治療は手術が第一選択であり，腫瘍径が 2 cm 以上，切除断端陽性，脈管侵潤，リンパ節の被膜外浸潤例などで術後照射が行われる．まれな腫瘍のため必要な線量についてのエビデンスが少ないが，比較的放射線感受性が良好であり，根治切除例では 50～60 Gy/25～30 回，顕微鏡的残存例では 60～66 Gy/30～33 回，肉眼的残存が認められる場合は 66～70 Gy/33～35 回の照射が行われる．

3 放射線療法の有害事象

a 急性期有害事象と晩期有害事象

放射線療法の有害事象には，治療期間中および治療後しばらく継続する一過性の急性期有害事象と，治療後に発生する晩期有害事象がある．急性期有害事象には，放射線宿酔などの全身症状と，皮膚炎や粘膜炎などの照射部位の局所症状があり，治療後1 か月程度で回復する．一方，晩期有害事象は潰瘍形成や皮膚萎縮，二次発がんなど，まれであるが回復が困難なものもある．放射線療法の有害事象は，年齢や部位，化学療法併用の有無，線量，照射範囲などによって障害の程度が変わる．放射線療法の有害事象は線量に依存し，線量が増加し照射範囲が広範囲になるほど障害が出現しやすくなる．

b 放射線皮膚炎

放射線皮膚炎は，放射線療法を受ける患者の多くが経験し，生活の質を低下させる有害事象である．照射開始後 1～2 週で紅斑，浮腫が出現し，線量の増加につれてびらん，疼痛，水疱などの症状が現れる．放射線皮膚炎の対応として，患部の洗浄と刺激からの保護が重要である．皮膚不快感などの症状にはステロイド外用薬を使用する．急性期放射線皮膚炎は照射終了後，徐々に軽快し治癒するが，皮膚線量が多いと時間の経過とともに色素沈着，毛細血管拡張，皮膚萎縮などの晩期放射線皮膚炎を生じることがある．

放射線皮膚炎は化学療法（ゲムシタビン，タキサン系，アンスラサイクリン系）や分子標的治療薬（セツキシマブ）との同時併用で症状が強く遷延する場合がある．また，急性期放射線皮膚炎が軽快した後に化学療法を行うことで再増悪することがあり（リコール現象），注意が必要である．

DON'Ts

- ☐ 良性疾患にはケロイドを除いて，二次発がんなどの副作用を考慮し，用いられない．
- ☐ 放射線療法の晩期有害事象はまれだが，回復困難であることに注意する．

埼玉医科大学国際医療センター放射線腫瘍科　**宮澤一成，鹿間直人**

D 皮膚科の治療（内科的側面）

10 悪性腫瘍の化学療法・分子標的療法

DOs
- □ がん薬物療法の目的（治癒，延命，再発予防，症状緩和）を考えよう．
- □ がん薬物療法を実施する根拠となった臨床試験について知っておこう．

　悪性腫瘍に対する治療は，局所治療と全身治療に大別される．局所治療には手術，放射線治療，抗腫瘍性外用薬の塗布などがあり，全身治療には殺細胞性抗悪性腫瘍薬や分子標的薬を用いたがん薬物療法，免疫療法などがある．

　がん薬物療法のおもな目的には，治癒，延命，再発予防，症状緩和がある．造血器腫瘍や抗悪性腫瘍薬に極めて感受性が高い一部の腫瘍を除いて，がん薬物療法のみで治癒をめざすことは困難である．したがって，皮膚悪性腫瘍においては，生存期間の延長，がんによる不都合な症状の緩和，手術後の再発予防が現実的な目標となる．

1 おもな薬剤

a 殺細胞性抗悪性腫瘍薬

　殺細胞性抗悪性腫瘍薬とは，おもにDNA合成や細胞分裂を阻害することでがん細胞を死滅させる作用を持つ薬剤であり，従来より抗がん剤とよばれてきた薬剤の多くがこれに該当する．

　殺細胞性抗悪性腫瘍薬は，作用機序や由来物質の違いから，代謝拮抗薬，アルキル化薬，抗がん性抗菌薬，微小管作用薬，白金製剤，トポイソメラーゼ阻害薬に大別される．悪性黒色腫に用いられるダカルバジンはアルキル化薬，有棘細胞癌に用いられるシスプラチンは白金製剤，血管肉腫に用いられるパクリタキセルは微小管作用薬の一種である．

b 分子標的薬

　分子標的薬とは，正常細胞と比較して，がん細胞や腫瘍環境に特異的な分子を標的として作用することにより，抗腫瘍効果を発揮する薬剤である．細胞の増殖は，細胞表面に発現しているさまざまな受容体に増殖因子やサイトカインなどが結合し，細胞内シグナル伝達分子を介して核に増殖シグナルが伝わることで引き起こされている．正常な細胞では必要な増殖が終了すると細胞増殖が停止するよう調整されているが，受容体自身やその下流の細胞内シグナル伝達分子をコードする遺伝子に異常が起きると無秩序な増殖が引き起こされ，多くのがんではこれらの異常が発生と進展の一因と考えられている．近年の分子生物学の発展により，がんの発生・増殖や免疫逃避に関わる分子の解明が進み，これらを標的とした分子標的薬の開発が急速に進められている．

　分子標的薬は，おもに細胞外の受容体を標的とした抗体薬（macromolecule）と，主に細胞内のシグナル伝達に関わる分子を標的とした小分子化合物（small molecule）に大別される．前者は注射製剤で，薬剤名末尾の -mab（マブ）はモノクローナル抗体であることを示し，さらに -ximab（キシマブ）はキメラ抗体， -zumab（ズマブ）はヒト化抗体，-mumab（ムマブ）は完全ヒト抗体を意味する．後者は経口薬で，薬剤名末尾の -ib は阻害作用を有する小分子化合物であることを示し，さらに -tinib（チニブ）はチロシン

キナーゼ阻害薬，-rafenib（ラフェニブ）はRafキナーゼ阻害薬を意味する．悪性黒色腫に用いられるイピリムマブはCTLA-4を標的とした完全ヒト抗体，ニボルマブやペンブロリズマブはPD-1を標的とした完全ヒト抗体，BRAF阻害薬であるベムラフェニブやダブラフェニブはRafキナーゼ阻害薬，MEK阻害薬であるトラメチニブはチロシンキナーゼ阻害薬である．なお，抗CTLA-4抗体や抗PD-1抗体は作用機序から免疫チェックポイント阻害薬とよばれ，免疫療法にも分類される．

2 がん薬物療法の進め方

a 根拠となる臨床試験

標準治療とされている薬物療法には，標準治療と判断されるに至った臨床試験が通常存在し，薬物療法が生命予後を改善すること，その恩恵が副作用に見合うことが証明されている．根拠となった臨床試験を知っておくことは重要で，治療前の患者にどの程度の効果と安全性が見込まれるかの判断や，臨床試験と異なる対象患者の場合には，そもそも適応があるかどうかの臨床判断，報告すべき学術的価値があるかどうかの判断にも役立つ．たとえば，進行がんを対象とした臨床試験で高い抗腫瘍効果が証明されていても，術後補助療法としての臨床試験が行われていなければ，実臨床で術後補助療法として用いるのは時期尚早であり，避けるべきである．

b 全身状態の評価

高齢者では，潜在的な合併症の影響や，肝や腎などの臓器機能が低下し薬剤の代謝や排泄が遅延するため，副作用が重症化しやすい．わが国では一般に75歳以上が高齢者とされており，年齢のみを理由に薬物療法の適応がないと判断すべきではないが，注意は必要である．また，全身状態の評価にパフォーマンス・ステータス（PS）がよく用いられる．悪性黒色腫に対するBRAF阻害薬など臨床効果の発現が極めて早い場合を除いて，PS3またはPS4の患者への薬物療法の適応は乏しい．

c 効果判定

薬物療法の目的が生存期間の延長であっても，生存期間の評価は薬物療法と同時進行では行えないため，日常診療では腫瘍が縮小するかどうかの効果判定を副次的な指標として用いている．腫瘍の増減を客観的に評価する指標として，Response Evaluation Criteria in Solid Tumor（RECIST）version 1.1が代表的である．近年の免疫療法では，新病変の出現のみで増悪と判定しない，増悪と判定するには4週以上あけた2回の計測による確定が必要，などの修飾を加えたimmune-related RECIST（irRECIST）が用いられることもあるが，現時点では確立された腫瘍評価法には至っていない．いずれにしても，これらのガイドラインは個々の患者の治療継続の是非についての意思決定に用いることを意図したものではないため，日常診療では身体所見や治療への意欲などを総合的に判断して治療継続の是非を検討すべきである．

d 副作用

殺細胞性抗悪性腫瘍薬は活発に増殖する細胞に対して作用するため，がん細胞だけでなく，皮膚や腸管，骨髄，毛根の細胞など，細胞の分裂や増殖が恒常的に行われている器官にも影響を及ぼすことがある．骨髄抑制，倦怠感，悪心や嘔吐，食欲低下，便秘や下痢，口内炎，脱毛，手足のしびれ感といった症状として現れる．一方，分子標的薬ではこれらの古典的な副作用は少ないものの，BRAF阻害薬でのケラトアカントーマや有棘細胞癌の発生，免疫チェックポイント阻害薬でのimmune-related adverse event（irAE）とよばれる免疫関連の副作用など，標的分子によって生じる副作用に多様性がある．IrAEは皮膚（瘙痒や紅斑），消化管（下痢や大腸炎），肝（肝機能障害），

内分泌(甲状腺機能低下症や下垂体炎),肺(間質性肺炎),神経や筋(重症筋無力症)などに生じ,医学的な留意が必要である.

医薬品を投与された患者に生じた好ましくない医療上のすべての出来事を有害事象(AE)とよび,AEのうち医薬品を含む治療法との因果関係が否定できないものを有害反応(adverse reaction:AR)とよぶ.AEの判定基準として,Common Terminology Criteria for Adverse Events(CTCAE)version 4.0が用いられており,事象ごとに重篤度がGrade分類されている.一般に,Grade 4以上の血液毒性かGrade 3以上の非血液毒性がみられた場合には,次コースで薬剤の減量が行われる.免疫チェックポイント阻害薬によるGrade 3以上のirAEがみられた場合には,薬剤は中止してステロイドの全身投与を行う.

e その他

治癒が困難な進行期の皮膚悪性腫瘍に対して薬物療法を行う場合,予後や見通しなど悪い知らせを告げざるを得ない状況があり,その際には患者や家族の受け止め方に十分配慮し,慎重に行うべきである.また,最期をどのように過ごすのが最善かは患者本人の人生観によっても異なるため,患者の真意を汲み取って手助けする医療者側の努力も必要である.たとえば,緩和ケアは特に終末期で必要だが,ホスピスへの転院が治療の最終目標というわけではない.

DON'Ts

- □ 免疫チェックポイント阻害薬による免疫関連の副作用を見逃してはならない.
- □ 悪い知らせを告げる際は,患者や家族への配慮を欠かしてはならない.

国立がん研究センター中央病院皮膚腫瘍科　**並川健二郎**

☑ この薬はこう使う④　エトレチナート(チガソン®)

1　どんな疾患に使用できるの?

エトレチナートはビタミンA誘導体(レチノイド)の一つで,作用として表皮細胞の分化や増殖の抑制,白血球の遊走抑制がある.乾癬群(尋常性乾癬,膿疱性乾癬,乾癬性紅皮症),魚鱗癬群,掌蹠角化症,Darier病,掌蹠膿疱症,毛孔性紅色粃糠疹,口腔扁平苔癬などが適応疾患である.

2　どのように使用するの?

膿疱性乾癬,乾癬性紅皮症,尋常性乾癬の重症例などでは30〜50 mg/日(0.6〜1 mg/kg/日)から開始し,2〜4週間で寛解を得られたら徐々に漸減する.尋常性乾癬ではPUVAやナローバンドUVB療法を併用してもよい.

3　どのような副作用があるの?

催奇形性があるため,妊婦や妊娠の可能性のある患者への投与は禁忌である.女性は投与中と投与後2年間,男性は投与後6か月の避妊が必要である.

口唇炎,手掌・足底の落屑はほぼ必発であり,そのときは白色ワセリンを外用する.肝機能障害もみられる.長期投与によって過剰骨化や骨端の早期閉鎖が生じるので,小児へは慎重投与とする.

(近畿大学医学部皮膚科　川田　暁)

D 皮膚科の治療（内科的側面）

11 漢方薬を上手に取り入れよう

DOs

- 漢方薬を使用するには，東洋医学的な証を考えることが第一歩である．
- 各種漢方製剤の有する方剤特性を熟知しよう．

　東洋医学には，漢方や鍼灸（指圧・整体含む）など各種の治療法があるが，ここでは漢方薬の使い方について，そのコツやピットフォールを中心に言及する．漢方では各種生薬を煎じるのが古来の方法であるが，今回は漢方製剤を中心に述べる．単味の製剤を加味することでより簡便になった．煎じる方法では各種構成方剤のさじ加減が可能であるが，製品化したものは，製品のばらつきが少ない一方で，加減方が困難な嫌いがある．その際には各種方剤を追加ないし増量する方法が望ましい．

　たとえば，附子末や人参，黄耆，紅花などで，セファランチン（タマサキツヅラフジ）を加味したり，その代わりに防已を添加する方法もある．

1 証の取り方

　各種の主訴と，問診，望診，腹診，舌診，脈診などの組合せから，最適と思われる方剤を選択する必要がある．

　患者の体力や体質を考慮して，病邪に打ち勝つ体力がある場合を実証，そうでない場合を虚証とみなす．体力が充実している場合には瀉，すなわち下し，虚証では補うことが基本である．一方的な攻撃型の治療をする西洋医学に対して，陰陽や虚実のバランスを重んじて軌道修正を図り，正常化させるのが東洋医学と心得ること．

　日本漢方（江戸時代）では腹証を重んじてきたが，中医では脈診が主である．証は各種の不定愁訴や臨床症状の組合せで構成さ

れた体質や体力（病邪に対する反応・抵抗力）を反映したものとみなせる．現在の患者のニーズに合った処方をするため，八綱（陰・陽，虚・実，表・裏，寒・熱）の8つの対立概念から病人の病型や病位，病性，病勢などを選択することが基本である．

　証とは，患者が現在所有している各種の臨床症状を組み合わせた総合的な状態で，方剤を取捨選択する手がかりとなる重要なものであるが，こむら返りや胃けいれん時の芍薬甘草湯のように，証を無視して投与できる漢方製剤もある．

2 各種漢方製剤の有する方剤特性

　方剤特性として各種構成方剤に五味（辛，鹹，甘，酸，苦）と五性（温，微温，平，微寒，寒）からなる寒熱比で各々に＋1点から−1点までの点数を与えて，両者の総和で各種構成方剤の寒熱比を計算し，気・血・水・寒・温・脾胃の6つのベクトル上に図示する方法（レーダー・グラフ）を渡邊武が発案・提唱している．この方式をアレンジ・工夫したのが駆瘀血剤の相関図（図1）である．

3 治療の実際

a 標治と本治

　表面ないし表在性に付随したものを治療するのが「標治」で，体の根本的治療を目的とするのが「本治」である．たとえば，手足の冷え症のある患者には生姜の含有した漢方製剤を本治として投与するが，同時に顔

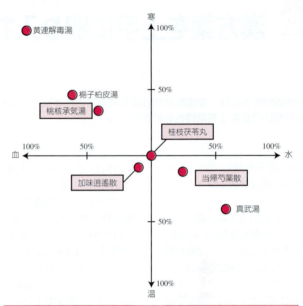

図1 駆瘀血剤のレーダーグラフを用いた位置づけ
縦軸に寒・温を，横軸に血・水を配したグラフ．

面の火照りには駆瘀血剤（図1）を少量組み合わせることが必要で，これを標治とよぶ．

b 生薬や単味方剤添加のコツ

附子末は0.5g程度から徐々に増量，1日1〜1.5g程度まで増量可能（アコニチン6錠），副作用に口周囲の痺れや心悸亢進がある．セファランチンの保険適用は脱毛症と白血球減少症のみであるが，生体膜透過亢進抑制，ヒスタミン遊離抑制，脂質過酸化反応抑制，免疫機能増強，副腎皮質ホルモン産生増強，末梢循環改善作用やフォスホリパーゼA_2阻害作用を有するため赤血球膜安定化作用があるので，マムシ，蜂，ムカデ咬刺症にも有用（注射薬2〜3Aを生食水100mLに溶解）である．

c 駆瘀血剤の選択方法

瘀血，つまり血の滞った粘稠度亢進状態（hyperviscosity）を駆逐する薬剤には黄連解毒湯，桃核承気湯，桂枝茯苓丸，当帰芍薬散，加味逍遙散などがあるが，各方剤には各々の特徴がある．方剤特性の図1のように，中間証にはまず桂枝茯苓丸を投与し，さらに強力なものは黄連解毒湯，桃核承気湯を，胃腸が弱くむくみやすい人には当帰芍薬散，気逆や気鬱などヒステリー性格の人には加味逍遙散，下痢傾向のある冷え症の人には真武湯を投与している．

4 各種皮膚科疾患に対する漢方製剤

・アトピー性皮膚炎：柴胡剤，白虎加人参湯，荊芥連翹湯，補中益気湯

> ⚠️ **Pitfall**
>
> ◆証を無視して投与できる漢方
> 漢方投与のコツは証を取ることだが，証を無視できるものとして，筋肉の虚血症状，こむら返りや胃けいれんを改善させる芍薬甘草湯，便秘時の大黄甘草湯がある（下痢傾向になるときには適時加減すること）．

- 手湿疹：桂枝茯苓丸（加薏苡仁），温経湯，黄連解毒湯
- 皮脂欠乏性湿疹・乾皮症：当帰飲子，四物湯（血虚で老人性乾燥皮膚に適する）
- 尋常性・膿疱性痤瘡：十味敗毒湯，排膿散及湯（抗菌作用がより強い），清上防風湯，荊芥連翹湯
- 脂漏性皮膚炎：消風散，治頭瘡一方（乳児脂漏性湿疹）
- 掌蹠膿疱症：慢性扁桃腺炎などの病巣感染抑制目的にて桔梗石膏や柴胡剤併用
- 尋常性乾癬：黄連解毒湯，桂枝茯苓丸（時に真武湯）などの駆瘀血剤
- 尋常性疣贅・伝染性軟属腫：生薬（セファランチン）と十味敗毒湯，外用は紫雲膏の併用
- 蜂巣炎・結節性紅斑：柴苓湯，五苓散（＋生薬）
- 慢性蕁麻疹：柴苓湯，五苓散，十味敗毒湯，茵蔯蒿湯
- 紅皮症：温清飲（四物湯＋黄連解毒湯）
- 帯状疱疹後神経痛：柴苓湯（五苓散），桂枝加朮附湯，附子末
- うっ滞性皮膚炎：桂枝茯苓丸，柴苓湯＋セファランチン
- 凍瘡・Raynaud 症状：当帰四逆加呉茱萸生姜湯，人参養栄湯
- モルフェア・強皮症・肥厚性瘢痕：リザベン＋柴苓湯併用
- 各種膠原病：瘀血状態が多いので駆瘀血剤（黄連解毒湯，桂枝茯苓丸，桃核承気湯，加味逍遙散，当帰芍薬散）を中心にステロイド投与群には柴苓湯や五苓散併用＋生薬併用
- 円形・びまん性脱毛症：セファランチン 20 mg/ 日（保険適用は 2 mg），アタラックス・柴苓湯併用
- 酒皶様皮膚炎・口囲皮膚炎：梔子柏皮湯，黄連解毒湯，桂枝茯苓丸，加味逍遙散，当帰芍薬散など

【各種膠原病および類似疾患患者の各種の全身的症状への対処方法】

感冒（葛根湯，麻黄湯，桂枝湯），慢性扁桃腺炎（桔梗湯，桔梗石膏），空咳（麦門冬湯），粘性痰を伴う咳（清肺湯），凍瘡・Raynaud 症状（当帰四逆加呉茱萸生姜湯，人参養栄湯），夏バテ様症状・易疲労感・食欲不振（補中益気湯，十全大補湯），こむら返り（芍薬甘草湯），チック・けいれん・筋肉痛（芍薬甘草湯），リウマチ性腰痛・関節痛（疎経活血湯，加工附子），下痢（真武湯，大建中湯），腎虚証（六味丸，八味地黄丸），めまい（苓桂朮甘湯），下腿浮腫（柴苓湯，五苓散），胃もたれ・胃痛（平胃散，安中散），喉絞扼感・梅核気，逆流性食道炎（半夏厚朴湯，半夏瀉心湯），便秘（大黄甘草湯，麻子仁丸）

DON'Ts

- ☐ 漢方内服の原則は空腹時投与であるが，胃のもたれ時や飲み忘れ時には食後投与でもよい．
- ☐ 早く効かせたいときには，1 日分を 1 回で内服してもよい．
- ☐ 複数の製剤の服用時には甘草の投与過多に留意しよう．偽アルドステロン症を惹起する可能性がある．

注）本稿では，紙面の都合にて個々の構成方剤名と量は省略した．

医療法人新生会八幡病院皮膚科　**前田　学**

E 皮膚科の治療(外科的側面)

1 皮膚外科の概要

> **DOs**
> - [ ] 皮膚外科ができると幅広い診療が可能になるので，積極的に取り組もう．
> - [ ] よき指導者について，一歩一歩技術を磨いていこう．

　皮膚科研修の魅力の一つとして，内科的側面と外科的側面の両方を兼ね備えていることがあげられる．多様な皮膚疾患に取り組むに当たっては，さまざまな外科的手技が必要になってくる(表1)．本稿では，皮膚外科ではどのような手技が行われているのかについて紹介する．

1 外科的処置

　皮膚科で行われる外科的手技として，まず日常診療において頻回に行われるものがあげられる．これには，皮膚生検，炎症性粉瘤などに対する皮膚切開，褥瘡などの創傷で壊死組織を取り除くための外科的デブリードマン，切創などの創に対する皮膚縫合などがあげられる．いずれも一見単純な操作にみえるが，各々の症例に応じてやり方を微調整する必要があり，ただ闇雲にやればよいというものでもない．また，外科的手技と言い難いかもしれないが，鶏眼処置，面皰圧出，稗粒腫摘出，さらには疣贅や皮膚腫瘍に対する凍結療法もそれなりにコツがあり，よい結果を出すためには工夫が必要である．また，陥入爪に対する手技も重要である．単なる爪甲切除術やテーピングに加えて，ワイヤー法，ガター法，さらにはフェノール法，鬼塚法など爪の状態に応じて適切な処置を行う．

2 レーザー治療，美容

　レーザー治療も外科的側面を持っている．色素性皮膚病変を対象とするQスイッチルビーレーザーやQスイッチアレキサンドライトレーザー，血管性皮膚病変を対象とする色素レーザーや可変式ロングパルス色素レーザー，小腫瘍に対する炭酸ガスレーザーなどがあげられる．レーザー治療においては手術など他の治療と比較検討したうえで行うことが重要であり，盲目的にレーザー治療を行うのは勧められない．また，レーザー治療以外の美容皮膚科で行われる手技も皮膚外科の範疇に入る．しわに対する

表1　皮膚科で行われる外科的治療

外科的処置	皮膚生検，皮膚切開，外科的デブリードマン，皮膚縫合，鶏眼処置，面皰圧出，稗粒腫摘出，凍結療法，陥入爪に対する処置
レーザー治療，美容	レーザー照射，ボトックス・ヒアルロン酸注入，ケミカルピーリング
皮膚腫瘍切除術	皮膚良性腫瘍切除術，皮膚悪性腫瘍切除術
植皮術	全層植皮術，分層植皮術，Thiersch 植皮，suction blister
皮弁形成術	局所皮弁，穿通枝皮弁，筋皮弁
センチネルリンパ節生検，リンパ節郭清術	センチネルリンパ節生検 リンパ節郭清術(鼠径，骨盤，腋窩，頸部)

ボトックス療法やヒアルロン酸の注入, ケミカルピーリングなどがあげられる.

3 皮膚腫瘍切除術

手術療法の基本は皮膚良性腫瘍切除術であるが, これも粉瘤摘出と母斑切除ではやり方が異なってくる. 粉瘤切除では中央の臍部をきっちりとる一方, 無用に皮切を大きくしないことが必要である. 最初は仕方ないが, 慣れに応じて整容面にも配慮し, 少しずつ皮切を小さくするとよい. 大きめの粉瘤の場合は, 最初に内容物を出したほうが皮切を小さくできる. 顔面の粉瘤などで炎症を伴わない場合は, 中央を4 mmパンチで穴をあけ, そこから袋を取り出す臍抜き療法もある. 母斑切除では完全切除が前提だが, 整容面の配慮も重要である. 母斑に対する治療としては, 悪性を心配して除去する場合と, 整容面で除去する場合とで治療の選択肢が異なる. 悪性化の問題が残るが, レーザー照射, CO_2レーザー, 切除の場合でも単純切除以外にトレパンによるオープントリートメントや巾着縫合といった選択肢があり, また小さな皮弁が適する場合もあろう. だんだん手術に慣れてきたら, 次段階として脂肪腫の摘出や皮膚悪性腫瘍の単純切除を行う. 脂肪腫の場合は, まずしっかり腫瘍を確認することが重要で, 上手に周囲との剝離を行うことがポイントである. 皮膚悪性腫瘍に対しては筋膜直上もしくは浅筋膜直上での切除になるが, 切除する深さまで垂直に切離を行うことが重要で, 切除面が斜めになって腫瘍のある内側に食い込まないようにする.

4 植皮術

大きな皮膚欠損を埋めるには, 植皮の技術が必要である. 植皮には真皮全層の深さで採取する全層植皮と, 真皮の一部を残す分層植皮に分かれる. 全層植皮の採皮部は, 大きさに応じて耳前部, 耳後部, 前胸部, 鼠径部, 臀部などから選ぶ. 顔面など整容面を重視する場合や関節など可動部に植皮する場合は, 全層植皮が適している. 分層植皮は範囲が小さい場合はフェザー採皮刀を用いる薄めの分層植皮(Thiersch 植皮)を行い, 範囲が大きい場合は Paget 式ダーマトームや電動式ダーマトームを用いた採皮を行う. また, 必要に応じて1.5倍もしくは3倍のメッシュを用いて網目状のメッシュグラフトにしてより広い範囲を植皮できるようにする. 外陰部 Paget 病の手術や広範囲熱傷に対する手術では, メッシュグラフトが繁用される. また, 骨や腱が露出するなど創面の状態が悪い場合や, 悪性腫瘍の切除において病理学的に完全切除を確認してから植皮をしたい場合などは, いったん人工真皮を貼付し, 二期的に植皮をめざす. 表皮のみを植皮する方法として, 尋常性白斑に対して行う suction blister 法がある.

5 皮弁形成術

皮膚の欠損を覆うには単純縫縮が基本で, それが難しい場合は植皮が一般的であろう. しかしながら, 植皮では顔面などでは整容面が問題になり, 関節部などでは機能面が問題になる. また, 組織の欠損が深い場合は一般に植皮は適さない. このような場合に必要となるのが, 種々の皮弁術である. 皮膚科では基底細胞癌に対する小型の局所皮弁が中心になり, 菱形皮弁, VY前進皮弁, 鼻唇溝皮弁, 頰部皮弁, 前額皮弁などの皮弁を症例に応じて, また必要に応じて複数の皮弁を組み合わせて用いる. さらに大型の皮弁としては, 踵部の悪性黒色腫に使われる内側足底動静脈を茎とする内側足底皮弁が代表的であるが, このほか褥瘡に対する臀部穿通枝皮弁, 広背筋皮弁, 薄筋皮弁, 大腿筋膜張筋皮弁など, 欠損部位に応じてさまざまな皮弁が用いられる. また大きな皮膚欠損を埋める方法として, tissue expander もある. これはシリコン製の袋を

皮下に入れ生理食塩水を徐々に注入することで，袋の上の皮膚を伸展させて利用するものである．

6 センチネルリンパ節生検, リンパ節郭清術

植皮の技術習得が達成されれば大半の皮膚悪性腫瘍切除が可能となるが，これに伴って必要となるのがリンパ節の処理である．悪性黒色腫に対するセンチネルリンパ節生検や皮膚リンパ腫に対するリンパ節生検では目的とするリンパ節を過不足なく摘出することと，周囲のリンパ管や血管を適切に処理することが要求される．また，センチネルリンパ節が陽性の場合や画像上，転移が疑われる場合は所属リンパ節郭清が必要になる．どこまで皮膚科で行うかは施設によって異なるであろうが，下肢の腫瘍に対しては鼠径リンパ節郭清，膝窩リンパ節郭清，骨盤内リンパ節郭清(外腸骨リンパ節や閉鎖節リンパ節など)を行う．上肢の腫瘍に対しては腋窩リンパ節郭清を，また頭頸部の腫瘍に対しては切除範囲に応じた頸部リンパ節郭清を行う．

DON'Ts

- ☐ 患者の利益を考えて治療法を選択すべきであり，技術だけを追うのは望ましくない．
- ☐ 多少慣れた頃が要注意であり，独りよがりになってはいけない．

聖マリアンナ医科大学皮膚科　**門野岳史**

2 外来で対応可能な小手術の心得と基本的手技のコツ

E 皮膚科の治療（外科的側面）

DOs

- 外来小手術で対応できる疾患を理解し，的確な術前評価をしよう．
- 手術の基本となる切開・止血・縫合の手技を身につけよう．

皮膚科外来で行われる小手術は数 cm 以内の皮膚腫瘍の切除が中心となるが，腫瘍の部位・患者背景・術者の技量・設備環境などによって対応可能な範囲は異なる．また，手術の基本手技は切開・止血・縫合であり，それは大小あらゆる手術において共通である．本稿では，小手術に際して必要な知識や術前の注意点および最低限身につけておきたい基本手技について解説する．

1 外来小手術にのぞむにあたって

a 対象疾患

主に粉瘤や母斑細胞母斑などの皮膚良性腫瘍が対象となる．小さな皮膚悪性腫瘍も外来で手術可能だが，悪性腫瘍では切除マージンの確保が必要になる．また，血管系腫瘍についても時に出血が予想されるため，これらについては上級医の立ち会いないし確認を得てから切除に望んだほうが無難である．

b 部位と大きさ

数 cm 程度までの大きさの腫瘍が対象となるが，頭部・顔面・手足などではより対象となる大きさは小さくなる．腫瘍を切除した後に皮膚を縫い寄せられるか，必ず前もって確認する．特に関節に近い可動部位においては，姿勢によって創の緊張具合が変わるため注意する．

c 手術時間の目安

概ね 30〜40 分以内を目安にする．そうすれば，手術中の予想外の出血などで手術時間が延長しても，1 時間以内には手術を終了できる．それ以上の手術時間は，外来治療では医師および患者の双方に負担が生じる．

d 解剖学的知識

表在性の腫瘍であっても，手術部位における神経や血管・筋肉などの解剖学的知識は必要である．実際の手術予定部位よりも一層深い層までの解剖を確認しておくと，術中所見によって追加切除が必要になっても慌てずに対応できる．

e 患者背景

患者の年齢や基礎疾患・内服薬やアレルギーの有無を確認する．小さな子どもや認知症を有する患者では，局所麻酔を行う際や術中に安静を維持することが難しいときがある．抗血小板薬や抗凝固薬を内服している患者では，術中や術後出血に注意を要し，症例に応じて休薬やヘパリン化を要することもある．ステロイドなどの免疫抑制薬を使用中の患者では，時に皮膚の菲薄化により，縫合糸で皮膚が裂けることさえある．局所麻酔アレルギーの問診は必須である．

f 物品の準備（図 1）

皮膚科小手術のセットには，鑷子・剪刀・メス・モスキートなどが用意されている．出血時に対応できるよう，止血用のバイポーラや吸引などを使用できる環境が望ましい．術中の急変に対応できるよう，救急カートはいつでも出せるように準備しておく．

2 切除の基本手技

a デザイン

基本的には紡錘形に切除線を設定する．丸く切除を行って縫合すると，縁が盛り上がった創となり，醜形が残る(dog ear)．縫合線が皺の方向に一致するようにすると，術後瘢痕が目立ちにくくなる．Langer の皮膚割線や relax skin tension line(RSTL)を参考にする．顔面の数 mm 大の小腫瘍では，丸く形なりに切除し，創部を縫わないで自然に創の収縮を待つ手法もある(open treatment)．

b 切開

通常は 15 番メス(円刃刀)を用いて皮膚切開を行う．メスはペンを持つように把持し，人差し指をメスの背にあてる．メスを持たない方の手で切開部に緊張を掛ける(カウンタートラクション)．メスの角度は，切り始めは皮膚に対して 60° 程度の角度で(図 2-a)，その後は 30〜45° 程度の角度で，刃の円い部分で切開する(図 2-b)．皮膚切開の際には刃を少し外側(創縁が 70〜80 度になる程度)に向けるように意識すると，縫合時に皮膚が寄りやすい．炎症性粉瘤や皮膚膿瘍などの切開や厚い脂肪織を含めた生検では 11 番メス(尖刃刀)を用いることもある．数 mm 大の腫瘍の切除では，生検トレパンを用いることも多い．

c 切除

剪刀ないしメスのいずれかを用いて切除する．どちらを用いるかは，その状況で術者が使いやすいほうを選べばよい．原則として，切除する部位は全体を同程度の深さで切り進める．1か所のみ深く切り込み過ぎると術野が狭くなり，そこから出血を起こした際の止血が困難になる．特に大きめの腫瘍では，つい目の前の切除部位ばかりを深く切り進めがちになるので注意する．曲がりの形成剪刀を用いる場合，切除線や

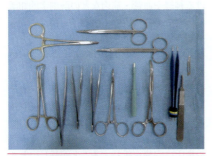

図1 小手術セット例
上：上より直形成剪刀，持針器，曲形成剪刀．
下：左よりデッキ鉗子，マッカンドー無鉤鑷子，アドソン有鉤鑷子，アドソン無鉤鑷子，曲モスキート，生検トレパン，ペアン，バイポーラ，メス柄，15 番メス刃．

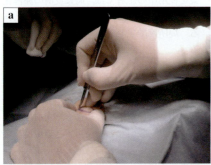 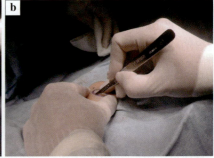

図2 切開方法
a：片方の手で皮膚に緊張を与え，切り始めはメスを少し立てて使う．
b：切り始めた後はメスを少し寝かせ，メスの円い部分で切る．

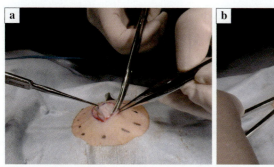
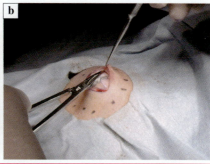

図3 剪刀の使い方
a：切除線のカーブと剪刀の曲がりを合わせる．
b：腫瘍の球形のカーブと剪刀の曲がりを合わせる．

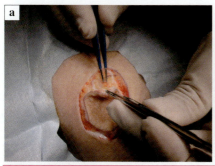
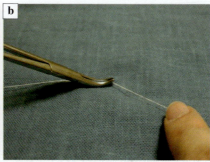

図4 止血方法
a：バイポーラでの止血．
b：モスキートの尖端を少し浮かせるように止血すると，結紮が容易にできる．

腫瘍の形に沿って剪刀の彎曲を用いると，無駄な操作が少ない（図3）．

d 止血

圧迫やバイポーラ・結紮などによる止血方法がある．少量の細かな出血は，ガーゼで出血点を圧迫するのみで止血可能なことが多い．抗血小板薬を内服している患者での出血や圧迫では止まりにくい出血には，バイポーラを用いて止血を行う．バイポーラは尖端の細い鑷子状の止血装置であり，2点の尖端部位を通電させて電気凝固を行う．出血点にバイポーラの尖端を合わせて1〜2mm尖端を離して通電させると，効率よく止血できる（図4-a）．深い部位からの出血や太めの血管からの出血には，結紮が必要になる．モスキートで出血点を把持して結紮する．モスキートの彎曲を逆への字に用いて止血すると，結紮が容易に行える（図4-b）．

e 縫合

持針器を用いて縫合する．ヘガール型の持針器を用いることが多いが，さまざまな持ち方がある．持ち手に指を通す方法と指を通さないシェイクハンドが代表的に知られるが，手の小さい術者や細かな運針が必要な際には後者のほうが向いている．縫合では，真皮縫合と表皮縫合の2層縫合を行う．真皮縫合では，滑りのよいモノフィラ

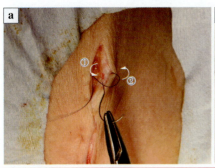 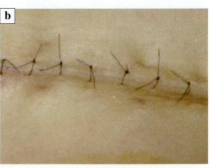

図5 縫合方法
a：（右利きの場合）正面左の皮下から針を刺入して真皮浅層から針を出し（①），次に対側の真皮浅層から皮下へ向けて針を通す（②）．
b：強く糸を結ばずに皮膚を愛護的に縫合する．

メントの吸収糸や非吸収糸であるナイロン糸が用いられる．筆者は顔面では5-0ないし6-0の糸を用い，体幹では4-0ないし5-0の糸を用いている．縫合時の創の緊張の程度に応じて糸の太さを選ぶ．真皮縫合では縫合糸の結節が皮下に触れにくいよう，結び目が下側になるように縫合する（図5-a）．運針の際，針先に真皮の抵抗を感じられると皮膚の寄せも上達しやすく，真皮縫合による創縁の盛り上がりも得やすい．創の緊張の強い部分ほどしっかりと真皮縫合を行う．加重部位で密に真皮縫合を行うと，術後の創部に異物感が生じることがあるので注意する．表皮縫合は，真皮縫合がしっかりとできていれば段差の小修正が目的であり，緊張の強い縫合は不要である．筆者は"結び目の球を皮膚の上にそっと乗せるイメージ"で表皮縫合を行うように指導している（図5-b）．決して結び目の球が皮膚に埋もれてはいけない．掌蹠は角質が厚いため，皮膚に対して浅い角度で針を刺入すると，十分な縫合ができずに術後に糸が切れやすい．慣れるまでは，大きめの縫い幅でしっかりと皮下まで針を通すように心がける．

3 術後の管理

創部はガーゼや絆創膏で被覆する．手術当日の入浴や飲酒は控えさせる．必要に応じて，数日分の抗菌薬や頓用の鎮痛薬を処方する．術後出血が予想される場合には，術翌日に外来で止血確認をする．術後1週間程度を目安に抜糸するが，掌蹠や創緊張の強い創では，術後10日程度で抜糸を行う．抜糸後に数か月間の創部のテーピングを行うと，創瘢痕の幅が広がりにくい．

DON'Ts

- ☐ 不安を感じる手術を一人でしない（必ず上級医と相談する）．
- ☐ 簡単な手技だからといって，基本手技をおろそかにしない．小手術であっても，患者の身体に傷が残る処置であることを忘れてはいけない．

富山県立中央病院皮膚科　**石井貴之**

E 皮膚科の治療（外科的側面）

3 レーザー治療

DOs
- □ レーザー治療の原理と効果発現の機序を学ぼう．
- □ 適応疾患と治療の実際を知ろう．

本稿では，保険適用のあるレーザーを中心に述べる．

1 レーザー治療のメカニズム

レーザー装置は，レーザー光によって，あざを構成する色素を選択的に破壊して治療するタイプと，高い光エネルギーを利用して非選択的に組織を破壊し治療するタイプに大別される．前者には血管性皮膚病変の治療に用いる色素レーザーと，色素性皮膚病変に用いるQスイッチレーザーがあり，後者には良性腫瘍などの治療に用いる炭酸ガスレーザーがある．

皮膚の色を構成するのは主にヘモグロビンとメラニンで，さまざまなあざのレーザー治療においては，病変に異常に多く存在するヘモグロビンとメラニンが標的色素となる．これらの標的色素に吸収される特定の波長のレーザー光を照射すると，光エネルギーが色素に吸収され，熱エネルギーに変換されて色素の温度が上昇する．やがて時間とともに熱の拡散が起こり，周囲の組織と熱の平衡状態に達する．その際，熱の拡散は標的の色素にとどまり，周囲の正常組織に及ばないようにする必要がある．目的とする細胞・組織だけを破壊し，周囲の組織への影響を最小限にとどめて瘢痕を生じさせないことが重要であり，そのためには波長，パルス幅（照射時間），照射エネルギーの3つの条件を満たす光を照射しなければならない．この理論をselective photothermolysis（選択的光熱融解）といい，これらの条件を満たす機器を選択する必要がある．

a 波長

標的となる色素に吸収され，かつ色素が存在する部位まで到達できる波長を選択することが重要となる．メラニンに対しては，波長が短いほど吸収ピークが高い．オキシヘモグロビンでは418, 452, 577 nmの波長が吸収ピークを有する．光の深達度を考慮すると，一般に近赤外線が皮膚の最深部に到達可能で，波長が短いほど深部に届かなくなる．よって，血管腫の治療では577 nm付近の585 nmや595 nmが使用されている．

b 照射時間（パルス幅）

レーザー照射により標的色素の中央に熱エネルギーが発生すると，その周囲へ熱拡散が起こるが，パルス幅が短すぎると標的全体に拡散しないため，完全に傷害できない．一方パルス幅が長すぎると，標的だけでなく周囲の組織にまで熱が拡散し傷害を与えるため，瘢痕を残す可能性が高くなる．それを防ぐには，パルス幅をレーザーの熱エネルギーが標的物質のみに蓄積され，熱の拡散が周囲組織に起こらないような短い照射時間（熱緩和時間，thermal relaxation time）以内に設定する必要がある．

c 照射エネルギー

短い照射時間内に，標的を破壊するのに十分なエネルギー密度で照射する必要がある．ただし，エネルギー密度を上げすぎると，組織傷害が強くなり，照射後に瘢痕形

成や色素沈着,色素脱失などの合併症が生じる可能性があり,効果が発現し,合併症が出ない最小のエネルギー密度で照射する必要がある.

2 血管性病変に対するレーザー治療

単純性血管腫,苺状血管腫,毛細血管拡張症などが治療の対象となり,保険適用がある.色素レーザーの標的色素は赤血球のオキシヘモグロビンである.照射により,真皮内の拡張血管内を流れる赤血球に選択的に熱エネルギーが発生し,熱の拡散が起こり,それに接した血管壁が傷害される.色素レーザーのパルス幅は,短すぎると熱の拡散が血管壁まで到達せず,血管を破壊することができない.長すぎると血管周囲の正常線維組織にまで熱が拡散し,瘢痕を形成する可能性が高くなる.最近は,太い血管にも対応できるようにパルス幅が長くでき,対象血管の大きさに合わせて 0.45〜40 msec の範囲で選択できるパルス幅可変式色素レーザー(Vbeam^{TM})が普及している(図1).照射エネルギー密度は設定範囲内で容易に変更できるが,過度に高いエネルギー密度で照射すると,瘢痕形成や色素沈着,色素脱失などの副作用が生じる可能性が高まるので注意が必要である.なお,Vbeam^{TM} には皮膚表面冷却装置が内蔵されており,照射時に皮膚表面の温度を冷却することで,熱による傷害を抑えながら,より高エネルギー密度での照射が可能となった.

a 単純性血管腫

単純性血管腫は真皮毛細血管の増加と拡張を主体とする毛細血管奇形である.レーザー照射により傷害される血管の深さは皮表から約 1.5〜1.7 mm 程度までだが,レーザー光は深くなるほど減衰するため,真皮上層〜中層の拡張血管はほぼ破壊できても,真皮下層の血管を完全には破壊できず,血流が再開通することが多い.照射1〜2週間後には,傷害された血管周囲より線維組織の増生が起こり,照射拡張血管の多くは,最終的にほぼ正常な線維組織に置換される.単純性血管腫の色調はさまざまで,乳幼児期には淡紅色から鮮紅色だが,加齢とともに濃紅色や暗紅色に変化し,特に顔面の色調の濃いものは,思春期以降に肥厚し結節を伴うことがある.色素レーザーは単純性血管腫の治療の第一選択だが,レーザー治療によりある程度の色調の改善は得られても,患者が満足するほど完全に消失する例は1〜2割程度にとどまり,限界がある.そのなかで,乳児は皮膚が薄いため有効例が多く,できるだけ早期から治療を開始することが望ましい.3か月に1度の照射であれば保険適用になる.表面に毛細血管が観察できる表在型の病変は治療効果が高く,紫紅色や暗紅色の全層型の病変は効果が低い.部位に関しては,皮膚の薄い頸部で効果が高く,静脈圧の高い下肢では効果が低い.

b イチゴ状血管腫

イチゴ状血管腫は,欧米では infantile hemangioma と称され,幼若な血管内皮細胞が増殖する良性腫瘍である.特徴的な経過(発症・増殖・消退)をとり臨床像が変化

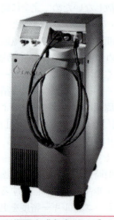

図1 パルス幅可変式色素レーザー Vbeam^{TM}

し，臨床病型は，局面型（57%），腫瘤型（40%），皮下型（3%）に分類される．多くは生後1週までに発症し，生後3〜4週頃には軽度隆起性の鮮紅色局面となる．局面型のほとんどは3か月までにピークに達するが，腫瘤型の多くは生後6か月まで，皮下型は9か月頃まで増大する．極期を過ぎると次第に退色し扁平化するが，3〜8歳で退縮が止まる．かつては自然に消えるものとして「wait and see」が基本的な対応であったが，約4割は退縮後に萎縮性瘢痕や色素沈着，毛細血管拡張を残してしまう．Vbeam™は従来の色素レーザーよりも有効性が高く，色素脱失や色素沈着，瘢痕形成などの副作用が少ない．増殖期の紅斑や，わずかに隆起する局面に特に有効で，非常に早期から照射すると隆起性変化を抑制できる可能性がある．しかし，極期を過ぎると，レーザーの施術の有無で最終的な退縮後の臨床像に差はなく，治療のメリットは退縮が早まることである．照射による色素脱失などの合併症の可能性を十分に説明したうえで，家族が希望する際に施術している．

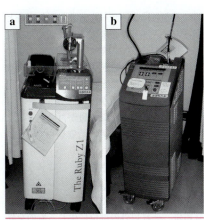

図2 Qスイッチレーザー
a：Ruby, b：Alexandrite

3 色素性病変に対するレーザー治療

太田母斑と異所性蒙古斑および外傷性刺青と，扁平母斑に保険適用がある．ターゲットとなる色素はメラニンで，メラノソームを選択的に破壊するためには，メラノソームの thermal relaxation time である50 nsec より短いパルス幅のレーザーが必要である．Qスイッチレーザーはパルス幅が短く，Ruby（波長694 nm，パルス幅20〜40 nsec，**図2-a**），Alexandrite（波長755 nm，パルス幅50 nsec，**図2-b**），ND：YAG（波長1,064 nmと532 nm，パルス幅5〜20 nsec）が使用されている．色素性病変にQスイッチレーザーを照射すると，表皮基底層や真皮内に存在するメラニンに選択的に吸収される．照射直後に皮膚表面が白くなる（immediate whitening phenomenon：IWP）が，これは，メラノソーム内に微細な空胞が生じて起こるもので，メラノソームが選択的に破壊されたことを意味し，Qスイッチレーザーの出力の目安となる．すなわち，IWPがみられない場合は出力不足で，表皮が弾けてしまうときは出力過剰である．IWPは10〜20分程度で消失する．真皮内の破壊されたメラノソームは，徐々にマクロファージに貪食されるため，色調の改善には1〜3か月を要する．表皮基底層のメラニンの増殖症では，照射により基底層のメラノソームが傷害されて表皮下水疱となり，痂皮化して数日で上皮化する．

a 太田母斑

太田母斑は三叉神経第1枝，2枝領域に生じる褐青色斑で，真皮メラノサイトの存在する深さや量により，青色調と灰色調，褐色調が混在する病変となる．発症年齢は，出生時から1歳と思春期の2つのピークがある．太田母斑の治療はQスイッチレーザーが第一選択で，3〜4か月以上間隔をあけた5〜6回の照射で多くの症例はほぼ消失する．ただし，治療間隔が短かったり，炎症後の色素沈着や不完全脱色素斑が残っ

ているうちにレーザーを行うと脱色素斑となるので，注意が必要である．乳幼児は皮膚が薄いため治療の効率がよいが，1歳半を超えると，安全に照射するためには全身麻酔が必要となることが多い．また，小児期に満足のいく効果が得られ治療を終了しても，思春期に小灰褐色斑が再発することがあり，その時点で再度治療をしている．

b　蒙古斑，異所性蒙古斑

蒙古斑や異所性蒙古斑も，真皮メラノサイトによって生じ，Qスイッチレーザーが有効である．腰臀部や背部に生じるものを蒙古斑，それ以外の部位に生じるものを異所性蒙古斑という．蒙古斑は4歳頃より消退し始め，5，6歳頃になると残存率は50%，10・11歳には3%となる．成人では3～4%に残存するといわれている．成人になっても残存した蒙古斑を持続性蒙古斑というが，臀部に多く，ほとんどは3cm以内の小型の病変である．異所性蒙古斑でも色調の淡いものは成長とともに薄くなるが，色調が濃く広範囲のものをいつの時点で治療するかが問題となる．自然消退を期待して待ち，10歳頃になって残存するものに治療を開始するという考えもある．一方，乳幼児は皮膚が薄いため治療回数が少なく，面積が小さいというメリットがあり，家族が治療を希望することも多い．ただし，幼児期に広範囲の病変を安全に照射するには全身麻酔が必要となる．なお，照射後色素脱失をきたすことがあり，改善を待たずに追加照射をすると完全脱色素斑となるため注意が必要である．ある程度色調が薄くなれば，自然消退を期待して待つほうがよい．

c　外傷性刺青

外傷性刺青は，瘢痕内に砂などの異物が刺入されたもので，Qスイッチレーザーが有効である．

d　扁平母斑

扁平母斑は，出生時あるいは生後間もなく生じる褐色斑で，表皮基底層のメラニン沈着の増強があるが，表皮メラノサイトの増加はない．治療の第一選択はQスイッチルビーレーザーだが，再発例が多く，200例の検討では，消失17.5%，改善18.5%，無効64%と報告されている．まずは部分的にテスト照射を行い，有効だった症例に追加照射をするが，色素脱失や色素沈着，瘢痕などのリスクに関して患者への十分な説明が必要である．また，扁平母斑に対するQスイッチルビーレーザー治療は，同一部位に対して2回が保険の適用限度となっている．

e　老人性色素斑

表皮基底層のメラニンの増殖症であるため，Qスイッチレーザーが有効だが，保険適用はない．レーザー照射によりメラニン色素を有する病的ケラチノサイトを破壊すると，1週間ほどで痂皮が脱落し淡い紅斑となる．炎症後色素沈着が起こるが，半年ほどで消失する．老人性色素斑と鑑別が必要な疾患に肝斑と悪性黒子があるが，肝斑にレーザー照射をするとかえって増悪するので正確な診断が必要で，悪性黒子を見逃さないことも大切である．

DON'Ts

- 悪性黒子や肝斑を老人性色素斑と誤診してレーザーを照射してはならない．

虎の門病院皮膚科　岸　晶子

E 皮膚科の治療（外科的側面）

4 難治性皮膚創傷への対応 ～外科的処置，創傷被覆材の選択～

DOs

- 急性創傷と慢性創傷，そして，慢性創傷を急性期と慢性期，さらには，その慢性期を浅い潰瘍と深い潰瘍に分けて対処しよう．
- いずれにおいても創の評価を行うとともに，wound bed preparation と moist wound healing を心がけよう．

開放創など傷口が開いているものを「創」，打撲傷など傷口が開いていないものを「傷」とよぶ．そして，創傷は「傷害の結果により正常な解剖学的相互関係が破綻した状態」を指す．また，治癒とは「創傷の閉鎖」のこと，創傷治癒とは「傷害を受けた組織が修復する」ことであり，複雑ではあるが秩序だった過程を経由する．

本稿では，皮膚創傷を理解したうえで，急性および慢性の創傷，さらには深い慢性創傷の代表である褥瘡と下腿潰瘍の対処法を説明する．

1 皮膚創傷を理解する

a 皮膚創傷の原因と分類

皮膚創傷は物理的，生化学的などの様々な原因によって生じる．たとえば，温熱による傷害によって生じる熱傷や電流の通過による電撃傷などがある．また，皮膚創傷は治癒に要する期間から急性創傷と慢性創傷に分けられる．たとえば，単純縫縮した手術創や外傷などにみられる潰瘍が前者であり，通常1～2週間以内に治癒する．また，褥瘡や静脈瘤などにみられる下腿潰瘍が後者の代表的な疾患であり，治癒までにそれ以上の時間を有する．

b 創傷治癒とその分類

組織の欠損に対して，生体は再生または修復で対応する．再生は疾病や外傷などによって失われた組織，器官もしくは臓器が

新たに創り出されることをいう．それに対し，修復は組織の連続性のみが回復することをいう．修復には炎症反応を伴い，創傷治癒過程（図1[1]）：炎症期，細胞増殖期，成熟期・再構築期の三相，あるいは凝固期，炎症期，増殖期，再構成期の四相とするものもある）を経て瘢痕を形成し，組織の連続性を得ることである．

創傷治癒は大きく一次治癒と二次治癒に分類される．すなわち，単純縫縮を行った手術創や鋭利な刃物による清潔な切創などの治癒過程が一次治癒である．また，何らかの理由で創面の間に皮膚組織の欠損が生じ，欠損部を埋める過程（時間）が必要な創傷治癒が二次治癒であり，創面の閉鎖まで長期に及び炎症が持続する．オープントリートメントを行った手術創，あるいは，感染を生じ離開した手術創や壊死組織を除去した後の褥瘡や下腿潰瘍などが含まれる．

c 急性皮膚創傷と慢性皮膚創傷

創傷治癒過程においては，炎症期に引き

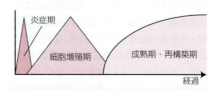

図1 創傷治癒の過程
〔日本皮膚科学会（編）：創傷一般．創傷・熱傷ガイドライン．金原出版, 2012 ; 4-31 を元に作成〕

続き細胞増殖期に移行する．また，急性皮膚創傷では炎症期は3～5日，細胞増殖期は2～3週間であるが，炎症期から細胞増殖期へ移行できず炎症が遷延したものが慢性皮膚創傷である．

その誘因として，老化による細胞の異常，組成の変化，プロテアーゼ増加などによる滲出液の異常，あるいは細胞遊走障害，凝固因子吸着などによる細胞外マトリックスの異常などが指摘されている．また，誘因はこのような局所的要因だけではなく，二次的な要因も関与する．たとえば，静脈瘤に続発する下腿潰瘍では静脈うっ滞（静脈高血圧状態）が関与する．糖尿病性の下腿潰瘍では原疾患の糖尿病のみならず，末梢動脈疾患（peripheral arterial disease：PAD）や末梢神経障害が関与する．また，褥瘡では低栄養，やせ，基礎疾患などの身体的要因のみならず，介護のマンパワー不足や経済力不足などの社会的要因の関与も指摘されている．

2 皮膚創傷に対処する

a 創傷治療の基本方針

急性創傷と慢性創傷，そして，慢性創傷を急性期と慢性期，さらには，その慢性期を浅い潰瘍（再生治癒が期待できる真皮までの潰瘍）と深い潰瘍（瘢痕治癒となる真皮を越えた潰瘍）に分けて対処する．いずれにおいても創の評価を行うとともに，創面環境調整（wound bed preparation：WBP）と湿潤環境下療法（moist wound healing：MWH）を心がけるのが皮膚創傷治療の基本方針である．すなわち，急性創傷および慢性創傷の急性期，浅い慢性期潰瘍と深い慢性期潰瘍の治療後半（赤色期，白色期）ではMWH，深い慢性期潰瘍の治療前半（黒色期，黄色期）ではTIMEコンセプトによるWBPを心がける．また，日本褥瘡学会は褥瘡状態判定スケールとしてDESIGN®（およびDESIGN-R®）を提唱しているが，

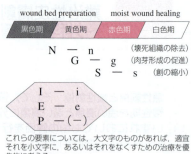

図2 深い慢性期褥瘡に対するDESIGN®に準拠した治療コンセプト
〔日本褥瘡学会（編）：褥瘡予防・管理ガイドライン（第2版），照林社，2009より改変〕

褥瘡以外の慢性皮膚創傷の創評価にも有用である．

なお，TIMEコンセプトとはT（tissue：nonviable or deficient の改善による壊死・不活性組織の管理），I（infection or inflammation の改善による感染・炎症の管理），M（moisture imbalance の改善による滲出液の管理），E（edge of wound：non-advancing or undermined epidermal margin の改善による創辺縁の管理）の頭文字をとったものである．

b 褥瘡に対処する

TIMEコンセプトと同様に，日本褥瘡学会では深い慢性期褥瘡に対しDESIGN®に準拠した治療コンセプトを提唱している（図2）[2]．すなわち，治療前半では壊死組織の除去（N→n），感染の抑制（I→i），滲出液の減少（E→e），ポケットの解消〔P→（-）〕により創のWBPをめざし，後半ではMWHにより肉芽形成（G→g），創縮小（S→s）をめざす．なお，治療前半のN→n，I→i，E→e，P→（-）はそれぞれTIMEのT，I，M，Eに相当する．

c 下腿潰瘍に対処する

褥瘡，放射線潰瘍，熱傷以外の難治性創傷として下腿潰瘍があげられる．また，実

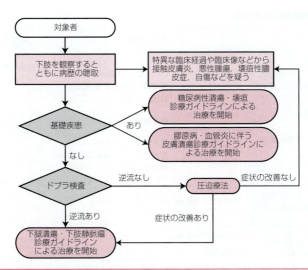

図 3 難治性下腿潰瘍の診断・治療アルゴリズム
病変をよく観察、病歴をよく聴取して、接触皮膚炎、悪性腫瘍、壊疽性膿皮症、自傷などを鑑別する。また、糖尿病や膠原病などの基礎疾患を有する患者には、それぞれの診療ガイドラインに準拠した治療を開始する。あるいは、ドプラ検査で逆流を認めれば、診療ガイドラインに準拠した下肢静脈瘤の治療を開始する。なお、ドプラ検査で逆流がなくても、リンパうっ滞性皮膚炎を除外すべく圧迫療法を行う。
(立花隆夫:創傷治癒の過程―急性皮膚創傷と慢性皮膚創傷―. *MB Derma* 2015:**226**:1-6)

臨床では一番多く遭遇する慢性皮膚創傷でもある。そのため、日本皮膚科学会では、下腿潰瘍を生じうる疾患(糖尿病性潰瘍、膠原病・血管炎、下腿潰瘍・静脈瘤)の診療ガイドラインを含めた「創傷・熱傷ガイドライン」を公表している。なお、静脈瘤に続発する下腿潰瘍はその 7～8 割を占めることより、それを念頭に置いた難治性下腿潰瘍の診断・治療アルゴリズムが提唱されている(図 3)[3]。

d 慢性皮膚創傷治療の具体的な対処法

スキンケア、創面の消毒と洗浄、並びに次に述べる局所治療を行うことで、創の清浄化、さらには創治癒をめざす。

1) スキンケア

創のみならず創周囲や全身のスキンケアは大切であり、特に創周囲の石鹸洗浄は創部の菌量を減少させ、感染予防のみならず創傷治癒の促進に結びつく。また、局所に感染徴候を認めても全身症状を伴わない限りは、積極的に入浴、シャワー浴を行う。

2) 創面の消毒と洗浄

治療前半の壊死組織除去と感染制御を目的とした時期といえども、基本的には生食(生理食塩水)または蒸留水、水道水による洗浄のみで十分であるが、明らかな感染徴候を認めるときには消毒する。

3 外科的治療、外用薬、ドレッシング材を用いた局所治療によりWBPとMWHをめざす

a 外科的治療(物理療法も含む)を使いこなす

壊死組織が固着した状況では、壊死組織の下に膿の貯留や膿瘍を形成している可能性があるので、壊死組織を切開して膿の有無を確認する。あるいは、膿汁や悪臭を伴う場合には、観血的に壊死組織を除去する。また、ポケットがあるとその後の治癒が進みにくいので、ポビドンヨード・シュガーなどの外用薬やハイドロファイバー®など

表1 外用薬の基剤による分類

分類		基剤の種類		外用薬（代表的な製品を示す）
疎水性基剤	油脂性基剤（創面の保護作用）	鉱物性 動植物性	白色ワセリン，プラスチベース（ワセリン，流動パラフィン） 単軟膏，亜鉛華軟膏（植物油，豚脂，ろう類）	亜鉛華軟膏 アズノール®軟膏 プロスタンディン®軟膏
親水性基剤	乳剤性基剤	水中油型：O/W（水分の供給）	親水軟膏，バニシングクリーム	オルセノン®軟膏 ゲーベン®クリーム
		油中水型：W/O（創面の保護作用）	吸水軟膏，コールドクリーム，加水ラノリン，親水ワセリン，精製ラノリン	リフラップ®軟膏 ソルコセリル®軟膏
	水溶性基剤（水分の吸収作用）	マクロゴール軟膏		アクトシン®軟膏 カデックス®軟膏 ブロメライン軟膏 ユーパスタ
	懸濁性基剤	ハイドロゲル基剤		
		FAPG基剤		

〔日本褥瘡学会（編）：褥瘡予防・管理ガイドライン（第2版）．照林社，2009 より改変〕

のドレッシング材を用いた保存的治療を行うか，ポケット切開や陰圧閉鎖療法を行う．また感染が抑制されている場合には，治療期間の短縮を期待して観血的創閉鎖を行うか，陰圧閉鎖療法などの物理療法を選択してもよい．

b 外用薬を使いこなす

基剤は外用薬容量の約99％を占めるため，創の状態，特に湿潤環境に与える影響が大きい．また，創面保護作用のみならず，水分吸収あるいは供給作用を有する．したがって，主剤の薬効だけでなく基剤の特性と滲出液による創の状態を考慮して，外用薬を選択する．また，厚めに塗布して創の湿潤環境を保つよう配慮する（表1）[2]．なお，WBPを目的に用いる外用薬の多くは水分吸収作用を持った水溶性基剤，一方，MWHを目的に用いる外用薬の多くは創面保護作用を有する油脂性基剤の外用薬である．

c ドレッシング材を使いこなす

本材はMWH理論に基づく被覆材であるため，まずその吸水力の違いを覚え，次にそれによる機能の違いを理解する（図4）[4]．

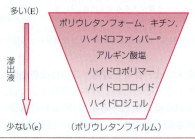

図4 ドレッシング材による吸水力の差
ポリウレタンフォーム／ソフトシリコンはポリウレタンフォームと，銀含有ハイドロファイバー®はハイドロファイバー®と，また，アルギン酸／CMC，アルギン酸フォーム，銀含有アルギン酸塩はアルギン酸塩と同等の吸収力を有する．
〔立花隆夫：熱傷・皮膚潰瘍治療薬の決め手：外用薬かドレッシング材か悩むときの解決法は？　宮地良樹（編），苦手な外来皮膚疾患100の解決法．メディカルレビュー社，2014：100-101 を元に作成〕

すなわち，治療前半では基本的には吸収力の強いドレッシング材を用いてWBPを，また前半では創面保護を目的に吸収力がそれほど強くないものを用いることでMWHを心がける．なお，最近は銀含有製材の使用が可能となったが，明らかな感染創には抗菌薬の全身投与が必要となる．

DON'Ts

- ☐ 原因，合併症を考慮せず，画一的な治療を行っていけない．
- ☐ やみくもな外科的治療や，基剤の特性，吸水力の違いを無視した外用薬，ドレッシング材による被覆は行わない．

文献

1) 日本皮膚科学会(編)：創傷一般．創傷・熱傷ガイドライン．金原出版，2012；4-31
2) 日本褥瘡学会(編)：褥瘡予防・管理ガイドライン(第2版)．照林社，2009
3) 立花隆夫：創傷治癒の過程—急性皮膚創傷と慢性皮膚創傷—．*MB Derma* 2015；**226**：1-6
4) 立花隆夫：熱傷・皮膚潰瘍治療薬の決め手：外用薬かドレッシング材か悩むときの解決法は？ 宮地良樹(編)，苦手な外来皮膚疾患100の解決法．メディカルレビュー社，2014；100-101

大阪赤十字病院皮膚科　**立花隆夫**

E 皮膚科の治療（外科的側面）

5 美容皮膚科で行われる手術・手技

> **DOs**
> - 美容皮膚科学は皮膚科学のなかの，審美的皮膚科学分野である．
> - しみやしわなどの発症メカニズムが皮膚科学の基本であることより，そのメカニズムの解明とともに皮膚科学に則った治療法が急速に進んでいる．
> - 美容皮膚科を行う医師は，分子生物学，病理組織学，解剖学を熟知する必要がある．

本稿では，外科的側面を持つ美容皮膚科学で行われる手技について解説する．

1 イオントフォレシス

イオントフォレシスは，イオントフォレーゼやイオントフォレーシス，イオン導入ともよばれ，イオン化した薬剤を経皮的に浸透させる治療法である．表皮最表層には角層という表皮角化細胞がアポトーシスに陥った細胞が重なり，その間をセラミドを代表とする細胞間脂質と天然保湿因子が埋めるといった 20 μm の構造物がある．

一般的な外用ではこれらの角層を浸透させ，経皮吸収をさせることは困難である．そのために，薬剤をイオン化し，直流電流を用いて無痛的に導入する古くからの治療法がイオントフォレシスである．

一般的には，ビタミン C（アスコルビン酸）が使用されるが機器が必要であること，また，皮膚との密着が不完全な場合には予期せぬ軽度の熱傷が起こることがあり注意が必要である．

2 ケミカルピーリング

a ケミカルピーリングとは

ケミカルピーリングは，皮膚に化学物質を塗布することで皮膚表面を剥脱させ，その後の皮膚再生を促す創傷治癒機転を利用した施術であり，痤瘡治療や光老化に対する skin rejuvenation を目的とした skin resurfacing として行われる．また，使用する試薬によっては深くまで皮膚を剥脱させうることより，上皮系の皮膚腫瘍の非観血的治療としても用いられている．

b 作用機序

紫外線や加齢によって皮膚は老化・変性し，組織学的には基底細胞にはメラニンが多く観察されるようになり（basal melanosis），真皮弾力線維は断裂し，小塊状変化を示す（solar elastosis）．これらが肉眼的にはしみや小じわに相当する．ケミカルピーリングは薬品を用いて均一に角層を剥離させ，表皮細胞のターンオーバーを亢進させ，さらに二次的に真皮の線維芽細胞に影響を与えることで，変性した皮膚を改善しようというのが本質である．以下，剥離深度（図1）[1]に従って各薬剤の特徴などを述べる．剥離深達レベル 1 は角層を剥離する深度であり，グリコール酸，乳酸などの AHA（α-hydroxy acids）は角質細胞の接着を弱め，サリチル酸は角質を軟化，溶解させる薬剤である．角層を剥離する剥離深達レベル 1 の作用機序としては，以下の通りである．

1) 皮膚のターンオーバーの促進

角層のバリア障害が生じると，表皮角化細胞より放出される IL-1 α などのサイトカインや成長因子の作用により表皮角化細胞の増殖，細胞間脂質の増加が生じる．真皮

ケミカルピーリングの剝離深度による分類

剝離深達レベル	剝離深度による分類名称	組織学的剝離の深さ
1	最浅層ピーリング	角層
2	浅層ピーリング	表皮顆粒層から基底層の間
3	中間(深)層ピーリング	表皮と真皮乳頭層の一部から全部
4	深層ピーリング	表皮と真皮乳頭層および網状層に及ぶ深さ

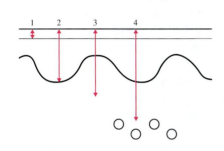

【剝離深達レベル 1, 2】
20～35％ α-ヒドロキシ酸
　　　　　（グリコール酸・乳酸）
20～35％ サリチル酸(エタノール基剤・
　　　　　マクロゴール基剤)
10～20％ トリクロロ酢酸(TCA)

【剝離深達レベル 1, 2, 3】
50～70％ グリコール酸
35～50％ TCA

【剝離深達レベル 3, 4】
ベーカーゴードン液
フェノール(濃度88％以上)

図1　ケミカルピーリングレベル
〔古川福実，他：日本皮膚科学会ケミカルピーリングガイドライン(改訂第3版)．日皮会誌 2008；**118**：347-355〕

においては，血管内皮細胞や線維芽細胞の活性化が誘導され，真皮コラーゲンの増加が生じる．また，表皮ターンオーバー促進により早期にメラニン排出も期待される．

2) 薬剤の直接作用

真皮線維芽細胞への直接作用によりコラーゲン産生を促進，またチロシナーゼ活性を抑制することによりメラニン産生を抑制することが乳酸と同様に報告されている．

3) 角層の破壊による試薬の易浸透性

角層を破壊することで，後治療として用いる試薬の浸透性は高くなる．しかし，一方では易刺激性，感作性が高くなることは念頭に置いておかなければならない．

剝離深達レベル2～4は表皮から真皮に至る組織剝離レベルで，おもにトリクロロ酢酸(TCA)，フェノールや高濃度のグリコール酸が用いられる．TCAは使用する濃度に比例して表皮や真皮細胞の壊死を誘導し，フェノールは早期に真皮血管内皮細胞のアポトーシスを誘導する．これらは一定の深さの皮膚を剝離させることを目的としているが，瘢痕形成などの生じる可能性は高い．

c　注意事項・副作用

治療前に下記をチェックする必要がある．

① 遮光が十分にできない人：皮膚の角層が剝離されていることより，治療後は遮光や保湿，清潔にすることは必須であり，適切な説明や指導が必要である．

② 妊娠中，授乳中の人，免疫不全状態や他の疾患で加療中の人は治療を避ける．

③ ケロイド体質の人は，深いピーリングになったときに難治性のケロイドを生じる場合があるので注意が必要．

④ 施行部位にウイルス・細菌・真菌感染がみられる人は，治療により悪化することがあるので，それらの治療を優先する．

⑤ 施行部位に，外科的手術の既往や，放射線治療の既往のある人は，治療時の皮膚

表1 日本皮膚科学会ケミカルピーリングガイドライン(改訂第3版) EBMに基づいた疾患別推奨度

疾　患		試薬名	推奨度
痤瘡	非炎症性皮疹 炎症性皮疹	グリコール酸	C1
		サリチル酸(マクロゴール基剤)	C1
		サリチル酸(エタノール基剤)	C2
	陥凹性瘢痕	グリコール酸	C2#
		トリクロロ酢酸	C2
日光(性)黒子	小斑型	グリコール酸	C1
		サリチル酸(マクロゴール基剤)	C1
		サリチル酸(エタノール基剤)	C2#
	大斑型	トリクロロ酢酸	C2#
肝斑		グリコール酸	C2#
		サリチル酸(マクロゴール基剤)	C2
		サリチル酸(エタノール基剤)	C2#
		乳酸	C2#
		トリクロロ酢酸	C2#
雀卵斑		グリコール酸	C2
炎症後色素沈着		グリコール酸	C2#
小じわ		グリコール酸	C1
		サリチル酸(マクロゴール基剤)	C1

現時点でエビデンスレベルを論じうる論文報告がある疾患のみを対象疾患とした．また，わが国にはエビデンスレベルが高い論文がなく，欧米の報告を参考文献とした推奨度には#を銘記した．
推奨A：行うように強く勧められる(少なくとも1つ以上の有効性を示すレベルIもしくは良質のレベルIIのエビデンスがあること)．
推奨B：行うよう勧められる(少なくとも1つ以上の有効性を示す質の劣るレベルIIか良質のレベルIIIあるいは非常に良質のレベルIVのエビデンスがあること)．
推奨C1：良質な根拠は少ないが，選択肢の一つとして推奨する(質の劣るIII〜IV，良質な複数のV，あるいは委員会が認めるVI)．
推奨C2：十分な根拠がないので，現時点では推奨できない(有効のエビデンスがない，あるいは無効であるエビデンスがある)．
推奨D：行わないよう勧められる(無効あるいは有害であることを示す良質なエビデンスがある)．
〔古川福実，他：日本皮膚科学会ケミカルピーリングガイドライン(改訂第3版)．日皮会誌 2008；**118**：347-355を参考に作成〕

の反応が強い場合があるために，注意を要する．

⑥アダパレンやBPOの外用，またはレチノイン酸内服を行っていた人は，休薬期間を作るほうが安全性は高い．

d　その他

日本皮膚科学会ケミカルピーリングガイドライン(改訂第3版)[1]では，evidence-based medicine(EBM)に基づいた疾患に対する推奨度を決めている(表1)．skin typeは欧米とわが国では異なることより，日本人を対象とした臨床試験を原則とした．しかし実際には，論文の大半が総説や症例報告であり，特に痤瘡以外の疾患に対するわが国での質の高い論文はなく，欧米の報告を参考にせざるを得なかったのが現状であった．

ケミカルピーリングは外用薬のように一定の使用方法はなく，施術する患者の皮膚の状態に応じて，試薬のpH濃度や中和の時間を設定するべき施術方法である．個々の患者の治療する部位に適した治療を行うことができる．

3 ボトックス

a ボトックスとは

ボトックスはしわ治療に用いる施術方法で，筋肉を弛緩させることでしわを改善する注射治療である．わが国では，「ボトックスビスタ®注用50単位」が「65歳未満の成人における眉間の表情皺」を効能・効果として唯一製造販売承認されているA型ボツリヌス毒素製剤である．

b 作用機序

ボトックスは，ボツリヌス菌（*Clostridium botulinum*）により産生されるA型ボツリヌス毒素を分解・精製したもので，表情筋に注射することにより，末梢の神経筋接合部における神経終末内でのアセチルコリン放出を抑制し，神経筋伝達を阻害し，筋弛緩作用を示す．そのために，筋肉の緊張で生じるしわは改善するが，軸索側部から神経枝が新生することで再開通するために，効果持続期間は約3～4か月間である．

c 注意事項・副作用

①基礎疾患や内服薬（筋弛緩作用を持つ薬剤）に関しては，治療前に必ず確認する．
②起こりうる副作用として眉毛下垂，眼瞼下垂などがあり，治療前にそれらの素因の有無を必ず確認する．

d その他

本治療は，顔面の表情筋，脈管の走行，神経の走行などを熟知することが必須であり，安全に治療するためには，実際に顔面の小手術を経験していることが望まれる．

4 ヒアルロン酸・コラーゲン注入

a ヒアルロン酸とは

顔面のしわや陥凹変形に対する非手術治療として，コラーゲンやヒアルロン酸などの注入物を使用した注射方法が行われ，現在，多種の皮膚充填材（filler）が販売されている．わが国では「ジュビダームビスタ®」が製造販売承認されている．

本稿では，安全性が高く，多くの医師が使用しているヒアルロン酸注入に関して述べる．

b 作用機序

ヒアルロン酸は，N-アセチルグルコサミンと$β$-グロクロン酸の2分子結合を一つの単位としてグリコシド結合を繰り返しているグルコサミノグリカンの高分子のムコ多糖類である．皮膚，眼球，関節に多く存在し，高い生体適合性を持つ．人工関節液，人工硝子体に使用され，アレルギー反応発生率は，0.05％未満と非常に低い．直接皮下に注入することで皮膚の凹凸を改善し，また，ヒアルロン酸注入により，コラーゲンの再構築が起こるという報告もある．

c 注意事項・副作用

吸収製剤を選択することが原則である．非吸収製剤は重篤な合併症が多く，未知な合併症は非吸収製剤のほうが確実に多いと考えられている．また，ヒアルロン酸は同じ会社の製剤でも架橋の強さによって名前が異なり，注入する部位や深さによって製品の選択をする必要がある．以下，注意事項・副作用を列挙する．

1）ヒアルロン酸製剤のアレルギー

注入用のヒアルロン酸に含まれた架橋剤によるアレルギーや過敏反応は，皮内反応が陰性でも生じることがある．

2）肉芽腫形成

肉芽腫は非吸収性物質が注入されると，生体防御による異物反応で生じる．吸収性製剤で起こることもあるが，多くの症例は非吸収性製剤で生じている．また肉芽腫は早期に起こる合併症ではないので，フォローが必要である．

3）手技による合併症

出血・紫斑・血腫形成などがあり，解剖学的な知識を熟知しておくことが必須である．どこの部位でも起こり，一時的な合併症であるが，患者にとってはダウンタイムを左右するため慎重なフォローが必要であ

る．特に，血液凝固薬（ワーファリン，アスピリン，パナルジンなど）の服用患者には，その経過を十分説明する必要があり，施術前の休薬が可能かどうか，主治医との連携が必要である．

4) 皮膚壊死

眉間部や鼻部に行うときは注意を要する．解剖学的な知識が必要であり，特に眼角動脈の走行は熟知する．また，鼻背のように血流が悪い所に大量の架橋が強いものを注入すると皮膚壊死が起こることを認識し，過剰注入を行わないようにする．

また，報告では血管閉塞により失明もあり，血管の動静脈奇形の存在も念頭に置いておく．

DON'Ts

- 美容皮膚科で行う手技に関しては，皮膚科学の基本を熟知した専門医と同等の知識と技術を持ち，特に病理組織学的知識，解剖学的知識なしでは行うべきではない．
- 日本の薬事法に基づく承認や認証を受けていない医薬品や医療機器の個人輸入をしてはならない．

文献

1) 古川福実，他：日本皮膚科学会ケミカルピーリングガイドライン（改訂第3版）．日皮会誌 2008；**118**：347-355

和歌山県立医科大学皮膚科　**山本有紀**

E　皮膚科の治療（外科的側面）

6 皮膚外科学を極める

DOs

- 皮膚外科手術には，難易度が高い解剖学的部位や術式があることを理解しよう．
- 皮膚外科学を極めて難易度の高い手術を安全に行えるよう，日々の修練を積み重ねよう．

　皮膚の外科手術は皮膚疾患の重要な治療手段の一つであり，「皮膚科医が皮膚疾患の治療を行う」というプロフェッショナリズムからすれば，治療としての皮膚外科手術を安全・適切に行うことはプロフェッショナルとしての責務である．皮膚外科手術の対象は主として母斑，腫瘍，外傷（熱傷），感染症，美容など多岐にわたる．これらを対象とする皮膚外科手術の多くは外来通院で施行可能な小手術やレーザーなどの施術であり，まずはこれらを安全に行うことがすべての皮膚科医に課せられた義務である．

　一方で，これら小手術よりはるかに難易度が高い手術も，皮膚疾患を治療するうえで必要になることが決して少なくない．多くの皮膚科医にとって，不慣れでかつ難しい手術はどうしても躊躇しがちで，関連する外科等に手術を依頼することも多いと考える．しかし，手術を依頼された外科医にとっても，皮膚疾患に関連する手術は「専門外」で「不慣れ」なものである．ゆえに外科医の行う手術は，皮膚科医の視点からすると，必ずしも皮膚疾患の治療として適切な手術でないこともある．

　そのため，本来ならばこのような難易度の高い手術でも，皮膚科医自らが行うに越したことはない．すべての皮膚科医が難しい手術をできる必要はないが，一見難しいと思われる手術でも，切開（切離・剝離），止血，縫合の手術基本手技の組合せと解剖学的知識を動員して行われるものに過ぎない．難易度が高いからといって，持ち合わせている基本手技操作のレベルを数段上げなければ対処できない類のものではなく，手術基本手技が身についていれば，誰もが難易度の高い手術を行える素養を持っているといえる．もちろん手術基本手技は一朝一夕で身につくものではなく，手術基本手技に加えて，後述する手術解剖の知識や術野への慣れも必要になる．一方で，「難しい手術もできるようになって患者に貢献したい」と考えている若手医師にとって，皮膚外科手術を極めるということは，やりがいと情熱を持って取り組むことのできる興味深い領域である．

1 皮膚外科手術の難易度とは

　皮膚外科学を極めるとは，難しい手術ができるようになると同義である．手術の難易度は下記の3つの要素によって決まる．

a　術式と難易度

　私見ではあるが，皮膚科領域でメスを用いて行われる主な術式と難易度を表1に示す．難易度4〜5以上が難易度の高い術式に該当すると考えられる．大血管や神経近傍の操作を要するリンパ節郭清や細い神経や血管を温存しなくてはならない動脈皮弁などが多く含まれる（図1〜2）．一方で，これらの手術は定型術式であるため，一度解剖学的特性と術式の手順を覚えてしまえば，さほど難しさを感じなくなる．

表1 皮膚科領域における各種術式と難易度

難易度	術式	対象疾患
1	単純縫縮	小型皮膚良性腫瘍,小型母斑,全層植皮採取
2	良性腫瘍摘出術	小型皮下腫瘍(粉瘤,脂肪腫など)
3	皮膚悪性腫瘍切除(簡単な部位) 全層植皮,分層植皮	小型・浅在性皮膚悪性腫瘍(日光角化症,Bowen病,基底細胞癌,有棘細胞癌)
4	良性腫瘍摘出術(大きなもの,複雑な部位) 広範囲デブリードマン 鼠径リンパ節摘出術	大型皮下腫瘍(粉瘤,脂肪腫など) 筋層間・筋層内良性腫瘍 臀部慢性膿皮症,壊死性筋膜炎 各種皮膚悪性腫瘍
5	皮膚悪性腫瘍切除術(複雑な部位,高度の浸潤例) 指趾離断・切断術 下肢静脈瘤手術(高位結紮,ストリッピング) 局所皮弁(顔面のrandom pattern flapなど) 腋窩リンパ節摘出術	各種皮膚悪性腫瘍 下肢静脈瘤
6	鼠径リンパ節郭清術	各種皮膚悪性腫瘍
7	筋膜皮弁・筋皮弁・動脈皮弁術	各種皮膚悪性腫瘍切除後欠損
8	腋窩リンパ節郭清術	各種皮膚悪性腫瘍
9	骨盤内リンパ節郭清術	各種皮膚悪性腫瘍
10	頸部リンパ節郭清術, 耳下腺浅葉摘出術	各種皮膚悪性腫瘍

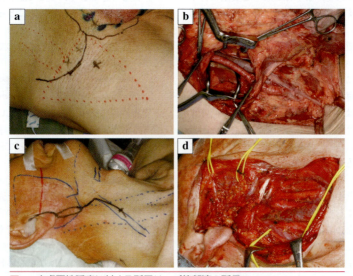

図1 皮膚悪性腫瘍に対する所属リンパ節郭清の所見
a:乳房外Paget病鼠径骨盤内リンパ節転移に対する右鼠径骨盤内リンパ節郭清の術前デザイン.
b:郭清終了時の所見.
c:有棘細胞癌頸部リンパ節転移に対する耳下腺浅葉摘出,頸部リンパ節郭清の術前デザイン.
d:郭清終了時の所見.

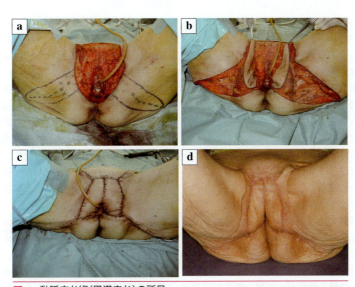

図 2　動脈皮弁術（殿溝皮弁）の所見
a：外陰部欠損後の皮弁デザイン（実線）．皮弁内の×印が動脈穿通枝の位置．b：皮弁移動時．c：手術終了時．d：術後 3 か月の所見．

b　解剖学的部位と難易度

一概に術式名のみで難易度を語ることはできず，手術部位も重要な要素となる．たとえば皮膚悪性腫瘍切除術という術式は，数 mm 大の小型の病変でも，解剖学的に難しい位置に発生した巨大な病変でも術式の名称としては変わらないが，当然後者のほうが難易度は格段に高い（表 1）．一般に体幹は重要な解剖学的構造物はなく，平易な部位である．一方で，解剖学的に重要な血管や神経が多い顔面，頸部，手などは難易度が高い部位である．頭皮や女性外陰部などは血管が豊富であり，術中に出血の制御を要するため，難易度が高い．

c　病変の進行度，浸潤様式と難易度

悪性腫瘍を例にとると，島状の増殖様式をとり境界が明瞭な腫瘍と，間質に個別性に浸潤する境界の判定が難しい腫瘍では，完全切除を行う際の難易度は後者のほうが断然難しい．疾患そのものの病理組織学的な浸潤様式や進行の程度も手術の難易度に大きく影響する．

2　皮膚外科学を極めるとは

a　手術基本手技の獲得

前述の通り，すべての手術は切開（切離・剝離），止血，縫合の組合せで展開され，手技の動作そのものの獲得は難しくない．たとえば，切離の際の剪刀の使い方，止血の際に鉗子で出血点をつまむ操作など，練習をすれば例外なく誰でもスムーズにできるようになる．しかし，切離の際にどの層で切離するのが適切なのか，出血点であればどの部位をつまめば止血できるかなど，「手技を行うにあたっての適切性」が最も重要であり，これらも手術基本手技に含まれる．

b　適切な術野を作る展開力

手術は一人でできるものではなく，助手，麻酔科医，手術室看護師など，多数の職種の協力，チームワークがあってこそスムーズに進んでいくものである．なかでも手術

の直接の協力者としての助手の役割は極めて大きい．スキンフック，筋鉤などの鉤引きによる適切な術野の展開によって手術の難易度は大きく下がり，一見難しいと思われる手術も驚くほどスムーズに進行して，困難な局面に直面することなく終了する．適切に術野を展開できる助手は手術を根源的に理解しており，必然的に執刀医としても手術をうまく遂行できる．

c 豊富な三次元的手術解剖の知識

解剖の知識なくして手術ができるようになることはあり得ない．難易度の高い手術ほど，解剖の知識が重要となる．術前の解剖書による学習はもちろん不可欠であるが，紙の上に書かれた二次元での理解に留まる．手術を行うためには，実際の手術時に神経，血管などの構造物がどの位置，深さで，どのような光景として見えてくるかなど，三次元的な手術解剖の理解が極めて重要となる．手術解剖の知識は手術基本手技と密接に連動する．たとえば，切離の際にどの層で切離すれば重要構造物を損傷せずにすむかなど，基本手技を適用するために必要な知識となる．

d 術野への慣れ

手術の経験値と同義である．たとえば鼠径リンパ節郭清を何度も行っている術者は，郭清の際に大腿動静脈を剝離露出することができる．この術者は血管を剝離露出できる基本手技を獲得しているわけだが，もしこの術者に頸部郭清の経験がなく，初めて頸部の血管を剝離露出する場面に直面したらどうであろうか．血管を剝離露出する操作は同じだが，未経験の頸部の血管を扱うという状況（術野）に緊張してしまうのが通常の心理である．この術者が何度か頸部の血管を剝離露出する経験を重ねれば，大腿も頸部も同じ血管の剝離露出という認識に変わっていくはずである．このように，術野が違えば同じ基本手技を行うにも術野への慣れは必要になってくる．

e 皮膚科学の深い理解

皮膚外科学の定義は「皮膚科学の知識が基本になる疾患の手術治療学」であり，皮膚疾患の特性に応じた適切な手術を行うことに大きな利点がある．一例をあげれば，皮膚悪性腫瘍の手術の際には，腫瘍の特性に応じた切除範囲（過不足ない切除）と必要な再建（過剰な再建を回避，安易な再建に逃げない，術後経過観察を考慮した再建）などにつき，行おうとする手術が疾患の側面から本当に適切かどうか，真剣に考える必要がある．

3 皮膚外科学を極めるには

a 技術的要素

手術基本手技，術野の展開力，術野への慣れなどが該当する．

1) 個人練習

糸結び，器械縫合，手術器具の把持・操作法など，基本手技の動作そのものは各人が個人練習で身につけるもので，決して手術の数をこなして習得すべきではない．手術後に余った未使用の糸で結紮の練習をする，滅菌期限切れの針付き糸で器械縫合の練習をするなど，自身で練習できることは積極的に行う．

2) よい研修施設・指導医のもとでの研修

やはり，手術は現場での経験なしには上達しない．しかし，技術・知識ともに未熟な若年の段階で指導医なしに未経験の手術を行うのは極めて危険な行為であり，医療事故でも起こせば患者に損害が及び，自身のキャリアも傷つく．最初は手術経験が豊富なよき指導医に指導を仰ぐのが，安全な上達の近道と言わざるを得ない．そのためには研修施設の選択も重要であり，手術症例数があり，かつよい指導医が在籍する施設を探す努力も必要である．このような施設で，基本手技の実際の適用法や術野の展開法，手術時の実際の解剖などを，現場できめ細かく学ぶ必要がある．

b　知識としての要素

　手術解剖と皮膚科学の理解が該当する．手術解剖に関しては，事前学習もせずに手術時に初めて術野に見える解剖を指導医より教わるべきではない．一つひとつの手術に臨む際に，手術に関連する解剖は必ず解剖学書で事前に学習し，手術の際に術野での実際の見え方を学ぶというプロセスが大切である．皮膚科学の理解に関しては，特に疾患の特性とその病理組織像が重要である．臨床所見から病理組織像を想像し，実際に手術で摘出した標本の病理組織像を確認，フィードバックすることで，次に臨床所見をみた際に病理組織像を想像し，適切な手術を行う糧としていく．

DON'Ts

- ☐ 基本手技の練習や解剖の事前学習をせずに手術に参加することは避ける．
- ☐ 未経験の手術を指導医なしに行うことは避ける．

埼玉医科大学国際医療センター皮膚腫瘍科・皮膚科　**中村泰大**

☑ 子どもの手術はどうやるか？

　子どもの手術は，患児が初めて診察室に入ってきたときから始まっている．すなわち，患児に警戒心を抱かせないようにして，うまくラポール（rapport）を築く必要がある．ラポールは心理学の用語で，患者と治療者が「心が通い合っている」，「言ったことが十分に理解されている」関係を示す．もちろん，入院させて全身麻酔下に手術を行う場合にはこんなものは必要ないが，外来で局所麻酔下の手術を行おうとするときには必須のスキルである．筆者は自分のことを"おっちゃん"とよぶ．「ちょっと，おっちゃんにポンポン見せてくれへんか」とか言うと，たいていは素直に見せてくれる．「ここについてるムイムイ取ったほうがええよ」，「学校で予防注射とかしたことあるやろ．そのとき泣いた？」のように子どもが理解しやすい言葉で説明する．また，エサでつるのはよくないかもしれないが，外来の机の中には子どもが喜びそうなシールや販促品も用意してある．こうしてラポールが築ければ，手術への導入ができあがったといえる．

　さて，実際の手術だが，局所麻酔の注射はできるだけ細い針を使い（26Gなど），注入速度をゆっくりするのがコツである．痛みがなくなるわけではないが，幾分か軽減されることは経験的にわかっている．ここで大騒ぎになると，手術どころではない．また，手術中はできるだけ，手術以外のことに気を向けさせるようにする．特に背部や臀部，足底のような背面の手術のときには，必ず好きな漫画やゲーム機を持ってきてもらう．腹臥位になってこれらに熱中すると，手術のことなど忘れてくれるので，術野は安定し，自分も手術に専念できる．自然と手術時間も短縮され，患児も喜ぶことになる．

　ただ，上記はあくまで理想論であって，どうしても局所麻酔ができないやんちゃな子どももいる．そういう場合はあっさりあきらめて，全身麻酔の説明をする．手術時間や合併症の有無にもよるが，麻酔技術の進歩によって，比較的安全に行えるようになっている．決して無理はしないことである．

　また注意しないといけないのは，子どもが成長するという事実である．特に女児の胸の病変を手術するときは要注意である．手術の大きさにもよるが，将来，胸が大きくなるにつれて瘢痕が意外に大きくなったり，左右の対称性が崩れる可能性もある．筆者は，女児の手術は乳房が完成してから行うように勧めている．

　以上，とりとめのない話になってしまったが，何かの参考になれば幸いである．

【参考文献】
・中川浩一：ほくろ and ゲームボーイ．*Visual Dermatology* 2004；**3**：1105

（富田林病院皮膚科　中川浩一）

第3章

おもな皮膚疾患

A 皮膚炎・湿疹

1 接触皮膚炎・光接触皮膚炎

1 疾患概要

（以下，接触皮膚炎診療ガイドライン[1]に準拠して述べる．）

a 疾患概念

外来性の刺激物質や抗原（ハプテン）が皮膚に接触することによって発症する，湿疹性の炎症反応をさす．組織学的に表皮細胞間浮腫，海綿状態から水疱形成に至る特徴を持ち，臨床的に湿疹三角に示されるように，紅斑，丘疹，小水疱から苔癬化に至る可変性を有する，皮疹から成り立つ皮膚疾患の総称である．

b 分類

①刺激性接触皮膚炎，②アレルギー性接触皮膚炎，③光接触皮膚炎（光毒性接触皮膚炎，光アレルギー性接触皮膚炎），④接触皮膚炎症候群，⑤全身性接触皮膚炎に分類できる．接触皮膚炎症候群とは，接触感作の成立後，同一の抗原が繰り返し経皮的に接触し，強い痒みを伴う皮膚病変が接触範囲を越えて全身に出現する場合をよぶ[2]．典型的なものは，自家感作性皮膚炎様の症状となる．全身性接触皮膚炎とは，接触感作成立後に同一抗原が経口・吸入・注射など非経皮的なルートで生体に侵入することによって全身に皮膚炎を生じたものをよぶ[3]．金属が原因の例は，全身型金属アレルギーとよばれることもある[4]．

2 検査・診断

a 検査の手順

接触皮膚炎の原因を明らかにする手順を図1[1]にまとめた．詳しい問診により時間的経過，部位より光線が関与する接触皮膚炎が疑われるときは光パッチテストを，関与しない接触皮膚炎のときにはパッチテストを施行する．全身性のときには使用試験，内服誘発試験が必要である．部位に特徴のあるときは図2[1]を参考にパッチテストをする必要がある．

b パッチテストの準備

1） パッチテストユニット

Finn Chamber® on Scanpor tape®（Alpharma A/S, Norway）が International Contact Dermatitis Research Group（ICDRG）より推奨される．鳥居パッチテスト用絆創膏（鳥居薬品）も使用できる．パッチテストパネル®Sは佐藤製薬より2015年5月末から発売開始された．ユニットにあらかじめスタンダードアレルゲンが付着されており，より簡易にパッチテストを実施できる．

2） アレルゲン

25種類の日本接触皮膚炎学会スタンダードアレルゲン（2008年度，表1[1]）のうち20種類は海外技術交易株式会社（TEL：03-3275-3461）を通じてドイツのBrial社より個人輸入できる．鳥居薬品からは金属アレルゲンその他を入手できる．パッチテストパネル®S（佐藤製薬）も使用可能である．

3） 貼布方法

通常，背部（傍脊椎部）や上腕外側の外見上正常な場所48時間貼布する．

c 判定時間

48時間後にパッチテストユニットを除去し，1時間後以降に1回目の判定を実施し，その72時間後または96時間後，そして1週間後に判定を行う．金属抗原は刺激反応が出現しやすいこと[1]，硫酸フラジオマイシンなどの分子量の大きい抗菌薬やステロイド外用薬などの抗炎症作用のある物質は陽性反応が4日，もしくはそれ以上遅れて誘発されることに注意すべきである[1]．

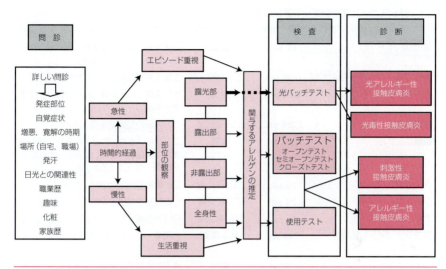

図1　接触皮膚炎の診断手順
(髙山かおる，他：接触皮膚炎診療ガイドライン．日皮会誌 2009；**119**：1757-1793)

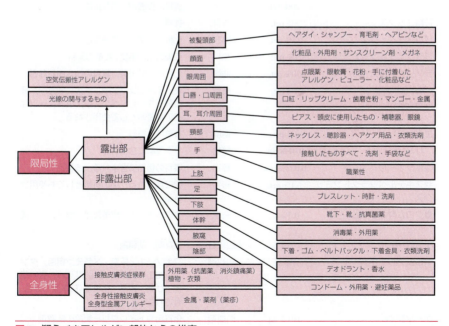

図2　疑うべきアレルゲン部位からの推定
(髙山かおる，他：接触皮膚炎診療ガイドライン．日皮会誌 2009；**119**：1757-1793)

表1 ジャパニーズスタンダードアレルゲン

アレルゲン	濃度・基剤		用途
塩化コバルト	1% pet.	金属	セメント，合金，毛染剤，陶磁器，色素，絵具，エナメルなど
PPD ブラックラバーミックス	0.6% pet.	ゴム老化防止剤	工業用黒ゴム製品，タイヤの黒ゴム
金チオ硫酸ナトリウム	0.5% pet.	金属	ピアスなどの装身具，歯科金属，リウマチ治療薬
チウラムミックス	1.25% pet.	ゴム硬化剤	ゴム製品の加硫促進剤
硫酸ニッケル	2.5% pet.	金属	ニッケルメッキ，ニッケル合金，歯科用合金，陶磁器，塗料，媒染剤，オフセット印刷，ガラス，エナメル
メルカプトミックス	2% pet.	ゴム硬化剤	ゴム製品の加流促進剤
ジチオカーバメイトミックス	2% pet.	ゴム硬化剤	ゴム製品の加硫促進剤
カインミックス	7% pet.	局所麻酔剤	局所麻酔薬
フラジオマイシン硫酸塩（ネオマイシン）	20% pet.	抗生物質	外用薬
ペルーバルサム	25% pet.	樹脂	医薬外用剤？，坐薬，ヘアトニック，化粧品，香料，歯科用材料，陶器用塗料，油絵具など
ロジン	20% pet	樹脂	塗料，接着剤，滑り止め
香料ミックス	8% pet.	香料	香料
パラベンミックス	15% pet.	防腐剤	化粧品，薬品，食品など
パラフェニレンジアミン	1% pet.	染料	毛染め剤，毛皮/皮革の染料
ラノリンアルコール	30% pet.	油脂	化粧品，外用薬，家具のつや出しなど
p-tert-buthylphenol formaldehyde resin	1% pet.	樹脂	靴，テーピングテープ，スニーカー，膝装具，マーカーペン，ウエットスーツなどの接着剤として使用される
エポキシレジン	1% pet.	樹脂	接着剤，塗料
プリミン	0.01% pet.	植物	サクラ草に含まれる
ウルシオール	0.002% pet.	植物	漆科の植物に含まれる．漆製品
セスキテルペンラクトンミックス	0.1% pet.	植物	菊に含まれる．菊の香料としても使用される
重クロム酸カリウム	0.5%aq.	金属	クロムメッキ，皮革製品，セメント，塗料
チメロサール	0.05% aq.	水銀化合物	保存剤，防腐剤
ホルムアルデヒド	1% aq.	防腐剤	フェノール・尿素・メラミン樹脂，タンニン加工，医薬品（ホルマリン），衣料品仕上げ剤，家具，化粧品（日本製には含有されない）
ケーソンCG	0.01% aq.	防腐剤	化粧品やトイレタリー製品の防腐剤
塩化水銀	0.05% aq.	消毒液，防腐剤	外用殺菌消毒薬，歯科金属，水銀血圧計，水銀体温計

（高山かおる，他：接触皮膚炎診療ガイドライン．日皮会誌 2009；**119**：1757-1793 を元に作成）

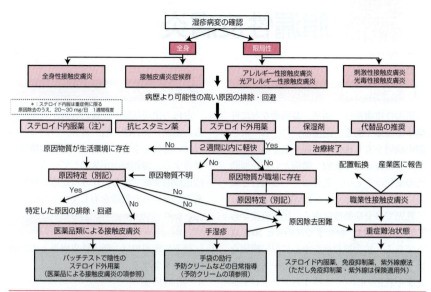

図3　接触皮膚炎治療アルゴリズム
（高山かおる，他：接触皮膚炎診療ガイドライン．日皮会誌 2009；**119**：1757-1793）

【光パッチテスト】[1,5]

　光アレルギーを誘発するものとして，アリルプロピオン酸系 NSAIDs（非ステロイド性抗炎症薬）のケトプロフェンや紫外線吸収剤などがあげられる．まず，患者の最小紅斑量（minimal erythema dose：MED）を測定する．通常のパッチテストと同じ方法で，被疑薬を背部2か所に貼布する．24時間後に被疑薬を貼布した部位の半分に MED の 2/3 程度の UVA を照射し，照射後 48 時間に判定を行う．照射側と遮光側ともに反応のある場合は接触アレルギーと診断し，照射側のみ反応が強く光毒性を否定できる場合に光接触アレルギーと診断する．

d　パッチテストの判定

　アレルギー反応の判定基準としては，ICDRG 基準が適している．紅斑＋浸潤，丘疹のある＋以上を判定と診断する．

3　治　療

　ガイドラインでは，接触皮膚炎の治療指針を図3[1]のようにまとめている．適切なステロイド外用薬の使用とともに，湿疹性病変を確認後，アトピー性皮膚炎などの他の湿疹性疾患を鑑別することが大切である．次に，接触皮膚炎の治療で最も大切なことは原因となるアレルゲン，接触刺激因子を見つけ出し除去することである．

文献

1) 高山かおる，他：接触皮膚炎診療ガイドライン．日皮会誌 2009；**119**：1757-1793
2) 須貝哲郎：接触皮膚炎症候群．綜合臨 2003；**52**：477-449
3) Fisher AA：Systemic contact-type dermatitis, Contact Dermatitis. Fisher AA（ed），3rd ed, Lea & Febiger , Philadelphia, 1986；119-130
4) 足立厚子，他：全身型金属アレルギー 食餌制限の有効性について．臨皮 1992；**46**：883-889
5) 戸倉新樹：光アレルギーの発症機序と対策．アレルギー 2006；55：1382-1389

兵庫県立加古川医療センター皮膚科　**足立厚子**

A 皮膚炎・湿疹

2 脂漏性皮膚炎

1 疾患概要

脂漏性皮膚炎は，頭部，鼻唇溝などに好発する湿疹である．脂漏部位に生じ，黄色調の鱗屑を有し油性の外観を呈する．一方で，漿液性丘疹や水疱，膿疱といった湿潤性の変化は乏しい．乳児に生じる場合と成人に生じる場合と大きく2型に分けられる．

乳児では発症頻度は高く，出生直後から3か月の間では，軽症まで含めると50%以上である．被髪境界部を中心に厚い鱗屑を伴う紅斑が広がる．母親由来のテストステロンや乳児の副腎が産生するデヒドロアンドロステロンが脂腺組織に作用し，皮脂産生の亢進を引き起こすことが発症に関わっている．皮膚炎は一時的なものであり，皮疹は徐々に軽減し，1歳の時点では多くが軽快する．

成人では有病率は7%程度であり，女性より男性で生じやすい．皮膚の常在菌である *Malassezia restricta* などのマラセチアが病態に関わっている．軽快と増悪を繰り返し，再燃しやすい．

2 検査・診断

皮疹の出現部位と皮疹の特徴から診断する．頭部，鼻唇溝，眉，耳介，腋窩など油っぽい部位を中心に生じる．脂性の鱗屑が付着する，湿潤傾向が欠如している，境界は比較的明瞭である，痒みは比較的軽度である，といった特徴を有している（図1）．

3 鑑別診断

以下の疾患では，脂漏性皮膚炎との鑑別に注意を要する．

a 接触皮膚炎

顔は露出部位であり，さまざまな物質が付着する．そのため，接触皮膚炎が生じやすい．漿液性丘疹や水疱，膿疱が目立ち湿潤している場合や皮疹が非対称である場合，接触皮膚炎を疑う必要がある．その場合，接触源がないか病歴を検討する．

b アトピー性皮膚炎

乳児の場合，生直後から生じていた脂漏性皮膚炎が軽快せず，アトピー性皮膚炎に移行したようにみえることがある．脂漏性

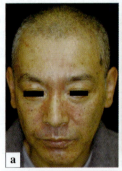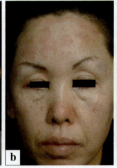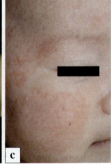

図1 脂漏性皮膚炎の臨床像
a：成人の顔面に生じた脂漏性皮膚炎，b：成人の額部に生じた脂漏性皮膚炎，c：乳児の顔面に生じた脂漏性皮膚炎．

皮膚炎では，痒みが軽度であること，皮疹が脂漏部位中心に分布すること，鱗屑が厚く黄白色を呈していること，生後6か月以降軽快していくことに注意して鑑別をはかる．1歳を過ぎて脂漏部位に限局せず広く湿疹が広がる場合，アトピー性皮膚炎の可能性が高い．成人のアトピー性皮膚炎では，顔面の皮疹が顕著な場合も少なくない．アトピー性皮膚炎では鼻唇溝に皮疹が目立たないので，脂漏部位である鼻唇溝に皮疹が目立つ際には，脂漏性皮膚炎を考えるべきである．

c 尋常性乾癬

頭部は尋常性乾癬の好発部位である．脂漏性皮膚炎と類似した，境界が比較的明瞭な紅斑が出現する．鱗屑も付着し，鑑別が容易でないことも多い．乾癬では肘，膝も好発部位なので，皮疹がないか注意する．ただし，初期には頭部以外に皮疹がみられないこともある．経過をみることで初めて確定診断しうる場合もある．

d 酒皶

鼻部を中心にびまん性の紅斑が生じる．丘疹や膿疱が目立たない酒皶の初期には，脂漏性皮膚炎との鑑別が容易でない．酒皶の場合，血管拡張が目立つ，ほてり感がある，飲酒や精神的なストレスなどで増悪するといった特徴を有する．

e 分子標的薬による皮疹

ゲフィチニブやセツキシマブなどのEGF受容体阻害薬やラパチニブなどのキナーゼ阻害薬では，脂漏性皮膚炎様の皮疹が顔面や体幹によく生じる．通常の脂漏性皮膚炎と異なり，痤瘡様皮疹が混在することが多い．薬歴に注意を払う．

4 治療の考え方と実際

乳児の場合，皮脂の分泌亢進によって生じる一時的な皮膚炎である．スキンケアと生活指導が大切である．1日1回しっかり入浴し，石鹸を使って患部を丁寧に洗うよう指導する．鱗屑や痂皮は無理に剥がすのではなく，少しずつ剥がす．ベビーオイルやオリーブ油を塗って浸軟させてから，石鹸を使って少しずつ洗い落とすとよい．また，軽快した後も毎日入浴し，皮脂の蓄積を抑えるよう心がける．外用療法としては，プロペト®やアズノール®軟膏を用いる．炎症が強い場合は，数日間ミディアムクラスのステロイド外用薬(酪酸ヒドロコルチゾンなど)を1日2回外用する．ただし，漫然と用いるのではなく，軽快した際にはプロペト®やアズノール®軟膏へ変更する．

成人では，マラセチアの増加が発症に関わっている．治療によって軽快するが，再燃することが多い．そのため，適切なスキンケアと外用療法でよい状態を保つことが重要である．マラセチアを減らすために，洗顔フォームを用いて顔をしっかり洗うとよい．ただし，過度に負荷が加わると皮膚炎を誘発するので注意する．頭皮に関しては，フケ症や脂漏性皮膚炎に向けてコラージュフルフル®など抗真菌薬を含んだシャンプーが市販されているので，試してみるのも有益である．外用療法としては，ケトコナゾールやマイルドクラスのステロイド外用薬を用いる．ケトコナゾールは効果の出現に時間を要するが，副作用も少なく，中止後も再燃までの期間が長い．一方，ステロイド外用薬は即効性を示すが，外用を中止すると再燃しやすい．また，外用が長期に及ぶと酒皶様皮膚炎の発症に注意が必要である．なお，タクロリムス軟膏は脂漏性皮膚炎に対して効果的であるが，保険適用はない．ステロイド外用薬と同様に長期の外用によって酒皶様皮膚炎が生じることがあるので，安易な使用は避けるべきである．

信州大学医学部皮膚科　**奥山隆平**

A 皮膚炎・湿疹

3 アトピー性皮膚炎

1 疾患概要

アトピー性皮膚炎は1933年に，Sulzbergerという米国の皮膚科医によって提唱された概念で，それまでさまざまな疾患概念で分類されていた疾患が一つの疾患の異なる表現型であることを見出したことより，以後この病名が世界中に定着した．ちなみに「アトピー」とは，「奇妙な」「とらえどころがない」という意味のギリシャ語である．

日本皮膚科学会の「アトピー性皮膚炎診療ガイドライン2009」には，「アトピー性皮膚炎は表皮，なかでも角層の異常に起因する皮膚の乾燥とバリアー機能異常という皮膚の生理学的異常を伴い，多彩な非特異的刺激反応および特異的アレルギー反応が関与して生じる，慢性に経過する炎症と瘙痒をその病態とする湿疹・皮膚炎群の一疾患であり，患者の多くはアトピー素因を持つ．アトピー素因とは①家族歴・既往歴（気管支喘息，アレルギー性鼻炎・結膜炎，アトピー性皮膚炎のいずれか，あるいは複数の疾患）があること，または②IgE抗体を産生しやすい素因をさす」と定義されている．

また一般的に誤解されがちな難病ではなく，標準治療を丁寧に実践することにより症状のコントロールは容易であることを，すべての医師が理解しておくべきである．

2 検査・診断

診断については上記のように，臨床症状と病歴のみで比較的容易である．図1に比較的典型的な臨床像を示した．どの例も，ほぼ左右対称性に皮疹が分布するという特徴を有している．診断確定において検査は必須ではないことに留意する．

検査については，一般にIgE RAST検査が広く実施されているが，本検査は本来即時型アレルギー反応の抗原を特定するものであることより，アトピー性皮膚炎における実施の意義は証明されていない．その他，病勢を推察しうる検査として，末梢血好酸球数，血中IgE値，血中LDH値，血中TARC値を使用することがある．

3 鑑別診断

日本皮膚科学会の「アトピー性皮膚炎診療ガイドライン2009」には，除外すべき疾患（合併することはある）として，接触皮膚炎，手湿疹，脂漏性皮膚炎，皮膚リンパ腫，単純性痒疹，乾癬，疥癬，免疫不全による疾患，汗疹，膠原病〔全身性エリテマトーデス（SLE），皮膚筋炎〕，魚鱗癬，Netherton症候群，皮脂欠乏性湿疹が記載されている．

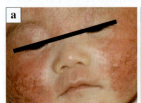 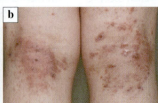 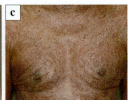

図1 アトピー性皮膚炎の臨床像
a：乳児の顔面湿疹，b：小児期の対称性の皮疹，c：成人の体幹の苔癬化局面

表1 皮疹の重症度とステロイド外用薬の選択

皮疹の重症度		外用薬の選択
重 症	高度の腫脹／浮腫／浸潤ないし苔癬化を伴う紅斑，丘疹の多発，高度の鱗屑，痂皮の付着，小水疱，びらん，多数の掻破痕，痒疹結節などを主体とする	必要かつ十分な効果を有するベリーストロングないしストロングクラスのステロイド外用薬を第一選択とする．痒疹結節でベリーストロングクラスでも十分な効果が得られない場合は，その部位に限定してストロンゲストクラスを選択して使用することもある
中等症	中等度までの紅斑，鱗屑，少数の丘疹，掻破痕などを主体とする	ストロングないしミディアムクラスのステロイド外用薬を第一選択とする
軽 症	乾燥および軽度の紅斑，鱗屑などを主体とする	ミディアムクラス以下のステロイド外用薬を第一選択とする
軽 微	炎症症状に乏しく乾燥症状主体	ステロイドを含まない外用薬を選択する

4 治療の考え方と実際

治療の基本となるのはステロイド外用薬である．**表1**に日本皮膚科学会「アトピー性皮膚炎診療ガイドライン2009」に示された，「皮疹の重症度とステロイド外用薬の選択」を示した．その他，タクロリムス外用薬（皮膚萎縮作用がなく，顔面・頸部の皮疹に対して高い適応），抗ヒスタミン薬（痒みの軽減を目的とする），シクロスポリン内服薬（治療抵抗性の重症例に対する全身療法，保湿剤（軽微ないし正常化された皮膚における維持療法）などを個々の症例ごとにきめ細かく組み合わせていくことが重要である．

5 予 後

小児例・成人例のいずれも自然寛解する．

金沢大学医学部皮膚科　**竹原和彦**

☑ アトピービジネス

1998年に筆者が提唱した概念で，「アトピー性皮膚炎患者を対象とし，医療保険診療外の行為によってアトピー性皮膚炎の治療に関与する経済活動で，標準治療を完全に否定する」と定義される．その多くは健康食品，化粧クリーム，温泉・入浴療法，特殊な水療法，エステなどに分類されたが，なかには医療機関が関与するものも少なくなかった．この時代にアトピービジネスが隆盛を極めた背景には，1990年代後半から日本の社会を席巻していたステロイド外用薬に対するメディアを中心とした強烈なバッシング，および患者サイドにおけるステロイド不信があったことがあげられる．

そこで日本皮膚科学会は，日本の社会に潜むアトピービジネスの健康被害を重視し，筆者を委員長とする「アトピー性皮膚炎不適切治療健康被害調査委員会」を立ち上げた．同委員会は，健康被害の実態調査のみならず，E-mailとFaxによる患者相談，アトピービジネス被害弁護団との連携，治療ガイドラインの作成と社会に対する公知などの活動を行った．その結果，いわゆるアトピービジネスに分類される科学的根拠が不確かで営利を追求する社会悪の存在が明らかにされ，「アトピービジネス」の概念が広く認知されるに至った．民間療法という表現には善意のアドバイスというニュアンスが含まれるが，アトピービジネスというネーミングで，問題の本質への理解が深まったと自負している．

近年は以前のような目に余る悪質なものは激減したが，ステロイド外用薬への不信感は完全には払拭されていない．再びアトピービジネスが隆盛にならぬよう，皮膚科医は患者からの信頼を確保する診療に努めなければならない． 　　（金沢大学医学部皮膚科　竹原和彦）

A 皮膚炎・湿疹

4 貨幣状湿疹

1 疾患概要

硬貨に類似した類円形の湿疹局面を形成する．局面は紅色丘疹，漿液性丘疹，小水疱が集簇し，痂皮，鱗屑などを伴う多様性のある病像を呈し，湿潤化しやすい．通常2〜3cm程度の局面が多いが(図1)，手拳大までに拡大することもあり(図2)，強い瘙痒を伴う．四肢に好発するが，体幹にも生じる．散布性に多発し，自家感作性皮膚炎へ移行することがある．形態的に特徴があるがその病因は種々であり，皮脂欠乏症や細菌感染との関連が多く指摘されるが，接触アレルギーに起因するもの(図3)，うっ滞性皮膚炎(図4)やアトピー性皮膚炎の症状として出現するものもある．

2 検査・診断

a 細菌感染

病巣部には黄色ブドウ球菌の著明な増加が認められ，病因の一つとしてあげられており，適宜，細菌培養を行う．また病巣感染が関連するとの報告もあり，耳鼻科や歯科と連携し，慢性扁桃腺炎，副鼻腔炎，う歯などの慢性感染病巣がないか検討する．

b 接触アレルギー

ニッケルをはじめとする金属，ホルムアルデヒド，フラジオマイシン等の接触アレルギーが関与する例があり，パッチテストを施行し検討する．

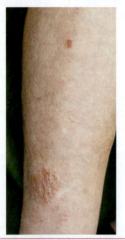

図1 下腿の貨幣状湿疹

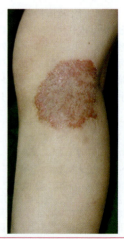

図2 拡大した貨幣状湿疹

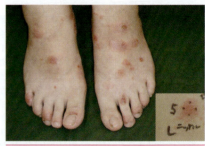

図3 ニッケルアレルギーに伴う貨幣状湿疹
挿入図はニッケルのパッチテスト陽性所見．

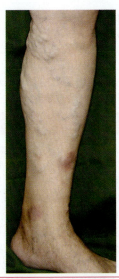

図4 下腿静脈瘤に伴う貨幣状湿疹

c 皮脂欠乏症
　貨幣状湿疹局面の周囲皮膚の乾燥,粃糠様鱗屑,亀裂などの有無を観察する.高齢者の下腿,腰部などに好発し,冬季に悪化する.

d うっ滞性皮膚炎
　立位で表在静脈の怒張,蛇行した静脈瘤が認められるか観察する.超音波検査が有用な例もあり,必要に応じ血管外科へ紹介する.

e アトピー性皮膚炎
　喘息やアレルギー性鼻炎などのアトピー性疾患の既往や家族歴の聴取,全身の皮膚の観察,非特異的 IgE,ハウスダスト,ヤケヒョウヒダニなどの特異的 IgE の測定を行い,総合的に判断する.

3 鑑別診断

　境界が比較的鮮明な紅斑局面を形成する疾患との鑑別が必要となる.

a 体部白癬
　臨床像が酷似する例があるが,白癬では辺縁に炎症所見が顕著である.鱗屑などの KOH 直接鏡検法により,菌糸を確認する.

b 乾癬
　貨幣状湿疹は通常,強い瘙痒を伴い湿潤化傾向がみられるが,乾癬は通常,瘙痒がないか軽度であり,厚い鱗屑を伴い湿潤化傾向はみられない.視診では鑑別困難な例では,皮膚生検を行い鑑別する.

c Bowen 病
　貨幣状湿疹と比較し通常,比較的経過が長く,瘙痒を伴わない.臨床像の類似例があり,皮膚生検を行い表皮内の異型細胞の増殖を確認する.

4 治療の考え方と実際

a 原因に沿った治療
　検査により病巣感染,金属アレルギーなどの原因が明らかとなった場合は,可能な限り原因への対処を行う.

b 薬物療法
　強めのステロイド薬(ベリーストロングないしストロング)の外用を行う.湿潤化している場合は,亜鉛華軟膏の重層療法が有効である.瘙痒に対し抗アレルギー薬の内服を併用,自家感作性皮膚炎に発展したものでは短期間のステロイド内服を行う.二次感染の症状が強ければ,抗菌薬の全身投与も考慮する.皮脂欠乏症に対しては,保湿剤の外用を十分行う.難治例では,紫外線療法も選択肢となる.

ジョイ皮ふ科クリニック　**西岡和恵**

A 皮膚炎・湿疹

5 自家感作性皮膚炎

1 疾患概要

自家感作性皮膚炎(図1[1]，図2)とは，基盤に治療不十分な湿疹病変(接触皮膚炎，貨幣状湿疹)や他の皮膚疾患(足白癬，皮膚潰瘍)などが存在しており，1～数週間程度の経過を経て全身性に急性湿疹病変が生じ，拡大する疾患である．全身性に湿疹病変が発生する機序として，未治療や治療不十分の皮膚から生じる変性蛋白，炎症性蛋白等が血行性に撒布され，全身の皮膚に炎症性サイトカインやT細胞が分布し発生する機序などが考えられる．

2 臨床症状

本疾患の特徴は，第一に基盤となる湿疹病変や他の皮膚病変が治療不十分の状態で存在することであり，これを原発巣という．第二に全身性に急性湿疹病変が多発していることであり，小型の漿液性丘疹，小水疱や紅斑が孤立性に生じ，融合する(図1[1]，図2)．全身性発疹はしばしば強い痒みを生じ，掻破痕やびらんが混在し湿潤化することも多い．原発巣の存在と皮疹の性状により，本疾患を疑う．

原発巣は十分な治療が行われていない湿疹病変(接触皮膚炎，貨幣状湿疹，うっ滞性皮膚炎)や他の疾患(足白癬，皮膚潰瘍)などである．接触皮膚炎では，原因物質塗布の接触部位に一致して境界明瞭な紅斑や丘疹を顔面や四肢に認めることが多い．貨幣状湿疹では，小型の湿潤性紅斑・丘疹が四肢伸側，体幹に生じる．足白癬では鱗屑を付着する紅斑をみるが，悪化時に紅斑，びらんや湿潤などが混在している．二次的な細菌感染を合併する場合も多い．

四肢，体幹に原発巣を認め，まもなく直径1～2mm大の漿液性丘疹，小水疱が全身に短期間に播種性に発生する．

3 鑑別診断

全身に皮疹が生じる炎症性疾患が鑑別となる．アトピー性皮膚炎，乾癬，薬疹，紅皮症，疥癬，水痘などの感染症などがあげられる．アトピー性皮膚炎は丘疹，紅斑，苔癬化，痒疹を全身性に生じ，急性・慢性皮疹が混在する．寛解・増悪を繰り返しながら，慢性に経過する．乾癬は全身に厚い痂皮を付着する類円形の紅斑局面が多発し，辺縁に拡大し局面となる．一般に漿液性丘疹などの湿疹病変は認めない．薬疹では薬剤摂取後，一定期間内に全身に紅斑や丘疹が多発する．湿疹型薬疹では鑑別となるが，薬剤の摂取歴や原発巣を認めないことから識別する．紅皮症は全身性に皮膚に紅斑が生じる状態であり，原因として湿疹，アトピー性皮膚炎，乾癬，皮膚リンパ腫などがある．いずれも臨床経過，皮疹から鑑別される．疥癬はヒゼンダニが皮膚へ寄生することによって生じる．手指間，外陰部などやわらかい部分を中心に，疥癬トンネルとよばれる丘疹や痒疹を生じる．皮疹部より疥癬虫体，虫卵を直接鏡検で検出確認する．水痘は全身に水疱を多発する感染性疾患である．水痘では倦怠などの全身症状を有すること，明らかな原発疹がないこと，ウイルス抗体価の上昇をみることなどから鑑別する．

4 治療の考え方と実際

治療は，全身性の急性湿疹病変に対してステロイド軟膏の外用が基本である．全身に皮疹が多発し，痒みの症状も強いために，比較的強めのランクのステロイド軟膏(ベ

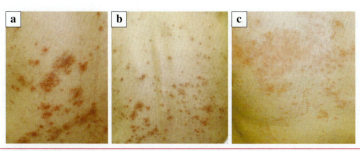

図1　自家感作性皮膚炎①
a〜cいずれも体幹（背部）を中心に広範囲に漿液性丘疹が多発し，痂皮，びらんを混じる．皮疹には小型の漿液性丘疹がびまん性に多発している（続発疹）．
〔b, c：中村晃一郎：その他の湿疹・皮膚炎．宮地良樹, 他（編），ファーマナビゲーター　抗ヒスタミン薬編．メディカルレビュー社，2012：139〕

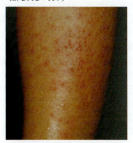

図2　自家感作性皮膚炎②
左上腕に紅斑，漿液性丘疹が多発している．

リーストロングなど）を選んで外用する．外用回数は1日2回程度から開始し，外用量はfinger-tip unitを利用して外用量をコントロールする．全身症状が極めて強い場合には，ステロイド（プレドニン）を短期間（1週間程度）全身投与する場合もある．

　基盤に原発巣があるため，ステロイド外用療法を行い，完治をめざす．接触皮膚炎や貨幣状湿疹に対して十分な治療を行う．うっ滞性皮膚炎や他疾患による皮膚潰瘍が基盤にある場合には，潰瘍に対する治療を行う．足白癬が原発疹である場合には病巣が湿潤する場合も多く，はじめに亜鉛華軟膏を塗布併用し，病変の乾燥化を図る場合もある．湿疹病変で細菌感染症を合併している場合や，皮膚の細菌感染症が基盤にある場合には，抗菌薬を内服し，病変部の清潔を図るなど，感染病巣の治療を同時に行う．

5　予　後

　全身性の急性病変をステロイド外用療法によって完治できれば，皮疹は消退し予後は良好である．ただし原発巣の治療が不十分であれば，自家感作性皮膚炎が再発することもあるため，全身性湿疹に対する外用療法を行いながら，原発巣となりうる接触皮膚炎，足白癬，皮膚潰瘍，細菌感染症などに十分な治療を行う．たとえば接触皮膚炎の場合にはステロイド外用療法を行い，原因物質の検索や除去について配慮する．うっ滞性皮膚炎に対しては，外用療法を行いながらうっ滞の改善などにも留意する．細菌感染症に関しては，全身的に抗菌薬を投与し感染部の治療を行う．日常診療において原発巣が再燃しないように留意し，長期的に経過観察する．

文献

1) 中村晃一郎：その他の湿疹・皮膚炎．宮地良樹, 他（編），ファーマナビゲーター　抗ヒスタミン薬編．メディカルレビュー社，2012：139

埼玉医科大学皮膚科　**中村晃一郎**

☑ 接触皮膚炎を起こしやすい植物

　さまざまな植物により接触皮膚炎は生じうるが，特にアレルギー性接触皮膚炎を生じやすい代表的な植物として，ウルシやハゼノキがあげられる．これらはウルシオールを原因抗原とし，植物との接触1～2日後に手～前腕，頸部などの露出部を中心にして，線状の紅斑・漿液性丘疹・小水疱などが混在した多彩な皮疹を呈することを特徴とする．通常強い痒みを伴うため，激しく掻破して皮疹の悪化をきたしやすい．ウルシオールは，マンゴーの原因抗原であるマンゴール，ギンナンの外種皮に含まれる抗原物質であるギンゴール酸・ビロボール，カクレミノの原因抗原であるファルカリノール類とも交叉反応性を生じうるため，ウルシアレルギー患者はイチョウやカクレミノとの接触やマンゴーの摂取にも留意するべきである．ギンナンの食用部分の胚乳部には原因抗原はほとんど含まれていないため，ギンナンの経口摂取は通常可能とはされているが，経口摂取による皮疹発現の報告も認められているため，避けておくほうが無難であろう．

　また，サクラソウによる皮膚炎は，葉や茎に存在する腺毛中に含まれるプリミンを原因抗原として発症する．おもにトキワザクラやオトメザクラとの接触後に発症するが，近年，品種改良によってプリミンを含まないトキワザクラが普及し，サクラソウ皮膚炎の発症頻度は激減している．しかし反面，プリミンを含んでいないニホンサクラソウによるアレルギー性接触皮膚炎の報告も認められており，プリミン以外の抗原の存在の可能性も疑われている．

　さらに，キク皮膚炎はセスキテルペンラクトン類を原因抗原として，花屋・食用菊栽培業者・冠婚葬祭業者などの職業の従事者において，慢性持続性の接触によって，苔癬化を伴った皮疹を呈する場合が多い．時に光線過敏症を合併しており，その場合には特に難治化する傾向にある．治療として，キクの葉ジュースによる減感作療法がしばしば行われているが，必ずしも成功する手段であるとは限らない．ただし，職業性皮膚炎の患者に対しては，試みる価値のある治療法であると考えられている．

（はらだ皮膚科クリニック　原田　晋）

☑ 接触皮膚炎を起こしやすい薬品（外用薬）

　接触皮膚炎は名前の通り接触したものに起因する湿疹病変であるが，治療用の外用薬が原因であることがしばしばある．さまざまな外用薬がアレルゲンとなることが知られているが，特にOTC薬の中に含まれる局所麻酔薬のジブカイン塩酸塩，リドカイン塩酸塩は接触皮膚炎を引き起こす可能性が高い．効果や利便性が高いために湿布薬として人気のあるケトプロフェン含有貼付薬による光接触皮膚炎も問題になることが多く，露光部への貼付は極力避けるよう指導する．また下腿潰瘍中の加療中になかなか治らなかったのが，治療薬による接触皮膚炎のためであったということもしばしばある．治りにくい理由がほかに見つからない場合には，パッチテストなどで使用薬剤による感作が成立していないかを調べる必要がある．湿疹の治療を行っているときに，抗菌薬やステロイド含有軟膏に対して感作が成立してしまう場合もある．報告が多いのは，目の周りに使用するフラジオマイシン硫酸含有軟膏であるが，足白癬の加療に使う抗真菌外用薬によるものもある．ステロイド外用薬はヒドロコルチゾン-17ブチレンタイプに分類されるヒドロコルチゾン酪酸エステル，クロベタゾールプロピオン酸エステルなどが原因となるが，これらは使用頻度も高く，注意を要する．というのも，ステロイド外用薬は既存の湿疹病変など に塗布することが多いため，患部の増悪，皮疹の遷延化といった形で症状が現れるので接触皮膚炎とわかりにくいことがあり，注意深い臨床経過の観察を要する．2015年5月にready-to-useのパッチテストパネル®が発売になり，これまで煩雑で普及が進まなかったジャパニーズスタンダードシリーズのパッチテストが簡便に行えるようになった．本シリーズのなかには薬剤アレルゲンの検索のためにCaine mixとFradiomycin sulfateが，基剤のアレルゲン検索のためにLanoline alcoholが，その他Paraben mixなどの防腐剤なども含まれ，薬剤アレルギーを検出する際に大変有用なので，活用していただきたい．

（済生会川口総合病院皮膚科　高山かおる）

A 皮膚炎・湿疹

6 手湿疹

1 疾患概要

　手湿疹は，日常的によく遭遇する疾患である．さまざまな要因で皮膚のバリア機能が低下することにより，誘発される．「皮膚のバリア機能」とは外からの異物（化学物質や細菌等）の侵入を防いだり，皮膚からの水分の蒸発を防いだりする皮膚の働きを指しており，角層の水分量が減少すると，皮膚のバリア機能が低下し，手湿疹が誘発される．皮膚角層のバリア障害の要因には，(1)内因的なバリア障害としてアトピー素因・フィラグリン遺伝子変異があげられ，(2)外因的なバリア障害として，①職業性皮膚障害（主婦・調理師・理美容師・医療従事者など），②食物・石鹸など化粧品に含まれる角層バリアを障害する物質（界面活性剤，研磨剤，蛋白分解酵素など）の関与があげられる．具体的には，職場環境/家庭環境の温湿度，手洗いなどの水との接触時間，摩擦などの物理的刺激，界面活性剤/殺菌消毒薬などの化学的刺激，ゴム手袋装着の刺激などにより，手湿疹は誘発されやすくなる．そして，手荒れを放置しておくことにより，バリア機能の低下した皮膚から殺菌剤，界面活性剤などの化学物質，ダニ，食物などさまざまな蛋白質が侵入し，遅延型，即時型のアレルギーを起こし，難治性の手湿疹へと移行する（図1）．さらに，手荒れや手湿疹の皮膚には黄色ブドウ球菌などの病原菌が増殖するため，医療従事者の場合は院内感染への注意が必要である．単なる「手荒れ」として適切な治療を受けず，難治性手湿疹に移行し，長期的に苦慮している患者は少なくない．そのため，予防的介入や職場環境の改善も含め，治療を行っていくとよいであろう．

2 検査・診断

　アレルギー性接触皮膚炎が疑われる手湿疹には，パッチテストを行う（図2）．原因となる接触アレルゲンを明らかにすることにより，難治性・再発性のかぶれの根治が可能となる．遅延型アレルギーにより手湿疹を誘発する代表的なアレルゲンとしては，ニッケル，クロム，コバルトなどの金属，ゴム手袋に含有している添加剤である加硫促進剤やゴム硬化剤，ウルシ，サクラソウ，キク科の植物やシャンプーや石鹸などの日用品，職業性である理・美容師ではヘアカ

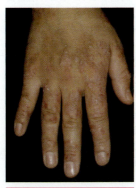

図1　難治性手湿疹

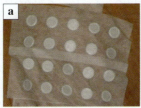 

図2　パッチテスト
a：パッチテスト試薬貼布時，b：ゴム関連試薬による陽性反応．

ラーの主剤であるパラフェニレンジアミン(染料)があげられる．日本皮膚アレルギー・接触皮膚炎学会が認定している"ジャパニーズスタンダードシリーズ 2015"には金属，ゴム関連，植物，樹脂など日本人がかぶれやすいアレルゲンが含まれており，スクリーニング検査にはとても有用であり，持参品とともに貼布すると予期せぬアレルゲンが陽性となることがある[1]．上記に示した物質も大部分が含まれているため，難治性の手湿疹の原因としてアレルギー性接触皮膚炎を疑った際には，本シリーズを貼布することが勧められる．各試薬において陽性反応が得られた際は，原因物質と確定し，同物質を避けるように指導する．即時型アレルギーも手湿疹を誘発することがあり，その検査法としてはプリックテストがあげられる(文献[2]を参照)．

3 鑑別診断

鑑別診断には，①掌蹠膿疱症，②掌蹠角化症，③真菌症(白癬症，カンジダ症)，④疥癬(ダニ)，⑤皮膚筋炎(膠原病)などがあげられる．これらの疾患は臨床的に類似しているため，治療によっても手湿疹が改善しない場合には必要な検査を行う．掌蹠膿疱症であれば足底の皮疹も確認し，膿疱があれば皮膚生検を実施する．本疾患の場合，金属アレルギーが原因で症状が誘発されていることがあるため，金属試薬を用いたパッチテストを行うとよい．または，扁桃摘出術が有効な症例もある．真菌感染や疥癬が疑われれば，真菌検査を実施する．また皮膚筋炎が疑われる場合は，皮膚以外の症状を確認する．

4 治療の考え方と実際

手湿疹を治すには，以下が有効である．
①清潔を心がけ，保湿のケアを継続して行うこと．刺激の少ない殺菌剤・手洗い洗剤を使用し，保湿剤の塗布を行う．また，湿疹・皮膚炎がある場合はステロイド外用薬を使用し，早期に適切な治療を受ける．
②品質のよい手袋を使用すること．ラテックス含有の有無に限らず，アレルギー性接触皮膚炎の原因となる加硫促進剤は含まれ，それらが難治性の手湿疹の原因となることがある．パッチテストでゴム手袋に含まれる化学物質に陽性反応が得られた場合は，それらの化学物質を含まない手袋を選択して使用するように指導する．
③不必要な水仕事を避けること．なるべく仕事を合理化し，素手で水仕事をしないようにする．

具体的な治療としては，湿疹に対してはまずステロイド外用薬を使用する．手掌は経皮吸収率が低いため，ベリーストロング以上のステロイド外用薬を選択する．しかしながら，ステロイド外用薬単独では逆にバリア機能を低下させるため，保湿剤を併用することが大切である．よって，手湿疹患者は保湿剤を日常的に使用するため，効果が高く，患者の使用感がよいものを使っていくべきである．代表的な保湿剤には，白色ワセリンやヘパリン類似物質，尿素製剤などがある．白色ワセリンなどの油脂製剤は角質からの水分の蒸散を防ぐ働きがあるが，ベトベトした使用感のため，日常的な使用は難しいことが多い．また，亀裂などがある皮膚に尿素製剤を外用すると，刺激感を訴えることがある．よって，季節や患者のライフスタイルに適した保湿剤を選択するように指導し，症状によってはステロイド外用薬を処方し，患者の手湿疹治療に対するアドヒアランスを向上させるよう診療することが大切である．

文献

1) 鈴木加余子, 他：ジャパニーズスタンダードアレルゲン(1994)の 2005 年度〜 2007 年度陽性率とジャパニーズスタンダードアレルゲン(2008)の 2009 年度陽性率. *J Environ Dermatol Cutan Allergol* 2012；**6**：67-84

2) Lachapelle JM, *et al.*：Patch testing and prick testing（A practical guide second edition）. Springer-Verlag Berlin Heidelberg, 2009；144

藤田保健衛生大学医学部皮膚科　**矢上晶子, 松永佳世子**

☑ 社会的な問題となった「加水分解コムギの経皮・経粘膜感作によるコムギアレルギー」とは

　近年, わが国において, ある特定の加水分解コムギ末を含有した石鹸使用者に小麦摂取による即時型アレルギーを呈する症例が急増し, 大きな社会問題となった.「加水分解コムギ末」は, おもに小麦不溶性蛋白質のグルテンを酵素や酸, アルカリで分解したものであるが, この処理によって乳化性や保湿性が顕著に増すことから香粧品に多用されてきた.

　その発症機序は, 加水分解コムギ末を含有した石鹸を用いて日常的に洗顔することにより, 加水分解小麦末が経皮・経粘膜的に吸収, 感作されたことで, 体内に特異 IgE 抗体が産生され, 石鹸使用時に顔面に痒みや蕁麻疹を生じ, また小麦摂取後に眼瞼の著しい腫脹やアナフィラキシー等の即時型アレルギーが引き起こされたとされる.

　本事例は症例数が非常に多く, 日本アレルギー学会に設置された「化粧品中の蛋白加水分解物の安全性に関する特別委員会(委員長：松永佳世子)」における疫学調査では, 診断基準に合致した最終登録例は 2,011 例(女性 96％, 男性 4％)で, 年齢は 1 歳(男児)〜 93 歳(女性), 平均 45.8 歳で, 多くの症例は当該石鹸をおもに使用した 20 〜 60 歳代の女性だった. 臨床症状では, 眼瞼の著明な浮腫, 顔面の全体的な腫脹, 痒み, 鼻汁などが特徴的であり, 小麦摂取後にほぼ全例でこれらの顔面症状が出現していた. 一方, 洗顔時に症状が誘発されなかった症例も 30％ 存在し, これらの症例は石鹸による過敏症状が全くないまま, 小麦摂取後に突然アレルギー反応が誘発されていた. 小麦摂取後の即時型アレルギーは重症度が高く, 25％ でショック症状, それを含む 52％ でアナフィラキシー症状を呈していた.

　その後, 石鹸の使用を中止したところ, 大部分の症例は小麦摂取を再開できるようになったが, 一部には現在でも小麦摂取により眼瞼の腫脹や蕁麻疹を生じる症例もあり, そのような症例の治療法の確立は今後の検討課題である.

　当該石鹸以外の製品でも同様の小麦アレルギー症例が発症していることが確認されているが, 加水分解コムギを含有したその他の製品で小麦アレルギーが複数人発症したという報告はない. そのため, 加水分解コムギを含むその他の製品までもが危険であると断定することはできないが, 同じようなことが他の製品でも起こってしまう可能性を否定することはできない. よって, 少なくとも本事例において「加水分解コムギによる経皮・経粘膜感作によるコムギアレルギー」と診断された患者については, その他の加水分解コムギ含有製品の使用についても控えるように勧める.

（藤田保健衛生大学医学部皮膚科　矢上晶子, 松永佳世子）

A 皮膚炎・湿疹

7 汗疱・異汗性湿疹，汗疹

汗疱・異汗性湿疹

1 疾患概要

　汗疱・異汗性湿疹は手掌，足底に限局して小水疱が多発することを主徴とし，再燃を繰り返す掌蹠の難治性疾患の一つで，汗疱ともよばれる．原因は不明とされ，アトピー素因，接触皮膚炎，systemic contact-type dermatitis，薬疹などが考えられている．本症は季節の変わり目に多く，多汗症の人に多いこと，エクリン汗腺の豊富な掌蹠にみられることより，発汗，汗腺との関連が示唆されるが，病理組織学的検討では表皮内汗管との関連は否定的で，汗管周囲の湿疹反応であるとする見解が一般的である．最近では acute and recurrent vesicular hand dermatitis という，臨床像を反映した新たな疾患概念が提唱されている．

2 検査・診断

　掌蹠に限局する水疱を呈する疾患は多種あるため，臨床像のみでは鑑別が難しいことも多く，以下の検査を行う．また，金属アレルギーの有無の精査も必要である．

a 臨床像（図1）

　手掌や足底，側縁，指趾側縁に帽針頭大からの小水疱，紅斑が左右対称性に生じ，水疱は早期には透明であるが，次第に黄色調となり，通常数週間で落屑となって消退するが再発を繰り返す．自覚症状として強い瘙痒，疼痛があり，慢性化すると紅斑，苔癬化，亀裂を伴う．水疱内容は無菌性の漿液であるが，ブドウ球菌などの二次感染を伴うこともある．

b 病理組織像（図2）

　表皮内水疱を認め，表皮内にリンパ球が浸潤，水疱周囲の表皮は海綿状態を呈する．真皮上層には充血，浮腫，血管周囲の炎症細胞浸を認める．水疱症の鑑別には蛍光抗体直接法を行う．

c 真菌検査

　水疱部，落屑部で鏡検を施行し，菌糸の有無を確認する．

d 細菌培養

　表皮を消毒し表面の雑菌を除去した後，水疱蓋を破って内容液を細菌培養に提出し，無菌性か確認する．

e 血液検査

　水疱性類天疱瘡の鑑別のため，BP180抗体を測定する．手足口病が疑われる際は，コクサッキーウイルス A6, 10, 16 やエンテロウイルス 71 などの抗体価を測定する．

f パッチテスト

　問診上，接触皮膚炎が疑われる場合は，パッチテストの施行も考慮する．

g 金属アレルギー

　金属アレルギーの有無の精査のため，金属パッチテストを施行する．また，確定診断のため金属内服テストを行うこともあるが，金属を多く含有する食品と連日連続負荷して症状の推移を観察する方法もある．

3 鑑別診断

　以下の疾患が主な鑑別としてあげられる．

a 接触皮膚炎

　ゴム手袋などの装着にて手掌に水疱が生じることもある．その他，接触アレルゲンとしては石鹸に含まれる香料，靴に含まれるゴム，接着剤，革のなめしに使用されるクロムなどがある．

b 薬剤

　薬剤により掌蹠に水疱が生じることもあるため，薬歴を聴取する．γ-グロブリン大

第 3 章　おもな皮膚疾患

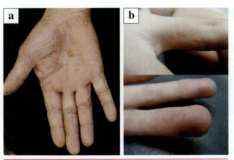

図 1　汗疱・異汗性湿疹の臨床像
a：手掌，手指に小水疱が多発し，数週で水疱は破れ，落屑となる．
b：手指指腹部，側面で水疱は多発，集簇する傾向あり．

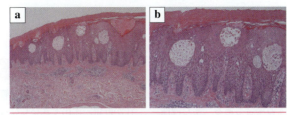

図 2　汗疱・異汗性湿疹の病理組織像
a：表皮内に水疱形成を認め，真皮上層血管周囲のリンパ球主体の炎症細胞浸潤がみられる（弱拡像，HE 染色，×40）．
b：水疱周囲は spongiosis を認め，表皮内および水疱内はリンパ球の浸潤がみられる（強拡像，HE 染色，×100）．

量投与では，投与数日後に掌蹠に汗疱様皮疹が出現することが知られている．

c　掌蹠膿疱症

臨床像では類似しているが，病理組織像では表皮内に好中球が浸潤し，角層下に単房性の膿疱を形成する点で鑑別する．

1）糸状菌感染

小水疱型の足白癬は鑑別が必要であり，鏡検にて菌糸の有無を確認する．また足白癬では，親近性 id 反応により手掌に水疱を生じることがある．

2）手部（足部）膿皮症

手足などの角層が生理的に厚い部位に生じた伝染性膿痂疹であり，原因はブドウ球菌であることが多いが，溶連菌感染との混合感染の場合もある．

3）水疱性類天疱瘡（dyshidohirosiform pemphigoid）

病理組織学的に表皮下水疱を認め，蛍光抗体直接法にて基底膜部に IgG，C3 が陽性となる．臨床検査では抗 BP180 抗体が陽性となる．

4）全身型金属アレルギー

食品中に含有される，あるいは歯科金属から溶出したニッケルなどの金属が消化管から経汗管的に排出され，異汗性湿疹の原因となるという考え方がある．実際，本疾患患者のニッケル，コバルト，クロムなどの金属パッチテスト陽性率は高いとされる．

4　治療の考え方と実際

治療は対症療法が基本であるが，金属ア

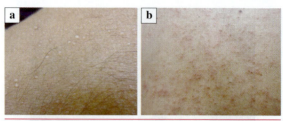

図3 紅色汗疹
a：周囲に炎症を伴わない透き通った小水疱が多発する．
b：背部に半米粒大の丘疹が播種状にみられ，瘙痒が強い．毛包炎も混在．

レルギーが疑われる症例では金属摂取を防ぐことが大切であり，金属の吸収を抑える治療が行われる．

a 抗炎症薬外用

通常はベリーストロングクラス以上のステロイドを外用する．亀裂やびらんがある場合は，亜鉛華単軟膏をガーゼやリント布に伸ばしたものを貼付する．ステロイド含有テープを使用する場合もある．また慢性化し角化が強い場合には，ステロイド外用薬の前に過角化部に 10% サリチル酸ワセリンを外用する．

b 抗ヒスタミン薬内服

瘙痒が強い場合は抗ヒスタミン薬を内服する．第二世代抗ヒスタミン薬を第一選択とすることが多い．

c 紫外線療法

保険適用外ではあるが，bath-PUVA やナローバンド UVB などの治療を行い，有効であった例もある．

d 金属アレルギーが疑われる場合

Ni などの金属摂取制限食や，薬物療法などがある．金属制限食については必要な栄養摂取量も考慮し，微量金属の欠乏を避ける．1 か月続けて効果が乏しい場合は，制限食を中止する．薬物療法としては，腸管からの吸収を防ぐ薬剤としてクロモグリク酸ナトリウム（インタール®）や，金属キレート作用のある薬剤（テトラサイクリン）を用いる．また，金属パッチテストで陽性金属が歯科金属に含まれている場合は，除去治療が有効なこともある．

汗　疹

1 疾患概要

いわゆる"あせも"で，汗管の閉塞により汗が貯留，流出できなくなった汗が汗管外に漏出することにより周囲組織に影響を及ぼして生じる症状である．

2 症状・分類

汗管の閉塞部位により，以下のように分けられる．

a 水晶様汗疹

汗管が角層内あるいは角層直下で閉塞するため，角層内に貯留する汗が透見される．周囲の発赤，腫脹は伴わず，瘙痒などの自覚症状はない．数日で消退し，わずかに鱗屑を残すこともある．新生児の顔面に好発，成人では過激な日焼けをした後や，高熱にて多量の発汗後などでみられる．病理組織像では角層内に水疱の形成がみられ，周囲の表皮に軽度細胞間浮腫を認める．

b 紅色汗疹（図3）

顆粒層付近での汗管の閉塞により炎症が生じ，発赤と強い瘙痒を伴う．しばしば湿疹化や細菌感染を合併し，毛包炎や膿痂疹を合併することが多い．好発部位は頸部，

肘窩，腋窩などの間擦部であり，高温多湿の環境や肥満者，多汗症，乳児に好発する．病理組織像では表皮内海綿状態，表皮内汗管と連続して水疱形成がみられ，真皮では汗腺周囲に炎症細胞浸潤を認める．

c 深在性汗疹

表皮真皮接合部で汗管が閉塞し，真皮内に汗が貯留する．発汗時に瘙痒を欠く蒼白色な丘疹が多発する．熱中症を起こしやすく全身症状を伴う重症型．熱帯地方でみられることがあるが，わが国ではまれである．

3 鑑別診断

水晶様汗疹では，伝染性軟属腫やmilliumなどを疑う場合がある．

紅色汗疹では，接触皮膚炎，カンジダ性間擦疹，新生児では中毒性紅斑，乳児では特発性発疹などのウイルス感染症などが鑑別にあげられる．

4 治療の考え方と実際

汗をかいたら早めにふく，シャワー浴をして清潔に保つなどの生活指導を行う．

a 水晶様汗疹

一過性であり，放置してよい．

b 紅色汗疹

全身的な瘙痒に対しては抗ヒスタミン薬の内服を行う．湿疹化した場合はステロイド外用薬も用いるが，2次感染に注意を要し，感染併発の際は抗菌薬の内服も行う．

c 深在性汗疹

体温調節が障害されて起こるため，全身管理が必要である．

防衛医科大学校皮膚科　**西澤　綾**

☑ 日常生活での金属の摂取・金属への対応

ニッケル感作の予防のためには，ニッケルを含むピアスの着用や，暑い時期の素肌への金属製品の着用は避けたほうが望ましい．革製品はクロムを多く含むこと，ビタミンB_{12}製剤はコバルトを含むことも認識する必要がある．さらに，歯科金属や食事中に含まれる微量金属は粘膜や腸管から吸収され，汗，乳汁，涙，尿そして糞便中に排泄される．

全身型金属アレルギーを有する患者では，その金属が体内に吸収されることにより，汗疱状湿疹，多形慢性痒疹，貨幣状湿疹，偽アトピー性皮膚炎，掌蹠膿疱症，紅皮症などを発症もしくは増悪し，制限により軽快することがある．全身型金属アレルギーの治療において，接触回避のみで軽快しない症例には，食品からの金属の摂取を制限し，観察する．ニッケル，クロム，コバルトなどはほとんどの食品に含まれているが，チョコレート，ココア，豆類，ナッツ，香辛料，貝類，レバー，胚芽，玄米，日本蕎麦などに特に多く含まれる．ニッケルメッキや質の悪いステンレス調理器具からはニッケルの溶出があり，避けたほうがよい．一方，厳格すぎる金属制限食は微量元素欠乏症をきたす可能性があるため，金属制限食を1か月間続けても無効であれば，中止すべきである．

患者がアレルギーを持つ金属が歯科金属中に明らかに含有されている症例では，その歯科金属の除去の必要性を患者に説明し，患者の同意が得られた場合は，歯科金属の除去を歯科と相談する．特にパラジウムや金は使用頻度が高いため，重要である．チタンは現在のところ，アレルギーはまれと報告されている．骨接合金属，血管内ステント中の金属の溶出によるアレルギーも報告されているため，金属のパッチテストが陽性の症例では，その金属含有製品の使用は避けたほうが望ましい．　　　（兵庫県立加古川医療センター皮膚科　足立厚子）

8 皮脂欠乏性湿疹

1 疾患概要

　皮脂欠乏症は乾皮症と同義で用いられ，乾燥肌（dry skin）の状態をいい，皮脂欠乏症に続発して生じる湿疹性変化を皮脂欠乏性湿疹という．乾皮症は環境湿度が低下する秋〜冬の季節に好発し，皮脂分泌の少ない思春期前の小児や高齢者に好発する．小児の場合，軽症のアトピー性皮膚炎の表現型としてみられることもある．高齢者にみられる乾皮症を老人性乾皮症という．乾皮症は角層の水分含有量が減少している状態である．水分量が低下した角層は柔軟性が低下しているため，身体の動きによる張力で亀裂を生じやすい．亀裂部位から刺激物質やアレルゲンが侵入し，その周囲に湿疹性変化を生じる．また，乾皮症では痒みを伴うことが多く，搔破により湿疹性病変は増悪する．乾皮症では痒みを伝達する知覚神経 c fiber が角層直下の表皮内まで伸長していることが知られ，痒み過敏状態になっている．

　皮脂は，角層細胞間脂質由来の表皮脂質とともに皮脂膜として皮表を覆い角層の水分保持に寄与するが，皮脂欠乏症のみで乾皮症が起こるわけではない．老人性乾皮症では，皮脂分泌の減少に伴い皮膚表面を覆う皮表脂質が減少するだけでなく，フィラグリン分解物の遊離アミノ酸や汗由来の乳酸，尿素などの天然保湿因子（natural moisturizing factors：NMFs）が減少することや，ターンオーバーの遅延によって生じる角層層数の増加により角層下からの角層表層へ滲み出す水分量が減少するなどの理由から，角層水分量の低下をきたす．小児の乾皮症では，皮脂ならびに天然保湿因子が減少し，アトピー性乾皮症（atopic dry skin）に似てターンオーバーは亢進する．

2 検査・診断

a 臨床像

　皮脂欠乏性湿疹は，皮脂分泌が少ない思春期前の小児では顔面を含む全身に発症する（図 1-a）が，成人以降では，脂漏部位以外の下腿，大腿，腰臀部，上肢などに好発する（図 1-b）．浸潤を触れる紅斑，丘疹，痂皮，血痂，細かい亀裂と亀裂に沿った紅斑などが集簇した湿疹性病変であり，搔破痕を伴うことが多い（図 1-c）．湿疹性病変は貨幣状湿疹様になる場合もある．湿疹性病変の周囲には乾皮症の症状がみられる．乾皮症性皮膚は，粃糠状あるいは鱗状の白色の乾いた鱗屑が付着し，皮表が粗糙になっているため，触るとカサカサないしザラザラしている．ルーペ（虫眼鏡）を使うと細かい亀裂や鱗屑がよくみえる．偏光制御式ダーモスコープの非交差偏光像では，拡大された皮表の形状がリアルに観察できる．

b 検査

　医療機器ではないが，角層水分量の測定機器（Skicon®200EX や Corneometer® など）があると，乾皮症で角層水分量が低下しているのを客観的に示すことができる．これらの機器は皮膚の表面に微量の電流を通電し，抵抗値を測定する．水分含有量が低い角層では電気が流れにくいことを利用した，間接的な角層水分量測定機器である．

3 鑑別診断

　好発する季節（秋〜冬期），好発年齢（思春期前の小児や高齢者），好発部位（高齢者においては皮脂分泌の少ない部位），乾燥皮膚とそれに伴う湿疹性変化がみられることなどから，臨床診断は比較的容易である．

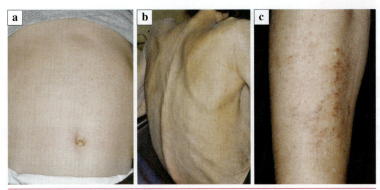

図1 皮脂欠乏性湿疹の臨床像
a：幼児にみられた皮脂欠乏性湿疹．枇糠様の鱗屑ならびに毛包性丘疹がみられる．
b：高齢者の腰背部の皮脂欠乏症（乾皮症）．皮膚表面は粗糙で細かい鱗屑が付着している．
c：下腿の皮脂欠乏性湿疹の典型的な臨床像．

小児では，アトピー性皮膚炎が鑑別診断になる．アトピー素因を有するか，湿疹性病変が肘窩や膝窩などに好発して慢性に継続しているかなどで鑑別する．成人では，瘙痒や乾皮症をきたす疾患として，疥癬や内科疾患（腎疾患，肝疾患，糖尿病，Sjögren症候群，悪性腫瘍など）を見逃してはならない．

4 治療の考え方と実際

湿疹性病変の治療だけでなく，その原因となっている乾皮症を改善させることが必要である．乾皮症がみられる部位に保湿剤を十分量塗布し，湿疹性病変にステロイド薬を重層塗布する．外用のアドヒアランス向上のために，保湿剤とステロイド薬の混合調剤を行う場合もあるが，安定性に問題があるので，油脂性軟膏とo/w剤の混合やw/o剤とo/w剤の混合は避ける．瘙痒がある場合は搔破により増悪するので，抗ヒスタミン薬の内服を行う．加湿なしの暖房や電気毛布の使用，熱い湯での入浴や乾皮症のある部分に洗浄剤を使い過ぎること，タオルや手ぬぐいでごしごし擦って洗うことにより乾皮症が増悪するので，そうした生活習慣の改善も要する．

東北大学病院皮膚科 **菊地克子**

A 皮膚炎・湿疹

9 酒皶様皮膚炎

1 疾患概要

酒皶様皮膚炎(rosacea-like dermatitis)は，顔面の紅斑，毛細血管拡張，丘疹，膿疱など酒皶に類似した皮膚症状を呈する疾患である．本症の患者の多くはステロイド外用薬を連用することによって生じるため，ステロイド皮膚炎(steroid-induced dermatitis)，あるいはステロイド酒皶(steroid rosacea)ともよばれている．また近年，ステロイド外用だけではなく，皮膚萎縮作用や血管収縮作用のないタクロリムス軟膏の連用によっても酒皶様皮膚炎と同様な症状が生じることがわかってきた．

酒皶様皮膚炎の発症機序に関しては，ステロイドやタクロリムス軟膏の塗布により局所免疫が抑制され，毛包虫のような微生物の増加につながり炎症が惹起される可能性，またこれらの薬剤が酒皶発症に関連する自然免疫機構の toll-like receptor 2 の発現増加を引き起こす可能性などが推察されているが，不明な部分が多い．いずれにしても，ステロイドやタクロリムス軟膏を外用している患者の一部で酒皶様皮膚炎を生じやすいことから，素因が関係する．本症を起こしやすい患者層は酒皶素因を有する中年の女性で，そのような患者ではステロイド外用薬やタクロリムス軟膏の外用が長期にならないよう注意すべきである．

本症は中年女性に好発するが，近年，高齢の患者も少なくない．酒皶様皮膚炎の好発部位は口囲，鼻唇溝，頬部および眉間部などである(図1，図2)．とりわけ，主に口囲に皮疹がみられる場合，口囲皮膚炎(perioral dermatitis)とよばれることもある．臨床症状は紅斑や潮紅に加え，丘疹，膿疱，毛細血管拡張などが種々の程度に混在してみられる．自覚症状としてほてり感や刺激感を訴えることは多いが，痒みを訴えることは少ない．

2 検査・診断

中高年の女性で，顔面，特に口囲や頬部などに発赤，丘疹，膿疱，毛細血管拡張などの所見がみられ，ステロイド外用薬やタクロリムス軟膏外用の既往があれば本症を

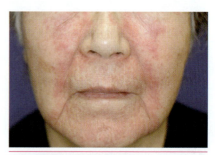

図1 酒皶様皮膚炎の臨床像1
71歳，女．ステロイド外用薬を1年間程連用していた．両頬部～口囲に強い発赤がみられる．

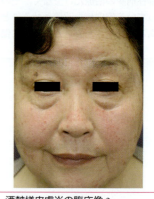

図2 酒皶様皮膚炎の臨床像2
70歳，女．顔面の皮疹に対してステロイド外用薬を処方され，中止すると再燃を繰り返していた．眉間，鼻，頬部に発赤と紅色丘疹がみられる．

疑う．また，当初は湿疹や脂漏性皮膚炎などの診断でステロイド外用が効いていた病変でも，外用継続中に徐々に悪化し紅色丘疹や膿疱がみられるようになった場合，本症発症の可能性を考える必要がある．検査では，しばしば丘疹・膿疱部位から毛包虫が見つかる．

3 鑑別診断

臨床的に酒皶様皮膚炎と鑑別すべき疾患は少なくない．以下に，主な鑑別すべき疾患をあげる．

a 湿疹・皮膚炎
痒みあり．顔面の湿疹では丘疹・膿疱はまれ．

b 痤瘡
思春期〜20歳代に好発．面皰の存在．

c 脂漏性皮膚炎
枇糠様鱗屑を伴う．丘疹や膿疱はない．

d エリテマトーデス
蝶形紅斑と鑑別が必要である．全身症状，臨床検査異常の存在．

e サルコイドーシス
鼻や頬部に紅色局面，丘疹，結節などを呈し，鑑別が必要な場合がある．

f 顔面播種状粟粒性狼瘡
眼瞼周囲に多い．

g 好酸球性膿疱性毛包炎
成人男性に好発するが，女性例では鑑別が難しい．環状の皮疹を呈し，痒みがある．最終的には病理診断による．

4 治療の考え方と実際

酒皶様皮膚炎の診断がつけば，使用していたステロイド外用薬あるいはタクロリムス軟膏の中止が必要である．しかしながら，これらの外用を中止するとしばしばリバウンド現象がみられるため，中止後から1〜2週間程度は皮疹が一過性に増悪する可能性があることを患者によく説明する．また，治療は一般に数か月程度かかることを伝える．

薬物療法に関しては，外用療法と内服療法がある．外用薬では院内製剤で1%メトロニダゾール外用薬(保険適用外であるが，最近ロゼックス®ゲル0.75%が発売された)が本症に有効である．1日2回の外用で，ほとんどの症例で良好な治療効果が得られる．一方，ステロイドによる酒皶様皮膚炎にタクロリムス軟膏が有効であるとの報告もあるが，その場合，タクロリムス軟膏の外用が長期にならないように配慮する必要がある．

内服に関しては，テトラサイクリンやドキシサイクリンの内服が有効である．軽症例では1%メトロニダゾール軟膏外用のみでもよいが，丘疹や膿疱のある症例では，1〜2か月程度これらの内服薬を併用することにより症状の改善が早まる．

これらの治療により，酒皶様皮膚炎の症状は1か月程で大分落ち着き，多くは4〜5か月程度で治療を終了できる．

埼玉医科大学総合医療センター皮膚科　**寺木祐一**

A 皮膚炎・湿疹

10 【アトラス】その他の皮膚炎

◆しいたけ皮膚炎

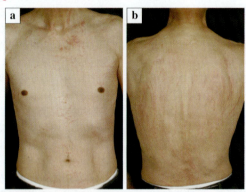

図1　搔爬痕に一致した線状の紅斑
体幹を中心に激しい痒みを生じたため，受診．体幹前・後面に搔破痕に一致した紅斑を生じていた．加熱が不十分なしいたけを摂取して2～3日後に生じるため，問診でしいたけの摂取歴が確認できれば診断は容易である．皮膚筋炎や抗悪性腫瘍薬の使用でも同様の症状を生じる場合があることを念頭に置く．

◆胃瘻チューブ抜去後の瘻孔閉鎖不全に伴う皮膚炎

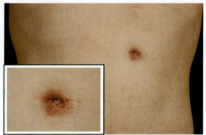

図2　胃瘻チューブ抜去後の瘻孔に一致した難治性の皮膚炎
胃瘻チューブを抜去後，同部位に滲出液を伴う紅斑が持続した．肉眼的に明らかな胃液の漏出は観察できなかったが，上部消化管内視鏡検査で瘻孔の閉鎖不全を確認．胃側からのクリッピング後，皮膚側より縫合処置を行い，症状は軽快した．

◆クリーニング溶剤による刺激皮膚炎

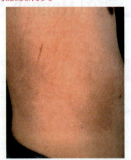

図3 クリーニング後のワイシャツを着用後に体幹に生じた紅斑
ドライクリーニング後,袋に入れたままにしていたワイシャツを着用したところ,体幹に激しい瘙痒を伴う紅斑を生じた.ステロイド外用薬を使用し,軽快した.クリーニングより戻ってきた衣類は,ビニール袋を外して保管することが望ましい.

◆歯性病巣の治療により軽快した口唇炎

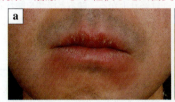
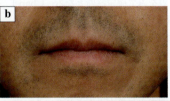

図4 上下口唇の腫脹
a:歯科治療前,b:歯科治療後.ステロイド外用に抵抗性の口唇炎に対し,金属アレルギーを疑われて受診した.歯科金属アレルゲンや使用していた外用薬のパッチテストでは明らかな陽性反応なし.歯科で口腔内精査をしたところ,抜歯を要する歯を4本認めた.口腔ケアと歯科治療(抜歯)を施行後,口唇炎は軽快した.難治性の口唇炎をみたときには,治療を要する歯性病巣の有無について歯科に口腔内精査を依頼し,根拠のない安易な歯科金属除去は行わない.

◆ストーマ皮膚炎

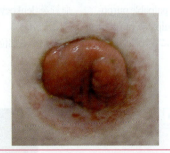

図5 消化管ストーマの刺激皮膚炎
消化管ストーマの下方に便が貯留していたため,刺激皮膚炎を生じている.消化管ストーマでは,便や汗による刺激や感染などが皮膚炎の原因となりうる.ストーマ装具の交換時には,排泄孔周囲の皮膚を石鹸で優しく洗浄することを勧める.皮膚保護剤は,便が皮膚に付着しないように皮膚を保護し,水分を吸収するなどの作用があるが,装具を頻回に交換すると,皮膚保護剤を繰り返し剝がすことによる刺激皮膚炎を生じる可能性がある.交換時に保護剤の粘着力が強い場合は,剝離剤などを用いて優しく剝がすように指導する.交換間隔が長くなると,保護剤の粘着力が弱くなって便が漏れやすくなり,皮膚を洗わないことが皮膚炎の悪化要因となる.個々の症例に合わせて適切なセルフケアができるように指導する.

新潟大学医学部皮膚科　**伊藤明子**

B 紫斑・血管障害

1 IgA血管炎(Henoch-Schönlein紫斑病)

1 疾患概要

本疾患には，palpable purpura，つまり触診(palpation)できる(able)軽度盛り上がった紫斑(図1-a)が必要不可欠な病状である．ほぼ全例，両下肢に発症する．そして，palpable purpuraの皮膚病理検査で真皮上中層に壊死性血管炎像(時に白血球破砕性血管炎像)を確認し，その蛍光抗体直接法で壊死性血管炎が生じている部位にIgAの沈着をみて確定診断となる．Chapel Hill分類2012で，それまでのHenoch-Schönlein紫斑病からIgA血管炎へと改称された．

合併症である腎障害(紫斑病性腎炎)に注意する．徐々に進行し慢性腎症へ移行するので，早期での対策が勘案されている．皮膚科日常診療でもよく遭遇し，皮膚科で扱う血管炎といえば第一にIgA血管炎といえる．

2 検査・診断

診断で必要不可欠なのがpalpable purpuraである(図1-a)．このpalpable purpuraを皮膚生検し，真皮上中層に壊死性血管炎(時に白血球破砕性血管炎)を発見，蛍光抗体直接法で血管炎に一致してIgAの沈着を確認すれば，確定診断となる．

a 臨床像

palpable purpuraは，病因からみた視点で考えると理解しやすい．何らかの誘因でIgAを中心とした免疫複合体が急に産生され，真皮上中層毛細血管という狭い局所にピンポイントで沈着，局所皮膚に炎症が起こる．この真皮上層炎症は，表皮を押し上げ盛り上がる，触ると浸潤を触れる，といった感覚をよび，palpableとなる．

b 検査所見

皮膚生検病理検査では，真皮上中層の血管に壊死性血管炎(血管壁のフィブリノイド変性，核塵を含めた好中球浸潤，赤血球漏出)を認める(図1-b)．この血管炎は毛細血管で血管壁が薄いため，フィブリノイド沈着を保持できず，すなわちフィブリノイド壊死がはっきりせず，さらに核塵などの好中球破壊像が目立つため，白血球破砕性血管炎(leukocytoclastic vasculitis)とよばれることがある．皮膚生検蛍光抗体直接法では，血管炎部位に一致して血管内皮細胞か

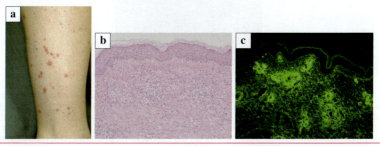

図1 IgA血管炎(Henoch-Schönlein紫斑病)の臨床像(a)，病理組織像(b)，蛍光抗体直接法(c)
a：両下肢のpalpable purpura．
b：病理組織所見．真皮上層を中心とした壊死性血管炎(白血球破砕性血管炎)像(HE染色，×200)．
c：蛍光抗体直接法．罹患血管にIgA沈着(×100)．

ら血管内腔にIgAの沈着をみる(図1-c).

腎障害(紫斑病性腎炎)への移行を阻止するために，腎炎の早期発見に努める．尿検査を頻回に行い，尿蛋白，尿潜血，尿沈渣をチェックする．紫斑病性腎炎に至った腎生検の病理組織所見は，糸球体メサンギウム領域の軽度な細胞増殖から高度の半月体形成性腎炎まで多様である．腎生検直接蛍光抗体法では，メサンギウム領域へのIgA沈着をみる．

腹部障害は自覚症状が顕著化しやすく，palpable purpuraとともに認めるので内視鏡等で確認し対応する．また，血漿第XIII因子低下を確認する．血漿第XIII因子はフィブリンの安定化(架橋形成)に貢献し，消化管からの絶え間ない出血から，血漿第XIII因子が消費され，その低下が起こる．

時に先行感染(感冒など)が引き金となって発症するため，溶血性レンサ球菌感染を想定して，抗ストレプトリシンO(ASO)抗体の上昇を調べる．血小板数，出血時間など出血性素因に異常はない．

3 鑑別診断

palpable purpuraは，真皮上層に壊死性血管炎が起きていることを意味する．したがって，小血管(細動脈から毛細血管，細静脈)レベルの血管炎を起こす疾患すべてが鑑別の対象となる．Chapel Hill分類2012でのANCA関連血管炎(顕微鏡的多発血管炎，多発血管炎性肉芽腫症(Wegener肉芽腫症)，好酸球性多発血管炎性肉芽腫症(Churg-Strauss症候群)，クリオグロブリン血症性血管炎，皮膚動脈炎(皮膚型結節性多発動脈炎)，抗リン脂質抗体症候群，膠原病や癌，薬物に伴う血管炎などの鑑別

が必要である．具体的な検査項目では，MPO-ANCA，PR3-ANCA，クリオグロブリン，抗リン脂質抗体(検査精度の革新が著しい)，各種の膠原病関連自己抗体等があげられる．詳細はp.260「その他の血管炎」を参照．

4 治療の考え方と実際

先行感染が引き金となっている症例では，抗菌薬を投与する．皮膚生検が診断で必須なので，その際に処方すればよい．伝統的に止血薬，血管強化薬を投与することがあるが，効果は疑問視されている．

腎炎の予防には，プレドニゾロンを選択する．ただ，十分なエビデンスがないこと，長期投与となる際に副作用が問題になる等で，導入の判断が難しいことがある．免疫抑制薬の採用や併用も模索していく．

消化管症状では入院治療を意識し，安静を指示する．抗潰瘍薬を投与し経過をみるとともに，早期に内視鏡等の検査を行う．血漿第XIII因子低下が確認されれば，XIII因子製剤投与も選択肢に入れていく．ただ，血液製剤であるため，安易な使用は控えたい．

5 予後

腎炎を発症すると，坂道を転がり落ちるように悪化する可能性がある．一般に，IgA血管炎自体はおおむね良好であり，多くの症例は数週間以内に改善すると考えられている．しかし，これは短期間の臨床経過に過ぎない．一度，腎病変を発症させてしまうと，ネフローゼ症候群や末期腎不全に進行する危険が常につきまとう．

聖マリアンナ医科大学皮膚科学教室　川上民裕

2 その他の血管炎

1 疾患概要

血管炎とは，病理組織における血管壁のフィブリノイド変性，核塵を伴う好中球浸潤を特徴とした壊死性血管炎(図1)を病態の主座とした疾患群のことをいう．

血管炎の国際分類 Chapel Hill 分類1994では，血管炎を大型血管，中型血管，小型血管でまず分類した．そして，大型血管は巨細胞性血管炎と高安動脈炎，中型血管は結節性多発動脈炎と川崎病，小型血管はANCA関連血管炎の顕微鏡的多発血管炎，Churg-Strauss症候群，Wegener肉芽腫症の3疾患，免疫複合体の関与するHenoch-Schönlein紫斑病，クリオグロブリン血症性血管炎，皮膚白血球破砕性血管炎の3疾患，計6疾患で構成された．2012年に改訂され(CHCC2012)，従来分類に加え(一部改変，蕁麻疹様血管炎が新加入)，さまざまな血管を侵す血管炎(Behçet病が新加入)，単一臓器を侵す血管炎，全身性疾患に伴う続発性血管炎，誘因の明らかな続発性血管炎が新カテゴリーとして加わった．また，一部の疾患名が変更となった．

2 検査・診断

a 臨床像

多岐多彩な血管炎の皮膚症状〔紫斑，網状皮斑(リベド)，結節(皮内結節・皮下結節)，潰瘍，アクロチアノーゼ，壊疽，白色萎縮，下腿浮腫など〕のうち，血管炎特異的な皮疹が，紫斑，特にpalpable purpura(p.258「IgA血管炎(Henoch-Schönlein紫斑病)」参照)と，網状皮斑(リベド)，特にlivedo racemosa(図2)である．

palpable purpura を呈する代表的疾患が，IgA血管炎(Henoch-Schönlein紫斑病)である．しかし，palpable purpura はあくまでも真皮上層で血管炎が起きていることを示唆しているので，ANCA関連血管炎やクリオグロブリン血症性血管炎等でもみられる．

網状皮斑(リベド)は皮膚の末梢循環障害による一症状で，紫紅色の"網の目状"に広

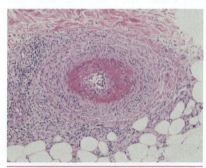

図1 皮膚動脈炎(皮膚型結節性多発動脈炎)の病理組織像
真皮下層から皮下脂肪織に壊死性血管炎像(HE染色，200倍)．

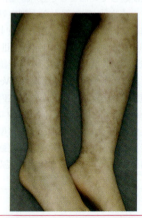

図2 皮膚動脈炎(皮膚型結節性多発動脈炎)の臨床像
両下肢の livedo racemosa．

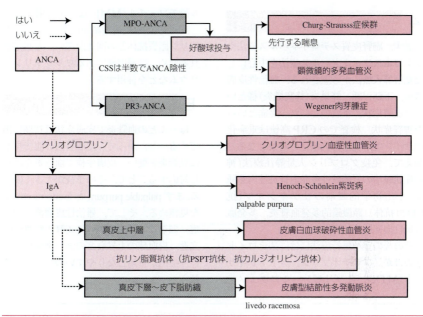

図3 皮膚血管炎診療アルゴリズム（川上アルゴリズム）
表中のChurg-Strauss症候群（CSS）は好酸球性多発血管炎性肉芽腫症，Wegener肉芽腫症は多発血管炎性肉芽腫症，Henoch-Schönlein紫斑病はIgA血管炎，皮膚型結節性多発動脈炎は皮膚動脈炎に変更となった．

がる．そのうち，livedo racemosa（図2）は網の目状の環が閉じていない形状から鑑別診断される．livedo racemosaは，皮疹周辺の真皮下層から皮下脂肪織で血管炎が起きていることを示唆する．

b 病理所見

palpable purpuraは紫斑そのものを5mmトレパンパンチバイオプシーで2か所（1か所は直接蛍光抗体法用）皮膚生検する．livedo racemosaは局面内に存在する皮内・皮下結節を皮膚生検する．そして，壊死性血管炎像を確認する（図1）．livedo racemosaから壊死性血管炎像を検出するのは困難であるので，2か所施行し，病理部での"深切り"で十分な吟味をする．

3 鑑別診断

皮膚症状で血管炎を疑い，皮膚生検で壊死性血管炎を検出した場合は，まずANCAを計測する．陽性であれば，ANCA関連3疾患〔顕微鏡的多発血管炎，多発血管炎性肉芽腫症（Wegener肉芽腫），好酸球性多発血管炎性肉芽腫症（Churg-Strauss症候群）〕の鑑別へ進む．好酸球性多発血管炎性肉芽腫症はANCAが半数以上，陰性であるので注意する．幸い，好酸球性多発血管炎性肉芽腫症は，好酸球増多，喘息の既往，多発性単神経炎などの疾患特異性が際立っているので手がかりとする．そして，血中クリオグロブリン（クリオグロブリン血症性血管炎）→蛍光抗体直接法でのIgA沈着〔IgA血管炎（Henoch-Schönlein紫斑病）〕の順で検査を進める．こうした流れを簡単に記した皮膚血管炎診療アルゴリズム（川上アルゴリズム）を提示する（図3）．

4 治療の考え方と実際

まず，副腎皮質ステロイドパルス療法やシクロホスファミドパルス療法を中心にした寛解導入療法が考慮される．難治性皮膚潰瘍，下腿浮腫，蜂巣炎（蜂窩織炎）様といった皮膚症状，下肢のしびれ，疼痛といった神経症状，検査でのCRP高値は重症化のサインで，寛解導入療法の対象となる．加えて，免疫グロブリン大量静注療法（神経症状難治の好酸球性多発血管炎性肉芽腫症）や生物学的製剤のリツキシマブ（抗CD20抗体）（顕微鏡的多発血管炎，多発血管炎性肉芽腫症）が使用される．

その後の寛解維持療法には，ステロイド薬のほか，アザチオプリン，メトトレキサート（MTX），ミゾリビン，ミコフェノール酸モフェチル（MMF）などを併用する．

皮膚動脈炎（皮膚型結節性多発動脈炎）が抗リン脂質抗体との関連が深い，と想定されるため，抗凝固薬であるワルファリンカリウムなどを併用する．

5 予後

ほとんどの血管炎で皮膚症状は初期に出てくる．したがって，皮膚科医の眼で早期に血管炎を疑い，皮膚生検で血管炎を診断し対応することで，その予後が大きく変わる．まず palpable purpura と livedo racemosa を見極める．そして，難治性皮膚潰瘍や壊疽，顕著な末梢神経障害，CRPや血沈の亢進，白血球の上昇などの強い炎症反応を伴う症例が重篤となりやすいので，注意を払う．

聖マリアンナ医科大学皮膚科学教室　川上民裕

☑ リベドをみたら

リベド（網状皮斑）は皮膚症状名であり，疾患名ではない．本症状を呈する疾患には，膠原病，内分泌異常や感染症などの内臓器性疾患も多く，重要なデルマドロームと心得るべきである．皮膚の末梢循環不全に伴って生じる病態と想定され，主としてその肉眼的形状により，①大理石様皮膚（cutis marmorata），②分枝状皮斑（livedo racemosa），③細網状皮斑（livedo reticularis）の3型に分類されるが，これらは個別に発症するほか，経時的に観察すれば，重なり合う場合も認められる．

なぜリベドという特徴のある症状を呈するのかは明らかではないが，真皮と皮下境界部の血管の閉塞性循環障害によって生じ，その原因としてうっ血，血栓，塞栓，血管壁肥厚，血液成分異常などの多様な血管系の器質的異常，あるいは一過性に生じる機能的異常などの機序が想定されている．境界部血管分枝部の狭窄や閉塞により，末梢乳頭下血管巣の毛細血管が拡張した状態がリベドとして観察され，静脈の拡張が細網状皮斑，動脈の拡張が分枝状皮斑とする説，境界部血管巣から上層に向かう交通枝における血流遅延/酸素供給不全が前者の，境界部血管巣交通枝下部の血管炎が皮下から真皮へ炎症を波及させた結果の皮膚所見が後者であり，従来の静脈や動脈病変と必ずしも対比可能ではないとする説などがある．

一方，近年リベド血管症という概念が提唱され，病理学的血管炎の有無との関連における議論がトピックとなっているが，本症の独立性に疑問を呈する見解も散見され，統一的合意が得られる状況にはないといえる．

いずれにせよリベドを観察した場合，重大な全身性疾患の反映である可能性を常に念頭に置く必要があろう．

（公益財団法人医学研究所北野病院皮膚科　戸田憲一）

3 慢性色素性紫斑

1 疾患概要

慢性色素性紫斑は下腿の紫斑を主体とする，日常診療で比較的遭遇しやすい疾患である．同義語として，特発性色素性紫斑（idiopathic pigmentary purpura），血管皮膚炎（angiodermatitis）ともよばれ，中年に好発する．おもに下腿に点状紫斑と毛細血管拡張，紅褐色の色素斑を呈する慢性炎症性皮膚疾患である．繰り返すうちに，徐々に大腿，腰臀部へと拡大することもある．真の原因は不明とされるが，静脈瘤や高血圧症の既往歴，立ち仕事などの職歴を比較的多く経験することから，血管壁の脆弱性や微小循環障害，静脈圧亢進などの影響が示唆される．おもに臨床的特徴より，Schamberg 病，Majocchi 血管拡張性環状紫斑，紫斑性色素性苔癬状皮膚炎（Gougerot-Blum 病），itching purpura，lichen aureus などに分類されるものの，各病型で臨床像，組織像が類似しており，いずれも本態は同じと考えられ，病変が混在していることもあることから，臨床現場で上記病型を厳密に区別することはあまり有意義ではなく，総じて慢性色素性紫斑と一括されることも多い．遭遇する多くが Schamberg 病である（約 50〜60% 以上）．

2 検査・診断

通常，初期の皮疹に遭遇することはめずらしく，ある程度病変が拡大，もしくは慢性化してからの受診が多い．そのため，特徴的な皮疹，発症部位，患者背景などで診断は容易であり，皮膚生検を必ずしも施行する疾患ではないが，非典型的な場合や確定診断が必要な場合は考慮すべきである．

a 臨床像

慢性色素性紫斑の特徴は，①点状紫斑，②血管拡張，③褐色斑（色素沈着）の 3 つである．時期と病型によって，割合は異なるものの，それぞれが混在し，下腿に特徴的な局面を形成する（図1）．多いパターンは，下腿に点状紫斑が出現し，徐々に進行し，褐色斑として慢性化する．自然軽快することもあるが，新生を繰り返し，次第に境界明瞭な色素沈着性局面を呈するようになる．痒みは不定であり，ほとんどないか軽度ある程度で，全身症状は伴わない．

b 病理組織

真皮上層のおもに血管周囲にリンパ球を主体とした炎症細胞浸潤と赤血球の血管外

表1 慢性色素性紫斑の分類

	Schamberg 病	Majocchi 血管拡張性環状紫斑	紫斑性色素性苔癬様皮膚炎（Gougerot-Blum 病）
年齢	20〜50 歳代	40 歳以降	40〜60 歳代
性別	男性＜女性	男性＞＞女性	男性＞女性
発症	緩徐	緩徐	急性
初発	点状血管拡張	点状出血	出血性小丘疹
特徴	環状，中央褪色	不規則，紅褐色斑	褐色調湿疹様
病理	血管拡張・内皮細胞腫脹	血管壁肥厚・血管増殖	滲出性変化

〔大塚藤男（著・編），上野賢一（原著）：皮膚科学．第 9 版，金芳堂，2011：229 より改変〕

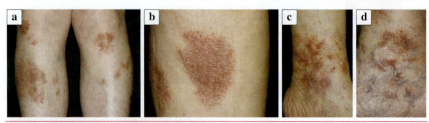

図1 慢性色素性紫斑の臨床像
a：下腿に発生した慢性色素性紫斑の典型的な臨床像(Schamberg病)．
b：下腿に発生した慢性色素性紫斑の典型的な臨床像(Majocchi血管拡張性環状紫斑)．
c，d：静脈うっ滞を併発する慢性色素性紫斑症例．

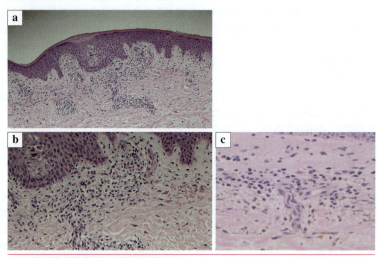

図2 慢性色素性紫斑の病理組織像
a：真皮上層の炎症細胞浸潤赤血球の血管外漏出(HE染色，×40)．
b：同 強拡大像(HE染色，×200)．
c：ヘモジデリン沈着像(HE染色，×200)(写真提供：筑波大学医学医療系皮膚科 石井良征先生)．

漏出があり，慢性の出血性炎症所見と考えられる(図2)．時に帯状の浸潤がみられる．晩期になると，ヘモジデリン沈着が目立つようになる．一般的にいわゆる血管炎の所見はみない．基本的に表皮には著変がないとされるが，海綿状態，リンパ球の表皮内浸潤，基底層の液状変性を認める場合がある．

c その他検査

採血では，血算，生化学に加え出血傾向(PT，APTTなど)の一般検査を施行し，異常がないことを確認する．病巣感染や薬剤の関与を示唆する報告もあるが少数であり，むしろ下肢静脈瘤や血流うっ滞が背景に多いことから，下肢静脈エコーやドプラエコーの施行が有益と考える．また，皮疹が広範囲で治療に抵抗する例などは，薬剤の関与も考慮すべきと思われる．薬剤性が疑われる場合は，被疑薬に対するテストも行われる．

3 鑑別診断

a 臨床的鑑別

典型例の診断は容易であるが，病変が下肢全体や，稀に腰臀部に拡大する場合は，他の紫斑（IgA血管炎，高γグロブリン血症性紫斑，クリオグロブリン血症性紫斑など）と鑑別が困難である．また，痒みや痛みなどの自覚症状が強く，下肢静脈うっ滞が明らかな場合は，うっ滞性皮膚炎やうっ滞性脂肪織炎と誤診する可能性がある．

その他，菌状息肉症の初期疹が，本症類似の臨床像をとることが報告されているため，病理組織学的に異型リンパ球の浸潤の有無を検索する必要がある．

b 組織学的鑑別

前述した病理組織は，採取した皮疹や時期によって多彩であり，本疾患に特異的なものではないため，診断の一助にはなるものの，これだけで確定診断に至るものではない．よって，あくまでも臨床所見が最終的な診断の決め手になることが多い．一部の症例では，真皮上層に帯状リンパ球浸潤を呈することもあり，初期の菌状息肉症と区別がつかないこともある．

4 治療の考え方と実際

皮膚に出血性炎症変化がみられるものの，血液学的に異常はなく，内臓などの全身臓器からの出血や異常もなく，予後は良好であり，自然軽快もありえる．

治療の基本は，①自覚症状に対する対症療法と②微小循環障害および③静脈うっ滞に対する治療に大別される．①としては痒みに対するベリーストロングの副腎皮質ステロイド外用薬や抗アレルギー薬内服，②に対しては止血薬（カルバゾクロム，トラネキサム酸など）内服が基本となる．③については，長時間歩行や立ち仕事を避ける生活指導と，下肢静脈うっ滞・静脈瘤に対する弾性ストッキングの使用を推奨する．うっ滞性皮膚炎を併発しているような症例では必須の治療である．また，漢方薬（温清飲®），セファランチン，トラニラスト内服や紫外線療法の有効例が報告されている．慢性に経過し難治性であるが，外見的な問題がメインであることを説明し，根気よく付き合っていく必要性を患者に説くことが大切である．原則として，副作用が懸念される強力な治療は行わない．特徴的な皮疹から，他科からの紹介および患者本人が心配して初診に来られることが多いものの，良好な予後と慢性的な経過，これといった特効薬がなく対症療法が中心のため，外来通院が怠りがちになってしまうことも否めない．

文献
1) 大塚藤男（著・編），上野賢一（原著）：皮膚科学．第9版，金芳堂，2011；229

水戸協同病院皮膚科　**田口詩路麻**

4 うっ滞性皮膚炎・うっ滞性脂肪織炎

1 疾患概要

おもに静脈血のうっ滞により引き起こされる皮膚炎や脂肪織炎．静脈血のうっ滞の背景には一次性下肢静脈瘤があることが多いが，その他に二次性下肢静脈瘤，深部静脈血栓症，深部静脈逆流，肥満，長時間の立位，筋ポンプ作用の低下，廃用性浮腫に伴うものがある．

下肢静脈瘤に伴ううっ滞性皮膚炎は，日常診療でしばしば遭遇する．下腿の難治性の皮膚炎や，湿疹が慢性化し色素沈着，光沢，慢性色素性紫斑がある場合は，その下腿をよく観察してみると静脈の怒張が見つかることがしばしばある（図1）．

下肢静脈瘤は下肢の表在静脈の弁不全が原因の一次性下肢静脈瘤と，まれに深部静脈の流れが血栓や骨盤内腫瘍などによって妨げられた結果，表在静脈がバイパス路となって怒張する二次性下肢静脈瘤がある．

うっ滞性脂肪織炎は，蜂窩織炎と誤診されやすい疾患である．下腿内側に疼痛を伴う紅斑が特徴的で，蜂窩織炎として延々と抗菌薬を投与されているケースがある（図2）．

いずれも背景に下肢静脈瘤があることが多いが，患者はまず皮膚症状を主訴に皮膚科を受診するので，皮膚科医は下肢静脈瘤を中心にうっ滞についてある程度の知識を持っておきたい．

2 検査・診断

a 臨床像

うっ滞の原因としては，一次性下肢静脈瘤による静脈血の逆流が多い．下腿の難治性湿疹や，下腿内側の疼痛を伴う紅斑をみたら，まずはその周囲に静脈の怒張がないか観察してみる．できれば立位で観察する．これだけである程度の診断がつくが，静脈瘤によっては外見だけでははっきりしない場合があるので，可能であればドプラ聴診や超音波検査を行う．

b ドプラ聴診

小型で操作も簡単なドプラ聴診器は，下肢静脈瘤のスクリーニング検査に有用である．検査は基本的に立位で行う．プローブを静脈上に当て下腿の筋肉を揉み，圧迫を解除したときに静脈の逆流音の有無を調べる．おもに大伏在静脈，小伏在静脈の静脈瘤の診断のスクリーニング検査に使用することが多いが，慣れると不全穿通枝などの診断も可能である．

c 超音波検査

表在静脈の逆流，拡張，蛇行の程度などを観察できる．不全穿通枝の位置の特定にも有用である．深部静脈の開存や逆流も確認できる．

d その他検査

一次性下肢静脈瘤の診断はドプラ聴診や超音波検査でほぼ可能だが，深部静脈血栓症（図3）や二次性下肢静脈瘤を疑った場合は，深部静脈血栓や静脈還流を妨げる腫瘍などの有無の精査目的で，静脈造影CTやMRV（MR venography）検査を行う．初期の深部静脈血栓症の診断にはD-dimerの測定も有用である．

3 鑑別診断

うっ滞性皮膚炎の診断は容易だが，うっ滞性脂肪織炎は時に蜂窩織炎と鑑別を要する．うっ滞性脂肪織炎は，経過の長い下肢静脈瘤や肥満や筋ポンプ作用の低下した患者の下腿内側末梢側にみられることが多い．皮膚は線維化を伴い硬く，境界不明瞭な淡い紅斑を伴う．紅斑が軽度でも疼痛は強い

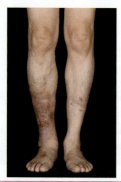

図1　うっ滞性皮膚炎
右下腿の皮膚炎周囲には静脈の怒張がみえる．静脈血のうっ滞により右下腿は浮腫んでいる．超音波検査で大伏在静脈の一次性下肢静脈瘤の診断．

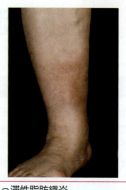

図2　うっ滞性脂肪織炎
下腿内側に疼痛を伴う紅斑あり．他院で蜂窩織炎として加療されていたが軽快せず受診．超音波検査で大伏在静脈の一次性下肢静脈瘤の診断．ステロイド短期内服で炎症は軽快．その後ストリッピング術を施行した．

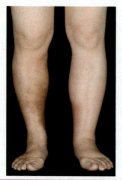

図3　下大静脈を中心とした深部静脈血栓症
両下肢は浮腫み，右下腿はうっ滞性皮膚炎，左下腿はうっ滞性脂肪織炎となっている．

ことが多い．蜂窩織炎との鑑別点は，うっ滞性脂肪織炎は経過が長いことが多く，熱感は下腿に限局し，全身的な発熱はないこと，血液検査で白血球数は正常でCRPの軽度上昇のみであることが多い．蜂窩織炎として延々と抗菌薬を続けていてもよくならない下腿内側の紅斑をみたら，うっ滞性脂肪織炎を疑う．ただし，うっ滞性皮膚炎の軽微な傷から蜂窩織炎となることもあるので，はっきりしない場合はどちらか決めつけず，慎重に経過をみていく必要がある．

4　治療の考え方と実際

うっ滞性皮膚炎，うっ滞性脂肪織炎のどちらも，背景に下肢静脈高血圧の原因となる疾患があれば，そちらの治療が第一である．一次性下肢静脈瘤に対しては適宜，手術療法，血管内焼灼術，硬化療法，圧迫療法を，深部静脈血栓症後の二次性下肢静脈瘤に対しては圧迫療法などを行う．うっ滞性皮膚炎の局所療法としてステロイドや保湿剤の外用を行う．うっ滞性脂肪織炎は疼痛が強いことが多く，まずは炎症を引かせなくてはならないことがある．そのような場合，消炎鎮痛薬を使用しつつ，ステロイドの内服を行うことがある．

NTT東日本関東病院皮膚科　**久木野竜一**

B 紫斑・血管障害

5 下腿潰瘍

1 疾患概要

下腿潰瘍はさまざまな原因で発症するが，静脈性潰瘍が7〜8割と最も多いとされている．その他に，動脈性，血管炎，膠原病，褥瘡，悪性腫瘍，壊疽性膿皮症，感染症があげられる．最も頻度の高い静脈性潰瘍は，静脈性といえども，患者はまず皮膚科を受診することがほとんどである．皮膚科医は治療の方向性を示すためにも，静脈性潰瘍に関する知識を持つ必要がある．本稿では，下腿潰瘍の原因の大部分を占める一次性下肢静脈瘤を中心に解説する．

下肢静脈は大別すると，筋肉内を走行する深部静脈と，表在を走行する表在静脈の大伏在静脈と小伏在静脈とその分枝がある．下肢の静脈血は，筋肉のポンプ作用によって重力に逆らって上向している．これら血管には逆流防止の静脈弁があるが，これらが壊れて弁不全をきたすと下肢静脈瘤となる．下肢静脈瘤の多くは表在静脈の弁不全である一次性下肢静脈瘤(図1)であるが，まれに深部静脈の流れが血栓や骨盤内腫瘍などによって妨げられた結果，表在静脈がバイパス路となって怒張する二次性下肢静脈瘤がある．静脈血の逆流により静脈高血圧状態となった患肢は浮腫みやすくなり，皮膚の循環障害により難治性の皮膚炎を繰り返し，やがて小外傷などが加わって難治性の潰瘍となる(図2)．

2 検査・診断

a 臨床像

静脈性の下腿潰瘍は，下肢静脈高血圧の状態が長期間続き，そこにうっ滞性の皮膚炎や脂肪織炎を繰り返した後に生じることが多い．下腿内側末梢側に潰瘍があり，周囲に色素沈着を伴っていたら，まずは静脈性潰瘍を疑う．患者を立位にし，その周囲に静脈の怒張がないか観察する．静脈の怒張が見えなくても皮下に静脈瘤が潜んでいることがあるので，可能であればドプラ聴診や超音波検査を行う．

b ドプラ聴診

皮膚科外来で手軽にできるスクリーニング検査としては，ドプラ聴診器による静脈の逆流の確認があげられる．プローブを静脈上に当て下腿の筋肉を揉み，圧迫を解除したときに静脈の逆流音の有無を調べる．

c 超音波検査

大伏在静脈，小伏在静脈，穿通枝の逆流の有無や静脈径，深部静脈の血栓や深部静

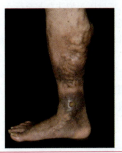

図1 一次性下肢静脈瘤による下腿潰瘍

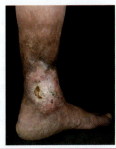

図2 深部静脈血栓症後の二次性下肢静脈瘤による下腿潰瘍

脈逆流の有無を観察する．静脈の逆流をみる際は，カラードプラエコーでドプラ聴診と同様，プローブを静脈上に当て下腿の筋肉を揉み，圧迫を解除した際の血流の方向を確認する．深部静脈の血栓の有無を確認する際は，プローブで深部静脈を圧迫し，静脈が潰れるか確認していく．深部静脈が潰れない場合は，深部静脈血栓症を疑う．

3 鑑別診断

静脈性潰瘍は，大伏在静脈や小伏在静脈や不全穿通枝の一次性下肢静脈瘤の診断がつけば容易であるが，まれに二次性下肢静脈瘤が原因となっていることもある．二次性下肢静脈瘤を疑った場合は，深部静脈血栓や静脈還流を妨げる腫瘍などの有無の精査目的で，下肢静脈造影 CT や MRV（MR venography）検査を行う．初期の深部静脈血栓症の診断には D-dimer の測定も有用である．

4 治療の考え方と実際

一次性下肢静脈瘤に伴う下腿潰瘍は，下腿静脈高血圧を治療することによって改善する．根本的な治療は下肢静脈瘤手術である．ただし，すべての症例で手術ができるわけではないので，症例ごとに，外用療法や圧迫療法などを組み合わせて治療していく．深部静脈が閉塞して，表在静脈がバイパス路となり怒張している二次性下肢静脈瘤に対して静脈瘤手術を行うと，下肢静脈高血圧が悪化してしまうので，二次性下肢静脈瘤に対して手術は行わない．二次性下肢静脈瘤は圧迫療法を中心に治療していく．

a ストリッピング術

大伏在静脈，小伏在静脈の逆流・拡張が高度な場合に選択される．病的な静脈を抜去するので根治性の高い手術法である．

b 血管内焼灼術

病的な大伏在静脈，小伏在静脈を焼灼する．現在，国内では血管内レーザー治療（980 nm と 1,470 nm）と血管内ラジオ波（高周波）治療が保険適用となっている．ただし，高度の拡張や蛇行の強い静脈には不向きである．皮膚切開をしなくても可能な治療のため，肥満や抗凝固薬内服中の症例がよい適応である．

c 高位結紮術

大伏在静脈，小伏在静脈の逆流・拡張が軽度な場合や，不全穿通枝などに対して行われる手術法である．静脈の逆流を起こしている起始部を切離・結紮する方法である．高位結紮だけでは再発することがあり，硬化療法を併用することが多い．

d 圧迫療法

下肢静脈瘤に対する保存的治療として最も基本的な治療方法である．弾性ストッキングや弾性包帯を用いて圧迫することによって，静脈血のうっ滞の軽減，下腿の筋ポンプ作用の補助を行う．潰瘍がある場合は，圧迫圧を調整できる弾性包帯を使うことが多い．一次性下肢静脈瘤で手術の行えない場合や，二次性下肢静脈瘤による下腿潰瘍の場合は継続して行う．手術後も 2〜3 か月は継続する．ただし，閉塞性動脈硬化症や糖尿病性の神経障害のある場合は無理に行わない．

e 植皮

下腿潰瘍が大きい場合，治療期間の短縮と再発予防に有用である．ただし静脈性の下腿潰瘍に対して植皮をする場合，下肢静脈瘤を治療し下肢静脈高血圧を改善してからでないと，肉芽の状態は悪く，植皮の生着は不良である．

NTT 東日本関東病院皮膚科　**久木野竜一**

6 【アトラス】その他の紫斑を呈する疾患

◆血小板異常・凝固因子異常による紫斑

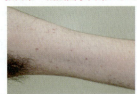

図1　特発性血小板減少性紫斑
浸潤を伴わない多発性の点状紫斑を上肢に認める．本疾患では点状紫斑がみられることが多いが，斑状紫斑を呈することもある．口腔内にもしばしば紫斑がみられる．

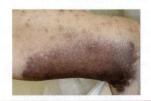

図2　後天性血友病
外傷の既往はないが，筋痛と斑状紫斑が3日前から大腿部に突然出現した．スクリーニング検査では血小板数とPTは正常であったがAPTTの延長を認め，第Ⅷ因子インヒビター陽性などの結果より，後天性血友病Aと診断された．凝固因子異常による場合は，斑状紫斑を呈することが多い．

◆蛋白代謝異常による紫斑

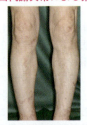

図3　クリオグロブリン血症性紫斑
足趾のチアノーゼと下肢の紫斑を認める．多発性骨髄腫によるⅠ型クリオグロブリン血症と診断した．本疾患では，網状皮斑や皮膚潰瘍を呈することもある．クリオグロブリンは3型に分類される．

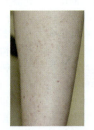

図4　高γグロブリン血症性紫斑
両側下腿に軽度の浸潤を触れる点状紫斑が，出現と消退を繰り返している．本疾患は下腿に好発し，Sjögren症候群やC型肝炎などの基礎疾患に伴う続発性と，基礎疾患のない原発性に分類される．

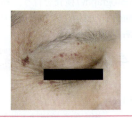

図5　アミロイドーシス
多発性骨髄腫と心アミロイドーシスがある患者に，数か月前から両側眼瞼に紫斑が生じ，皮膚生検で真皮浅層のアミロイド沈着を認めた．本疾患による紫斑は点状ないし斑状紫斑であり，眼瞼部および頸部に好発する．

◆血管性紫斑

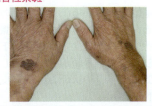

図6　老人性紫斑
両手背に斑状紫斑を認める．加齢および日光による変化のため，容易に紫斑を生じるようになっている．高齢者の前腕および手背に好発し，問診上は外傷の自覚がないことが多い．数週間で自然消退する．

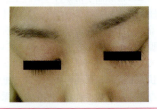

図7　怒責性紫斑
若い女性の両側眼瞼に点状紫斑が突然生じ，1週間後には自然消退した．本疾患は，激しい嘔吐や咳嗽などにより局所的に血管内圧が上昇して生じる紫斑である．

第3章　おもな皮膚疾患

B　紫斑・血管障害

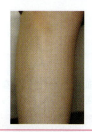

図8　単純性紫斑
両側下腿に浸潤を触れない小型の点状紫斑が多発している．血液検査で異常はなく，自然に消退した．本疾患は女性の四肢，特に下肢に生じる．診断には紫斑を生じる他疾患の除外が必要である．

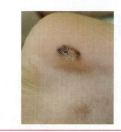

図9　black heel
10歳代男性の踵に生じた黒色斑である．悪性黒色腫を心配して来院した．

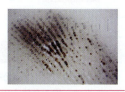

図10　black heel のダーモスコピー
ダーモスコピーで皮丘に沿って赤黒色の玉石状色素沈着が多数みられ，black heel と診断できる．本疾患は機械的摩擦で足底，特に踵の辺縁に生じる表在性の出血斑である．

◆その他の紫斑

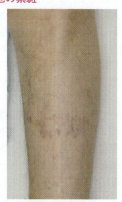

図11　抗リン脂質抗体症候群
両下腿に浸潤を触れない紫斑を認める．皮膚生検では血管炎は認めず，真皮の血管に血栓像がみられた．本疾患では網状皮斑や皮膚潰瘍がみられることが多いが，紫斑だけを認めることもある．

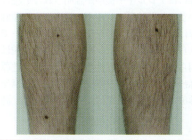

図12　Kaposi 肉腫
HIV 感染者の四肢に点状紫斑を認める．本疾患では暗紫色の隆起性局面や結節がみられることが多いが，初期には紫斑を呈する．

滋賀医科大学皮膚科　**藤本徳毅**

C 蕁麻疹・痒疹・瘙痒症

1 蕁麻疹

1 疾患概要

蕁麻疹は約5人に1人が経験する頻度の高い疾患で，痒みを伴う皮疹が突発性に生じ，短時間で消退する（膨疹とよばれる）ことが特徴である（図1）．その病態は皮膚肥満細胞の活性化に基づくヒスタミンなど種々の生理活性物質の遊離とそれらによる真皮の浮腫と痒みである．これらの生理活性物質の作用は一過性であり，このため膨疹は痕を残さず短時間で消退する．蕁麻疹はアレルギー性皮膚疾患の代表格と理解されているが，その病態は極めて多彩で，実際にはアレルギー機序が証明されない場合が多い．即時型アレルギー機序による蕁麻疹は，食物アレルギーや薬剤アレルギーでみられる．その他アレルギー機序の全貌は明らかでないが物理性蕁麻疹，コリン性蕁麻疹などがある．日本皮膚科学会の蕁麻疹診療ガイドラインでは，特発性蕁麻疹，誘発できる蕁麻疹，血管性浮腫，特殊な蕁麻疹に区分され，16病型が分類されている．

2 検査・診断

痒みを伴う赤い皮疹が突然生じ，短時間で消退する，あるいは形が変わることが確認できれば蕁麻疹と診断してよい．その後，病型診断を行い，治療計画を立てることになる．蕁麻疹における肥満細胞の活性化の要因と機序はさまざまで，抗原特異的IgEを介した即時型アレルギー機序が最もよく知られている．実際には，物理刺激で誘発される場合や発汗，薬物など多彩である．病歴および臨床所見から病型を推定し，検査にて確認する．特発性の蕁麻疹の頻度が最も高く，物理性蕁麻疹，アレルギー性蕁麻疹が続いて多い．蕁麻疹の発症機序において即時型アレルギーは重要な要因であるが，多く見積もっても10％ほどである．

a 特発性の蕁麻疹

特に誘因なく，膨疹が自発的に出没する．結膜炎や鼻炎などの粘膜症状，呼吸器症状や腹部症状などの随伴症状はみられない点が即時型アレルギー機序による蕁麻疹と異なる点である．通常の末梢血血液像，生化学，免疫検査では一定の異常はみられない．血清中抗原特異的IgE検査が高値を示す場合にも該当するアレルゲンが蕁麻疹の原因とは限らない．むしろ，こうした検査は他の病型の鑑別目的での実施となる．扁桃炎，副鼻腔炎，歯根膿疱などの病巣感染が原因となっていることがあり，その対策にて膨疹形成が抑制されることがあるが，それはむしろ例外的である．

b 誘発される蕁麻疹

アレルギー性の蕁麻疹，食物依存性運動誘発アナフィラキシー，非アレルギー性の

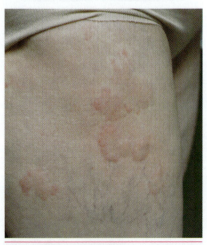

図1 大腿部にみられた膨疹

表1 刺激誘発型蕁麻疹の検査

病型	検査	手技	判定
アレルギー性蕁麻疹	プリックテスト	抗原液を皮膚に垂らしてランセッタで刺す	ヒスタミンによる膨疹の1/2以上の膨疹で陽性
食物依存性運動誘発アナフィラキシー	抗原特異的IgE検査	血液検査	0.7 kUa/L以上が陽性
接触蕁麻疹	誘発試験	原因物質の曝露	膨疹が再現されれば陽性
アスピリン蕁麻疹	アスピリン負荷試験	アスピリン末(50～500 mg)を経口摂取	膨疹や血管浮腫が誘発されれば陽性
機械性蕁麻疹	皮膚描記法	ペン軸などによる軽微な機械的刺激	5分後に膨疹が形成されれば陽性
温熱蕁麻疹	温熱負荷試験	38～50℃の温水入り試験管を5分以内皮膚に接触	15分以内に膨疹が誘発されれば陽性
寒冷蕁麻疹	ice cube test	氷塊をナイロンにくるんで5分間前腕に圧抵	5～15分後に膨疹が誘発されれば陽性
	全身冷却試験	低温室などで全身の冷却	膨疹が誘発されれば陽性
	クリオグロブリン	血清を4℃で保存	24～72時間で沈殿が形成され、加温で消失すれば陽性
日光蕁麻疹	光照射試験	プロジェクターランプを穴をあけた暗幕を通して照射, 長波長紫外線・中波長紫外線を最小紅斑量を測定する要領で照射	照射部位に膨疹が誘発されれば陽性
水蕁麻疹	水接触試験	37℃の水に接触	数分後に接触部位に小型膨疹が誘発されれば陽性
遅延性圧蕁麻疹	圧迫試験	背部に, 直径1.5 cmの棒に2.5～4.5 kg/1.5 cm径の加重をかけ15～20分間負荷	30分～6時間後の膨疹あるいは浮腫が誘発されれば陽性
コリン性蕁麻疹	踏み台昇降運動	暖かい部屋で踏み台昇降運動を15分間実施	小型の膨疹が誘発されれば陽性

(森田栄伸:蕁麻疹. 診断と治療 2015;**103**:615)

蕁麻疹, アスピリン蕁麻疹, 物理性蕁麻疹, コリン性蕁麻疹, 接触蕁麻疹の7病型が含まれる. これらの病型の理解と診断には発疹の形態と随伴症状の有無チェック, 発症状況の詳細な問診が極めて重要である. **表1**[1)]に病型ごとの検査と判定をまとめた.

1) 即時型アレルギー機序による蕁麻疹

アレルギー性の蕁麻疹, 食物依存性運動誘発アナフィラキシー, 接触蕁麻疹が含まれる. 原因検索には, 皮膚テスト(プリックテスト)や誘発試験, 血清抗原特異的IgE検査, 好塩基球ヒスタミン遊離試験が利用できる. 原因アレルゲンを精製抗原として利用した特異的IgE検査では, 非特異的反応が除外され特異度が向上する.

2) その他の機序による蕁麻疹

非アレルギー性の蕁麻疹, アスピリン蕁麻疹, 物理性蕁麻疹, コリン性蕁麻疹が含まれる. アスピリン蕁麻疹は, 非ステロイド系抗炎症薬の服用で膨疹や血管性浮腫が誘発される. 確定診断にはアスピリン末を経口摂取して膨疹の再現をみるアスピリン負荷試験を行う. しかし, アスピリン溶液によるプリックテストは陰性である.

物理性蕁麻疹には, 機械性, 温熱, 寒冷, 日光, 水, 遅延性圧蕁麻疹の6病型が含まれる. 最も簡便に診断できる病型は機械性蕁麻疹である. ペン軸などで皮膚を擦過すると5分程度で線状の膨疹が誘発されるため, 蕁麻疹患者の診察に際しては真っ

先に実施すべきである.

コリン性蕁麻疹は,運動や入浴などの発汗に伴って誘発される.アトピー性皮膚炎に合併しやすい.踏み台昇降運動などで発汗を促すと小型の膨疹が多発することが特徴である.運動誘発される点で食物依存性運動誘発アナフィラキシーとの鑑別を要す.

3 鑑別診断

蕁麻疹との鑑別を要する疾患は,多形滲出性紅斑,虫刺症などである.多形滲出性紅斑は,膨疹に類似するが短時間での形状の変化はなく,数日から十数日にわたって持続する.虫刺症は単一の大きさの浮腫性紅斑が多発し,数日持続する.

4 治療の考え方と実際

特発性蕁麻疹では薬物による対症療法が主体となり,誘発型蕁麻疹では誘因や原因の除去が基本となる.薬物療法の第一選択は抗ヒスタミン薬で,鎮静作用の少ない製剤(ベポタスチン,レボセチリジン,フェキソフェナジン,オロパタジン,エピナスチン,ロラタジン)を選択する.これらは眠気や抗コリン作用に基づく口渇などの副作用が軽微で使用しやすい.特発性蕁麻疹に対する奏効率は50〜70%ほどで,一定の割合で無効例がみられる.効果不十分例では,他剤への変更や増量などの工夫をする.海外のガイドラインでは通常量の4倍までの増量が推奨されているが,国内では2倍までが保険適用範囲である.

抗ヒスタミン薬にて効果不十分例には,第二選択薬としてH_2拮抗薬*,抗ロイコトリエン薬*,ワクシニアウイルス接種家兎炎症皮膚抽出液,グリチルリチン製剤,ジアフェニルスルフォン*,抗不安薬*,トラネキサム酸,漢方薬などが位置づけられている(*保険適用外).

蕁麻疹の重症度が高く,抗ヒスタミン薬の効果が不十分で速やかな膨疹抑制が必要な場合には低用量のステロイドを服用させる.膨疹が抑制されれば,数週間〜数か月かけて減量,中止する.特にステロイドは効果があるからと漫然と投与すべきではない.

試行的治療としてシクロスポリン*やプレドニゾロン換算20 mg/日以上のステロイド投与が位置づけられているが,これらの治療は充分な臨床経験のある医師により実施されるべきである(*保険適用外).

文献

1) 森田栄伸:蕁麻疹.診断と治療 2015;**103**:615

島根大学医学部皮膚科　**森田栄伸**

2 血管性浮腫

1 疾患概要

　血管性浮腫とは，顔面，四肢，特に眼瞼，口唇に好発する皮膚，粘膜深部の一過性，限局性浮腫（図 1-a～c）[1,2]で，Quincke浮腫，血管浮腫ともよばれる．かつて血管神経性浮腫という病名が用いられたこともあったが，現在では使われていない．通常の表在性の蕁麻疹に伴って現れるものと血管性浮腫単独で現れるものがあるが，いずれも皮膚の一過性浮腫という点では蕁麻疹と同様であり，血管性浮腫は広義の蕁麻疹に含められる．しかし，通常の蕁麻疹に比べて浮腫の出現部位が深く，一度出現した浮腫は2～3日持続することが多い，また，痒みを伴わないことが多いなどの特徴がある．なお，血管性浮腫（angioedema）という名前のつく疾患に eosinophilic angioedema with eosinophilia（図 1-d）があるが，下肢に好発し，通常の血管性浮腫と異なり数日で消退することはなく，また特にわが国でみられるものは浮腫の出現が一度のみで，血管性浮腫とは区別される．血管性浮腫の病態としては，ヒスタミンをはじめとするマスト細胞由来のメディエーターに起因するものと，ブラジキニンに起因するものがあり，通常，後者では表在性の蕁麻疹は伴わない．

2 検査・診断

　血管性浮腫の診断は，主として浮腫を生じた部位の視診と病歴に基づく．同じ部位に1週間以上浮腫が持続している場合は，血管性浮腫とは異なる．特に局所の熱感，

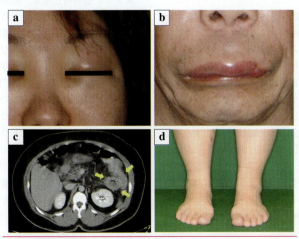

図1　血管性浮腫
a：眼瞼に生じた血管性浮腫，b：口唇に生じた血管性浮腫，c：遺伝性血管性浮腫で生じた十二指腸の浮腫のCT画像，d：eosinophilic angioedema on the foot.
(a，b：秀　道広：蕁麻疹，痒疹，皮膚瘙痒症．標準皮膚科．10版，医学書院，2013；217-220．c：Iwamoto K, et al：A large heterozygous deletion including the entire C1 inhibitor gene in a sporadic case of hereditary angio-oedema. Clin Exp Dermatol 2012；37：20-23)

発赤，硬結などを伴う場合は血管性浮腫とは考えがたい．血管性浮腫の多くは特発性であるが，他に I 型アレルギーによるもの，アスピリンをはじめとする NSAIDs によるもの，コリン性蕁麻疹に伴うものなどがある．ブラジキニン起因性の血管性浮腫を起こす病態としては，ブラジキニンの代謝を阻害するアンジオテンシン転換酵素（ACE）阻害薬によるもの，骨髄増殖性疾患による補体第 I 因子阻害薬（C1-inhibitor：C1-INH）の消耗，抗 C1-INH 自己抗体，または C1-INH 遺伝子の異常などによる C1-INH 機能不全によるものなどがある．C1-INH の機能不全については，血清 C1-INH 活性と補体の C4 値の低下によりスクリーニングが可能で，これらの値が低下している場合はさらに C1q 値（保険適用外）を測定し，低下していれば C1-INH の消耗によるものが示唆される．遺伝性血管性浮腫は，家族内に同症がある場合は診断の助けになるが孤発例も多く，また遺伝性疾患でありながら，初発症状は 10 代以降のことが多い．

3 鑑別診断

眼瞼に生じた浮腫では，細菌またはウイルス感染症，眼窩内悪性リンパ腫，口唇の浮腫では慢性肉芽腫症を除外する．いずれの場合も，血管性浮腫のような症状の消長はない．四肢の浮腫では，前述した angioedema with eosinophilia を鑑別する．遺伝性血管性浮腫が四肢，腸管に生じた場合は，蜂窩織炎，イレウスなどと誤診されて皮膚，腹壁が切開される例もあるので，注意が必要である．

4 治療の考え方と実際

特異的な抗原への曝露や急激な体温上昇などの，浮腫を生じさせる直接的な誘因がある場合，また ACE 阻害薬や C1-INH を消耗する基礎疾患がある場合は，それらを除去，回避することが大切である．NSAIDs で誘発または増悪する例のなかには，NSAIDs を含む貼付剤により誘発・増悪する例もあるので注意が必要である．明らかな直接的誘因あるいは明確な原因がない場合，あるいはそれらの回避が困難な場合は薬物治療を行う．使用する薬剤は，マスト細胞由来のメディエーターに起因するものでは表在型の蕁麻疹に準ずる．ただし，表在型の蕁麻疹と異なり，血管性浮腫では特発性のものも毎日出没するわけではないので，毎日予防的に内服するか，それとも症状が現れたときにのみ頓用するかは，浮腫の程度と出現頻度により決定する．また，わが国の蕁麻疹診療ガイドラインで補助的治療薬に位置づけられているトラネキサム酸は，通常の蕁麻疹に対するエビデンスはないか，むしろ否定的なエビデンスの報告があるのに対し，血管性浮腫については効果を支持するエビデンスがある．具体的には，鎮静性の低い第二世代抗ヒスタミン薬の内服が基本で，効果不十分であれば抗ヒスタミン薬の適宜増量，追加を行い，効果不十分な場合に抗ロイコトリエン薬を併用する．さらに激しい症状が現れたときには，プレドニゾロンを併用するなどの手順を踏んで，個々の患者に最適な内容を決定する．一方，ACE 阻害薬内服や C1-INH の欠損によるブラジキニン起因性の血管性浮腫では，抗ヒスタミン薬，ステロイドはいずれも無効とされ，後者ではトラネキサム酸の点滴，または C1-INH 製剤の静注（保険適用は遺伝性血管性浮腫の急性発作のみ）が行われる．症状を繰り返す遺伝性血管性浮腫の予防治療としては，わが国ではトラネキサム酸内服，ダナゾール（200 mg/ 日まで）内服が行われることもあるが，海外ではこれらの薬剤よりも C1-INH の補充が推奨されている[3]．

5 予後

気道に浮腫を生じた場合は，窒息による死亡の可能性がある．特に遺伝性血管性浮腫および ACE 阻害薬内服中に生じた血管性浮腫については，そのリスクが高いので，十分な注意が必要である．特発性の血管性浮腫については，概ね特発性の蕁麻疹と同様の自然経過で治癒に至ると考えられるが，血管性浮腫を合併した慢性蕁麻疹では，合併していない場合に比べて病悩期間が長いという報告がある．

文献

1) 秀 道広：蕁麻疹，痒疹，皮膚瘙痒症．標準皮膚科．10 版．医学書院，2013；217-220
2) Iwamoto K, et al.：A large heterozygous deletion including the entire C1 inhibitor gene in a sporadic case of hereditary angio-oedema. Clin Exp Dermatol 2012；37：20-23
3) Craig T, et al.：WAO guideline for the management of hereditary angioedema〔秀 道広，他（翻訳），遺伝性血管性浮腫診療のための WAO ガイドライン〕．アレルギー 2015；64：1215-1241

広島大学医学部皮膚科 秀 道広

✓ 蕁麻疹の検査

蕁麻疹の治療のためには，適切な病型診断が必要である．特発性の蕁麻疹では，問診から基礎疾患の存在が疑われる場合は，それを確認するための検査を行う．この病型では，あてもなく抗原特異的 IgE を調べても診療に役立つことはほとんどない．一方，一部の慢性蕁麻疹患者では自己血清皮内テストが陽性を示し，重症度が高く，治癒までの期間が長い傾向にある．

物理性蕁麻疹は，負荷試験で病型を確定する．機械性蕁麻疹では，鈍的な棒で皮膚を擦過すると線状の膨疹が誘発される（皮膚描記法）．寒冷蕁麻疹では氷の塊を皮膚に一定時間押し当て（ice cube test），温熱蕁麻疹では温水に一定時間手を浸す（温熱負荷試験）．遅延性圧蕁麻疹では，一定時間おもりを押し当てると，数時間後に膨疹が誘発される（圧負荷試験）．日光蕁麻疹では，可視光線照射を行う（光線照射試験）．

アレルギー性の蕁麻疹では，問診より疑われる抗原に対して血液検査（CAP-RAST），皮膚テスト（プリックテスト，皮内テスト）を行い，負荷試験で診断を確定する．食物依存性運動誘発アナフィラキシーは，被疑食物の摂取と運動負荷試験を組み合わせて診断する．コリン性蕁麻疹では，アセチルコリン皮内テストにより衛星膨疹が誘発されれば，診断の助けになる．蕁麻疹に合併しない血管性浮腫では，遺伝性血管性浮腫の可能性も視野に補体（C3，C4），C1-インヒビターを測定する．皮疹の持続時間や色素沈着の有無などから蕁麻疹様血管炎が疑われる症例は，生検により組織学的に血管炎を確認する．

このように，蕁麻疹ではまず問診に基づいて病型を診断し，病型の特性を踏まえて必要があれば検査を行うことが大切である．

（広島大学医学部皮膚科 森桶 聡）

C 蕁麻疹・痒疹・瘙痒症

3 痒疹

1 疾患概要

痒疹は，痒疹丘疹からなる反応性皮膚疾患である．痒疹丘疹とは痒みの強い丘疹で孤立性に存在し，原則として集簇しても融合しない．また搔破によって頂点にびらんをみることはあっても，湿疹丘疹のように変化しない．

痒疹反応は，真皮血管周囲の滲出性の変化に続いてみられるリンパ球や好酸球の浸潤からなる．慢性に経過すると，表皮肥厚を呈する．日本皮膚科学会の診療ガイドライン[1]は痒疹を急性・亜急性・慢性に分けており，慢性痒疹として結節性痒疹と多形慢性痒疹をあげている．

a 結節性痒疹

ドーム状または角化性疣状の硬い結節を形成する痒疹である．暗褐色ないし黒褐色で直径が1cm以上になるものもある．孤立性に存在し，融合することはない．四肢伸側に好発するが，体幹主体にみられることもある．

b 多形慢性痒疹

高齢者の腰部，側腹部に好発．常色から紅色ないし淡褐色の充実性丘疹からなる．搔破すると，周囲に膨疹や蕁麻疹様紅斑を生じる．丘疹は集簇する傾向があり，痒疹としては例外的に融合して苔癬化を生じる．混乱しやすいが，本病名の由来となったprurigo chronica multiformis Lutz 1957とは必ずしも同一でない．また慢性痒疹に分類されているが，個々の丘疹は亜急性病変に相当する．

2 検査・診断

おもに臨床所見から診断可能であるが，生検による病理所見も参考にできる．難治なもの，広範囲のもの，痒みが極めて強く治療抵抗性のものでは，腎障害，肝・胆道系疾患，血液疾患，内分泌異常，悪性腫瘍の有無をスクリーニングしておく．また，潜在する感染症，金属アレルギー，薬剤の関与などについても検討する．

3 鑑別診断

a 虫刺症

虫刺症にみる反応の多くは急性痒疹反応に相当する．したがって，丘疹の分布，発症経緯，生活環境の詳細な聴取などから特定の虫刺による可能性はないか検討する．

b 疥癬

痒疹患者をみたときは疥癬の可能性を否定しておく．特に多数の小丘疹とやや大きい結節が混在し，陰囊や陰茎にも結節がみられる例は要注意．指間，手関節屈側，手掌の疥癬トンネルの有無を観察してKOH法にてヒゼンダニ虫体，虫卵の検出を試みる．

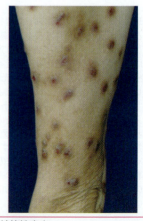

図1 結節性痒疹

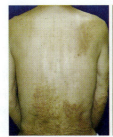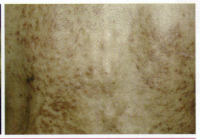

図2　多形慢性痒疹

c　類天疱瘡

多形慢性痒疹と思われても，蕁麻疹様紅斑が目立つときには類天疱瘡，特に水疱形成が明瞭になる前の類天疱瘡である可能性を考慮する．また結節性痒疹と思われても，後に紅斑，水疱がみられて結節性類天疱瘡と診断されることもある．血中BP180，BP230抗体や蛍光抗体直接法，間接法などでスクリーニングする．

d　reactive perforating collagenosis

糖尿病や腎不全患者によくみられる．中央に角栓を入れて陥凹する丘疹が体幹に多発．組織では膠原線維が表皮を穿孔して排出される像がみられる．結節性痒疹との鑑別は時に難しい．痒疹結節を掻破することで二次的に本症が誘発されてしまう可能性も否定できない．

4　治療の考え方と実際

基礎疾患ないし原因が推定される場合には，まずその治療や誘因の除去を行う．しかし，透析患者のように疾患の根本的治療が難しいこともあり，また原因を特定できないことも非常に多い．

スキンケアや皮膚刺激からの回避を前提として治療に入る．痒疹丘疹や同時によくみられる蕁麻疹様の紅斑に対しては，ステロイド薬を外用する．ステロイド外用でも痒疹結節が縮小せず持続するときには，活性化ビタミンD_3軟膏の外用が有効なことがある．ただし，ステロイド外用から急に切り替えず，段階を経て移行したほうがよい．

痒みへの対応としては，抗ヒスタミン薬を内服する．非鎮静性に分類される抗ヒスタミン薬を基本とする．症状をみて，倍量内服や2剤併用を試みる．しかし，痒疹にみられる痒みを十分にコントロールできないことも多い．

ナローバンドUVBを用いた紫外線療法も有用である．ロキシスロマイシンやクラリスロマイシン（場合によってミノサイクリン）の内服有効例もある．

文献
1) 佐藤貴浩，他：日本皮膚科学会ガイドライン　慢性痒疹診療ガイドライン．日皮会誌 2012：**122**：1-16

防衛医科大学校皮膚科　**佐藤貴浩**

C 蕁麻疹・痒疹・瘙痒症

4 皮膚瘙痒症

1 疾患の概要

a 皮膚瘙痒症とは

皮膚瘙痒症とは，痒みを起こすような皮膚病変が認められないのに，痒みを生じる疾患をいう．ただし，搔破により二次的に生じた搔破痕や色素沈着を認めることがある．ほぼ全身に痒みを生じる汎発性皮膚瘙痒症と，限局した部位に痒みを生じる限局性皮膚瘙痒症に分類される．

限局性の場合は外陰部(男性では陰囊)や肛囲に生じることが多く，それぞれ外陰部皮膚瘙痒症，肛囲瘙痒症とよばれる．外陰部皮膚瘙痒症は男性では前立腺肥大症や尿道狭窄が，女性では卵巣機能低下や白帯下，ストレスなどが原因となることが多い．肛囲瘙痒症は便秘，下痢，痔核，蟯虫，便に含まれる化学物質，シャワー式トイレによる過剰洗浄などが原因となる．

汎発性皮膚瘙痒症は高齢者に多くみられ，内服している薬剤(表1)や内臓異常(表2)，皮膚の乾燥が原因となることが多い．最も多いのが，湿度の低下する秋〜冬に認められる皮膚の乾燥(ドライスキン)に由来する痒みである．

b 皮膚瘙痒症の原因

1) 痒みを誘発する薬剤

高齢者では多くの薬剤を内服していることが多い．痒みを誘発する頻度の高い薬剤を表1に示す．瘙痒症の患者を診る際はこれらの薬剤を服用していないかをチェックし，疑われる場合には内服を中止するか他剤に変更してみる．

2) 痒みを誘発する内臓異常

いかなる治療にも抵抗する痒み(難治性痒み)の場合には，内臓異常(表2)が原因のことがあるので，徹底的な検索が必要である．特に腎疾患(尿毒症，透析導入患者)，肝疾患(胆汁うっ滞性黄疸や肝硬変)に伴うことが多く，最近では paraneoplastic itch として内臓悪性腫瘍に伴う痒みが注目されている．その他，HIV感染症の場合にも難治性の痒みを生じる．

3) ドライスキンを呈する疾患と痒み

ドライスキンを示す疾患は，抗ヒスタミン薬が奏効しない痒みを呈する．乾皮症，胆汁うっ滞性黄疸，肝硬変，糖尿病性腎症，腎不全，透析，甲状腺機能低下症，鉄欠乏性貧血，HIV感染症などの患者の皮膚は乾燥してドライスキンを呈しており，抗ヒスタミン薬抵抗性の難治性痒みを示す．

①ドライスキンとは

ドライスキンとは，3大保湿因子〔皮脂膜，角質細胞間脂質，天然保湿因子(natural moisturizing factor：NMF)〕の減少により，角層の水分保持機能が低下し，角層水分量が減少した潤いのない肌をいう．皮脂膜は皮脂腺で合成された皮脂(トリグリセリド，スクワレン，コレステロールなど)と汗腺から分泌される水分が皮膚表面で混じり合ってできたクリームの膜で，皮膚からの水分蒸発を防ぎ外部からの異物の侵入を防いでいる．角質細胞間脂質はセラミド，コレステロール，遊離脂肪酸からなり，特にセラミドは水との結合力が強く，角層の水分保持機能を担っている．プロフィラグリンが分解されて生じたフィラグリンはさらにアミノ酸まで分解され，NMFとして機能する．ドライスキンではこれら保湿因子が減少するために皮膚を保護するバリア機能が失われ，皮膚からの水分蒸散が亢進し，皮膚の乾燥が生じる．また外部からの異物の侵入を受け，容易に外部から刺激を受けることになる．

表1 痒みを誘発する薬剤

種　類	薬　剤　名
オピオイド	モルヒネ，コデイン，コカイン
中枢神経系作動薬	ベンゾジアゼピン系，カルバマゼピン，イミプラミン，バルビタール系
抗マラリア薬	クロロキン
消炎鎮痛薬	フェノプロフェン，アスピリン，NSAID，金製剤
化学療法薬	ブレオマイシン
心血管系作動薬	カプトプリル，エナラプリル，クロニジン，ドブタミン，キニジン，ジギタリス製剤
利尿薬	フロセミド，ヒドロクロロチアジド
抗菌薬	β-ラクタム系抗菌薬，リファンピシン，ポリミキシンB
ホルモン剤	プロゲステロン，エストロゲン，経口避妊薬，デキサメタゾン
その他	エトレチナート，ヒドロキシエチルスターチ

（松尾，1986）

表2 汎発性皮膚瘙痒症をきたす疾患

種　類	疾　患　名
腎疾患	慢性腎不全，尿毒症，維持透析
肝疾患	胆汁うっ滞性肝硬変，肝硬変，慢性肝炎
内分泌・代謝疾患	甲状腺機能異常症，妊娠，痛風，副甲状腺機能異常症，糖尿病
血液疾患	真性赤血球増多症，鉄欠乏性貧血，悪性リンパ腫，ヘモクロマトーシス，慢性白血病
悪性腫瘍	内臓悪性腫瘍（膵がん，胆嚢がん，胃がんなど）
神経疾患	多発性硬化症，脳血管障害，脳腫瘍，進行麻痺
精神障害・心因性	寄生虫妄想，神経症
老人性	乾皮症
薬剤	

（江畑，2002）

②ドライスキンと痒み

末梢性の痒みは，感覚神経のC線維がヒスタミンなどのサイトカイン，外部刺激などにより活性化されることで生じる．正常皮膚ではC線維は表皮真皮境界部に終焉しているが，ドライスキンでは表皮内に侵入して角層直下まで伸展している．バリア機能が低下しているドライスキンでは，C線維が外部からの刺激に容易に反応して痒みが生じる．したがって，このメカニズムによる痒みの発生はヒスタミンを介していないので，抗ヒスタミン薬は奏効しない．ドライスキンに由来する痒みの多くは，保湿剤塗布により改善する．保湿剤の外用は表皮内に侵入・伸展した神経を退縮させる作用があることによる．神経線維の表皮内侵入は軸索ガイダンス分子〔神経伸長因子（nerve growth factor：NGF），神経反発因子（Semaphorin3A：Sema3A）により制御されている．ドライスキンではケラチノサイトにおけるNGFの発現がSema3Aより優位になっているために，神経線維の表皮内侵入が生じている．保湿剤の外用はNGFの発現を低下させることにより，神経伸長を抑制する．

維持透析患者，胆汁うっ滞性性肝硬変患

者はドライスキンを呈し激痒を示すが，保湿剤を外用しても痒みは抑制されない．これら腎疾患，肝疾患の痒み発生には，オピオイドの関与する中枢性痒み機序が発動している．中枢性痒みにはオピオイドペプチドのβ-エンドルフィン，ダイノルフィンとそのレセプターのμ-，κ-レセプターが関与している．β-エンドルフィンがμ-レセプターに結合すると痒みが誘発され，ダイノルフィンがκ-レセプターに結合すると痒みが抑制される．すなわちβ-エンドルフィン/μ-レセプター系(μ-オピオイド系)がダイノルフィン/κ-レセプター系(κ-オピオイド系)より優位であれば痒みが生じ，逆にκ-オピオイド系がμ-オピオイド系より優位であれば痒みが抑制される．腎疾患，肝疾患ではμ-オピオイド系がκ-オピオイド系より優位になっているために痒みが生じている．したがって，これらの疾患に対してκ-オピオイドに高い親和性を有する薬剤(ナルフラフィン塩酸塩；レミッチ®)を投与すると痒みが抑制される．

2 検査

想定される痒みの原因検索として，肝機能，貧血，甲状腺機能，糖尿病などの血液検査，必要であればHIVなどの検査を行う．難治性痒みで内臓腫瘍が疑われる場合には，腫瘍マーカー，内視鏡検査，CTなどの画像検査も必要となる．

3 治療の考え方と実際

内服している薬剤が痒みの原因として疑われる場合には，内服の中止ないし他剤への変更，臓器異常がある場合にはその治療が優先される．内臓異常の治療により痒みが改善されたという報告もある．皮膚瘙痒症の痒みは，一般的に抗ヒスタミン薬が奏効しない痒みである．ドライスキンを認める場合には，保湿剤の外用が重要である．保湿剤の外用により表皮内神経線維を退縮させ，皮膚の痒み閾値を高くして，皮膚の過敏性を改善させることが治療の第一歩となる．抗ヒスタミン薬は奏効しにくいが，抗ヒスタミン薬の種類によってはH_1レセプター拮抗作用のほかサブスタンスP遊離抑制作用などの薬理作用を有している薬剤があり，試みる価値はある．肝疾患，腎疾患の痒みにはナルフィラフィン塩酸塩が著効を示すが，保湿剤の外用と原疾患の治療を並行して進めることが大切である．

順天堂大学医学部附属浦安病院皮膚科　**木下綾子，須賀　康，髙森建二**

☑ エピペン®

　2011年9月、ハチ毒、食物、薬剤などによる重篤なアナフィラキシーに対して、アドレナリン自己注射液（エピペン®）が保険適用となった。アナフィラキシーとは、狭義にはアレルゲンの侵入によりIgE依存性のアレルギー反応が惹起され、マスト細胞からヒスタミンなどの化学伝達物質が遊離されることによって、複数の臓器に過敏反応が生じる病態である。アナフィラキシーに血圧低下や意識障害などを伴う場合を、アナフィラキシーショックという。わが国におけるアナフィラキシーショックの発生は年間5,000〜6,000名といわれており、毎年40〜70名の死亡者が報告されている。死亡を含む致死的アナフィラキシー発現症例において、アナフィラキシー発現から心停止までの時間はハチ毒で15分、食物で30分、薬物で5分とされており、迅速な対応が必要である。アドレナリンには心臓の冠血管拡張作用、末梢血管収縮作用、気管支拡張作用、マスト細胞からの化学伝達物質遊離抑制作用があり、アナフィラキシー症状の改善に即効性がある。医療機関外において症状が発症した場合のアドレナリン自己注射液として、体重15〜30 kg用のエピペン®注射液0.15 mg（0.3 mL）と、体重30 kg以上用のエピペン®注射液0.3 mg（0.3 mL）の処方が可能であり、大腿前外側への圧抵にて必要量が注入されるので、手技そのものは比較的簡便である。しかし、実際にはアナフィラキシーを発症した患者は周囲も含めてパニック状態となり、エピペン®を使用することなく救急車で搬送されたり、救急外来を直接受診したりすることが多い。アナフィラキシーは急速に進行するため、緊急時に正しく冷静にエピペン®を使用してもらうためには、われわれ医師が十分な指導を行い、患者および関係者が使用のタイミングや方法を日頃から習熟しておく必要がある。

　なお、エピペン®を処方するには、ファイザー株式会社が行っている講習を受けた登録医となる必要がある。詳細はファイザー株式会社のホームページに掲載されているので、参照されたい。

（島根大学医学部皮膚科　千貫祐子）

☑ 毛染めについての知識

　染毛剤には、永久染毛剤、半永久染毛剤、一時染毛剤のおもに3種類がある。

　一時染毛剤は、毛髪の一時的な染毛効果を期待する製品で、一般的には1回の洗髪で洗い流せるものをさす。ヘアマスカラ、ヘアファンデーション、ヘアカラースプレーなどとよばれ、染料として顔料やタール色素が用いられ、薬事法では化粧品に分類される。

　半永久染毛剤は、ある程度の洗髪には耐えうる製品であり、連続使用により染毛効果が徐々に向上し持続する。ヘアマニュキュアやカラートリートメント、酸性カラーなどとよばれる製品で、酸性染料や塩基性染料が使用され、化粧品に分類される。

　永久染毛剤は効果が持続し、通常の洗髪では退色しないものをさす。一般的にヘアカラー、ヘアダイ、白髪染めなどとよばれ、薬事法上医薬部外品に分類される。永久染毛剤のなかでは酸化染毛剤が最も広く使用されており、二剤型の製品が一般的である。第一剤に含まれるジアミン系染料が第二剤に配合された過酸化水素水（酸化剤）と反応し、酸化重合して不溶性色素になり、毛が染まる。

　酸化染毛剤は接触皮膚炎の代表的な原因物質であり、その使用者および理・美容師に発症しうる。その多くがアレルギー性接触皮膚炎で、原因物質は主としてパラフェニレンジアミン（PPD）、およびPPDと化学構造が類似するジアミン系染料やパラアミノフェノールであり、これらは互いに交叉反応を生じうる。植物性染毛剤の一種「ヘナ」は接触皮膚炎を生じにくいめ、近年わが国でも使用頻度が高くなっている。しかし、染色性を高めるために市販のヘナ染毛剤にはPPDが配合されていることもあり、これによるアレルギー性接触皮膚炎を生じたり、ヘナの成分であるlawsone（ローソン）自体に接触皮膚炎を生じる例も報告されており、注意が必要である。また、PPDなどの酸化染料による接触皮膚炎を繰り返していると、I型アレルギーによるアナフィラキシーショックを起こすことがあるので、酸化染料の接触皮膚炎患者にはこれらの回避を徹底するように指導することが大切である。

（横浜市立大学医学部皮膚科　猪又直子）

5 【アトラス】その他の蕁麻疹様皮疹・痒疹を呈する疾患

◆蕁麻疹様血管炎

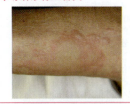

図1 環状の浮腫性紅斑，膨疹
左大腿部に認めた環状の浮腫性紅斑，膨疹。皮疹は強い痒痒を伴い，消退するまでに数日を要する。鱗屑はほとんど伴わない。

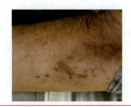

図2 浮腫性紅斑消失後の色素沈着
浮腫性紅斑は消退するまで数日を要し，色素沈着を伴って消退する。通常の蕁麻疹では，消退後に色素沈着を伴うことはまれである。自験例では関節リウマチを合併していた。

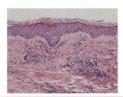

図3 蕁麻疹様血管炎の病理組織像
真皮浅層の血管周囲および間質に好中球を主体とした細胞浸潤を認め，核塵を散見する。真皮血管内皮細胞は腫大しており，赤血球の血管外漏出を認める。

◆クリオピリン関連周期熱症候群（cryopirin-associated periodic syndrome：CAPS）

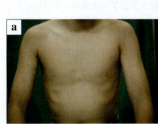

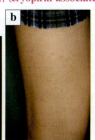

図4 CAPSで出現する蕁麻疹様の紅斑
前胸部，上腕の蕁麻疹様の紅斑(a)と大腿部の点状の紅斑(b)。出没消退を繰り返し，色素沈着を伴わない。通常，痒みを伴わず抗ヒスタミン薬は無効である。CAPSの1型である家族性寒冷蕁麻疹では，寒冷曝露数時間後に発熱などを伴って紅斑が出現する。

図5 CAPSの皮疹部の病理組織像
真皮の浮腫と血管周囲への好中球浸潤が認められる。

◆色素性蕁麻疹（肥満細胞症）

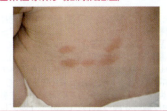

図6 色素性蕁麻疹（幼年型）の臨床像
幼児の背部に多発する紅褐色の紅斑。生後1週間後から直径1cmまでの紅斑が出現し，1歳頃までに徐々に皮疹が増加した。擦れる部位の紅斑は時に水疱を形成した。

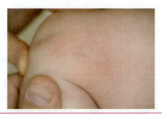

図7 色素性蕁麻疹におけるDarier徴候
皮疹部に機械的刺激を加えて膨疹が形成された像。

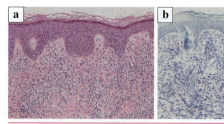

図8 色素性蕁麻疹の病理組織像
a：真皮乳頭層より中層までの間質に，細胞質に富んだ類円形の胞体を有する細胞が増殖している．
b：トルイジンブルー染色．真皮の増殖している細胞は，胞体内の顆粒に異染性（青色ではなく紫色に染色）を認める．

◆ AIDS に伴う瘙痒性丘疹

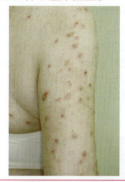

図9 瘙痒性丘疹
ステロイド薬外用に抵抗性の四肢，体幹の直径1cmまでの一部に痂皮を付着した紅褐色の丘疹，結節を認めた．AIDS患者では，口腔内カンジダ症などの易感染性に伴う皮膚粘膜症状以外に，AIDS関連皮膚疾患として瘙痒性丘疹や好酸球性膿疱性毛包炎が認められることがあり，診断に役立つことがある．

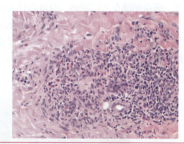

図10 瘙痒性丘疹部位の皮膚生検で認められた真皮内の好酸球浸潤

神戸大学大学院医学研究科内科系講座皮膚科学分野　**福永　淳**

1 多形滲出性紅斑

1 疾患概要

多形滲出性紅斑(erythema exsudativum multiforme)は四肢伸側に小紅斑で初発し,遠心性に拡大し,境界鮮明な類円形の浮腫性紅斑を多発性・左右対称性に生じる疾患である.ウイルス,マイコプラズマ,細菌,真菌などの感染症,薬剤,内臓悪性腫瘍などに対する免疫アレルギー反応によって生じる.典型的な標的状の紅斑(typical targets,図1-a)をおもに四肢伸側や手指足趾背,顔面頬部などに認め,全身症状が軽度であるものは erythema multiforme minor (EM minor)とよばれる.ウイルスなど感染症に伴うことが多く,特に単純ヘルペスウイルス感染に続発して生じるものは herpes-associated EM とよばれる.EM minor はしばしば再発を繰り返すが,一般に予後は良好で自然軽快する.一方,眼,口腔,陰部などの粘膜にも病変を認め,発熱などの全身症状も伴うものは erythema multiforme major (EM major),さらに重症なものは Stevens-Johnson 症候群(SJS)とよばれる(図2-a, b).EM major と SJS の異同については依然議論が残るが,次のような相違点がある.EM major では通常,粘膜病変や全身症状を伴うものの,個々の皮疹は EM minor と同様に typical targets であることが多く,これらが体幹よりも四肢に優位にみられる.一方,SJS では境界

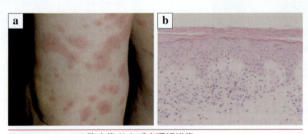

図1 EM minor の臨床像および病理組織像
a:境界明瞭な typical targets.
b:紅斑部組織(HE 染色,×200).

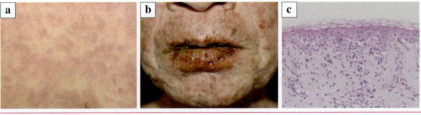

図2 SJS の臨床像および病理組織像
a:境界が不明瞭で隆起の少ない atypical targets.
b:口唇にびらんと痂皮を認める.
c:紅斑部組織(HE 染色,×200).

が不明瞭で隆起の少ない atypical targets と称される皮疹が体幹を中心に汎発性に分布する（図 2-a）．また，EM major の多くは HSV 感染症と関連して発症し，病変部では interferon-γ が検出されるが，成人の SJS の大半は薬剤が原因であり，病変部では interferon-γ ではなく，tumor necrosis factor-α が検出される．これら病変部所見の差は両者の病態が異なっていることを示唆するが，一方で EM major から SJS に移行したとの報告もあるため，粘膜病変や全身疹症状を伴う場合は慎重に経過をみる必要がある．なお，小児の SJS ではマイコプラズマ感染症を原因とすることが圧倒的に多く，薬剤性は少ない．

2 検査・診断

EM minor では typical targets とよばれる特徴的な皮疹が体幹，四肢の両側に対称性に存在するため，典型例では診断は比較的容易である．しかし，臨床的に atypical targets が体幹部優位にみられた場合や粘膜病変や全身症状を認めた場合は，EM major や SJS の可能性を考慮し，病理組織学的な検討を行う．

病理組織：EM minor ではおもに真皮浅〜中層の浮腫と血管周囲性のリンパ球，組織球浸潤を認める．真皮乳頭の浮腫が顕著となって表皮下水疱を形成することもあるが，基底層の液状変性や表皮細胞の個細胞壊死など表皮の組織学的変化は比較的目立たない（図 1-b）．一方，EM major では表皮基底層の液状変性，表皮細胞の個細胞壊死，リンパ球の表皮内浸潤など表皮における病変が特徴的である．また，より高度な全層性の表皮細胞壊死や真皮表皮間の裂隙形成，表皮剥離がみられる場合は SJS が示唆される（図 2-c）．

3 鑑別診断

臨床的に典型的な typical targets をとらなかった場合，蕁麻疹や蕁麻疹様血管炎，エリテマトーデス，水疱性類天疱瘡，Sweet 病，凍瘡などの疾患と鑑別を要する．蕁麻疹との鑑別は，時間経過に伴う皮疹の変化の観察が重要である．蕁麻疹様血管炎や Sweet 病は，病理組織学的検査により鑑別する．エリテマトーデスや水疱性類天疱瘡では，自己抗体の検出も診断上，重要である．

4 治療の考え方と実際

EM minor は，通常 2 週間程で自然軽快することが多い．対症療法として，ステロイド外用薬や抗ヒスタミン薬が用いられる．単純ヘルペスウイルス感染症を合併した場合はアシクロビルの内服も考慮されるが，一般に多形滲出性紅斑の発症後に投与しても効果はないといわれている．

EM major や SJS では，粘膜病変や発熱などの全身症状も生じるため，しばしば全身管理を必要とする．薬剤が原因である場合は速やかに投与を中止させ，副腎皮質ステロイド外用薬，抗ヒスタミン薬内服に加え，副腎皮質ステロイド薬の全身投与が行われる．通常 0.5〜1 mg/kg/ 日の投与で開始し，数週間かけて漸減していく．また重症例や急激に進展する症例では，ステロイドパルス療法を考慮する．ステロイドパルス療法は，メチルプレドニゾロン 500〜1,000 mg/ 日を 3 日間投与する．初回のパルス療法で効果が十分にみられない場合，または症状が一度軽快するも再燃する場合は，数日後にもう 1 クール施行するか，ヒト免疫グロブリン G（400 mg/kg/ 日）の 5 日間連日点滴静注などを行う．

富山大学大学院医学薬学研究部皮膚科学　牧野輝彦，清水忠道

D 紅斑症

2 環状紅斑

　環状紅斑は，さまざまな全身疾患に伴って出現する場合と，皮膚症状のみで全身症状とは関連のない場合の大きく2通りに分類される．特に前者は皮膚症状から全身疾患の存在を見出す必要があるため，われわれ皮膚科医の果たす役割は大きい．

1 全身症状を伴う環状紅斑

a 膠原病に伴う環状紅斑

1) 亜急性皮膚エリテマトーデス（subacute cutaneous lupus erythematosus：SCLE）

　体幹部に多発する小型の環状紅斑で，連圏状を呈することが特徴である．後述するSjögren症候群に伴う環状紅斑よりも環の幅は狭い．海外では軽症の全身性エリテマトーデス（systemic lupus erythematosus：SLE）によくみられる皮膚症状であるが，わが国ではSLEやSjögren症候群に伴って生じる例が多く，疾患名ではなく皮疹型（SCLE型皮疹）として呼称することが提唱されている．また，薬剤誘発性に皮疹を生じる例があるので，注意が必要である．通常，発熱などの全身症状は乏しい．

2) Sjögren症候群（図1）

　ドライアイや口渇を主症状とする疾患であるが，環状紅斑が本症と診断する端緒となることも多い．環状紅斑を呈するSjögren症候群では約半数に発熱を伴っており，環状紅斑初発出現時は乾燥症状が明らかでない症例も多いので，注意を要する．本症に伴う環状紅斑はSCLEの環状紅斑とは異なり，環の幅の広い紅斑であることが特徴である．通常，皮疹数は単発から数個までで顔面に好発するが，体幹や上肢などにもみられることが多い．まれに木目状を呈することがあるが，通常，SCLEのように多発して連圏状を呈することはない．紅斑は数か月〜半年の経過で遠心性に拡大して環状の形態をとりつつ，漸次消失する．以前にわれわれが行った検討では，当初は乾燥症状がみられなかった症例においても，環状紅斑出現後，平均4年弱の経過で乾燥症状が出現することが明らかとなっている．

3) 新生児エリテマトーデス

　生後1か月頃から顔面や体幹に環状紅斑が多発し，生後6か月頃に消退する例が多い．母親からの移行抗体（抗SS-A抗体）が原因である．母親はSjögren症候群であることが多く，患児に出現した皮膚症状から母親に無症候性Sjögren症候群が見出されることもある．環状紅斑はSjögren症候群と同様に環の幅が広い大型の紅斑を呈する例もあれば，SCLE的な小型の紅斑を呈する例もある．房室伝導ブロックと肝障害に注意が必要である．

b 内臓悪性腫瘍に伴う環状紅斑

1) 壊死性遊走性紅斑（図2）

　膵臓のグルカゴン産生腫瘍に伴って生じる場合と，低栄養などに伴ってみられる場合の2通りがある．いずれも低アミノ酸血

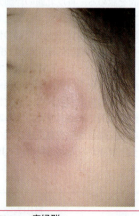

図1　Sjögren症候群

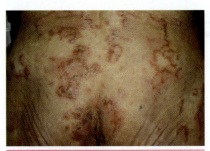

図2 壊死性遊走性紅斑

症が皮疹発症に関与すると推測されている．皮疹は暗赤色調の紅斑で，強い痒みを伴うことが多い．丘疹性の紅斑で初発し，拡大とともに環状，弓状を呈し，小水疱やびらん，痂皮を伴って色素沈着を残して改善する．組織学的には表皮（特に上層）の栄養障害性変化が特徴である．血中グルカゴン高値，低アミノ酸血症，そしてアミノ酸製剤投与で皮疹が改善すれば，本症と診断することが可能である．

2) 匍行性迂回状紅斑

木目様，もしくは波紋状を呈して遠心性に拡大する紅斑が体幹や四肢に多発し，強い痒みを伴う．紅斑の移動速度は速く，移動後は色素沈着を伴う．また，紅斑の内側に鱗屑縁を伴うことも特徴の一つである．内臓悪性腫瘍合併率は80〜90％と高率であり，そのなかでは肺癌合併例が多い．

c 感染症に伴う環状紅斑

1) リウマチ性環状紅斑

レンサ球菌感染症であるリウマチ熱に伴って生じる環状紅斑である．皮疹の出現頻度は5〜30％であり，瘙痒を伴わない小型の環状紅斑が体幹や四肢に数日の経過で出没しながら，数週間持続する．ペニシリン系抗菌薬使用により，全身症状とともに皮疹も改善する．

2) Lyme病に伴う慢性遊走性紅斑

Lyme病とは，マダニが媒介するスピロヘータ（*Borrelia burgdoferi*）感染症のことである．慢性遊走性紅斑はマダニ刺咬後，局所にスピロヘータ感染を合併することにより生じる．臨床的には，数日〜1か月の経過で刺咬部を中心として遠心性に拡大する環状の紅斑を認め，皮疹は長いものでは数か月持続する．痒みは通常ない．発疹は大きいものでは小児頭大の環状紅斑となる．成人では下肢，小児では頭部に多いと報告されているが，全身いずれの部位にも生じうる．発熱や関節痛をはじめとする全身症状を伴うことが多い．刺咬部の生検によるボレリアの同定が重要である．治療はテトラサイクリン系もしくはペニシリン系抗菌薬内服を行う．

2 全身症状を伴わない環状紅斑

a 遠心性環状紅斑（Darier）

小丘疹から始まり，漸次遠心性に拡大する環状，もしくは弧状を呈する紅斑が体幹もしくは四肢に多発する．紅斑は浸潤を強く認めるが，通常，鱗屑は伴わず，数週間の経過で色素沈着を残して改善する．痒みはない．Darierの遠心性環状紅斑を古典的な深在型と，鱗屑縁を伴って細胞浸潤の弱い浅在型の2種類に分類する方法もある．

b 遠心性丘疹性紅斑（渡辺）

強い痒みを伴う丘疹で初発し，漸次遠心性に拡大し，環状を呈する疾患である．壮年男女の体幹もしくは四肢近位部に好発し，他の環状紅斑と異なって周囲に丘疹を伴い，境界は不明瞭である．夏にみられることが多く，組織学的に汗管周囲性に単核球の細胞浸潤がみられることから，汗管との関連が考えられている．

c 血管神経性環状紅斑（土肥）

環状から地図状を呈する線状の紅斑であり，痒みなどの自覚症状はない．若年女性に多く，数日で出没するが，年余にわたり再発する．

聖路加国際病院皮膚科　新井　達

D 紅斑症

3 結節性紅斑

1 疾患概要

結節性紅斑は，下腿に浸潤を触れる有痛性紅斑が出現する脂肪織炎である．原因として感染，薬剤アレルギー，炎症性腸疾患，Behçet 病，サルコイドーシスなどがあげられるが，明らかな誘因を見出せない症例も多い．急激に発症し，紅斑は数週間以内に治癒するが，時に皮疹が数か月にわたって寛解・再発を繰り返す症例もある．下腿に脂肪織炎をきたす疾患は多岐にわたるので，臨床症状や検査所見などにより，他の疾患を鑑別することが必要である．

2 検査・診断

a 臨床像

発熱や全身倦怠感，関節痛とともに両下腿伸側を中心に鶏卵大程度までの浸潤を触れる，有痛性の紅斑が出現する(図 1-a)．疾患の活動性が高い場合には，大腿や上肢にも皮疹が出現することがある．皮疹は治癒後に色素沈着化するが，瘢痕や潰瘍を形成することはない．Behçet 病に伴う結節性紅斑は紅斑が比較的小さく，消退は早いが繰り返すことが多い．

b 病理組織

結節性紅斑の病理所見は，脂肪隔壁を主座とした septal panniculitis である(図 1-d)．初期では好中球の浸潤と浮腫，赤血球の漏出が認められる．発症から少し時間が経過した皮疹では，リンパ球が浸潤し線維化した脂肪隔壁の辺縁に組織球，多核巨細胞が肉芽腫を形成する．破壊された脂肪組織を貪食した泡沫細胞がみられることもある．経過中，血管周囲に炎症細胞が浸潤するが，壊死性血管炎が出現することはない．

c その他の検査

結節性紅斑は皮疹，臨床経過，病理組織所見で診断が確定されるが，原因検索が必要である．結節性紅斑は咽頭痛の後に出現することが多いが，咽頭から細菌培養を行い，溶連菌が検出されるかどうかを調べる．ASK，ASLO 抗体の測定も有用である．

また，原因疾患として頻度の高い Behçet 病やサルコイドーシスを念頭において検索を行う．胸部 X 線や心電図を施行し，サルコイドーシスによる病変の有無をチェックする．また，サルコイドーシスや Behçet 病はぶどう膜炎を引き起こすので，眼科へ対診し異常がないかを調べてもらう．問診で腹部症状があれば炎症性腸疾患合併の可能性があるので，消化器内科へ紹介する．

その他マイコプラズマ感染，*Yersinia* 感染に起因する結節性紅斑も報告があるので，これらの病原体の感染を示唆する所見があれば，抗体価の測定を試みる．結核も結節性紅斑の原因となるので，問診上，疑わしい所見があれば，結核病変の有無を検索する必要がある．

3 鑑別診断

a 臨床的鑑別

下腿に浸潤性紅斑を生じる疾患を鑑別する必要がある．蜂窩織炎は浸潤性紅斑として発症するが，片側性に出現し急激に拡大後，板状の紅斑局面となる．Sweet 病は下肢に結節性紅斑様の皮疹を生じることがあるが，顔面や頸部に浸潤性紅斑が認められる．しばしば結節性紅斑なのか Sweet 病なのか診断に迷う症例に遭遇する．

Bazin 硬結性紅斑はおもに結核を基盤として発症する血管炎である．紅斑は慢性に経過し，瘢痕や潰瘍を形成する(図 1-b)．

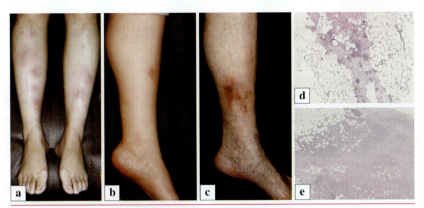

図1 脂肪織炎の臨床像および病理組織像
a：結節性紅斑，b：Bazin 硬結性紅斑，c：硬化性脂肪織炎，d：結節性紅斑の病理組織像．脂肪隔壁に炎症細胞が浸潤し，浮腫を伴う．e：Bazin 硬結性紅斑の病理組織像．小葉性脂肪織炎と乾酪壊死が認められる．

lupus profundus はエリテマトーデスに伴って発症する脂肪織炎で，半数にエリテマトーデスの皮疹を伴う．典型的なエリテマトーデスの皮疹がない場合には，免疫蛍光抗体法などが必要となる．

膵炎や膵癌によって膵酵素が血管内に逸脱した結果，脂肪織炎が発症することがあるが，病歴から容易に鑑別できる．硬化性脂肪織炎（うっ滞性脂肪織炎）は増悪時に浸潤性紅斑を生じるが，治癒後は色素沈着や脂肪織の線維化による浸潤を残す．下肢の静脈瘤や子宮頸癌の手術歴などが診断するうえで参考になる（図1-c）．

皮下脂肪織炎様T細胞リンパ腫は皮下脂肪織へ腫瘍細胞が浸潤する節外性リンパ腫で，病理学的な検索が鑑別に必須である．

b　病理学的鑑別

結節性紅斑では，病理組織学的に好中球の浸潤や中心部に裂隙を認める組織球の結節性の集簇像などを伴う septal panniculitis がみられる（図1-d）．Bazin 硬結性紅斑は lobular panniculitis であり，血管炎や類上皮細胞肉芽腫像が認められる（図1-e）．

lupus profundus も lobular panniculitis であり，真皮，表皮にエリテマトーデスの所見が半数程度に認められる．リンパ腫では核異型があるリンパ球が浸潤する．硬化性脂肪織炎は脂肪隔壁線維化，脂肪組織の膜嚢胞性変化，ヘモジデリンの沈着などが診断上，有用な所見である．

4　治療の考え方と実際

非ステロイド性抗炎症薬（NSAIDs）を投与し，炎症を沈静化させる．同時に安静とし，下肢挙上をするように患者へ指示する．NSAIDs と安静で改善しない場合には，ステロイドの全身投与を考慮する．投与量は 0.5 mg/kg 程度で改善することが多い．また咽頭炎など原因が明らかな場合には，原疾患の治療を行う．

5　予　後

数週間で自然寛解する疾患であるが，数か月経過しても治癒しない場合には，Bazin 硬結性紅斑など他の脂肪織炎の可能性を考え，診断を再度検討することが肝要である．

東京医科大学皮膚科　**原田和俊**

D 紅斑症

4 Sweet病・Behçet病

　Sweet病とBehçet病はいずれも臨床的には紅斑症に分類されるが，病因論的には，活性化した好中球が病因に深く関わる好中球性皮膚症の範疇に含まれる．好中球の主たる機能は細菌や真菌に対する生体防御であるが，好中球性皮膚症では好中球が無菌的に活性化し，組織に浸潤，集積し症状を惹起する．

Sweet病

1 疾患概要

　高熱，末梢血中好中球増多，組織学的に好中球の浸潤を伴う紅斑を三主徴とする．感冒や上気道感染等の前駆症状の数日後に，38℃を超える高熱とともに紅斑が出現する．紅斑は概ね1～3cmの浮腫性紅斑で小水疱や膿疱を伴うもの，中央部が陥凹し環状を呈するもの(図1)もある．特に下腿では，結節性紅斑の臨床像を示すことが多い．
　病因としては，レンサ球菌に対する過敏反応が考えられている．また，顆粒球コロニー刺激因子によって誘発される例もある．
　本症候群では，種々の疾患と合併する例が少なくない．特に急性骨髄性白血病や骨髄異形成症候群などの造血器の悪性疾患が約20～30％に合併する．

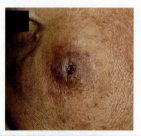

図1　Sweet病

2 検査・診断

　炎症を反映して著しい白血球増多，CRP高値，血沈亢進がみられる．レンサ球菌が関与する例では，ASOが高値を示すこともある．

3 治療の考え方と実際

　抗炎症と好中球の機能制御が治療の基本方針である．非ステロイド性抗炎症薬(NSAIDs)，ヨウ化カリウム，コルヒチン，ジアフェニルスルホン(DDS)を用いる．

4 鑑別診断

　症状から診断は困難ではないが，結節性紅斑，硬結性紅斑，持久性隆起性紅斑等，他の紅斑症との鑑別が必要である．特に結節性紅斑はサルコイドーシス，上気道感染症，薬疹など多くの病態でみられるので，原因を詳しく検索することが重要である．

Behçet病

1 疾患概要

　厚生労働省の診断基準によると，主症状は口腔粘膜の再発性アフタ性潰瘍，皮膚症状，虹彩毛様体炎，網膜ぶどう膜炎等の眼症状，外陰部潰瘍の4症状(図2)で，変形や硬直を伴わない関節炎，副睾丸炎，回盲部潰瘍で代表される消化器病変，血管病変，中等度以上の中枢神経病変が副症状とされる．皮膚症状としては結節性紅斑様皮疹，皮下の血栓性静脈炎，毛囊炎様皮疹，痤瘡様皮疹があげられる．
　本症はHLA-B51と強い相関があり，病因として遺伝的要因が考えられる．またレ

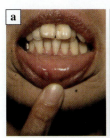 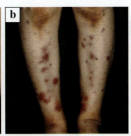 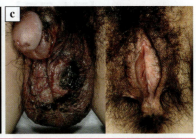

図2 Behçet 病
a：口腔内アフタ性潰瘍，b：下腿の結節性紅斑，c：外陰部潰瘍．

ンサ球菌などの環境因子の関与も指摘されている．

2 検査・診断

白血球数，好中球数の増加，CRP 高値，血沈の亢進，血清補体価の上昇がみられる．血清 IgD が増加する例がある．針反応は診断的価値が高い．

経過中に主症状のうち4項目が出現したものを完全型 Behçet 病，主症状のうち3項目，あるいは主症状のうち2項目と副症状のうち2項目が出現したもの，および経過中に定型的眼症状とその他の主症状のうち1項目，あるいは副症状のうち2項目が出現したものを不全型 Behçet 病と診断する．

3 治療の考え方と実際

Sweet 病と同様に，炎症と好中球機能のコントロールを図る．NSAIDs，コルヒチン，DDS，症状の強い症例には，経口副腎皮質ステロイド，アザチオプリン，メソトレキセート，シクロスポリン等の免疫抑制薬を用いる．生物学的製剤である抗TNF-α抗体製剤も有効である．

4 鑑別診断

Sweet 病と同様，症状から診断は困難ではないが，結節性紅斑，硬結性紅斑，持久性隆起性紅斑等，他の紅斑症との鑑別が必要である．

鹿児島大学医学部皮膚科　**金蔵拓郎**

D 紅斑症

5 【アトラス】その他の紅斑を呈する疾患

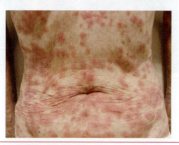

図1　多形紅斑型薬疹
リウマチ性多発筋痛症でセレコキシブを投与され，約2週後に全身に発疹が出現した．腹部に中央暗赤色調・虹彩状を呈する類円形紅斑が多発，一部では融合している．

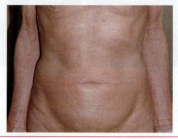

図2　紅皮症
全身皮膚の潮紅と落屑で受診した．胸部・腹部・前腕，写っているところすべて完膚なきまで赤く，びまん性の紅斑を呈している．

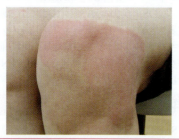

図3　接触皮膚炎
左膝に湿布薬を貼付した翌日に紅斑が出現した．矩形の湿布薬の二辺に一致した境界明瞭な紅斑を呈している．

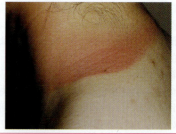

図4　日光皮膚炎
夏季，マラソンの係員として直時間日光を浴びた．露光部である頸部に境界明瞭な紅斑がある．

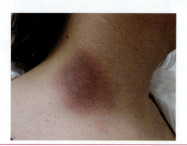

図5　固定薬疹
月経痛で鎮痛薬(アセトアミノフェン，アリルイソプロピルアセチル尿素を含む)を飲むたびに，頸部と下口唇に発疹が出現する．左頸部に，中央暗赤色調，鶏卵大，類円形の紅斑が単発性に存在している．

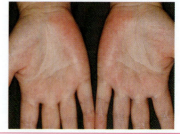

図6　手掌紅斑
両手掌に対側性に，小指球を中心とした紅斑を認める．肝機能障害あり．

第 3 章　おもな皮膚疾患

D 紅斑症

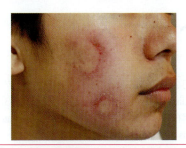

図7　Sjögren 症候群
発熱，リンパ節腫脹，顔面の発疹で受診した．右頬に，中心治癒傾向を示す環状の紅斑が2つ存在する．鱗屑や痂皮も伴っている．

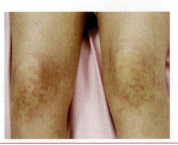

図8　成人 Still 病
発熱と関節痛にて入院した．左膝蓋に小型の淡い紅斑が散在・集簇している．右膝蓋，大腿内側では，紅斑は融合し局面を形成している．

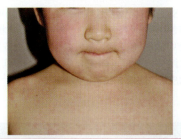

図9　伝染性紅斑
顔面，体幹，四肢の発疹で受診した．両頬に鮮紅色の紅斑局面が存在する．前胸部にも淡紅色の紅斑が散在している．

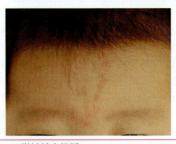

図10　単純性血管腫
生下時より，前額正中部から眉間にかけて，淡紅色斑（炎症のない本症では「紅斑」と表現しないことも多い）が存在している．正中部母斑，あるいはサーモンパッチともいう．

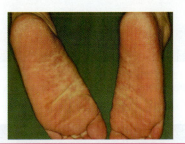

図11　symmetrical lividities of the sole of the feet
掌蹠に対側性の紅斑があり，受診した．両足底の土踏まずから内側縁にかけて，豌豆大までの軽度隆起した暗赤色調紅斑が多数散在ないし敷石状に集簇し，一部では融合している．

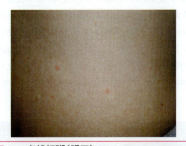

図12　点状紅斑（樋口）
腹部に，白暈を伴う数 mm 大の紅斑が散在性に生じている．

東京医科大学皮膚科学分野　梅林芳弘

E 膠原病と類症

1 エリテマトーデス

1 疾患概要

エリテマトーデスは lupus erythematosus（LE）のことを示す用語で，英語圏では lupus とよぶ．LE とは本来は狼に咬まれた傷を連想させる紅斑を示すが，現在では全身性エリテマトーデス（systemic lupus erythematosus：SLE）から皮膚限局性エリテマトーデス（chronic cutaneous lupus erythematosus：CCLE）に至る広いスペクトラムの疾患群を示す．エリテマトーデスには特異的皮膚病変（lupus-specific skin lesions）と非特異的皮膚病変（non-specific skin lesions）があり，前者を皮膚エリテマトーデス（cutaneous lupus erythematosus：CLE）とよぶ．CLE は急性皮膚エリテマトーデス（acute cutaneous lupus erythematosus：ACLE），亜急性皮膚エリテマトーデス（subacute cutaneous lupus erythematosus：SCLE），および CCLE の 3 つに分類される．ACLE には蝶形紅斑（butterfly rash，図 1）およびそれに対応する四肢体幹の紅斑，SCLE には環状紅斑（annular erythema）と丘疹落屑性ないし乾癬様皮疹（papulosquamous or psoriasiform eruption，図 2），CCLE には円板状エリテマトーデス（discoid lupus erythematosus：DLE，図 3），深在性エリテマトーデス（lupus erythematosus profundus：LEP），凍瘡状エリテマトーデス（chilblain lupus），lupus tumidus が含まれる．

2 検査・診断

SLE は自己免疫性機序により多臓器が障害される慢性炎症性疾患であり，皮膚症状，全身症状，内臓臓器障害をさまざまな程度に伴う．一方，CCLE は多くの場合，病変は皮膚に限局する．

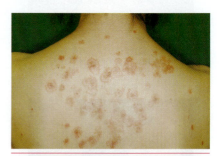

図 2 乾癬様皮疹
軽度浸潤を触れて鱗屑を伴う紅斑．SCLE の皮疹．

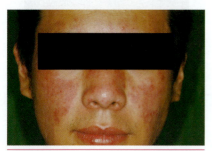

図 1 蝶形紅斑
境界明瞭で浸潤を触れる紅斑．ACLE の皮疹．

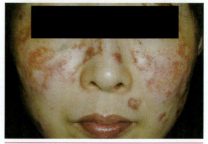

図 3 円板状紅斑
表皮の萎縮が強く色素沈着と色素脱失を伴う．CCLE の皮疹．

a 臨床検査所見

白血球減少，血小板減少，赤沈亢進，γ-グロブリン高値，補体低下，尿蛋白陽性などからSLEを疑い，抗核抗体陽性，抗DNA抗体陽性，抗Sm抗体陽性があれば，ほぼ確定診断に至る．CCLEでは血液検査に異常を認めないことが多い．

b 皮膚生検

共通する所見は表皮基底層の液状変性と基底膜の肥厚(interface dermatitis)，リンパ球，組織球の表皮直下，付属器周囲，血管周囲への浸潤である．DLEでは角質増殖と角栓形成，表皮の萎縮または肥厚，毛嚢や脂腺周囲へのリンパ球浸潤を認め，LEPでは皮下脂肪織を中心にリンパ球浸潤をみる．ACLEでは表皮の変化とリンパ球浸潤は乏しく，真皮のムチン沈着と血管障害が強い．蛍光抗体法によるlupus band testでは表皮基底膜部へのIgM，IgG，および補体の線状の沈着をSLEでは90%，DLEでは50〜60%にみる．

c 診断基準

1982年に米国リウマチ協会が作成した分類基準が広く用いられてきたが，2012年にSLICC(欧米の専門家グループ)による改定基準が発表された．旧基準では皮膚症状に関連する項目は顔面紅斑，円板状皮疹，光線過敏症，口腔潰瘍の4項目であったが，新分類基準では，ACLEまたはSCLE，CCLE，口腔鼻腔潰瘍，非瘢痕性脱毛の4項目に変更された．

3 鑑別診断

SLEを疑う場合，まず感染症を否定し，次いで皮膚筋炎や強皮症など他の膠原病を鑑別する．それには全身症状，皮膚症状，身体所見，検査所見を総合的に捉える必要がある．発熱，関節痛で受診した患者では，皮膚所見や口腔粘膜所見がSLEの診断の決め手になることが多い．CCLEと鑑別すべき疾患としては，DLEでは扁平苔癬，汗孔角化症，尋常性疣贅，Vidal苔癬，多形日光疹，皮膚結核，LEPでは各種脂肪織炎，蜂巣炎，乳癌などがあげられる．

4 治療の考え方と実際

SLEではステロイドの全身投与が基本であり，症状や重症度に応じて，パルス療法や免疫抑制薬の併用を検討する．CCLEではステロイド軟膏の外用が基本であるが，難治例や皮疹が広範囲の場合は，少量のステロイドやジアフェニルスルホンの内服も考える．DLEにはタクロリムス軟膏も有用であるが，保険適用外である．2015年7月に，SLEおよびCCLEの標準治療薬として世界で広く使用されているヒドロキシクロロキンが認可された．本剤の特徴は免疫を低下させずに効果を発揮することで，安全性は高い．

5 予後

SLEの5年生存率は95%と生命予後は劇的に改善し，患者の多くが通常の社会生活を送れる時代になった．それに伴い，皮膚科医による適切な遮光指導など，日常の生活指導が重要になってきた．また，顔面や手など露出部のCLEは患者のQOLを著しく低下させるため，適切なスキンケア指導や美容指導が望まれる．

聖路加国際病院皮膚科　衛藤　光

E 膠原病と類症

2 全身性強皮症

1 疾患概要

　全身性強皮症（systemic sclerosis：SSc）は，皮膚や内臓臓器の線維化と血管病変を主徴とする膠原病である．9割前後の症例には，強皮症と関連した自己抗体が血液中に検出される．男女比は1：9で中年女性に発症することが多いが，小児や高齢者の発症も認められる．その病態は不明であるが，発症しやすい遺伝的な背景に加えて，何らかの環境因子が加わって発症すると考えられており，いったん発症すると生涯にわたって症状が持続することが多い．

2 検査・診断

a 臨床像

　SScでは，ほとんどの症例に寒冷刺激で手指が蒼白→紫→赤色に変化するRaynaud現象（図1-a）が認められ，しかも初発症状である．また，Raynaud現象に加えて手指の腫脹や爪郭部の毛細血管異常（出血点や毛細血管ループの拡張，図1-b）がみられる場合は，その時点で皮膚硬化がはっきりしなくてもSScの初期の可能性がある．血管障害が進行すると，指尖部の陥凹性瘢痕（図1-c）や潰瘍・壊疽（図1-d）が生じうる．また，顔面や手などの末端に，毛細血管拡張がしばしば認められる．

　SScでは手指などの四肢末端から皮膚硬化が出現するため，ほとんどの症例で手指には皮膚硬化がみられる．そして，皮膚硬化が肘や膝よりも遠位にとどまるlimited cutaneous SSc（lcSSc，図2-a）と四肢の近位や体幹にも皮膚硬化が拡大するdiffuse cutaneous SSc（dcSSc，図2-b）に大きく分類することができる．このように分類すると一般にdcSScが重症だが，皮膚硬化が軽い（lcSSc）にもかかわらず，内臓病変が重症の症例も決してめずらしくない．内臓病変としては，日本人の場合，間質性肺炎が死因になることが多く，次いで肺動脈性肺高血圧症に注意が必要である．また，頻度の高い内臓病変に逆流性食道炎があり，頻度は低いが一刻を争うことがある腎クリーゼには注意が必要である．

b 病理組織

　臨床的に診断が容易な場合は，皮膚生検は必須ではない．

　真皮下層から脂肪組織にかけて膠原線維の膨化と増加が認められる．汗腺は膠原線

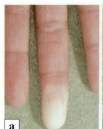 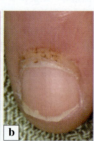 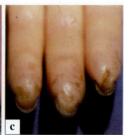 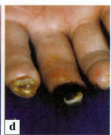

図1　全身性強皮症にみられる血管病変
a：Raynaud現象，b：爪郭部の出血点と毛細血管ループの拡張，c：指尖部の陥凹性瘢痕，d：指尖部の潰瘍・壊疽

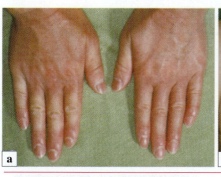
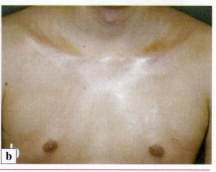

図2　全身性強皮症にみられる皮膚硬化
a：limited cutaneous systemic sclerosis (lcSSc) の四肢末端に限局した皮膚硬化．
b：diffuse cutaneous SSc (dcSSc) の体幹にも及ぶ皮膚硬化．

維に取り囲まれて萎縮する．

c　その他検査

診断に最も有用なのは，強皮症に関連した自己抗体を検出することである．抗セントロメア抗体陽性例のほとんどは生涯にわたって lcSSc で，ごく一部に肺動脈性肺高血圧症がみられるのみで，予後良好である．抗トポイソメラーゼI抗体陽性例の7割くらいは，発症早期(3年くらいの間)に lcSSc から dcSSc に進展する．間質性肺炎が高率で重症のことも多く，日本人では本抗体陽性例が最も予後が悪い．抗RNAポリメラーゼIII抗体陽性例は高齢発症が多く，ほとんどが発症早期に dcSSc に進行する．また，腎クリーゼや悪性腫瘍の合併率が高い．

3　鑑別診断

限局性強皮症や好酸球性筋膜炎では，両手の手指に皮膚硬化を認めず，Raynaud現象などの血管病変や SSc に関連した自己抗体は通常みられない．他に皮膚硬化をきたす疾患として，慢性移植片対宿主病，浮腫性硬化症，粘液水腫性苔癬，nephrogenic systemic fibrosis，Werner症候群，POEMS症候群などがあるが，病歴や他の症状，自己抗体の有無などから，鑑別は難しくない．

4　治療の考え方と実際

放置すると皮膚硬化のために手指の関節拘縮を残しうるような dcSSc の特に進行時期には，ステロイドの少量内服が有用である．プレドニゾロンで 20 mg/日くらいから開始し，皮膚硬化の悪化がみられないことを確認しながら 5 mg 程度まで漸減する．

Raynaud現象や指尖潰瘍には，ベラプロストナトリウムの内服やプロスタグランジンの点滴などがよく使用される．また 2015年8月より，エンドセリン受容体拮抗薬のボセンタンの内服が，SSc に伴う手指潰瘍の発症抑制に保険収載された．ホスホジエステラーゼ5阻害薬が Raynaud現象の改善や指尖潰瘍の治癒促進に有用であると報告されている．生活指導としては，禁煙はもちろんのこと，手足や体の保温が重要である．

福井大学医学部感覚運動医学講座皮膚科学　　長谷川　稔

E 膠原病と類症

3 限局性強皮症

1 疾患概要

限局性強皮症は，皮膚およびその下床に限局性の線維化を生じる原因不明の疾患である．その病因には自己免疫が関与していると考えられているが，詳細なメカニズムは不明である．線維化による皮膚硬化を特徴とするが，皮膚の下床に線維化が及ぶと関節・筋症状，あるいは脳病変や眼病変をきたすこともある．さらに，しばしば橋本病などの他の自己免疫疾患を合併するなど，皮膚以外の症状に留意することも本症の診療においては重要である．

皮疹の形態・分布から斑状強皮症(morphea)，線状強皮症(linear scleroderma)，汎発性斑状強皮症(generalized morphea)の3型への分類がよく知られている．さらに近年は，欧州小児リウマチ学会が提案したPadua Consensus classification の 5 病型，つまり circumscribed morphea, linear scleroderma, generalized morphea, pansclerotic morphea, mixed morpheaに分類することもある．(circumscribed) morphea は 1 個あるいは数個までの円形～楕円形，または不整形の境界明瞭な硬化局面をきたす(図 1-a)．初期には，周囲にライラックリングとよばれる紫紅色の紅暈を伴うことがある．

一方，linear sclerodermaは線状から帯状を呈し，特に頭部～顔面に生じるものを剣創状強皮症と称する(図 1-b)．generalized morpheaでは硬化局面が全身に多発する(図 1-c)．抗核抗体陽性や可溶性インターロイキン 2 受容体高値などの免疫学的異常の頻度が他の病型に比べて高い．その他，まれな亜型として水疱型・滴状型なども存在し，多彩な臨床像を取りうることを頭に入れておく必要がある．

注意すべき点として，限局性強皮症と全身性強皮症は病名が似ているため混乱しがちだが，異なる疾患である．特に限局性強皮症と限局皮膚硬化型全身性強皮症については，若手皮膚科医が混同しているのをよく目にする．また，genaralized morphea-like systemic sclerosis も限局性強皮症ではなく，全身性強皮症の一型である．一方，Atrophoderma of Pasini and Pierini は灰茶色調の陥凹を特徴とする皮膚病変であるが，(circumscribed) morpheaの一種と考えられている．また，Parry-Romberg 症候群(進行性片側性顔面萎縮症)は皮膚硬化を伴わず顔面の半分が進行性に萎縮する疾患であるが，これも一部は linear scleroderma によると考えられている．このように，類縁疾患が多いことも本症の診療を難しくしてい

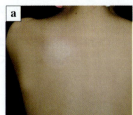 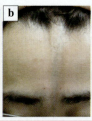 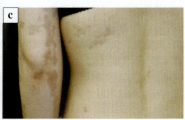

図1 限局性強皮症の臨床像
a：(circumscribed) morphea, b：linear scleorderma, c：generalized morphea.

る．

2 検査・診断

病理組織学的には，種々の程度の真皮あるいはその下床の線維化と，血管周囲性の稠密な単核球の浸潤がみられる．時に液状変性を呈することもある．

また，抗一本鎖 DNA 抗体価がしばしば陽性となり，疾患活動性と相関する．病変の深さを評価するための画像検査として，超音波検査や造影 MRI 検査が用いられる．また，剣創状強皮症による脳病変の評価には CT，MRI，脳波あるいは SPECT などが有用である．

3 鑑別診断

まず，限局性強皮症と全身性強皮症とは，前者が手指の皮膚硬化や肺・食道など内臓諸臓器の線維化病変，あるいは Raynaud 現象や爪郭部毛細血管異常などの血管病変を欠くことなどから鑑別できる．さらには血液検査での全身性強皮症特異的自己抗体の有無も重要である．

その他，限局性強皮症が上述のような多彩な臨床像を取りうることから，鑑別すべき皮膚疾患が多数存在し，たとえば深在性エリテマトーデス，脂肪萎縮症，結合織母斑，肥厚性瘢痕，菌状息肉症の鑑別には病理組織学的検査が必要であることが多い．一方，本症との異同が議論されることもある好酸球性筋膜炎（筋膜の炎症と線維化により，四肢の浮腫や関節拘縮・皮膚硬化をきたす）や硬化性萎縮性苔癬（外陰部などに硬化・萎縮局面を生じる）は同じ線維化を特徴とするため組織学的にも鑑別が困難な場合があるので，臨床像・病理組織像から総合的に判断する必要がある．

4 治療の考え方と実際

通常，内臓の線維化を伴わず皮膚症状が主体の疾患であるため，外用薬による局所療法が治療の基本である．副腎皮質ステロイド外用が中心となり，その他乾燥に対して保湿剤，難治例や皮膚萎縮が強い例ではタクロリムス軟膏を用いることもある．イミキモドやカルシポトリオール外用の有効性も報告されている．

一方，皮疹の活動性が強く，関節拘縮・機能障害・成長障害を伴う場合，あるいは顔面の変形や脱毛など整容面での問題が著しい場合には，全身療法を考慮する．わが国では通常，副腎皮質ステロイドの内服が第一選択である．その他の治療の選択肢として，ステロイド局所注射，ステロイドパルス療法，メソトレキサートなどの免疫抑制薬，光線療法，ビタミン D，ペニシラミン，クロロキン，トラニラストなども有効例が存在する．

加えて，関節の拘縮に対しては上記の治療とともに理学療法を検討する．また，特に剣創状強皮症など整容面に問題を生じるケースでは病勢が落ち着いていることを十分に確認後，病変部の切除を行うことがある．いずれにせよ，十分なエビデンスを有する治療に乏しいため，エビデンスの蓄積も今後の課題の一つである．

基本的に，限局性強皮症が全身性強皮症に移行することはない．また，前述のように限局性強皮症では通常，内臓の線維化はみられないため，生命予後は良好であるといえる．

熊本大学医学部皮膚科・形成再建科　**神人正寿**

E 膠原病と類症

4 皮膚筋炎

1 疾患概要

皮膚筋炎はおもに皮膚と筋肉に炎症を生じる自己免疫疾患で，膠原病に位置づけられる．合併症として，間質性肺炎と悪性腫瘍が知られている．明瞭な筋症状を有する症例に加え，明らかな筋症状を伴わない amyopathic dermatomyositis(ADM)と，自覚的な筋症状はないものの採血上の筋原性酵素上昇などを認める hypomyopathic dermatomyositis(HDM)のサブセットが存在し，両者をあわせて clinically amyopathic DM(CADM)とよぶ．皮膚筋炎はいくつかのサブグループに分類されるが，この分類に筋炎特異的自己抗体は有用である(表1)．たとえば，抗 Mi-2 抗体は典型的な皮疹と筋症状を有するが，間質性肺炎，悪性腫瘍を合併することは少なく，全体的な予後は良好である．抗 TIF1 抗体は小児皮膚筋炎と成人の悪性腫瘍合併例で多くみられ，ADM のこともある．抗 MDA5 抗体は急速進行型間質性肺炎を高率に合併し，予後不良で，CADM のことが多い．抗 ARS 抗体は抗 Jo-1 抗体をはじめ，8種類のサブセットが報告されている．90％以上で間質性肺炎を合併し，大部分は慢性型である．

皮膚筋炎は外来診療で遭遇する頻度は低いものの，皮疹が初発症状となることが多く，皮膚科を初診する症例は少なくない．皮膚症状から皮膚筋炎を疑うことが重要で，早期診断，早期治療に皮膚科医が果たす役割は大きい．

2 検査・診断

皮膚筋炎では多彩な皮疹がみられることに加え，筋炎特異的自己抗体の存在が知られている．個別の皮疹のみで皮膚筋炎と診断することは難しく，複数の皮疹を総合的に判断する．

a 臨床像

顔面ではヘリオトロープ疹(図1-a)に加え，蝶型紅斑に類似した顔面紅斑がみられることが多い．耳から耳前部も好発部位である．体幹では scratch dermatitis や時に水疱を形成する浮腫性紅斑(図1-b)，ポイキロデルマがみられる．手では関節背面の Gottron 徴候(丘疹)(図1-c)が特徴で，手掌にみられると逆 Gottron 徴候とよばれる．爪囲紅斑や爪上皮出血点(図1-d)の頻度も高い．肘頭，膝蓋も Gottron 徴候の好発部位である(図1-e)．手指あるいは肘頭などに皮膚潰瘍がみられることがあり(図1-f)，

表1 皮膚筋炎で検出される自己抗体と臨床的特徴

自己抗体	小児	成人	筋病変	間質性肺炎	悪性腫瘍
抗 Mi-2 抗体	少ない	あり	あり	なし	なし
抗 TIF1 抗体	あり	あり	なし〜あり	なし	あり
抗 MDA5 抗体	あり	あり	CADM	あり	なし
抗 NXP-2 抗体	あり	あり	あり	なし	あり
抗 SAE 抗体	少ない？	あり	CADM？	あり？	なし
抗 ARS 抗体	少ない	あり	なし〜あり	あり	なし

抗 ARS 抗体：抗 Jo-1 抗体，抗 EJ 抗体，抗 PL-7 抗体，抗 PL-12 抗体，抗 OJ 抗体，抗 KS 抗体，抗 Ha 抗体，抗 Zo 抗体の8つのサブセットあり．

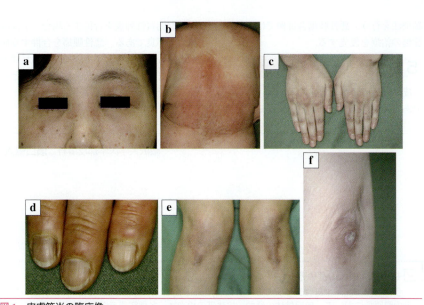

図1　皮膚筋炎の臨床像
a：上眼瞼のヘリオトロープ疹，b：体幹の浮腫性紅斑，c：手背のGottron徴候，d：膝蓋のGottron徴候，e：爪囲紅斑と爪上皮出血点，f：肘頭の皮膚潰瘍．

急速進行型間質性肺炎を合併する症例で頻度が高い．

b　その他検査

筋病変の評価には，血清CK値，アルドラーゼ値のほか，筋電図，MRI，徒手筋力テストが有用であり，筋生検も行われる．皮膚筋炎の患者を診察した場合には，悪性腫瘍の検索と間質性肺炎の評価が必要である．皮膚筋炎と診断された時点で悪性腫瘍を合併していなくても，少なくとも3年間は3〜6か月ごとの検査が望ましい．間質性肺炎は胸部X線，胸部CT，精密肺呼吸機能検査，動脈血中の酸素分圧，血清KL-6値，SP-D値などで評価する．抗MDA5抗体が陽性だった場合，ごく初期の間質性肺炎は胸部X線では検出できないため，胸部CTが必須である．抗MDA5抗体陽性例では，血清フェリチン値が病勢と相関する．

3　鑑別診断

皮膚症状からの鑑別疾患としては，接触皮膚炎，光線過敏症などがあげられる．全身性エリテマトーデスや全身性強皮症など他の膠原病を合併することがあり，他の膠原病による皮疹と鑑別を要することがある．抗ARS抗体症候群でみられるメカニクスハンドは手湿疹に類似する．

4　治療の考え方と実際

筋炎の重症度と合併症により異なる．筋炎に対してはステロイド内服により治療を開始し，抵抗性だった場合は大量γグロブリン療法を併用する．間質性肺炎に対してはステロイド内服に加え，シクロスポリンあるいはタクロリムスの併用を検討する．抗MDA5抗体陽性の間質性肺炎は急速進行型の経過をとることが多く，早期からエンドキサンパルス療法を含む強力な免疫抑

制療法を行う．悪性腫瘍合併例では，悪性腫瘍の治療を優先する．

5 予後

皮膚筋炎の予後を規定するのは，合併症である間質性肺炎と悪性腫瘍である．急速進行型間質性肺炎を合併する場合の予後は極めて不良である．悪性腫瘍を合併する症例の予後は進行度による．初期であれば予後は良好だが，すでに進行していることも多く，その場合の予後は不良である．

金沢大学医学部皮膚科　**濱口儒人**

☑ 抗核抗体検査の進め方

全身性強皮症，全身性エリテマトーデス（systemic lupus erythematosus：SLE），皮膚筋炎などの膠原病において，自己抗体の種類，抗体価の検索は，各種膠原病の診断に役立つのみではなく，疾患活動性の評価，予後の推測，治療方針にも非常に有力な手がかりとなる．

自己抗体には「抗核抗体」と「抗細胞質抗体」の2種類がある．「抗核抗体」には，全身性強皮症に特異的な抗トポイソメラーゼⅠ抗体や抗RNAポリメラーゼ抗体，SLEに特異的な抗Sm抗体，抗二本鎖DNA抗体などがあり，「抗細胞質抗体」には，皮膚筋炎にみられる抗アミノアシルtRNA合成酵素（ARS）抗体などがある．

検査項目にある，いわゆる「抗核抗体」の検査によって，全般的な「抗核抗体」の有無を蛍光抗体間接法によって検出できる．この検査では，濃度を希釈した患者血清とHep2細胞というヒト喉頭癌由来の上皮細胞を反応させ，核に反応する自己抗体の有無を蛍光色素で検出する．検査結果は，抗体価と蛍光パターンで記載される．「抗核抗体」の結果が「H 320倍」（当院での記載）の場合，「患者血清を320倍まで希釈しても蛍光がみられた（640倍希釈では見えない）」ということと，「均質型（Homogeneous）の蛍光パターンがみられた」ということを意味する．

蛍光抗体間接法による主要な核の蛍光パターンは，斑紋型（Speckled），均質型（Homogeneous），辺縁型（Peripheral），離散斑紋型（Discrete speckled），核小体型（Nucleolar）である．離散斑紋型を示すのは，限局皮膚硬化型の全身性強皮症に高頻度に出現する抗核抗体である抗セントロメア抗体のみであるため，離散斑紋型の染色がみられた場合は「centromere」と記載されている場合もある．核小体型の蛍光パターンを示す抗核抗体としては，抗U3 RNP抗体や抗Th/To抗体があるが，これらはいずれも全身性強皮症に特異性が高いことが知られている．その他では，抗トポイソメラーゼⅠ抗体は均質型あるいは斑紋型を示し，核小体型を伴う場合があること，抗二本鎖DNA抗体では辺縁型を示すことなど，各々の抗核抗体にみられやすい蛍光パターンがある．

臨床症状等から推定される特定の膠原病と特異性の高い自己抗体（抗核抗体）は，ELISA法や免疫沈降法で測定できる．抗体価が疾患活動性に合わせて変化する自己抗体は，病態の評価や治療効果判定に有用である．たとえば，SLEでは抗二本鎖DNA抗体の抗体価が疾患活動性と相関することが知られている．皮膚筋炎では，自己抗体の種類と臨床症状に強い相関がみられるため，治療方針の決定に重要である．われわれ皮膚科医は，膠原病の皮膚症状だけではなくこれらの自己抗体にも精通すれば，膠原病診療の中心的役割を担うことができる．

（群馬大学大学院医学系研究科皮膚科　**茂木精一郎**）

☑ 膠原病を疑う皮膚症状〜患者さんの手を取ろう〜

「膠原病」という名称には，結合組織を主座として全身の臓器に炎症が起こる症候群という意味がある．いわゆる膠原病には，自己免疫疾患としての機序がはっきりしている疾患もしていない疾患もある一方，互いにオーバーラップすることもあるためにやはり一連の疾患群であろうと考えられ，いまだ病態が完全に解明されていないこの疾患群の概念を表すには，どうしても「膠原病」というくくりが便利である．

それぞれの膠原病に特異的な皮膚症状があり，それぞれの診断基準の大きな一角を占めている．それらの特異的皮疹は各項での詳細な解説に譲り，ここでは，初めて診察室を訪れた患者さんを診て，膠原病を疑い始めるべき皮膚症状をあげていく．

膠原病に共通して出現する頻度の高い症状としては，Raynaud 現象があげられる．寒冷刺激などにより，指趾が発作的に蒼白・暗紫色・紅色という三相性の変化をたどる現象で，末梢循環障害を反映している．特徴的ではあるが，発作であるため，診察時に必ず観察できるとは限らない．Raynaud 現象を代表に，膠原病を疑う症状は末梢循環障害を示唆するものが多く，特に強皮症や皮膚筋炎で頻度が高い，手指の爪囲紅斑，爪上皮出血点，爪郭部ループ状血管拡張，爪上皮延長があげられる．これらの観察にはダーモスコピーが有用である．指趾以外の末梢循環障害の症状である網状皮斑は，血管炎や抗リン脂質抗体症候群などの血栓症の症状としてあげられ，高度になると白色皮膚萎縮や皮膚潰瘍となっていく．また，皮膚皮下石灰沈着は，やはり循環障害が発症機序の一つとして考えられていて，全身性エリテマトーデス (SLE)・強皮症・皮膚筋炎・混合性結合組織病に共通してみられる症状であるが，疾患晩期に顕在化することが多い．

循環障害以外で膠原病を疑う皮膚症状として，びまん性脱毛があげられる．特に SLE や Sjögren 症候群を念頭に置くべきである．

診察室に入ってきた患者さんに対し，まず手を取る．まるで欧米式だが，膠原病を診断する第一歩でもあり，一気に患者さんの信頼を得る作用もある，お勧めの方法である．

(筑波大学医学医療系皮膚科　沖山奈緒子)

5 壊疽性膿皮症

1 疾患概要

壊疽性膿皮症は，Behçet病やSweet病などの好中球性皮膚症の一つである．細胞性免疫能や好中球機能の低下を示す報告があり，何らかの免疫異常を基盤に生じているとされる．

多くは潰瘍型で，結節・膿疱・水疱・血疱などを呈して多発融合し，有痛性で穿掘性・蚕食状で，周囲が堤防状に隆起する潰瘍を形成し拡大する（図1）．潰瘍辺縁にポケットを形成したり，膿汁を認めたりする．中心治癒傾向を示し乳頭状肉芽を形成しつつ，瘢痕治癒する（図2）．ほかに，膿疱が多発し潰瘍化しない膿疱型，有痛性水疱や出血性水疱を呈する水疱型（図3），増殖型が知られている．

全身に多発しうるが，下肢に好発する．発症原因は明らかではないが，手術・外傷・鍼灸などの外的誘因が契機となりうる．潰瘍性大腸炎などの炎症性腸疾患，白血病，多発性骨髄腫，関節リウマチや化膿性無菌性関節炎などの基礎疾患を合併することが多く，合併疾患の検索も重要である．

2 検査・診断

基礎疾患を伴う場合，これに付随する血液検査異常がみられるが，壊疽性膿皮症そのものでの検査異常は白血球増多や高炎症反応などであり，特異的なものはない．

病理組織検査では，真皮内の好中球を主体とした炎症細胞浸潤がみられる（図4）．特異的所見に乏しいが，鑑別診断のためには必要である．

そのため診断は，除外診断と臨床所見に頼ることになる．

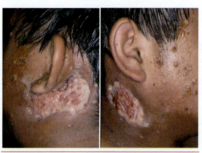

図1　壊疽性膿皮症（潰瘍型）の1例
潰瘍性大腸炎を合併し，頭頸部を中心に全身に膿疱が多発し，蚕食状潰瘍を形成した．

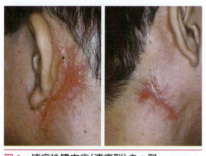

図2　壊疽性膿皮症（潰瘍型）の1例
図1症例の潰瘍性大腸炎にサラゾスルファピリジン，壊疽性膿皮症に副腎皮質ステロイド大量療法を施行し，創部は瘢痕治癒した．

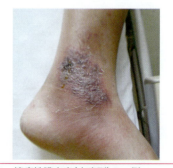

図3　壊疽性膿皮症（水疱型）の1例
紅斑を伴う小水疱の集簇が両側下腿に散在したが，潰瘍化を認めなかった症例．

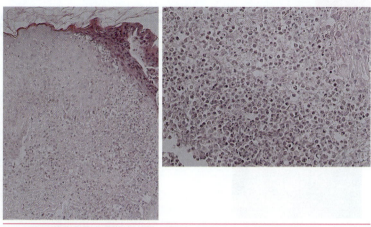

図4 壊疽性膿皮症（潰瘍型）の1例　膿疱から採取した皮膚の病理組織像
表皮の障害，subcorneal pustules を伴い，真皮内に好中球を主体とした炎症細胞浸潤を認めた．

3 鑑別診断

皮膚感染症・虫刺症・血管炎症候群などの自己免疫異常・血管障害・皮膚悪性腫瘍などが鑑別にあがる．

皮膚感染症では，深在性真菌症・抗酸菌感染症などに注意が必要であり，また壊疽性膿皮症は無菌性であるので，創部培養などで検出された菌種が二次性のものか鑑別疾患からのものなのかなど，十分な検討が必要である．

4 治療の考え方と実際

合併する基礎疾患がある場合，その治療が重要ではあるが，壊疽性膿皮症との病勢の一致がない場合は，壊疽性膿皮症としての治療も別に必要になる．確立した治療プロトコールはないため，症状に応じた治療を適宜考慮する．

副腎皮質ステロイドの全身投与が第一選択である．症状に応じ，プレドニゾロン換算 0.6〜1.0 mg/kg/日を初期量として，症状の改善程度により減量を行う．重症例では，ステロイドパルス療法を行うことがある．ステロイド抵抗性，もしくはステロイド減量のために，シクロスポリンやアザチオプリンなどの免疫抑制薬の併用も検討してよい．

軽症例には，副腎皮質ステロイド外用薬やタクロリムス外用薬を局所治療として試用してもよい．また，ジアフェニルスルホンやコルヒチンは，好中球への作用が認められる薬剤で有効性を示す報告があり，試してよい．

和歌山県立医科大学皮膚科学教室　池田高治

6 【アトラス】その他の膠原病

E 膠原病と類症

◆ Sjögren 症候群

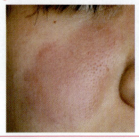

図1　環状紅斑
右頬部に認めた，遠心性に拡大する浸潤を伴う環状紅斑．皮疹の拡大に伴い，中央部は退色し，辺縁は堤防状に隆起して輪状・馬蹄形を呈するようになる．鱗屑は伴わないか，軽度のことが多い．

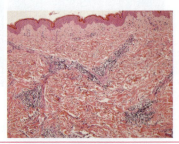

図2　環状紅斑の病理組織像
真皮血管周囲および汗腺などの付属器へリンパ球を中心とした炎症細胞の浸潤を認める．表皮の変化は軽度のことが多く，表皮基底層の液状変性は軽度あるいは認められないことも多い（×40）．

◆関節リウマチ

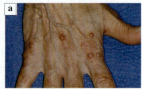
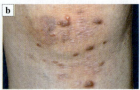

図3　リウマトイド結節
関節リウマチ患者の手背(a)と膝(b)に認められたリウマトイド結節．約20％のリウマチ患者に認められ，活動性が高く，間接破壊の強い症例に多い．数cm大までの弾性硬の常色の皮下結節で，機械的な圧迫を受けやすい手指関節部，膝，肘，耳介や仙骨部などに生じる．

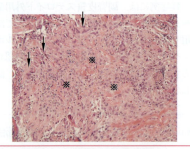

図4　リウマトイド結節の病理組織像
おもに皮下組織を中心として，フィブリノイド壊死（※）とよばれるフィブリン様の好酸性無構造物の沈着を取り囲むように類上皮細胞や組織球が柵状に配列（矢印）し，その周囲にはリンパ球などの浸潤を伴う palisading granuloma のパターンが認められる（×100）．

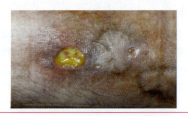

図5　リウマトイド血管炎に伴う皮膚潰瘍
リウマチ患者に合併したリウマトイド血管炎による下腿潰瘍．深い潰瘍底を持つ打ち抜き様の潰瘍が認められる．

第3章 おもな皮膚疾患

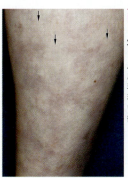

図6 リウマトイド血管炎に伴う網状皮斑（リベド）
リウマトイド血管炎の患者に認められた網状皮斑．網目状の紅斑は環状に認められるが，環の一部が閉じずに開いている（矢印）のが特徴的である．

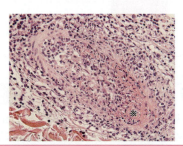

図7 リウマトイド血管炎の病理組織像
血管周囲に多数の好中球やリンパ球の浸潤を認める．好中球の核破砕による核塵と，出血を示唆する赤血球の血管外漏出，フィブリノイド壊死（※）を伴っており，leukocytoclastic vasculitis の像を呈する（×200）．

◆混合性結合組織病

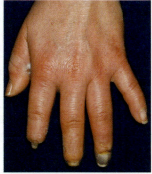

図8 指と手背の腫脹と指尖潰瘍
手背から指にかけて光沢を帯びる腫脹と紅潮を認める．特に手指の腫脹はその様相からソーセージ様手指（sausage-appearance fingers）ともよばれる．本疾患では末梢循環障害が強いことが多く，難治性指尖潰瘍を伴う症例もめずらしくない．

◆成人 Still 病

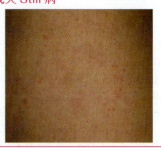

図9 サーモンピンク様皮疹（リウマトイド疹）
除外診断的な色合いが強い疾患であるが，定型的皮疹は診断基準にも含まれており，診断価値が高い．写真は上腕に認められたサーモンピンク様皮疹．かつてはリウマトイド疹ともよばれていた定型疹で，発熱とともに出現し，色素沈着を残さずに消退する淡紅色斑である．

◆抗リン脂質抗体症候群

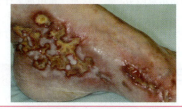

図10 下腿潰瘍
本疾患において皮膚病変は約40％において認められる．本症例では多発する皮膚潰瘍と一部には網状皮斑，紫斑を伴っていた．

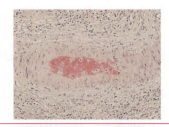

図11 皮膚生検で認められた血栓像
本疾患患者の皮膚組織．真皮の深層の小血管に血栓を認める．血管の周囲にはリンパ球を中心とする炎症細胞浸潤を多数認めるが，核塵や出血は認められず，leukocytoclastic vasculitis は認められない．

東京大学医学部皮膚科　吉崎　歩

F 薬疹

1 薬疹

1 疾患概要

薬疹は，全身的に投与された薬剤またはその代謝産物の直接的・間接的作用により誘導される皮膚粘膜病変と定義される．発症機序には，即時型および遅延型アレルギー性反応と薬理作用による非アレルギー性とがある．

多彩な臨床像を示すが(表1)，アレルギー性で最も多いのは播種状紅斑丘疹型(図1-a)である．このほか，多形紅斑型，蕁麻疹型，光線過敏症型，湿疹型，固定薬疹(図1-b)などがみられる．原因薬剤は抗菌薬，鎮痛解熱薬，感冒薬，抗てんかん薬，高血圧治療薬，非イオン性造影剤，アロプリノールなどが多いが，漢方薬，糖尿病治療薬，消化性潰瘍治療薬なども原因となる．薬理作用によるものは，非ステロイド性抗炎症薬(non-steroidal anti-inflammatory drug：NSAIDs)不耐症による蕁麻疹や血管性浮腫，抗悪性腫瘍薬による手足症候群や中毒性の光線過敏症などがみられる．近年では，上皮成長因子受容体(epidermal growth factor receptor：EGFR)阻害薬による痤瘡様皮疹や爪囲炎，乾皮症が増加している．

2 検査・診断

a 発症までの経過と臨床像

薬剤投与歴，薬疹の既往，皮疹の特徴経過などから被疑薬を絞り込む．投与直後から発症した場合には，以前に感作が成立していると考えられることから，同一成分または類似薬の投与歴を確認する．投与歴のない薬剤の場合は，感作に5日～2週間を要することが多い．非イオン性の造影剤では，造影後1～2週間経過してから体内に残存した造影剤に反応して紅斑が全身に出現することがあるので，さかのぼって検査歴を確認する．慢性型である乾癬型や苔癬型は投与開始から発症まで数か月，時に1～2年を要することがある．

b アレルギー性薬疹の診断のためのテスト

即時型ではプリックテスト，スクラッチテスト，皮内反応が有用である．遅延型ではパッチテストや薬剤添加リンパ球刺激試験(drug-induced lymphocyte stimulation test：DLST)を行うが，薬剤によって陽性率は大きく異なる．そのため，陰性であっても原因薬であることは否定できない．一方，パッチテストでは夏季や薬剤濃度が濃いと刺激反応がみられることがあり，また DLST ではペニシリン系薬剤，NSAIDs，漢方薬などで非特異的なリンパ球の増殖反応がみられることがある．

c 誘発試験

少量から時間をおいて投与することにより症状を誘発し，症状が出現した時点で投与を中止する．たとえば，蕁麻疹型や多形紅斑型では毎朝常用量の1/20量，1/10量，1/5量，常用量1～2日，固定薬疹では毎朝常用量の1/5量，1/2量，常用量2日というように増量していく．アナフィラキシーショックを生じた例や重症薬疹では行わない．

3 鑑別診断

発熱を伴う全身性の紅斑の場合は，ウイルス感染症(麻疹，風疹，伝染性単核球症など)や細菌感染症(溶連菌感染症，マイコプラズマ感染症，幼児ではブドウ球菌性熱傷様皮膚症候群)による発疹と鑑別を要する．口唇や陰部に水疱を伴う紅斑がみられ

表1 薬疹の臨床型とその特徴およびおもな原因薬

臨床型	特徴とおもな原因薬
播種状紅斑丘疹型	全身に小紅斑と丘疹が播種状にみられる．発熱を伴うこともあり，進行すると癒合する．多くの薬剤でみられる
固定薬疹	浮腫性の円形紅斑で灼熱感を伴って発症する．時に中心に水疱を伴う．色素沈着を残して治癒し，同部に再発する．皮膚粘膜移行部（口唇，眼角部，陰部）や四肢にみられる．原因は抗菌薬，消炎鎮痛薬，感冒薬など
光線過敏型	顔面頸部，四肢などの露光部に紅斑丘疹，時に水疱形成をみる．非アレルギー性では原因はテトラサイクリン系抗菌薬，ニューキノロン系抗菌薬，消炎鎮痛薬，高血圧治療薬，テガフール，向精神薬など
多形紅斑型	抗菌薬，消炎鎮痛薬，抗てんかん薬，アロプリノール，非イオン性造影剤
苔癬型	不整形の落屑を伴う紫褐色斑が主として四肢顔面に多発する．原因は抗結核薬，カプトプリル，シアナミド，インターフェロンαなど
湿疹型	痒みの強い紅色丘疹が体幹四肢に多発する．原因は抗菌薬，消炎鎮痛薬，抗てんかん薬，漢方薬など
紅皮症型	全身の皮膚に落屑性紅斑をみる．播種状紅斑丘疹型，湿疹型などの個疹が癒合して紅皮症となる場合が多い
Steven-Johnson症候群・中毒性表皮壊死症（SJS/TEN）	多形紅斑や癌病変や口唇・口腔，外陰部の粘膜病変をみる．発熱や肝・腎・呼吸器・消化管などの臓器障害を伴う．原因は抗菌薬，消炎鎮痛薬，抗てんかん薬，アロプリノール，高血圧治療薬，抗不整脈薬など
膿疱型（AGEP）	全身の紅斑と膿疱の多発をみる．発熱を伴う．原因はβ-ラクタム系抗菌薬，マクロライド系抗菌薬，ジルチアゼム，テルビナフィン塩酸塩，ヒドロキシジンなど
薬剤性過敏症症候群（DIHS）	全身の紅斑と顔面の浮腫に発熱と肝障害を伴う．粘膜疹は軽微であり，口腔・咽頭粘膜の発赤を時にみる程度．腎障害や心筋障害，劇症I型糖尿病を伴うこともある．HHV-6，サイトメガロウイルスの再活性化を伴う．原因は抗てんかん薬，サルファ薬，アロプリノール，メキシレチン，ミノサイクリン，シアナミドなど
蕁麻疹型血管性浮腫型	摂取後数分から1時間以内に紅斑と膨疹が出現する．進行すると咽頭閉塞感，腹痛，喘息などのアナフィラキシー症状を呈し，さらに進行するとアナフィラキシーショックとなる．原因はペニシリン・セフェム系抗菌薬，マクロライド系抗菌薬，ミノサイクリン，NSAIDs，ACE阻害薬など
乾癬型	尋常性乾癬様の落屑性紅斑が多発する．掌蹠膿疱症の臨床型をとることもある．原因はCa拮抗薬，β遮断薬，ACE阻害薬，インターフェロン製剤，リチウム製剤，インドメタシン，NSAIDs，TNF-α阻害薬など
痤瘡型	顔面や体幹に毛孔一致性の紅色丘疹や膿疱が多発する．原因はEGFR阻害薬，ステロイド薬，結核治療薬など
手足症候群	抗悪性腫瘍薬（フルオロウラシル，UFT，TS-1，シタラビン，ドキソルビシン，ドセタキセル），ソラフェニブ，スニチニブ

その他の臨床型：結節性紅斑型，血管炎型，紫斑型，エリテマトーデス型，天疱瘡・類天疱瘡型．

る場合は固定薬疹と単純ヘルペスとの鑑別，小児で口唇や四肢に小水疱を伴う紅斑がみられる場合には多形紅斑型薬疹と単純ヘルペス，手足口病（小児），マイコプラズマ感染との鑑別が必要となる．

4 治療の考え方と実際

原因と思われる薬剤を中止する．蕁麻疹型では抗ヒスタミン薬を投与する．多形紅斑型，湿疹型，光線過敏症型，固定薬疹で

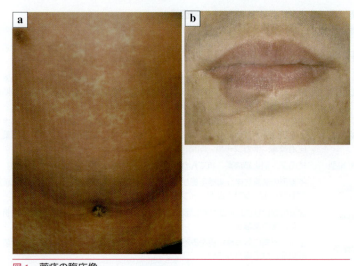

図1　薬疹の臨床像
a：播種状紅斑丘疹型が癒合．b：下口唇の固定薬疹．

はストロングクラス以上のステロイド薬を外用する．全身の紅斑が著しく，癒合傾向がみられたり発熱や倦怠感などの全身症状を伴う場合にはステロイド（プレドニゾロン換算で 0.5 mg/kg/ 日程度）を投与し，症状をみながら数日かけて減量する．乾癬型や苔癬型や乾癬型では，ベリーストロング以上のステロイド外用を行う．

5　予　後

多くの薬疹は，原因薬の中止と対症療法で治癒する．固定薬疹では，色素沈着は数年にわたり持続することが多い．苔癬型では薬剤中止後も軽快までに時間を要することがあり，治癒後も色素沈着を残す．重症薬疹では薬剤を中止しても症状が遷延または進行することから，ステロイドの大量投与などの治療が必要となる（p.314「Stevens-Johnson 症候群・中毒性表皮壊死症」参照）．

横浜市立大学医学部皮膚科　**相原道子**

☑ 薬疹の検査法

　薬疹の検査法には皮膚テスト(パッチテスト，プリックテスト，スクラッチテスト，皮内テスト)，薬剤添加リンパ球刺激試験(drug-induced lymphocyte stimulation test：DLST)，内服テストなどがあるが，まずは皮膚テストやDLSTを行い，その後に内服テストを行う．
　蕁麻疹型やアナフィラキシー型などのⅠ型アレルギーが疑われる症例ではプリックテストやスクラッチテスト，その他の病型ではパッチテストを行う．また光線過敏型では光パッチテストを行うが，まず光線過敏の有無を確認する必要がある．固定薬疹は皮疹部(色素沈着部)で行う．皮内テストは点滴用抗菌薬や造影剤などがよい適応となり，即時型反応も遅延型反応も観察できる．使用濃度(300 μg/mL)で行われることが多いが，レボフロキサシンはより希釈して行う必要があり，バンコマイシン塩酸塩はヒスタミン遊離作用があるため，皮内テストを行う意味はないとされている．
　DLSTは最も安全性の高い検査ではあるが，偽陰性が多く，陰性＝安全薬とはいえない．逆に，非ステロイド性抗炎症薬(NSAIDs)は偽陽性を生じやすい．また，検査時期によって陰性であったものが陽性となる場合もある．保険適用はあるが，「一連につき」と但し書きがあり，2薬剤目以上は病院もしくは患者負担となるので，注意が必要である．
　内服テストは，有用性・危険性ともに最も高い．Ⅰ型アレルギーや重症薬疹の場合は，入院して行うことが望ましい．その他の型の薬疹では外来で行うことも可能であるが，急変の危険性もあるため，休診日は避け，平日の朝から内服させる．量は常用量の1/10〜1/100から始め徐々に増量していき，1回量もしくは1日量まで行う．
　薬疹の検査では原因薬を確定することは重要だが，内服可能な薬剤を検索していくことも忘れてはならない．

〔長崎大学大学院医歯薬学総合研究科皮膚病態学　竹中　基〕

F 薬疹

2 Stevens-Johnson 症候群・中毒性表皮壊死症

1 疾患概要

薬疹は，全身投与された薬剤による皮膚・粘膜の傷害で生じる発疹である．発症機序としてアレルギー性と中毒性に分けられ，臨床的に薬剤中止などにより速やかに軽快する「通常型」と，生命予後に関わる「重症型」がある．「通常薬疹」は，臨床病型から播種状紅斑丘疹型，多形紅斑型などに分類される．重篤な後遺症を残し，時に致死的となる「重症型」を重症薬疹と総称し，そのなかに Stevens-Johnson 症候群（Stevens-Johnson syndrome：SJS），中毒性表皮壊死症（toxic epidermal necrolysis：TEN）が含まれる．SJS/TEN は発症早期には通常薬疹と鑑別が困難なことが多く，速やかな診断および治療の開始が予後の改善や後遺症を防ぐことにつながるため，重要である．

2 検査・診断

a 臨床像

SJS/TEN では，発熱とともに紅斑や平坦な標的状の紅斑（flat atypical targets）が顔面，体幹を中心に出現し，紅斑上に水疱を伴い，重症化とともに紅斑は紫紅色調となり，びらんとなる（図 1-a）．皮疹は紅斑が顔面，体幹を中心に認められ，重症化とともに紅斑は紫紅色調となり，水疱・びらんとなる．

SJS/TEN の粘膜疹は，口唇，口腔内，眼結膜，外陰部の皮膚粘膜移行部に出現する．多形紅斑でも口唇に痂皮を伴うびらんを認めることもあるが，SJS/TEN では出血性のびらんであることが特徴的で，血痂を伴うことがある（図 1-b）．眼病変は約 60％の症例に認められ，初期には羞明などの違和感を訴え，眼脂がみられるのが特徴的である（図 1-c）．結膜充血，偽膜形成，瞼球癒着，結膜や角膜のびらんが生じ，治癒後にも視力障害やドライアイなどの後遺症を残すことも多い．

全身症状としては，発熱を認め，肝機能障害，腎機能障害，血液凝固系の異常，呼吸器障害などの臓器障害をきたすこともある．

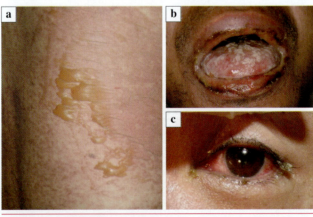

図 1　SJS/TEN の臨床像

b 病理組織

びらん，水疱辺縁部からの生検を行う．表皮全層に多数の表皮細胞の個細胞壊死がみられ，表皮化の裂隙形成や表皮化水疱の形成がみられる．真皮上層の細胞浸潤は，比較的軽度なこともある．SJS/TEN では臨床的に診断され皮膚生検を行われない症例もみられるが，積極的に病理診断を行うことが必要である．特にびらん面積がせまく粘膜疹が主症状である場合や，びらんのない紅斑部位や口唇からの病理にて多数の個細胞壊死がみられる場合は，診断に有用である．

c 診断および原因薬剤検索

薬剤投与開始後に皮疹の出現をみた場合，病歴から被疑薬やその他の原因（ヘルペスおよびマイコプラズマ）を検索する．薬剤添加リンパ球刺激試験（drug-induced lymphocyte stimulation test：DLST）またはパッチテストにて，原因薬剤同定を行う．特に DLST は感度が低いため（50% 以下），複数回の検査が推奨される．

3 鑑別診断

SJS/TEN の発症早期では，粘膜病変やびらん・水疱が明瞭でないことも多く，通常薬疹や水痘・麻疹などのウイルス性発疹症などの疾患と臨床的に鑑別するのが困難なことも多い．通常薬疹で多くみられる多形紅斑では，類円形で中央が陥凹した特徴的な紅斑（typical target lesion）が四肢を中心に生じ，次第に体幹に拡大する．水疱や粘膜疹出現後は，特徴的な所見（口唇の血痂を伴う出血性びらん）がみられることが多い．ブドウ球菌性熱傷様皮膚症候群は黄色ブドウ球菌が産生する表皮剝離性毒素により，毒素性ショック症候群（toxic shock syndrome：TSS）は黄色ブドウ球菌による TSS 毒素 -1（TSST-1）などにより発症する．どちらも発熱などの全身症状を伴って広範な皮膚剝離がみられ，臨床的にごく浅いびらんを呈し，病理学的にも表皮上層の剝奪がみられる．

4 治療の考え方と実際

被疑薬を即時に中止する．内服薬が多岐にわたる場合は，疑わしい薬剤を可能な限り中止する．通常薬疹では，ステロイド外用，ステロイドの全身投与を行う．重症薬疹ではステロイドの全身投与を基本とし，病勢をコントロールできない場合は早期に追加治療を行う．

プレドニゾロン換算で，中等症は 0.5 〜 1 mg/kg/ 日，重症は 1 〜 2 mg/kg/ 日で開始する．眼病変が高度なものや，水疱・びらんが急激に進展する症例では，ステロイドパルス療法（メチルプレドニゾロン 1,000 mg/ 日を 3 日間）を行う．ステロイド投与で十分に効果がみられない場合は，血漿交換療法や免疫グロブリン投与を考慮する．血漿交換療法（単純血漿交換，2 重膜濾過法）を連日，または隔日で行い，3 回を 1 クールとする．大量免疫グロブリン療法においては，トータル 2 g/kg/ 日の投与が推奨されている．皮疹の拡大，新生，びらんの乾燥化を指標に治療効果を判定し，増悪が認められた場合は早期に追加治療を行う．また眼病変が重度な場合は，びらん，角膜障害，癒着の進行が止まったのちに漸減を行う．

北海道大学大学院医学研究科皮膚科学分野　**阿部理一郎**

F 薬疹

3 薬剤性過敏症症候群

1 疾患概要

　薬剤性過敏症症候群（drug-induced hypersensitivity syndrome：DIHS）は高熱と臓器障害を伴う薬疹で，薬剤中止後も遷延する．発症後2～3週間後にHHV-6の再活性化を生じ，さらにはサイトメガロウイルスの再活性化を生じることもある．

　臨床症状が伝染性単核球症などのウイルス感染症と似ていること，薬剤開始後，遅発性に発症することから，しばしば薬剤との関連が見逃されがちであるが，原因薬剤は比較的限られており，このような薬疹があることを知っていれば初診時に疑うことができる．

　まれではあるが，工場などで用いる化学物質のトリクロロエチレンが原因で同様の症状を生じることがある．これという原因薬剤がない場合には，職業についても問診が必要である．

2 検査・診断

a 臨床像

　限られた原因薬剤（表1）投与後2週～2か月の間に，発熱を伴う播種状紅斑型や多形紅斑型の発疹を生じる．被疑薬を中止しても発熱が続き，発疹も拡大傾向を示す．顔面にも紅斑がみられ，浮腫を生じて腫脹し，鼻翼周囲や口囲に紅色丘疹を生じてくる（図1）[1]．下肢では，紫斑を混ずる赤色斑となることが多い（図2）[1]．表在リンパ節腫脹を認め，肝脾腫がみられることもある．治療または自然経過によりこれらの症状が軽快傾向を示していても，HHV-6の再活性化により，発熱や肝障害が再燃する．続いてサイトメガロウイルスが再活性化すると，消化管出血や発熱，肺炎などを生じることがあり，注意が必要である．皮疹が難治となり，長期にわたることもある．

b 一般的検査

　白血球増多，好酸球増多，異型リンパ球の出現のうち一つ以上，および肝機能障害あるいは腎機能障害を認める．ただし，これら異常値のピークは同一時期とは限らない．

c ウイルス検査

　発症後2～3週目にHHV-6の再活性化を生じ，抗HHV-6 IgG抗体価は上昇する．したがって，発症の1週間以内に一度，4週間後に再度，抗体価を測定する（保険適用外）．成人の抗HHV-6 IgG抗体価は20～40倍であり，HHV-6の再活性化の後には抗体価が4倍以上上昇する．サイトメガロウイルス感染は，発症後1か月目頃から再活性化がみられるが，ステロイド投与が長期大量の場合には，サイトメガロウイルス感染症のリスクが高くなり，定期的に抗原血症検査によるモニタリングを行うことが必要である．

d 診断基準

　診断基準を表2に示す．

表1　DIHSの原因薬剤

- 抗けいれん薬
  カルバマゼピン，フェニトイン，フェノバルビタール，ラモトリギン，ゾニサミド
- アロプリノール
- サラゾスルファピリジン
- ジアフェニルスルホン
- メキシレチン塩酸塩
- ミノサイクリン塩酸塩

第3章　おもな皮膚疾患

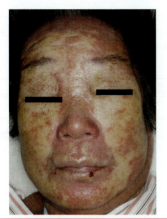

図1　DIHSにみられる顔面の紅斑と浮腫
顔面には紅斑があり，特に鼻翼周囲，口囲では赤色丘疹が多発する．浮腫のため顔面は腫脹している．
(小田富美子，他：普通の薬疹だと思っていたら DIHS になってしまった症例．Visual Dermatology 2014；13：120-122)

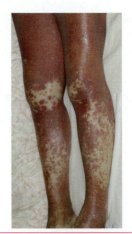

図2　DIHS の下肢の紫斑を伴う紅斑
(小田富美子，他：普通の薬疹だと思っていたら DIHS になってしまった症例．Visual Dermatology 2014；13：120-122)

F 薬疹

表2　DIHS 診断基準 2005

【概念】
　高熱と臓器障害を伴う薬疹で，薬剤中止後も遷延化する．多くの場合，発症後2～3週間後に HHV-6 の再活性化を生じる．

【主要所見】
1. 限られた薬剤投与後に遅発性に生じ，急速に拡大する紅斑．しばしば紅皮症に移行する
2. 原因薬剤中止後も2週間以上遷延する
3. 38℃以上の発熱
4. 肝機能障害（腎障害でもよい）
5. 血液学的異常：a, b, c のうち1つ以上
　a. 白血球増多（11,000/mm^3 以上）
　b. 異型リンパ球の出現（5% 以上）
　c. 好酸球増多（1,500/mm^3 以上）
6. リンパ節腫脹
7. HHV-6 の再活性化

典型 DIHS：1～7 すべて
非典型 DIHS：1～5 すべて，ただし4に関しては，その他の重篤な臓器障害をもって代えることができる

3　鑑別診断

　伝染性単核球症，伝染性単核球症様症候群，麻疹，デング熱などのウイルス感染症を，既往歴，臨床経過，流行状況，抗体検査などにより鑑別する．

4　治療の考え方と実際

　治療の基本は被疑薬の中止である．DIHS の原因薬剤による薬疹で発熱や臓器障害を伴っていても，DIHS に進展するのは一部の症例である．したがって，原因薬剤と考えられる薬剤を中止し，数日経過をみてもよい．中止後も解熱傾向がなく，皮疹の拡大傾向が強く，臓器障害が悪化するなど DIHS への進展が疑われるようであれば，ステロイドの全身投与を検討する．ステロイドはプレドニゾロン換算で0.5～1 mg/kg/ 日で開始し，発熱や皮疹に対する効果が認められれば，それを維持量として1週間～10日程度継続することが多い．臨床症状が十分改善してからは，数日から1週間に5～10 mg ずつ減量する．

HHV-6の再活性化は，特に治療を追加することなく数日で終息する．サイトメガロウイルスの再活性化が検出された場合には，抗原血症の数値，臨床症状，投与中のステロイド量などを総合的に判断して抗ウイルス薬の投与を考慮する．

文献

1) 小田富美子，他：普通の薬疹だと思っていたらDIHSになってしまった症例．*Visual Dermatology* 2014；13：120-122

愛媛大学医学部皮膚科　**藤山幹子**

☑ 雑誌「薬疹情報」から～舌をかみそうな薬剤名が多い分子標的薬～

雑誌「薬疹情報」は，1989年に筆者が創刊した薬剤別に分類した薬疹のデータブックである．薬疹といえば，成書では病型とその好発薬剤の記載が一般的である．しかし，臨床現場では薬剤名からその薬剤の薬疹に関する情報を入手したいこともある．当時は薬剤名から薬疹の情報を入手しようとしたら，皮膚科専門誌を精力的に調べるしかなかった．筆者も開業してから，新薬の薬疹の情報を迅速に入手できない現実に直面し焦った．これらのことが本誌を編集するきっかけになった．本誌は創刊から26年経過し，多くの先生方にご利用いただき，最新版は第16版で2015年4月に発行した（本誌は第6版以降，1年おきに発行している）．

さて，最近の本誌の編集において，筆者がこれは大変だと思った薬剤群がある．分子標的薬である．第16版には24品目の報告があり，報告例数も800例（約0.8％）を超えている．分子標的薬の薬疹の詳細については別項に譲るとして，その名称に注目した．舌をかみそうなものが多く，薬剤名を覚えるのに一苦労である．薬疹が報告された分子標的薬を年度順に記載してみる．先生方はどのくらい一般名をご存知だろうか．という筆者は自信がない．

ゲフィチニブ，イマチニブメシル酸塩，リツキシマブ，インフリキシマブ，エルロチニブ塩酸塩，ソラフェニブトシル酸塩，エタネルセプト，ボルテゾミブ，セツキシマブ，アダリムマブ，スニチニブリンゴ酸塩，ダサチニブ水和物，ラパチニブトシル酸塩水和物，ベバシズマブ，アバタセプト，パニツムマブ，テムシロリムス，モガムリズマブ，ゴリムマブ，トラスツズマブ，エベロリムス，ボリノスタット，ウステキヌマブ，レゴラフェニブ

分子標的薬は今後さらなる新規開発が予想され，さらにジェネリックも登場しつつある．ジェネリックの命名は「一般名に会社名を付すこと」と規定されている．記憶力の低下で薬剤名が出てこない．コンピューターでの検索ではさらに神経を使い，たとえば濁音，半濁音も正確に入力しなければならない．老眼に鞭打っての入力はつらいものである．このような舌をかみそうな名称の多い分子標的薬と今後も付き合っていかなければならないのかと考えるだけでも憂鬱だが，これも時代の流れと諦めている．

（福田皮ふ科クリニック　**福田英三**）

F 薬疹

4 抗がん剤（分子標的薬）による皮膚障害

1 疾患概要

　分子標的薬は，癌細胞の増殖や転移に関わる分子を特異的に標的とするため，重篤な全身の有害反応発現率は低い．しかし一方で，標的分子を発現する正常細胞にも薬理作用として障害を与えるため，今までみられなかった新しい皮膚障害を呈することが特徴である．それらの皮膚障害は，患者QOLの低下を引き起こす一方，いくつかの分子標的薬では，皮膚障害と疾患に対する治療の有効性の相関が明らかになっている．したがって，予防や治療による皮膚障害の症状軽減・緩和が，分子標的薬の治療継続には重要である．本稿では，代表的な分子標的薬である上皮成長因子受容体（epidermal growth factor receptor：EGFR）阻害薬とマルチキナーゼ阻害薬による特徴的な皮膚障害について概説する．

2 検査・診断，鑑別診断

　分子標的薬の種類によって，起こりうる臨床像や時期はある程度予測ができるため，臨床像・経過だけで診断は比較的容易である．ただし，治療前や治療中の真菌感染，細菌感染の合併や皮膚障害に対する治療自体の副作用も生じうるため，そのことには経過中，常に注意する必要がある．

a　EGFR阻害薬による皮膚障害の臨床像

　EGFRは正常皮膚においても表皮基底層，外毛根鞘，エクリン腺，脂腺細胞などに発現しており，皮膚の増殖や分化に非常に重要な役割を果たしているため，その作用が阻害されると，高率に以下のような皮膚障害を生じる．

1）痤瘡様皮疹・脂漏性皮膚炎（図1-a）

　EGFR阻害薬投与後早期に，頭部，顔面，前胸部，下腹部，大腿などに毛包に一致した紅斑・丘疹・膿疱として出現する．多くの場合，脂漏性皮膚炎を伴っている．通常の痤瘡と類似した臨床像がみられるが，個々の皮疹が大きめで鮮明な紅い丘疹が目立つ，細菌感染はない，瘙痒・疼痛を伴うことがある，頭部・耳下部にも好発する，などの通常の痤瘡とは異なる特徴がみられる．

2）皮膚乾燥・瘙痒症（図1-b）

　鱗屑が付着し，全身が乾燥皮膚の状態になり，瘙痒を伴う．指趾の先端や手掌足蹠では乾燥した皮膚面に亀裂を伴うこともあり，疼痛が著明になることが多い．

3）爪囲炎（図1-c）

　治療開始後数か月を経過して出現することが多い．指趾の爪甲周囲に紅斑や炎症に伴う色素沈着がみられ，亀裂を生じて疼痛を伴うようになる．さらに腫脹や肉芽を生じ，通常，細菌感染はないが，二次感染を併発しやすい．徐々に疼痛は著明となり，QOLは極めて低下する．

b　マルチキナーゼ阻害薬による皮膚障害の臨床像

　複数のキナーゼ活性を阻害するマルチキナーゼ阻害薬は，手足症候群が高頻度で出現する．従来の抗がん剤による手足症候群と異なり，高頻度に出現すること，疼痛による患者QOLの低下が特徴である．

1）急性期の手足症候群（図2-a）

　症状の出現時期は内服開始日から1〜4週間に多い．最初の症状は紅斑で始まることが多く，従来の手足症候群がびまん性の紅斑であるのに対して，荷重部位の限局性の紅斑であるのが特徴である．一見して皮膚は正常であるが，手足のジンジンとした

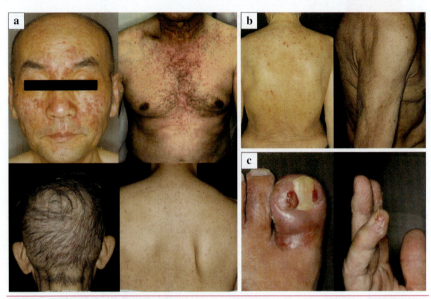

図1 EGFR阻害薬による皮膚障害
a：痤瘡様皮疹・脂漏性皮膚炎，b：皮膚乾燥・瘙痒症，c：爪囲炎．

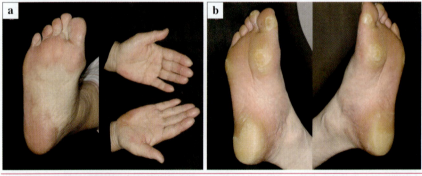

図2 マルチキナーゼ阻害薬による皮膚障害
a：急性期の手足症候群，b：慢性期の手足症候群．

異常な感覚や知覚の過敏，激しい疼痛や違和感から始まることもある．進行すると，物理的刺激により水疱が生じる．症状のもたらす疼痛は強く，QOLを著しく低下させる．

2) 慢性期の手足症候群（図2-b）
　発症初期の潮紅・水疱といった症状が，次第に角質の肥厚を伴い，制御困難な胼胝や鶏眼を呈するようになる．外的刺激の加わる部位や荷重部に生じた胼胝や鶏眼は，歩行の際に著しい疼痛をもたらし，患者QOLがさらに低下するようになる．

3 治療の考え方と実際

　分子標的薬の薬理作用として皮膚障害が生じるため，何らかの皮膚障害はほぼ必発と考えてよい．そのため，従来のアレルギー性の薬疹と異なり，主治医・皮膚科医・看護師・薬剤師による予防的な生活指導・スキンケア，症状が生じた際の早期の治療や説明といったチーム医療が重要になる．

a　EGFR阻害薬による皮膚障害の治療

　保湿剤による予防的なスキンケアが重要である．痤瘡様皮疹や乾燥に伴う湿疹性変化，爪囲炎などの炎症を伴う症状には，ステロイド外用薬の外用と，抗炎症作用を併せ持つミノサイクリンなどの抗菌薬内服が中心となる．ステロイドの長期外用により，酒皶様皮膚炎や細菌・真菌の二次感染がしばしばみられるため，漫然と強いステロイド外用薬を使用せず，状態によって適宜ランクダウンを図るべきである．

b　マルチキナーゼ阻害薬による皮膚障害の治療

　急性期の症状には，保湿剤の外用と強めのステロイドを用いて，初期症状をできるかぎり抑制することが重要となる．症状が改善したら，適切なランクのステロイドに切り替えていく．慢性期には急性期同様，保湿剤の外用とステロイド外用薬を治療の基本とし，手足皮膚の安静と刺激からの保護が必要である．また胼胝や鶏眼は荷重によって悪化するために，荷重を分散させることを目的として，足底板などの装具の作成も考慮する．しかし，このような治療やスキンケアを行っても症状を制御できない場合も多く，その際には減量や休薬が必要となる．

　　　　　　　　　九州大学大学院医学研究院皮膚科体表感知学講座　**中原剛士**

F 薬疹

5 移植片対宿主病〜薬疹との鑑別〜

1 疾患概要

　同種造血幹細胞移植とは，健康なドナーの骨髄や末梢血中の幹細胞をレシピエントの末梢血に注入することで新たな幹細胞を構築するという，さまざまな疾患の根治的治療法の一つである．同種造血幹細胞移植を行うと，移植されたドナー幹細胞中の免疫担当細胞であるTリンパ球が，レシピエントの組織適合抗原（HLAなど）を認識して増殖し，レシピエントの皮膚を含めたさまざまな臓器を標的とする免疫反応を引き起こす．この反応を移植片対宿主病（graft versus host disease：GVHD）とよぶ．また，同種造血幹細胞移植以外に，GVHDは輸血によっても発症することがある．

　以前は急性GVHDと慢性GVHDを，移植後100日を境界線として分類してきたが，減量前処置を用いた移植（いわゆるミニ移植）が一般化した現在では，急性GVHDが100日以降に遅れて発症することはよくある．また，慢性GVHD所見が100日以前に出現することも知られている．このような従来基準の限界を解決するため，2005年に米国国立衛生研究所により新たな診断基準が提唱され，急性GVHDと慢性GVHDは発症時期ではなく臨床徴候によって区別されるようになっている（表1）．

2 検査・診断

　複数の臓器で重篤な障害を呈しているような症例を除いて，臨床像のみで診断することは困難である．多くの場合，臨床像，病理組織像，他臓器所見，経過から鑑別疾患を除外したうえで，総合的に判断する．

a 急性GVHD

　理論的にはGVHDはどの臓器にも起こるが，急性GVHDは皮膚，肝臓，腸管の3つの臓器に好発する．皮膚では，浮腫性紅斑，紅色丘疹，斑状丘疹が四肢，体幹を中心に出現する（図1-a）．時に毛孔一致性となり，点状紫斑を伴う．重症例では，皮疹は融合し，紅皮症や水疱，びらんを呈することもある．自覚症状がないことも多いが，瘙痒感や灼熱感，疼痛を伴う症例もある．

　病理組織学的特徴は基底膜の液状変性と真皮浅層の血管周囲のリンパ球浸潤であり，重症度に応じて，種々の程度で表皮内あるいは毛包上皮内へのリンパ球浸潤，表皮細胞の好酸性壊死などがみられる（図1-b）．

b 慢性GVHD

　慢性GVHDは多くの場合，複数の臓器に出現し，皮膚，眼，口腔，肺，消化管，肝臓，骨格筋，関節，生殖器などが侵される．いずれの臓器においても，自己免疫疾患に類似した症状を呈する．皮膚では，扁平苔癬に類似する紫紅色局面や毛細血管拡張を伴う多形皮膚萎縮局面，強皮症様の皮膚硬化局面を呈することが多い．この皮膚硬化は真皮表層のみならず深層に出現することもあるため，脱毛，汗腺の障害による

表1 GVHDの分類

分類		移植後発症日	急性GVHDの症状	慢性GVHDの症状
急性GVHD	古典的	100日以内	あり	なし
	持続型 再燃型 遅発型	100日以降		
慢性GVHD	古典的	規定なし	なし	あり
	重複型		あり	

持続型：急性GVHDの症状が100日を超えて持続する場合，再燃型：いったん消失した急性GVHDの症状が100日を超えて再燃する場合，遅発型：100日を過ぎてから初めて急性GVHDの症状が出現する場合．

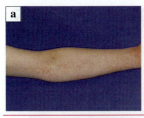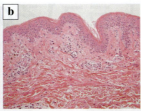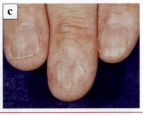

図1　急性GVHDの臨床像(a)，病理組織像(b)および慢性GVHDの臨床像(c)
a：上肢に多発する紅色丘疹，斑状丘疹．b：典型的な急性GVHDの病理組織像（液状変性，表皮細胞の好酸性壊死，真皮浅層の血管周囲性のリンパ球浸潤）．c：爪の縦裂．

発汗低下を認める症例もある．また，色素異常も好発する変化で，色素沈着と色素脱失の双方が起こりうる．爪の変化も多くみられ，形成異常，縦裂，翼状爪などが認められる（図1-c）．

病理組織学的には，扁平苔癬様局面では，正角化，顆粒層，有棘層の肥厚を伴う苔癬化反応と扁平苔癬類似の組織所見，強皮症様硬化局面では，真皮膠原線維の膨化，増生と強皮症類似の組織所見を呈する．

3　鑑別診断

移植後は，免疫抑制薬，抗菌薬などさまざまな薬剤を使用している頻度が高く，免疫不全によるウイルス感染症や薬疹との鑑別が問題になることが多い．ウイルス感染症は皮疹，組織像より鑑別が容易なこともあるが，一部の感染症，薬疹は臨床像，組織像が非常に類似しており，皮膚所見のみから完全に鑑別することは困難である．また，ウイルス感染症，薬疹のいずれにおいても肝障害，消化管障害を伴うことがあり，経過を加味しても鑑別が困難な症例もしばしば経験する．そのような症例では，各疾患の治療原則に則って，休薬可能な薬剤はすべて休薬し，慎重に経過をフォローし，鑑別していく必要がある．

また，超早期では前処置（大量化学療法や全身放射線療法）による皮膚障害も鑑別となるが，組織学的に真皮のリンパ球浸潤がほとんどみられないことが特徴である．

原病の再発も患者の予後を左右しうるため，必ず念頭に置く必要がある．特殊染色を含めた組織所見で鑑別できることが多い．

4　治療の考え方と実際

GVHDの皮膚症状の治療の中心は，保湿剤とステロイド外用薬の塗布である．しかし，他臓器病変を伴っている症例，皮膚に限局していても紅皮症や水疱，びらんなどを呈する重症例では，メチルプレドニゾロン1～2 mg/kgの内服が標準的治療となる．現在のところ，単剤でメチルプレドニゾロンより優れた薬剤は報告されていない．メチルプレドニゾロン内服に抵抗性の症例には，ステロイドパルス療法や免疫抑制薬（シクロスポリン，タクロリムス，アザチオプリンなど）の内服，インフリキシマブ，ダクリズマブなどが用いられる．

GVHDを治療するうえで最も大切なのは，常にGVHD以外の可能性を念頭に置いて慎重に経過をみることである．また，GVHDは皮膚科単独で診察する疾患ではなく，主科（多くは血液内科や小児科）と相談して治療方針を決めていく必要があることは言うまでもない．

東京大学医学部皮膚科　**宮垣朝光**

F 薬疹

6 【アトラス】その他の薬疹

◆固定薬疹（fixed drug eruption：FDE）

図1　FDE 誘発前
背部の胡桃大の色素斑．薬剤内服前には色素沈着として認められる．

図2　FDE 誘発1時間後
原因薬内服後，短時間で色素斑部に一致した刺激感や瘙痒を認め，紅斑を生じる．紅斑は内服前の色素斑部を超えて生じる．

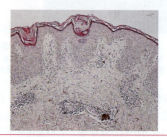

図3　FDE 誘発後の病理組織像
表皮基底層を中心にリンパ球浸潤を認める．血管周囲にもリンパ球浸潤を認め，多数の組織学的色素失調がある．

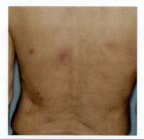

図4　多発型 FDE
単発のみでなく全身に多発する症例では発熱などの全身症状を伴い，重症薬疹である中毒性表皮壊死症や Stevens-Johnson 症候群との鑑別を要することがある．

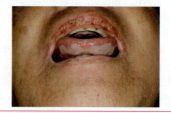

図5　FDE 粘膜疹
口唇，口腔内や陰部に紅斑，びらんを生じることもある．

◆急性汎発性発疹性膿疱症（acute generalized exanthematous pustulosis：AGEP）

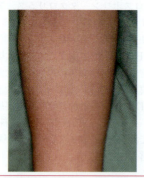

図6　上肢のびまん性潮紅と粟粒大までの小膿疱
原因薬内服から1〜3日で発症する．膿疱は小型で帽針頭大〜粟粒大程度が多い．

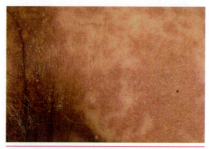

図7　腋窩から胸部の紅斑，小膿疱
腋窩や鼠径などの間擦部から始まることが多く，粘膜疹は伴わない．膿疱は無菌性である．

◆間擦疹型薬疹

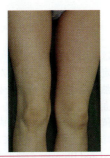

図8 大腿内側の潮紅
腋窩，鼠径部，肘窩，肛囲などの汗のたまりやすい部位に左右対称性に生じることが多い．膿疱は認めない．

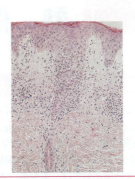

図9 間擦疹型薬疹の病理組織像
表皮内汗管に一致したリンパ球の浸潤を認める．

◆多形紅斑(erythema multiforme：EM)

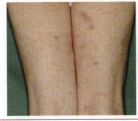

図10 大腿の紅斑
両大腿に爪甲大までの多形紅斑を認める．一部には虹彩状を呈する皮疹も混在している．

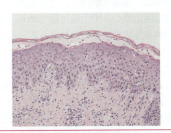

図11 多形紅斑の病理組織像
表皮真皮にリンパ球を主体とした細胞浸潤を認める．表皮細胞のアポトーシスは認められない．

◆扁平苔癬

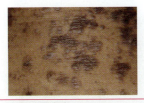

図12 腰部の紫紅色斑
やや角化性の紫色調を伴う紅斑を認める．個疹の中央がやや陥凹する部も認められる．

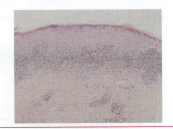

図13 扁平苔癬の病理組織像
表皮肥厚と表皮直下の帯状の細胞浸潤を認める．表皮基底層は液状変性を呈し，Civatte 小体もみられている．

杏林大学医学部皮膚科　水川良子

G 外傷・物理的/化学的皮膚障害

1 熱傷

1 疾患概要

　熱傷とは温熱刺激による皮膚外傷の一つであり，一般的には thermal burn（熱湯などの加熱液体，蒸気などの加熱気体，火炎，加熱された金属などの加熱固体）が多い．特殊熱傷としては，電撃傷，雷撃傷，気道熱傷のほか，化学熱傷があげられる．自傷行為や虐待により受傷し医療機関を受診することもあるため，問診が重要となる．

　熱傷は，深達度が浅く，受傷範囲が狭ければ局所治療のみで治癒可能であり，皮膚科の外来診療で数多く経験される．しかしながら，深達度が深く，広範囲のものになると，救命のための全身管理と植皮を中心とした手術が必要となるため，入院治療・専門施設での治療が望まれる．そのため，熱傷患者を目の前にしたときに重要なことは，重症度の判定と適切に初期治療を開始することである．

2 検査・診断

　熱傷と診断することは臨床所見，受傷状況の問診により容易であるが，治療を進めるためには重症度の判定が必須である．重症度の判定を行うには，受傷した熱傷面積の評価と熱傷深達度の評価が基本となる．

a 熱傷面積算定法

　熱傷面積の算定法としては，成人に対しては「9の法則」，小児に対しては「5の法則」や Lund and Browder の補正式がよく用いられる．また手掌法は患者の手掌を体表面積の約1％と見なすものであり，小範囲の熱傷面積を算定するのによい方法である．

b 熱傷深達度と判定法

　熱傷の深達度の判定には視診法（臨床所見による判定法）が有用であり，基本となる．熱傷の深達度にはⅠ～Ⅲ度まであり，以下に特徴を示す．

1) Ⅰ度熱傷

　表皮のみの損傷であり，皮膚の発赤のみ．

2) 浅達性Ⅱ度熱傷（図 1-a）

　真皮に至る損傷であり，水疱を形成し，その水疱底は赤色調である．通常1～2週間で治癒する．

3) 深達性Ⅱ度熱傷（図 1-b）

　真皮に至る損傷であり，水疱を形成し，その水疱底は白色調を呈する．上皮化に2

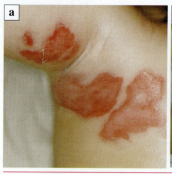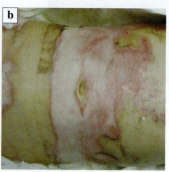

図1　Ⅱ度熱傷
a：浅達性Ⅱ度熱傷，b：深達性Ⅱ度熱傷．

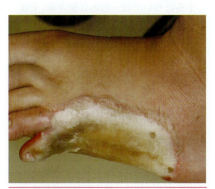

図2　Ⅲ度熱傷

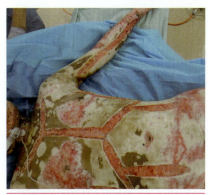

図3　減張切開

週間以上を必要とする．

4）Ⅲ度熱傷（図2）

皮膚全層の壊死であり，白色皮革様〜褐色皮革様を呈する．

深達性Ⅱ度熱傷とⅢ度熱傷については視診のみでの判断が困難であることがあり，その判定に抜毛法やピンプリックテストが行われる．

c　気道熱傷

閉鎖空間での顔面熱傷，火炎熱傷では気道熱傷の存在が疑われる．その際の身体所見として，口腔内のスス，鼻毛の焦げ，嗄声などがあげられる．気道熱傷の診断の確定には気管支鏡検査が有用で，気管支内のススの付着，粘膜の蒼白と潰瘍化の所見が気道熱傷の診断と一致するといわれている．

d　電撃傷／雷撃傷

電撃・雷撃による受傷では，心電図のモニタリング，ミオグロビン尿の有無の確認など，全身のモニタリングが必要となる．

e　重症度判定

重症度の判定には一般的にArtzの基準が用いられ，その他には熱傷指数（Burn Index）：Ⅲ度熱傷面積（％）＋ 1/2 ×Ⅱ度熱傷面積（％）や熱傷予後指数（Prognostic Burn Index）：年齢＋熱傷指数なども有用である．

3　鑑別診断

問診で得られた受傷状況と受傷部位・熱傷の深達度・熱傷創の形態が合致しない場合は，虐待による受傷を考える必要がある．

4　治療の考え方と実際

重症度判定により，局所治療のみでよいのか，輸液治療・手術療法を含めた全身管理が必要であるかの判断を行う．

Ⅱ度以上で体表面積の10％を超える面積の熱傷であれば，輸液治療の適応となる．輸液療法についてはParkland法（Baxter法）に準じ，時間尿量を指標として行われる．輸液療法は受傷後速やかに開始されるべきであり（受傷後2時間以内が望ましい），他の医療機関へ搬送する場合でも，自施設での輸液治療開始が望まれる．

体幹・四肢に全周性の深達性Ⅱ〜Ⅲ度熱傷がある場合には，呼吸運動の改善，四肢末梢循環の改善目的のための減張切開（図3）が考慮されるため，専門施設への紹介が必要となる．

熱傷局所に対する急性期の外用療法としては，疼痛緩和・創面保護の目的でワセリン，ジメチルイソプロピルアズレンなどの油脂性基剤軟膏を用いるが，広範囲のⅢ度

熱傷に対してはスルファジアジン銀外用を行う．慢性期の熱傷創に対する外用療法は，褥瘡などの他の慢性創傷と同様にTIMEコンセプトに従いwound bed preparationあるいはmoist wound healingをめざした外用薬を選択する．熱傷創の特徴として，広範囲であること，創閉鎖までの期間が長期に及ぶことがあげられる．そのため抗菌薬含有軟膏使用での耐性菌の出現，広範囲へのヨード製剤使用でのヨード中毒，広範囲へのスルファジアジン銀使用での白血球減少など，副作用の発現には注意が必要である．

手術については一般的に植皮術（全層・分層）が行われるが，広範囲の熱傷創に対しては同種皮膚移植，自家培養表皮移植を含めた複数回の手術とともに集中治療管理が必要となるため，専門施設での治療が望まれる．

5 予　後

体表面積の40％を超える広範囲の熱傷，気道熱傷合併例などでは，救命率が低くなる．また，小範囲のⅢ度熱傷であっても，瘢痕治癒から数年〜数十年後に熱傷瘢痕癌を生じることがある．

熊本赤十字病院皮膚科　**吉野雄一郎**

G　外傷・物理的／化学的皮膚障害

2 化学熱傷

1 疾患概要

　熱傷とは，高温の気体，液体，固体や火炎による皮膚・粘膜の障害である．熱傷のような急性の組織障害が，酸やアルカリなどの化学物質の接触により起こる病態が化学熱傷である．

　本来，外来性の物質が皮膚に接触して引き起こされる炎症反応は，刺激性接触皮膚炎である．厳密には，この刺激性接触皮膚炎と化学熱傷を分けることは困難である．化学物質による刺激性接触皮膚炎のなかでも，急激に紅斑，びらん，潰瘍などの重篤な症状が生じ，あたかも温熱による熱傷のような臨床像を呈する病態が化学熱傷と位置づけられる．

　化学熱傷を起こしうる化学物質は，5万種類以上に及ぶといわれている．受傷するおもな状況は，工場や研究室での事故，家庭内用品の誤用がほとんどである．特殊な状況として，犯罪，戦傷，テロ被害による事例があげられる．

　酸による化学熱傷では，酸から遊離される水素イオンが蛋白と結合し，凝固壊死をきたす．酸は吸水性が強いため，乾性の壊死組織となる．酸による組織の凝固は速やかなため，アルカリによる損傷よりも深達度は低い．

　一方，アルカリにも吸水性があり，細胞内脱水をきたす．アルカリは酸よりも深部に浸透しやすいうえに，皮下脂肪組織を鹸化して融解壊死をきたす．そのため，酸による化学熱傷よりも重症になりやすい．

2 検査・診断

　化学熱傷の重症度は，化学物質のpH，曝露量，濃度，温度，粘稠度，組織浸透性などに影響される．さらには受傷部位，曝露時間，治療までの時間なども重症度を決定する要因となる．化学物質によっては体内に吸収されて肝障害や腎障害や全身的な中毒症状をきたすものがあり，注意が必要である．

　具体的な診断のポイントは，①化学薬品の種類・濃度・温度，②接触時間と来院前の治療，③接触部位，④合併症の有無，⑤薬剤吸入・服用の有無，⑥受傷範囲・深度・重症度，⑦既往歴，などである．ただし，深度については初期に正確な判断を下すことが困難な場面も少なくない．

　原因物質は多岐にわたるため，すべての物質に精通することは不可能であろう．知識のない化学物質については，インターネットを通じて「日本中毒情報センター」などからの情報を参考にする．

3 治療の考え方と実際

　温熱による熱傷では，原因が除去されれば組織破壊は停止する．一方，化学熱傷では，組織内部に浸透した化学物質が不活化するまで組織破壊が進行する．その時間は酸では2時間，アルカリでは6時間に及ぶ．したがって，付着した化学物質を早急に，できるかぎり除去するのが初期治療の目標となる．

a 全身状態の把握

　患者が搬送されたら，温熱による熱傷に準じて意識レベル，呼吸状態，血行動態などの全身状態の把握を行う．

　酸やアンモニアなどの蒸気を吸入したおそれがあるときは，気管支ファイバーによる気道損傷の有無を確認し，予防的気管内挿管を行うこともある．

b 洗　浄

汚染された衣類はすべて除去し，直ちに大量の水道水による洗浄を開始する．①薬品の希釈と除去，②化学反応の鈍化，③発生する反応熱の除去，④組織 pH の正常化，など多様な効果が期待される．洗浄はできる限り早急に行うことが望ましい．数分の差でも，重症度に差が出ると考えられている．

ただし，どの程度洗浄を続けるかについては定説がない．30 分〜2 時間程度が一般的ではあるが，アルカリでは 8〜24 時間必要とする意見もある．したがって，症例ごとに柔軟に対応する必要がある．具体的には，疼痛・灼熱感などの自覚症状の緩和，洗浄排液・受傷部位の pH 値（尿検査用試験紙などを用いて中性化を確認）などを参考に洗浄効果を評価する．

受傷面積が 10% を超えると，洗浄中に低体温が起こるおそれがある．シバリングが生じたら，微温湯での洗浄に切りかえる．

c 中　和

酸の中和剤として石鹸水や重曹水，アルカリの中和剤として酢酸やレモン水などが知られている．しかしながら，今日では中和剤は原則として用いないことが多い．中和剤自体による組織損傷が起こるおそれがあるためである．ただし，例外的に一部の化学物質については後述するように，水洗浄以外に特殊な治療を施すことがある．

d デブリードマン

初診時にすでに創部が深達性 II 度あるいは III 度の場合には，壊死組織に対して早期にデブリードマンを行う．持続する組織での化学反応の拡大を予防するためである．

e 特殊な治療を要する化学熱傷

1） フッ化水素

フッ化水素は一般的にさび・しみ抜き剤として使用される．その腐食作用を目的に，メッキ工場，ガラス工場，半導体産業などでさまざまな素材の表面加工に使用される．

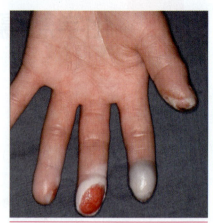

図1　フッ化水素による手指の化学熱傷の臨床像
27 歳，女性．さび落としの作業中，4% フッ化水素含有製剤にて受傷．治癒には 4 週間を要した．

職業性の曝露が多く，手指の重傷[1]がほとんどである（図1）．酸としては弱いが，フッ素イオンに人体組織内のカルシウムイオンが結合し，急激に深部まで達する障害を引き起こし，激しい疼痛を伴う．この組織障害を阻止する目的で，治療にグルコン酸カルシウムの局所注射や重症例では動脈内注入を要する場合がある．

2） フェノール

フェノールは殺虫剤，農薬，プラスチック製品の原材料などに使用され，高濃度では即座に蛋白の変性と凝固壊死をもたらす．水への溶解度が低いため，治療はポリエチレングリコール溶液や 70% エチルアルコールでの洗浄が有効である．なお，受傷範囲が広いと不整脈や中枢神経症状を生じる．

4 わが国での化学熱傷事例

わが国での報告事例で多いのは，圧倒的にフッ化水素である．そして酸（塩酸，硫酸，硝酸，酢酸），アルカリ（水酸化ナトリウム，水酸化カリウム），石油系物質（灯油，ベンジン，ライターオイル，ドライクリーニング用石油系溶剤）などが続く．さらに

は有機溶剤(クレゾール,フェノール),農薬(石灰硫黄合剤,臭化メチル),セメント,ポビドンヨード,次亜塩素酸ナトリウム,リン,洗剤類,毛髪香粧品(パーマネント液,毛髪脱色剤),消石灰,自動車エアバックによる事例などが散見される.

文献
1) 湊原一哉:化学熱傷と薬剤による皮膚障害. 日皮会誌 2010;**120**:193-200

武蔵野赤十字病院皮膚科 **湊原一哉**

G 外傷・物理的/化学的皮膚障害

3 褥瘡

1 疾患概要

褥瘡とは，多くの場合は寝たきり状態が原因となって生じる皮膚局所の阻血性壊死であり，一定の場所に一定時間以上の圧迫とともに，摩擦・ずれ，湿潤などの外的要因が加わることで生じる．日本褥瘡学会では，「身体に加わった外力は骨と皮膚表層の間の軟部組織の血流を低下，あるいは停止させる．この状況が一定時間持続されると組織は不可逆的な阻血性障害に陥り褥瘡となる」と定義している．

また近年，医療関連機器によって生じる医療関連機器圧迫創傷（medical device related pressure ulcer）が注目を集めている．しかし，ともに圧迫創傷であり広い意味では褥瘡の範疇に属するものの，厳密には従来の褥瘡すなわち自重関連圧迫創傷（self load related pressure ulcer）からは区別される．

2 検査・診断

褥瘡の多くは詳細な問診，視診，触診によって診断可能である．また，手術室での発症を除くと，多くの場合は寝たきり状態の患者（特に高齢者）の仙骨部など荷重部に発症する．なお，深さによってDESIGN®分類（日本褥瘡学会）ではd0〜D5とDUの7つに，あるいは米国褥瘡諮問委員会（National Pressure Ulcer Advisory Panel：NPUAP）分類では深部損傷褥瘡（deep tissue injury：DTI）疑い，ステージⅠ〜Ⅳ，判定不能の6つに分類される（図1）．

3 鑑別診断

反応性充血，接触皮膚炎などはステージⅠ褥瘡，便や尿の刺激による皮膚炎，皮膚カンジダ症などはステージⅡ褥瘡，糖尿病などによる末梢動脈疾患などはステージⅢ以上の褥瘡との鑑別を要することがある．

DESIGN-R分類	d0 皮膚損傷・発赤なし	d1 持続する発赤	d2 真皮までの損傷	D3 皮下組織までの損傷	D4 皮下組織を越える損傷	D5 関節腔・体腔に至る損傷	DU 深さ判定が不能な場合
NPUAP分類		DTI疑い ・圧力および/またはせん断力によって生じる皮下軟部組織の損傷に起因する，限局性の紫または栗色の皮膚変性，または血疱．	ステージⅠ ・通常骨突起部に限局する消退しない発赤色の紅斑を伴う，損傷のない皮膚，・暗色部位の明白な消退は起こらず，その色は周囲皮膚と異なることがある．	ステージⅡ ・スラフを伴わない，赤色または薄赤色の創底をもつ，浅い開放潰瘍として現れる真皮の部分欠損．・破れていないまたは開放した/破裂した血清で満たされた水疱として現れることがある．	ステージⅢ ・全層組織欠損，皮下脂肪は確認できるが，骨，腱，筋肉は露出していないことがある．・スラフが存在することがあるが，組織欠損の深遠がわからなくなるほどではない．・ポケットや瘻孔が存在することがある．	ステージⅣ ・骨，腱，筋肉の露出を伴う全層組織欠損．黄色または黒色壊死が創底に存在することがある．・ポケットや瘻孔を伴うことが多い．		判定不能 ・創底で，潰瘍の底面がスラフおよび/またはエスカーで覆われている全層組織欠損．

図1 褥瘡の深さによる分類
スラフ：水分を含んだ軟らかい黄色調の壊地組織，エスカー：乾燥した硬い壊地組織

第3章　おもな皮膚疾患

また，手術室の発症では，電気メスによる電撃傷や消毒薬による化学熱傷を除外する．

4 治療の考え方と実際

寝たきりの高齢者に多いことから外科的治療の適応になることは少なく，外用薬，ドレッシング材などを用いた保存的治療を選択することが多い．また，保存的治療の基本は，創面環境調整（wound bed preparation：WBP）と湿潤環境下療法（moist wound healing：MWH）であり，褥瘡を急性期とそれ以降の慢性期に分けて対処する（p.215「難治性皮膚創傷への対応～外科的処置，創傷被覆材の選択～」を参照）．

	Depth 【深さ】 D→d	Necrotic tissue 【壊死組織】 N→n	Inflammation/ Infection(注) 【炎症/感染】 I→i	Exudate 【滲出液】 E→e	Granulation 【肉芽形成】 G→g	Size 【大きさ】 S→s	Pocket 【ポケット】 P→(−)
外用薬					アルクロキサ		
					アルプロスタジルアルファデクス		
		カデキソマー・ヨウ素					
					酸化亜鉛		
		スルファジアジン銀		（滲出液が少ないとき）	ジメチルイソプロピルアズレン		
		デキストラノマー		デキストラノマー			
						トラフェルミン	（滲出液が少ないとき）
				トレチノイントコフェリル （滲出液が少ないとき）			トレチノイントコフェリル （滲出液が少ないとき）
			フラジオマイシン硫酸塩・ 結晶トリプシン		ブクラデシンナトリウム		
		ブロメライン					
			ポビドンヨード				
				ポビドンヨード・シュガー			
			ヨウ素軟膏		幼牛血液抽出物		
		ヨードホルム					
					リゾチーム塩酸塩		
ドレッシング剤		アルギン酸Ag				アルギン酸Ag	
				アルギン酸塩			
				アルギン酸/CMC		アルギン酸/CMC	
				アルギン酸フォーム		アルギン酸フォーム	
				キチン			
				（滲出液が少ないとき） ハイドロコロイド			
	ハイドロジェル			ハイドロジェル （滲出液が少ないとき）		ハイドロジェル	
				ハイドロファイバー®			
		銀含有ハイドロファイバー®				銀含有ハイドロファイバー®	
				ハイドロポリマー			
				ポリウレタンフォーム			
				ポリウレタンフォーム/ソフトシリコン			

推奨度　A：十分な根拠があり，行うよう強く勧められる　　B：根拠*があり，行うよう勧められる　　C₁：根拠*は限られているが，行ってもよい
B C₁ C₂　　C₂：根拠*がないので，勧められない
　　　　　*根拠とは臨床試験や疫学研究による知見を指す　　D：無効ないし有害である根拠*があるので，行わないよう勧められる

注：臨床的定着が疑われる場合，外用薬ではカデキソマー・ヨウ素，ポビドンヨード・シュガー，ヨウ素軟膏，スルファジアジン銀，また，ドレッシング材では銀含有ハイドロファイバー®，アルギン酸Agを用いてもよい（推奨度C₁）．

図2　深い慢性期褥瘡（D）のときのDESIGN®に準拠した保存的治療の選択（五十音順に記載）
〔立花隆夫：Moist wound healing のコンセプトと実際．宮地良樹，他（編），NEW褥瘡のすべてがわかる．永井書店，2012：253-260 より改変〕

a 急性期

発症後 1〜3 週の急性期では，創面保護と MWH を心がける．この時期には強い炎症反応を認めて痛みを伴い，発赤，紫斑，浮腫，水疱，びらん，浅い潰瘍といった多様な病態が短時間に次々と出現する．また，この時期には創面の観察ができるドレッシング材が適しているが，創面保護効果の高い油脂性基剤の外用薬などでも代用できる．

b 慢性期

1) 真皮までの浅い褥瘡

急性期と同様に創面保護と MWH を心がける．

2) 皮下組織に達する深い褥瘡

創面保護とともに，治療前半(黒色期，黄色期)には WBP，後半(赤色期，白色期)には MWH を心がける(図2)．具体的には，壊死組織を除去したうえで(N→n)，肉芽形成を促進し(G→g)，さらに創の縮小，閉鎖をめざす(S→s)．その各々の段階で，感染，滲出液過多やポケット形成があれば，それを抑制，解消あるいはなくすような保存的治療を選択する〔I→I，E→e，P→(−)〕．また，DESIGN-R® を用いて 1〜2 週ごとに創評価を行い，治療方針を再検討する．

5 予 後

保存的治療を継続することにより，時間はかかっても創閉鎖は期待できる．なお，創部感染を疑った場合，外科的手術の適応があると考えた場合，あるいは，ガイドラインに沿った治療を行っても改善しない場合は，専門医あるいは入院施設を持った病院への紹介を検討する．

大阪赤十字病院皮膚科　**立花隆夫**

G 外傷・物理的/化学的皮膚障害

4 凍瘡・凍傷

凍瘡

1 疾患概要

凍瘡はいわゆる「しもやけ」といわれる疾患で，慢性の寒冷刺激による小動静脈の収縮とそれに続くうっ血性炎症である．個体の遺伝的素因が関与している．

2 検査・診断

特異的な検査は存在せず，診断は臨床像より行う．

学童期に発症しやすい．手・足・耳・鼻・頬など寒冷に曝露されやすい部分に生じ，痒みや疼痛を伴い，入浴などの加温によって増強する．真冬よりは晩秋や早春の頃に多くみられ，気温の上昇とともに軽快する[1]．多汗症は発症リスクを高める．症状により2型に分類される．

a 樽柿型（T型）
指趾が全体に紫藍色調で，うっ血性に腫脹する（図1）．

b 多形紅斑型（M型）
小指頭大以下の暗紫紅色を呈する滲出性紅斑もしくは丘疹が多発ないし散在する（図2）．

3 鑑別診断

春になっても改善しない場合は，膠原病などの疾患を疑う[2]．

a 凍瘡様ループス（chilblain lupus）
病理組織学的には円板状エリテマトーデスに類似する．臨床症状では角化を伴うことが特徴で，潰瘍が出現すれば鑑別は容易になる．全身性エリテマトーデス（systemic lupus erythematosus：SLE）の一症状の場合があるので，抗核抗体などの血液検査に加え，その他の症状の有無について詳しく診察をする．

b Sjögren症候群
Sjögren症候群でみられる凍瘡様紅斑では角化がほとんどなく，指趾に発生した場合，鑑別は困難である．したがって，成人の凍瘡患者をみた場合には，本症を念頭に置いて問診を行う必要がある．生検では表皮の変化は乏しく，汗腺周囲のリンパ球の浸潤が特徴的である．

c 膠原病に伴う凍瘡
SLE，全身性強皮症，混合性結合組織病では凍瘡の出現頻度が高い．臨床症状からの鑑別は難しいが，特徴として，①治療に要する期間が長い，②びらん・潰瘍化しや

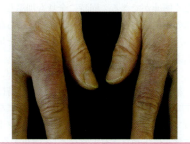

図1 樽柿型：両示指全体のうっ血性腫脹と表面の不整形紫紅色斑

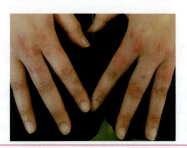

図2 多型紅斑型：両手指に多発する1cm未満の滲出性紅斑
（写真提供：東京医科大学皮膚科学分野　梅林芳弘先生）

表1 凍傷の分類

	分類	深度	症状
表在性	第Ⅰ度	表皮	発赤,軽度の腫脹
表在性	第Ⅱ度	真皮	水疱,著明な発赤・腫脹
深部	第Ⅲ度	脂肪・筋肉	皮下組織に及ぶ壊死
深部	第Ⅳ度	骨・軟骨	切断を要する完全壊疽・ミイラ化

(藤田研也,他:急性創傷.形成外科 2008;**51**:100-103)

すい,③冬季以外にも発症しやすい,という特徴を持つ.

d 末梢循環障害に伴う皮疹

クリオグロブリン血症,抗リン脂質抗体症候群,Buerger病,コレステロール血症塞栓症などの末梢循環障害で類似の皮疹を認めることがある.

4 治療の考え方と実際

予防として寒冷刺激を避けることが重要.手足のみならず,全身の保温を指導する.多汗症がある場合には乾燥に努める.十分な効果が得られる保険適用薬はないが,血管拡張作用のあるカルシウム拮抗薬やプロスタグランジン製剤が有効とされている.外用も特に有効性が示されている薬剤はなく,程度に応じてビタミンE軟膏,ステロイド外用薬,びらんが生じた場合には抗菌薬軟膏などを対症的に処方する.

凍 傷

1 疾患概要

凍傷は組織凍結による皮膚組織障害である.病態としては,寒冷曝露に伴う組織液や細胞の凍結による直接的な細胞死だけでなく,小動脈の収縮と血液うっ滞からの血栓形成,さらに再灌流による進行性の組織炎症と末梢循環障害によって,組織の虚血や壊死が進行するものといわれている.したがって,局所の加温後にいったん血流があっても,末梢循環不全をきたしうる.冬山登山者に多くみられるが,寒冷居住者,超低温環境での作業,ホームレス,泥酔屋外睡眠者に起こることが報告されている[3].そのほか液体酸素(沸点-183℃)や液化プロパンガス(沸点-42.1℃)などを浴びた場合や,コールドスプレーやスポーツ外傷後のアイシングで生じた例もある.

2 検査・診断

診断は寒冷曝露の病歴聴取と臨床症状より行う.好発部位は循環障害が起こりやすく,寒冷曝露されやすい末梢部である.指趾,耳,鼻,頬部,おとがい部などがあげられる.深達度による分類を**表1**[3]に示す.

3 鑑別診断

病歴と症状より診断は容易である.

4 治療の考え方と実際

a 受診前の処置

凍結・解凍を繰り返すと組織のダメージは増加する.したがって,再凍結の可能性がある場合は無理に解凍せず,凍結したままの来院を指示する.局所は副子やタオルなどで保護して愛護的に扱うよう指導する.

b 凍結状態で来院した場合

急速融解が推奨されている.具体的には40~42℃のお湯に15~30分浸せばむらなく解凍ができる.同時に全身も加温し,体の循環改善を図ることも忘れてはならない.完全に解凍すると,患部は紫紅色を呈し柔軟になる.マッサージは行わない.

c 解凍から時間が経過している場合

第Ⅰ度の凍傷であれば,通常,来院時にはすでに解凍していて患部は浮腫性紅斑になっている.治療は油脂性軟膏(ビタミンE軟膏,抗生物質含有軟膏など)を塗布する.患部が暗紫色や黒色を呈している場合は第Ⅱ度以上が疑われるので,上記外用を行い

つつ連日の通院，あるいは入院が必要になる場合もある．

d その後の治療
1) 局所治療
第Ⅱ度以上であれば徐々に壊死部が明らかになるので，moist wound healing を心がけたうえで wound bed preparation を行っていく．具体的には二次感染の制御を考慮しつつ，壊死組織の除去を促進する治療を選択する．前述の油脂性軟膏を用いてよいが，抗生物質含有軟膏は耐性化のおそれがあるため，短期にとどめる．スルファジアジン銀は感染制御とともに組織の湿潤を保つ効果により，壊死組織の自己融解を促進させる．創傷用の各種ドレッシング材を選択してもよい．適宜外科的デブリードマンを行っていくが，壊死が骨に達していて回復が望めない場合は切断術の適応である．ただし急ぐ必要はなく，壊死の範囲が明瞭になってから考慮すればよい．良好な赤色肉芽が現れたら，肉芽形成促進作用のあるトラフェルミン，プロスタグランジン E_1，トレチノイントコフェリル，ブクラデシンナトリウムなどに適宜変更するか，ドレッシング材を用いてもよい．

2) 全身的薬物治療
末梢血管拡張などを目的として，プロスタグランジン E_1 製剤，低分子デキストラン溶液，ヘパリンなどが用いられる．星状神経節ブロックや交感神経遮断術，高圧酸素療法などの報告もある．

文献
1) 衛藤　光：しもやけと自己免疫疾患．綜合臨牀 2009；**58**：2503-2504
2) 安部正敏，他：凍瘡に遭遇したとき考えるべきこと．*MB Derma* 2005；**101**：176-183
3) 藤田研也，他：急性創傷．形成外科 2008；**51**：100-103

東京医科大学皮膚科　**入澤亮吉**

✓ サンスクリーン剤の基礎知識

サンスクリーン剤は紫外線防御の最後の砦として，サンバーン，光老化，露出部皮膚がん，紫外線を作用波長とするさまざまな光線過敏症の防止に有効である．UVB（280〜320 nm）の防止力は SPF（sun protection factor），UVA（320〜400 nm）の防止力は PA（protection grade of UVA）で表示されている．SPF は最大 50+，PA は ++++ である．防止力の検定は 2 mg/cm^2，あるいは液状のものでは 2 μg/cm^2 を塗布して行われているので，その量を塗布しない限り表示の防止力は得られない．しかし，現実的にはその 1/2〜1/4 程度しか塗布していないことがわかっており，その場合の効果は減弱する．日光曝露前に 2 度重ねて塗布することが推奨されている．その後は発汗，水泳，タオルで拭くなどして落ちるので，できれば 2 時間ごとに追加塗布する．

サンスクリーン剤の主成分として，紫外線吸収剤と散乱剤がある．UVB に対しては紫外線吸収剤が効果が高く，UVA に対しては散乱剤が有効である．通常は両者を配合しているが，紫外線吸収剤による接触皮膚炎を懸念する消費者向けに，吸収剤未使用として散乱剤だけで作られている製品もある．実際には吸収剤による接触皮膚炎は極めて少ないので，効果優先の場合は両者配合の製品を用いるのが望ましい．小児は生後 6 か月までは経皮吸収の懸念から使用は勧められておらず，それ以降も強い紫外線曝露が予想されるときに衣類，帽子，ラッシュガードなどを主体に防御し，サンスクリーン剤による極度の紫外線防御はビタミン D 生合成低下の点から望ましくない．

（ひふのクリニック人形町　上出良一）

5 日光皮膚炎（サンバーン）

1 疾患概要

いわゆる日焼け（サンバーン）である．過剰な紫外線曝露による急性の皮膚傷害で，曝露後数時間頃から灼熱感を伴う紅斑が紫外線曝露量と皮膚色に関連して生じ始め，約24時間後にピークに達し，数日かかって次第に紅斑，自覚症状は消退していく．重症の場合は緊満性の水疱を形成し（図1），発熱，全身倦怠感，著明な灼熱感を伴い，その後，2週間程度で膜様落屑となる．数日後から，褐色のびまん性色素沈着（サンタン）が生じる．

サンバーンを起こす波長はおもにUVB（280～320 nm）であり，その紅斑惹起作用はUVA（320～400 nm）の約1,000倍であるが，地上に到達するUVA量はUVBの約600倍あり，その作用も無視できない．UVBはDNAに吸収されやすく，DNAにシクロブタン型ピリミジンダイマーという損傷を与え，その修復がきっかけとなり，プロスタグランジン類，IL-1，IL-6などの炎症性サイトカイン，活性酸素種，ICAM-1などの細胞接着因子，好中球浸潤などがカスケードとなって炎症を増幅する．

2 診断

急激大量の紫外線曝露の既往と，曝露部に一致した皮膚症状から診断は容易である．通常，衣類，水着などで覆われた部位には生じない．

3 鑑別診断

a 光線過敏型薬疹

通常，日焼けを起こさない程度の日光曝露で，露光部に一致した紅斑，浮腫，漿液性丘疹，落屑などを生じている場合は，薬剤性の可能性を考える．光線過敏型薬疹を起こす薬剤は比較的限られており，またその時代に頻用されるものを中心に薬歴を調べる．現在はチアジド系降圧利尿薬（ヒドロクロロチアジド）を配合した降圧薬，前立腺癌治療薬が多い．通常，内服開始後2週間ほどで生じることが多いが，冬季から内服開始していても，春になって強い日光曝露を受けて初めて皮疹を生じる場合もあり，日光曝露との関連を注意深く聴取する．限局性に湿布薬（ケトプロフェン）貼布部位に一致して生じる場合があり，光アレルギー性接触皮膚炎である．被疑薬があれば，中止して経過をみる．

b 多形日光疹

サンバーンを生じなくても露光部，特に前腕伸側，前胸部などに粟粒大紅色丘疹や

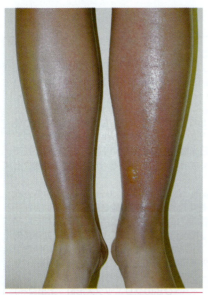

図1 高度の日光皮膚炎で水疱形成

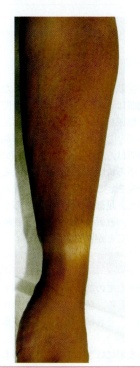

図2　強い日焼け反応に伴い，多形日光疹を併発

浸潤性紅斑が生じることがあり，内因性抗原に対する接触アレルギーと考えられている．曝露した日の夕方から生じることが多い．強いサンバーンを起こした後，通常の日焼け紅斑と異なる瘙痒性粟粒大紅色丘疹が露光部に多発することがあり，これも多形日光疹と考えられる(図2)．

c　日光蕁麻疹

露出部に日光曝露中から瘙痒性紅斑，膨疹が生じ，屋内に入ると1時間以内にあとかたもなく消失する．

d　骨髄性プロトポルフィリン症

ヘム代謝異常で，3～6歳頃に発症することが多い．灼熱感を伴って浮腫性紅斑が生じ，サンバーンより浮腫が強いことが特徴である．疑いがあれば，赤血球中プロトポルフィリン値を測定する．

4　治療の考え方と実際，予後

　患者は日光曝露当夜よりは1～2日後に訪れることが多いので，すでに炎症はピークを迎えており，いったん生じた日焼け反応を抑えることはほとんど不可能であり，痛みを緩和するなどの対症療法で対応する．

　一般的に第一選択とされる副腎皮質ステロイドホルモン外用の効果は，極めて限定的である．照射後に塗布を開始しても，接触皮膚炎などと異なり，ほとんど紅斑抑制効果は期待できない．曝露前の塗布は多少の紅斑抑制効果があるが，普通は無理であるので，なるべく早期から外用を始め，最低1週間は継続する．浮腫，水疱などが著明な場合はステロイドの内服も考慮されるが，やはり有効性は示されていない．むしろプロスタグランジンの産生を抑制する非ステロイド性抗炎症薬(NSAIDs)の内服が疼痛緩和に有効である．

　現実的には冷却と，皮膚のバリアが破壊されるためにワセリン基剤のステロイド，それもストロング以上のものを塗布することが行われている．水疱がある場合には，熱傷に準じて水疱内容液を穿刺して除去し，非固着性サージカルパッドで保護する．ガーゼの使用は勧められない．

　患者指導としては，紫外線曝露は光老化，ひいては皮膚がんの発生にもつながるため，今後は日焼けしないよう，大量の紫外線曝露が予想される場合は，衣類，帽子，日傘，手袋などによる防御や，露出部へのサンスクリーン剤塗布などをあらかじめ行うことを励行させる．

ひふのクリニック人形町　**上出良一**

6 胼胝・鶏眼

1 疾患概要

胼胝（図1赤矢印）は外力が1か所に集中した結果，反応性に角質が増殖したものであり，鶏眼（図1黒矢印）はこれに芯（図2）を伴うものである．

胼胝や鶏眼は圧倒的に足にできやすいが，手掌，指腹，尾骨部などにも生じる．しかし，本稿では紙面の関係上，足に生じたもののみに絞って話を進めていく．

足底の胼胝や鶏眼は，一度切削しても再発を繰り返す．皮膚科の教書には残念ながら，原因を避ける，あるいは圧迫を避けるとしか記載するスペースがない．だが，胼胝や鶏眼は本質的には外反母趾や関節リウマチ，糖尿病神経障害などによる足の変形をベースとしている．また，関節部位に生じた胼胝は，放置しておくと深部で血腫を作り，さらに胼胝表面に亀裂が入ると重篤な感染症を起こすこともある．たかが胼胝とはいえ，足部の切断に発展するケースもあるので，放置せずに積極的に治療，また予防することが肝要である．

2 検査，診断

皮疹としての診断は，視診のみで可能である．むしろ，発生要因としての足の変形を評価し，それに対応することが重要である．

足の変形にはさまざまな種類のものがあるが，パーツごとに評価するとわかりやすい．まず足全体をみて，凹足，扁平足，甲高，開帳足などの3次元的な問題がないかを確認する．次に外反母趾，内反小趾，claw toe，hammer toeなどの足趾部分の変形を確認する．

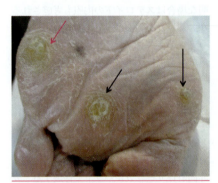

図1 胼胝・鶏眼

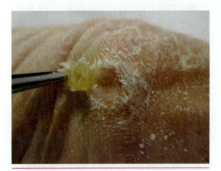

図2 鶏眼にみられる芯

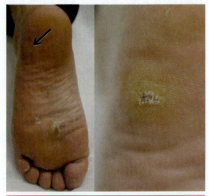

図3 尋常性疣贅

第3章 おもな皮膚疾患

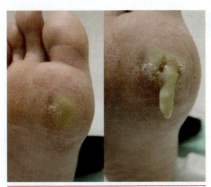

図4 粉瘤における二次感染

3 鑑別診断

a 尋常性疣贅
上行する毛細血管が観察されることが鑑別点となる（図3）．ダーモスコピーで簡単に診断できる．

b 粉瘤
まれではあるが，図のように二次感染を起こすこともある（図4）．

4 治療の考え方と実際

代表的な教書には，サリチル酸含有絆創膏貼付後，切削とされている．しかし，このようなものを貼付すると，正常皮膚との底部の境界がはっきりしないので危険なうえ，刃物が滑ってしまうので実際には削ることができない．また筆者がフットケアの研修に行ったスイスでは，サリチル酸含有絆創膏のようなものは見たこともないと教えられた．歩行することで足底の皮膚は常に伸展と収縮を繰り返すため，気がつくと貼付したサリチル酸含有絆創膏は肝心の胼胝からずれてしまい，本来と別の部位が浸軟してしまうことをよく経験する．また，角質が浸軟することで，皮膚のバリア機能は極度に低下し，感染症のリスクを生じるため，特に糖尿病患者では気をつける必要がある．それから案外見逃せないのが，足底に生じると歩行時に疼痛を伴い，かばっているうちに合併する腰痛である．

胼胝や鶏眼は足の変形を伴うことが多いので，根治させるためには手術により足の変形を治療することになる．しかし，関節リウマチ，糖尿病などは進行性の疾患であるため，病勢が落ち着いているとき以外に手術を勧めることができないし，実際に手術はほとんど行われない．切削した後，インソールなどで極力再発までの期間を長くし，定期的に受診するような対症療法が現実には主流となってくる．

滋賀医科大学皮膚科　**中西健史**

H 肉芽腫

1 環状肉芽腫

1 疾患概要

環状肉芽腫は非感染性の肉芽腫性疾患で，他臓器病変を伴う全身性のサルコイドーシスと異なり，皮膚に限局する皮膚肉芽腫症である．組織学的には，膠原線維の類壊死を類上皮細胞，巨細胞，リンパ球が取り囲み，いわゆる柵状肉芽腫（palisading granuloma）を特徴とする．定型疹は正常皮膚色ないしは淡紅色を呈する単発性あるいは多発性の環状皮疹で，遠心性に拡大する傾向があり，中心部はやや陥凹する．原因は不明であるが，真皮微小血管の障害により，膠原線維あるいは弾性線維が変性し，これを取り囲むように柵状肉芽腫が形成されると考えられている．

2 検査・診断

定型疹では臨床像だけでも診断は可能であるが，非定型疹の場合も含め，基本的には病理組織学的検査により確定する．

a 臨床像

定型疹は，小結節が環状に配列して中央部がやや陥凹する．自覚症状は通常，伴わない．これらの皮疹が単発性あるいは多発性に生じる．好発部位は，手背，手指，前腕，肘頭，下肢，顔面などの露出部である．50歳以上の高齢者に多いが，小児にみられることもある．淡紅色の単発性あるいは多発性の環状皮疹で，遠心性に拡大し，中心部はやや陥凹する．非定型疹には，丘疹型，紅斑型，穿孔型，皮下型がある．丘疹型は皮膚色ないし紅色の充実性の小隆起疹で，環状病変の初期疹のこともある．紅斑型は隆起のない赤みのある斑で，円形，類円形を呈する．穿孔型は中心部に痂皮あるいは壊死を伴う丘疹や小結節で，組織像では経表皮的に肉芽腫が排出される．皮下型は小児に多く，表面皮膚は正常で皮下に結節を触れ，頭部，四肢，臀部に好発する．定型疹は通常，単発に生じるが，局所で多発することがある．一つの解剖学的部位に限局せず広範囲に発症することがあり，汎発性環状肉芽腫と診断される．環状皮疹，丘疹，紅斑などが混合している場合が多い（図1）．

b 病理組織

変性した結合組織（類壊死）周囲に，類上皮細胞，巨細胞，リンパ球，線維芽細胞が取り囲むように配列する，いわゆる柵状肉芽腫を組織学的特徴とする（図2-a）．変性部には多くの場合，アルシャンブルー染色で淡青に染色される酸性ムコ多糖類が沈着する（図2-b）．典型的な palisaded type（柵状肉芽腫型）のほか，sarcoid type（類上皮細胞肉芽腫型），interstitial type（間質型肉芽腫），subcutaneous type（皮下型），perforating type（穿孔型）がある．実際にはきれいな柵状肉芽腫がみられるケースは半分くらいで，柵状肉芽腫の存在は，強拡大よりも弱拡大での観察のほうが診断に役立つ．

c その他の検査

通常の環状肉芽腫では，外傷，虫刺など

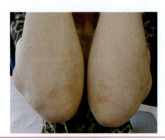

図1 環状肉芽腫の臨床像
環状皮疹，丘疹，紅斑が混在しており，汎発性環状肉芽腫と診断される．自覚症状なし．

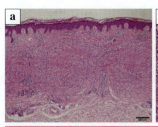 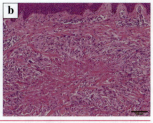

図2　環状肉芽腫の病理組織像
a：弱拡大像．膠原線維の類壊死とそれを取り囲む類上皮細胞，リンパ球，線維芽細胞が浸潤し柵状肉芽腫を形成する（HE 染色，×40）．
b：強拡大像．変性部には多くの場合，アルシャンブルー染色で淡青に染色される酸性ムコ多糖類が沈着する（HE 染色，×100）．

の外的刺激が発症に関与することがあるが，汎発性環状肉芽腫では糖尿病との関連性が指摘されている．糖尿病のデルマドロームの一つとして知られており，高率な報告では80％を超える．その他の合併症としては，悪性腫瘍ではリンパ腫が多く，HIV 感染症，C 型肝炎患者での発症や強皮症，皮膚筋炎，Sjögren 症候群などの膠原病の合併も報告されている．検査としては病理組織学的検査が最も重要であるが，疾患の背景因子となる糖尿病，自己免疫疾患，結核，HIV，肝炎などが疑われた場合には，採血でのスクリーニング検査を行う．

3　鑑別診断

他の肉芽腫性疾患として，環状弾性線維融解性巨細胞肉芽腫（annular elastritic giant cell granuloma：AEGCG），サルコイドーシス，リポイド類壊死症，リウマトイド結節などが鑑別となるが，組織学的所見や臨床像により鑑別する．一方，非定型の環状肉芽腫では臨床症状も組織所見も多彩なため，丘疹型，紅斑型，穿孔型，皮下型の臨床像，組織像を知っておく必要がある．

4　治療の考え方と実際

単発型の定型疹では自然治癒傾向があり，時に皮膚生検が契機となって消退する．また副腎皮質ステロイド外用が有効なことが多い．一方，汎発性や非定型例では慢性に経過することが多い．難治性の場合には，トラニラスト，エトレチナート，シクロスポリン内服や PUVA，ナローバンド UVB などの紫外線療法の有効性が報告されている．皮膚生検後にしばしば自然消退する理由としては，創傷治癒の過程で病変部の血流がよくなり，阻血により変性した類壊死が改善するためと考えられている．

5　予　後

単発型の定型疹では治療に対する反応はよく，自然治癒傾向があり，時に皮膚生検が契機となって消退する．しかし，非定型疹では標準外用治療では難治性のことも多いことを説明する．また汎発型では，糖尿病を合併することがあるため，検査の必要性を説明する．

山梨県立中央病院皮膚科　**塚本克彦**

H 肉芽腫

2 サルコイドーシス

1 疾患概要

サルコイドーシスは組織学的に非乾酪壊死性類上皮細胞肉芽腫を呈し，皮膚，眼，肺，リンパ節，心臓などを侵す全身性疾患である．病因は明らかではないが，*Propionibacterium acnes*（*P.acnes*）の関与が示唆されている．皮膚病変の発症頻度は胸郭内，リンパ節，眼病変に次いで10〜30％程度と報告されているが，発見動機となる自覚症状や発見時に存在する症状としては眼症状に次いで多い．臨床症状は多彩で，結節性紅斑，瘢痕浸潤と，特異的病変である皮膚サルコイド（結節型，局面型，びまん浸潤型，皮下型と，その他の病型）に大別される．

結節性紅斑は皮下脂肪組織を反応の場とする一種の反応性炎症で，両側下腿伸側に発赤を伴う有痛性の皮下硬結が多発する．

瘢痕浸潤（図1-a）は過去の傷跡に肉芽腫反応が生じ赤く腫れるもので，組織学的に類上皮細胞肉芽腫に加えて異物が病変部に観察される．傷跡に一致した線状の病変や丘疹が融合した病変であることが多く，外傷を受けやすい膝蓋や肘頭，顔面に好発する．詳細に調べると，サルコイドーシスの皮膚病変全体で最も頻度が高い．

皮膚サルコイドの結節型（図1-b）は隆起性病変で，皮膚サルコイドのなかでは最も頻度が高い．紅色の丘疹，結節で，鼻の周囲を中心に顔面に好発する．局面型（図1-c）は隆起しない環状あるいは斑状の病変で，前額に好発し多発する傾向がある．びまん浸潤型は凍瘡様の皮膚病変で，指趾などの凍瘡好発部位に生じる．皮下型は皮下の弾性硬の結節，硬結で，多発する傾向があり，四肢に好発する．

2 検査・診断

診断の基本は，本症が全身性肉芽腫性疾患であることから，組織学的には1臓器以上に肉芽腫があり，2つ以上の臓器が罹患しているのを認めることである．

まず，皮膚病変を主訴に受診した患者では，皮膚生検を行い肉芽腫が証明されれば，他の肉芽腫性疾患（下記）の鑑別とサルコイドーシスの全身検索を行う．

特徴的な組織所見は，真皮あるいは皮下

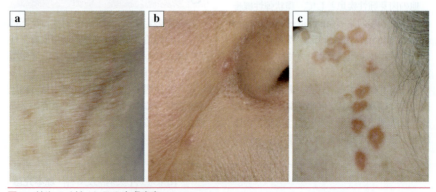

図1 サルコイドーシスの皮膚病変
a：瘢痕浸潤，b：結節型皮膚サルコイド，c：局面型皮膚サルコイド．

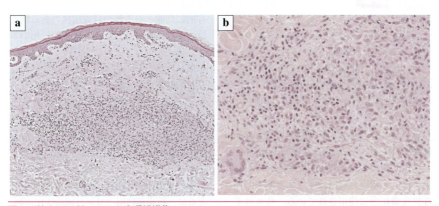

図2　サルコイドーシスの病理組織像
a：非乾酪壊死性類上皮細胞肉芽腫，b：拡大像；類上皮細胞とLanghans型多核巨細胞．

組織にLanghans型および異物型多核巨細胞を伴い，乾酪壊死のない類上皮細胞肉芽腫(図2)である．

　他の臓器病変を検索するために，まず診断基準にあげられているサルコイドーシスを示唆する検査として，①肺門リンパ節腫脹(bilateral hilar lymphadenopathy：BHL)の有無，②血清アンジオテンシン変換酵素活性上昇あるいは血清リゾチーム値上昇，③血清可溶性インターロイキン2レセプター値上昇，④ ^{67}Gaシンチグラフィで集積亢進または ^{18}F-FDG PETで集積亢進，⑤気管支肺胞洗浄液のリンパ球の増加またはCD4/CD8比が3.5を超える上昇，を調べる．

　臨床的，組織学的に他の臓器病変を確認できない場合には，上記5項目中2項目以上の陽性所見が求められる．肺，心病変の検索に胸部X線，胸部CT，心電図，心エコー検査を行う．また眼科，呼吸器科，循環器科などにコンサルトし，各臓器病変の有無を調べる．

　なお，他の臓器病変が皮膚病変と異時性に出現する例があることを認識し，1回の検索だけに終わらず定期的に全身検索を行うことが肝要である．

　一方，他の臓器病変でサルコイドーシスが疑われた患者の診察では，自覚されていない小さな皮膚病変を発見することがあるので，顔面や膝蓋など皮膚病変が好発する部位の診察を注意深く行い，疑わしい皮膚病変があれば皮膚生検を行う．

3　鑑別診断

　類上皮細胞肉芽腫を示す環状肉芽腫，リポイド類壊死症，肉芽腫様酒皶，顔面播種状粟粒性狼瘡，異物肉芽腫などの非感染性肉芽腫や，結核，ハンセン病，真菌性肉芽腫などの感染性肉芽腫が鑑別疾患としてあげられる．

　病理組織標本に対しPAS染色，Ziehl-Neelsen染色，Gottron染色を行い，できる限り組織培養も行う．皮膚に限局する上記非感染性肉芽腫とは，全身検索による鑑別が重要である．

4　治療の考え方と実際

　痛みや痒みなどの自覚症状が比較的少なく，治療の主眼は整容的な面が主体となる．しかし，皮膚病変によるQOLの低下は必ずしも広範囲な皮疹や大きな皮疹によるものではなく，非露出部の小さな皮疹の治療が必要な場合もある．

　皮膚病変に対する局所治療は，皮下型を

除くと，副腎皮質ステロイドが第一選択薬である．しかし，ベリーストロング以上の薬剤の単純塗布で効果が乏しいことも多いため，漫然と外用を続けることはせず，難治の場合には密封療法（薬剤含有テープが上市されている）や皮下への局所注射を行う．

タクロリムス軟膏はT細胞選択的免疫抑制薬でアトピー性皮膚炎に対する治療薬として広く用いられており，保険適用はないものの，T細胞が病態に関与する多くの炎症性皮膚疾患に使用されている．サルコイドーシスに対しても，国内外で奏効した症例が報告されている．

全身療法としては，副腎皮質ステロイドが最も有効な治療薬であるが，他の臓器病変では心病変や神経病変，進行性の肺病変などに適用が限られている．皮膚病変に対しては，瘢痕を残す一部の局面型，骨病変を併発する指趾のびまん浸潤型などが適用となる．また，各種の治療で改善せず，美容的に問題となる例や自覚症状のある例では，副作用に注意しながら積極的に用いるのが望ましい．

併発疾患などで副腎皮質ステロイドの投与が躊躇される場合には，ミノサイクリンなどの抗菌薬やトラニラスト，ACE阻害薬などが試みられている．ミノサイクリンは2001年にBachelezらが12例に投与し，10例が有用で8例が完全寛解したと報告している[1]．

奏効機序は*P. acnes*に対する抗菌作用とともに，抗炎症作用，リンパ球活性化抑制，肉芽腫形成抑制などの免疫作用によるものと推測されている．

トラニラストは肥満細胞の脱顆粒を抑制する抗アレルギー薬で，アトピー性皮膚炎，喘息，ケロイド/肥厚性瘢痕の治療薬として用いられている．以前より環状肉芽腫や肉芽腫性口唇炎などの肉芽腫性疾患に奏効した症例が報告されており，サルコイドーシスに対しても有効な例が散見される．

文献

1) Bachelez H, *et al.*：The use of tetracyclines for the treatment of sarcoidosis. *Arch Dermatol* 2001；**137**：69-73

関西医科大学皮膚科　**岡本祐之**

☑ 糖尿病と皮膚

　わが国の糖尿病患者は950万人（予備群を除く）と推定されている（2012年厚生労働省）．糖尿病はさまざまな臓器に障害が起こる疾患であるが，皮膚に関していえば，それで命を落としたり，著しくQOLを損なうことはない．

　糖尿病の三大合併症が，神経障害，網膜症，腎症であることは従来からいわれているが，動脈硬化症，足病変，歯周病，がんの高罹患率なども無視できない，というのが最近の流れである．とどのつまりが，血管病変と免疫能低下がこの疾患の本態といえよう．要するに，糖尿病は血糖が高いことが問題ではなく，合併症が問題なのである．

　現在，皮膚科の教書に載っている糖尿病皮膚病変は，浮腫性硬化症，環状肉芽腫，リポイド類壊死など代謝異常により生じる皮膚疾患であり，デルマドロームとはいいながら，極めてまれなものばかりである．

　実際の糖尿病患者が罹患する圧倒的に多い皮膚疾患は，白癬症などの免疫能低下に起因するものや，胼胝のような糖尿病神経障害からくるものなど，代謝異常とは無関係である．

　また，潰瘍や壊疽などは皮膚に問題があるのではなく，糖尿病により生じた末梢動脈狭窄や閉塞，あるいは二次感染の結果である．糖尿病の合併症のデルマドロームとでもいえようか．

　医学は日々進歩している．また，人口構成や環境因子などで疾病構造も年々変化している．糖尿病と皮膚についても，わが国に糖尿病患者が少なかった時代と同じように，頑張っても治療の方法がないデルマドロームを探すというだけでは，到底だめなわけである．成人人口の1割が糖尿病患者であるという視点で合併症を探すのが本質と考えて，糖尿病患者を診療しなければならない，と痛感する今日この頃である．

（滋賀医科大学皮膚科　中西健史）

H 肉芽腫

3 【アトラス】その他の肉芽腫

◆環状弾性線維融解性巨細胞肉芽腫(annular elastolytic giant cell granuloma：AEGCG)

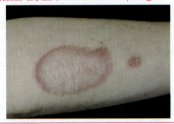

図1　AEGCG の臨床像
51歳女，前腕部に生じた環状を示す紅斑局面．
(Aso Y, et al.：Annular elastolytic giant cell granuloma associated with diabetes mellitus：a case report and review of the Japanese literature．Clin Exp Derm 2011；**36**：917-919，発表症例より)

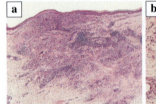
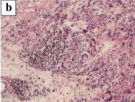
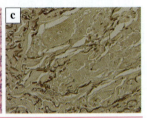

図2　AEGCG の病理組織像
a：生検組織像，右側が病変の中心部，左側が辺縁部．(HE 染色，×20)
b：病変が左側に遠心性に拡大する部．(HE 染色，×400)
c：同部，巨細胞化した浸潤細胞が弾性線維を貪食・消化しながら左方へ病変が拡大していくものと思われる．その結果，病変中心部では弾性線維がほとんど残存していない．(Elastica van Gieson 染色，×400)

◆リポイド類壊死

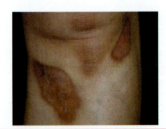

図3　リポイド類壊死の臨床像
58歳女．両下腿の伸側に複数の環状局面がみられる．写真は左膝蓋下部．

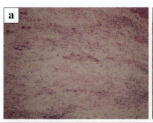 

図4　リポイド類壊死の病理組織像
a：結合組織の類壊死部の周囲に組織球，巨細胞が浸潤する．（HE 染色，×100）．
b：連続切片同部位（ズダンⅢ染色，×100）．

◆肉芽腫性口唇炎

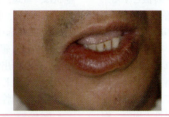

図5　肉芽腫性口唇炎の臨床像
54歳男，下口唇右側と右下顎部に持続的な腫脹・発赤を示す．治療抵抗性であったが，埋伏歯に対する歯科治療後，改善した．

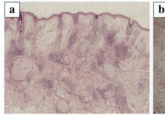 

図6　肉芽腫性口唇炎の病理組織像
a：肉芽腫性口唇炎．真皮上層の高度の浮腫と中下層の細胞浸潤（HE 染色，×40）．
b：時期を変えて再生検．浮腫に代わり，真皮全層で一見サルコイド様の類上皮細胞肉芽腫が複数みられる．持続するリンパ浮腫とそのために生じた異物に対する肉芽腫反応の結果生じたと思われる．同様の病変は，舌，頬部，眼瞼部（顔面開口部肉芽腫，Melkersson-Rosenthal 症候群），あるいは外陰部などにも生じることがあり，全体として浮腫結合織肉芽腫として捉える考え方がある〔西山（HE 染色，×100）〕．

埼玉医科大学総合医療センター皮膚科　**伊崎誠一**

1 天疱瘡

1 疾患概要

　天疱瘡は，自己抗体により皮膚・粘膜に水疱・びらんを生じる自己免疫性水疱症である．病理組織学的に表皮細胞間の接着が障害されて生じる棘融解による表皮内水疱を認め，免疫学的にIgG型自己抗体が表皮細胞膜表面に沈着することを特徴とする．標的抗原は，表皮細胞間接着において重要な役割を持つカドヘリン型の細胞間接着因子デスモグレイン(Dsg)で，その接着機能が傷害されて水疱が誘導される．症例の大部分は尋常性天疱瘡または落葉状天疱瘡に分類されるが，その他として，腫瘍随伴性天疱瘡，増殖性天疱瘡，紅斑性天疱瘡，疱疹状天疱瘡，薬剤誘発性天疱瘡などが知られている．

a　尋常性天疱瘡(pemphigus vulgaris：PV)

　最も頻度が高いと考えられる．粘膜(おもに口腔)の難治性びらんを特徴とし，重症例では摂食不良となる．粘膜病変が主で，皮膚の水疱・びらんが軽微な粘膜優位型と，粘膜・皮膚が広範囲に侵される粘膜皮膚型に分類できる．一見正常な部位に圧力をかけると表皮が剝離し，びらんを呈するNikolsky現象がみられ，頭部，上背部などの圧力のかかる部位に好発する．組織学的には，表皮基底層直上に棘融解細胞を伴う水疱がみられる．

b　落葉状天疱瘡(pemphigus foliaceus：PF)

　薄い鱗屑，痂皮を伴った紅斑，びらんを臨床的特徴とする．Nikolsky現象もみられ，重症例では紅皮症様となりうる．好発部位は，頭部，顔面，胸部，背部などの脂漏部位で，粘膜病変は通常みられない．組織学的には，角層下から顆粒層の表皮上層に裂隙形成が認められるが，水疱内の棘融解はPVに比べて目立たない．

c　腫瘍随伴性天疱瘡(paraneoplastic pemphigus：PNP)

　口腔粘膜の広範囲にびらん・潰瘍を生じ，赤色口唇の血痂・痂皮を特徴とする．皮膚症状は，紅斑，水疱，紫斑など，多彩な病変を呈しうる．閉塞性細気管支炎(bronchiolitis obliterans)による進行性の呼吸器障害に注意する．組織所見も多彩で，PV様の所見，多形滲出性紅斑様の所見，扁平苔癬様の所見を混じる．随伴する腫瘍は，リンパ球系の増殖性疾患が多い．

2 検査・診断

　天疱瘡の診断には，臨床症状(粘膜・皮膚に多発する水疱・びらん，図1)，病理組織学的所見(表皮内水疱と棘融解，図2)，免疫学的所見(蛍光抗体直接法によるIgGの表皮細胞間への沈着，図3)のすべてを認めることが重要である．臨床的に典型例であっても，皮膚生検および蛍光抗体法の施行は不可欠である．またCLEIA法または

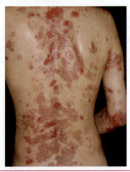

図1　尋常性天疱瘡の臨床像
多発する弛緩性水疱・びらん．

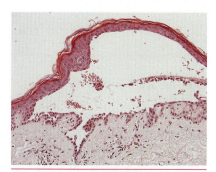

図2 尋常性天疱瘡の病理組織像
表皮基底層直上の水疱形成と棘融解．

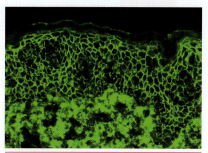

図3 落葉状天疱瘡の蛍光抗体直接法所見
表皮細胞表面へのIgGの沈着．

ELISA法による血清中の自己抗体の検出（PVではDsg3，PFではDsg1）は診断に有用である．

3 鑑別診断

a 類天疱瘡

表皮または粘膜上皮の基底膜部に対する自己抗体による自己免疫性水疱症．特徴的な浮腫性紅斑や緊満性水疱がみられない場合には，鑑別が難しいこともある．蛍光抗体直接法でIgGおよび補体の基底膜部への線状沈着を確認すれば鑑別できる．

b 伝染性膿痂疹

細菌感染によるびらん．黄色ブドウ球菌の剝奪性毒素は，Dsg1を切断するため，落葉状天疱瘡と酷似する．乳幼児に好発．抗菌薬が著効．

c Stevens-Johnson症候群

粘膜症状を伴う重症型薬疹．薬剤歴，発熱，組織学的にみられる表皮の壊死性変化などの所見が重要である．粘膜症状のみから天疱瘡との鑑別は難しいが，通常は経過から鑑別できる．

d 表皮水疱症

表皮真皮境界部を構成する蛋白の遺伝子異常により，水疱・びらんを生じる．発症時期，家族歴などから通常は天疱瘡と鑑別できる．

4 治療の考え方と実際

中等症以上では，ステロイド内服を中心とした免疫抑制療法が主体となる．多くの場合，長期にわたるステロイド投与が必要となる．治療の目標は，少量のステロイド〔プレドニゾロン（PSL）換算で10 mg/日以下〕内服のみで寛解が維持される状態で，十分な初期治療（PSL 1 mg/kg/日）が重要である．軽症例では，低用量でステロイド内服を開始すると，将来増量した際に効果が薄れることも経験され，状況に応じた治療計画が必要となる．

慶應義塾大学医学部皮膚科　**山上　淳**

2 類天疱瘡

1 疾患概要

水疱性類天疱瘡（bullous pemphigoid：BP）は表皮真皮間の接合に重要な役割を担う，ヘミデスモソーム構成蛋白の BP180（XVII型コラーゲン，おもに BP180 の NC16a 部位）と BP230 に対する IgG 抗表皮基底膜部抗体による自己免疫性疾患である．自己免疫性水疱症のなかで最も頻度が高く，高齢者に好発し，近年の高齢化社会に伴い，患者数の増加が推測されている．全身に瘙痒を伴う紅斑と緊満性水疱が生じ，組織学的に多数の好酸球が浸潤する表皮下水疱を特徴とする．

粘膜類天疱瘡（mucous membrane pemphigoid：MMP）は基底膜領域の構成蛋白（特に BP180，ラミニン 332）に対する自己抗体を有し，粘膜のみもしくは粘膜優位の病変を生じる比較的まれな自己免疫性水疱症である．

2 検査・診断

診断は，臨床症状，病理組織所見，免疫学的検査による自己抗体の検出による．臨床症状，病理組織学的所見，免疫学的所見の 3 項目より診断に至る．皮膚生検および蛍光抗体法による免疫学的検査は不可欠である．

a 臨床像

1) BP

一般に，皮膚に多発する瘙痒を伴う紅斑と緊満性水疱を特徴とする（図1）．通常，Nikolsky 現象は陰性である．少数ながら，口腔内病変を生じる場合もある．統計学的に，特定の神経疾患（脳血管疾患や痴呆症など）とそれに後発する BP との間に強い相関性が示唆されている．末梢血中に好酸球増多，IgE 高値を示す例が多い．

2) MMP

口腔内・眼・その他の粘膜に，水疱・びらんを形成する．口腔粘膜が最も侵されやすく，次いで眼，鼻咽頭，咽頭，喉頭などに水疱，びらんを生じる．20〜30％の患者に皮膚病変が伴う．

b 病理組織

1) BP

表皮下水疱と水疱内および真皮に多数の好酸球浸潤を認める．

2) MMP

BP と同様に表皮下水疱を認める．BP と比べて，炎症細胞浸潤は目立たないことが多い．

c その他検査

1) BP

蛍光抗体直接法で，病変部皮膚表皮基底膜部への IgG と C3 の線状沈着を認める（図2）．蛍光抗体間接法（indirect immunofluorescence：IIF）で，血中に IgG 抗表皮基底膜部自己抗体を検出する．1M 生理食塩水剥離ヒト皮膚を基質として用いた蛍光抗体間接法（split skin-IIF）では，剥離部の表皮側に反応する（図3）．ELSIA（CLEIA）法にて抗 BP180 抗体を検出する．大部分の BP 患者血清が BP180 の NC16a 部位の組換え蛋白に反応性を示し，BP180

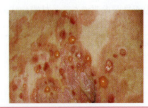

図1　水疱性類天疱瘡の臨床像
浮腫性紅斑と大小の緊満性水疱を認める．

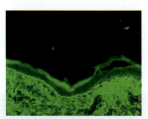

図2 蛍光抗体直接法所見
表皮基底膜部にIgGの線状沈着を認める。

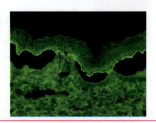

図3 split skin-IIF所見
剝離皮膚の表皮側に反応するIgG抗体を検出する。

のNC16a部位のELSIA（CLEIA）法は保険収載されている．ELSIA（CLEIA）法はBPの診断のみならず，病勢のモニタリングにも有用である．

2）MMP

直接蛍光抗体法では，上皮基底膜部にIgG，C3またはIgAの線状沈着を認める．抗BP180型MMPでは，IIFで血中にIgGあるいはIgA抗表皮基底膜部抗体を検出し，split skin-IIFでは表皮側に反応する．一方，抗ラミニン332型MMPでは，IIFでIgG抗表皮基底膜部抗体を検出し，split skin-IIFで真皮側に反応する．自己抗体を検出し診断を確定するには，各種ELISA法や免疫ブロット法を用いる．抗BP180型MMPでは，BP180のNC16a部位ではない領域（おもにC末端領域）に対する自己抗体が多く検出されるため，BP180 NC16aのELISA法が陰性となることがある．

3 鑑別診断

鑑別すべき疾患として，その他の自己免疫性水疱症や多形滲出性紅斑，虫刺症，扁平苔癬などがあげられる．

a その他の自己免疫性水疱症

天疱瘡では蛍光抗体法で皮膚表皮細胞間にIgGの沈着がみられる．後天性表皮水疱症では特徴的な臨床症状および蛍光抗体法，血清学的検査所見（免疫ブロット法やELISA法）にて鑑別を行う．

b 多形滲出性紅斑

多くは薬剤の摂取あるいはウイルス感染などの関連があり，発熱，倦怠感などの全身症状を伴うことが多い．蛍光抗体直接法，血清学的検査により抗基底膜部自己抗体が検出しないことを確認し，鑑別可能である．

4 治療の考え方と実際

重症度や病勢の把握について，BPではBPDAIを用いる．MMPでは，"Low-Risk"群（口腔粘膜と皮膚病変のみ）か"High-Risk"群（眼，外陰，鼻咽腔，食道，喉頭いずれかの粘膜病変を有している）を臨床症状より把握する．

副腎皮質ステロイドホルモン（ステロイド）内服が治療の主体であるが，限局性および軽症例では，ステロイド外用療法やテトラサイクリンとニコチン酸アミドの併用内服療法が奏効することがある．ジアフェニルスルホン（DDS）内服またはロキシスロマイシン内服が有効性を示した報告がある．中等症以上になると，ステロイド内服療法（0.5〜1.0 mg/kg/日）や免疫抑制薬，ステロイドパルス療法，血漿交換療法，大量γグロブリン静注療法などを併用，追加する．

久留米大学医学部皮膚科学教室　石井文人

3 【アトラス】水疱を生じるその他の疾患

I 水疱症

◆線状 IgA 水疱性皮膚症

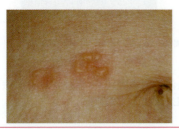

図1　線状 IgA 水疱性皮膚症の臨床像
線状 IgA 水疱性皮膚症は，IgA が線状に表皮基底膜部に沈着を認める，表皮下水疱を生じる自己免疫性水疱症である．強い瘙痒を伴う浮腫性の環状紅斑，辺縁に緊満性の小水疱が環状配列する紅斑が全身に生じる．古い水疱の周辺に小水疱が新生する様は，ロゼッタ状，玉飾り様と形容される．

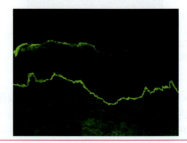

図2　線状 IgA 水疱性皮膚症の蛍光抗体直接法
蛍光抗体直接法で，基底膜部に IgA の線状沈着を認める．

◆ Duhring 疱疹状皮膚炎

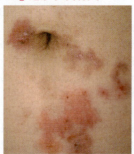

図3　Duhring 疱疹状皮膚炎の臨床像
膝頭，肘頭，臀部を中心に瘙痒の強い紅斑が生じ，その辺縁に環状に小水疱が配列しヘルペス様外観を呈することが特徴である．欧米では 85% の症例でグルテン過敏性腸炎を合併するが，わが国ではその合併はまれである．病理組織は表皮下水疱を呈する．

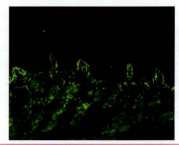

図4　Duhring 疱疹状皮膚炎の蛍光抗体直接法
真皮乳頭部に IgA が顆粒状，あるいは細線維状に沈着する．欧米の症例では血清中に抗組織トランスグルタミナーゼ IgA 抗体，抗表皮トランスグルタミナーゼ IgA 抗体が検出されるとの報告がある．

◆後天性表皮水疱症

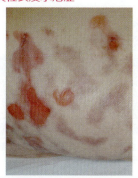

図5　後天性表皮水疱症の臨床像
Ⅶ型コラーゲンを標的抗原とする，表皮下水疱を生じる自己免疫性水疱症である．機械的刺激や外傷を受けやすい部位に緊満性水疱，血疱，びらんを生じ，瘢痕，稗粒腫を残し治癒する．

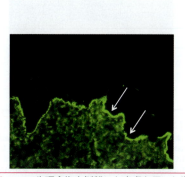

図6　1M 生理食塩水剝離ヒト皮膚を用いた蛍光抗体間接法
真皮側に IgG が反応する（矢印）．水疱性類天疱瘡では表皮側に反応するため，両者の鑑別に重要な検査である．また，Ⅶ型コラーゲンを基質とした ELISA も開発されている．

◆Hailey-Hailey 病（家族性良性慢性天疱瘡）

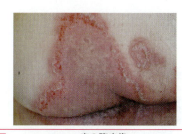

図7　Hailey-Hailey 病の臨床像
頸部，腋窩，鼠径部，臀裂部などの間擦部に湿潤を伴うびらん性紅斑局面を生じ，結痂，色素沈着が加わり，時に乳頭状増殖をきたす．常染色体優性遺伝で，細胞内カルシウムポンプをコードする遺伝子 *ATP2C1* の変異が原因である．

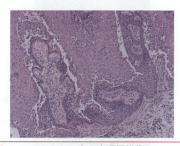

図8　Hailey-Hailey 病の病理組織像
基底層直上で表皮内間隙（lacunae）を形成し，表皮基底層から上層にかけて広範囲に棘融解がみられ，dilapidated brick wall（崩れかかったレンガ壁）様と表現される．1 層の基底細胞で覆われた真皮乳頭部が水疱部に突出し，絨毛（villi）を形成する．

◆先天性表皮水疱症

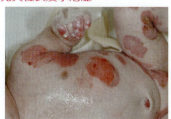

図9　Herlitz 型接合部型表皮水疱症の臨床像
出生時より全身に水疱，びらん面を形成する．多くは 1 年以内に死亡する．表皮基底膜のラミニン 332 をコードする *LAMA3*，*LAMB3*，*LAMC2* 遺伝子のいずれかの変異で発症する．常染色体劣性遺伝．本症例は *LAMB3* 遺伝子変異があった．

◆色素失調症

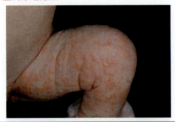

図 10　色素失調症の炎症期の臨床像
色素失調症は X 染色体優性遺伝．NEMO（NF κ-B essential modulator）遺伝子異常が原因である．第 1 期（炎症期），第 2 期（疣状・苔癬期），第 3 期（色素沈着期），第 4 期（色素消退期）と推移する．第 1 期（炎症期）は出生時，線状，集簇性に紅斑，小水疱を認める．

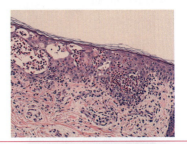

図 11　色素失調症の炎症期の病理組織像
表皮内水疱と好酸球浸潤をみる．

◆ブドウ球菌性熱傷様皮膚症候群（staphylococcal scalded skin syndrome：SSSS）

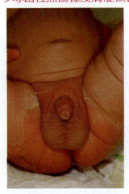

図 12　ブドウ球菌性熱傷様皮膚症候群の臨床像
発熱とともに口囲の発赤，放射状亀裂，全身の皮膚の潮紅を生じ，引き続き水疱を生じ，膜様の水疱蓋が破れて表皮が剝脱する．Nikolsky 現象陽性である．黄色ブドウ球菌が産出する表皮剝脱毒素が血中に入り，全身の皮膚の細胞間接着分子のデスモグレイン 1 を切断し，水疱形成をきたす．デスモグレイン 1 は落葉状天疱瘡の自己抗体の標的蛋白でもある．

東邦大学医療センター大森病院皮膚科　　石井　健

☑ 自己免疫性水疱症の診断の手順

　自己免疫性水疱症の診断には，臨床的に水疱がある，組織学的に疾患に特異的な水疱形成がある，組織の特定部位に自己抗体が検出される，血清中に自己抗体が検出されるという4つの所見が必要である．そのため自己免疫性水疱症を報告するためには，初診時に①ピントの合った臨床写真，②水疱と水疱周囲を含む生検組織（ホルマリンと凍結保存），③血清保存（全血10 mL）をとっておこう．これは，できる皮膚科研修医にとって外してはならないポイントである．理由は，ヘマトキシリン・エオジン（HE）染色標本ができるのに約1週間かかるので，自己免疫性水疱症であったかもしれないと思ったときにはすでにステロイド治療で水疱が消失していたり，再度生検を依頼しにくく，後で残念な思いをするからである．また治療前の保存血清があれば，後から検査を依頼できるので，1 mLでも保存する．治ればいいという姿勢では，医学も医師も進歩しない．

　診断は，HE→蛍光抗体直接法（direct immunofluorescent：DIF）→自己抗体を絞り込むという順番が基本手順である．HEで，表皮内水疱（棘融解）があるか，表皮下水疱かをみて，天疱瘡か類天疱瘡群かを分け，DIFで表皮細胞間か基底膜にIgG，IgA，C3の沈着を確認する．棘融解がありIgG抗体が細胞間に陽性であれば天疱瘡を疑い，血清に抗デスモグレイン1抗体，3抗体を確認し，表皮下水疱で基底膜にIgGがみられれば，抗BP180NC16a抗体や抗Ⅶ型コラーゲン抗体を検査したり，ソルトスプリットスキンを用いて間接法を行い，水疱蓋/水疱底のいずれにIgG陽性になるかをみて，類天疱瘡，後天性表皮水疱症を鑑別していく．IgAが基底膜に陽性であった場合には，linear IgA bullous dermatosisを考える．さらにウエスタンブロッティングで抗原の分子量を確認し，110 kDaのLAD1抗体が出るか検討する．確定診断のために行うのであるが，この作業は論理的でとても楽しい作業である．

　ところがELISA法登場以降，簡単にデスモグレイン抗体やBP180抗体が検査できるので，診断手順が変わってきた．まず水疱をみたら，採血で抗体検査をオーダーするというケースが一般的になってきた．結果，BP180抗体が陽性であれば，軽症の類天疱瘡では生検をせずに治療をしよう，という場合もあるわけである．

　簡便に診断するという点では大いなる進歩であるが，この方法の弊害が二つある．一つ目は診断を間違えること，二つ目は知的好奇心を失うことである．抗体が陽性でも病気にならないことはあるし，3種の抗体が陰性の自己免疫性水疱症はいくらでもある．

　病理をみて，蛍光抗体法をみて，形態的な変化と蛍光ラベルの変化をみながら，どうして水疱ってできるんだろう，なんて綺麗なんだろう，もっと知りたい！と興味を持つ人は以前より減っているのではないかと推察している．ぜひゆったりとした気持ちで，自分で生検したDIFの標本をみてほしい．忙しいときにはみえないものがみえてくるとおもう．

（川崎医科大学皮膚科　青山裕美）

J 乾癬と類症・角化症・角化性疾患，膿疱症

1 乾　癬

1 疾患概要

乾癬はわが国の人口の0.02～0.1％にみられるとされており，近年，増加傾向にある．男女比は約2：1である．白人においては人口の1～2％にみられ，日本人では少ない．

病因は不明であるが，遺伝的素因に数々の環境要因が組み合わさって発症すると推測されている．病歴上，家族歴は重要であるが，家族内発症例は少ない．

乾癬の病型には，尋常性乾癬，乾癬性紅皮症，関節症性乾癬，滴状乾癬，膿疱性乾癬の5型がある．このうち尋常性乾癬が9割を占め，通常，乾癬という場合には尋常性乾癬を指す．尋常性乾癬では，境界明瞭な落屑性紅色局面が多発する（図1-a）．関節症性乾癬では，リウマチ因子陰性の関節炎を合併する．重症の場合には，関節の変形をきたす（図1-b）．関節症性乾癬では，爪の変形を伴うことが多い（図1-c）．滴状乾癬は咽頭感染症に伴って爪甲大くらいの落屑性紅斑が全身に多発し，数か月の経過で治癒する場合がある（図1-d）．膿疱性乾癬では，発熱や全身倦怠感などの全身症状を伴い，浮腫性紅斑上に小膿疱が多発する（図1-e）．

2 検査・診断

乾癬は通常，特徴的な皮疹から臨床的な診断が可能であるが，時に他の疾患と紛らわしいことがある．乾癬の好発部位は被髪頭部，肘頭，膝蓋，下腿伸側，臀部などであるが，他部位にも出現する．時に，腋窩，鼠径部，臀裂部などの間擦部位に皮疹が生じることがある．爪に点状陥凹，爪甲剥離，爪下角質増殖などがみられることが

ある．乾癬皮疹の特徴は，厚い銀白色の鱗屑を付着する，境界明瞭，浸潤を触れる紅色局面である．皮疹の表面を手でこすると次々に銀白色の鱗屑が浮いてくる蠟片現象，さらに鱗屑を剥がしていくと，次第に点状出血が認められるようになり，これをAuspitz現象とよんでいる．わずかな外傷や搔破によって新たな皮疹が誘発されることが知られ，Köbner現象とよぶ．

乾癬の診断に特異的な一般臨床検査はない．エトレチナートやシクロスポリン内服を考慮する場合には，肝機能，腎機能，ウイルス性肝炎の有無，血圧などをチェックする．生物学的製剤の使用を考慮する場合には，さらに胸部X線，胸部CT，KL-6，β-D-グルカン，Tスポットなどをチェックする．

他の疾患と鑑別が難しい場合には，皮膚生検を行う．乾癬は極めて特徴的な病理組織像を示す．不全角化を伴う角質増生，棍棒状の表皮増殖，角層下への好中球の浸潤（Munro微小膿瘍），真皮乳頭の上方へ突出と真皮乳頭内の毛細血管の拡張と蛇行，真皮上層の炎症細胞浸潤が特徴的である．

3 鑑別診断

尋常性乾癬は，斑状類乾癬，毛孔性紅色枇糠疹との鑑別が難しいことがある．滴状乾癬は滴状類乾癬，膿疱性乾癬は角層下膿疱症や急性汎発性発疹性膿疱症が鑑別にあがる．

4 治療の考え方と実際

乾癬を完治させる方法は現時点では存在しない．しかしながら，慢性炎症性皮膚疾患である乾癬は寛解増悪を繰り返し，治療とは無関係に治癒したような状態になるこ

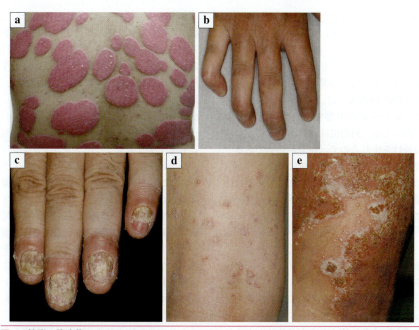

図1　乾癬の臨床像
a：尋常性乾癬の境界明瞭な紅色局面，b：関節症性乾癬にて変形をきたした手指関節，c：乾癬における爪変形，d：滴状乾癬，e：膿疱性乾癬．

ともあり，患者には"治らない"という説明は避けるようにしたい．乾癬の治療の目標は寛解導入と寛解の維持であり，現在，治療の選択肢は，外用，光線，内服，生物学的製剤と多岐にわたる．患者の重症度を中心に，生活上の利便性や希望などを勘案して最適な治療を選択する．

a　外用療法

軽症の症例では外用療法で対応する．外用薬にはステロイド外用薬と活性型ビタミンD_3外用薬，およびその合剤がある．治療の初期に迅速な効果を期待する場合には，ステロイド外用薬，あるいはステロイド・活性型ビタミンD_3合剤を使用する．ある程度効果が得られ，長期的にステロイド外用薬の副作用を抑えたい場合には，活性型ビタミンD_3外用薬に変更するか，週5日活性型ビタミンD_3外用薬を使用，週2日はステロイド外用薬ないし合剤を使用するなど，ステロイド外用薬を使用する頻度を下げることで，ステロイド外用薬の長期使用による副作用を軽減できる．

b　光線療法

光線療法には，ナローバンドUVB，エキシマライト，Psolaren（ソラレン）＋ UVA（PUVA），ブロードバンドUVBなどがある．現在では，ナローバンドUVBがその手軽さから最も頻用されている．

ナローバンドUVBは，乾癬に対する治療効果の高い311 nm付近の非常に狭い波長の紫外線を照射する装置を用いて治療を行うもので，ソラレンを内服あるいは外用してからUVAを照射するPUVA療法とほぼ同等の効果を有する．ソラレンの前処置が不必要であるため，PUVAに比べて手軽であるが，特に初期治療には週に2〜3回

の照射が必要であり，頻繁な通院を要する．

PUVAには，内服PUVA（UVA照射前にソラレンを内服），外用PUVA（UVA照射前にソラレンを外用），Bath PUVA（照射前にソラレン入りの風呂につかる）がある．特に内服PUVAでは，ソラレン内服後の遮光，眼の保護が重要である．外用PUVAにおいても，外用部位に露光すると強度の日焼けを生じるので，注意が必要である．照射直前に外用し，照射後にはなるべく早めにソラレンをふき取るか洗い流すことが望ましい．乾癬に対し有効性の高い治療法である．

c 内服療法

乾癬に用いられる内服薬には，シクロスポリンとエトレチナート，メトトレキサートがある．

シクロスポリンはおもにT細胞をターゲットとする免疫抑制薬で，T細胞からのインターロイキン（IL）-2などのサイトカイン産生を抑制する．おもな副作用として，血圧の上昇，腎機能障害がある．わが国では生物学的製剤が導入される以前にはシクロスポリンの長期内服が一般的に行われていたが，欧米のガイドラインでは，シクロスポリンの継続内服は1～2年にとどめるべきと記載されている．通常，体重1 kg当たり1～3 mgを使用する．

エトレチナートのおもな副作用として，催奇形性と肝機能障害がある．子どもを作る可能性のある若い年代には使用しにくい．また，口唇炎や毛髪の脆弱化などの副作用がある．10 mg/日から開始し漸増することで，口唇炎などの不快な副作用を避けることができる．

メトトレキサートは，DNAに結合して細胞増殖を抑制する．関節炎に有効性があるため，関節症性乾癬にしばしば使用されるが，乾癬に対する保険適用はない．副作用として，肺線維症や肝の線維化がある．通常，週6～8 mgで使用する．

d 生物学的製剤

乾癬の治療としては，抗TNF抗体製剤としてアダリムマブ，インフリキシマブ，インフリキシマブBSが使用可能で，アダリムマブは尋常性乾癬，関節症性乾癬に保険適用があり，インフリキシマブ，インフリキシマブBSは尋常性乾癬，関節症性乾癬，乾癬性紅皮症，膿疱性乾癬に保険適用がある．抗IL-12/23p40抗体であるウステキヌマブは，尋常性乾癬，関節症性乾癬に保険適用がある．抗IL-17A抗体であるセクキヌマブは，尋常性乾癬，関節症性乾癬，膿疱性乾癬に保険適用がある．

これらの生物学的製剤の乾癬に対する有効性から，これらのサイトカインが乾癬の病態に重要な役割を果たしていることがわかる．

生物学的製剤は，わが国の使用指針では，従来の治療法で効果が得られない症例や，従来の治療が副作用などで使用できない場合，あるいは関節症などによってQOLが著しく障害されている症例に用いることとされている．

重要な副作用として，結核やB型肝炎の再活性化など，重篤な感染症のリスクが上昇することがあげられる．

高額な薬剤であり，治療の決定には経済的負担も重要な判断材料である．

自治医科大学皮膚科学　**小宮根真弓，大槻マミ太郎**

J 乾癬と類症・角化症・角化性疾患，膿疱症

2 膿疱性乾癬

1 疾患概要

膿疱性乾癬は，全身性あるいは局所性に多数の無菌性膿疱を伴う潮紅が生じる疾患である．現局性（localized）と汎発性（generalized）に大別されるが，一般に膿疱性乾癬とは汎発性膿疱性乾癬（generalized pustular psoriasis：GPP）を指す．GPP は Zumbusch 型とも称され，急激な発熱，全身倦怠感とともに全身の皮膚が潮紅し，無菌性膿疱が多発，融合して膿海を形成し，再発を繰り返すことが特徴である（図1）．全身性炎症反応に伴う臨床検査異常を示し，しばしば粘膜症状，関節炎を合併するほか，まれに眼症状，二次性アミロイドーシスを合併することがあり，全身性炎症反応症候群（systemic inflammatory response syndrome：SIRS）として捉えるべき病態である[1]．

妊娠中期以降に発症する疱疹状膿痂疹は，妊婦の GPP と位置づけられている．

日本乾癬学会が毎年，集計・登録している患者統計調査によると，汎発性以外の病型も含む膿疱性乾癬は乾癬全体の約 1 ％を占め，小児期と 30 歳代に多く，男女比は 1：1.2 と女性にやや多い．

2011 年，家族内発症例の遺伝子解析により，IL36RN 遺伝子が GPP の原因遺伝子であることが解明された[2]．IL36RN 遺伝子は IL-36 受容体アンタゴニスト（IL-36RN）をコードする遺伝子で，好中球の遊走に重要な IL-8 をはじめとする炎症性サイトカイン産生に関与している．GPP には尋常性乾癬が先行する例としない例があるが，杉浦らによって，尋常性乾癬が先行しない GPP は IL36RN 遺伝子を病因遺伝子とする常染色体劣性遺伝性疾患（IL-36 受容体阻害因子欠損症，deficiency of interleukin-36 receptor antagonist：DITRA）であることが解明された[3]．

2 検査・診断

膿疱性乾癬に特異的な検査所見はなく，急激な発熱，全身倦怠感とともに，多発する無菌性膿疱を伴う全身皮膚の潮紅が繰り返し再発する臨床症状から診断する．全身性炎症に伴う所見として，発熱のほか，白血球増多，核の左方移動，赤沈亢進，CRP 陽性，IgG または IgA 上昇，低蛋白血症，低カルシウム血症がみられる．皮膚症状と全身症状，検査所見をスコア化し，その点数の合計で重症度を判定する[1]．

病理組織学的に，角層下に好中球性膿疱を形成し，膿疱周辺の表皮細胞間に好中球が集簇する Kogoj 海綿状膿疱が認められる（図2）．完成された膿疱ではなく，でき始めの新しい膿疱から皮膚生検を行うと，この特徴的な病理組織学的所見を得られる．

3 鑑別診断

a 角層下膿疱症

腋窩，乳房下，鼠径部などの間擦部に，紅暈を伴う無菌性膿疱が環状，蛇行状に生じる．短期間で膜様鱗屑に置き換わり，新たな膿疱の新生を繰り返しながら色素沈着

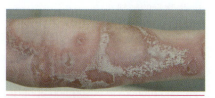

図1 GPP の臨床像
急激な発熱，全身倦怠感とともに全身の皮膚が潮紅し，無菌性膿疱が多発，融合して膿海を形成し，再発を繰り返す．

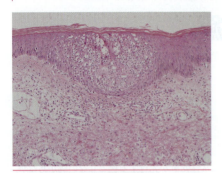

図2　膿疱性乾癬の病理組織像
Kogoj 海綿状膿疱を伴った角層下好中球性膿疱.

を残して消退する．全身症状がない点が膿疱性乾癬と異なる．

病理組織学的には，角層下に好中球性膿疱を形成するが，Kogoj 海綿状膿疱は認められない．

b　急性汎発性発疹性膿疱疹（acute generalized eruptive pustulosis：AGEP）

発熱，白血球増多とともに，無菌性膿疱を伴う紅斑が全身に生じる．急激に発症し，15日以内に消失する．誘因として薬剤が疑われることが多い．膿疱性乾癬よりも全身症状が軽く，再発を繰り返さない点が異なる．

病理組織学的には，表皮内または角層下に好中球性膿疱で，時に真皮浮腫，血管炎，血管周囲の好酸球浸潤，角化細胞の限局性壊死を伴うとされている．

c　急性汎発性膿疱性細菌疹（Tan）（acute generalized pustular bacterid：AGPB）

強い紅暈を伴う6mm大までのやや大きめの膿疱が，四肢伸側，体幹に播種状ないしは集簇性に多発する．A群β溶連菌などの上気道感染が先行することが多く，発熱や関節痛を伴う．

病理組織学的に，角層下膿疱と白血球破砕性血管炎（leukocytoclastic vasculitis）が認められる．抗菌薬の内服，点滴治療に反応し，再発しない．

4　治療の考え方と実際

膿疱性乾癬（汎発型）診療ガイドライン2014年度版に治療アルゴリズムが示されている[1]．全身炎症反応に対するプライマリーケアに引き続き，①心・循環系・呼吸不全に対する治療，②皮膚症状に対する治療，③関節症状に対する治療に大別して，治療を考える．皮膚症状に対する治療は，成人（非妊婦），妊婦・授乳婦，小児に分けて，全身療法と外用療法を考える．

a　エトレチナート

成人（非妊婦），小児では第一選択薬の一つとなる．肝障害，過骨症，骨端の早期閉鎖，催奇形性などの副作用に留意して使用する．妊婦には禁忌である．

b　シクロスポリン

いずれの症例でも第一選択薬の一つとなる．血圧上昇，腎障害などの副作用に留意する．わが国では継続使用期間について規制されていないが，海外のガイドラインでは副作用予防の観点から1～2年までにとどめることが推奨されている．

c　メトトレキサート

成人（非妊婦），小児で選択される．日本皮膚科学会が承認（公知）申請を進めているが，現時点では乾癬への保険適用がなく，肝障害，骨髄抑制，間質性肺炎，催奇形性などの副作用に留意し，十分なインフォームド・コンセントに配慮し，治療を行う必要がある．妊婦には禁忌である．

d　生物学的製剤

TNF-α阻害薬の一つであるインフリキシマブが，膿疱性乾癬に保険適用となっている．

e　顆粒球単球吸着除去療法（granulocyte and monocyte adsorption apheresis：GMA）

既存の全身療法が無効または適用できな

い中等度以上の膿疱性乾癬に使用する．妊婦・授乳婦，体重 25 kg 以上の小児にも使用可能である．

f 光線療法
急性期治療には適応にならない．

g 外用療法
急性期治療としては積極的には用いられない．ステロイド外用治療の中断によって，乾癬の膿疱化もしくは膿疱性乾癬が誘発されることがあるので，強力かつ大量のステロイド外用薬を長期使用すべきでない．

文献
1) 照井 正，他：膿疱性乾癬（汎発型）診療ガイドライン 2014 年度版．日皮会誌 2015；**125**：2211-2157
2) Marrakchi S, *et al.*：Interleukin-36-receptor antagonist deficiency and generalized pustular psoriasis. *N Engl J Med* 2011；**365**：620-628
3) Sugiura K, *et al.*：The majority of generalized pustular psoriasis without psoriasis vulgaris is caused by deficiency of interleukin-36 receptor antagonist. *J Invest Dermatol* 2013；**133**：2514-2521

東海大学医学部専門診療学系皮膚科学　**馬渕智生**

J 乾癬と類症・角化症・角化性疾患，膿疱症

3 掌蹠膿疱症

1 疾患概要

　手掌足底に生じる無菌性膿疱を主徴とする代表疾患の一つである．わが国と北欧では本疾患を独立疾患と考える傾向にあるが，その他欧米では膿疱性乾癬限局型と捉える傾向が強い．したがって，海外の文献を渉猟するにあたり palmoplantar pustular psoriasis, localized pustular psoriasis などが本疾患と混同されて取り扱われがちであるが，わが国においては palmoplantar pustulosis (pustulosis palmaris et plantaris) が掌蹠膿疱症を意味する．病巣感染（う歯，根尖膿瘍，扁桃腺炎，副鼻腔炎），喫煙，（歯科）金属アレルギーなどが誘因あるいは増悪因子とみなされているが，本疾患の発症機序については種々の仮説をみるも，いまだ不明である．皮疹のみならず，体軸部（胸鎖肋骨関節，椎骨，仙腸関節）に関節症・関節炎を伴うことがたびたび認められ，これを掌蹠膿疱症性関節症(pustulotic arthro-ostitis：PAO)と呼称する．SAPHO症候群(synovitis, acne, pustulosis, hyperostosis, osteitis)と病態および疾患の位置づけについてよく議論がなされるところではあるが，骨関節疾患からみた場合，両者は非常に近い位置づけとなる．

2 検査・診断

a 臨床像(図1-a, b)

　手掌・足底に非常に小さな表皮内小水疱が多発し癒合しながら，次第に膿疱化する．個々の膿疱は次第に大型化し，周囲に紅暈を伴うようになる．その後，紅斑鱗屑性局面を形成するようになるが，適切な加療あるいは自然経過にていったんの治癒を認める．すべての皮疹が消失し，一見健常皮膚に見える程度までの回復が認められる症例と，水疱膿疱は消失するも，軽度の紅斑を伴う鱗屑性局面の残存が認められる程度までの回復にとどまる症例が存在する．いったん回復しても，再び小水疱・膿疱の形成によって再発し，寛解・再燃を繰り返すことを特徴とする．時に掌蹠以外(肘頭，膝蓋，前腕・下腿伸側など)にも同様の皮疹が出現することがあり，これを掌蹠外病変と呼称する．

b ダーモスコープ

　ダーモスコープを用いた水疱，膿疱の観察により水疱内膿疱(pustulo-vesicle)の存在と汗管に一致した(ridge pattern)多数の極小水疱を見出すことは，診断に大きな手がかりを与える(図2)．

c 病理皮膚組織

　成書には表皮内膿疱，単房性膿疱の形成

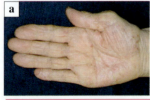
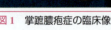
図1　掌蹠膿疱症の臨床像

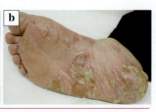

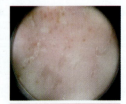
図2　掌蹠膿疱症のダーモスコピー像

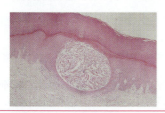

図3　掌蹠膿疱症の病理組織像

をみるとの記載があるが，他疾患においてもこの所見をみることは多いため，完成された表皮内膿疱のみで本疾患と確定診断することは難しい（図3）．血液検査所見では血液像，一般生化学を含めて明らかな異常所見が得られないことが，むしろ本疾患である可能性を示唆する．リウマチ因子，抗CCP抗体，MMP-3，CRPなどの関節炎関連所見はPAOと関節リウマチ（rheumatoid arthritis：RA）を鑑別するうえで有用となる．

3 鑑別診断

手掌・足底に小水疱・膿疱を生じる疾患が鑑別となりうる．

- a 足白癬
  水疱型，真菌検査にて鑑別が可能．
- b 異汗性湿疹・汗疱
  強い瘙痒を伴った表皮内小水疱の多発を認める．時間経過とともに水疱が膿疱化することはない．
- c 稽留性肢端皮膚炎
  指趾末端の発赤，腫脹，小膿疱により爪周囲炎様となる．高度の場合，爪の変形，脱落を伴う．皮疹の範囲が足底手掌に及ぶと，掌蹠膿疱症との鑑別が難しい．
- d 膿疱性乾癬
  他に乾癬皮疹を認める場合や病理組織学的にMunro微小膿瘍を有する乾癬組織像を認める場合は容易に鑑別できるが，ごく

初期の限局性膿疱性乾癬との鑑別は難しい．

4 治療の考え方と実際

難治で再燃と寛解を繰り返すことが多い．根気よく加療を継続することが必要である．原因の探索とともに，皮疹の改善を下記の治療のコンビネーションにより試みる．保険適用外のものも多いので注意を要する．

1) 生活指導：禁煙指導，病巣感染の処置（う歯，扁桃腺炎）．
2) 外用療法：ステロイド軟膏，活性型ビタミンD_3軟膏．
3) 光線療法：紫外線療法（PUVA，ナローバンドUVB）．
4) 内服療法：エトレチナート，免疫抑制薬（シクロスポリン），コルヒチン，マクロライド系抗菌薬．
5) その他：ビオチン大量内服療法，扁桃摘出術（いずれも賛否両論あり．適応については慎重に検討を要する）．

5 治療経過と予後

外用療法のみで治癒する症例もあれば，種々内服療法や光線療法の併用を行っても皮疹が消失しない症例もみられる．いったん消退した皮疹（特に水疱・膿疱）が再燃するということは，病態を生じる原因はいまだに除去されていない（あるいは新たに曝露されている）という可能性を考慮すべきである．繁忙な外来診療で限られた時間内に十分な情報を引き出すことは難しいという現実があるが，患者の再診意欲が低下せず定期通院を継続してもらえる限りは，次第にさまざまな情報を引き出すことができる可能性がある．たかがcommon diseaseとたかをくくることなく，難治性疾患として患者と真摯に向き合う姿勢が大切である．

愛媛大学医学部皮膚科　村上正基

4 類乾癬

1 疾患概要

類乾癬とは非感染性の炎症性角化性疾患で，尋常性乾癬に類似した臨床像を呈する．発疹の大きさにより，大きく二つの病型がある．一つは小さい局面を生じる滴状類乾癬（苔癬状粃糠疹）で，もう一つは大きい局面を生じる局面状類乾癬（斑状類乾癬）である．局面状のなかでも，大斑型は皮膚T細胞リンパ腫（cutaneous T cell lymphoma：CTCL）の前駆症状として捉えられている．

小局面型類乾癬の治療は，コルチコステロイドの外用で，光線療法を行ってもよい．

大局面型類乾癬の治療は，光線療法（PUVA あるいはナローバンド UVB）またはコルチコステロイドの外用であるが，定期的に臨床経過を追跡して適宜生検を行うのが，CTCLへの移行を知る最善の方法である．

2 検査・診断

a 臨床像

滴状類乾癬のなかでも，慢性型は径 1 cm までの紅斑，丘疹，浸潤，色素沈着が同時期に発現し，新生と消退像が混在する．色素脱失を伴うこともあり，瘙痒は通常伴わない．急性型は慢性型の症状に加え，痘瘡のように中央に痂皮や陥凹を伴う丘疹，小水疱，壊死などの臨床像をみる．体幹・四肢に発症が多く，好発年齢は若年者である（図1）．

局面状類乾癬は 5 cm 前後の粃糠様鱗屑を伴った淡い紅斑であり，頻度はまれではあるが，発疹がより大型で皮膚の萎縮を伴う場合は CTCL に移行している可能性もあるため，注意が必要である．好発年齢は壮年～老年である（図2）．

b 組織的所見

滴状類乾癬では，液状変性と真皮浅層の血管周囲性のリンパ球浸潤をみる．急性型では，表皮ケラチノサイトの壊死，異常角化，赤血球の血管外漏出を伴うこともある．局面状類乾癬では，表皮内への単核球浸潤を認め，異型を伴う場合がある．液状変性と真皮の単核球の集積をみる．

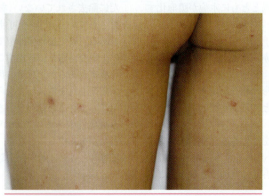

図1 滴状類乾癬
11歳男児．4年前発症の無症候性皮疹にて受診．ステロイド外用，抗菌薬内服，光線療法（ナローバンド UVB）等にて加療するも，軽度の再燃は持続する．

3 鑑別診断

診断は特徴的な発疹とその分布，経過から判断する．乾癬，Gibert ばら色粃糠疹，アトピー性皮膚炎が鑑別としてあがるが，滴状類乾癬は新旧の皮疹が混在する特異な臨床像から，また局面状類乾癬では，臨床像と長期間にわたる病歴より生検を行う必要性を感じれば診断に至る．

4 治療の考え方と予後

類乾癬の発症原因およびT細胞を中心とした炎症細胞の皮膚への浸潤の誘因は不詳である．治療は経過をみながらの対症療法となる．年余にわたっての継続治療が必要になることも多いが，難治である場合は全身検索とともに組織検査が必要になる疾患である．皮膚に浸潤する免疫担当細胞の説明や病態の説明，外用薬の炎症を抑制する効果，また光線療法の浸潤細胞に対してのアポトーシス促進効果などを患者に説明すれば，長期間にわたる治療も効果的に行える．

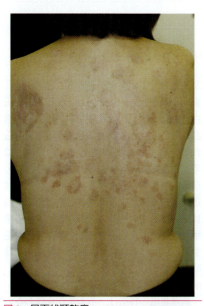

図2　局面状類乾癬
53歳女性．5年前からの斑状の紅斑と一部強い浸潤を伴う局面を主訴に紹介受診．浸潤の強い部分よりの組織検査で異型細胞の集積を認めた．ステロイド外用，光線療法（ナローバンドUVB）等にて加療されていた．

三重大学医学部皮膚科　山中恵一

J 乾癬と類症・角化症・角化性疾患，膿疱症

5 扁平苔癬

1 疾患概要

扁平苔癬は慢性の炎症性疾患であり，皮膚のみならず粘膜にも生じる．日常臨床で遭遇する機会も多い．病理組織学的に苔癬型反応(真皮上層のリンパ球浸潤と基底細胞層の液状変性)を特徴とし，何らかの機序により生じた自己反応性のTリンパ球が表皮細胞を攻撃して基底層を傷害し生じると考えられている．多くの場合は原因不明であるが，一部の症例では原因を取り除くことで軽快するため，原因検索も重要である．

2 検査・診断

比較的特徴的な臨床像を呈するが，他疾患との鑑別も含め生検を行い，病理組織学的に診断するべきである．

a 臨床像

手背をはじめとする四肢に好発し，個疹は爪甲大までの紫紅色，多角形の扁平隆起性丘疹で表面は蠟様光沢を示す(図1)．集簇性または散在性に生じ，時には帯状に並ぶ．癒合して局面を形成することもある．表面に Wickham 線条とよばれる細かい灰白色線条が網目状にみられる．体幹や外陰部に生じることもあり，Köbner 現象もみられる．しばしば粘膜疹を合併し，口腔では特に頬粘膜に網状を呈する白色線条を認め，びらんを形成することもある．亀頭部では辺縁がやや隆起する環状の皮疹となる．約10％で爪の変化を伴い，菲薄化，縦溝，爪甲剝離などの症状を認める．頭部では脱毛を伴う．しばしば瘙痒を伴い，頬粘膜では時に疼痛がある．

b 病理組織

病理組織の特徴は，不全角化を伴わない過角化，顆粒層の肥厚を伴う表皮肥厚，個々の表皮細胞容積の増大，基底細胞層の液状変性，鋸歯状の表皮真皮境界部，好酸性に均一に染色される変性した表皮細胞(Civatte body)の存在，真皮上層のリンパ球の帯状浸潤，組織学的色素失調である(図2)．これらの変化は表皮直下に浸潤するリンパ球による基底細胞層の障害とそれに伴

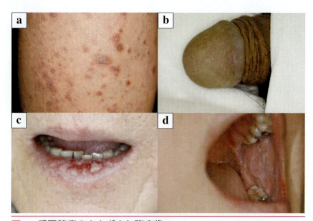

図1 扁平苔癬のさまざまな臨床像
a：下腿，b：亀頭部，c：口唇部，d：頬粘膜部

第3章 おもな皮膚疾患

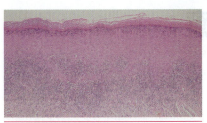

図2 扁平苔癬の病理組織像（HE染色，×40）

う表皮のターンオーバー時間の延長によるもので，表皮細胞の過増殖によりターンオーバー時間が極端に短くなる乾癬における表皮肥厚のメカニズムとは対照的である．

c 原因検索と検査

内服薬が原因であることがあり（扁平苔癬型薬疹），本症を疑った場合は薬剤歴の問診が必須である．原因となりうる薬剤は多岐にわたるが，サイアザイド系利尿薬，スルホニル尿素系経口糖尿病薬，降圧薬，脳代謝促進薬，抗結核薬，抗マラリア薬，抗菌薬等が知られている．被疑薬中止後に皮疹が軽快してから内服テストを行うと原因薬剤の特定に役立つが，長期間の投与を要することが多く，必ずしも簡便とはいえない．ちなみに扁平苔癬型薬疹の場合は，パッチテストや薬剤誘発性リンパ球刺激試験は陽性率が低いとされる．また，健康食品中のクロレラも原因となりうる．かつてはカラーフィルム現像液が原因物質として有名であったため，化学薬品との接触歴の問診も有用と考えられる．

扁平苔癬がC型肝炎に合併することはよく知られている．また，糖尿病との関連を示唆する報告もある．必要に応じて，採血にて肝炎ウイルスや糖尿病の検査を行う．

特に口腔内扁平苔癬の場合は歯科金属アレルギーが原因である可能性があり，歯科治療歴の聴取を行うとともに，金属パッチテストでの原因金属の特定が重要である．

口腔粘膜に生じた場合，カンジダ症と鑑別を要することがあるため，必要に応じて直接鏡検を実施する．

3 鑑別診断

臨床的には慢性湿疹，菌状息肉症をはじめとする皮膚T細胞リンパ腫，円板状エリテマトーデス，結節性痒疹，青年性扁平疣贅，尋常性乾癬，汗孔角化症，硬化性萎縮性苔癬（外陰部の場合）等が鑑別疾患となる．口唇や口腔粘膜に生じた場合は，白板症，扁平上皮癌，自己免疫性水疱症，カンジダ症等が鑑別疾患となる．鑑別には生検が重要であるが，円板状エリテマトーデスとは病理組織学的にも鑑別が難しいことがある．

4 治療の考え方と実際

a 原因の除去

薬剤が原因と考えられる場合（扁平苔癬型薬疹）は，必要に応じて薬剤を変更・中止する．しかし，扁平苔癬型薬疹の場合は薬剤の中止から皮疹の改善までに時間がかかることが多く，判断は必ずしも容易でない．

歯科金属に対するアレルギーが原因の場合は，歯科金属の除去により軽快することがあり，金属パッチテストで原因金属を明らかにしたうえで，歯科医と連携して歯科金属の除去につき検討する必要がある．

b 実際の治療

皮膚症状に対する治療は，ステロイド外用が基本となる．瘙痒に対して抗ヒスタミン薬内服を併用することも多い．難治の場合には，エトレチナート，シクロスポリン，DDSの内服も選択肢の一つである．また，PUVA療法，ナローバンドUVB療法，エキシマライトなどの光線療法も有効性が期待できる．口唇や口腔粘膜に生じた扁平苔癬から扁平上皮癌が発生することがあり，注意深い経過観察が必要である．

日本大学医学部皮膚科学分野　**藤田英樹**

J 乾癬と類症・角化症・角化性疾患，膿疱症

6 毛孔性苔癬

1 疾患概要

毛孔に一致した正常皮膚色から淡紅色の直径1〜2mm程度の角化性丘疹が，上腕外側や大腿外側に多発する(図1)．身体の左右ほぼ対称に分布する．

思春期に好発するため，美容的な改善を目的に皮膚科を受診する場合が多い．小児期より発症するが，思春期に最も肉眼的に目立つようになる．20歳代以降は年齢とともに次第に軽減し，30歳代には自然消失していくことが多い．女性に多いが，男性にもみられる．

ざらざらした触感を気にすることもある．角化性丘疹がほぼ等間隔に孤立性に存在し，癒合することはない．

特に痛みや痒みなどの自覚症状はないが，まれに若干の痒みを訴える患者もいる．

尋常性魚鱗癬，アトピー性皮膚炎，肥満などを合併することもある．

2 検査・診断

常染色体優性遺伝の傾向のある皮膚疾患であるため，家族内に同症状がないか家族歴を聴取することが診断の参考になる．欧米の研究では laminin α1 鎖遺伝子の変異が原因との報告もあり，遺伝子診断も可能になっている[1]．

3 鑑別診断

臨床所見のみで診断可能であるが，確定診断のためには病理検査を行う．病理組織では毛孔の開大とその部位への角質増殖および捻転毛を認める．角栓の先端部が表皮に突出するため，ざらざらした触感となる．

棘状苔癬，顔面毛囊性紅斑黒皮症(北村)などが鑑別疾患となるが，臨床所見から鑑別は通常容易である．

4 治療の考え方と実際

思春期を過ぎると自然に軽快傾向を示す．

図1 毛孔性苔癬

予後良好であり,通常は治療を要さない.ただし,思春期に最も目立つため,美容的な治療を求められることもある.

自己判断でごしごしと洗浄して角栓を除去しようとするあまり,周囲の皮膚に炎症を起こすこともあるため,適切なスキンケアについて指導する.つぶして角栓を出し切ろうとすることも皮膚炎を惹起するおそれがあるので,指導する.

対症療法として保湿剤やサリチル酸ワセリン・尿素製剤などの角質溶解作用のある外用剤の処方や,アダパレンゲル(保険適用外)を試みてもよい.

文献

1) Zouboulis CC, *et al.*:Keratosis pilaris/ulerythema ophryogenes and 18p deletion: is it possible that the LAMA1 gene is involved? *J Med Genet* 2001;**38**:127-128

谷岡皮フ科クリニック　谷岡未樹

7 Gibert ばら色粃糠疹

1 疾患概要

日常よくみられる一過性の炎症性角化症である．爪甲大までの楕円形の紅斑が皮膚割線（Langer割線）方向に一致してみられるのが特徴で，小児や老人には少なく，20〜30歳代に多い．病因は現在のところ不明だが，疫学的に春秋に多く発生することや一時的かつ局地的な発生が報告されていること，また通常は数週で自然治癒することなどから，古くから本症とウイルス感染症との関連が指摘されてきた．最近，筆者らおよび他の研究グループによって，ヒトヘルペスウイルス（human herpesvirus：HHV）-6およびHHV-7のDNAが本症患者血清と皮疹部に高率に同定され，さらに両ウイルスのmRNAも本症患者皮疹部に高率に同定されるのが明らかになったことから，本症とこれらのウイルス（特にHHV-7）の再活性化との関連が強く示唆されている．ただし，HHV-6およびHHV-7は乳幼児期の突発性発疹あるいは不顕性感染によってほとんどの人に持続感染しているため，これらのウイルスがなぜ再活性化するかについては不明であり，本症特異的な他の原因ウイルスが非特異的に両ウイルスを再活性化している可能性も否定できない．

2 検査・診断

基本的に本症を確定するための検査はないため，臨床診断が重要である．前述のように，PCR法による本症患者血清および皮疹部のHHV-7のDNA検出率はいずれも高率であるため診断の一助になりうるが，扁平苔癬などの他の炎症性角化症でもHHV-7の関与が指摘されているため，同PCR法を確定診断に用いることはできない．

a 臨床像

初発疹（原発疹）は herald patch とよばれ，

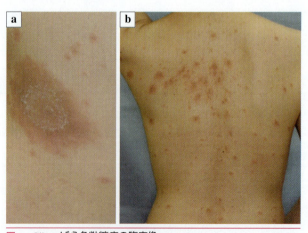

図1 Gibertばら色粃糠疹の臨床像
a：左大腿部の初発疹（herald patch）と周囲の続発疹，b：背部のクリスマスツリー状の続発疹．

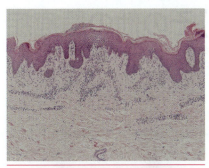

図2 Gibert ばら色粃糠疹の病理組織像
続発疹の病理組織（HE 染色，×200）．

主として体幹に直径 2〜5 cm 大の比較的大きい，卵円形の境界明瞭な紅斑落屑局面が通常1個生じる（図1-a）．辺縁は淡紅色で環状に鱗屑を有し（襟飾り状），中央は退色してやや黄色を呈する．ただし，初発疹の出現頻度は本疾患の約 2/3 とされ，これを欠くこともある．初発疹の出現後1〜2週で続発疹（二次疹）が出現する（図1-b）．米粒大〜爪甲大までの大小不同な円形〜楕円形の境界明瞭な紅斑で，軽度の鱗屑を付着することが多い．通常，瘙痒は乏しく，あってもわずかであるが，強い瘙痒を伴うこともまれにある．おもに体幹および四肢近位側にみられ，顔頸部や四肢末端・掌蹠は侵されない．背部では個疹の長軸がほぼ皮膚割線方向に一致しており，クリスマスツリー状を呈する（図1-b）．まれに続発疹が片側性に出現することや，毛包性小丘疹が主体となることもある．軽度の感冒様症状を前駆症状とする場合もあるが，多くは全身症状を伴わない．経過は通常，数週であるが，時に数か月のこともある．再発は通常まれであるが，2〜3回再発した症例報告も散見される．

b 病理組織

部分的な錯角化や表皮肥厚，単核球の表皮内浸潤や軽度の海綿状態，真皮乳頭層のリンパ球主体の細胞浸潤，赤血球の漏出が認められるが，特徴的な所見はなく，湿疹に似る（図2）．

3 鑑別診断

Langer 割線方向に皮疹が一致してみられる梅毒性ばら疹や尋常性乾癬，類乾癬，菌状息肉腫，および薬疹，脂漏性湿疹，癜風などとの鑑別が時に必要となる．薬疹に本症の型をとるものもあるため（薬疹の Gibert 型），薬剤歴を聴取する．また梅毒や癜風との鑑別のため，梅毒定性反応や癜風菌検査を行う．

4 治療の考え方と実際

基本的にベリーストロングクラスのステロイドの外用薬を用いる．ほかに 2% サリチル酸ワセリン，光線療法（UVB），消炎鎮痛薬などを用いる．アシクロビルが本症に有効であるとの報告も散見されるが，同剤の HHV-7 に対する効果は極めて弱いため，その効果は懐疑的とする意見もある．ステロイド外用薬に抵抗性を示すことがあるが，本症は時間がかかっても必ず治癒すること，あらかじめ外用薬の効果が少ない場合があることを説明しておくのが重要である．通常，抗アレルギー薬は用いない．

山梨大学医学部皮膚科　川村龍吉

8 【アトラス】その他の膿疱症

◆ SAPHO 症候群

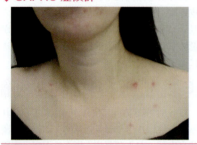

図1　痤瘡
SAPHO 症候群は骨関節の炎症と無菌性の皮膚炎症性疾患を合併した症候群で，欧米で提唱された概念である．その皮膚病変は掌蹠膿疱症が最も多く，痤瘡（重症型），膿疱性乾癬，汗腺炎などである．顔面，胸腹部，背部，四肢に比較的大型の毛孔一致性の紅色丘疹および膿疱が散在する．

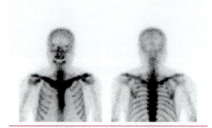

図2　^{99m}Tc 骨シンチグラム
両側鎖骨・胸骨に強い集積がみられる．単純 X 線では変化がない場合でも集積はみられる．胸肋鎖関節，胸骨柄への異常集積が牛の頭・角に見える所見（bull's head pattern）は特異的である．

◆ Hallopeau 稽留性肢端皮膚炎

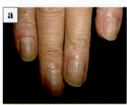 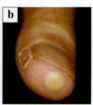

図3　手指爪囲の発赤腫脹と爪甲変形および無菌性膿疱
指趾末端に初発，限局し，爪郭部の炎症および爪甲の破壊性変化を伴う無菌性再発性膿疱性疾患で，膿疱性乾癬の限局型，一亜型と考えられている．おもに指趾末端の皮膚や爪囲，爪下に，発赤腫脹(a)，無菌性小膿疱(b)が出現し，次第に爪甲変形，菲薄化，脱落，あるいは指趾の短縮をきたす．

◆急性汎発性発疹性膿疱症（acute generalized exanthematous pustulosis：AGEP）

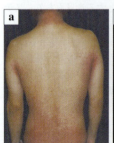 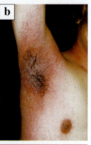

図4　頸部・体幹の浮腫性紅斑と腋窩の集簇する小膿疱
顔面から頸部，体幹へと続くびまん性の浮腫性紅斑と，その上に多発する間擦部を中心とした 5 mm 以下の非毛包性無菌性小膿疱が特徴である．38℃以上の発熱を伴う急速な発症で，末梢血の好中球増多を伴う．多くに投薬歴があるが，ウイルス感染などによる報告もあり．数週間で軽快．

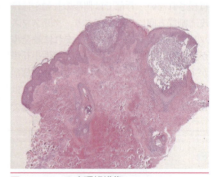

図5　AGEP の病理組織像
角層下および表皮内に大小の海綿状膿疱を伴う高度の好中球浸潤を認める．真皮の血管周囲にも好中球，好酸球の浸潤あり．血管炎はみられない（×40）．

第3章　おもな皮膚疾患

◆角層下膿疱症（Sneddon-Wilkinson 病）

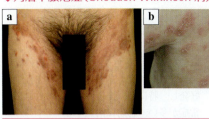

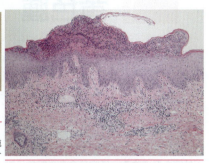

図6　鼠径部と腋窩の膿疱を伴う環状の紅斑
両腋窩，下腹部，両鼠径部，両大腿屈側など間擦部を中心に，膿疱や水疱を伴う環状，連圏状，蛇行状の紅斑を認め，その周囲には一部色素沈着がみられる．消退と増悪を繰り返し，慢性に経過する．全身症状は伴わない．
（内山真樹，他：角層下膿疱症（Sneddon-Wilkinson）．皮膚病診療 2011；33：175）

図7　角層下膿疱症の病理組織像
角層下に無菌性好中球性膿疱を形成する．表皮は軽度肥厚し，表皮突起は棍棒状に延長している．表皮内には好中球が浸潤し，真皮では毛細血管が増生し，血管周囲性に好中球，リンパ球を主体とした炎症細胞浸潤がみられる．

◆TNF-α阻害薬による膿疱症

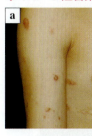

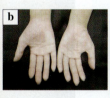

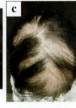

図8　体幹・四肢の小膿疱を伴う角化性紅斑と頭部の脱毛
原疾患の Crohn 病に対する TNF-α 療法により惹起された乾癬様皮疹や膿疱症，脱毛で，paradoxical reaction である．体幹・四肢に爪甲大の鱗屑とびらん，小膿疱を伴う角化性紅斑が散在している．手掌・足底にも鶏卵大の角化性紅斑と小膿疱がみられる．Kogoj の海綿状膿疱は認めない．頭部には厚い痂皮を伴う紅斑とびらん，さらに脱毛を認める．
（新井　崇，他：TNF-α阻害薬による膿疱性皮疹—全頭脱毛を生じた例—．皮膚病診療 2012；34：391）

◆好酸球性膿疱性毛包炎

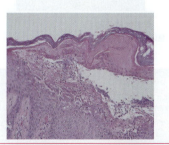

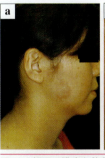

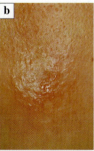

図9　体幹の膿疱性皮疹の病理組織像
角層下に好中球が浸潤し膿瘍を形成．その周囲は海綿状態と表皮の壊死を呈していた．表皮突起は棍棒状に延長し，真皮上層の血管周囲にリンパ球浸潤が認められた．

図10　顔面の膿疱を伴う環状の紅斑
顔面，胸背部，上腕伸側に，毛孔一致性丘疹，小膿疱が集簇．遠心性に拡大して，紅斑周辺に小膿疱が環状に並ぶ．瘙痒あり．
(Uchiyama M, et al.: Eosinophilic pustular folliculitis (Ofuji's disease) without macroscopic pustules. *Int J Dermatol* 2012；51：50)

東京医科大学皮膚科学分野　**大久保ゆかり**

1 黄色腫

1 疾患概要

脂質を貪食し泡沫化した組織球(form cell)が真皮や腱に集簇したもので，真皮では黄色の丘疹，結節，局面を形成し，腱では皮膚色もしくは紅色で，腱に癒着する皮下結節を形成する．通常は全身の脂質代謝異常に伴って出現するが(高脂血症性黄色腫)，脂質代謝異常がなくても起こるものもある(正脂血症性黄色腫)．

2 検査・診断

特徴的な黄色の色調やその発症部位，分布様式から臨床的に診断可能な場合が多い．脂質代謝異常がないときの診断確定には皮膚生検を行い，泡沫細胞の集簇を確認する．脂質代謝異常があるときは，それが二次性か原発性かを診断する．糖尿病，甲状腺機能低下症などの代謝性疾患，肝・腎疾患，骨髄腫，薬剤性などによる二次性脂質異常症が除外できれば，家族歴を確認する．

代表的な病型分類とその特徴を以下に示す．

a 発疹性黄色腫(図1)

体幹や肘，膝関節周囲，掌蹠などに急性に多発する．黄色，橙色や紅褐色の丘疹で，紅暈を伴う．高トリグリセリド血症に好発し，特に糖尿病合併する二次性脂質異常症が多い．容易に消退する．

b 結節性黄色腫(図2)

関節伸側に好発する．黄色または橙色のドーム状に隆起する結節で，数cmの大きさになるものもある．高コレステロール血症に好発し，ほとんど変化しない．

c 眼瞼黄色腫(図3)

上眼瞼の内側に好発する．扁平で境界明

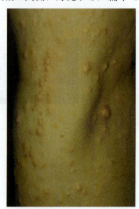

図1 発疹性黄色腫
肘．糖尿病を伴う脂質異常症あり．

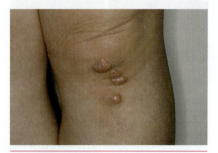

図2 結節性黄色腫
膝．脂質異常症あり．

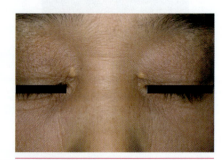

図3 眼瞼黄色腫
上眼瞼内側．脂質異常なし．

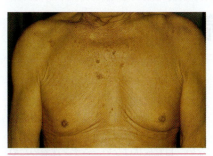

図4 高脂血症性びまん性扁平黄色腫
多発性骨髄腫に誘発された脂質異常症あり．

瞼でわずかに扁平隆起する黄色局面で，高コレステロール血症に好発するが，約半数は脂質異常を伴わない．

d 腱黄色腫

アキレス腱，手足，膝の腱の肥厚もしくは癒着する結節として発症する．皮膚色もしくは紅色で，黄色調はみえない．高コレステロール血症に好発する．

e 扁平黄色腫

ほとんど隆起しない黄色斑で，①高脂血症性びまん性扁平黄色腫（図4），②正脂血症性びまん性扁平黄色腫，③続発性限局性扁平黄色腫（先行する皮膚病変部に生じる扁平黄色腫）の3型に分類される．びまん性扁平黄色腫は免疫グロブリン異常を伴う場合が多い．

3 鑑別診断

黄色の丘疹，結節は，黄色肉芽腫，組織球腫，細網組織球症などの組織球性増殖性疾患が鑑別となる．成人の顔面の黄色丘疹の場合は，脂腺増生症も鑑別となる．腱黄色腫はリウマトイド結節と鑑別が必要だが，リウマトイド結節は腱との癒着はない．扁平黄色腫は黄色斑なので，黄疸，柑皮症，紫斑が時に鑑別となる．

4 治療の考え方と実際

脂質代謝異常がある場合は，その治療を行う．発疹性黄色腫は数週間で消退するが，結節性黄色腫や眼瞼黄色腫は数か月以上，腱黄色腫は数年を要する．全身性疾患に伴う二次性黄色腫では，基礎疾患の治療も同時に行う．眼瞼黄色腫は整容的治療を求められることが多く，液体窒素凍結療法，CO_2 レーザー，切除縫縮などの局所治療を行う．

自治医科大学皮膚科　村田　哲

K 代謝異常症

2 ムチン沈着症

1 疾患概要

ムチン(酸性ムコ多糖)が皮膚に沈着する疾患群の総称である．皮膚に存在するムチンは，ヒアルロン酸，デルマタン硫酸，ヘパラン硫酸，コンドロイチン硫酸が主体である．分類は諸説あるので，おもな病型を以下に解説する．

a 汎発性粘液水腫

甲状腺機能低下症でみられる．全身皮膚が乾燥し，蒼白となる．ムチン沈着のため顔面上肢が浮腫状に腫脹し，指圧痕は残さない．頭髪はびまん性に脱毛し，陰毛・腋毛は消失，眉毛外側の1/3の脱毛を認める．甲状腺機能低下とムチン沈着との関係は不明である．

b 脛骨前粘液水腫

下腿伸側に常色の結節を生じ，結節部は毛孔開大してオレンジの皮様外観を呈する．結節部の多毛，下腿浮腫，全身の色素沈着も合併する．甲状腺機能亢進症(Basedow病)を合併することが多い．

c 粘液水腫性苔癬

30〜50歳成人に好発し，前腕，手，顔面，項部に小丘疹が集簇あるいは融合．多発性骨髄腫，plasma cell dyscrasia，C型肝炎，糖尿病，自己免疫疾患，悪性腫瘍を合併することが多い．

d 毛包性ムチン沈着症

顔面，頭部，頸部，肩に好発する．毛包性の軽度浸潤を伴う紅斑ないし常色の小丘疹として始まり，次第に集簇，融合して局面を形成する．脂腺あるいは外毛根鞘にムチンが沈着するのが特徴である．そのため頭髪，眉毛に出没した場合は脱毛巣を認める．原発性と続発性があり，後者では約15%に悪性リンパ腫に合併する場合がある．

e 浮腫性硬化症

感染症を前駆症状として，上背部，項部に正常部と境界のはっきりしない皮膚硬化を認める．表面光沢を有し，指圧痕を残さない．自覚症状はない．ムチン沈着のためコラーゲン線維束が互いに離開して染色されない空隙(fenestration)が生じる．皮下組織にも線維化が生じ，真皮が正常より厚くなる．

f 糖尿病性浮腫性硬化症

背部から後頸部に生じる浮腫性硬化症である．急性感染症の先行はなく，自然軽快傾向が少ない．

g 網状紅斑性ムチン沈着症，REM(reticular erythematous mucinosis)症候群

おもに胸部，背部に網状の紅斑が生じる．中年女性に好発する．真皮乳頭層〜網状層上層の血管周囲に単核球の浸潤を認め，ムチンの沈着を認める．

h 続発性皮膚ムチン沈着症

炎症性疾患，皮膚腫瘍で二次的・組織学的にムチン沈着を認めるものを指す．

2 検査・診断

臨床的に疑われたときには皮膚生検を行い，病理組織学的にムチンの沈着を証明する．ムチンはヘマトキシリン・エオジン(HE)染色で淡青色に染まるが，明らかでない場合も多い．本症を疑ったらアルシアン青(pH 2.5)，コロイド鉄染色(青色に染まる)，トルイジン青(異染性を示す)を行い，確認には睾丸ヒアルロニダーゼ消化(すべてのムチンが陰性化)，細菌ヒアルロニダーゼ消化(ヒアルロン酸のみ陰性化)を行う．

a 臨床像

ムチン沈着症には上記a〜hがあり，臨

第3章 おもな皮膚疾患

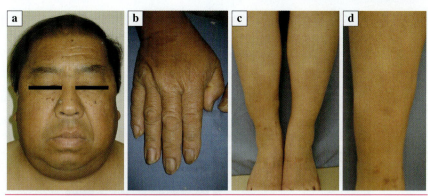

図1 汎発性粘液水腫(a, b)と脛骨前粘液水腫(c, d)の臨床像
a：汎発性粘液水腫の顔面は眼瞼も含めて全体に浮腫性．左眉毛の外側は疎である．
b：汎発性粘液水腫の手指は腫脹，角化がみられる．
c：脛骨前粘液水腫．両下腿に鳩卵大～鶏卵大の皮下結節を認める．
d：脛骨前粘液水腫．結節部はオレンジ皮様の毛孔の拡大を伴う．

床像はそれぞれ先に述べた通りである．汎発性粘液水腫の顔面(図1-a)と手(図1-b)の臨床像と脛骨前粘液水腫の下腿(図1-c, d)の臨床像を提示した．

b 病理組織

病理組織学的にはムチンの沈着が最も重要な所見である．汎発性粘液水腫では表皮の過角化，表皮突起の延長など表皮の変化も伴う．汎発性粘液水腫(図2-a, b)と脛骨前粘液水腫(図2-c, d)の病理組織を提示した．

3 鑑別診断

汎発性粘液水腫と脛骨前粘液水腫は，眼球突出と，バチ状指の有無，TSHレセプターに対する自己抗体の有無で鑑別可能である．粘液水腫性苔癬は，浮腫性硬化症，強皮症，アミロイドーシス，汎発性環状肉芽腫との鑑別が必要となる．毛包性ムチン沈着症は，脂漏性皮膚炎，単純性粃糠疹，好酸球性膿疱性毛包炎，外傷性脱毛，頭部白癬との鑑別が必要である．浮腫性硬化症と鑑別すべき疾患は限局性および全身性強皮症とCushing症候群の野牛様背部隆起(buffalo hump)で，後者は項部から鎖骨にかけて皮下脂肪の沈着が著明となるが限局性の硬化は認めず，満月様顔貌，皮膚線条を伴う．

4 治療の考え方と実際

甲状腺機能低下症・機能亢進症，糖尿病，膠原病など原因となる疾患があれば，その治療を優先する．通常これらの疾患が軽快すると，皮疹も消退してくる．合併疾患がなければ，一般に副腎皮質ステロイドの全身投与，局注，外用療法を行う．またPUVA療法，インターフェロン局注，シクロスポリン内服が有効であった報告もある．脛骨前粘液水腫では，副腎皮質ステロイド内服，局注，外用が行われる．粘液水腫性苔癬では，ステロイドパルス，PUVA療法の有効例が報告されている．毛包性ムチン沈着症の単発例は自然消退を待つが，多発例，難治例は副腎皮質ステロイド外用，局注，PUVA療法，インターフェロン局注が有効である．浮腫性硬化症は通常，数か月の経過で治癒する場合が多い．治癒しない場合は，プロスタグランジン製剤の点滴，

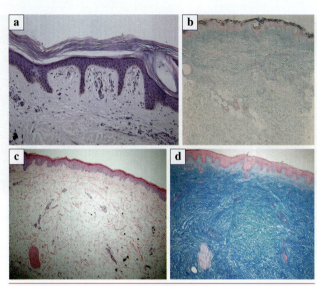

図2 汎発性粘液水腫（a, b）と脛骨前粘液水腫（c, d）の病理組織像
a：汎発性粘液水腫のHE染色．表皮に過角化と表皮突起の延長がみられ，膠原線維は軽度離開している．
b：汎発性粘液水腫のアルシアン青染色．真皮上層から中層が青染．
c：脛骨前粘液水腫のHE染色．真皮全層に著明な浮腫を認める．
d：脛骨前粘液水腫のアルシアン青染色．真皮全層が青染．

副腎皮質ステロイド内服，局注を行う．REM 症候群は抗マラリア薬のクロロキンが有効で副腎皮質ステロイド内服，シクロスポリン内服は無効とされている．

5 予　後

汎発性粘液水腫は数か月～数年で自然寛解する例もあれば，40年近く持続する例もある．脛骨前粘液水腫の完全寛解は困難であるが，生命予後はよい．粘液水腫性苔癬は通常は慢性の経過をとり，自然治癒はない．予後は不良であるが，原病死は少なく，肺炎，結核などで死亡した報告がある．毛包性ムチン沈着症は，原発性のものは2か月程度で自然治癒するものもあれば，数年間持続する場合もある．続発性で悪性リンパ腫に合併する場合は，PUVA療法，サルファ剤，インターフェロンなどで軽快する症例もある．浮腫性硬化症は通常，数か月の経過で治癒する．

獨協医科大学皮膚科　**籏持　淳**

K 代謝異常症

3 アミロイドーシス

1 疾患概要

アミロイドーシスとは，微細線維構造を有する不溶性蛋白であるアミロイドが全身諸臓器の細胞外に沈着することによって機能障害を引き起こす疾患群の総称である．アミロイドーシスの皮膚病変は，全身性アミロイドーシスの部分症状として発症する場合と，皮膚限局性にアミロイドが沈着して生じる場合とに大別される．全身性ではまれな家族性アミロイドポリニューロパチーを除き，AL蛋白，AA蛋白，β_2ミクログロブリンのいずれかが沈着するのに対し，皮膚限局性アミロイドーシスでは原発性，続発性とも表皮ケラチノサイトに由来するアミロイドが沈着する．前駆蛋白としてはガレクチン-7が有力である．まれに，皮膚限局性にAL蛋白が沈着する結節性皮膚アミロイドーシスと萎縮性結節性皮膚アミロイドーシスがある．AL蛋白は局所に浸潤する形質細胞により形成されるものと考えられる．

皮膚科専門医は皮膚症状の特徴から全身性か皮膚限局性かをある程度予測し，皮膚生検を施行し，病理医の協力を得て組織化学的，免疫組織化学的にアミロイド蛋白を解析して治療方針を策定し，全身精査の必要性を判断しなければならない．

2 検査・診断

皮膚にアミロイドが沈着する深さ，組織部位により，色素斑，丘疹，結節，紫斑，水疱，局面，結節など多彩な皮膚症状を呈する．

確定診断は生検皮膚のアミロイド染色による．従来から汎用されているアルカリコンゴレッド染色はケラチノサイトに由来するアミロイドに染色性が低いことから，ダイロン染色もしくはその主要有効成分である direct fast scarlet (DFS) 染色が推奨される．赤橙色に染色される部分は，偏光顕微鏡で黄緑色の複屈折性を示す．ALアミロイドーシスでは血清M蛋白，Bence Jones 蛋白，血清遊離軽鎖，骨髄穿刺，単純骨X線撮影などにより多発性骨髄腫合併の有無を検査する．

3 鑑別診断

a 臨床的鑑別

全身性ALアミロイドーシスを疑うべき皮膚症状として，紫斑，水疱，丘疹/結節，巨大舌がある．血管壁にアミロイドが沈着すると，赤血球の溢出により紫斑を生じる．擦過を生じやすい眼瞼，腋窩，頸部，腹部，外陰部，口腔内が好発部位である（図1）．真皮内に一定量以上のアミロイドが沈着すると，軽微な刺激で裂隙を生じ，臨床的に水疱を形成する．丘疹/結節の大きさはさまざまであるが，眼瞼，口囲，肛門周囲など皮膚粘膜移行部に好発する．色素斑は全身性，皮膚限局性のいずれでもみられるが，不規則な紋様や濃淡不整，脱色素斑の混在など，汚穢な色素斑は全身性アミロイドーシスでみられるとの報告がある．丘疹，皮内/皮下結節，色素沈着，巨大舌は透析アミロイドーシスでもみられるため，長期間の透析歴のある患者では，皮疹からの鑑別は困難である．透析アミロイドーシスでは手根管症候群の合併が多く，鑑別診断の参考になる．

原発性皮膚アミロイドーシスの代表的病型として，皮丘に一致した点状の褐色色素斑の集簇が上背部に好発する斑状アミロイドーシスと，毛孔に一致しない孤立性褐色

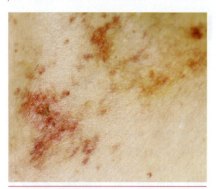

図1 多発性骨髄腫に伴う AL アミロイドーシス
頸部に紫斑がみられ，一部に水疱・びらんを伴う．

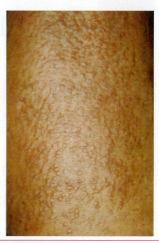

図2 アミロイド苔癬

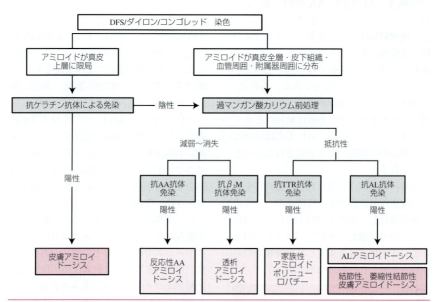

図3 アミロイドの組織化学的，免疫組織化学的鑑別法
(末木博彦：アミロイドーシスの診療アルゴリズム．皮膚臨床 2013；55：172)

丘疹が下腿に好発するアミロイド苔癬がある(図2)．このほか，両者が混在する斑状丘疹状アミロイドーシスや，高齢者の肛門仙骨部に認める左右対称性の色素斑と角質増殖を特徴とする肛門仙骨部皮膚アミロイドーシスがある．

顔面や頭部に数 cm の結節を生じる場合は結節性皮膚アミロイドーシスを，中年以降の女性の下腹部や大腿に表面の萎縮を伴う結節や局面を形成する場合は萎縮性結節

性皮膚アミロイドーシスを疑う．後者の約半数がSjögren症候群を合併する．

b　組織学的鑑別

　一般に皮膚アミロイドーシスではアミロイドは真皮上層に限局して沈着するのに対し，全身性アミロイドーシスでは汗腺基底膜や皮下脂肪組織など深層まで沈着がみられる．結節性/萎縮性結節性皮膚アミロイドーシスは例外で，真皮全層から皮下組織に塊状の沈着をみる．従来から，過マンガン酸カリウム前処置によりアミロイド染色の減弱があればケラチノサイト由来の皮膚アミロイドーシスもしくはβ_2ミクログロブリン由来の透析アミロイドーシスと判定され，前処置に抵抗性であればAL蛋白と判定されてきた．近年では，アミロイド蛋白の解析には各アミロイド蛋白に対する抗体を用いた免疫組織化学染色が簡便であり，汎用されるようになってきた（図3）[1]．

4　治療の考え方と実際

　ALアミロイドーシスでは，形質細胞を標的としたメルファラン・デキサメタゾン併用療法が行われる．適応があれば，自己末梢血幹細胞移植併用大量化学療法が行われる．心不全，腎不全が重要な生命予後因子である．

　透析アミロイドーシスでは高性能透析膜の使用に加え，β_2ミクログロブリン吸着カラムによる血液吸着法がある．

　アミロイド苔癬では瘙痒が強く，ステロイド外用薬の密封療法，冷凍凝固術，皮膚薄削術などが併用される．肛門・仙骨部皮膚アミロイドーシスでは，角質増殖に対し尿素軟膏を外用し，座椅子にクッションを用いる．

　結節性皮膚アミロイドーシス，萎縮性結節性皮膚アミロイドーシスでは，切除術が行われることがある．後者でSjögren症候群の合併がある場合は，その治療を行う．まれではあるが，全身性アミロイドーシスへの移行例の報告があり，注意を要する．

文献
1) 末木博彦：アミロイドーシスの診療アルゴリズム．皮膚臨床 2013；**55**：172

昭和大学医学部皮膚科　**末木博彦**

4 痛風

1 疾患概要

痛風は，高尿酸血症を基盤として過飽和となった尿酸塩が組織に沈着する，尿酸塩沈着症(urate deposition disease)である．尿酸塩沈着の結果，痛風関節炎(痛風発作)，皮下結節(痛風結節)，腎障害(痛風腎)，尿路結石といった一連の症状を引き起こす．

高尿酸血症は，年齢・性別を問わず血清尿酸値が 7.0 mg/dL を超えるものと定義されている．女性では高尿酸血症の基準値を超えない範囲であっても，血清尿酸値の上昇とともに生活習慣病のリスクが高くなることが指摘されており，潜在する生活習慣病に関する検査などを実施し生活指導を行うが，この時点で尿酸降下薬の適応にはならない．

2 検査・診断

a 痛風

痛風関節炎および高尿酸血症の既往，関節液中の尿酸塩結晶の同定が重要である．痛風関節炎は第一中足趾節関節，足関節に好発する単関節炎で，24時間以内に発赤腫脹を伴う炎症がピークに達する．痛風発作中には血清尿酸値は必ずしも高値を示さないので注意する．また，痛風結節があれば診断に有用である．

b 高尿酸血症

生体内には通常 1,200 mg の尿酸プールが存在し，尿酸産生量はおよそ 700 mg/日である．このうち 500 mg/日が尿中に排泄され，200 mg/日が汗，消化液などに排泄される(腎外性排泄)．高尿酸血症の成因は，尿酸産生量の増加(尿酸産生過剰型)，尿酸排泄量の低下(尿酸排泄低下型)，および両者の混在した混合型に分類される．病型分類には尿酸クリアランスおよびクレアチニンクリアランスの測定を行う．

3 痛風結節

最近では高尿酸血症が早期に発見されて治療が開始される場合が多く，痛風結節は激減した．とはいえ，痛風結節の症例に遭遇した場合は，適切な診断を行い，高尿酸血症の治療に結びつけるのが皮膚科医の使命である．

a 臨床像

痛風結節は皮下組織などに尿酸塩が沈着して形成された肉芽腫で，皮膚では耳介や足趾にみられることが多い．表面が皮膚色ないし，やや白色の硬い皮下結節として認められる(図1)．高尿酸血症が放置されていると起こりやすい．

鑑別診断を要するものとしては，皮下結節を呈する疾患として，石灰化上皮腫，粉瘤，リウマトイド結節などとの鑑別が必要であるが，好発部位，痛風の病歴などから鑑別する．

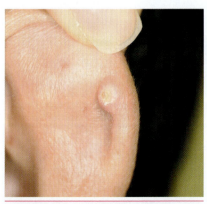

図1 耳介に生じた痛風結節

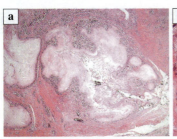 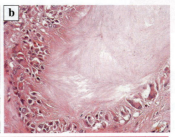

図2 痛風結節の病理組織像
a：弱拡大像，b：強拡大像．
（写真提供：東京医科大学医学教育学分野　泉　美貴先生）

b　診断に必要な検査

結節の内容は白色チョーク状の尿酸塩結晶で，偏光顕微鏡下で特有の針状結晶が観察されることから，診断的意義が大きい．

c　病理組織像

病理組織学的に尿酸塩の結晶を中心として，その周囲に単核球，巨細胞が取り囲む柵状肉芽腫を形成したものが痛風結節である（図2）．標本を固定する際には，100%メタノールで固定すると痛風結節内の尿酸結晶が溶解せず，針状の結晶構造を観察することができる．

4　治療の考え方と実際

痛風・高尿酸血症の治療の目標は，持続する高尿酸血症による身体組織への尿酸塩沈着症を防ぐことにある．さらに予後に関連する肥満，高血圧，糖代謝異常，脂質代謝異常などの合併症に留意し，生活習慣の改善を図り，心・血管系疾患のリスクの高い痛風・高尿酸血症の生命予後を改善することが最終的な治療目標となる．痛風結節は必要に応じ切除を考慮する．治療に関して高尿酸血症・痛風の治療ガイドライン第2版（2010）が整備されており，さらに新しい治療薬剤の登場とともに，2012年にその追補版が作成されている．

東京女子医科大学附属女性生涯健康センター　**檜垣祐子**

5 弾性線維性仮性黄色腫

1 疾患概要

全身臓器の弾性線維変性を起こす遺伝性疾患としては，弾性線維性仮性黄色腫（*ABCC6* の遺伝子変異），皮膚弛緩症〔エラスチン，fibulin-4，-5，*ATP7a*（Menkes 症候群＝後頭骨角症），*ATP6VOA2* などの遺伝子変異〕，Marfan 症候群（fibrillin-1，-2 の遺伝子変異）などが知られている．その中の弾性線維性仮性黄色腫（pseudoxanthoma elasticum：PXE）は，*ABCC6* 遺伝子異常が原因で弾性線維変性とカルシウム沈着を特徴とし，皮膚，粘膜，網膜，心・血管，消化管に障害を生じる．2010 年以降に行った全国規模調査により，わが国の PXE 患者の実態が明らかにできた．現時点において詳細な調査が可能であった患者は 200 名以上であった．そのうち皮膚・粘膜病変が 95％，眼症状が 90％ に認められ，循環器症状はおよそ半数で認められた．このように全身性疾患であることに留意し，隠れた臓器障害を見逃さないことが重要である．

2 検査・診断

診断は，厚生労働省難治性疾患克服研究事業「弾性線維性仮性黄色腫の病態把握ならびに診断基準作成」班で作成した基準に従うのが簡便である．その要約を紹介する（表1）．以下に詳細を述べる．

a 皮膚病変

10〜20 歳代で頸部，腋窩，鼠径部，肘窩，膝窩，臍周囲に好発する集簇性または線条に分布する黄白色丘疹である（図1）．口唇粘膜に黄白色斑が認められる．このように初発症状として皮膚病変が非常に重要であるため，皮膚科医師は本疾患について他科医師より豊富な知識を持つべきである．

b 病理像

ヘマトキシリン・エオジン（HE）およびエラスチカ・ワンギーソン（EVG）染色で，真皮中層〜下層に石灰沈着を伴う変性弾性線維を認める（図2）．von Kossa 染色で石灰沈着を証明することは，早期病変の診断ならびに鑑別診断に有用である．

c 網脈絡膜病変

視神経乳頭から伸びて血管様にみえる網膜色素線条を呈する．また，オレンジ皮様変化を認める症例もある．眼科症状は中年以降に顕在化することが多い．

d 循環器病変

中血管の中膜弾性線維の変性・石灰沈着を生じ，虚血性障害を引き起こす．間欠性跛行，冠動脈疾患，脳梗塞，高血圧などが起こる．わが国の PXE 患者では，虚血性心疾患，脳梗塞の有病率が一般に比して数倍高いことに注意すべきである．

e 遺伝子診断

長崎大学では，代表の原因遺伝子である *ABCC6* 変異部位同定を行っている．長崎大学皮膚科のホームページにリンクを設け，医師からの依頼を随時受けつけている．
http://www.med.nagasaki-u.ac.jp/dermtlgy/

表1 PXE の診断基準

A. 診断項目
① 皮膚病変がある
② 皮膚病理検査で弾性線維に石灰化を伴う変性がある
③ 網膜色素線条がある
④ *ABCC6* 遺伝子変異がある
B. 診断
Ⅰ. 確診：（①または②）かつ③
Ⅱ. 疑診：（①または②）のみ，または③のみ
注意：疑診例に遺伝子変異を証明できた場合は，確診とする．

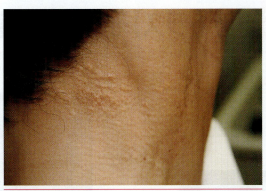

図1 患者頸部の集簇性黄白色丘疹

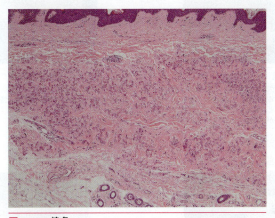

図2 HE染色
真皮中層〜下層に糸くず状の塩基性変性弾性線維を認める．

3 鑑別診断

類似皮膚症状を呈するものとして，PXE-like papillary dermal elastolysis，D-ペニシラミン内服があげられる．

また網膜色素線条を呈するものとして，骨Paget病，鎌状赤血球症，Ehelers-Danlos症候群，鉛中毒，外傷があげられる．

4 治療の考え方と実際

皮疹が軽症でも内臓障害が重症である場合があるので，注意する．根本的治療がないため，対症療法になる．

皮膚では，太い皺に対して美容的形成術を行う場合もある．

眼科では，網膜下出血の早期発見，脈絡膜新生血管へのレーザー治療などが行われている．

循環器疾患に対しては，ステント留置などをはじめ一般的な虚血性疾患への治療が施行されている．

長崎大学大学院医歯薬学総合研究科皮膚病態学　宇谷厚志

K 代謝異常症

6 【アトラス】その他の代謝異常症

◆腸性肢端皮膚炎

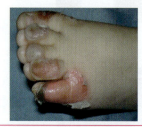

図1 足趾の水疱
本疾患は先天性の亜鉛欠乏症であり，口囲，肛囲，指趾のびらん性紅斑を特徴とする．ただし，本症例のごとく比較的大型の水疱を形成することもあり，先天性表皮水疱症を思わせるが，腸性肢端皮膚炎が皮疹を生じるのは生後数か月を経過してからのことが多い．

◆ Fabry病

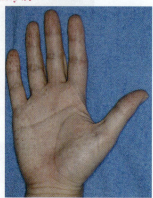

図2 びまん性被角血管腫
点状の血管腫が比較的密に散在する．びまん性被角血管腫と称されるが，肉眼的に明らかな角化を認めることは少ない．Fabry病の10%程度にしかみられない皮疹であるが，陽性の場合は診断上の有用性が高い．

◆ポルフィリン症

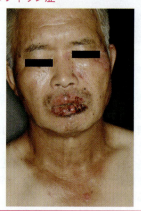

図3 露光部の皮疹
晩発性皮膚ポルフィリン症であるが，顔面のびらん性紅斑の分布がびまん性でない点に注意が必要である．尿中ウロポルフィリンの上昇が認められる．大部分の症例で，大量アルコール摂取，C型肝炎等による肝障害が合併している．本症例では口唇の浸潤性びらんも認められ，いわゆる光線過敏性口唇炎を呈している．

◆壊死性遊走性紅斑

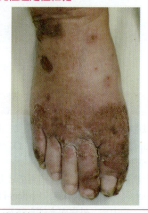

図4 滲出性びらん性紅斑
開口部，肢端等に好発する滲出性あるいはびらん性紅斑であり，グルカゴノーマ，肝障害等にみられ，低アミノ酸血症に起因すると考えられる．

第3章　おもな皮膚疾患

◆ 糖尿病

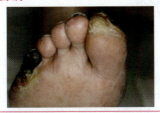

図5　足趾の壊疽
本症例のような糖尿病患者の足趾の壊疽をみた場合は，血管障害が進行していることを想定し，閉塞性動脈硬化症等の評価についてのコンサルトが必要である．糖尿病患者では微小循環障害を基盤として，これにおそらく外的刺激が加わり，足趾に水疱形成をきたすことも多く，糖尿病性水疱とよばれる．

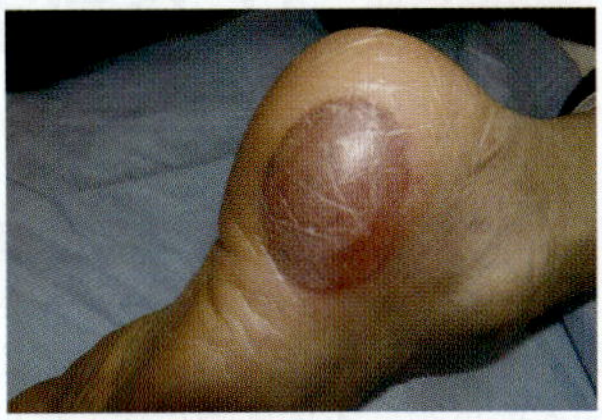

図6　足の水疱
右足外側に大型の緊満性水疱を呈している．

◆ Ehlers-Danlos 症候群

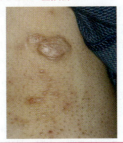

図7　脂肪織ヘルニア
古典型の症例の左膝付近に生じた脂肪織ヘルニア．結合織が脆弱であるために容易に裂創を生じ，治癒後に外傷部位の菲薄な結合織を通じて，脂肪織が外方に突出し，ヘルニアを形成する．脂肪織ヘルニアは肥厚性瘢痕と異なり柔らかく，圧迫によって容易に圧縮される．

◆ Wilson 病

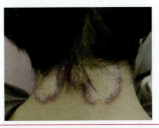

図8　蛇行性穿孔性弾性線維症
後頸部に認めた角化性丘疹の融合と連圏状配列．Wilson 病に特異的な皮膚症状ではなく，弾性線維性仮性黄色腫や Ehlers-Danlos 症候群などでもみられる．本症例では先天性の銅代謝異常を治療する目的で用いられた，ペニシラミンの長期投与により生じている．Köbner 現象陽性である．

◆ Richner-Hanhart 症候群

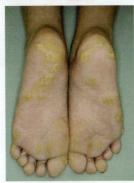

図9　足蹠角化症
本疾患は皮膚外症状を伴う掌蹠角化症に分類されるが，本態は先天性のアミノ酸代謝異常症であり，症例のような足蹠の斑状過角化の他に羞明，角膜炎，精神障害を伴う全身性疾患である．早期にアミノ酸制限食を導入すると精神症状の発症を抑制可能であるため，本疾患の可能性を想起することが重要である．

弘前大学医学部皮膚科　**中野　創**

L 細菌感染症

1 伝染性膿痂疹

1 疾患概要

　伝染性膿痂疹は浅在性皮膚細菌感染症の代表的な疾患で、水疱性膿痂疹と痂皮性膿痂疹に大別されるが、本稿では水疱性膿痂疹について述べる．

　水疱性膿痂疹は幼小児に好発し、おもに夏季を中心に発生する．接触感染であり伝染力が強く、しばしば幼稚園などで集団発生し、アトピー性皮膚炎や虫刺されなどに合併して生じることも多い．原因菌は黄色ブドウ球菌であり、これが産生する表皮剝脱素（exfoliative toxin：ET）の作用により、表皮のデスモグレイン1が切断され、表皮顆粒層レベルで水疱が形成される．近年、メチシリン耐性黄色ブドウ球菌（methicillin-resistant *Staphylococcus aureus*：MRSA）によるものが増加してきているが、これらは院内感染で問題となっている院内感染型MRSA（hospital-acquired MRSA：HA-MRSA）とは異なり、市中感染型MRSA（community-acquired MRSA：CA-MRSA）である．欧米では深在性皮膚細菌感染症と壊死性肺炎などを生じるPanton-Valentine leukocidin（PVL）産生のCA-MRSAの蔓延が問題となっているが、水疱性膿痂疹から検出されるCA-MRSAはPVL陰性であり、壊死性肺炎などを合併することはない．

2 検査・診断

a 臨床像

　水疱性膿痂疹は紅斑の上に小疱が出現し、すぐ破れてびらんとなり（図1）、痂皮を形成する．やがて痂皮がとれ、皮疹は乾燥していく（図2）．鼻腔内に保菌することが多く、搔破により容易に伝染し、次から次へと皮疹が"とび"していく．アトピー性皮膚炎や虫刺症の搔破部位に合併して生じることも多く、この場合は膿痂疹性湿疹とよばれる．抗菌薬の内服、外用を1週間ほど行っても治療が遷延する場合は、MRSAによるとびひと診断できる．

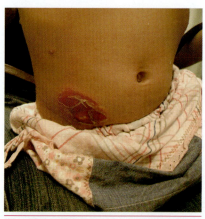

図1　水疱性膿痂疹

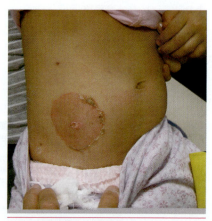

図2　水疱性膿痂疹回復後

b 検査

水疱やびらん面から，細菌塗抹標本検査と細菌培養ならびに薬剤感受性検査を行う．細菌塗抹標本検査では多核白血球に貪食された Gram 陽性球菌がみられ，ブドウの房状であれば黄色ブドウ球菌とわかる．細菌培養ならびに薬剤感受性検査で MRSA かどうかを決定する．一般的に血液検査では異常を認めない．

3 鑑別診断

a 類天疱瘡
おもに高齢者に多く発症し，全身に緊満性水疱，びらんが多発し，水疱は表皮下水疱であり，無菌である．

b 天疱瘡
おもに成人に発症し，全身諸々に弛緩性水疱，びらんが多発し，口腔粘膜などにびらんを生じることもある．水疱性膿痂疹と同じく，表皮顆粒層レベルで水疱を生じる．水疱内容は無菌である．

c 虫刺症
痒みの強い緊満性無菌性水疱を形成する．水疱内容は無菌である．

d 熱傷
無菌性表皮下水疱である．病歴聴取で鑑別は容易．

e 先天性表皮水疱症
機械的刺激を受けやすい部位に表皮剥離，びらんを生じる．

4 治療の考え方と実際

基本的には皮膚を清潔に保つために石鹸で洗浄し，シャワーなどで流すことにより皮膚の表面の菌量を減らす必要がある．セフェム系抗菌薬の内服と抗菌外用薬で加療を開始する．セフェム系内服薬としては，セフジニルやファロペネムを用いる（これらは CA-MRSA にもある程度有効である）．抗菌外用薬としてはフシジン酸軟膏やナジフロキサシン軟膏が MRSA にも有効であるが，フシジン酸軟膏は耐性を生じやすいので注意が必要である．MRSA によるとびひでは，ホスホマイシン内服の併用を行う．年長児では，短期間のミノサイクリン内服や小児用ノルフロキサシン内服の使用も可能である．膿痂疹性湿疹の場合は上記治療に合わせてステロイド外用薬を併用する必要があり，滲出液の多い場合には亜鉛華軟膏の重層塗布も有用である．

高松赤十字病院皮膚科　池田政身

L 細菌感染症

2 ブドウ球菌性熱傷様皮膚症候群

1 疾患概要

咽頭，鼻腔などに感染した黄色ブドウ球菌が産生した表皮剝脱素(exfoliative toxin：ET)が血液中に入り，表皮のデスモグレインIに特異的に作用し，表皮顆粒層の棘融解，水疱形成を生じる．ETにはETA，ETB，ETDがあり，わが国のブドウ球菌性熱傷様皮膚症候群(staphylococcal scalded skin syndrome：SSSS)からの検出菌ではETB産生菌が多い．新生児から幼小児に発生することが多いが，免疫能の低下した基礎疾患のある成人でも発症することがある．

原因菌は黄色ブドウ球菌であるが，最近ではメチシリン耐性黄色ブドウ球菌(methicillin-resistant *Staphylococcus aureus*：MRSA)の報告が増加している．このMRSAは院内感染型MRSA(hospital-acquired MRSA：HA-MRSA)ではなく，コアグラーゼIおよびV型，ETB産生，Panton-Valentine leukocidin(PVL)非産生の市中感染型MRSA (community-acquired MRSA：CA-MRSA)が多い．

前駆症状として微熱，全身倦怠感，不機嫌，食欲不振，咽頭痛など伴うことがあり，高熱とともに口囲の発赤，鼻入口の発赤，眼囲の潮紅や眼脂で発症し(図1)，頸部，腋窩，外陰部などに擦過痛や接触痛を伴う猩紅熱様の紅斑と大小の水疱が形成され，それらが熱傷様に剝離しびらんを生じる(図2)．Nikolsky現象(一見正常と思われる皮膚でも擦ると表皮剝離が生じる現象)陽性．口腔粘膜や眼の粘膜は侵されない．咽頭発赤や頸部リンパ節腫脹を認め，脱水状態となることもある．適切な治療により5～6日ほどで皮膚は乾燥し，小葉状落屑を伴って軽快する．成人例では肺炎や敗血症を合併しやすく，重篤となることがある．

2 検査・診断

一般検査では白血球増多，CRP上昇，赤沈亢進をみる．咽頭や鼻腔からの細菌培養で黄色ブドウ球菌を検出するが，水疱内容からの細菌培養では原則として無菌性である．成人の場合は腎機能低下や免疫能低下を認めることがあり，黄色ブドウ球菌性の菌血症を伴うこともある．病理組織検査では表皮顆粒層の棘融解を認める．

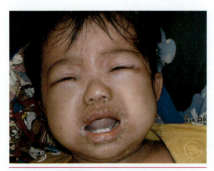

図1 SSSSの顔面

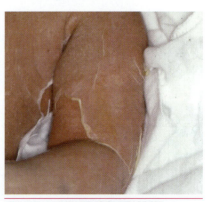

図2 SSSSにおける腋窩の表皮剝離

3 鑑別診断

a 中毒性表皮壊死症
おもに成人に生じ，乳幼児ではまれである．薬剤によることが多く，広範囲の紅斑やびらんを形成し，Nikolsky 現象陽性で，粘膜疹も伴う．水疱部の病理組織では，表皮基底細胞層から真皮の境界部に細胞の壊死融解が著明に認められる．

b 先天性表皮水疱症
遺伝性がある．生下時より機械的刺激の加わる部に水疱，びらん，表皮剝離が繰り返し，長く続く．発熱などの全身症状はみられない．

c 猩紅熱
発熱，咽頭発赤，苺舌，口囲蒼白を示し，皮膚潮紅はあるが，擦過痛はなく，現象は陰性である．咽頭から化膿性レンサ球菌を検出する．

d 多形滲出性紅斑
薬剤や感染症が先行し，粘膜疹を伴い，Nikolsky 現象は陰性．

e トキシックショック症候群(toxic shock syndrome：TSS)
黄色ブドウ球菌による感染症で，血圧低下，多臓器不全，猩紅熱様紅斑，落屑を生じる．

f 新生児 TSS 様発疹症(neonatal TSS-like exanthematous disease：NTED)
新生児の発熱，発疹，血小板減少を主徴とする黄色ブドウ球菌感染症で，TSS 毒素 1 により生じる．

g 落葉状天疱瘡
全身に痂皮をのせる広範囲のびらんが出現するが，発熱を伴うことはなく，感染病巣から黄色ブドウ球菌は検出されず，抗デスモグレイン 1 抗体が陽性となる．

4 治療の考え方と実際

原則として入院のうえ，輸液管理を行い，発熱に対しては適宜，解熱鎮痛薬を投与する．はじめは黄色ブドウ球菌に感受性のあるセフェム系抗菌薬〔CEZ(セファメジン®)や CMZ(セフメタゾン®)など〕の点滴を行うが，効果がなければ FOM(ホスミシン®)，MINO(ミノマイシン®)，VCM(バンコマイシン®)などの MRSA にも効果のある薬剤に変更する．

皮膚の乾燥や亀裂を防ぐために，白色ワセリンやアズレン(アズノール® 軟膏)などを厚めに塗布する．

高松赤十字病院皮膚科　**池田政身**

L 細菌感染症

3 毛包炎・癤・癰

毛包炎（folliculitis）

1 疾患概要

単一毛包に限局し，亜急性ないし慢性に経過する，毛包漏斗部あたりまでの浅い炎症性疾患である．必ずしもすべてが感染性ではない．生理的あるいは化学的な障害，たとえば職業性の鉱物油に曝露後，粘着性テープ材の貼付後，脱毛部，あるいはステロイド外用部などにも毛包炎が生じることがあり，これらの多くは無菌性である．

2 検査・診断

細菌培養検査では，おもに表皮ブドウ球菌が，まれに黄色ブドウ球菌が，極めてまれに緑膿菌が検出されるが，無菌性のことも少なくない．マラセチアや毛包虫による場合もある．黄色ブドウ球菌による毛包入孔部の毛包炎は Bockhart 膿痂疹（impetigo of Bockhart）とよばれ，小児の頭部に生じることが多い．

a 臨床像

毛包漏斗部までの浅い炎症で，個疹は毛包一致性の紅色丘疹，ないし紅暈を伴う膿疱で，通常，自覚症状はない（浅在性毛包炎，図1）．丘疹や膿疱部がやや硬く触れるものは癤の前駆病変で，軽い圧痛があり，黄色ブドウ球菌によることが多く，癤との鑑別が難しい場合がある（深在性毛包炎，図2）．項部，顔面，頭部，大腿，そして臀部などに単発ないし多発する．

3 鑑別診断

尋常性痤瘡では個疹は毛包炎であるが，顔面・胸部・背部に限局し，面皰・痤瘡瘢痕が混在する．尋常性毛瘡は，成人男性須毛部に毛包炎が次々に生じる．膿疱性汗疹はおもに乳幼児で，高温多湿の夏季に汗疹に続いて発症する．角層化膿疱症や体部白癬でも一部に毛包炎を伴うが，紅斑局面の辺縁部に並ぶことが多く，鱗屑・痂皮も伴う．

4 治療の考え方と実際

外的刺激で生じているものは，それが除去されれば自然に軽快する．限局した膿疱では排膿するだけで自然治癒することも多

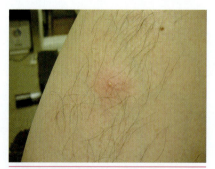

図1　浅在性毛包炎
60歳男性，左大腿部．

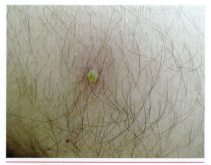

図2　深在性毛包炎
41歳男性，左臀部．

いが，外用抗菌薬を塗布してもよい．有痛性の癤に近いものが多発する場合は，抗菌薬の内服が必要である．毛包炎が追発・多発する場合は，何らかの基礎疾患がないか検索する．また家族・同胞に同症がある場合は，緑膿菌性毛包炎や MRSA（methicillin-resistant *Staphylococcus aureus*，メチシリン耐性黄色ブドウ球菌）感染症にも注意が必要である．

【処方例】
- 限局したものではフシジンレオ®軟膏の外用でよい
- セフゾン®（100 mg） 3カプセル 分3 食後
- クラリス®（200 mg） 2錠 分2 朝夕食後

5 予後

瘢痕を残すことなく軽快するが，炎症の強い癤に近いものでは色素沈着を残すことがある．

癤（furuncle）

1 疾患概要

毛包炎が進展，拡大して，毛包周囲の結合組織や脂腺に化膿性炎症が波及したものをいう．顔面の中央部に生じたものを面疔とよぶ．毛包炎，癤が多発・追発するものが癤腫症（furunculosis）である（図3）．癤へと進展する誘因は不明であるが，摩擦などの機械的刺激は誘因となりうる．糖尿病患者や HIV 感染者では癤腫症を生じやすいといわれている．欧米では，Panton-Valentine leukocidin を持つ市中感染型 MRSA（community-acquired MRSA：CA-MRSA）による炎症症状の強い癤腫症が問題となっており，最近，国内でも少数ながら報告されているので注意が必要である．

2 検査・診断

膿汁からの細菌培養検査では，常に黄色ブドウ球菌が検出される．発熱などの全身症状はなく，検査異常もみられない．

a 臨床像

毛包一致性の炎症が毛包深部・脂腺にまで及んだ円錐状の有痛性紅色結節で，拇指頭大となり，通常は単発である（図4）．局所熱感，圧痛を伴い，大きくなると頂点に膿疱を生じる（膿栓）．次第に膿瘍化して波動を触れるようになり，頂点から排膿して治癒に向かう．項部，背部，臀部，大腿部などに好発する．

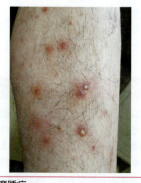

図3 癤腫症
76歳男性，右下腿．

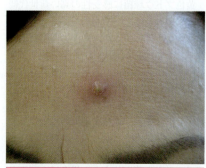

図4 癤
68歳女性，前額部．

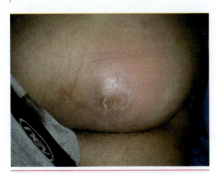

図5 癤
33歳男性，左臀部．

3 鑑別診断

汗腺膿瘍は，乳幼児の発汗の多い頭部・背部などに，紅色汗疹・汗孔周囲炎が先行して発症する．炎症性粉瘤では，嚢腫状結節が先行し，有痛性紅色結節となる．化膿性汗腺炎は，腋窩や鼠径・会陰部に有痛性結節や膿瘍を形成する．単純性疱疹は，口囲や臀部に小水疱が集簇した小局面を形成する．丹毒・蜂窩織炎は限局性で，より広範囲の有痛性浸潤性紅斑局面となる．尋常性膿痂は，おもに化膿レンサ球菌により厚い壊死性痂皮をつけた小潰瘍で，下肢に多く，圧迫により膿汁が排出される．

4 治療の考え方と実際

黄色ブドウ球菌に感受性の高い新世代経口セフェム系薬，ペネム薬，ニューキノロン系薬から選択するが，必ず細菌培養感受性試験を行う．MRSAの場合はβラクタム系薬にホスホマイシンを併用して有効なことが多いが，高度耐性MRSAではダプトマイシン，あるいはテイコプラニンの注射薬を投与する．通常1週間程度の投与でよいが，開始後3日経っても改善がみられなければ薬剤を変更する．薬剤アレルギーでβラクタム薬が使えない場合は，マクロライド系薬かテトラサイクリン系薬から選択する．ニューキノロン系薬は関節毒性があるので，15歳未満には使用しない（バクシダール®のみ小児用錠がある）．ミノサイクリンもエナメル質形成不全や骨発育不全を起こす危険性があるので，8歳未満には原則として使用しない．

病変は真皮〜皮下組織にあり，外用薬の効果は期待できない．波動を触れたり膿が皮表から透見できる場合は積極的に切開し，潰瘍化しているときも十分洗浄して排膿を促進する（波動を触れる以前には切開してはならない）．消毒薬の外用はほとんど意味がない．

再発を繰り返す場合や癤腫症では鼻腔内などに保菌していることが多く，家族や同胞にも保菌者のいる場合があり，イソジン消毒により除菌に努める（MRSAではバクトロバン®軟膏を3日間外用する）．

【処方例】
下記のいずれかを選択する．
1） 小 児
① セフゾン®細粒 1日9〜18 mg/kg 分3 毎食後
② ファロム®DS 1日15 mg/kg 分3 毎食後
③ クラバモックス®DS 1日96.4 mg/kg 分2 朝夕食直前
2） 成 人
① セフゾン®（100 mg） 3カプセル 分3 毎食後
② ファロム®（200 mg） 3錠 分3 毎食後
③ クラビット®（500 mg） 1錠 分1 朝食後

5 予 後

通常は1回の発症で軽快し，予後良好である．顔面に生じた場合は，まれとはいえ海綿静脈洞血栓症に注意し，CA-MRSAによる病変を繰り返すようであれば敗血症にも注意する必要がある．色素沈着を残すが，数か月を経て軽減する．潰瘍化した場

合には瘢痕が残る.

癰（carbuncle）

1 疾患概要

隣接する複数の毛包や毛包周囲の結合組織，さらには皮下脂肪にも化膿性炎症が波及・拡大したものである.

2 検査・診断

膿汁からの細菌培養検査で，常に黄色ブドウ球菌が検出される．白血球増多（核の左方移動），CRP 陽性となることが多い.

a 臨床像

癤より深部から炎症が始まり，複数の毛包を同時に侵し皮下脂肪組織まで化膿性炎症が拡大するので，ドーム状に隆起した疼痛の激しい紅色硬結となる(図5)．増大するにつれ複数の膿栓から排膿して軽快に向かうが，進行して膿瘍形成後に自壊し潰瘍化することもある．発熱とともに全身倦怠感を伴うことが多い．上背部，臀部などに好発する．

3 鑑別診断

癤で取り上げた疾患との鑑別が必要である.

4 治療の考え方と実際

癤のより重症化した疾患としてとらえ，黄色ブドウ球菌に感受性の高い新世代経口セフェム系薬，ペネム薬，ニューキノロン系薬から選択する．基本的には癤の治療に準ずるが，全身症状を伴う場合は，経静脈的に抗菌薬を投与する.

癤と同様に，波動を触れたり膿が皮表から透見できる場合は積極的に切開し，潰瘍化しているときも十分洗浄して排膿を促進する.

糖尿病や HIV 感染症などの基礎疾患がある場合には，あわせて十分な精査加療が必要である.

【処方例】
①セフゾン®（100 mg） 3カプセル 分3 毎食後
②ファロム®（200 mg） 3錠 分3 毎食後
③クラビット®（500 mg） 1錠 分1 朝食後

〈発熱など全身症状がある場合〉
①パンスポリン® 1日 2g 分2 点滴静注

5 予 後

敗血症を合併することは極めてまれで，予後は良好である．色素沈着を残して軽快するが，皮膚の萎縮・瘢痕を残すことが多い.

社会医療法人光生病院皮膚科　多田讓治

L 細菌感染症

4 丹毒・蜂窩織炎

1 疾患概要

　丹毒は真皮を，蜂窩織炎は皮下脂肪織を炎症の主座とする，いずれも日常よくみる細菌感染症である．わが国の教書には，丹毒はおもにβ溶血性レンサ球菌（β-hemolytic *Streptococcus*：BHS）が起因菌であり，蜂窩織炎はおもに黄色ブドウ球菌（*Staphylococcus aureus*：SA）が起因菌であると記載されているものが多い．どちらも第一世代セフェム系などの抗菌薬を投与すれば苦労なく治癒することが多く，起因菌や治療法が注目されることは少なかった．しかし近年，市中感染型メチシリン耐性黄色ブドウ球菌（community-acquired methicillin-resistant *Staphylococcus aureus*：CA-MRSA）の急激かつ世界的な増加と重症例の出現により，丹毒・蜂窩織炎の初期治療にMRSAに対する薬剤を使用するべきか否かという大きな問題に直面している．ここ20年間で起因菌に関する多くの再検討がなされ，体表に明らかな損傷なく化膿巣を持たない蜂窩織炎のおもな原因は，丹毒と同様にBHSであるという見解が主流となってきている．

2 検査・診断

a 臨床像

　血流障害，神経障害，免疫不全等の基礎疾患がない限り，炎症の所見として罹患部位に発赤，腫張，熱感，疼痛を生じる．丹毒（図1）は真皮を主座とするため境界明瞭な病変を形成し，蜂窩織炎（図2）は皮下脂肪織を主座とするため境界不明瞭な病変となることで，臨床的に鑑別ないし区別がなされている．しかし，この区別は医療者の主観的な要素が少なくないこと，また先に述べたように起因菌に大きな差異がないことより，あえて区別せずに治療を検討されることが多くなってきている．

　紫斑や水疱を伴うこともあるが，この場合は壊死性軟部組織感染症を鑑別することが，生命予後に関わるため非常に重要である．

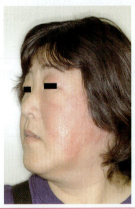

図1　顔面丹毒（典型例）

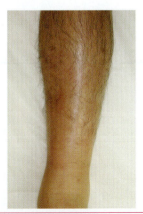

図2　下肢蜂窩織炎（典型例）

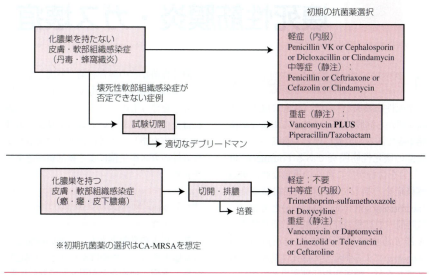

図3 皮膚軟部組織感染症の初期治療
(Practice Guidelines for the Diagnosis and Management of Skin and Soft Tissue Infections : 2014 Update by the Infectious Diseases Society of America より改変)

b 細菌学的検査

既存の皮膚損傷なく発症した丹毒・蜂窩織炎では，局所培養が困難である．穿刺，生検により局所培養を提出することもあるが，検出率は必ずしも高くない．また血液培養は感染症診療の基本とされるが，丹毒・蜂窩織炎での陽性率は低く，全例で施行することは医療経済上，現実的ではない．しかし，陽性となれば感受性情報など得られる利点も大きく，臨床的な重症例では積極的に血液培養を施行するべきである．

c その他の検査

中等症～重症の症例では，抗菌薬投与量の調整，他疾患との鑑別，合併症(糖尿病，脱水等)の対策のため，スクリーニング採血が必要となる．また，膿瘍形成の有無，壊死性軟部組織感染症との鑑別のため，エコー，CT，MRI などの画像検査を必要に応じて施行する．

3 鑑別診断

抗菌薬の投与だけでは改善しない皮下・筋肉内膿瘍，そして緊急手術を必要とする急性の壊死性軟部組織感染症をまず鑑別する必要がある．また，よく遭遇する鑑別疾患としては，虫刺症や接触皮膚炎，リンパ浮腫，さらには深部静脈血栓症，うっ滞性脂肪織炎，結節性紅斑，化膿性関節炎，痛風，偽痛風など多くあげられる．

4 治療の考え方と実際

時代や地域により耐性菌の状況は変化するため，長く使用できる万国共通のマニュアルを作成することはできない．常に耐性菌に対する情報収集が必要である．参考として，2014 年の米国のガイドラインを図3に示す．

総合病院土浦協同病院皮膚科　**盛山吉弘**

L 細菌感染症

5 壊死性筋膜炎・ガス壊疽

1 疾患概要

壊死性筋膜炎(図1)は，おもに皮下脂肪織深層から筋膜に沿って拡がる重篤な細菌感染症である．広義にはガス壊疽(図2)や，陰部の壊死性筋膜炎であるFournier壊疽(図3)を含むが，これらの重篤な軟部組織感染症を一括して壊死性軟部組織感染症(necrotizing soft tissue infection)ともよぶ．数時間～半日程の経過で拡大し重篤化するA群β溶血性レンサ球菌 (*Streptococcus pyogenes*)による劇症型の壊死性筋膜炎が有名であるが，糖尿病や肝硬変患者で数日～1週間程の経過で拡大し，Gram陽性球菌や陰性桿菌などの混合感染が原因となる亜急性型の壊死性筋膜炎も多い．軟部組織内にガスを伴うものをガス壊疽とよび，狭義には重症となりやすいクロストリジウム性ガス壊疽を指し，広義には非クロストリジウム性のガス産生菌による軟部組織感染症を指す．

2 検査・診断

a 臨床像

39℃以上の発熱とともに，強い疼痛を伴う腫脹とその上にややぼんやりとした紅斑，紫斑，水疱，血疱などが混在してみられる．ガス壊疽では握雪感や強い悪臭があり，独特の赤紫色がかった青銅色を呈す．筋膜部の炎症により皮膚へ向かう血管が閉塞していくため，病変の中心では熱感を欠く．来院時に敗血症性ショックを呈していることもあり，血圧の低下や低酸素血症，意識障害やせん妄，時に低体温もみられ，末梢動脈が攣縮し熱感を欠くこともある．普段に比べ受け答えが悪い，話がかみ合わないな

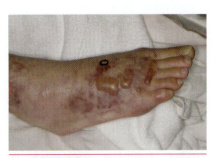

図1　壊死性筋膜炎
腫脹した足背に紫斑，水疱が混在する．

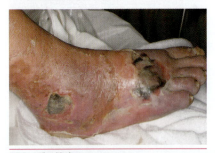

図2　ガス壊疽
悪臭を伴い，黒色壊死と赤紫色の皮膚変化あり．

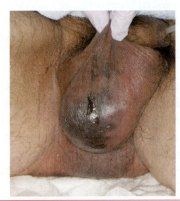

図3　Fournier壊疽
陰嚢の腫脹，疼痛，暗紫色変化あり．

表1　LRI-NEC score

項　目	検査結果	スコア
CRP	≧ 15 mg/dL	4点
WBC	≧ 15,000/μL	1点
	≧ 25,000/μL	2点
Hb	< 13.5 g/dL	1点
	< 11 g/dL	2点
血清 Na	< 135 mEq/L	2点
血清 Cre	> 1.85 mg/dL	2点
血糖	> 180 mg/dL	1点
壊死性筋膜炎の可能性		
5 点以下	low risk	
6〜7 点	moderate risk	
8 点以上	high risk	

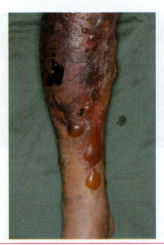

図5　広範な皮下血腫
黒色壊死，血疱，水疱が混在．

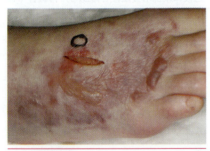

図4　試験切開
丸印は初期対応医の足背動脈マーキング．

どの軽い意識障害は壊死性筋膜炎の際によくみる．

b　検査所見

目安だが，WBC 20,000 以上，CRP 20 mg/dL 以上は要注意である．ただし，劇症型の病初期や，高齢者や肝硬変などの基礎疾患のある患者ではそこまで高値にならないこともある．CK は参考にはするが，あてにしない．溶連菌が原因の丹毒では CK 1,000 U/L 以上の高値のことがある．LRI-NEC(Laboratory Risk Indicator for Necrotizing Fasciitis)score(表1)が補助的な診断ツールとして利用されている．

c　画像検査

撮影範囲が広く検査時間が短い点から，CT が最も有用である．肺炎や肝膿瘍など他の感染症を否定する意味でも，全身造影CT(腎障害があれば単純 CT)がよい．筋膜上に十分に液体が貯留していたり，ガス像があれば画像のみで診断可能な場合もあるが，壊死性筋膜炎であっても，筋膜周囲の三日月型の浮腫性変化しかないことが多い．後述する試験切開すべき場所の検索と，広範囲デブリードマンとなった際のおおよその範囲を把握するためのものと理解したほうがよい．ガス壊疽なら単純 X 線が有用なこともある．

d　試験切開

少しでも壊死性筋膜炎を疑うなら，躊躇なく局所麻酔での試験切開(図4)を行う．部位は水疱や血疱などがある最も臨床症状の激しい場所，もしくは CT で最も筋膜周囲の腫脹の強い場所とする．典型例では浅筋膜まで達した途端に，米のとぎ汁用の濁った滲出液が出てくる．浅筋膜は灰色や黄色がかった混濁した色を呈している．筋膜上に沿って抵抗なく指が入るようなら

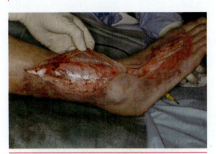

図6 図1のデブリードマン施行後

finger test 陽性で，壊死性筋膜炎である．滲出液を細菌培養検査へ提出し，可能ならGram染色での塗抹検査を行う．また滲出液で溶連菌迅速検査も提出する．筋膜下に拡がっていることもあるため，筋膜上がはっきりしなければ筋膜も切開し観察してみる．

3 鑑別診断

重症蜂窩織炎との鑑別が最も問題となる．蜂窩織炎に比べ，疼痛は強いことが多い．試験切開ではっきりしないなら，抗菌薬の反応をみてよい．

ワーファリンなどの抗凝固療法中の患者に生じる広範囲の皮下出血（図5）は，時に壊死性筋膜炎の臨床像と紛らわしいことがある．

4 治療の考え方と実際

デブリードマン＋抗菌薬投与＋全身管理が基本となる．問診や診察で，時間単位で悪化，拡大しているものはできるだけ速やかに，そうでないものも一両日中には必要な範囲のデブリードマン（図6）を行う．術前にバイタルサインが正常でも，術中や術後に血圧低下や成人性呼吸窮迫症候群などで状態が悪化することがある．

最初は広域に効く抗菌薬（通常はカルバペネム系＋クリンダマイシン）で開始し，当初からMRSA（methicillin-resistant *Staphylococcus aureus*，メチシリン耐性黄色ブドウ球菌）感染も疑われる場合には，これにテイコプラニンやバンコマイシンも加える．後日，培養結果や感受性をみて抗菌薬を変更・修正する．溶連菌迅速検査が陽性なら，ペニシリン大量投与＋クリンダマイシンとする．

術後の創部は開放のまま毎日洗浄し，数週後に創部培養陰性を確認し，再縫合や植皮などで閉創する．

患者の術前状態や広範囲の壊死，初回デブリ後の壊死範囲の拡大などにより，救命のため四肢の切断を余儀なくされることもある．逆に小範囲で全身状態のよい例では，局所麻酔での小切開と洗浄に止め，抗菌薬で治療し，1～2週後に壊死範囲がはっきりとしてからデブリードマンという手もある．

5 予後

溶連菌以外に，*Vibrio vulnificus* や *Aeromonas hydrophilia* などの特殊な起因菌も急激な経過をとり，予後も極めて悪い．それ以外のものも，宿主の状態にもよるが，適切な診断や必要なデブリードマン，適切な抗菌薬投与が行われなければ重篤化し，予後不良である．

日立製作所日立総合病院皮膚科　**伊藤周作**

L 細菌感染症

6 トキシックショック症候群，トキシックショック様症候群，ビブリオ・バルニフィカス感染症

1 疾患概要

　皮膚における細菌感染症で重篤な転帰をとりうる疾患として，ガス壊疽と壊死性筋膜炎が有名である．これらは病態を表す病名であり，原因菌はさまざまである．そのなかで発症早期にショックを引き起こすものとして，トキシックショック症候群(toxic shock syndrome：TSS)，トキシックショック様症候群(toxic shock-like syndrome：TSLS)，ビブリオ・バルニフィカス(*Vibrio vulnificus*：*Vv*)感染症などがある(表1)．

a　トキシックショック症候群　………

　黄色ブドウ球菌(*Staphylococcus aureus*)による感染症であり，同菌の産生する toxic shock syndrome toxin-1 によってショックに陥る．熱傷や外傷に続発して起こることが有名であったが，近年は避妊リングや月経時のタンポン使用などを感染巣とした症例報告が認められており，女性の場合には特に注意が必要である．発熱や腹部症状を初発症状とすることが多いが，腋窩・鼠径部の潮紅といった猩紅熱様の発疹が特徴的である．

b　トキシックショック様症候群(劇症型溶血レンサ球菌感染症)(図1)　………

　Streptococcus pyogenes によって起こる．咽頭痛や腹痛などの風邪様症状を前駆症状とする場合があるが，突然に発症する例も少なくない．また，*Vv* 感染症やガス壊疽の多くが糖尿病や肝硬変の患者に発生するのに対し，TSLS は基礎疾患を持たない人にも発症する．上気道感染症で頻繁に検出される *Streptococcus pyogenes* がいかにして

表1　TSS，TSLS，*Vv* 感染症の比較

病　名	TSS	TSLS	*Vv* 感染症(敗血症型)
原因菌	*Staphylococcus aureus*	*Streptococcus pyogenes*	*Vibrio vulnificus*
発生地域	地域差なし	地域差なし	九州 特に有明海，八代海沿岸に多発
男女差	性差なし ただし生理用品・避妊具使用中の女性発症例の報告例あり	男性2：女性1	男性8：女性2
好発季節	季節性なし	12月～3月	6～11月
感染経路	創面，生理用品，避妊具	咽頭？	魚介類の生食 (創傷型では海水への曝露)
基礎疾患	10～20歳代の若年者に多い	糖尿病患者が多い	80％以上で肝障害を認める
合併症状	眼球結膜充血，イチゴ状舌，消化器症状	風邪様症状	消化器症状
皮膚症状	紅皮症，潮紅 (腋窩・鼠径部)	紅皮症，四肢に紅斑・紫斑，しばしば敗血症疹を伴う	四肢に紅斑・紫斑
水疱・血疱形成	まれ	好発	好発 (表皮の壊死を伴うこともある)
死亡率	3％	30％	75％

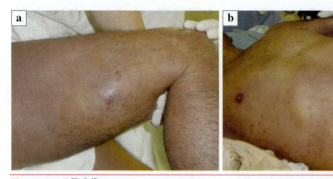

図1 TSLS の臨床像
下肢の発赤・腫脹を認め，壊死性筋膜炎様の所見と同時に，全身の潮紅が認められる．

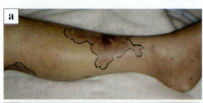
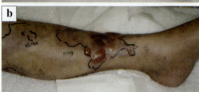
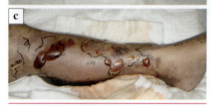

図2 *Vv* 感染症の臨床像
a：初診時，b：6時間後，c：22時間後．
皮疹（紫斑・水疱）の範囲をマーキングすることで病変の拡大が確認できる．数時間単位で，皮疹が拡大する．

c ビブリオ・バルニフィカス感染症（図2）

Vv は好塩性 Gram 陰性桿菌であり，1%前後の塩分濃度と水温 20℃以上で爆発的に増殖する．つまり，温暖な地域の汽水域という限られた環境で菌が増殖するため，患者発生にも地域差がある．九州，特に有明海・八代海沿岸での発症が半数を占める．症状は激烈で，急激に進行するため，確定診断がつかないままに亡くなっている症例も少なくない．臨床的には，けがに続発する外傷型と，汚染された魚介類の生食による敗血症型に分けられる．敗血症型の大部分は肝硬変患者であり，肝予備能がその予後を左右する．

2 検査・診断

① TSS，TSLS，*Vv* 感染症の診断で最も重要なのは病歴と臨床所見である．病歴に肝炎・肝硬変，夏，魚介類の生食，下痢などのキーワードがあれば *Vv* を疑う．健常人で風邪様症状などのキーワードがあった場合には，TSLS を疑う．若い女性で突然のショックや猩紅熱様の皮疹を認めた場合には，避妊具や生理用品使用の有無を確認する．
② 確定診断には，培養による菌の同定が必要である．しかしながら，TSLS や *Vv*

重篤な感染症を引き起こすのかは不明な点が多い．近年，増加傾向にあり，一部には患者の集積を認めることより流行性の可能性も否定できない．ちなみに TSLS は 5 類感染症であり，診断した医師は 7 日以内に保健所に届け出なければならない．

感染症の経過は急激であり，培養結果を待てない場合も少なくない．そこで早期診断に最も有用なのは，直接鏡検検査である．Swabにて塗末標本を作成し，Gram染色を行い，1,000倍鏡検にて菌を直接観察する．Gram陰性桿菌で，特徴的な鞭毛が確認された場合には*Vv*感染症を，Gram陽性球菌が隊列を形成している場合にはTSLSを疑う．

3 鑑別診断

蜂窩織炎，壊死性筋膜炎，ガス壊疽など細菌感染症全般との鑑別が必要であるが，TSS，TSLS，*Vv*感染症以外では，早期よりショックを呈することはまれである．TSLSや*Vv*感染症では早期より播種性血管内凝固症候群（disseminated intravascular coagulation：DIC）を合併することが多く，紫斑や水疱・血疱を認める場合には積極的に疑うべきである．

4 治療の考え方と実際

可能な限り早期に，感受性のある抗菌薬の投与を行う．黄色ブドウ球菌ではペニシリン系やセフェム系で効果が期待できるが，メチシリン耐性黄色ブドウ球菌（methicillin resistant *Staphylococcus aureus*：MRSA）によるTSSもありうる．また，巣感染の可能性を考えて全身の診察（観察）が必要である．溶血レンサ球菌感染症を疑った場合の第一選択はアンピシリン（ABPC）であり，当初より大量（極量）に投与する．*Vv*は弱毒菌であり，ほとんどの抗菌薬に対して感受性が確認されている．しかしながら，発症初期よりDICを併発している場合が多く，抗凝固療法，血液透析，手術なども考慮すべきである．

5 予後

TSSは早期に感受性のある抗菌薬を投与すれば，予後は比較的良好である．TSLSは抗菌薬や手術などの集中的な治療により，死亡率は30％程度とされる．*Vv*感染症は外傷型と敗血症型の死亡率がそれぞれ25％，75％とされる．特に敗血症型では，ほとんどの患者が肝硬変などの基礎疾患を有しており，夏期には肝硬変患者に対して魚介類の生食を制限するなどの予防が大切である．

熊本市立熊本市民病院皮膚科　**井上雄二**

7 【アトラス】その他の細菌感染症

◆慢性膿皮症

　毛包閉塞・囊腫形成，毛包破壊物に対する異物反応に細菌感染が加わり，慢性・難治性の経過をたどる．発生部位，宿主側の反応による症状により病名が異なるが，病態的には同一と考えられる．黄色ブドウ球菌が検出されることが多い．頭部毛包周囲炎，頭部乳頭状皮膚炎，禿髪性毛包炎，化膿性汗腺炎，臀部慢性膿皮症など．

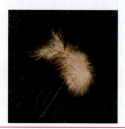

図1　頭部毛包周囲炎
頭部の圧痛を伴う皮下結節として始まり，経過とともに軟化し，深部膿瘍となる．表面皮膚に脱毛を伴うことが多く，自壊して排膿を認めたり，隣接した皮下膿瘍と皮下で交通しながら，拡大する．

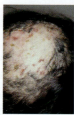

図2　禿髪性毛包炎
被髪頭部に好発，毛包一致性の膿疱・痂皮で囲まれた瘢痕性脱毛局面が，長い年月をかけてゆっくり拡大する．瘢痕の一部には，tufted hair（一つの毛包から数本の毛が束になって生えている状態：矢印で示す）が認められることがある．右図は左の3年後の状態．

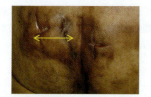

図3　臀部慢性膿皮症
臀部を中心に膿瘍形成，排膿を繰り返し，瘻孔・膿瘍は皮下で複雑に交通しながら拡大していく．抗菌薬投与，小さな切開のみでは治癒は困難で，重症例では最終的には広範な切除，植皮術が必要になることが多い．図は膿瘍形成のため切開を行ったが，矢印の範囲の皮下で瘻孔を形成していた．

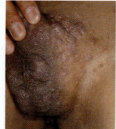

図4　化膿性汗腺炎
思春期以降にアポクリン腺部に好発，腋窩・肛門周囲・外陰部・鼠径部に生じる．臀部に生じた本症が，臀部慢性膿皮症と呼称されることが多い．局面内，周囲に面皰の多発を認める．

◆その他

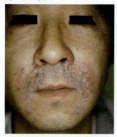

図5　尋常性毛瘡
成人男子の口囲の硬毛を中心に毛包炎が多発，次第に深在性結節性病変，膿瘍，痂皮が混在，局面を形成，痛みを伴い難治，時に湿疹化する．分離菌は黄色ブドウ球菌・表皮ブドウ球菌．

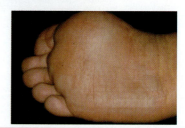

図6　Pitted keratolysis
足底の角層が虫食い状に浅く陥凹した点状あるいは地図状局面で，多汗症の人にみられることが多く，辺縁はふやけて白い．*Kytococcus*, *Corynebacterium*, *Streptomyces* などが関与．

第3章　おもな皮膚疾患

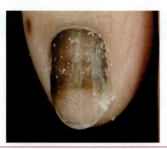

図7　green nail
爪甲に何らかの病変が存在し，二次的に *Pseudomonas aeruginosa* が感染して生じる．黒色がかった緑色が特徴．

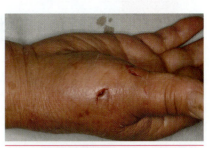

図8　*Pasteurella* 感染症
おもに犬・ネコによる咬・掻傷が原因の局所感染で，動物の口腔内常在菌である *Pasteurella multocida* が原因菌．急激な経過が特徴で，24時間以内に蜂巣炎症状が拡大し，時に皮下深く膿瘍形成を伴い，切開が必要になることが多く，咬傷などの深い傷も基本的に縫合しない．

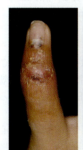 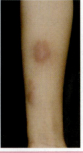

図9　原発性皮膚ノカルジア症
外傷を契機に小児の指から前腕に生じた *Nocardia brasiliensis* によるリンパ管型．*Nocardia* は発育速度が遅いため，培養時に注意を要する．
（荻窪病院　布袋祐子先生の提供による）

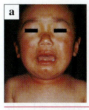 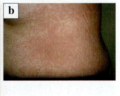

図10　溶連菌感染症
a：小児例．b：成人例．
A群溶連菌の産生する外毒素による症状で，高熱，咽頭痛に引き続いて，顔面・体幹の間擦部を中心に鮮紅色小丘疹が多発，局面を呈する．イチゴ舌がみられる．

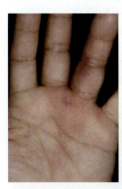

図11　Osler 結節
主として感染性心内膜炎に併発する手掌・指趾・足底に生じる有痛性紅斑で，黄色ブドウ球菌などの Gram 陽性菌による血管塞栓，あるいは免疫複合体による反応と考えられている．感染性心内膜炎の発見のきっかけとなりうる．

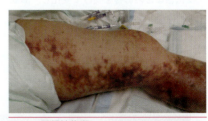

図12　電撃性紫斑
多くは黄色ブドウ球菌・溶血レンサ球菌・肺炎球菌・緑膿菌・*Neisseria meningitidis* などの急性感染症に伴う細菌性敗血症とされる．DIC・多臓器不全により，死亡率は20～40%．図は劇症型肺炎球菌感染症に伴う電撃性紫斑である．
（けいゆう病院　河原由恵先生の提供による）

L　細菌感染症

平塚市民病院皮膚科　**木花いづみ**

1 疣贅（尋常性疣贅・青年性扁平疣贅）

1 疾患概要

疣贅はヒトパピローマウイルス（human papillomavirus：HPV）の感染で生じ，"いぼ"と俗称される．HPVには200以上の遺伝子型があり，型の違いにより臨床・病理組織像の異なる疣贅を生じる．HPV2/27/57等の感染で生じる尋常性疣贅が最も多く，疣贅患者の90％以上を占める．青年性扁平疣贅は約5％で，HPV3/10/28等の感染で生じる．尋常性疣贅患者の約3割は学童期男女に生じ，青年性扁平疣贅は青少年女性に多い．

HPVは，ヒトからヒトへの直接的，器具などを介した間接的接触や搔破に伴う自家接種で感染する．微小外傷を通して皮膚・粘膜の上皮系幹細胞に感染するとされ，疣贅が手足，膝，顔面や外陰部などに生じやすい理由と考えられている．

2 検査・診断

臨床・病理組織像は，発症部位や患者の免疫状態などの影響を受けて変化し，診断や鑑別診断に際し注意する．

a 臨床像

1) 尋常性疣贅

手足を主に四肢に単発あるいは多発する数mm～1cm大の表面乳嘴状角化性丘疹である（図1-a）．通常，自覚症状はない．足底では表面粗糙な角化性病変（足底疣贅）となり（図1-b），いくつかが癒合して敷石状を呈することもある（モザイク疣贅）．顔面や頸部では外方性増殖が顕著となる（指・糸状疣贅）（図1-c）．

2) 青年性扁平疣贅

正常皮膚色ないし淡褐色の扁平隆起性皮疹で，顔面や四肢に多発し，線状配列を呈することが多い（Köbner現象）（図2）．通常，自覚症状はない．

b 病理組織

疣贅の病理組織像は原因のHPV型ごとに特徴的で，HPV型特異的細胞変性効果（cytopathic effect：CPE）とよばれている．

1) 尋常性疣贅

角質肥厚，乳頭腫症や表皮突起の中心収束性延長を伴う著明な表皮肥厚，顆粒層を中心とした空胞細胞の出現やケラトヒアリン顆粒の粗大化が特徴である（図3-a）．

2) 青年性扁平疣贅

Basket weave状の角質肥厚と，肥厚した表皮の顆粒層を中心にbird's eye cellとよばれる空胞細胞を認める（図3-b）．

c その他の検査

必要に応じて，免疫組織化学的なHPV抗原の検出やPCR法等によるHPV型の同定が行われる．重症，非典型例や治療抵

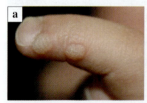 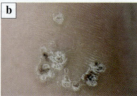 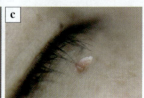

図1 部位により変化する尋常性疣贅の臨床像
a：指，b：足底，c：顔面．

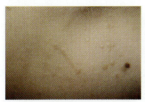
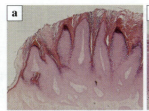
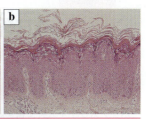

図2　青年性扁平疣贅の臨床像
Köbner現象(線状配列)を伴う扁平丘疹.

図3　疣贅の病理組織像(HE染色像)
a：尋常性疣贅，b：青年性扁平疣贅.

抗性の場合は，免疫不全を疑い精査する．

3　鑑別診断

典型疹の診断は通常容易であるが，腫瘍性と非腫瘍性とを問わず疣贅様の臨床像を呈する皮膚疾患は多い．悪性腫瘍のこともあり，鑑別は慎重に行う必要がある．

a　臨床的鑑別
1)　尋常性疣贅

足底ではHPV1のミルメシアやHPV4/60/65の色素性疣贅などの原因HPV型の異なる疣贅，鶏眼，胼胝腫，Bowen病やメラノーマなどが，顔面では脂漏性角化症，日光角化症，ケラトアカントーマや有棘細胞癌などが鑑別にあがる．鶏眼や胼胝腫との簡単な鑑別法として，"表面の角質を除去して，古い点状出血を認めれば疣贅"を知っておくとよい．ダーモスコピーも鑑別の助けになる．

2)　青年性扁平疣贅

HPV5/8等の感染症である遺伝性・高発癌性の疣贅状表皮発育異常症(epidermodysplasia verruciformis：EV)や，免疫不全を背景に同様病変を生じるaquired EVを鑑別しておく．顔面では若年性黄色肉芽腫，汗管腫や尋常性痤瘡などが鑑別にあがる．

b　組織学的鑑別
1)　尋常性疣贅

空胞細胞などのCPEが明瞭でない場合，脂漏性角化症，外毛根鞘腫，反転性毛包角化症やケラトアカントーマなどと鑑別を要する．ミルメシアや色素性疣贅とは，特有のCPEから鑑別できる．

2)　青年性扁平疣贅

EVでは，青年性扁平疣贅様のシルエット像に加え，澄明変性細胞の出現が特徴的である．

4　治療の考え方と実際

サリチル酸外用，ヨクイニン内服，液体窒素凍結療法や電気焼灼法などが疣贅に保険適用を有するが，レーザー療法や活性型ビタミンD_3外用などの保険適用外治療が，医師の裁量と責任の下に行われる．自然治癒が期待される疾患であり，後に瘢痕などの醜形を残すような治療はなるべく避ける．

5　予後

尋常性疣贅については，2か月で23％，3か月で30％，2年で70％前後が自然治癒した報告がある．多発する扁平疣贅が一斉に発赤，腫脹や瘙痒などの炎症症状を呈した場合，通常その数週間後に自然消退する．

天草皮ふ科・内科　江川清文

2 伝染性軟属腫

1 疾患概要

ポックスウイルス科に属する伝染性軟属腫ウイルス(molluscum contagiosum virus)の接触感染によって生じる,良性のウイルス性腫瘍である.小児に多くみられ,体幹,四肢,間擦部に好発する.小さな水疱様の外観を呈することから,俗に「みずいぼ」とよばれている.ヒトからヒトへの直接感染のほか,タオルやビート板などを介した間接的な感染もある.また,掻破による自家接種で広がりやすく,特にアトピー性皮膚炎では増悪をきたしやすい.

2 検査・診断

小児に好発することや特有の臨床像から,診断は通常難しくない.診断に苦慮する場合,生検により組織学的に確認する.

a 臨床像

常色から淡紅色の光沢を帯びた径1～5mm大のドーム状の丘疹,小結節が単発あるいは多発する(図1,図2).中心部が臍窩状に陥凹することが特徴である.小結節を圧迫すると白色塊が排出される.

b 病理組織

表皮細胞が真皮内へ増殖し,房状ないしトマト状の胞巣を形成する(図3-a).表皮細胞の細胞質内には好酸性封入体(軟属腫小体)がみられ,封入体は上方へ向かうにつれて増大し,細胞質全体を占拠し無核となる(図3-b).

3 鑑別診断

鑑別として,稗粒腫,汗管腫,黄色肉芽腫,光沢苔癬,尋常性疣贅などがあげられる.

4 治療の考え方と実際

発症後6か月～3年程度で自然消退することが多いが,個人差が大きく,治癒までの時間の予想はできない.通常,QOLを大きく損なうことはないため,周囲への伝播の可能性が高くない場合には,放置して自然消退を待つのも選択肢の一つとなる.

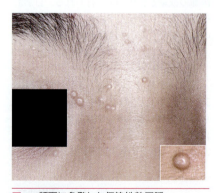

図1 顔面に多発した伝染性軟属腫
顔面に常色の光沢を帯びたドーム状の丘疹が多発している.一部に中心臍窩を認める.

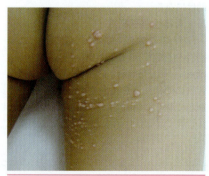

図2 アトピー性皮膚炎の小児に発症した伝染性軟属腫
臀部,大腿の掻破部位に多発している.

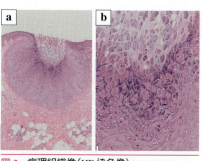
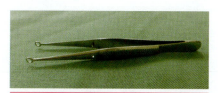

図3　病理組織像（HE 染色像）
a：表皮細胞が真皮内へ増殖し，トマト状の胞巣を形成している．
b：細胞質内に好酸性封入体（軟属腫小体）を認める．

図4　トラコーマ鉗子

一方，乳幼児の兄弟姉妹が同居している場合や，プール教室に通っている場合には，積極的な治療を選択することが多い．この疾患のために通園，通学を制限する必要はない．ただし，プールなどの肌の触れ合う場ではタオル，ビート板，浮き輪の共用を控えるなどの配慮が必要となる．また，アトピー性皮膚炎，肌荒れなどの皮膚のバリア障害があると増悪しやすいため，スキンケアが大切である．

最も一般的な治療法は，トラコーマ鉗子（図4）などを用いて内容物を摘除する方法である．しかし，摘除時に疼痛を伴うことが難点で，患児の恐怖心や治療からの忌避を引き起こす．1～2個ならば無麻酔でもそれほど痛みを感じないうちに摘ってしまえることが多いが，ひと摘まみごとに痛みが増してくるため，多発例ではリドカイン含有テープ（ペンレス®）を用いて疼痛を和らげる．ペンレス®は，1枚にリドカイン18 mg を含有する粘着テープ剤で，通常，小児には1日2枚までを患部に応じて適切な大きさに切り，約1時間貼布してから摘除処置を行う．

また外用治療として，サリチル酸含有軟膏，硝酸銀溶液，トリクロロ酢酸溶液などを用いる場合もある．その他，炭酸ガスレーザーによる焼灼，電気焼灼，凍結療法なども行われることがある．

奈良県立医科大学皮膚科　　**浅田秀夫**

M ウイルス感染症

3 麻疹・風疹

麻疹，風疹などの紅斑，丘疹を皮膚症状とするウイルス感染症は，他のウイルス感染症，薬疹などが鑑別にあがる．

麻疹

1 疾患概要

Paramyxovirus 群の RNA ウイルスで，空気感染や飛沫感染で経気道的に感染し，感染力が大変強い．通常，感染すると約 10〜14 日（平均 11 日）の潜伏期の後，前駆期，すなわち 39〜40℃の発熱，全身倦怠感が 3〜4 日続く時期になる．そしていったん少々下熱した後，再度発熱し，発疹期になる．この時期に口内に Koplik 斑がみられる（図 1）．Koplik 斑は口腔内粘膜・歯肉の白色点状丘疹で，麻疹に特異的である．ほぼ同時に発疹が出現する．個疹は示指頭大ほどの浮腫性紅斑であり，最終的に全身に拡大する（図 2）．咽頭痛，咳などの上気道症状，下痢，嘔吐などの消化器症状等の粘膜症状も激しい．この発疹期が 5〜6 日続いて下熱し，回復期に入る．発疹は色素沈着を残して消退し，時に落屑を伴うこともある．全身症状も急激に軽減していく．

2 検査・診断

診断は，前駆期〜発疹期のはじめにかけての咽頭ぬぐい液や血液からのウイルス分離や Koplik 斑，または鼻粘膜から蛍光抗体法でウイルスの存在を見出せば確実であるが，実用的ではないため，抗体の上昇をEIA 法のペア血清で測定する．

3 治療の考え方と実際

対症療法であり，高熱に対してはクーリング，アセトアミノフェンなどの解熱薬の投与，全身的には十分な補液が必要である．

4 予後

合併症さえなければ，8〜10 日で回復する．抗菌薬の投与は，二次感染の徴候がなければ必要ない．

風疹

1 疾患概要

潜伏期は 2〜3 週間（平均 14 日頃）で，軽度の発熱とともに皮疹が出現し，急激に全身に拡大する．皮疹は粟粒大までの紅色小丘で，融合傾向は乏しい．皮疹の出現と同時に，口蓋に点状の丘疹・出血斑（Forchheimer spots）がみられることがある．リンパ節，特に耳後が腫大する．全身症状は比較的軽く，全経過 4〜5 日で皮疹の消失とともに軽快する．急性期には白血球数，血小板数が減少し，回復期には正常化する．肝酵素の上昇もみることがある．

2 検査・診断

診断の確定は咽頭ぬぐい液からウイルスを分離するが，専門の施設でない限り容易ではない．実用的には血中抗体価の上昇を証明する．赤血球凝集抑制抗体や EIA 法

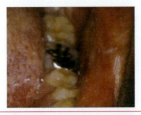

図 1 麻疹の口内にみられる Koplik 斑

第3章　おもな皮膚疾患

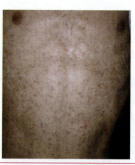

図2　麻疹（体幹の浮腫性紅斑）
26歳，男性．

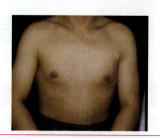

図3　風疹（体幹の播種状粟粒大丘疹・紅斑）
26歳，男性．

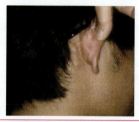

図4　風疹でみられた耳後リンパ節腫脹
26歳，男性．

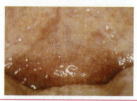

図5　風疹でみられた Forchheiner spots
33歳，女性．

で風疹 IgG，IgM 抗体の検出を行う．

3　治療の考え方と実際

通常は対症療法でよいが，解熱などにはもっぱらアセトアミノフェンが使われる．瘙痒が強い場合は抗ヒスタミン薬を用いる．

4　予後

関節炎，脳炎，血小板減少性紫斑病などを合併することがあるが通常は良好である．

5　考慮すべき事項

- 先天性風疹症候群（congenital rubella syndrome：CRS）

風疹ウイルスは催奇形性がある．妊娠早期に風疹に罹患すると，経胎盤的に胎児が風疹に感染し，先天奇形を生じ，死亡率も高い．生じる障害は，感染時期に形成される臓器に起きてくるが，妊娠1～2か月では白内障，心奇形，難聴のうち2つ以上が合併し，3か月以上では難聴が起きやすいといわれる．CRS児は新生児期から幼児期にかけて鼻・咽頭・髄液・尿などから風疹ウイルスを排出するといわれ，周囲への感染源にならないように注意が必要である．

麻疹・風疹の予防

2006年4月から麻疹・風疹混合（measles-rubella：MR）生ワクチンによる2回接種が行われている．2015年3月にWHO西太平洋地域事務局から，日本は麻疹排除状態にあることを認定された．風疹は2013年の大流行後，ワクチン接種によって大きな流行はないが，その流行に付随しCRSの発症があり，問題になった．今後もワクチン接種の徹底が必要である．

関東中央病院皮膚科　**日野治子**

M ウイルス感染症

4 水痘

1 疾患概要

水痘は，ヘルペスウイルスのα亜科に属する水痘・帯状疱疹ウイルス（varicella zoster virus：VZV）の初感染により起こる感染症である．空気感染，飛沫感染および接触感染により広がり，潜伏期間は10～21日である．感染症法に基づく感染症発生動向調査により，5類感染症定点把握疾患に指定されている．例年冬～春にかけて流行し，年間発症者数は約120～150万人と推定されていたが，2014年10月から水痘ワクチンが定期接種化されてから，定点報告数は激減している．

水痘の皮疹は紅斑から始まり，丘疹，水疱，膿疱を経過して痂皮化する．新旧の皮疹が混在するのが特徴である．典型的な症例では1週間～10日程度で皮疹がすべて痂皮化し治癒するが，重症例では肺炎，肝炎，中枢神経合併症などを発症し死亡する例もある．

また水痘はTORCH症候群の一つとして，妊婦が妊娠初期に感染すると，流産や胎児に四肢低形成，瘢痕性皮膚炎，眼球異常，精神発達遅滞など新生児に重篤な後遺症を起こすこともある（先天性水痘症候群）．また出産40日前～出産2日後に妊婦が水痘を発症した場合，新生児は生後5～10日頃に水痘を発症し，抗ウイルス薬による治療が行われない場合，約30％が死亡する．

2 検査・診断

a 臨床診断

典型例であれば特徴的な皮膚症状（中心臍窩を有する小水疱，新旧の皮疹の混在）と臨床経過（紅斑から始まり，丘疹，水疱，膿疱を経過して痂皮化する皮疹），水痘患者との接触歴，ワクチン接種歴などから診断は容易である（図1）．発疹が少ない軽症例や発症初期の場合，また単純ヘルペスウイルス（herpes simplex virus：HSV）感染症との鑑別が必要な場合は，以下に述べたような検査を行う．

b Tzanck試験

Tzanck試験は，ウイルス感染した表皮角化細胞を検出する検査である．外来で簡便にでき，ヘルペス性の皮膚病変の確認には非常に力を発揮する．ただし，単純疱疹と帯状疱疹の鑑別はできない．

c 蛍光抗体法

Tzanck試験と同様に検体を採取した後にアセトン固定し，ウイルス抗原（HSV-1, 2あるいはVZV）に対するFITC標識モノクローナル抗体を用いて染色し，蛍光顕微鏡でウイルス抗原陽性細胞を検出する．30分程度で診断可能であるが，検査の感度があまり高くないこともあり，細胞量をある程度確保しないと偽陰性となる場合がある．保険適用もあり，蛍光顕微鏡がない場合は検査受託会社への外注が可能であるが，検査結果の報告までに2～3日ほど要する．

d 血清学的診断，核酸診断法

血清学的診断は，ウイルス感染による宿

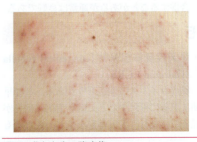

図1　成人水痘の臨床像
丘疹，水疱，膿疱，痂皮など新旧の皮疹が混在している．

主の免疫反応の結果である抗体産生を検出することで、また核酸診断法ではウイルスDNAを検出することで感染を診断する方法である。血清学的診断では、EIA法で急性期と回復期でのIgG抗体価の有意な上昇を確認するか、IgM抗体を検出することで診断可能である。核酸診断法としてはPCR法、LAMP法などがあるが、核酸増幅のための設備が必要となる。

3 鑑別診断

典型例では診断は容易である。鑑別が必要となるウイルス性疾患としては、Kaposi水痘様発疹症、帯状疱疹、手足口病がある。Kaposi水痘様発疹症では基礎となる皮膚疾患(主としてアトピー性皮膚炎)、皮疹部を中心とする小水疱、びらん、痂皮の存在や同期する皮疹(新旧の皮疹を混じない)が、帯状疱疹では水痘既往歴やワクチン接種歴、片側の神経支配領域に一致した疼痛を伴う小水疱の集簇、手足口病では手掌、足底や臀部の楕円形の小水疱の存在やエンテロウイルス、コクサッキーウイルス抗体価の上昇が鑑別のポイントとなる。

4 治療の考え方と実際

健康な小児に発症した場合には解熱薬や抗ヒスタミン薬の内服などの対症療法をすることもあるが、抗ヘルペスウイルス薬を発疹後早期から経口投与することにより、症状の軽減や治癒までの期間の短縮が図られるため、積極的に使用する。重症水痘や免疫不全者での発症では入院、個室管理(空気感染予防策)のうえで抗ヘルペスウイルス薬を点滴静注する。スタッフは水痘既感染者を当てる。ブドウ球菌やA群溶血性レンサ球菌などの二次感染を起こした場合には、抗菌薬を併用投与する。

a 全身療法

抗ヘルペスウイルス薬の全身投与が第一選択である。発熱に対しては、Reye症候群発症の可能性が指摘されているアスピリンなどサリチル酸製剤ではなく、比較的安全性の高いアセトアミノフェンを使用する。痒みの強い場合には、抗ヒスタミン薬の内服を用いる。

b 外用療法

発疹に対し瘙痒の軽減のため、フェノール亜鉛華リニメント(カチリ)の外用が用いられる。

c ワクチンによる予防

水痘生ワクチンによる予防が可能であり、定期接種化されている。スケジュールは、1歳の誕生日の前日から3歳の誕生日の前日までに、3か月以上の間隔をおいて2回接種する。また水痘未感染者が水痘患者と接触した場合、72時間以内であればワクチン接種による発症阻止が可能である。

5 予 後

水痘は一般的に予後良好であるが、合併症としては肺炎、肝炎、中枢神経合併症(無菌性髄膜炎、脳炎)などがある。1〜14歳の小児での死亡率は10万当たり約1例であるが、15〜19歳では2.7例、30〜49歳では25.2例と上昇するとされる。

6 その他注意事項

水痘は学校保健安全法による第2種学校感染症に分類されており、すべての発疹が痂皮化するまで出席停止とする。外出も控えるほうが望ましい。また、24時間以上入院を必要とした水痘患者を診察した場合は、感染症法第12条第1項の規定による届出を7日以内に行わなければならない。

愛知医科大学皮膚科　**渡辺大輔**

M ウイルス感染症

5 帯状疱疹

1 疾患概要

帯状疱疹は水痘・帯状疱疹ウイルス(varicella zoster virus:VZV)が初感染である水痘罹患時に空気感染にて気道粘膜・眼粘膜から侵入し,所属リンパ節で増殖したのちに第一次・第二次ウイルス血症を経て皮疹を生じる.VZVは初感染後に知覚神経後根神経節や脳神経節に潜伏し,加齢や疲労・ストレスなどによりVZV特異的な細胞性免疫が低下したときに再活性化し,ウイルスが知覚神経を順行性に移動し,支配神経領域の皮膚や粘膜に水疱・小丘疹を生じ,帯状疱疹が発症する.1年当たりで健常者の4.3/1,000人に発症し,高齢になるほど発生頻度が高い.

2 検査・診断

急性期の帯状疱疹の診断は臨床症状で診断できることが多いが,診断に迷った場合に有用なのはTzanck試験である.

a 臨床像

片側の神経分布に沿った領域に痛みや瘙痒感が数日~数週間みられた後,浮腫性紅斑や漿液性の紅色丘疹が出現し,その後,水疱が出現する(図1).水疱はやがて膿疱や,破れてびらん・潰瘍になる.皮疹がすべて痂皮化したら治癒とみなす.通常では約3週間で治癒するが,糖尿病・免疫不全・抗悪性腫瘍薬を使用中の患者などでは治癒が遷延することもある.

また,帯状疱疹では皮疹部の支配神経領域に一致して痛みを伴う.皮疹が治癒して3か月以上経過しても痛みが残存する場合,帯状疱疹後神経痛(postherpetic neuralgia:PHN)とよぶ.PHN発生率は帯状疱疹患者全体の約5~10%であるが,高齢者で多くみられる.

b Tzanck試験および蛍光抗体法

最も簡便で有用であるのはTzanck試験で,水疱の内容物や水疱蓋,潰瘍底の塗抹標本にGiemsa染色を行うことでウイルス性多核巨細胞をみる(図2).多核巨細胞は単純ヘルペス(herpse simplex virus:HSV)でもみられるため,両者の鑑別はできない.塗抹標本を用いた蛍光抗体法では,HSV感染症との鑑別ができる.PCR法と比較したTzanck試験の感度は76.9%,特異度は100%と報告されている.水疱病変では検出率が高いが,びらん,痂皮病変,また日数が経った病変では検出感度が落ちる.

c その他の検査

水疱部から皮膚生検を施行すると,表皮

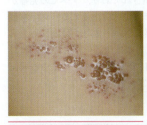

図1 帯状疱疹の臨床像
体幹に小水疱の集簇がみられる.

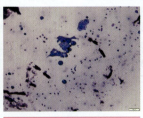

図2 Tzanck試験
水疱部より皮膚生検.水疱内にウイルス性多核巨細胞が認められる.

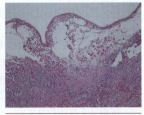

図3 帯状疱疹病変部の病理組織像
表皮内に棘融解細胞やウイルス感染による多核巨細胞が,真皮にはリンパ球を主体とした炎症細胞浸潤がみられる.

内に棘融解細胞や大型の多核巨細胞がみられる（図3）. CF法，ELISA法を用いた血清学的検査では発症初期と2週間後のペア血清を測定し，有意な抗体価上昇がみられれば帯状疱疹であると診断できることが多い. ウイルスDNA検出法では皮膚や神経からの組織や滲出液からDNA抽出し，PCR法・リアルタイムPCR法・LAMP法などでVZVのDNAを抽出することで診断できる.

3 鑑別診断

a 臨床的鑑別
単純疱疹，接触皮膚炎，虫刺症など.

b 組織学的鑑別
湿疹，尋常性天疱瘡など.

4 治療の考え方と実際

帯状疱疹の治療の基本は，抗ヘルペスウイルス薬の全身投与である. 帯状疱疹発症後72時間以内に投与開始することが望ましい. 重症度を判定し，内服か点滴加療を選択する. 軽症〜中等症では内服，重症例は入院し点滴加療が必要である. 重症の基準は，①免疫低下を伴うような基礎疾患を持つ症例，②皮疹が広範囲で，高度の疼痛を伴う症例，③中枢神経合併症が疑われる症例（頭痛，発熱，悪心・嘔吐など），④運動神経麻痺を伴う症例（麻痺・尿閉など），⑤三叉神経第一枝領域に皮疹がみられる症例などがあげられる.

一般的な使用量・使用方法を以下に示す.

- アシクロビル（ゾビラックス®）：1回800mg，1日5回，7日間
- バラシクロビル（バルトレックス®）：1回1,000mg，1日3回，7日間
- ファムシクロビル（ファムビル®）：1回500mg，1日3回，7日間
- アシクロビル点滴（ゾビラックス®）：1回5mg/kg，1日3回，7日間
- ビダラビン点滴（アラセナ®A）：1日1回5〜10mg/kg，7日間

汎発性帯状疱疹の場合は水痘未罹患者への感染リスクがあるため，個室管理のうえ，空気感染予防策が必要である.

また，抗ヘルペスウイルス薬のおもな排泄経路は腎であるため，腎機能障害がある患者や高齢者では血中薬物濃度の上昇により，急性腎不全や中枢神経障害などの副作用が出やすい. 腎機能障害患者や高齢者ではクレアチニンクリアランスを測定し，測定値に応じた抗ヘルペスウイルス薬の減量が必要である.

帯状疱疹に伴う疼痛に対しての治療は，急性期はアセトアミノフェンや非ステロイド性抗炎症薬（NSAIDs），急性期の疼痛が高度な場合や神経障害性疼痛の兆候がみられる場合はPHNの治療に用いられるプレガバリン，三環系抗うつ薬のアミトリプチリンやノルトリプチリン，ワクシニアウイルス接種家兎炎症皮膚抽出液含有製剤，オピオイド系鎮痛薬の早期使用やペインクリニックへの紹介を考える.

5 予後

一般的に生命予後は良好であるが，合併症には注意が必要である. 三叉神経第一枝領域の帯状疱疹で鼻背部や鼻尖部に皮疹がみられると，眼合併症のリスクが高い. 顔面神経麻痺や難聴，眩暈をきたすHunt症候群では，抗ヘルペスウイルス薬に加えてステロイドの全身投与が必要である. また頭痛の訴えがある場合は，帯状疱疹脳炎の可能性を考慮すべきである.

血液疾患，免疫抑制状態にある患者に帯状疱疹が発生した場合は，皮疹の大型化，重症化，汎発化が生じやすい.

愛知医科大学皮膚科　**加藤徳子，渡辺大輔**

6 口唇ヘルペス

1 疾患概要

再発を繰り返す口唇ヘルペスは，免疫の低下（発熱，日光，疲労などが誘因となる）により，神経節に潜伏感染していた単純ヘルペスウイルス 1 型（herpes simplex virus 1：HSV-1）が再活性化することで生じる．前駆症状としてピリピリ，チクチクとした違和感，熱感，瘙痒感を伴うことが多い．その後，小水疱が口唇に出現し集簇する（図 1-a）．小水疱は口唇と皮膚の境界部に好発する．水疱は膿疱化し，びらん，痂皮を形成して 7〜10 日程度で治癒する．所属リンパ節腫脹を認めることがある．

2 検査・診断

多くの場合は臨床的に診断できる．ウイルス性水疱の診断には，Tzanck 試験が有用である．水疱底からから得た細胞をスライドに固定し，Giemsa 染色しウイルス性巨細胞を確認する（図 1-b）．本法は 5 分程度で実施可能で簡便であるが，水痘・帯状疱疹ウイルス感染との鑑別は不可能である．また，蛍光抗体法による HSV 抗原検出法は，塗抹標本を用いて蛍光ラベルしたモノクローナル抗体を反応させ，ウイルス抗原を検出する．HSV-1，HSV-2，水痘・帯状疱疹ウイルスの鑑別が可能である．

3 鑑別診断

同じ症状を繰り返し，口唇の違和感があるときには，診断は容易である．水疱出現前に，日光曝露，疲労などの誘因がなかったかを確認する．鑑別診断として，以下があげられる．

a **接触皮膚炎**
痒み，漿液性丘疹がみられる（図 2-a）．

b **ヘルペス性歯肉口内炎**
HSV-1 はほとんどが不顕性感染であるが，乳幼児の HSV-1 初感染として生じることがある．高熱とともに口腔内粘膜，歯肉などに白苔を付着したびらん，潰瘍が多発する（図 2-b）．所属リンパ節腫脹を伴う．疼痛のため摂食，飲水が困難となる．

c **手足口病**
口唇以下の部位にも小水疱を認める．

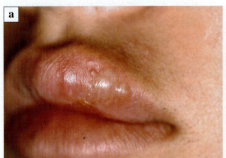 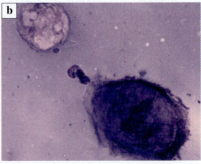

図 1 口唇ヘルペス
a：口唇ヘルペスの典型的な臨床像，b：ウイルス性巨細胞．

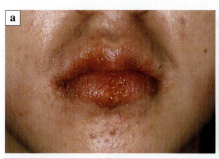
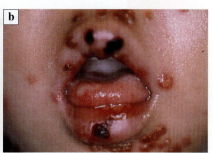

図2　口唇ヘルペスの鑑別診断
a：接触皮膚炎(マンゴーによる)，b：ヘルペス性歯肉口内炎．

4 治療の考え方と実際

　抗ヘルペスウイルス薬を早期に投薬する．ウイルスの増殖を抑え，重症化を防ぐ．痂皮化した後では効果が得られない．軽症または時期を過ぎた場合は，抗ヘルペスウイルス外用薬を用いることがある．

5 予後

　疲れやストレスを溜めない．強い紫外線に注意する．再発することが多く，皮疹があるときは乳幼児との接触は避けるよう指導する．早期治療が大切であり，前駆症状がみられたらすぐに受診するよう指導する．繰り返し出現する例では治療に難渋することがあるが，再発抑制療法の保険適用は性器ヘルペスのみである．

群馬大学大学院医学系研究科皮膚科学　**清水　晶**

M ウイルス感染症

7 Kaposi 水痘様発疹症

1 疾患概要

　Kaposi 水痘様発疹症は単純ヘルペスやコクサッキーウイルス，ワクシニアウイルスによる感染症であるが，最近経験するのはほとんどが単純ヘルペスの例である．単純ヘルペスは感染後神経節に潜伏していて，風邪，ストレス，日光曝露など宿主の免疫能が落ちた際に口唇，眼瞼，陰部などに限局性にみられるものだが，Kaposi 水痘様発疹症の場合には，湿疹病変などの上に接種され急速に拡大していく．基礎疾患にはアトピー性皮膚炎，熱傷，Darier 病などがいわれているが，最近経験するのはほとんどがアトピー性皮膚炎に生じた単純ヘルペスの例である．

2 検査・診断

a 臨床像

　発疹の形は通常のヘルペス感染症と同様に中心臍窩のある小水疱だが，限局せず播種状に拡大する(図1)．痒みもみられるが，通常型に比べて痛みが強い傾向がある．びらん潰瘍化や所属リンパ節腫脹，発熱，全身倦怠感などもみられる．アトピー性皮膚炎のコントロールがよくないと，再発例もしばしば経験する．

b 病理組織

　特徴的な臨床像から診断が可能なため，組織学検査はあまり行われることはないが，表皮内水疱とウイルス性巨細胞が認められる．

c その他の検査

　クリニックでもできる簡便な検査として，Tzanck 試験(図2)がある．水疱内容を塗抹して Giemsa あるいはヘマカラー™ などで染色すると，ウイルス性の巨細胞が認められる(真菌等直接鏡検，同判断料が算定できる)．この所見でヘルペス感染とは診断できるが，Ⅰ型・Ⅱ型，あるいは水痘・帯状疱疹との鑑別はできない．酵素免疫抗体法(enzyme immunoassay：EIA)など，血液学的検査も行われる．

3 鑑別診断

　中心臍窩のある典型的な水疱があれば診断は比較的容易だが，疑わしいときは Tzanck 試験でウイルス性巨細胞を確認す

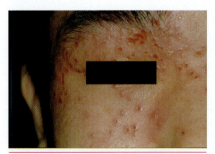

図1 Kaposi 水痘様発疹症の臨床像
中心臍窩のある水疱が多発している．
(川口博史：日本臨床皮膚科医会ホームページ　ひふの病気「カポジ水痘様発疹症」より改変)

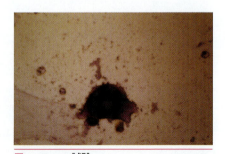

図2 Tzanck 試験
周囲の好中球に比べて核の膨化したウイルス性巨細胞が認められる．

第3章　おもな皮膚疾患

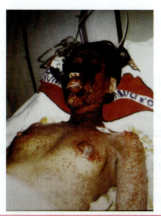

図3　アトピー性皮膚炎の不適切治療で悪化時に生じた例
溶連菌による痂皮性膿痂疹も合併していた．
（川口博史：日本臨床皮膚科医会ホームページ　ひふの病気
「カポジ水痘様発疹症」より改変）

る．重症例で滲出痂皮が強いと，膿痂疹，特に溶血性レンサ球菌による痂皮性膿痂疹との鑑別が困難になるが，病変のどこかに中心臍窩のある水疱が認められれば，診断はできると思われる．1990年代には，特にアトピー性皮膚炎の不適切治療などにより皮疹のコントロールが悪く，膿痂疹を合併したKaposi水痘様発疹症の重症例をしばしば経験したが（図3），最近は少なくなったようである．

4　治療の考え方と実際

前述した通り，ほとんどが単純ヘルペスによるものなので，軽症，中等症ではアシクロビル，バラシクロビル，ファムシクロビルの内服が有効だが，重症では入院のうえアシクロビルの点滴静注が必要になる．膿痂疹が合併している場合には，抗菌薬の全身投与も必要になる．健康な成人の場合には問題になることは少ないが，高齢者など腎機能低下が疑われる場合には，クレアチニンクリアランスを参考に抗ウイルス薬の用量を変更する必要がある．また，アトピー性皮膚炎のコントロールのためには，ステロイドやタクロリムス軟膏の外用は必要だが，ヘルペスの発疹部位にはこれら薬剤の外用は一時的に控えたほうが望ましい．

5　予後

抗ウイルス薬の全身投与により皮疹は比較的速やかに改善するが，単純ヘルペスウイルスである以上，再発はしばしば経験し，現時点では再発を抑える治療法は残念ながら確立していない．アトピー性皮膚炎など基礎疾患のコントロールを心がけることと，風邪をひかないようにする，過労を避けるなど，一般的な単純ヘルペスの悪化因子に留意することが重要である．

金沢皮膚科　**川口博史**

M　ウイルス感染症

8 伝染性紅斑

1 疾患概要

伝染性紅斑は，ヒトパルボウイルス B19（最近の分類ではエリスロウイルス B19 が正式名称，以下 B19）による感染症で，顔面の平手打ち様紅斑と四肢伸側のレース状紅斑を特徴とする．顔面に生じる皮疹の形態から，俗にリンゴ病と称される．感染症法においては，5 類感染症定点把握対象疾患に定められている．主として小児に発症するが，成人例も少なくない．4～5 年の周期で流行がみられ，最近では 2007 年，2011 年，2015 年に流行した．季節性を示し，冬から初夏にかけて多く発症する傾向がある．患者の年齢分布は 5～9 歳が最も多く，次いで 0～4 歳が多い．成人では，特に患児に接する機会の多い母親，保育士，看護師など女性に好発する．妊婦が罹患すると胎児水腫をきたし，流産するおそれがある．

B19 はパルボウイルス科パルボウイルス亜科エリスロウイルス属に分類される，直鎖一本鎖 DNA ウイルスである．直径 20 nm の球状粒子で，カプシドは正二十面体構造をとり，エンベロープを持たない．B19 は赤血球血液型 P 抗原を介して細胞内に侵入し，おもに赤芽球系前駆細胞に感染・増殖してこれを障害する．その結果，赤血球の産生が一過性に抑制され，溶血性貧血患者では重篤な貧血を生じることがある．

感染経路は，ほとんどが鼻・喉などの気道分泌物による飛沫感染ないし接触感染であるが，血漿分画製剤を介した感染例も報告されている．

2 検査・診断

伝染性紅斑は多彩な臨床症状をとり，小児例と成人例では症状が大きく異なる．小児の典型例であれば，特徴的な皮疹から比較的容易に臨床診断できる．成人例および非典型的な皮疹を示して診断がつきにくい場合には，EIA 法による B19 特異的抗体価の測定が有用である．

a 臨床症状

感染から 7～11 日間の潜伏期間を経てウイルス血症をきたし，微熱，頭痛，倦怠感などの感冒様症状が出現する．その後，顔面に平手打ち様と称される紅斑を生じ（図 1-a），鼻根部で左右の皮疹が連なると蝶形紅斑様となる．口囲は蒼白に残り，被髪頭部に皮疹はみられない．顔面の紅斑に続いて 1～2 日後に上腕伸側，前腕，手背および大腿などに爪甲大の紅斑が出現し，次第に癒合して地図状となり，中心部から消退して網目状，レース状の特徴的な紅斑を形成する（図 1-b）．まれに体幹にも皮疹を生じる．皮疹は 1 週間程度で落屑や色素沈着を残さずに治癒するが，入浴や日光曝露などで再燃することがある．成人例では皮疹よりも全身症状が主体で，発熱，関節痛，倦怠感，リンパ節腫脹などが出現し，しばしば遷延する．頬部の紅斑をみることはむしろ少なく，手指の浮腫性腫脹，四肢の風疹様紅斑，点状出血，多形紅斑など多彩な皮膚所見を示す．

b 検査所見

急性期に抗 B19 IgM 抗体を検出することが診断に有用である．ただし，保険適用は妊婦症例に限られている．抗 B19 IgG 抗体価も外注検査機関で測定可能であるが，保険適用はない．IgG 抗体の場合は，ペア血清により有意な上昇を確認する必要がある．一般検査では，感染初期に末梢血網状赤血球・ヘモグロビンが減少する．その他，白

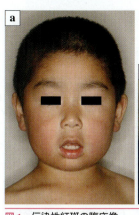
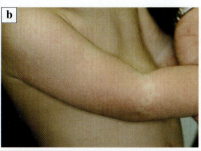

図1　伝染性紅斑の臨床像
a：両頬部の平手打ち様紅斑．b：上肢のレース状紅斑．

血球・血小板の減少，異型リンパ球の出現，AST・ALTの上昇，抗核抗体・リウマチ因子の陽転化，補体の低下などもみられる．

c　注意すべき合併症

小児例では重篤な合併症はまれであるが，脳炎，心筋炎をきたすことがある．妊娠20週未満の妊婦が罹患した場合には，垂直感染して胎児水腫を引き起こすおそれがあり，流産する危険性が高い．鎌状赤血球貧血症，遺伝性球状赤血球症，サラセミアなどの溶血性貧血患者においては，急性赤芽球癆をきたして著明な貧血を示すことがある．重症例では血球貪食症候群の報告もある．白血病，臓器移植後，抗悪性腫瘍薬の長期投与中，後天性免疫不全症候群など免疫不全状態の患者では，B19が持続感染して慢性骨髄不全となる．

3　鑑別診断

風疹，麻疹，伝染性単核球症などのウイルス性発疹症，ツツガムシ病，日本紅斑熱および薬疹などを鑑別疾患として想起すべきである．その他，成人例では全身性エリテマトーデス，関節リウマチ，成人Still病，血管炎などとの鑑別を要することがある．

4　治療の考え方と実際

B19に対する特異的な治療法はない．通常は経過観察でよいが，瘙痒や関節痛が強い場合には抗ヒスタミン薬，非ステロイド性抗炎症薬（NSAIDs）などによる対症療法を行う．溶血性貧血のある患者や免疫不全者で持続感染が疑われる場合などでは，γグロブリン製剤の投与を考慮する．現在のところ特異的なワクチンはない．

皮疹出現期にはウイルスは排泄されていないため，全身状態に問題がなければ出席停止の措置をとる必要はない．

5　予後

小児例では一般に予後は良好である．成人例では倦怠感，関節痛が遷延することが多い．

水戸済生会総合病院皮膚科　**神﨑美玲**

M ウイルス感染症

9 手足口病

1 疾患概要

手足口病は口腔粘膜および手や足などに水疱性の発疹を生じる急性ウイルス感染症で，幼児を中心に毎年夏に流行がみられるが，秋や冬にも発生をみることがある．2〜3 mm の痒みのない小水疱，小紅斑を主として手掌・足蹠（図1）に生じるが，肘頭，膝蓋，臀部などにも小水疱・紅色小丘疹が出現することが少なくない．口腔粘膜や舌にも，手足と同じような小水疱や浅い小潰瘍（アフタ）を形成する．口腔内の潰瘍だけの場合や皮膚の発疹だけのこともあり，通常は3〜7日の経過で消退し，水疱は痂皮を作らず治癒する．発熱は1/3にみられるが軽度であり，38℃を超えることはほとんどなく，基本的には予後良好な疾患である．

手足口病は単一原因ウイルスによる疾患ではなく，腸管で増殖するエンテロウイルス属のコクサッキーウイルス A 16（CA16）とその変異株のエンテロウイルス 71（EV71），コクサッキーウイルス A10 の3種がおもな病因ウイルスであるが，CA5，CA6，CA9，CB2，CB5，エコーウイルス 33 などの他のエンテロウイルスも原因となりうる．EV71 によるものは中枢神経系合併症，CA16 では心筋炎の発症率が他のウイルスより高いことが知られている．

2011 年夏に流行した手足口病はこれまで日本では大きな流行をしたことのない CA6 によるもので，水疱や紅斑が全身の広範囲に出現する皮膚症状の激しい非典型例（図2）も多くみられた．発病から1〜2か月後に爪に横線を生じたり，爪が浮き上がり脱落する爪甲剥離（図3）がみられることもある．CA6 は従来ヘルパンギーナの主要な原因ウイルスであったが，最近は手足口病の主要な原因ウイルスの一つとなっている．

流行の中心となるウイルスは年によって異なり，手足口病に一度罹患しても，免疫のないウイルスによる手足口病に罹患する

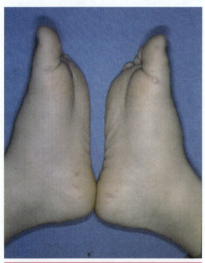

図1 両踵，第一趾腹側縁の紅暈を伴った楕円形小水疱

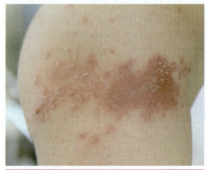

図2 CA6 による2歳女児の全身に皮疹を生じた手足口病
右腰部の帯状疱疹に酷似した皮疹．

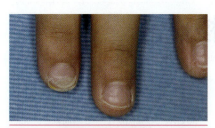

図3 CA6の手足口病（図2症例）2か月後の右第2指の爪甲剥離（爪甲脱落症）

こともある．本症は4歳ぐらいまでの乳幼児を中心とした疾患で，学童でも流行的発生がみられることもあるが，学童以上の年齢層の大半は不顕性感染も含めこれらのウイルスの感染をすでに受けているので，成人の発症は多くない．

感染経路は咽頭からの飛沫感染，便中に排泄されたウイルスが手などにより運ばれる経口感染（糞口感染），水疱内容物からの接触感染があり，潜伏期は3〜4日とされる．エンテロウイルス全般として，おもな症状が消失した後も3〜5週間は糞便中にウイルスが排泄されることがあるので，長期にわたって感染源になりうる．

2 検査・診断

水疱性発疹の性状，分布などの特徴的な臨床症状から診断する．季節や年齢，地域や集団内での流行状況などが参考となる．

咽頭ぬぐい液，糞便，水疱内容液からのウイルス分離，ウイルス核酸検出（PCR法）により原因ウイルスの同定はできるが，施行できる実験室は限られる．血清診断は補助的であるが，急性期と回復期のペア血清で4倍以上の抗体価上昇により診断する．血清抗体価はエンテロウイルス間での交差反応のない中和抗体を測定するが，検査対象となるウイルスの絞り込みと乳幼児に2回の採血を要することから，日常診療でルーチンには行われていない．

3 鑑別診断

手足の発疹については初期の水痘，乳児肢端膿疱症などがあげられる．水痘は痒みを伴い丘疹→水疱疹→痂皮の順に変化するが，手足口病の水疱は痂皮を形成することなく治癒する．乳児肢端膿疱症は反復性で，痒みのある無菌性膿疱を反復して生じる．

口腔内の発疹ではヘルパンギーナ，ヘルペス性歯肉口内炎などがあげられる．ヘルパンギーナは38〜40℃の発熱に続く著明な咽頭の発赤とともに，軟口蓋から口蓋弓に小水疱が列序性に生じる．ヘルペス性歯肉口内炎は歯肉・舌の腫脹や発赤が顕著で，口唇にも水疱を生じることがある．

4 治療の考え方と実際

一般に数日で治癒する発疹のみの疾患であるので，治療を必要としないことが多い．乳児では口腔内の症状が強いと経口摂取が困難となり，脱水症状になりやすいので，薄いお茶やスポーツ飲料などの少量を頻回に与え，症状によっては補液を行う．

5 予後

予後は良好であるが，ごくまれに無菌性髄膜炎，脳炎，心筋炎を合併することがある．元気がない，2日以上続く発熱，頭痛，嘔吐，高熱などがみられた場合は合併症も考慮し慎重に対処する必要がある．

静岡市立清水病院皮膚科　杉浦　丹

M ウイルス感染症

10 伝染性単核球症

1 疾患概要

　発熱，リンパ節腫脹，咽頭炎を3主徴とするEpstein-Barrウイルス（EBV）感染症である．成人でEBVは約90％既感染であり，唾液を介して伝染し，4～8週間の潜伏期間を経て倦怠感，発熱，リンパ節腫脹，咽頭痛を生じる．皮疹は10％ほどの割合で生じ，その形態は軀幹を主体に紅斑や丘疹が多発するが，風疹，麻疹のようであったり多形紅斑のようになったりと，症例により不定である．

　アンピシリンを投与されると，皮疹を生じる頻度は70～100％ほどに上昇し，内服5～8日後に生じることが多い．この現象はアンピシリン疹といわれており，アンピシリンに加えてアモキシシリン，メチシリン，セフェム系薬剤投与により皮疹を生じることもある．アンピシリンにより皮疹が生じる機序としては，ウイルスがB細胞に感染したことにより引き起こされたサイトカイン産生などの免疫反応により，ウイルス特異的T細胞とともに非特異的T細胞の感作と活性化が起こり，薬剤に対する免疫反応が生じやすい状態になっていると考えられている．そのため，感染が治癒した後に同薬剤を投与しても皮疹は誘発されない．

　このように日常診療において，発症初期には急性咽頭炎として抗菌薬が投与され，その後，皮疹が生じたために薬疹ではないかということで皮膚科を受診することがある．そのため，どのような臨床経過をとるのか，またその治療法，合併症について理解しておく必要がある．

2 検査・診断

　皮疹は特異的な所見が乏しいため，特徴的な臨床経過と血液検査などで診断する．

a 臨床像

　38℃以上の発熱が1～2週間続き，発熱とともに頸部リンパ節が急速に腫脹し，咽頭発赤と強い咽頭痛が生じる．口蓋の出血性粘膜疹やイチゴ状舌がみられることもある．皮疹は発熱後1週間で出ることが多いが，頻度は10％程度である．しかしアンピシリンを投与されると，皮疹を生じる頻度は70～100％ほどに上昇する．その場合，内服5～8日後に生じることが多い．アンピシリンに加えてアモキシシリン，メチシリン，セフェム系薬剤投与により皮疹を生じることもある．

　皮疹の特徴は，軀幹を主体に小紅斑が多発，時に融合し，風疹や麻疹様であったり（図1），紫斑を伴い多形紅斑様になったりと一様ではないが，顔面の紅斑とともに眼瞼浮腫はよくみられる所見である（図2）．小児で生じる場合には，四肢にGianotti病様の所見をとることも多い．

b 病理組織

　真皮上層の血管周囲性にリンパ球浸潤を

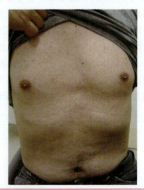

図1　伝染性単核球症における皮疹

第3章　おもな皮膚疾患

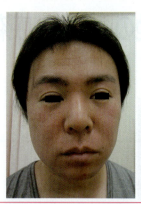

図2　伝染性単核球症における眼瞼浮腫

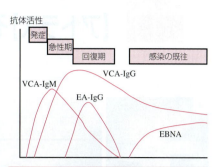

図3　EBウイルス抗体の推移
（SRL感染症検査統計情報サービス）

認め，その一部は異型性を伴うこともあるが，診断の決め手にはならない．

c　検査所見

白血球増多が特徴で，15,000/μL以上になることが多い．異型リンパ球がみられ，20～80％に達することもある．約50％で血小板減少を認める．肝機能障害とそれに伴うCRP増加を認める．CD 4/8比の低下も診断に有用である．血清検査では，潜伏期から発症するまでVCA-IgMは上昇し，その後低下し，発症2～6か月後に消失する．VCA-IgGは急性期以降上昇して治癒後も高値である．回復期にEA-IgGの上昇と治癒後の低下があり，治癒後にEBNAが上昇するため，通常はこれらの組合せを診断に用いることでウイルス活動性を判断できる（図3）．

d　その他の検査

CTで肝腫大，脾臓腫大を認めることがある．これらは発症2，3週間で最大になる．診断的意義は低い．

3　鑑別診断

急性咽頭炎，麻疹，風疹など他のウイルス性発疹症と薬疹が鑑別にあがる．発熱と咽頭炎，リンパ節腫脹に加え，血液検査での白血球上昇と異型リンパ球の出現で鑑別することができる．白血球異常が軽微な場合に他のウイルス性発疹症と鑑別が困難になることがあるが，その際もウイルス抗体価を測定することにより診断を確定できる．

4　治療の考え方と実際

合併症がなければ予後良好であり，対症療法が主体となる．全身状態がよければ安静は不要であるが，脾臓保護のため，1か月ほどは活発な身体運動を避ける．発熱や咽頭痛に対しては非ステロイド性抗炎症薬，アセトアミノフェンを用いる．アンピシリン疹は薬剤中止により1週間ほどで消退するため，ステロイド投与は通常不要である．アシクロビル投与は口腔におけるウイルス排出を減少させるが，臨床的有用性はないので行わない．

予後不良な合併症として，幼児における血球貪食症候群と，まれではあるが慢性活動性EBウイルス感染症があるので，検査異常がある場合には留意する必要がある．

一宮市立市民病院皮膚科　満間照之

11 【アトラス】その他のウイルス感染症

◆修飾麻疹

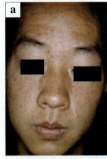
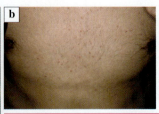

図1 修飾麻疹
麻疹は，通常の経過をたどる麻疹のほかに，修飾麻疹，亜急性硬化性全脳炎(SSPE)などの非典型的な病態がある．生ワクチン接種後に抗体が減退したり，γグロブリン投与後や，ワクチン接種歴があっても不完全な抗体保有の場合などに罹患すると修飾麻疹になる．熱は微熱，体幹の丘疹・紅斑は軽度，Koplik 斑はない場合が多い．血清中麻疹 IgG 抗体が急上昇する．

◆ Gianotti 病と Gianotti-Crosti 症候群（G-C 症候群）

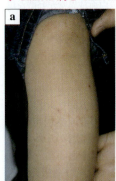
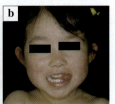

図2 Gianotti-Crosti 症候群
B 型肝炎ウイルス(HBV)が原因の場合は Gianotti 病といい，HBV 以外のウイルスによる感染症を G-C 症候群といっていたが，現在では HBV による例は決して多くはないため，HBV も含め G-C 症候群という場合が多い．Epstein-Barr ウイルス(EBV)，サイトメガロウイルス(CMV)，エンテロウイルスなどの報告がある．皮疹は顔面，四肢に丘疹・紅斑が播種状にみられる．

◆エコーウイルス 16 型感染症（Boston exanthema）

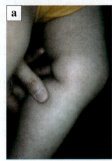
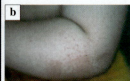
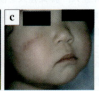

図3 エコーウイルス 16 型感染症
小児や学童に好発し，集団発症することもある．潜伏期は 8～9 日以内，発熱，咽頭発赤，感冒症状を呈する．皮疹は解熱時に出現し，顔面，四肢に丘疹・紅斑が出現する．3～8 日で消失する．診断は咽頭・糞便からのウイルス分離，ペア血清で抗体価の上昇を確認する．

第3章　おもな皮膚疾患

◆ A型肝炎ウイルス（HAV）による皮疹

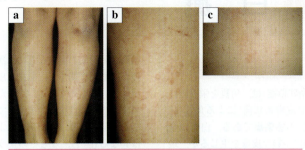

図4　A型肝炎ウイルスによる皮疹
HAVはピコルナウイルスに属する．経口感染し，潜伏期は数週間～30日もあるという．感冒症状，食欲不振，発熱，関節痛，さらに黄疸を呈する．皮疹は丘疹，紅斑，蕁麻疹様の膨疹など多彩である．診断は血中IgM抗体を証明する．

◆ デング熱

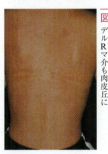

図5　デング熱
デングウイルスは，フラビウイルス科フラビウイルス属のRNAウイルスで，ヒトスジシマカ，ネッタイシマカなどが媒介する．潜伏期は4～7日が最も多い．症状は発熱，頭痛，筋肉痛，関節痛，皮疹などである．皮疹は風疹・麻疹様の紅斑・丘疹が播種状に全身に出る．時に点状紫斑を伴う．

◆ 川崎病

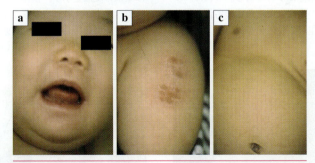

図6　川崎病
川崎病は全身の中型血管の炎症とされている．冠動脈の炎症が特に強い．5日以上続く抗菌薬の無効な高熱，両側眼球結膜の充血，口唇・口腔内の発赤，イチゴ舌，体幹・四肢の皮疹，手足の発赤・腫脹後に先端から膜様落屑，頸部リンパ節腫脹などを呈する．皮疹は，全身の紅斑，丘疹，小膿疱など多彩である．BCG接種部位の発赤・腫脹・瘢痕化が高頻度でみられる．

関東中央病院皮膚科　**日野治子**

1 白癬

1 疾患概要

白癬(皮膚糸状菌症)は，角質を栄養源にできる白癬菌(皮膚糸状菌)による角質(角層，爪，毛髪)の感染症である．白癬は全身の皮膚表面に多彩な皮疹を生じるが，最近では発症部位により頭部白癬，体部白癬(頭以外の毛の生えている部分)，股部白癬(股部，鼠径部，外陰部)，手・足白癬(掌蹠)，爪白癬(手足とも)と診断されることが多い．罹患者数は極めて多く，わが国では2,800万人が足白癬に，1,100万人が爪白癬に罹患していると推定される．痒みを主訴に皮膚科医を受診することはまれではないが，むしろ痒みを訴えない例が多く，痒みの有無をもって診断の参考にしてはならない．

2 検査・診断

a 臨床像

白癬の臨床像は多彩である．これは，①皮膚糸状菌の寄生による角質の劣化，②菌に対する宿主(患者)の免疫反応，③掻破，感染，外用薬の刺激などの二次的変化，が種々の程度に関与した結果，皮疹が体表に現れているためである．このため同じ疾患名でも皮疹の性状はさまざまで，同じ患者でも部位により，また時期によりその性状は異なる(図1)．なぜそのような皮疹を生じたか，ヒトと菌の関係に思いを馳せてほしい．さらに宿主の免疫反応や③の二次的変化は菌以外の原因でも生じうる．治療に先立って真菌の存在を確認しておくことが極めて大切である．

b 真菌検査

皮疹をよく観察し，菌の存在を疑うことが出発点になる．疑わない限り，確定診断に至ることもない．

菌は外界から感染するので病巣は片側性，あるいは非対称性に分布し，鱗屑を伴うのが通例である．病巣は徐々に周辺に拡大するにつれ，当初病変があった部位は自然治癒に向かう(中心治癒傾向)ため，典型例では環状の皮疹を示す．検体は病巣辺縁部の鱗屑，水疱があれば水疱蓋，爪ではなるべく健常部に近接した病変部，頭毛や体毛では容易に抜去できた病毛を用いる．真菌検

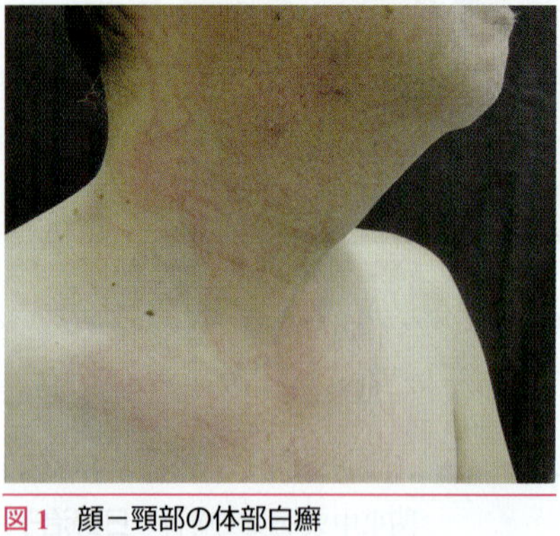

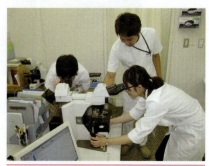

図1　顔－頸部の体部白癬
顔では典型的な環状の皮疹を示さないことが多い．

図2　KOH直接鏡検法
若い間にぜひ修得しておきたい(金沢医科大学外来風景)．

査はどのような検体を用いるかで成否が決まるため，そこに臨床力，観察力が求められる．

診断の決め手はKOH直接鏡検法（KOH法）である．KOH法は皮膚科医が診療する限り一生にわたり行い続けるものなので，これを若いうちに意識的に習得してほしい（図2）．うまくできないときには，以下のチェックポイントを参考にしてほしい．
① 十分角質が溶けているか（数分後に見ると菌がはっきり見えることがある）．
② KOH液が多すぎてカバーグラスが浮いていないか（少ないほうが薄い標本ができ，観察しやすい）．
③ KOH液を加えた後，検体を過熱していないか（穏やかに加熱しないとカバーグラスが汚れたり検体が飛散する）．
④ 顕微鏡のコンデンサを下げるか，絞りを絞り込んで焦点深度を深くしているか（組織標本とコンデンサの位置，絞りの位置を変えないと菌は全く見えない）．
⑤ 本当に菌がいそうな所から検体を取ったか（皮膚を診る力が求められる）．

真菌培養は菌種により生態が異なるため，予防や感染経路の推測に重要である．また培養結果を見せることは，患者のアドヒアランスに有用である．頭部白癬，露出部の体部白癬，家族や集団での多発例では，マイコセル培地に接種して培養し，菌種を確定しておくことが望まれる．特に Trichophyton tonsurans 感染症では毛を侵されやすく，内服治療が必要であるので，菌種の確定は重要である．

3 鑑別診断

多くの湿疹性病変，急性の化膿性疾患，掌蹠では角化性疾患，掌蹠膿疱症や細菌感染症など．白癬の皮疹は多彩であり，鑑別疾患も多岐にわたる．

「まさかのpilz（真菌症）」という言葉がある．念のために行った真菌検査で真菌症の

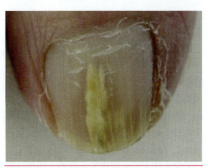

図3 dermatophytoma
内服にも抵抗する．混濁部を物理的に除去すると比較的容易に改善する．

診断がつくことをいう．実直に検査を行うことで正しい診断に至ったという気持ちの高揚と，あやうく不名誉な誤診を回避できたという安堵が入り交じる瞬間である．「まさかのpilz」の経験は臨床力を向上させる貴重なステップになると考えられる．

4 治療の考え方と実際

外用薬の適応は広く，大部分の表在性皮膚真菌症に使用でき，菌の分布から考えても合理的である．皮膚の状態と基剤の適合，患者の意向を確認して治療を開始する．従来の外用抗真菌薬でも，爪白癬のうち表在白色爪真菌症やごく軽度の遠位側縁爪甲下真菌症では，削って外用することで改善が期待できる．最近開発された爪の外用液は，52週間の外用で2割程度の治癒率である．

頭部白癬では毛包内の菌要素を十分に駆除できないため，完治には至らないうえに外用中に症状の増悪がみられる例があるため，外用薬を処方しない医師も少なくない．趾間にびらんを伴う例，水疱が多発している例，動物由来の菌による例，白癬疹を伴う例（白癬菌に対するアレルギーで生じる）では，抗真菌薬の使用により一時的に皮疹が悪化することがある．びらん面は抗菌薬やステロイド薬などで上皮化を図ることを

優先する．皮膚の状態が改善した後，再度真菌検査を行い，治療方針を決める．

内服薬(テルビナフィン，イトラコナゾール)は爪や毛に侵入した各病型，外用の効果が十分期待できない角質増殖型足・手白癬や，皮疹が体の広範囲にわたる例，高齢，独居やハンディキャップのため十分外用ができない例，強い炎症を伴う例が適応である．*T. tonsurans* 感染症では菌は頭毛だけでなく体毛にも寄生するため，体部白癬であっても内服治療が行われる．爪に帯状の肥厚，混濁を生じ，菌要素が胞子，短い菌糸の塊として認められる dermatophytoma(図 3)は内服にも抵抗を示す．混濁部をドリルなどで開窓，あるいは削除して菌塊を取り除いた後，抗真菌薬を用いる．

5 予　後

足白癬(角質増殖型やびらんのある例を除く)，体部・股部白癬では抗真菌薬を 1 日 1 回，患部より広く外用すると 2 週間程度で治療する．顔面の白癬，広範囲の体部白癬では十分な外用が困難であり，再燃する例がある．足では 1 か月で略治するが，その後も週 2 回程度，2 か月にわたり外用する．しかし翌年〜数年後に再発する例も多い．爪白癬では，爪の基部から改善がみられれば，全体が生え変わるまで内服させなくても改善が続く．治療開始 6 か月で改善がみられない例は末梢循環不全，爪硬化症や他の爪疾患の合併があることが多く，その後，内服を継続しても治癒は見込めない．内服を終了し，診断を見直すことになる．

金沢医科大学皮膚科　**望月　隆**

N 真菌感染症・抗酸菌感染症

2 カンジダ症

1 疾患概要

カンジダ症(皮膚と口腔粘膜)は真菌の一種であるカンジダ属による感染症で，皮膚真菌症としては白癬の次に多い．おもな原因菌の *Candida albicans* は粘膜の常在菌で，病原性は強くないが，複数の条件が重なると菌の増殖や形態変化を生じて発病する．病因・誘因として，全身的防御能の低下，皮膚の防御能の低下，その他の局所因子(物理・解剖学的因子，環境因子，医療的因子)などがあげられる．発症部位や年齢により臨床分類され，多いのは間擦疹，乳児寄生菌性紅斑，指間びらん症，爪囲・爪炎，口腔カンジダ症などである．

2 検査・診断

カンジダ症の確定診断は，直接顕微鏡検査(直接鏡検)による菌要素の検出で行う．臨床的に本症を疑った場合は，積極的に検査を行う必要がある．

a 臨床像

間擦疹は最も多い病型で，乳幼児は別に分類される．鼠径部，陰嚢，肛門周囲などの間擦部に，白癬のような中心治癒傾向はない，境界もあまり鮮明でない紅斑を認め，紅斑上およびその周囲に膜様の鱗屑を付着した小膿疱，小水疱やそれが破れて湿潤したびらんを認める(図1)[1]．乳児寄生菌性紅斑(乳児カンジダ症)は，乳幼児のおむつに覆われた部に多く生じる．成人の間擦疹と同様に中心治癒傾向のない湿潤した紅斑で，紅斑上および周辺に小膿疱が多発する(図2)．指間びらん症は水仕事が多い中年女性の手の第3指間に多く，辺縁に浸軟した鱗屑を付着する紅斑性局面を呈し，中央部がびらん化することもある(図3)．爪囲・爪炎は手指の爪に多く，爪は基部が白濁し，その周囲の皮膚に発赤と腫脹をみる(図4)．以上の皮膚カンジダ症では，瘙痒はないか，あっても白癬と比べて軽度である．

口腔カンジダ症は舌や頬などの口腔粘膜に剥がれやすい白苔が付着し，剥がすとその下が発赤・腫脹している(図5)．舌の疼痛，違和感，味覚異常を伴うことがある．一方，高齢者では本人が自覚していないこともあり，また乳幼児では軽症例が多い．

b 真菌検査

カンジダは粘膜の常在菌であるため，培養陽性のみでは診断の根拠にならず，直接鏡検が診断の決め手になる．実際には鑷子，剪刀，メスなどを使って，病変中の鱗屑，水疱蓋，膿疱蓋などを採取し，スライドグラスの上に置き，水酸化カリウム溶液を滴

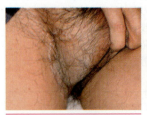

図1 カンジダ性間擦疹
(加藤卓朗：皮膚カンジダ症の診断と治療．MB Derma 2009；**148**：27-31)

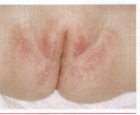

図2 乳児寄生菌性紅斑(乳児カンジダ症)

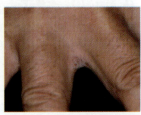

図3 カンジダ性指間びらん症

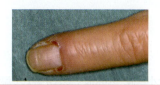

図4 カンジダ性爪囲・爪炎

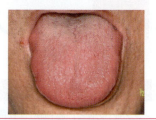

図5 口腔(舌)カンジダ症

下し，顕微鏡で観察する．両面テープや綿棒を用いることもある．先端や連結部が細い仮性菌糸と，分芽性の胞子の集団が特徴である．

菌種の同定は培養で行う．一般的には，Sabouraud・ブドウ糖寒天培地が用いられ，病変部に汚染があるときは，cycloheximideとchloramphenicolを加える．*Candida albicans*は白色のクリーム状の集落を呈する．選択的なカンジダ分離培地としてクロモアガー培地がある．

病理組織検査は深在性カンジダ症の診断においては重要であるが，浅在性の皮膚カンジダ症では行われることは少ない．HE染色では，湿疹様の非特異的な炎症反応とともに，PAS染色などで角層内に菌要素を認める．

3 鑑別診断

鑑別が必要なのは病型により異なるが，脂漏性皮膚炎，接触皮膚炎，間擦疹性湿疹などの湿疹，伝染性膿痂疹，白癬，紅色陰癬，湿疹性の爪囲爪炎，細菌性の瘭疽，口内炎やアフタなどである．

4 治療の考え方と実際

カンジダ症治療の基本は抗真菌薬の外用であるが，難治性・広範囲の病型では経口薬が用いられる．外用薬では，抗菌スペクトルが広いイミダゾール系が第一選択である．剤形はクリーム，軟膏，液，ゲルがあるが，びらんや湿潤局面を呈することが多いので，刺激が少ないクリームや軟膏が無難である．用法は1日1回塗布が基本だが，手やおむつ部など1日数回洗浄する部位では複数回塗布することもある．白癬に比較すると治りやすい．

経口薬では，抗菌域が幅広いトリアゾール系のイトラコナゾールを用いる．副作用は比較的少ないが，長期投与では血液検査が必要で，併用が禁忌ないし注意を要する薬剤が複数ある．カンジダ症に対しては爪白癬に用いるパルス療法ではなく，連日内服療法を行う．同じトリアゾール系のフルコナゾールはカンジダに対する抗菌力もあるが，皮膚カンジダ症の保険適用はない．塩酸テルビナフィンは白癬菌に対する抗菌力が強く，カンジダ症では爪カンジダ症のみが適応となる．

5 予後

カンジダ症に対する薬物療法の効果は高いが，粘膜の保菌状態は続くので，発症・悪化因子が残っていると再発することがある．個々の発症・悪化因子を探し出し，その除去，改善を行うことが重要である．

文献

1) 加藤卓朗：皮膚カンジダ症の診断と治療．*MB Derma* 2009；**148**：27-31

N 真菌感染症・抗酸菌感染症

3 癜風

1 疾患概要

癜風は，マラセチア属真菌による表在性皮膚真菌症である．マラセチア属真菌は皮膚の常在真菌で，栄養源として皮脂を必要とする．通常は毛包に存在しており，おもに温熱により胞子系から菌糸系となって発病する．わが国における頻度はそれほど高くないが，熱帯地方では人口の20～30%にのぼるポピュラーな病気である．一般の皮膚科医院には年間20～30人ほどが来院する．やはり南のほうが頻度は高いようで，東北や北海道ではあまりみられない．

2 検査・診断

a 臨床症状

皮疹の特徴は，褐色，紅色，白色調とさまざまな色調がある点（ほとんどの人では1色，はじめ褐色で白色に変化する場合もある）（図1，図2），表面に細かい鱗屑を有する点である．この現象は，テープで病変からサンプルを採取すると，病変の形に細かい鱗屑が取れることでも確認できる．癜風は毛孔から始まり，次第に癒合して大きな局面を形成するまでになる．大きな病変でもその辺縁に小さな病変が散在することが多い．瘙痒などの自覚症状はほとんどない．

コツ

自覚症のない色素斑（褐色，白色，淡紅色など）が突然軀幹に出現した場合は，本症を考えて直接鏡検を行う．

b 顕微鏡検査

鱗屑の直接鏡検でマラセチアの菌糸，胞子を確認することで確定診断できる．KOH（水酸化カリウム）やズーム液でも検出できるが，酸性メチレンブルーなどで染色すると，より鮮明に菌要素を確認できる（図3）．

3 鑑別診断

a 臨床的鑑別

カフェオレ斑，扁平母斑，尋常性白斑，炎症後色素沈着などが類似した外観を呈する．癜風との一番の違いは，細かい鱗屑の有無である．

b 検査による鑑別

病変部から採取した鱗屑の顕微鏡検査で，丸い胞子の集団と短い菌糸がみられれば確定診断できる．

4 治療の考え方と実際

第一選択は外用抗真菌薬となる．種々の剤形があるが，病変が上背部から胸部にか

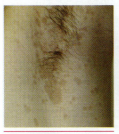

図1 黒癜風
25歳，男性．

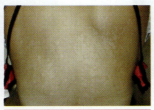

図2 白癜風
31歳，女性．

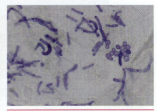

図3 癜風病巣内の菌糸と胞子
酸性メチレンブルー染色（×400）．

けて広範囲に及ぶことが多いのを考慮すると，クリームか液剤が使用感，使用の容易さから推奨される．多くはこれら抗真菌薬の外用で，2週間〜1か月ほどで治癒する．

広範囲に病変を認める症例や何度も再発を繰り返す例では，内服薬が適応となる．有効な内服薬はイトラコナゾールしかないが，多剤間の薬物相互作用があるため，能書をよく読んで使用する必要がある．

5 予後

マラセチア属真菌は皮膚の常在菌であるため，増菌に好適な環境になるとよく再発する．1年以内に約60％，2年以内には約80％が再発するとされている．再発ではないが，白癬風では発疹後の脱色斑が特に冬季には数か月残存するのを，患者によく説明しておくことも重要である．

帝京大学医学部附属溝口病院皮膚科　清　佳浩

☑ マラセチア毛包炎

尋常性痤瘡に類似する丘疹が，背部と上胸部，肩，頸，上腕，側腹部，さらには顔面にも認められることがある．個疹は軽度瘙痒を伴う紅色の2〜4 mmの毛孔性丘疹ないしは膿疱である．マラセチア毛包炎（図1）は，熱帯地方では人口の30％以上が罹患しているほど頻度が高い皮膚疾患である．多くは春〜夏にかけて発症する．また，日光浴後に発症することも知られている．わが国では一皮膚科診療施設で年間数例〜10数例みられるという報告が多い．本症の増悪因子は高温と多湿が重要であるが，それ以外に抗菌薬の使用や糖尿病，免疫低下状態などが関係する．

1. 診断

診断は，丘疹内容物の直接鏡検で多数のマラセチアの胞子を検出することで確定される．培養は本菌が皮膚の常在真菌であることより，診断の役には立たない．1つの毛包内に10個以上の胞子がみられれば，陽性と判断できる．

2. 検査

胞子しかみられないため，酸性メチレンブルー染色（図2）など，染色を行わなければ確定診断できない．

3. 治療法

アゾール系抗真菌薬の外用，内服が有効である．

4. コツ

マラセチアは皮膚の常在菌であるため，増菌に好適な環境になるとよく再発する．また，抗菌薬の内服などで菌交代を起こして発症することがあるため，痤瘡様発疹で通常の治療が無効な場合や瘙痒がある場合，本症が発症した可能性を念頭に置いて鏡検を行うとよい．

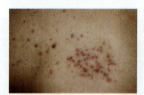

図1 前胸部のマラセチア毛包炎
21歳，女性．

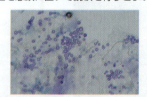

図2 マラセチア毛包炎の丘疹内の胞子
酸性メチレンブルー染色（×400）．

（帝京大学医学部附属溝口病院皮膚科　清　佳浩）

N 真菌感染症・抗酸菌感染症

4 深在性皮膚真菌症

1 疾患概要

深在性皮膚真菌症は，外傷により真皮，皮下組織に侵入した菌，あるいは内臓真菌症から血行性に転移した菌が，真皮，皮下で増殖して生じる．疾患としては，スポロトリコーシス，黒色分芽菌症(クロモブラストミコーシス)や黒色菌糸症(フェオヒフォミコーシス)などの黒色真菌症，クリプトコックス症，深在性カンジダ症，深在性皮膚糸状菌症(深在性白癬)，ムーコル症などがある．近年，基礎疾患のある患者に生じた黒色菌糸症が増えている．診断は菌種の同定が必要で，そのために皮膚科医は真菌培養ができる環境を整えておく必要がある．

2 検査・診断

a 臨床像

免疫能が保たれた宿主では，一般に小外傷に続発して生じる．外傷が治りきらずに結節となることが多く，潰瘍化することがある．年余の経過を経て疣状，カリフラワー状の増殖性病変を形成することがある．

また，リンパ管を介して上行性に飛び石状に病変が生じることがある(スポロトリコーシスでよくみられるため，このような配列を「スポロトリコーシス様」と形容することがある)．痛みはほとんどなく，局所の炎症も強くない．わが国ではスポロトリコーシスが多かったが，近年，免疫不全に伴う黒色菌糸症も多くみられるようになった．一般に，内臓に転移病巣を作らない限り生命の予後は良好であるが，難治性で徐々に拡大する．小児発症例では，経過中に脳やその他の臓器に転移性病巣を作り，慢性の経過の後に真菌症のために死亡することがある．

免疫能が低下した宿主では，膿瘍や膿皮症様，蜂窩織炎様，播種状の皮疹を示す．膿瘍を穿刺すると，菌要素を含む膿が吸引される．病巣が大きなわりに炎症に乏しく，自覚症状も比較的軽微である．代表的疾患は黒色菌糸症，クリプトコックス症であるが，最近では環境真菌でもある *Scedosporium apiospermum* による感染例が，まれならず報告されている．免疫状態が極めて低下

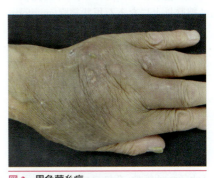

図1 農家の高齢者に生じたリンパ管型スポロトリコーシス
(金沢医科大学症例)

図2 黒色菌糸症
水疱性類天疱瘡で免疫抑制薬使用中．転倒後，手背に多発性膿瘍が生じた．痛みはさほど強くない．
(金沢医科大学症例)

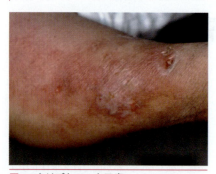

図3　クリプトコックス症
慢性関節リウマチで免疫抑制薬使用中．右前腕に蜂窩織炎様の浮腫性紅斑．表皮の壊死が生じた．
(金沢医科大学症例)

した例では，真菌血症に伴う結節性病変が急性，播種状に生じ，痛みを伴う．*Candida* 属真菌や *Fusarium* 属真菌，*Cryptococcus* 属真菌などが原因となる．皮膚の病巣から内臓真菌症の診断がつく場合があるので，生検時に同時に真菌培養を行う．

b　真菌検査

1）直接鏡検法

結節上の痂皮，膿汁，膿瘍内容物を直接鏡検法で観察する．黒色分芽菌症では痂皮の中にKOH直接鏡検法で褐色，球状の菌要素〔直径5〜15 μmの胞子状で壁の厚い厚壁細胞(sclerotic cell)，縦横に隔壁を認め4細胞以上になる石垣状細胞(muriform cell)〕，黒色菌糸症では膿汁の中に褐色の菌糸，胞子連鎖を容易に検出できる．スポロトリコーシスでも，結節上の痂皮に菌要素を検出できることがある．クリプトコックス症では，膿のGiemsa染色や墨汁法で莢膜を持った酵母状菌要素が検出できる．

2）真菌培養法

痂皮，膿汁，囊腫の内容液，生検で得られた組織片を無菌的に細切したものをSabouraud培地(クロロマイセチン添加Sabouraud培地でも可能)や血液寒天培地に接種し，27℃，37℃で4週間まで培養する．マイコセル培地(クロロマイセチン添加Sabouraud培地に抗菌薬シクロヘキシミドを添加したもの，白癬で頻用される)では黒色真菌，*Cryptococcus* 属，*Fusarium* 属真菌は発育が抑えられる．菌は外界にも分布することが多いため，同じ菌種が病巣から複数回分離されることを確認する．菌種同定は培養形態(コロニーの表面，裏面の性状，色調)，成長速度，温度感受性，スライド培養による分生子形成の様式を観察し，図説やネット上の情報と照らし合わせて行う．同定依頼に対応できる専門施設があるので，これに依頼することも可能である．

3）組織学的検査

真皮，皮下組織での菌要素の発育を確認する．また，分離された菌と組織内の菌の寄生形態が矛盾しないかも重要な着目点である．黒色真菌は細胞壁にメラニンを持つため，ヘマトキシリン・エオジン(HE)染色や無染切片で褐色の真菌要素が観察できる．黒色真菌症は組織内の菌要素の形状により，sclerotic cells あるいは muriform cells を認める黒色分芽菌症と，胞子連鎖や菌糸を含む肉芽腫や，それに裏打ちされた囊腫様構造を示す黒色菌糸症に大別される．スポロトリコーシスやクリプトコックス症では巨細胞性肉芽腫を認め，巨細胞中や肉芽腫内の小膿瘍中にPAS染色陽性，あるいはGrocott染色陽性の，意外に小さな酵母状菌要素を認める．後者は，ムチカルミン染色などのムチン染色で細胞周囲に莢膜が観察される．

4）その他の検査法

血液中に真菌の細胞壁を形成する$(1\rightarrow3)\text{-}\beta\text{-}D\text{-}$グルカンや *Cryptococcus* 属では，莢膜の成分であるグルクロノキシロマンナンが検出されることがあり，診断の参考になる．分離菌株に対する分子生物学的同定法はリボゾームRNA遺伝子などが用いられている．ただし万能ではなく，む

しろ各種形態学的所見を補完するものと認識してほしい．スポロトリコーシスでは，スポロトリキン反応（培養濾液から抽出された抗原の皮内反応）が陽性になる．

3 鑑別診断

慢性の結節性病巣，膿瘍で外傷の好発部位に生じたもの，抗菌薬に不応性のものでは考慮する．組織学的に微小膿瘍を伴う肉芽腫性疾患が得られたときは，PAS染色陽性やGrocott染色陽性で菌要素の有無を確認する．

4 治療の考え方と実際

1) 外科的治療

黒色真菌症の単発例で，内臓病変がない例では切除が最も確実である．黒色菌糸症による膿瘍ではドレナージを行う．薬物療法で縮小を図った後，切除することも可能である．

2) 薬物療法

切除不能例ではイトラコナゾール，フルコナゾール，テルビナフィン，5-フルオロシトシン，ボリコナゾールなどを副作用に注意しつつ全身投与する．効果は症例により安定せず，外科療法，温熱療法との併用を考慮する．スポロトリコーシスではヨウ化カリウムの内服が最も有用であり，これに温熱療法を併用する．

3) その他の治療法

温熱療法はスポロトリコーシスで特に有効である．薬剤の効果を高めるためにもぜひ併用を考慮してほしい．使い捨てカイロを用い，低温熱傷を起こさない程度に1日数時間，病巣を穏やかに加熱する．黒色分芽菌症では，凍結療法の有効例が知られている．

5 予 後

基礎疾患により生命的予後は左右される．多くは抗真菌薬の全身投与，手術療法，温熱療法の併用などで改善する．播種性真菌症（の発症にまで至った患者）の皮膚症状として発症した例では予後は極めて悪く，組織学的，菌学的に診断がついた時点で亡くなっていることもまれではない．

金沢医科大学皮膚科　望月　隆

5 皮膚結核

1 疾患概要

皮膚結核は結核菌（*Mycobacterium tuberculosis*）感染症で，菌の感染様式によって病型分類する（表1）．

2 検査・診断

a おもな臨床像

皮膚腺病は皮膚結核のなかで一番多くみられる．内臓結核病巣から直接連続性に皮膚に波及するが，頸部リンパ節結核から波及する症例が多い（図1）．

Metastatic tuberculous abscess は TNF-α阻害薬投与や免疫低下状態，免疫抑制薬の投与時などに発症する皮下の結核である．

結核疹は，結核に免疫のある人が結核菌やその代謝物を抗原とするアレルギー性反応として皮膚病変を起こす．抗原は血行性に移行するものと考えられているため，皮疹も左右対称性のことが多い（図2）．本症での結核菌検出は原則不可能である．

b 病理組織

病理組織像は結核結節などを伴う肉芽腫性炎症で，乾酪壊死，類上皮細胞肉芽腫，ラングハンス巨細胞などがみられる．

c 検査

一般検査，C 反応性蛋白（CRP），ツベルクリン反応などのほか，以下の検査を行う．

結核菌の検出では，塗抹抗酸菌染色法にて病巣部膿汁や壊死組織，生検組織のスタンプ標本などを Ziehl-Neelsen 染色と蛍光染色し，結核菌を検出する．分離培養法では，滲出液，膿汁，細切した組織片などを液体培地や小川培地で培養する（室温と 37℃）．

遺伝子検査としては，菌種の同定に迅速かつ高感度の PCR 法や DNA-DNA ハイブリダイゼーション法などがある．凍結皮膚切片や未固定の皮膚組織，パラフィン包埋皮膚組織を細切したものなどが，検査検体として使用される．

QFT-3G 検査と ELISPOT 検査は，結核菌特異的抗原に対する IFN-γ産生を指標にした検査である．ただし，皮膚結核においてこれらの検査がどの程度診断に有用であるかは不明で，データを集積する必要がある．

表1 皮膚結核の分類

感染様式	臨床像	病理	他の所見	以前の病型
外部からの感染（皮膚への直接接種）	潰瘍，結節，局所病変，いぼ様	慢性炎症，肉芽腫性炎症，過角化	外傷歴	皮膚初感染徴候，皮膚いぼ状結核
内部病変から皮膚への連続的散布（直接浸潤）・自己接種	膿瘍，開口部潰瘍，瘻孔	肉芽腫性炎症	内臓の結核	皮膚腺病，冷膿瘍
内臓の結核からの血行性散布	多発性結節・斑（顔面，頸部），多発性丘疹，膿疱，多発性軟性膿瘍	肉芽腫性炎症	内臓の結核	尋常性狼瘡，皮膚粟粒結核，Metastatic tuberculous abscess
結核疹（検査時には菌の検出が不可能）	硬結のある紅斑，丘疹，小結節	肉芽腫性炎症	内臓の結核	Bazin 硬結性紅斑，腺病性苔癬，丘疹壊疽性結核疹，陰茎結核疹

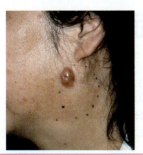

図1 皮膚腺病
（NHO災害医療センター症例）

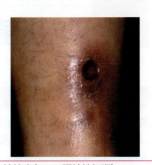

図2 結核疹（Bazin 硬結性紅斑）

d 診断

結核菌の同定ができれば確診になる．結核疹以外で結核菌ないし抗酸菌を証明できない場合は，臨床症状，検査（ツベルクリン反応，PCR検査，QFT-3G検査，ELISPOT検査など），病理組織所見などを総合的に勘案して診断する．

3 鑑別診断

梅毒，ハンセン病，サルコイドーシス，非結核性抗酸菌症，肉芽腫症，腫瘍など多数．

4 治療の考え方と実際

耐性菌を出現させないため，短期に多剤抗結核薬を使用し，治癒に至らしめる．また，感受性検査の結果に従い，感受性のある抗結核薬を複数内服する．皮膚結核の治療は，結核疹を含めて肺結核と同じ治療をすべきである．

リファンピシン（RFP），イソニアジド（INH），エタンブトール（EB），ピラジナミド（PZA），ストレプトマイシン（SM）などを使用する．レボフロキサシン（LVFX）も結核菌に感受性があり，用いられることがある．

5 BCG接種後副反応

BCG接種に伴う *M. bovis* BCG感染症は，BCG副反応としている．現在，日本では生後1歳までの乳児（標準的接種期間は生後5か月以上8か月未満）に，保健所あるいは医療機関などで定期接種している．BCG副反応としての皮膚病変は全身性の皮疹として認めるものが多く，ほとんどが結核疹である．限局性の皮疹では結核菌を検出することがあり，接種部位の近傍に認めることが多い．皮膚病変の出現はBCG接種1か月以内が6割程度で，2か月以内が9割程度である．ただし，2週間以内の場合や1年後の場合もある．

6 届け出

結核は，患者（疑似患者を含む）を診断した場合には，直ちに保健所に「結核発生届」を提出しなければならない（感染症法第12条12項）．結核疹についても提出する．公費負担申請書を保健所などから取り寄せ，作成する．結核疹については結核菌陰性のため，公費負担は困難なことがあるので，保健所に問い合わせる．BCGによる副反応についても，保健所の書式に則って報告する．

6 抗酸菌感染症

1 疾患概要

抗酸菌(mycobacterium, acid fast bacteria)による感染症．皮膚科で扱う抗酸菌感染症(原因菌)は，皮膚結核(結核菌)，ハンセン病(らい菌)，非結核性抗酸菌(nontuberculous mycobacteria：NTM)症である．本稿では，ハンセン病・NTM感染症について述べる．ハンセン病は約5〜10名/年(ただし，ほとんどは在日外国人)ほど罹患がみられ，NTMは *M. marinum* 感染症，*M. avium* 感染症，*M. fortuitum* 感染症，*M. shinshuense* 感染症が数〜10名/年認められている．

2 検査・診断

特徴的な皮膚症状，皮膚病理所見で肉芽腫性変化を示すことから鑑別診断としてあげられることが多いが，確定診断のためには患部からの起炎菌を検出・同定することが必要である．

a 臨床像

ハンセン病は多菌型では紅色丘疹・結節，少菌型では中心治癒傾向のある環状紅斑などがみられる．皮疹に一致して知覚消失が特徴的で，少菌型では顕著である．末梢神経肥厚などもみられる．NTM感染症では赤〜暗赤色の結節・丘疹，皮下硬結などを形成することが多く，潰瘍化，多発例もある．

b 病理組織

ハンセン病の多菌型ではらい菌を細胞内に入れた泡沫細胞が多数認められる組織球性肉芽腫，少菌型では類上皮肉芽腫で，神経周囲や内部に細胞浸潤を認める．NTM感染症では偽癌性表皮過形成を示し，非特異的化膿性肉芽腫や類上皮肉芽腫で乾酪壊死は認めない．Ziehl-Neelsen(Z-N)染色(らい菌に対しては特異染色としてFite法(オイル・キシレンによる脱パラフィンを用いる)を行う．

c その他検査

スメア検査や組織生検材料の抗酸菌染色(スタンプ標本)は，短時間で菌の存在を直接的に証明できる方法であるが，菌のviabilityや菌種を同定することは不可能である．しかし，臨床的には極めて有用で，最初に行うべき検査である．ハンセン病疑いの場合は，検査室に提出時に連絡するとよい．

的確な治療薬の選択のためにも培養検査は必須である．培養は，菌の活性を反映す

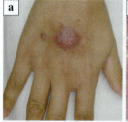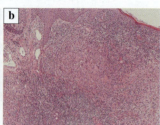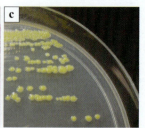

図1 *M. marinum* 感染症
右手背の結節．病理組織HE染色像は類上皮細胞と多核巨細胞よりなる肉芽腫を散見．Middlebrook 7H11寒天培地27℃ 20日間でのコロニー．

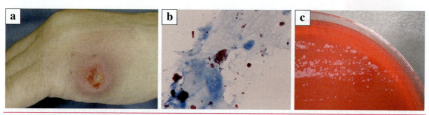

図2　*M.shinshuense* 感染症①
左5指基部の手背に1cmの潰瘍を伴う直径2cmの紅色腫瘤．生検組織からのスタンプ標本（Z-N染色）で，抗酸性の短桿菌を認める．血液寒天培地27℃ 30日間でのコロニー．

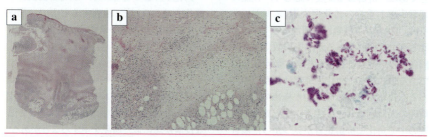

図3　*M.shinshuense* 感染症②
病理組織HE染色像で真皮の浅層から皮下脂肪組織に至る広範な凝固壊死．c：病理組織のZ-N染色陽性像．

る指標となるが，多くは培養に長時間を要し，菌種の同定の生化学検査やDNA-DNA hybridizationにも時間を要する．また，らい菌は培養できない．培地として，卵培地（小川培地），寒天培地（Middlebrook 7H10または7H11寒天培地），液体培地が用いられる．

3　鑑別診断

ハンセン病：成人T細胞リンパ腫，類乾癬，遠心性環状紅斑，サルコイドーシス，環状肉芽腫，菌状息肉症など．

NTM感染症：皮膚結核，スポロトリコーシス，異物肉芽腫など．

4　治療の考え方と実際

ハンセン病：耐性獲得防止のため，殺菌性抗生物質を含む多剤併用療法をWHOの標準処方に基づいて処方する．

NTM感染症：培養検査で起炎菌を確定し，薬剤感受性検査の結果に基づく薬剤投与を行うべきである．結果に時間がかかるため，スメア検査・スタンプ標本で抗酸菌陽性となった場合は，可能性の高い薬剤を慎重に投与開始し，経過観察を行う．クラリスロマイシン・ミノマイシンをおもに用い，感受性の結果を待ってレボフロキサシン・リファンピシンなどを使用する．菌種によって多剤併用療法を行う．小病巣では切除も検討する．

皮膚抗酸菌症を疑った場合，スメア検査を積極的に行い，早期に診断を得ることが大切である．病理組織学的検査，培養検査，分子生物学的同定を進め，確定診断を得て，適切な治療を進めることで治癒が期待できる疾患である．疑われた場合，精査可能な施設にてさらに検査を進めることが重要である．

大垣市民病院皮膚科　**高木　肇**

O 虫・動物性皮膚疾患

1 疥　癬

1 疾患概要

疥癬は，ヒゼンダニ（*Sarcoptes scabiei*）が皮膚角質層に寄生して生じる感染性皮膚疾患である．疥癬は重症度に応じて，軽症の通常疥癬と重症の角化型疥癬（ノルウェー疥癬，図1）の2種類に大別される．原因となるダニは同じであるが，寄生数により区別される．通常疥癬は寄生数が数十匹までであるのに対し，角化型疥癬は数百万匹である．角化型疥癬は感染力が極めて強く，周囲の人に容易に感染する．老人施設や病院の中で角化型疥癬患者が見つかった場合には，集団発生に注意が必要となる．

2 検査・診断

診断はヒゼンダニを見つけることである．検査法として，ダーモスコピーが簡便である．まず手足の疥癬トンネルを探す．疥癬トンネルは，長さ5mm前後の線状皮疹である．疥癬トンネルが見つかったら，ダーモスコピーでその先端を探す．疥癬トンネルの先端に虫体がいる．ヒゼンダニ虫体の口器・前脚は黒褐色をしている（図2）．ダーモスコピーを用いて疥癬トンネルを観察すると，ヒゼンダニの口器・前脚が一塊となって黒色の二等辺三角形として見える（図3）．この黒色三角が見つかれば，ヒゼンダニの可能性が高い．

角化型疥癬の場合には，痂皮をKOH（水酸化カリウム）法で検査するとよい．痂皮の中に虫体が多数いるため，KOH法でも診断がつけやすい．

3 鑑別診断

鑑別診断は多岐にわたる．アトピー性皮膚炎，乾燥性湿疹，手湿疹など，さまざまな皮膚疾患に似た所見を呈することがある．体幹に散発する搔破痕をみた場合には，手や足に疥癬トンネルがないかどうか注意する．男性の場合には，陰部に痒みや発疹が

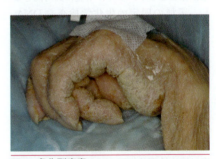

図1　角化型疥癬

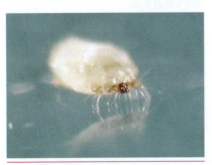

図2　ヒゼンダニ

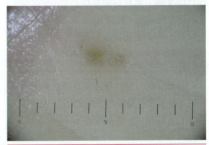

図3　ダーモスコピー

ないか尋ねる．異常があるなら陰部の結節を探し，結節があれば表面の虫体の有無をみる．

角化型疥癬は，尋常性乾癬や紅皮症のような外観を呈することがある．手掌，足底の厚い痂疲・角化が特徴であるが，腕や体幹などの一部の皮膚だけに角化を認める場合もある．厚い痂疲をみたときには，KOH法にて虫体の有無をチェックする．

4 治療の考え方と実際

治療方針は，虫体を死滅させることである．虫卵には効果がないため，卵が孵化するころに再度薬剤を投与する必要があることに注意する．

治療の実際として，①イベルメクチン錠内服，②フェノトリンローション外用がある．イベルメクチン錠(3 mg)は，1回2〜5錠(体重当たり200 μg/kg)を空腹時に投与する．フェノトリンローションは，首から下の全身に塗布する．1週間間隔で2回外用する．

赤穂市民病院皮膚科　**和田康夫**

2 シラミ症

1 疾患概要

シラミ症は吸血性昆虫が寄生する感染性皮膚疾患であり,虫体には3種類ある.アタマジラミ,コロモジラミ,ケジラミである(図1).アタマジラミは小児の頭髪に好発する.コロモジラミは衣類につくが,ホームレスを除いて日本ではまれとなった.ケジラミは成人の陰毛,腋毛に寄生する.症状は痒みである.すなわち,アタマジラミでは頭部の痒み,ケジラミでは腋窩や陰部の痒みが生じる.

2 検査・診断

検査は,虫体や虫卵を見つけることである.アタマジラミ症の診断は,毛髪に固着した虫卵を探す.アタマジラミの虫体は見つけにくく,見つけても動きが素早く,毛髪の中に逃げ込んでしまう.ケジラミ症の診断は,陰毛についた虫卵を探す.ケジラミは虫体も見つけやすい.ケジラミは皮膚にはりつくように陰毛の根元にしがみついており,動きも鈍い(図2).

3 鑑別診断

頭部では,脂漏性皮膚炎,アトピー性皮膚炎などが鑑別にあがる.特に子どもで頭を痒がる場合には,仮に湿疹があったとしても,シラミ症の可能性を念頭に置く.髪の毛に虫卵がついていないかどうか注意する.アタマジラミの卵とまぎらわしいものに hair cast がある.頭髪にフケが鞘状についたものである(図3).hair cast は,指でつまんでひっぱると容易に移動するのに対して,虫卵はセメント物質で固着しているため動かない.移動するなら,虫卵の可能性は低い.虫卵かどうか判別がつきにくいなら,虫卵のついた髪の毛を切り取り,顕微鏡検査するとよい.

腋窩や陰部では,湿疹,体部白癬などとの鑑別が必要である.まず腋毛,陰毛に虫

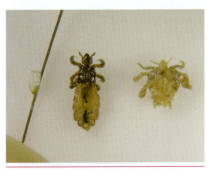

図1 アタマジラミ

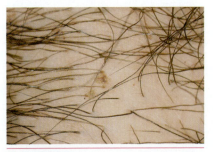

図2 ケジラミ

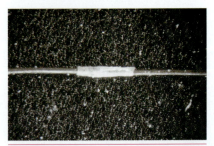

図3 hair cast

卵や虫体がついていないか診察する．

4 治療の考え方と実際

治療は，毛に寄生した虫体を駆除することである．治療として，スミスリン®パウダーあるいはスミスリン®Lシャンプータイプがある．いずれかを1日1回，3日に1度ずつ（2日おきに）3〜4回繰り返すとよい．

治療後に治らないと，再診することがある．卵の抜け殻だけの場合には，治療の必要はない．もし治っていない場合には，生きた虫体が見つかったり，卵の中に幼虫が動いている姿が見えたりする．適切な治療を行っても虫体が見つかる場合には，スミスリン®抵抗性のアタマジラミの可能性がある．この場合，シラミ用の梳き櫛を用いる．シラミ用の梳き櫛は，全米シラミ症協会から販売されている（Lice Meister®）．輸入業者を通じて，日本でも入手可能である．

赤穂市民病院皮膚科　**和田康夫**

O 虫・動物性皮膚疾患

3 マダニ刺咬症

1 疾患概要

　一般にマダニは蜘蛛綱，マダニ亜目(ixodes)に属し，マダニ属，キララマダニ属，チマダニ属，カクマダニ属が含まれ，hard tick とよばれる．これらのマダニはその生活環のなかで多くて一生に3度，おもに小動物(ノネズミ，小鳥)から吸血し，幼虫から若虫，成虫へと脱皮する(図1)．雌成虫は産卵のため，さらに中・大動物(ウサギ，シカなど)へ寄生，吸血する．その際，たまたま人間がマダニと接触すると，マダニに刺され咬着を受ける．刺咬後，紅斑などの発疹や発熱などが出現し，Lyme病や日本紅斑熱などの感染症を続発することもある．このようにマダニに咬着を受ける疾患はマダニ刺症，マダニ咬症，マダニ刺咬症，マダニ皮膚寄生などとよばれており，疾患名の統一がされていない．日本皮膚科学会はマダニ刺症を推奨している．しかしこの名称だと，マダニが咬着して吸血し容易に抜去できないという臨床像が反映されないうえに，安易に抜去してしまう行為を助長しかねない．本稿では，咬着の意を含むマダニ刺咬症に統一して述べる(英名の tick bite の bite は咬む，刺す以外に餌などに食いつくの意もある)．

2 マダニ刺咬症による感染症

　日本では，マダニ刺咬症に伴う感染症としては日本紅斑熱，Lyme病，ダニ媒介性脳炎，そして新たに重症熱性血小板減少症候群(severe fever with thrombocytopenia：SFTS)が流行しており，ツツガムシという小型のダニに咬まれて発症するツツガムシ病もある．ここではおもに，マダニ刺咬症の患者が来院したときの適切な処置治療と，その後に発症する Lyme 病の診断，検査，治療について簡単に述べる．

3 マダニ刺咬症の臨床

　自覚症状は，咬着時にはないことが多い．

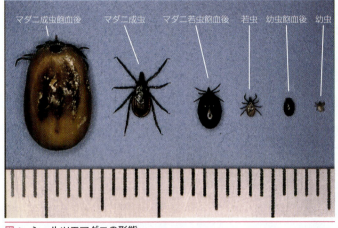

図1　シュルツエマダニの形態

第3章　おもな皮膚疾患

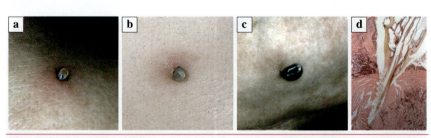

図2　マダニ咬着の時間と臨床像
a：刺咬後24〜36時間，b：刺咬後48時間，c：刺咬後6日目，d：セメント物質（病理組織像 HE 染色）．

後になって，瘙痒，軽度の痛み，圧痛，牽引痛などを伴う．チマダニ属は瘙痒を伴いやすい．咬着部位は頭頸部，体幹，四肢いずれにも起こり，小児では特に頭頸部が多く，その頻度は80％近い．成人では体幹，四肢に多い．種によって咬着部位に特徴があるといわれ，ヤマトマダニでは頭頸部，眼瞼が多い．咬着時のマダニ虫体の大きさは種，雌雄により異なるが，数mm〜1cmに及び，時に2cmに及ぶ．マダニは吸血するため，咬着時間が長いほどサイズが大きくなる（図2）．初診時にマダニと気づかずに，疣または腫瘤を主訴として来院することも多い．マダニの唾液には属種ごとの抗原蛋白のほか，ヒスタミン抑制因子，抗凝固物質，細胞溶解素，血管賦活物質，加水分解酵素，麻痺性毒素などが含まれる．咬着部位は4cm以下の紅斑，腫脹，出血，紫斑，水疱，膿疱を形成する．なお5cm以上の紅斑を伴えば，Lyme病の遊走性紅斑を考慮する．虫体を手指などで無理に除去してマダニの刺し口である口下片が皮膚に残存すると，瘙痒性結節が数か月続いたり，ボレリアリンパ球腫（pseudolymphoma）も発生しやすい．マダニ刺咬症後の全身症状は極めてまれだが，咬着後数分で蕁麻疹，喉頭浮腫などのⅠ型アレルギー反応が生じた報告や，マダニ刺咬症後に手足が麻痺（マダニ麻痺症）することもある．

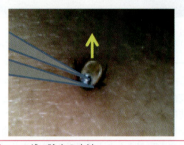

図3　マダニ除去の方法
ピンセットの先をなるべく皮膚ぎりぎりの刺し口まで挿入して垂直に引き抜く．虫体の一部あるいは棘のようなものが残ったら迷わず皮膚科的に切除する．

4 治療の考え方と実際

米国では咬着して24時間以内であれば，ピンセットによる除去が推奨されている．しかし実際には24時間以上経過した症例が多く，マダニの分泌するセメント物質によって皮膚に強固に咬着していることが多い（図3）．サイズが3mm以下ならまだ24時間以内である可能性が高く，図3のようにピンセットでなるべく皮膚に近いところから挟んで，垂直に抜いてみる．うまく除去できたものでも，刺し口に黒い棘のようなものや虫体の一部が残存していたら，後に何らかの病変を生じる可能性が高い．もしマダニが有毒でLyme病病原性ボレリアを有していれば，72時間の咬着で92.9％にボレリアが感染するという報告もあり，マダニ虫体あるいは一部（口下片）を含めて刺咬部位の皮膚を切除することが最善であ

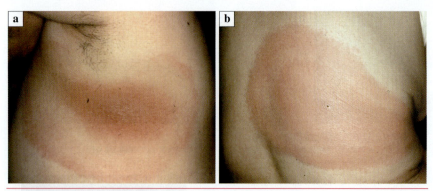

図4 Lyme 病の典型的遊走性紅斑
a：左側胸部にみられた環状型の典型的紅斑，b：中背部にみられた均一型の典型的紅斑．

る．筆者は病原ボレリアを有したマダニ刺咬症 33 例を経験し，皮膚科的小切除と予防的抗菌薬(テトラサイクリンまたはペニシリン)4 日間投与により，全例 Lyme 病の発症を防ぎえたことを報告している[1]．

5 マダニ刺咬症後の Lyme 病

a Lyme 病の疾患概要

マダニ刺咬症により媒介される，Lyme 病ボレリア(スピロヘータ)感染症である．わが国では，おもにシュルツエマダニにより媒介される．マダニ刺咬部位を中心に数日〜数週間後に紅斑，丘疹が生じ，遠心性に拡大する(遊走性紅斑)．関節痛，発熱，全身倦怠感などの随伴症状もある．2013 年までに 10 年間で 103 例の報告があり，筆者は 2006 年までに 114 例経験し，現在も年間数例経験している．

b Lyme 病の診断と治療

Lyme 病病原ボレリアの流行地域(北海道，本州の長野など山岳部)で，マダニ刺咬症後の 1 か月以内に 5 cm 以上の遊走性に拡大する紅斑があれば，Lyme 病と診断してよい．確定診断の血清ボレリア抗体は現在，保険適用がなく，診断確定が必要であれば，最寄りの衛生研究所や国立感染研に問い合わせるしかない．マダニ刺咬症の既往が明確であれば，遊走性紅斑の診断は容易である．病理組織学的な診断も，他の疾患を鑑別するうえでは重要である．Lyme 病の典型的な紅斑を図4に示す．治療は，アモキシシリンまたはテトラサイクリンの経口投与 2 週間が最善である．顔面神経麻痺などの神経症状を伴えば，セフトリアキソンの点滴静注 2 週間以上を要する．

文献
1) 橋本喜夫，他：北海道のマダニ刺咬症—Lyme 病との関連—．日皮会誌 2002；**112**：1467-1473

旭川厚生病院皮膚科　**橋本喜夫**

4 ツツガムシ病

1 疾患概要

ツツガムシ病は，成長と変態を遂げるため生涯に1度だけ温血動物を刺咬するツツガムシの幼虫に刺された場合，しかもリケッチア〔Orientia(O.)tsutsugamushi〕を含有するツツガムシの幼虫であったときに，O. tsutsugamushi が体内に入り，1週間～10日間の潜伏期間を経て発症するリケッチア感染症である．①発熱，②全身性の中毒疹様紅斑，③刺し口が3徴候であり，刺し口近傍のリンパ節中心に全身のリンパ節が腫脹する．

76歳男性の典型例を紹介しながら解説する．本例は，初診時，39.1℃の発熱，全身性の中毒疹様紅斑，右膝窩に痂皮が取れた刺し口がみられた(図1)．

わが国で確認されているツツガムシの種類は約116種類とされているが，この O. tsutsugamushi は，概ねアカツツガムシ，タテツツガムシ，フトゲツツガムシ，まれにアラトツツガムシ，ヒゲツツガムシの5種類の幼虫によって媒介される．しかし，大部分の O. tsutsugamushi を媒介するツツガムシの幼虫は，タテツツガムシとフトゲツツガムシの幼虫である．わが国では，この O. tsutsugamushi には6種類の血清型(抗原型)があり，① Gilliam 型，② Karp 型，③ Kato 型，④ Irie(Kawasaki) 型，⑤ Hirano(Kuroki)型および⑥ Shimokoshi 型である．さらに，8型のDNA型①台湾系 Gilliam 型，② Japanese Gilliam 型，③ Japanese Karp-1 型，④ Japanese Karp-2 型，⑤ Kato 型，⑥ Irie(Kawasaki)型，⑦ Hirano(Kuroki)型および⑧ Shimokoshi 型に分かれている．

注目すべきは，媒介種となりうる4種類のいずれのツツガムシの幼虫であっても，O. tsutsugamushi を保有している幼虫の比率は1％以下とされているため，運悪く O. tsutsugamushi を保有しているツツガムシの幼虫に刺咬されたときに発症するのである．またこれら4種類のいずれのツツガムシの幼虫も大きさが0.2 mmと小さく，刺咬時にアカツツガムシの幼虫を除いて痛みを感じない．

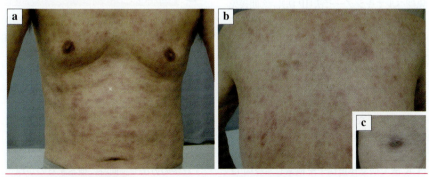

図1 ツツガムシ病の臨床像
a：胸・腹部に播種状紅斑丘斑型の中毒疹様の紅斑がみられる．b：背部に播種状紅斑丘斑型の中毒疹様の紅斑がみられる．c：右膝窩に痂皮の取れた刺し口．

表1 本例の *O. tsutsugamushi* の抗体価の推移

症　例		(発症 14 日目)		(発症 21 日目)	
間接免疫ペルオキシダーゼ法(IP 法)		IgG	IgM	IgG	IgM
O. tsutsugamushi の抗体価	Gilliam 型	160	1,280	640	2,560
	Karp 型	160	320	640	320
	Kato 型	160	320	2,560	1,280
	Irie (Kawasaki) 型	2,560	10,240	10,240	40,960
	Hirano (Kuroki) 型	80	320	320	320
	Shimokoshi 型	40	160	<40	40
日本紅斑熱(*Rickettsia japonica*)		<40	<40	<40	<40

表2 6 血清型と 8 DNA 型の *O. tsutsugamushi* とおもな媒介ツツガムシとの関係

O. tsutsugamushi の型		ツツガムシの種類と地理的分布	
血清型 (抗原型)	DNA 型 (PCR 法で検索)		
1. Gilliam 型	台湾系 Gilliam 型	デリーツツガムシ	沖縄県宮古列島池間島
	Japanese Gilliam 型	フトゲツツガムシ	全国(南西諸島では希薄)
2. Karp 型	Japanese Karp-2 型		
	Japanese Karp-1 型	アラトツツガムシ	全国(北日本に多い)
3. Kato 型	Kato 型	アカツツガムシ	秋田県(山形県, 福島県, 新潟県)
4. Irie (Kawasaki) 型	Irie (Kawasaki) 型	タテツツガムシ	山形県北部～岩手県南部以南から奄美大島まで
5. Hirano (Kuroki) 型	Hirano (Kuroki) 型	タテツツガムシ	
6. Shimokoshi 型	Shimokoshi 型	ヒゲツツガムシ	全国

2　検査・診断

　ツツガムシ病の確定診断法には，①間接免疫ペルオキシダーゼ法(IP 法)，②間接免疫蛍光法(IF 法)および③遺伝子検査法(PCR 法)がある．①または②の方法で，6 種類の血清型の *O. tsutsugamushi* の IgG と IgM の抗体価の値を調べ，最も高い値を示す *O. tsutsugamushi* が原因 *O. tsutsugamushi* となる．ただし，交差反応で原因 *O. tsutsugamushi* でない *O. tsutsugamushi* の抗体価の値もある程度上昇する(表1)．③の方法で，患者血液または刺し口の痂皮から，PCR 法で病原体遺伝子を検索し，原因 *O. tsutsugamushi* を特定することもできる．

　興味深いことに，これらの方法で原因 *O. tsutsugamushi* が判明すれば，表2 に示したように刺したツツガムシを特定できる．

3　鑑別診断

　同様の発熱などの全身症状，全身性の中毒疹様紅斑および刺し口は，ツツガムシ病のみならず *Rickettsia japonica* を有するフトトゲチマダニなど約 8 種類のマダニに刺されて発症する日本紅斑熱でもみられるため，臨床症状だけでは両者の鑑別が困難である．このため，ツツガムシ病のリケッチア：*O. tsutsugamushi* と日本紅斑熱のリケッチア：*Rickettsia japonica* の有無を，上記①②のいずれかの方法で，同時に検索するのが理想的である(表1)．

　本例は，表1 から，Irie (Kawasaki) 型

O. tsutsugamushi 感染のツツガムシ病であり，タテツツガムシに刺咬されたことが判明した(表 2)．

4 治療の考え方と実際

ツツガムシ病の治療薬は，テトラサイクリン系抗菌薬(わが国ではミノサイクリン塩酸塩が頻用され，国外ではドキシサイクリン塩酸塩水和物の使用が多い)の点滴静注または内服を行う．早期に診断し，テトラサイクリン系抗菌薬で治療を開始すれば，劇的に改善するのが本症の特徴であるが，治療が遅れれば死亡することもある．

白河厚生総合病院皮膚科　竹之下秀雄

O 虫・動物性皮膚疾患

5 虫刺症

1 疾患概要

「虫刺症」に厳密な定義はなく，カ，ブユ，ヌカカ，アブ，ノミ，トコジラミ，ダニなどによる吸血，ハチ，ムカデ，クモなどによる刺咬，そして有毒毛を有するガの幼虫との接触によって生じる皮膚炎を広義の虫刺症とすることが多い．ここでは吸血性，および刺咬性節足動物(以下，虫)によって生じる皮膚炎を虫刺症とする．

虫刺症における皮膚炎は，虫から皮膚に注入される有毒物質に対する刺激反応，あるいは有毒物質や唾液腺物質に対するアレルギー反応によって生じる．刺激反応の場合は虫の刺咬直後から疼痛，発赤を生じるが，アレルギー反応の場合，吸血や刺咬の直後から痒み，膨疹，紅斑が出現して数時間以内に治まる即時型反応と，1～2日後に紅斑，丘疹や腫脹，水疱などを生じる遅延型反応がある．通常，吸血性の虫の場合は瘙痒性皮疹が問題となるが，刺咬性の虫の場合はアナフィラキシー症状が問題となることが多い．実際の症状は，虫の種類や吸血・刺咬の頻度，個々の体質による個人差が大きい．

2 検査・診断

一般に虫刺症を診断するための検査はなく，詳細な問診と臨床像(特に皮疹の分布)から原因虫を推定する．その際，個々の虫の形態や生態を熟知するとともに，皮疹の好発部位や被害を受けやすい場所の違い(表1)が診断の根拠となる(図1～3)．また，診断に際しては虫刺症に類似した臨床像を呈する他疾患(蕁麻疹，痒疹，伝染性膿痂疹，蜂窩織炎など)と鑑別を行うことが重要である．

なお，ハチ刺症では血清中のハチ毒特異的IgE抗体(スズメバチ，アシナガバチ，ミツバチ)を測定することで，その後のハチ刺症におけるアナフィラキシーのリスクを検討する際の参考にする．

3 治療の考え方と実際

虫刺症で生じた遅延型の炎症反応に対しては，強いランクのステロイド外用薬で対応できる．ブユ刺症などで慢性痒疹となった場合(図1-a)はステロイド貼付薬，あるいは局所注射を用いる．痒みが強い場合は抗ヒスタミン薬の内服，炎症反応が強い場合はステロイド内服薬を併用する．また，

表1 虫刺症の原因となるおもな虫と皮疹の好発部位，被害を受けやすい場所

虫の種類	皮疹の好発部位	被害を受けやすい場所
ハチ	頭，上肢(露出部)	人家周辺，山野
ムカデ	四肢	室内
カ	顔，四肢(露出部)	人家周辺，山野
ブユ	下腿(露出部)	山野，渓流沿い
ネコノミ	下腿(露出部)	人家周辺，室内
トコジラミ	顔，四肢(露出部)	室内
イエダニ	腋周囲，下腹部，大腿	室内
ケムシ	上肢	人家周辺，山野

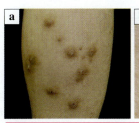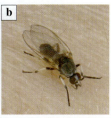

図1 ブユ刺症
a：ブユ刺症によって生じた慢性痒疹．ブユによる吸血後，半年以上経過して残存する痒疹結節．
b：アシマダラブユ．体長約3mmで全国に分布し，高原や渓谷に多い．

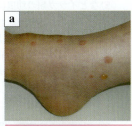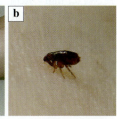

図2 ネコノミ刺症
a：おもに下腿に皮疹が集中するのが特徴．しばしば水疱を生じる．
b：ネコノミ．体長2〜3mmで，ネコに寄生するが人からも吸血する．

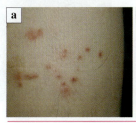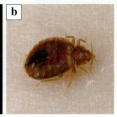

図3 トコジラミ刺症
a：皮疹はおもに露出部に認められ，紅色丘疹が不規則に分布する．
b：トコジラミ．体長約5mmで室内に生息し，壁や柱の隙間などに潜んで夜に吸血する．近年，各地の宿泊施設や一般住宅内で蔓延している．

二次感染に対しては抗菌薬を投与する．
　ハチやムカデによる刺咬でアナフィラキシーショックを生じた場合は，直ちにアドレナリンを投与し，同時に呼吸・循環管理を行う必要がある．

4 予後と生活指導

　一般に虫刺症の予後は良好であるが，原因虫の排除ないし回避を実行しないと繰り返すことが多い．室内の吸血性の虫の駆除には燻煙型殺虫剤を使用し，屋外での吸血被害の予防には，肌の露出を避け，ディート配合の忌避剤や携帯用電池式殺虫剤などを活用することを指導する．ハチ刺症の予防には巣に近づかないことが重要である．

兵庫医科大学皮膚科学　夏秋　優

O 虫・動物性皮膚疾患

6 毛虫皮膚炎

1 疾患概要

毛虫皮膚炎は，有毒毛を有するガの幼虫に触れることで生じる皮膚炎である．原因としてはドクガ類，イラガ類が多い．

ドクガ類の代表種であるチャドクガ(図1)の幼虫(図2)には長さ約 0.1 mm の微細な毒針毛(図3)が存在し，1匹の幼虫に数十万本が付着している．毒針毛は幼虫の体から容易に脱落して皮膚に突き刺さり，毒針毛に含まれる物質に対するアレルギー反応の結果として皮膚炎が生じる．そのため，個々の感作状態によって，現れる症状には個人差がある．通常は強い痒みを伴う紅色丘疹が多発して認められる(図4)が，毒針毛が接触した直後から膨疹を生じる場合もある．

一方，イラガやヒロヘリアオイラガ(図5)などイラガ類の幼虫には毒棘とよばれる鋭い有毒毛があり，これに触れると毒棘から注入された毒成分による化学的刺激で，直後からピリピリする痛みと紅斑，膨疹を生じる．この刺激反応は1～2時間で軽快

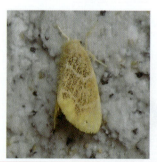

図1 チャドクガ成虫
灯火に飛来して壁に静止する雌．

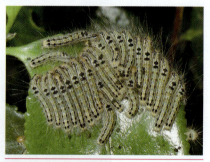

図2 チャドクガ幼虫
サザンカの葉に群生する幼虫．5～6月と8～9月頃に出現する．

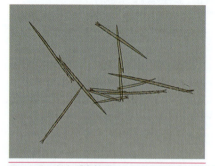

図3 チャドクガ毒針毛
長さ約 0.1 mm で，幼虫1匹に数十万本が付着する．

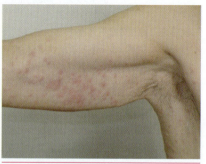

図4 チャドクガ幼虫による皮膚炎
強い痒みを伴う紅色丘疹が多発・集簇する．

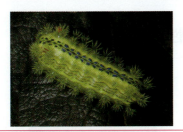

図5　ヒロヘリアオイラガ幼虫
鋭い毒棘が多数，認められる．幼虫は7〜9月頃にみられ，多種類の広葉樹の葉を食べる．

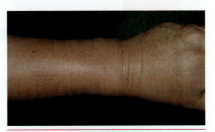

図6　ヒロヘリアオイラガ幼虫による皮膚炎
幼虫に接触した翌日に生じた紅斑，腫脹．

するが，毒成分に対して感作されると，毒棘に触れた翌日以降に痒みを伴う紅斑や腫脹を生じる（図6）．

2　検査・診断

　毛虫皮膚炎の診断は病歴と臨床像による臨床診断であり，検査はない．ドクガ類による毛虫皮膚炎は，丘疹の分布が左右非対称性で，集簇部と散在部が存在することが臨床的特徴である．チャドクガの場合は幼虫が生息するツバキやサザンカとの接触を確認する必要があるが，実際には毛虫に触れた病歴が確認できない症例が多い．

　なお，ドクガ類では幼虫だけでなく成虫の尾端部にも毒針毛が付着しているので，成虫に触れることで同様の皮膚炎を生じる．

　イラガ類の場合は，幼虫の毒棘に触れると直ちに疼痛を生じるので，診断は容易である．

3　鑑別診断

　ドクガ類による皮膚炎は，皮疹の分布によっては帯状疱疹や中毒疹との鑑別が必要になることがある．帯状疱疹では一般に疼痛が強いこと，皮疹が神経支配領域に一致することで鑑別する．中毒疹では，通常は皮疹の分布が左右対称性になることで鑑別される．

4　治療の考え方と実際

　皮疹に対しては強いランクのステロイド外用薬が有効であるが，炎症症状が強い場合は，抗ヒスタミン薬やステロイド薬の内服を併用する必要がある．

　ドクガ類の幼虫に触れた場合の初期対応としては，直ちにセロハンテープなどの粘着テープを用いて皮膚に付着した毒針毛を除去し，泡立てた石鹸で皮膚をよく洗う．イラガ類の幼虫に触れた場合は痛みが治まるまで局所を冷却する．

兵庫医科大学皮膚科学　　夏秋　優

O 虫・動物性皮膚疾患

7 【アトラス】その他の虫・動物性皮膚疾患

◆アオバアリガタハネカクシによる線状皮膚炎

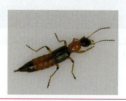

図1 アオバアリガタハネカクシ
体長は6〜7mmで4〜10月に出現し，6〜8月に多い．田園地域や河川の周囲にみられ，夜間には灯火に飛来する．

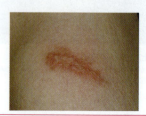

図2 線状皮膚炎
線状皮膚炎はアオバアリガタハネカクシの体液中のペデリンによる刺激性接触皮膚炎である．皮膚上で虫体を潰したときに体液に触れることで発症し，接触後数日で膿疱を形成する．

◆アオカミキリモドキによる水疱性皮膚炎

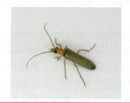

図3 アオカミキリモドキ
体長は10〜16mmで，おもに雑木林の周囲でみられる．夏に灯火に飛来する．

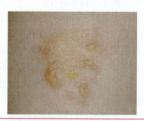

図4 水疱性皮膚炎
水疱性皮膚炎はアオカミキリモドキやツチハンミョウなどの体液中に含まれるカンタリジンによる刺激性接触皮膚炎で，接触後1〜2日で水疱を形成する．

◆ムカデ咬症

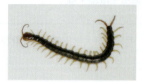

図5 トビズムカデ
体長は7〜15cmで田畑や雑木林の周囲にみられ，昼間は石や落ち葉の下に生息する．夜に活動し，室内にも侵入する．

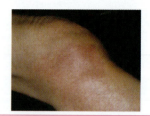

図6 ムカデ咬症
ムカデの毒牙で咬まれると毒液が皮膚に注入され，激しい疼痛，発赤が出現する．その後，強い腫脹を生じることもある．また，体質によっては咬まれた直後にアナフィラキシー症状をきたす場合がある．

第3章 おもな皮膚疾患

◆セアカゴケグモ咬症

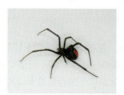

図7 セアカゴケグモ
雌の体長は約10 mmで，元々，日本には生息しない外来生物であるが，現在は国内に広く分布している．公園や駐車場，道路の側溝などに生息する．攻撃性は乏しいが，不用意に掴むと咬まれる．

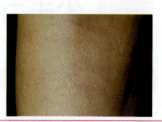

図8 セアカゴケグモ咬症
咬まれて毒牙から神経毒のα-ラトロトキシンが注入されると，次第に激しい痛みが出現し，発汗，嘔気，動悸などを伴う．咬み痕は不明瞭で目立たない．

◆クラゲ皮膚炎

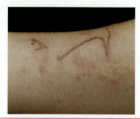

図9 カツオノエボシによるクラゲ皮膚炎
クラゲに触れると，その触手に存在する刺胞から毒成分が注入されて皮膚炎を生じる．カツオノエボシ，アンドンクラゲによる被害が多く，沖縄ではハブクラゲが問題となる．触手に触れた瞬間に激痛を生じる．

◆皮膚爬行症 (creeping disease)

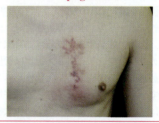

図10 旋尾線虫の幼虫による皮膚爬行症
顎口虫や旋尾線虫などの寄生虫の幼虫が皮膚内を移動する際に生じる皮疹で，前者はライギョやドジョウ，後者ではホタルイカの生食で感染する．皮疹は紅斑や腫脹が線状に蛇行して移動するのが特徴である．

◆*Pasteurella*

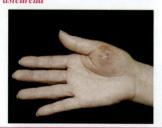

図11 イヌ咬症で生じた*Pasteurella*感染症
イヌやネコに咬まれることで，その口腔内常在菌である*Pasteurella multocida*などの*Pasteurella*属の菌が皮膚に感染して生じる．咬まれた翌日から著明な発赤，腫脹，疼痛を生じる．

兵庫医科大学皮膚科学　夏秋　優

P　性感染症

1 尖圭コンジローマ

1 疾患概要

尖圭コンジローマは，ヒト乳頭腫ウイルス（human papillomavirus：HPV），おもに low risk 型の 6 型や 11 型などの感染によって生じる外陰部の疣贅状病変である．潜伏期間は短いもので数週間，長いものでは数年に及び，性行為によらない接触感染や潜在性感染宿主からの感染も起こりうるため，感染機会を特定するのが難しい場合も多い．

女性では大陰唇，小陰唇，腟前庭，外尿道口，会陰に好発する．皮疹は鶏冠状あるいはカリフラワー状を呈し，色調は常色から淡紅色あるいは灰色で，角化性，外方増殖性で，有茎あるいは無茎性，表面平坦あるいは乳頭状，数 mm の丘疹から拡大癒合した数 cm に及ぶ腫瘤が単発あるいは多発癒合する（図 1-a）．病変が小型で少数の場合は無症候性であることもしばしばあるが，その他の場合では瘙痒感，圧痛，疼痛，帯下の異常などをきたすこともある．肛門部の病変は外陰あるいは会陰部から拡大した場合と経肛門の性行為によって生じる場合がある．男性では外尿道口，亀頭，冠状溝，陰茎，包皮などに病変が好発する（図 1-b）．皮疹の性状は女性と同様である．

尖圭コンジローマの罹患率はヒト免疫不全ウイルス（human immunodeficiency virus：HIV）感染者およびその他の性感染症の罹患者で高い傾向にあり，常に他の性感染症の潜在を考えて診療に当たることが必要である．国内での男性同性間の性的接触による HIV 新規感染患者報告数の割合の増加を考慮し，特に男性の肛囲のコンジローマではホモセクシャルあるいはバイセクシャルなのかを問診し，同性間性的接触があれば HIV 感染の検査を念頭に置くべきである．

Buschke-Lowenstein tumor は尖圭コンジローマの特殊型であり，亀頭，肛囲，包皮などにカリフラワー様の巨大な腫瘤を形成する（図 1-c）．破壊浸潤性に増大し，疼痛，出血，膿瘍，イレウス，敗血症などをきたすことがある．早期の外科的な切除などの積極的な治療が望ましい．

2 検査・診断

典型例ではその特徴的な外観から，視診

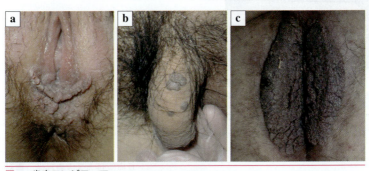

図 1　尖圭コンジローマ
a：女性例．大陰唇から会陰を主体に，淡紅色乳頭状増殖局面を認める．b：男性例．陰茎包皮に褐色の乳頭状角化性丘疹が多発している．c：肛囲に生じた Buschke-Lowenstein tumor．疼痛が強く，坐位が困難であった．

のみで診断は比較的容易である．重要なのは，尿道口や肛門など診察が煩雑な部位の病変を見逃さないことである．精確な視診を行うためには，診察台で必要に応じた体位をとってもらう必要がある．肛門鏡，直腸鏡，腟鏡などが必要となる場合も多い．自身での診察が難しい場合には，外科，泌尿器科，婦人科などと連携し，病変の範囲を特定する．

3～5％の酢酸を塗布することで，HPV感染部位は特徴的な白色化をきたす．ただし，これはHPV感染病変のみに特異的な変化ではない．治療の際に，あるいは病理組織検査を施行する部位の決定に有用である．

病理組織検査は，診断がつかない場合や治療に抵抗性で頻回に再発する場合，巨大な場合，急速な増大，潰瘍形成などの悪性化を疑う変化がある場合などに考慮する．組織学的には，表皮あるいは粘膜上皮の肥厚と乳頭腫症を認め，一部に不全角化を示す．表皮突起は肥厚延長し，球根状で中心収束傾向がある．

分子生物学的にHPV感染を証明する手段としては，in situ hybridization，Hybrid Capture Assay法，PCR法などがあげられるが，外陰部の尖圭コンジローマには保険適用がない．他の検査で診断がつかない場合や low risk型，high risk型の鑑別が必要な場合には考慮する．

3 鑑別診断

鑑別疾患としてはBowen様丘疹症，扁平コンジローマ，男性の真珠様陰茎小丘疹，女性の腟前庭乳頭腫症，尋常性疣贅，脂漏性角化症，軟性線維腫，有棘細胞癌などがあげられる．腟前庭乳頭腫症はhairy nymphaeともよばれる生理的現象であるが，その概念が日本でいまひとつ浸透していないためか，尖圭コンジローマと誤診され加療を受けている症例に遭遇することもしばしばある．また，尖圭コンジローマは陰茎基部や鼠径部などの乾いた皮膚での感染では角化が強く，尋常性疣贅あるいは脂漏性角化症様の臨床像を呈することもあり，注意を要する．

4 治療の考え方と実際

さまざまな治療法があるが，それぞれの優劣を示すエビデンスは乏しい．病変の大きさや数，部位，患者の希望などに応じて治療法を選択するのが適切である．どの治療法も，ある程度の再発の可能性があることに留意する．また，他のHPV感染症同様，自然消退をきたすこともある．

イミキモドはtoll様受容体アゴニスト作用，サイトカイン産生促進によるウイルス増殖抑制作用および細胞性免疫応答賦活によるウイルス感染細胞障害作用により，宿主本来の免疫機構を介して病巣を消退させる．わが国では現在，外性器または肛門周囲の尖圭コンジローマ，および顔面または禿頭部の日光角化症の治療に保険適用がある．72～84％の患者で奏効し，5～19％の比較的低い再発率が報告されている．局所の紅斑，疼痛，刺激感，潰瘍などの副作用が生じる場合があり，広範囲に使用する場合には注意が必要である．

外科的な処置としてわが国で一般的なものは，液体窒素冷凍凝固，外科的切除，CO_2レーザー蒸散，電気凝固などがあげられる．特に大型の病変では外科的切除を考慮するのが妥当である．

海外では一般的なポドフィリン，トリクロロ酢酸，5-fluorouracil外用薬などはわが国では保険適用外であり，現状では第一選択にはなり難い．

東京慈恵会医科大学皮膚科　尾上智彦

P 性感染症

2 梅毒

1 疾患概要

梅毒は主として性行為により感染する性感染症の代表疾患であり，*Treponema pallidum* subsp. *pallidum*（*Tp*）が一般に小さい傷や粘膜などから侵入し，やがて血行性に撒布され，さまざまな症状を引き起こしてくる全身の慢性感染症である．胎児が子宮内で感染した先天梅毒と，それ以外の後天梅毒に分けられる．後天梅毒は4期に分類され，さらに皮膚粘膜の発疹や臓器梅毒の症状を呈する顕症梅毒と，症状は認められないが，梅毒血清反応が陽性である無症候梅毒（潜伏梅毒）に分けられる．

最近，患者数は一時に比べ減少しているが，日常診療で遭遇する機会は十分にある．臨床像は多彩であるが，常に梅毒も念頭に置き診察すれば，診断は可能である．診断後7日以内に届け出の義務がある．

2 検査・診断

a 臨床像

後天梅毒は4期に分類されるが，皮膚科の診療で遭遇する頻度が高いのは第1期と第2期顕症梅毒である．

第1期梅毒疹は感染後約3週間で，*Tp*の侵入部位である外陰部などに初期硬結や硬性下疳を生じる．好発部位は男性では冠状溝（図1），包皮など，女性では大小陰唇，子宮頸部である．外陰部以外の口唇部（図2），口腔内，手指などに生じることもある．ほぼ同時期に両側鼠径部など所属リンパ節が腫脹することが多く，無痛性横痃とよばれる．

第2期梅毒疹は *Tp* が血行性に全身に撒布されて多彩な症状を示す．感染後約3か月前に爪甲大までの淡紅色斑がみられ，梅毒性ばら疹（図3）とよばれる．その後，赤銅色，赤褐色の丘疹，結節を基本とした，

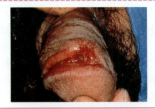

図1　冠状溝の硬性下疳

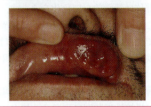

図2　口唇部の陰部外硬性下疳

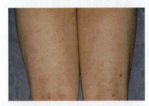

図3　梅毒性ばら疹と丘疹性梅毒疹

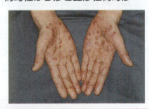

図4　手掌の梅毒性乾癬

丘疹性梅毒疹が出現する．第2期梅毒疹の中で最も頻度が高く，場所により異型を呈するが，臨床像から診断しやすいのは，掌蹠に生じ厚い鱗屑を伴い尋常性乾癬に類似する梅毒性乾癬（図4）と，肛囲・外陰部・腋窩などに好発する淡紅色，灰白色の湿潤，浸軟した扁平隆起性の腫瘤で *Tp* が多数存在する扁平コンジローマ（図5）である．

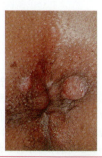

図5　肛囲の扁平コンジローマ

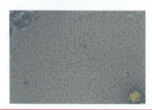

図6　パーカーインク法で検出した*Tp*

　第2期ではこれらの皮疹が混じて多彩な臨床症状を示し，その後，第3期，4期に進行していく場合がある〔ヒト免疫不全ウイルス（human immunodeficiency virus：HIV）陽性患者では注意が必要である〕．

b　検査

　梅毒を疑った場合は，梅毒血清反応か皮疹・粘膜疹からの*Tp*の検出を試みる．梅毒血清反応はリン脂質を抗原として用いるSTS法（serologic test for syphilis）としてガラス板法，RPRカード法（rapid plasma reagin card test）があり，*Tp*を抗原として用いる方法にはTPHA法（*Treponema pallidum* hemagglutination），FTA-ABS法（fluorescent treponemal antibody absorption test），TPLA法（*Treponema pallidum* latex agglutination）がある．STS法のほうがTPHA法よりも幾分早く陽性になる．梅毒の確定診断にはTPHA法などが必要だが，いったん陽性化すると陰性にはなりにくく，治療効果の判定や経過観察にはSTS法を用いる．先天梅毒の場合は母親が十分な治療を受けていても，児の梅毒血清反応が陽性になることがあるが，移行抗体であり，普通6か月以内に消失する．

　*Tp*の直接検出は硬性下疳，扁平コンジローマや粘膜疹からの検出率が高いが，抗菌薬を使用している例では検出が難しい．パーカーインク法（図6），墨汁法，暗視野法，蛍光抗体法などがある．

3　鑑別診断

a　臨床的鑑別

　薬疹，尋常性乾癬，尖圭コンジローマ，単純ヘルペス，軟性下疳などがあげられる．重要なことは梅毒を疑うことである．十分な問診や梅毒血清反応，*Tp*の検出が決め手となることが多い．

b　組織学的鑑別

　第1期，2期では形質細胞が認められる程度であまり特異的な所見はないが，特殊な染色では*Tp*が組織内にみられる．

4　治療の考え方と実際

　ペニシリンが第一選択薬である．投与期間は第1期で2週間，第2期は4週間とし，必要によりこれを繰り返す．ペニシリンアレルギーの患者ではミノマイシン，妊婦ではアセチルスピラマイシンを用いる．必要十分な治療後は，STS法で経過観察するのみでよい．*Tp*を抗原として用いたTPHA法などの検査は陽性になると陰性化しないばかりか，高い抗体価に留まることが多い．梅毒治療の目的は，血清抗体価を陰性化することではない．

5　予後

　神経梅毒，心血管梅毒，HIV合併例などを除き，予後は良好である．

伊東皮フ科クリニック　**伊東文行**

3 性器ヘルペス

1 疾患概要

単純ヘルペスウイルス(herpes simplex virus：HSV)感染症のうち，性器および外陰部の皮膚，粘膜に病変を呈するものが性器ヘルペス(陰部ヘルペス)であり，そのほとんどは性行為によってHSVが局所へ接触感染することにより伝播する性行為感染症(sexually-transmitted infection：STI)である．

本疾患は皮膚科，泌尿器科，産婦人科などの医療機関で日常診療においてしばしば経験されるものであり，感染症法によりその発生状況についての定点観測が行われている．わが国では登録症例数の季節的な変動はほとんどなく，性的に活発な20～30歳代に多く，男性より女性に多い傾向がある．

HSVは初感染ののち脊髄後根神経節に潜伏感染し，再活性化ののち再発病変を生じるが，性器ヘルペスにおいても初感染とそれに引き続く再発病変があり，わが国では初感染の70％程度がHSV1型の感染による．一方，再発病変からは90％以上でHSV2型が分離される．再発を繰り返す性器ヘルペスの症例では，明らかな皮膚，粘膜の症状がない時期にも少量のHSVが分泌され，ウイルスを分離できることが知られており，無症候性排泄(asymptomatic shedding)とよばれている．無症候性排泄の状態からも他への伝搬が可能であり，STIとしての性器ヘルペスの予防対策を講じるうえでの障害となっている．

2 検査・診断

診断は基本的に性器ヘルペスに特徴的な皮膚，粘膜病変を観察することによって行われるが，他疾患との鑑別，今後の再発頻度の予測のための原因HSVの型別を目的として，ウイルス抗原検査，抗体価測定，ウイルス分離あるいはPCR法によるウイルス検出および型別などが行われる．

a 臨床像

初感染では臨床的に外陰部皮膚に小水疱，びらん，潰瘍が多発し，種々の程度の疼痛がある(図1)．一般的に解剖学的相違から，男性に比べ女性では重症化しやすい．

再発では外陰部の比較的限局した部位に，少数の小水疱またはびらんを認めるが，疼痛は軽度であることが多い．再発頻度はさまざまであり，数年に1回程度の症例から毎月1回程度発症する症例まで存在する．再発性の性器ヘルペス罹患者のQOLは大きく障害されており，特にパートナーへの伝搬の可能性や罪悪感，頻回の再発によるストレスなどからの精神活動面でのQOL障害が著しい．

b ウイルス抗原検査

性器ヘルペスの確定診断のために，小水疱，びらん面から感染している表皮細胞を擦過により採取し，Giemsa染色後に空胞

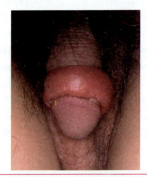

図1 男性性器ヘルペス初感染の臨床像

変性細胞や巨細胞を検出する Tzanck 法，蛍光標識モノクローナル抗体で染色する蛍光抗体法，擦過細胞を溶解液で抽出してイムノクロマト法でバンドを検出する迅速診断法などが用いられる．

c 抗体価測定

抗体価の測定方法には補体結合反応（complement fixation test：CF），中和抗体価測定法（neutralization test：NT），酵素免疫測定法（enzyme immunoassay：EIA），HSV 2 型特異的抗体測定法などがあり，HSV 1 型，2 型に全くの初感染で性器ヘルペスを発症した場合には，ペア血清で有意な抗体価の上昇がみられ，EIA 法による IgM 抗体が陽性となる．一般に多くの症例では，幼小児期に顔面，口腔領域の HSV 1 型の感染をすでに受けていることが多く，成人してからの性器ヘルペス罹患時における抗体価の変動は初感染の典型的パターンを取らず，有意な変動がみられないことが多いので注意が必要である．

d その他の検査

病変部の擦過物を用いて，HSV の存在を証明する方法としては，細胞培養を用いたウイルス分離法，ウイルス DNA を検出する PCR 法，LAMP 法などがある．検査感度が高く，型別も可能であるが，検査結果判明までに時間が必要で，保険適用がないものがほとんどである．

3 鑑別診断

a 臨床的鑑別

陰部の小水疱，びらん，潰瘍がみられる場合には性器ヘルペスの可能性を考えるとともに，帯状疱疹，接触皮膚炎，梅毒などその他の STI，Behçet 病などとの鑑別が必要である．帯状疱疹は右か左の片側性に病変が存在し，疼痛が激しい傾向がある．また，再発を短い期間で繰り返すことはない．接触皮膚炎も水疱を形成することがあるが，多くは痒みがあり，紅斑が強く浮腫性変化が顕著である．梅毒や Behçet 病では病変がおおむね単発であり，潰瘍の大きさも大きめであることなどが重要な鑑別点となる．

b 臨床検査による鑑別

診断の確定にはウイルス抗原を検出する検査から，必要性と各検査の限界を考えて実施する検査を選択するのが一般的である．Tzanck 法は簡便で，迅速に結果を得られるため，接触皮膚炎などの疾患との鑑別に有用であるが，帯状疱疹を区別できない．蛍光抗体法はウイルスの型別まで可能であるが，蛍光顕微鏡が必要で，検査結果判明まで時間を要することが多く，性器ヘルペスでは検査感度が比較的低い傾向がある．イムノクロマト法は迅速に結果が得られ，検査感度も高いが，HSV の型別は不可能である．

問診上，頻回に再発を繰り返す症例で，受診時に明らかな皮膚病変を認めない場合に，再発抑制療法の適応を考える場合には，HSV 2 型特異抗体を測定する ELISA 法を用いると有用であるが，保険適用はない．

4 治療の考え方と実際

HSV は表皮細胞で増殖し小水疱を形成するとともに，末梢神経を経由して脊髄後根神経節へ到達し増殖し，潜伏感染から再活性化するため，皮膚局所の HSV のみならず，神経節内でのウイルス増殖をも抑制することが治療上の目標となる．よって，皮膚病変を確認できる性器ヘルペスでは，初感染，再発のどちらの場合でも抗ヘルペスウイルス薬の全身投与を治療の基本とすべきである．一般に，軽症の再発病変であって，発症から 4，5 日以上経過して受診したような場合を除いて，抗ヘルペスウイルス薬の外用のみでの治療は行われない．

アシクロビル，バラシクロビル，ファムシクロビルの 3 剤が 2016 年 3 月現在使用可能であり，5 日間の内服治療が標準となる．重症例や尿閉などの合併症で入院治療

を行う場合には，内服を10日間まで延長するか，アシクロビルの点滴静注製剤が用いられることがある．

　抗ヘルペスウイルス薬の全身投与に加えて，対症的に，疼痛の程度により非ステロイド性抗炎症薬，皮膚病変の性状により抗潰瘍薬や保湿剤などを併用する．

　頻回に再発を繰り返す性器ヘルペス患者に対しては，バラシクロビルを発症の有無にかかわらず毎日1回1錠内服し，その間の再発を抑制していく再発抑制療法が有効である．

5 予後・予防

　生命的な予後は良好であるが，潜伏感染しているHSVを除去する治療法が存在しないため，再発のリスクは常に存在する．再発の誘因となる疲労やストレスを避けるよう指導し，パートナーへの伝搬予防にはコンドームの使用などの安全な性行動が重要であることを説明する．無症候性排泄によっても伝搬するため完全な感染予防は困難であるが，抑制療法など，そのリスクを低下させる手段があることを伝え，頻回に再発する症例のQOL向上を図っていくことが重要である．

安元ひふ科クリニック　**安元慎一郎**

P 性感染症

4 HIV 感染症

1 疾患概要

HIV(human immunodeficiency virus-1：HIV-1)は1983年に発見された比較的歴史の浅いウイルスで，血液，精液，腟分泌液などの体液を介して感染が生じる．全世界的には男女間の性行為による感染が最も多いが，わが国では男性同性間(men who have sex with men：MSM)の性的接触による感染が多い．

HIV感染症は，急性感染期，無症候期，AIDS(acquired immunodeficiency syndrome)期に大別される．性行為などで感染が成立すると，ウイルスはリンパ組織内で急速に増殖するが，やがてHIVに対する特異的な免疫反応が立ち上がってくるとウイルスは減少する．しかしウイルスは体内から完全には排除されず，増殖するウイルスとそれを抑え込もうとする免疫系が拮抗することにより，慢性感染状態の無症候期へと移行する．従来，無症候期は約10年程度と考えられてきたが，近年では無症候期が短くなっているとの報告もあり，注意が必要である．無症候期の間もウイルスは増殖を続け，やがてCD4陽性リンパ球数が200/μLを下回ってくる頃になると，種々の日和見感染症や日和見腫瘍を引き起こす．この状態がAIDS期である．

世界的には新規感染者が減少するなか，日本ではHIV/AIDS患者の増加に歯止めがかからず，2014年のわが国の新規HIV/AIDS患者数はHIV感染者1,091件，AIDS患者455件となり，報告開始からの累積患者数は24,000件を超えた．ただしこれは報告されている人数であり，実際の感染者は数倍以上であると推測される．

HIVを早期発見することは，その患者のためのみではなく，その周りの者への感染拡大を防ぐという意味でも非常に重要である．

2 検査・診断

何らかの症状からHIV感染を疑った場合は，日本エイズ学会と日本臨床検査医学会の推奨法に従い検査を行う．スクリーニング検査として，HIV-1抗原とHIV-1/2抗体の同時測定系キット(第4世代)の使用が推奨されている．感染初期において，実際の感染から検査で陽性となるまでに数週間を要し，検査をしても陰性となることがある(ウインドウピリオド)ので注意が必要である．スクリーニングが「陽性」もしくは「保留」であった場合には，確認検査を行う．ただし，スクリーニング検査には偽陽性が0.1〜0.3%程度存在するため，その点に関して十分な説明が必要となる．確認検査にはHIV-1のウエスタンブロット法とHIV-1核酸増幅検査(RT-PCR法)の両者を同時に行う．確認検査で陽性所見が得られた場合は，7日以内に最寄りの保健所に届け出を行う必要がある．HIV治療についてはHIV感染症専門医に紹介することになるが，診療情報提供書に後天性免疫不全症候群発生届けを提出済みか否かを明記すべきである．

3 皮膚症状

AIDS指標疾患(表1)には，皮膚疾患がそれほど多くはない．しかし，HIV感染者はその経過において多彩な皮膚症状を呈することが知られている．HIV感染急性期皮疹，繰り返す帯状疱疹などのウイルス感染症，梅毒などの性感染症(sexually transmitted infections：STI)，その他にも表2に示

表1 AIDS 指標疾患

A. 真菌症	1.	カンジダ症(食道, 気管, 気管支, 肺)
	2.	クリプトコッカス症(肺以外)
	3.	コクシジオイデス症[*1]
	4.	ヒストプラズマ症[*1]
	5.	ニューモシスチス肺炎
B. 原虫感染症	6.	トキソプラズマ脳症(生後1か月以後)
	7.	クリプトスポリジウム症(1か月以上続く下痢を伴ったもの)
	8.	イソスポラ症(1か月以上続く下痢を伴ったもの)
C. 細菌感染症	9.	化膿性細菌感染症[*2]
	10.	サルモネラ菌血症(再発を繰り返すもので, チフス菌によるものを除く)
	11.	活動性結核(肺結核または肺外結核)[*1,3]
	12.	非結核性抗酸菌症[*1]
D. ウイルス感染症	13.	サイトメガロウイルス感染症(生後1か月以後で, 肝, 脾, リンパ節以外)
	14.	単純ヘルペスウイルス感染症[*4]
	15.	進行性多巣性白質脳症
E. 腫瘍	16.	Kaposi 肉腫
	17.	原発性脳リンパ腫
	18.	非 Hodgkin リンパ腫(a：大細胞型・免疫芽球型, b：Burkitt 型)
	19.	浸潤性子宮頸癌[*3]
F. その他	20.	反復性肺炎
	21.	リンパ性間質性肺炎/杯リンパ過形成：LIP/PLH complex(13歳未満)
	22.	HIV 脳症(認知症または亜急性脳炎)
	23.	HIV 消耗性症候群(全身衰弱またはスリム病)

[*1]：a：全身性に播種したもの, b：肺, 頸部, 肺門リンパ節以外の部位に起こったもの
[*2]：13歳未満で, ヘモフィルス, 連鎖球菌等の化膿性細菌により以下のいずれかが2年以内に, 2つ以上多発あるいは繰り返して起こったもの
a：敗血症, b：肺炎, c：髄膜炎, d：骨関節炎, e：中耳・皮膚粘膜以外の部位や深在臓器の膿瘍
[*3]：C11 活動性肺結核のうち肺結核, および E19 浸潤性子宮頸癌については, HIV による免疫不全を示唆する症状または所見がみられる場合に限る
[*4]：a：1か月以上持続する粘膜, 皮膚の潰瘍を呈するもの
b：生後1か月以後で気管支炎, 肺炎, 食道炎を併発するもの
〔抗 HIV 治療ガイドライン(2015年3月版)より改変〕

すように多数の疾患が HIV/AIDS の診断につながる.

a 急性 HIV 感染症

感染初期に発熱, 関節痛, 咽頭炎, 下痢, リンパ節腫脹などとともに, 約75%の患者に紅斑丘疹型の発疹が生じるとされる. この時点で HIV 感染を診断することが理想であるが, 臨床症状が薬疹, 麻疹, 伝染性単核球症などと類似しており, 見逃されることも多い.

b 皮膚粘膜感染症

1) ウイルス感染症

単純疱疹, 帯状疱疹, 伝染性軟属腫, 尖圭コンジローマなどがあげられる.

単純疱疹(口唇ヘルペス, 陰部ヘルペス)は健常者でもよくみられるが, 免疫不全が進行すると深い潰瘍をきたし, AIDS 指標疾患の一つである. 帯状疱疹は中高年以上ではよくみられる皮膚疾患の一つであるが, HIV 感染者は帯状疱疹発症のリスクが高く, 複数回罹患する者もいる. 伝染性軟属腫(水イボ)は小児期によくみられるが, 成人にはまれである. 基礎疾患を有さない成人に伝染性軟属腫を認めた場合は, HIV 感染を疑う契機となる. 尖圭コンジローマは比較的よくみられる性感染症の一つである.

表2 HIV/AIDSに伴う皮膚症状

1)	急性HIV感染症	
2)	皮膚粘膜感染症	
	a) ウイルス感染症	単純疱疹，帯状疱疹，伝染性軟属腫，尖圭コンジローマなど
	b) 細菌感染症	毛嚢炎，癤腫症，膿瘍，梅毒など
	c) 真菌感染症	口腔内カンジダ，白癬，マラセチア関連皮膚疾患など
3)	腫瘍性病変	Kaposi肉腫，悪性リンパ腫，肛門部扁平上皮癌など
4)	その他HIV関連皮膚疾患	好酸球性膿疱性毛嚢炎，瘙痒性丘疹，薬疹，尋常性乾癬，色素沈着，光線過敏性皮膚炎，血管炎，環状肉芽腫，乾皮症，赤痢アメーバによる肛囲潰瘍，疥癬など

特にMSMの場合，肛囲肛門内に多く認められ，時に巨大化する．肛門周囲の尖圭コンジローマは肛門性交を疑わせる所見であり，性志向の確認やHIV検査を考慮する．

2) 細菌感染症（スピロヘータを含む）

毛嚢炎，癤腫症，膿瘍，梅毒などがあげられる．

特にMSMにおける梅毒とHIV/AIDSの重複感染患者の増加が世界中で問題となっている．この2つの疾患の密接な関係は以前から知られており，HIV感染者では梅毒の罹患率が高く，なおかつ潜伏梅毒も多いため，梅毒の積極的なスクリーニングが推奨されている．

3) 真菌感染症

口腔内カンジダ，白癬，マラセチア関連皮膚疾患などがあげられる．

AIDS指標疾患に食道カンジダがあるが，口腔内カンジダはAIDS指標疾患ではない．しかし，免疫不全の進行した症例の多くに口腔内カンジダを認める．そのため，他の症状からHIV感染を疑った場合は，必ず口腔内を確認し，白苔の有無を確認しなければならない．脂漏性皮膚炎の合併率は健常人に比して高率である．

c 腫瘍性病変

Kaposi肉腫，悪性リンパ腫，肛門部扁平上皮癌などがあげられる．

Kaposi肉腫はヒトヘルペスウイルス8型（HHV-8：human herpesvirus 8）の感染による日和見腫瘍である．発生部位は皮膚が最も多く，なかでも下肢に多い．AIDS指標疾患であり，Kaposi肉腫を疑う場合はHIV検査は必須である．

d その他HIV関連皮膚疾患

好酸球性膿疱性毛嚢炎，瘙痒性丘疹，薬疹，尋常性乾癬，色素沈着，光線過敏性皮膚炎，血管炎，環状肉芽腫，乾皮症，赤痢アメーバによる肛囲潰瘍，疥癬など多くの報告がある．

4 予後

以前は「死に至る特別な感染症」と認識されていたが，1996年頃より開始された抗レトロウイルス療法（anti-retroviral therapy：ART）が導入されてから致死率が劇的に改善し，「長期生存が可能な慢性感染症」として捉えられるようになってきている．ARTが確立される以前は，AIDS発症後の予後は2年程度とされていたが，ARTが確立し治療が進歩している現在では，適切な時期に適切な治療を受けられれば，余命に関して非HIV感染者と大きな差がないところまで改善している．

東京医科大学病院皮膚科学分野　**斎藤万寿吉**

Q 皮膚付属器の疾患

1 痤瘡

1 疾患概要

痤瘡(尋常性痤瘡：acne vulgaris)は13歳頃に発症し，高校生の頃にピークを迎え，多くはその後，軽快する．90％以上の人が経験するが，特に思春期の顔面を主体とする疾患であるため，生活の質(quality of life：QOL)に与える影響が大きく，中高生ではいじめの原因にもなることから，積極的な治療が望まれる．

痤瘡は，皮脂の分泌亢進と毛漏斗の角化異常に伴う皮脂の毛包内への貯留に始まる．この状態を面皰とよぶ．面皰の内部は皮脂が豊富で嫌気の環境にあり，好脂性通性嫌気性菌である痤瘡桿菌が増殖して起炎菌となり，好中球の遊走を伴って，丘疹や膿疱などの炎症性皮疹を生じる．炎症が周囲の組織に波及すると，囊腫や硬結となる．また，炎症軽快後に炎症後の紅斑，炎症後色素沈着，萎縮性瘢痕，肥厚性瘢痕，ケロイドとなることがある．実際の臨床像は，これらの症状が混在する(図1)．痤瘡瘢痕については，小さなものを含めると受診患者の90％に何らかの萎縮性瘢痕や肥厚性瘢痕，ケロイドを認めることが報告されている．

2 検査・診断

尋常性痤瘡の診断は，視診のみで可能である．しかし，20歳以降の女性で3か月以上無月経が続いている場合などは，多嚢胞性卵巣症候群の症状として痤瘡があることがあり，婦人科でのホルモン検査，超音波検査を勧める．

3 鑑別診断

痤瘡には，尋常性痤瘡以外に，囊腫が多発する囊腫性痤瘡，多発した囊腫が互いに瘻孔を作って交通し，炎症が遷延する集簇性痤瘡(acne conglobate，図2)，関節痛や発熱などの全身症状を伴う壊死性痤瘡(acne fulminans)などがある．集簇性痤瘡や壊死性痤瘡は抗菌薬が無効な症例も多く，慢性膿皮症に準じる疾患とする考えがある．

痤瘡の鑑別診断には，毛包炎，マラセチア毛包炎，毛包虫症，酒皶，稗粒腫，顔面播種状粟粒性狼瘡，好酸球性毛包炎などがある．鑑別のポイントは，①毛包一致性の皮疹，②初期疹である面皰が存在する点である．他の疾患では基本的に面皰は存在しない．酒皶には酒皶性痤瘡(図3)とよばれ

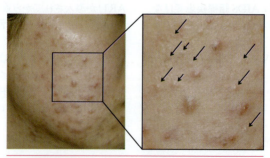

図1　尋常性痤瘡
炎症性皮疹(丘疹，膿疱)の周りには多数の面皰(矢印)が混在している．

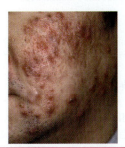

図2　集簇性痤瘡

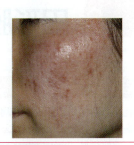

図3　酒皶性痤瘡

る毛包一致性の丘疹や膿疱を認めるタイプがあるが，頬の広範囲の紅斑の上に丘疹や膿疱が乗っていて，面皰がないことから痤瘡と鑑別する．酒皶の治療にも痤瘡と同様に内服抗菌薬が有効であるが，外用療法は必ずしも一致しないので，注意が必要である．

4　治療の考え方と実際

尋常性痤瘡の治療は，急性炎症期と維持期に分けて考える．急性炎症期には，早期の改善をめざした積極的な治療が望ましい．しかし欧米では，急性炎症期の抗菌薬を中心とする治療を長期継続することで生じた薬剤耐性菌が問題となっている．そのため，急性炎症期の治療期間の目安は3か月とされている．炎症症状軽快後には，炎症再発を予防し，面皰に対する治療を継続するために維持療法へ移行する．維持療法では，薬剤耐性菌の懸念のないアダパレン（ディフェリン®ゲル0.1%）や過酸化ベンゾイル（ベピオ®ゲル2.5%）の外用を行う．

a　急性炎症期の治療

軽症〜中等症には，アダパレン，過酸化ベンゾイル，外用抗菌薬を組み合わせた外用併用療法を行う．過酸化ベンゾイルと外用抗菌薬には，配合剤（デュアック®配合ゲル）がある．中等症〜最重症の場合には，さらに内服抗菌薬を加える．

外用抗菌薬は，痤瘡に適応のある剤形を使用する．内服抗菌薬は，ドキシサイクリン，ミノサイクリン，ロキシスロマイシン，ファロペネムなどが頻用されている．

b　維持療法

アダパレンと過酸化ベンゾイルの併用あるいは，いずれかの単独療法を行う．思春期の痤瘡は，平均的には13歳頃に発症し，20歳くらいまで継続する．急性炎症期のみの治療では，炎症の再燃を繰り返すことが懸念される．したがって，数年にわたる維持療法が望ましい．

c　スキンケア

痤瘡に対するスキンケアとして，1日2回の洗顔料を用いた洗顔を推奨する．また，現時点では食事と痤瘡の関係は明確になっておらず，個々の患者の経験で悪化する場合以外には，食事の制限をしない．特に思春期の痤瘡では，成長期でもあり，バランスのよい食事を勧める．

5　予　後

尋常性痤瘡は，生命予後に関係しない．しかし瘢痕は元に戻らないので，瘢痕を残さないように，早期の積極的な治療と，炎症再発予防のための面皰に対する維持療法の継続が重要である．

虎の門病院皮膚科　林　伸和

Q 皮膚付属器の疾患

2 円形脱毛症

1 疾患概要

脱毛範囲の場所や範囲から，単発型(図1-a)，多発型，全頭型，汎発型(図1-b)，蛇行型，逆蛇行型，acute diffuse and total alopecia に分類される．わが国のガイドラインでは，S2 (25%) 未満か以上かで治療選択を分けている．HLA-DQB1*0301，DQB1*0302，DRB1*1104，DQB1*0301 との関連や，genome wide association study によって，*CTLA-4*，*ULBP6*，*ULBP3*，*MICA*，*IL21/IL-2*，*IL-2RA* など免疫反応に関連する遺伝子の single nucleotide polymorphism が報告されている．こうした体質＋きっかけ(ウイルス感染，外傷，出産，疲労，精神的ストレスなど)により，毛包由来の自己抗原に対して，自己反応性の細胞傷害性T細胞が自己免疫反応を起こす．合併症は自己免疫性甲状腺疾患が多い．膠原病やⅠ型糖尿病などもみられるが，まれである．

2 検査・診断

a 臨床所見
脱毛部位に瘙痒，痛み，ぴりぴり感を感じることがある．病変と一致して白斑や淡い紅斑をみることがある．爪甲の陥凹や粗糙化がみられる．

b hair pull test
1週間ほど頭を洗わない状態で，軽く牽引した毛髪の1割以上が抜けてくる場合を病的な脱毛とみなす．円形脱毛症は成長期脱毛であり，毛根が先細りの dystrophic anagen がみられる．

c ダーモスコピー検査
急性期では，感嘆符毛，漸減毛，黒点が観察される(図2-a)．慢性期では，毛孔に一致して黄色点がみられる(図2-b)．

d 血液検査
合併症の鑑別のため，甲状腺自己抗体，血糖値，抗核抗体，抗DNA抗体などを測定する．

e 皮膚生検
脱毛斑の辺縁をパンチ生検する．採取した検体は半切し，一方は縦切片，もう一方は横切片でHE標本を作成する．横切片は，毛漏斗部付近から毛包のやや下くらいまで切り出す．毛包周囲の炎症細胞浸潤を確認する(図3)．

3 鑑別診断

抜毛症，*Trichophyton tonsurans*，悪性腫瘍の皮下転移などとの鑑別を要する．抜毛症は円形脱毛症と合併することがある．輪

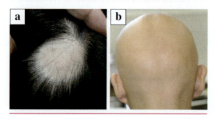

図1 脱毛病変
a：単発型，b：汎発型．全身の毛髪が脱毛している．

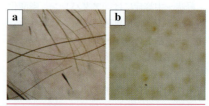

図2 急性期におけるダーモスコピー所見
a：急性期の感嘆符毛，b：慢性期の黄色点．

第 3 章　皮膚付属器の疾患

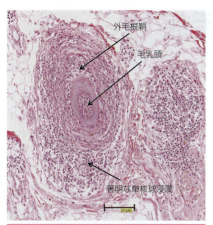

図 3　毛包周囲の著明な炎症細胞浸潤
毛包周囲にリンパ球や組織球,NK 細胞など炎症細胞浸潤がみられる.一部メラニンが脱落し,メラノファージが観察される.

入感染症である *T. tonsurans* は頭部に斑状の脱毛斑をきたすことが多い.

4　治療の考え方と実際

　治療のターゲットは,毛包への自己免疫反応の抑制や変調である.副腎皮質ステロイド薬は免疫抑制であり,局所免疫療法は免疫変調である.ガイドラインでは,ステロイド局所注射(16 歳以上)と局所免疫療法が推奨度 B である.

　ステロイド局所注射は,トリアムシノロンアセトニドの皮内用・関節腔用を病変部皮膚に 5 mg/mL の濃度で,0.1 mL ずつ 1 cm おきに 29 G 針で月に 1 回,皮内注射を行う.副作用として皮膚萎縮や皮膚陥凹がある.また睫毛に施行する場合には 2.5 mg/mL がよいが,緑内障を誘発することがある.

　局所免疫療法は,まず 1〜2%SADBE,DPCP のアセトン希釈液を一部の頭部病変部に外用し感作する.2〜3 週後に 0.0001% 程度で惹起を行う.感作が成立しない場合には,薬剤の変更(SADBE ⇔ DPCP)を行う.以後,週 1〜3 回程度外用する.事前にベリーストロング以上のステロイド外用薬を処方しておき,過度の感作成立時や惹起反応の際に使用させる.DPCP は遮光で保管する.過度の接触皮膚炎やそれに伴うリンパ節腫脹,頭痛,発熱,自家感作性皮膚炎などが出現することがある.色素沈着や色素脱失をきたした場合には,有効率が低下する.アトピー性皮膚炎患者に行う場合,皮膚炎が悪化をするおそれが高い.

　その他,急性期(半年以内)の S2 以上の脱毛症状(16 歳以上)には,ステロイドハーフパルス療法(ソル・メドロール®500 mg/日×3 日間)を行う.4〜6 か月経過をみて,軟毛の発生を確認する.

　その他,円形脱毛症罹患時で生活指導に特段の注意を払うことはない.シャンプーやウィッグも患者の好みでよい.しかし一般に,自己免疫疾患として睡眠不足や疲労,ウイルス感染を避けるよう,体調管理には気を配っておく.

浜松医科大学皮膚科　**伊藤泰介**

Q 皮膚付属器の疾患

3 壮年性脱毛症

1 疾患概要

壮年性脱毛症は男性型脱毛症(androgenetic alopecia：AGA)ともよばれ，おもに男性の前頭部と頭頂部の頭髪が薄くなり，後頭部と側頭部を残して脱毛が進行する疾患である(図1-a)．思春期以降に始まり，徐々に進行する．男性における発症頻度は20歳代で約10％，30歳代で約20％，40歳代で約30％，50歳代以降で40数％と年齢とともに高くなる．前頭部や頭頂部において，テストステロンがⅡ型5α-リダクターゼにより，さらに活性の高いジヒドロテストステロンに変換され，前頭部や頭頂部毛包の男性ホルモン受容体に結合し，毛包サイクルに作用して毛包成長期の短縮，硬毛の軟毛化が引き起こされる．

男性よりも脱毛の程度は軽度であるが，女性でも同じ病態が起こる(女性型脱毛症；androgenetic alopecia in women)．女性でも思春期以降に認められるが，男性よりも発症年齢がやや高く，40～50歳代以降に認められることが多い．臨床像は，男性と同様に前頭部と頭頂部の頭髪がおもに薄くなるが，女性では前頭部の髪際部を残して頭頂部の比較的広い範囲の頭髪がびまん性に薄くなる臨床像を呈することが多い(図2)．女性では，男性と同様に5α-リダクターゼや男性ホルモン受容体が後頭部よりも前頭部に多いことが確認されているが，男性よりも少なく，さらにテストステロンからエストラジオールを作り出すシトクロムP450アロマターゼが男性よりも多いためテストステロンが減り，5α-リダクターゼを介したジヒドロテストステロンへの変換も減少するため，男性よりも脱毛が起こりにくいと考えられている．

遺伝的な背景としては，X染色体上に存在する男性ホルモンレセプター遺伝子の多型による毛包での男性ホルモン感受性の違いや，常染色体の3q26や20p11にも疾患関連遺伝子が存在することが知られている．

2 検査・診断

AGAの家族歴に加えて，額の生え際が後退し，前頭部と頭頂部の頭髪が細く短くなることを確認する．拡大鏡やダーモスコピーで毛直径の不均一性，毛孔周囲色素沈着(男性AGAの66％，女性AGAの20％に認められた)，黄色点(円形脱毛症によくみられるが，男性AGAの26％，女性AGA

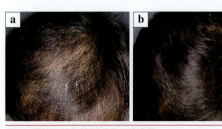

図1　男性の壮年性脱毛症の臨床像
51歳男性の壮年性脱毛症のフィナステリド有効例．a：フィナステリド投与前，b：投与10か月後．

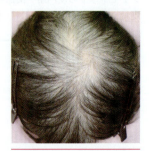

図2　女性の壮年性脱毛症の臨床像
64歳女性．

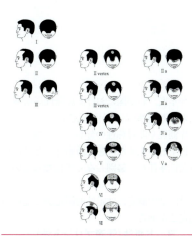

図3 男性の壮年性脱毛症（男性型脱毛症）の分類
〔Norwoodの分類（Norwood OT：*South Med J* 1975；**68**：1359-1365）より改変〕

の10％に認められた）などを確認する．

男性AGAの進行度の分類には，Norwoodの分類に高島分類の頭頂部が薄くなるⅡ vertexを加えた分類が広く使用されている（図3）．女性AGAではLudwigの分類がよく用いられている．

3 鑑別診断

後天性脱毛症の円形脱毛症，分娩後脱毛症，慢性甲状腺炎などの内分泌疾患に伴う脱毛，粃糠性脱毛症（脂漏性脱毛症），抜毛症（トリコチロマニア），全身性や円板状エリテマトーデス，皮膚筋炎などの膠原病による脱毛，梅毒や白癬感染による脱毛症，瘢痕性脱毛症などを除外する．

女性AGAはびまん性の脱毛を呈することが多いため，慢性休止期脱毛症の鑑別が難しい．休止期毛の確認や，壮年性脱毛症では軟毛の比率が慢性休止期脱毛症よりも高いことなどから鑑別する．

4 治療の考え方と実際

男性AGAの内服療法の第一選択薬としてガイドラインで強く推奨されているのは，フィナステリドである．フィナステリドは，テストステロンをジヒドロテストステロンに変換するⅡ型5α-リダクターゼに対する阻害薬である（図1-b）．一方，更年期以降の女性AGAに対しては，フィナステリドは無効であることが確認されている．また，前立腺肥大症に使用されるデュタステリドはⅠ型・Ⅱ型両方の5α-リダクターゼの阻害薬であり，男性にフィナステリドと同様の有効性が確認されている．いずれもprostate specific antigen（PSA）を低下させるため，前立腺癌のスクリーニング検査や治療指標としてPSAを検査するときは，データの評価に注意が必要である．

外用療法の第一選択薬は，男性AGAに5％ミノキシジル外用液，女性AGAには1％ミノキシジル外用液である．また，フィナステリド1 mg/日投与と2％ミノキシジル外用液の併用は，それぞれの単独投与よりも高い有効性が認められている．

そのほかに塩化カルプロニウム，t-フラバノン，アデノシン，サイトプリン・ペンタデカン外用も症例によっては有効性が認められており，高いエビデンスを示す報告は少ないが，使用を検討してもよい．

フィナステリド内服やミノキシジル外用により十分な改善が得られない男女のAGAには，十分な経験と技術を要する医師による自毛植毛術が有用である．

5 予後

壮年性脱毛症は進行性の脱毛であり，治療効果も進行の抑制が主体になるため，長期の治療が必要になることを十分説明したうえでの治療の検討が重要である．

北里大学医学部皮膚科　天羽康之

4 多汗症

1 疾患概要

手掌，足底に温熱や精神的な負荷，またそれらによらずに大量の発汗が起こり，日常生活に支障をきたす状態になる疾患を多汗症と定義している．多汗症は，全身の発汗が増加する全身性多汗症と，体の一部のみの発汗量が増加する局所多汗症に分類されている．局所多汗症で原因が明らかでないものを，原発性局所多汗症と定義する．続発性には結核などの感染症，甲状腺亢進症，褐色細胞腫などの内分泌代謝異常，神経疾患や薬剤性の全身性多汗症がある．原発性掌蹠多汗症の発症頻度は，最近のわが国での疫学調査で5.3%と，まれではない疾患であると考えられている．

2 検査・診断

a 臨床

掌蹠多汗症の症状は掌蹠に全体的な発汗過多がみられ，汗がしたたり落ちてくるほどの人もいる（図1）．手足は湿っていて冷たく，紫紅色を呈している．多汗症のため湿った手足は真菌，ウイルス感染を伴いやすく，足白癬，疣贅などがよく認められる．

b 診断基準

今年度，わが国における原発性局所多汗症の診断基準（表1）が作成された．

片側性や非対称性の分布である場合は，神経学的疾患または悪性腫瘍性などに伴う続発性多汗症を鑑別しなくてはならない．

c 発汗検査

発汗量の測定には定性的測定法と定量的測定法がある．

1) **ヨード紙法（汗滴プリント法）**

ゼロックス紙100 gに対して1 gのヨードを加え，瓶に1週間保存した後，紙が茶褐色に変化してきたら使用できる方法であり，発汗部位に触れると黒色に変化するため，視覚的に非常にわかりやすい．

2) **Minor法**

ヨード液（2 gヨードを10 mLのcastor oilで溶解し，無水アルコールを加えて100 mLに調製）を刷毛で塗布後，乾燥させてからデンプンを振りかける．発汗部位は黒紫色になるため，その範囲を計測して重症度および治療効果の判定に用いる．

3) **換気カプセル法**

カプセルに経由する前の湿度とカプセルを経由した後の汗を含む空気湿度を2つの湿度センサーで検出し，その差から発汗量

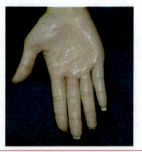

図1 原発性局所多汗症の臨床像

表1 わが国の原発性局所多汗症の診断基準

局所的に過剰な発汗が，明らかな原因がないまま掌蹠，腋窩，頭，顔面に過去6か月の間認められ，次の6項目のうち2項目以上満たすこと．
・左右対称である
・日常生活に不都合が生じる
・少なくとも1回/週以上の多汗のエピソードがある
・初発年齢は25歳以下である
・家族歴がある
・睡眠中の発汗は止まっている

を計測する，差分式の発汗量測定装置である．これらを内蔵した装置として，Kenz-Perspiro OSS-100（スズケン社），アナログ式携帯型発汗計（TS100，テクノサイエンス社）スキノス SMN-1000，SKD2000（西澤電機計器製作所）などがある．

3 治療の考え方と実際

原発性局所多汗症は，情緒不安定，精神的緊張状態を基盤にして発症することが多く，治療に苦労することが多い疾患である．治療法は基本的に外用療法，イオントフォレーシス療法が第一選択であり，これらに抵抗性の症例のみA型ボツリヌス毒素療法，交感神経遮断術などの適応となる．内服療法は補助療法として位置づけられている．

1）内服療法

おもな内服薬として，自律神経調整作用が強いといわれている tofisopam（グランダキシン®，150 mg，分3），抗コリン薬である propantheline bromide（プロ・バンサイン®，45～60 mg，分3～4）などが保険適用薬であり，重症の掌蹠多汗症に注意深く使用すれば有効なことがある．

2）外用療法

局所の外用薬としてはおもに20～50%塩化アルミニウム液が用いられ，むれた手，足などは十分洗って乾燥後，寝る前に外用すると効果的である．20%塩化アルミニウム外用液の単純塗布法で十分な効果が認められないときは，50%塩化アルミニウム外用液か，アルコールを混入させた20%塩化アルミニウム外用液，30%塩化アルミニウム軟膏などに変更してみる．さらに効果がみられないときは，20%塩化アルミニウム水溶液を用いて密封療法（occlusive dressing technique：ODT）するとより効果的である．ODTは就寝前に手，足を洗ってよくふいた後に，塩化アルミニウム水溶液を浸した綿や綿の手袋で多汗部位を覆い，食品用のラップもしくはビニル手袋で密封する方法である．翌日の朝，起床後に手，足を洗い流すことも必要となる．塩化アルミニウム外用療法は効かないと主張する患者は多い．しかし，効かないときは外用方法に問題があることが多い．寝る前の汗をかいてないときに，塩化アルミニウムを外用するかODTするのがポイントである．

3）水道水イオントフォレーシス療法

水道水イオントフォレーシス療法は，水道水中で両手，両足間で通電することにより発汗を抑制する治療法である．イオントフォレーシス療法は中等度の多汗症患者に有用である．水道水イオントフォレーシス療法の方法は，両手，両足の間で10～15 mAの電流で水道水を用いて20分間通電することを週に2，3回繰り返す．

4）胸腔鏡下胸部交感神経遮断術（endoscopic thoracic sympathectomy：ETS）

内視鏡下で交感神経を高周波で凝固する方法が保険診療として認められ，比較的安易に施行されている．しかし，全身麻酔で人工的に気胸を起こし内視鏡を胸郭内に挿入する必要があり，代償性発汗，Horner症状，神経損傷，血胸などの合併症を引き起こす可能性もあり，最重症で外用療法，イオントフォレーシス療法，内服療法の無効な症例のみ適応となる．

4 A型ボツリヌス毒素療法

A型ボツリヌス毒素は末梢のコリン性のシナプスに作用し，アセチルコリンの遊離を抑制することが知られている．この作用を用いて近年，腋窩多汗症，掌蹠多汗症にもA型ボツリヌス毒素の皮下投与が有効であることが二重盲検試験で確認されている．一昨年より，重症腋窩多汗症に対するA型ボツリヌス毒素療法は保険適用である．

東京医科歯科大学皮膚科　**横関博雄**

Q 皮膚付属器の疾患

5 陥入爪

1 疾患概要

爪甲が皮膚・軟部組織に陥入することで，疼痛や爪囲に炎症を生じる陥入爪は，日常でよく遭遇する疾患である．誤った爪の切り方により発症することが知られているが，他の成因が存在し，複数の病因を抱えていることも多い．またいくつかの臨床病型が存在し，どのような治療を行っても病因によっては再発のリスクがあるため，爪母を破壊するような治療を極力避け，なるべく保存的な治療法で対処すべきである[1]．

2 検査・診断

a 臨床像
爪甲が陥入し，爪囲が発赤，腫脹する．進行すると側爪部に肉芽を形成し，多くの場合，疼痛が主訴となる．

b 陥入爪の病型分類
筆者は独自の視点で，臨床所見から本症の病型分類を提案した(表1)．

c 病因
本症の病因として表2[1,2]があげられる．

3 鑑別診断

a レトロニキア(retronychia)
後爪郭の発赤，腫脹をきたす．

b 巻き爪(pincer nail)
爪甲の皮膚・軟部組織への陥入がより強い．

4 治療の考え方と実際

どのような治療を行っても再発のリスクがあるため，a)なるべく保守的な治療法を単独または併用するようにし，b)爪母を破壊するような治療は，その後の爪の生え方を考慮すると避けるべきと考えている．保存的治療を中心に，筆者が行っている治療法をまとめた[1]．本症患者の多くは，爪囲の発赤・腫脹(爪囲炎)を起こしている例が多いため，まず表3 1)の外用療法を行い，経過や患者のリクエストにより保存的治療を

表1 陥入爪の病型分類

	名　称	特　徴
1	軽症型	側爪郭が皮膚，軟部組織に軽度食い込んでいるタイプ．
2	爪甲横幅過長型(オーバーネイル)	爪甲の横幅が長すぎて側爪郭の皮膚につきささるタイプ．
3	爪甲先端肉芽形成型	爪甲先端部分に肉芽を形成するタイプ．
4	近位爪郭肉芽形成型	近位爪郭の爪母近くに肉芽が形成されるタイプ．
5	側爪郭肉芽包囲型	側爪郭全体を肉芽が覆いつくすタイプ(図1)．
6	爪甲斜め生長型	爪甲の生長方向が前方ではなく，斜め方向に向かうタイプ．
7	爪甲硬度増加型	爪甲は厚く肥厚し，爪甲の硬度が増加しているタイプ．
8	多趾同時多発型	第1足趾だけでなく複数の足趾の爪甲が同時に陥入するタイプ．
9	埋没型	長期間の深爪により足趾の末節の皮膚，軟部組織が隆起し，爪甲遊離縁が皮膚に激突するタイプ．
10	回内偏位型	第1足趾の回内偏位により，歩行時の第1MTP関節の背屈角が低下し，歩行時の第1足趾の圧負荷が上昇するために生じる(図2)．
11	足趾Ｖ時変形型	足趾末節がＶ字型に変形することで生じるタイプ．

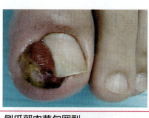

図1　側爪郭肉芽包囲型

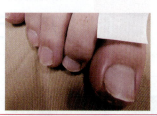

図2　回内偏位陥入爪

表2　陥入爪の原因

1. 足を使わない習慣
2. 爪の欠損：①深爪，②丸切り，三角切りなど，③爪外傷による
3. 不適合な靴の着用と誤った靴の履き方
4. 足の機能異常：足関節背屈角や第1MTP関節背屈角の低下により，第1趾への圧負荷の増大が起こる
5. 足や下肢の変形，異常：踵骨外反や脚長差などの存在
6. 足趾回内偏位
7. 胸郭の柔軟性，可動域の低下：上半身の動きや運動を吸収できないため，足趾に圧負荷がかかりやすくなる
8. 歩行異常：①上半身が側方に倒れ込む，②骨盤の側方動揺，③膝が内側に倒れ込む（kee in），④つま先が外を向く，⑤脚長差や足の柔軟性の欠如による蹴り出し時の足部をひねる歩行など[2]
9. 遺伝
10. 白癬菌感染
11. 薬剤の服用：エトレチネートなどの服用による

表3　陥入爪の治療法

1) 外用療法（アクリノールチンクソルベース）
2) 外用療法＋コットンパッキング法
3) 外用療法＋テーピング法
4) コットンパッキング法＋テーピング法
5) 30％サルチル酸ワセリン密封療法
6) 30％サルチル酸ワセリン密封療法＋形状記憶合金
7) 人工爪
8) ガター法
9) VHO法
10) VHO法（局所麻酔下）
11) 炭酸ガスレーザー（局所麻酔下）
12) 部分抜爪（局所麻酔下）

組み合わせたり，時に外科的対応をとるなど，2)～12)の治療に進むようにしている．

5　予後

本症はどのような治療を施しても，再発するリスクがある．そのため，病因をできる限り突き止め，各症例に応じて対処法を構築できるかどうかが問われる疾患である．筆者が患者に頻繁に教えていることは，①外用薬の使用方法，②爪の切り方，③靴の履き方である．また近年，病因の一つとして足や関節の機能や歩行に問題がある場合が多いと考えているため，運動外来を開設し，理学療法士とともに足の機能や歩行上の問題についてできる範囲内で治療を試みている．具体的には，筋肉や関節の硬い部分はストレッチをし，筋力が弱いところは筋トレを行う（ファンクショナルトレーニング）．また骨の異常については，整形外科との連携（X線を撮るなどの精査）も時に必要となる．

文献

1) 倉片長門：Dr. 倉片の実践フットケアテクニック．学研メディカル秀潤社，2015
2) 田中佳紀：陥入爪患者の歩行上の問題点．JAFTA NEWS 2015；3

スマイル・まやクリニック　倉片長門

Q 皮膚付属器の疾患

6 【アトラス】爪の疾患

◆全身疾患に伴う

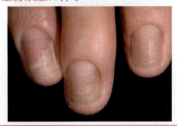

図1　黄色爪症候群
37歳，女性．黄色爪症候群は黄色爪とリンパ浮腫と胸水の貯留を三主徴とする．爪甲は伸長が遅くなり，少し厚くなり，黄色調を帯びる．爪床部では爪甲剥離の状態になる．そのために爪甲が脱落することもある．ブシラミンの投与でも黄色爪が生じることがある．

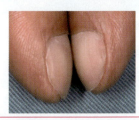

図2　バチ状指
66歳，男性．指先が大きくなり，爪甲も指先を包むように丸く大きくなる．バチ状指になると，両拇指爪甲を密着させたとき，後爪郭部に隙間がなく，爪甲遠位部が密着しなくなる．急速に生じたときは肺癌の有無を調べる．

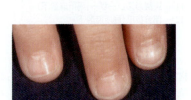

図3　手足口病に伴う爪甲の脱落
3歳，女児．コクサッキーA16型やエンテロウイルス72型による手足口病では認められなかったが，コクサッキーA6型感染に伴う手足口病に罹患すると，後に爪甲の脱落を生じることがある．

◆皮膚疾患に伴う

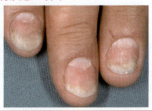

図4　尋常性乾癬
45歳，男性．尋常性乾癬では爪甲に点状の凹み，爪甲剥離を生じる．その他に爪甲下角質増殖に伴って短い線状の出血（黒い線状）や油染み様の変化を生じる．悪化すれば，爪甲が作られず爪郭部の発赤，腫脹と脆い角質を形成する．爪に初発することもある．

◆その他

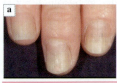

図5　爪甲剥離症
69歳，女性．爪甲剥離症は爪甲が遠位部で爪床から離れて次第に近位方向に進行し，剥離部は白濁する(a)．原因はカンジダ感染，接触皮膚炎や原因不明のものがある．剥離部爪甲を除去し，できるだけ近位部の爪床部角質を採取し，鏡検する(b)．本例ではカンジダを認め，抗カンジダ薬を投与した．

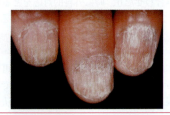

図6　20爪異栄養症
30歳，男性．すべての爪にほぼ同時期に同じ変化を生じてくる．爪母に炎症を生じている．爪甲表面に縦筋と鱗屑を認めることが多い．爪甲が菲薄化する例と，爪甲が肥厚して少し混濁する例がある．原因は不明．

第3章　おもな皮膚疾患

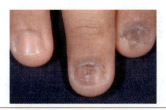

図7　爪噛み癖
11歳，男児．爪甲は終生伸長を続けるものであるので，爪甲が短くなるのは人為的な変化である．爪甲が爪切りで切れないほど短くなり，爪甲先端に細かい歯形がみられる．爪甲近位部を噛むと，爪郭炎や着色を伴うこともある．苦み成分安息香酸デナトニウムを含むトップコート（バイターストップ）を毎日爪甲に塗布すると治癒する．

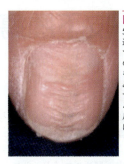

図8　波板状爪
56歳，女性．後爪郭部を近位方向に指や道具を用いて何回も移動させると，その後，爪甲に波板状の変形を生じる．爪半月は大きくみえ，後爪郭部も少し腫脹する．習癖によるものである．ステロイド外用薬を後爪郭部に近位から遠位方向に塗布する．

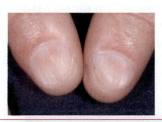

図9　匙状爪（スプーンネイル）
57歳，男性．爪甲は指腹に加わる力を支える役割がある．爪甲が側爪郭皮膚とつながっているために，爪甲は指背面に固定されている．爪甲側縁を本症例のように短く切ると，爪甲は指腹に加わる力を支えられなくなり，匙状化する．

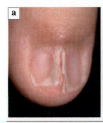

図10　爪甲縦裂症
a：初診時，b：治療開始2か月後．
4歳，男児で，2年前から爪甲に縦裂を生じている．爪甲縦裂症は，ステロイド外用薬を後爪郭部に近位から遠位方向に塗布すれば治癒する．2か月後にはbのように軽快している．軽快しないときは，後爪郭部に腫瘍がある．

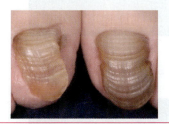

図11　爪甲鉤彎症
29歳，女性．爪甲が側爪郭と離れ牡蠣殻状に変形する．若年者にも認めるが，高齢者に多い変形である．抜爪すると正常な爪が再生する．趾先端の隆起が原因で起きる疾患なので，抜爪後にテーピングを行い，趾先端の隆起を下に下げるようにすると治癒する．

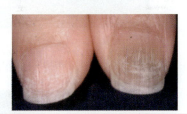

図12　緑色爪（ジェルネイルを除去した状態）
40歳，女性．緑色爪は緑膿菌感染により生じる疾患で，カンジダ性爪甲剥離に合併することが多い．最近はジェルネイル装着後，ジェルネイルと自爪の間に生じる隙間に緑膿菌が感染し，緑色爪を生じる症例が多く認められる．

東皮フ科医院　　東　禹彦

R 腫瘍

1 皮下腫瘍の診かた

1 疾患概要

皮下に生じる腫瘤性病変は多岐にわたる．粉瘤や石灰化上皮腫，脂肪腫といった腫瘍性病変のみならず，リンパ節病変，さらには炎症性疾患でも皮下型サルコイドーシスや結節性筋膜炎といった皮下結節を生じるものがある．これら皮下腫瘤の多くは表皮に変化を伴わず，視診だけで診断を下すことがしばしば困難であり，触診や超音波検査といったベッドサイドで簡便に行える検査が極めて重要な検査法となる．これらの検査により確定診断が困難な場合，CTやMRIといった画像検査や生検による組織学的検討を行う必要がある．

2 検査・診断

a 視診

視診により表皮の変化，炎症の有無について観察する．粉瘤であれば，中心に黒点状の開口部を認める．粉瘤の壁が破裂したり二次感染により炎症を伴う場合，周囲に発赤，腫脹を生じる．石灰化上皮腫では，腫瘍が皮下に青白色に透見されたり，腫瘍直上の皮膚が水疱様に変化したりすることがある．

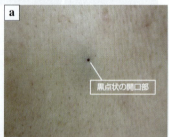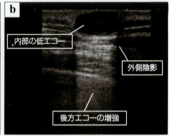

図1　粉瘤
a：臨床写真．黒点を有する皮下結節を認める．
b：エコー所見．腫瘍の内部は低エコーを示し，後方エコーの増強，外側陰影を伴う．

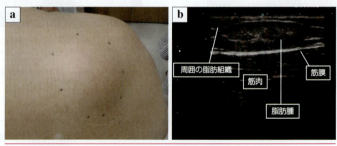

図2　脂肪腫
a：臨床写真．皮膚に明らかな異常を伴わない皮下結節．
b：エコー所見．筋膜上に，周囲の正常脂肪組織と同程度のエコー輝度を有する結節性病変を認める．

第3章 おもな皮膚疾患

表1 比較的頻度の高い皮下腫瘍，結節性病変とその鑑別

分類		疾患名	特徴
腫瘍性病変	良性腫瘍	粉瘤	肉眼所見で黒点を認める．エコーでは皮膜を有し内部は低エコーを示す．後方エコー増強と外側陰影を伴う．
		脂肪腫	触診で弾性軟な皮下結節．エコーでは血流が乏しく，周囲の脂肪小葉と同程度のエコー輝度を示す．
		石灰化上皮腫	真皮から皮下組織にかけての境界明瞭な結節．石灰化があると，内部高エコー，後方エコーの減弱を示す．
		良性軟部腫瘍	触診上，表面平滑で周囲との可動性が良好．多くは大きさが 3 cm を超えない．
	悪性腫瘍	悪性軟部腫瘍	触診上，表面不整で硬く，周囲との可動性が不良．大きさが 3 cm を超えることが多い．
		転移性皮膚腫瘍	比較的境界不明瞭な皮下結節．カラードプラ法で内部や周囲に豊富な血管が確認できることが多い．
非腫瘍性病変	囊腫性疾患	ガングリオン	関節部に生じる．エコーでは液体成分を示す均一な低エコーを認める．穿刺により関節液が確認される．
	炎症性疾患	サルコイドーシス（皮下型）	多発する皮下結節性病変．皮膚生検にて乾酪壊死を伴わない，サルコイド型の類上皮細胞性肉芽腫を認める．
		結節性筋膜炎	急速に増大する皮下結節．エコーでは筋膜の肥厚を伴う低エコー域が認められる．
リンパ節病変	腫瘍性リンパ節病変	癌のリンパ節転移	径 1 cm を超え，周囲組織との癒着を伴うことがある．超音波検査で正常のリンパ節の構造が壊れている．
		リンパ増殖性疾患	リンパ節腫脹が複数個みられることが多い．また複数のリンパ領域に及ぶことがある．
	炎症性リンパ節病変	感染や炎症性疾患に伴うリンパ節腫脹	圧痛や自発痛，周囲の発赤腫脹を伴うことが多い．

b 触診

触診により，腫瘍の大きさ，形，表面の性状（平滑か凸凹か），硬さ，周囲との可動性，表皮真皮との連続性，圧痛の有無について確認する．一般的には良性腫瘍では，大きさは 3 cm 程度までのことが多く，表面の性状は平滑，周囲との可動性は良好である．それに対して悪性腫瘍では，大きさが 3 cm を超え，硬く表面が不整で周囲と癒着して可動性に乏しいことが多い．粉瘤や石灰化上皮腫など表皮・真皮にも病変を伴う場合は，皮膚との連続性が認められ，脂肪腫やリンパ節など皮下組織より深部に局在する場合は，皮膚との連続性が認められない．圧痛の有無も重要な所見である．発赤腫脹を伴う場合は感染症を疑う．

c 超音波検査

超音波検査はベッドサイドで簡便に施行でき，また侵襲が少ないため，皮下腫瘍性病変に対して極めて有用な診断ツールとな

る．一般に，輝度の違いで組織の性状や病態の評価を行う断層モード（Brightness mode：Bモード）を用いる．音波が通過しやすい液体は低輝度となり黒く描出され，骨や石灰化など音波が通過しにくい物質は高輝度となり白く描出される．また，カラードプラ法の併用により，血流の有無も同時に確認できる．触診により場所を確認した後，病変の場所，内部エコーの性状，辺縁の状態，後方エコーの有無，血流の有無などについて確認する．たとえば粉瘤では，境界明瞭な皮膜を有する結節を認め，内部は低エコーを示し，後方エコーの増強と外側陰影を伴う（図1）．脂肪腫では，周囲脂肪小葉と同程度のエコー輝度を示す結節を脂肪組織内や筋膜上などに認める（図2）．

d　CT・MRI

病変部が大きい，深部にあるなどにより超音波検査が困難である場合には，CT，MRIが有用である．CTやMRIは，質的診断，局在診断に優れ，造影剤の併用により血流の評価も可能である．一般に良性腫瘍では，内部の性状が均一で，周囲組織への浸潤傾向や癒着がなく，境界が明瞭である．それに対し悪性腫瘍では，内部の性状が不均一で，周囲組織への浸潤や癒着があり，境界が不明瞭となる．

e　病理検査

病理検査は侵襲を伴う検査ではあるが，皮下腫瘍の確定診断を下すにあたり極めて有効な検査である．特に悪性腫瘍の可能性がある場合は，積極的に病理検査を行うべきである．ただし一部に生検が禁忌となる疾患もあるため，注意を要する．たとえば耳下腺部の皮下腫瘍で多形腺腫の可能性が考えられる場合，生検により腫瘍細胞を播種させる危険があるため，生検は行わずに耳鼻咽喉科にコンサルトするべきである．

3　鑑別診断

比較的遭遇する頻度の高い皮下結節を生じる疾患を表1にまとめた．

4　治療の考え方と実際

まず，ベッドサイドで簡便に行える検査より始める．視診，触診，超音波により腫瘍性もしくは炎症性疾患か，腫瘍性疾患であれば悪性を疑う所見はないか，炎症性疾患であれば感染症を疑う所見がないかについて検討する．病変の局在が深く触診や超音波検査では確定診断がつかない場合，悪性腫瘍が示唆される場合は，適宜MRI検査や生検など追加して行う．

最後に，皮下腫瘍性病変をみるときに最も重要なことは，悪性腫瘍と感染症を見逃さないことである．これらの疑いが少しでもある場合は，生検やCT・MRIなどにより積極的に精査を進めていく．

京都府立医科大学大学院医学研究科皮膚科学講座　　**浅井　純**

R 腫瘍

2 炎症性粉瘤・外歯瘻・毛巣洞

炎症性粉瘤

1 疾患概要

上皮に囲まれた囊腫を総称して粉瘤とよぶ．表皮囊腫が大多数を占めるが，外毛根鞘囊腫や脂腺囊腫も含まれる．粉瘤に細菌感染を生じたものを炎症性粉瘤とよぶ．

2 検査・診断

粉瘤は顔面，軀幹，臀部に好発する．粉瘤が細菌感染したものが炎症性粉瘤であるので，炎症を起こしていない状態の粉瘤が先行病変としてあるはずである．問診によりたいてい判断できるが，粉瘤が以前からあったかどうか自覚症状に乏しいこともある．炎症性粉瘤は軽度ドーム状に隆起した結節で，色むらのある紅斑を伴っている(図1)．中央に臍窩がみられることが多く，通常，圧痛を伴う．炎症が高度であれば波動を触れるようになり，軽度の圧迫で皮膚が破綻して brei が漏出する．臨床像から診断は比較的容易であるが，超音波，CTを行うとより診断の精度は上がる．

3 鑑別診断

後述する外歯瘻，毛巣洞，および石灰化上皮腫，癤，類皮囊腫などがあげられる．

4 治療の考え方と実際

炎症が軽度な場合は，抗菌薬の内服で数日以内に軽快しうる．炎症が高度になっている場合は，切開および排膿を行う．アドレナリン添加の1%キシロカインを皮内注射して局所麻酔を行い，11番メスで切開する．小さい切開だと速やかに創がふさがって排膿が不完全になってしまうので，ある程度の大きさが必要である．破綻した囊腫壁，角化物が遺残しているとそれらに対する炎症が起こるので，洗浄を行い，可及的に取り除く．数日経ってから，遺残した囊腫壁，角化物が出てくることもしばしばある．創閉鎖を抑制しながら，肉芽形成を促すためにガーゼドレーンを挿入する．並行して抗菌薬の内服を行う．肉芽が形成され死腔が埋まるまで，連日ないし隔日で洗浄，ガーゼドレーン挿入を行う．

外歯瘻

1 疾患概要

顎骨内の歯牙もしくは歯周組織が慢性化膿性炎症を起こすと，歯槽膿瘍を形成する．膿瘍の排泄路が顔面の皮膚ないし皮下に進み，瘻孔を形成し慢性に経過するものを外歯瘻とよぶ．歯科・口腔外科領域の疾患であるが，一般的に歯の自覚症状に乏しく，皮膚症状を主訴に皮膚科を受診することが多い．これは，顔面の異常を自覚する頃には歯牙の急性炎症はむしろ消退しており，患者が歯牙に原因があると考えにくいため

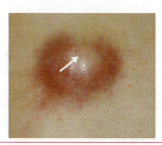

図1 炎症性粉瘤の臨床像
背部に軽度ドーム状に隆起し，色むらのある紅斑を伴う結節がみられる．中央に臍窩を有する(矢印)．

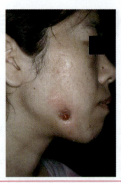

図2　外歯瘻の臨床像(皮膚が破綻している)
右頰部にφ6mmの肉芽様の非常に柔らかい小結節がみられる．わずかに排膿がみられる．

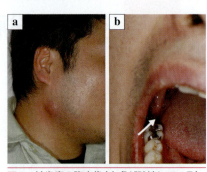

図3　外歯瘻の臨床像(皮膚が破綻している)
a：右頰部に紅斑を伴う結節がみられる．圧痛がある．
b：開口すると，結節の近傍にう歯がみられた(矢印)．

である．

2 検査・診断

　皮膚が破綻した典型例を示す(図2)．頰部に肉芽様の非常に柔らかい小結節がみられる．ゾンデを挿入すると，骨に当たる感触があった．一方，皮膚が保たれていると，皮下の炎症性腫瘤にみえる(図3-a)．炎症性粉瘤と紛らわしいが，下床との可動性は乏しい．開口すると，皮膚の腫脹部位に一致してう歯がみられた(図3-b)．明らかなう歯が見つかれば診断は容易であるが，挿入したゾンデが骨に当たるようであれば，外歯瘻の可能性が高い．X線で歯根端部の透亮像がみられると確定診断できる．外歯瘻の主訴は瘻孔形成，排膿，次いで腫脹，腫瘤である．好発部位は頰部とオトガイ部が大多数を占め，原因は1：10の割合で下顎歯が圧倒的に多い．好発年齢は10～20歳代である．頰部に瘻孔形成や排膿を起こしている症例は，外歯瘻を念頭に置く．

3 鑑別診断

　炎症性粉瘤，癌，側頸嚢胞，皮膚腺病，唾液瘻が鑑別となる．

4 治療の考え方と実際

　歯科的治療を行う．通常，感染歯の抜歯が行われる．本疾患を疑えば，歯科，口腔外科にコンサルトをする．状況によっては，さらに皮膚外科的治療も必要になる．抗菌薬内服や切開，排膿は多少の症状の軽減にはなるが，根治的ではない．

毛巣洞

1 疾患概要

　毛巣洞とは，仙骨部正中近傍にみられる嚢腫，瘻孔を形成する再発性肉芽腫性病変である．しばしば毛根のない毛髪を含むことがある．毛巣洞炎，毛巣瘻，毛巣嚢胞とよばれることもある．第2次世界大戦中，ジープに乗車した兵士に多く発生したことから，ジープ病ともよばれる．病因として，先天性説と後天性説がある．新生児期よりみられる仙骨部の皮膚のくぼみで，胎生期の原始神経管の閉鎖不全や外胚葉陥入時の表皮の陥没，重積を原因とするものを先天性毛巣洞とよぶ．感染を伴っていなければ，積極的な治療対象とはならない．後天性のものは多毛な青年男性に好発する．坐位などによる機械的刺激で毛髪が皮下に迷入し

第3章　おもな皮膚疾患

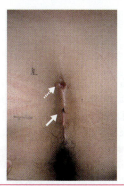

図4　毛巣洞の臨床像
臀裂部に毛が迷入する瘻孔がみられる(実線矢印)．さらに上方に肉芽様小結節がみられる(点線矢印)．

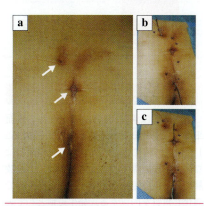

図5　毛巣洞の臨床像
a：臀裂部に3か所，瘻孔がある(矢印)．中央の瘻孔は十字切開を行った痕跡もある．
b，c：それらの瘻孔はゾンデを入れることにより交通していることがわかる．

て生じたものである．本稿では後者について記載する．埋入した毛髪が誘因となり持続的な炎症が生じ，その結果，瘻孔を形成して慢性炎症をきたすとされている．大多数は仙骨部に生じるが，腋窩，臍部，指間(理容師，トリマー)などの報告もある．毛巣洞は0.1％の頻度でまれに悪性化すると考えられている．その場合の組織型は，ほとんどが有棘細胞癌である．

2　検査・診断

肛門後方から仙骨正中部に瘻孔がある．伏臥位にしてしっかり臀裂を広げて観察するとよい．瘻孔はしばしば2個以上みられる．毛髪の迷入した瘻孔として見え，他方は肉芽組織を含んだ瘻孔として見える(図4)．腫脹，硬結，排膿があり，通常，自潰，排膿を繰り返している．炎症性粉瘤と誤診されて切開，排膿された状態で受診することもある(図5-a)．瘻孔が3か所にあり，お互いに交通している(図5-b，c)．ゾンデを入れることで確認可能である．臨床像から診断は可能であるが，超音波で瘻孔と迷入した毛髪を検出できれば，より確実な診断ができる．MRIも有用である．

3　鑑別診断

炎症性粉瘤，癤，膿皮症，痔瘻，肛門周囲膿瘍が鑑別となる．

4　治療の考え方と実際

感染を伴った急性期は，炎症性粉瘤と同様に切開，排膿を行い，患部の沈静化を図る．しかし，炎症性粉瘤と異なり，自然治癒は望めないので，後日，瘻孔の切除が必要となる．排膿があっても，急性期でなければ手術は可能である．瘻孔内にピオクタニンやインドシアニングリーンなどの色素を注入し，色素の漏出がないように，瘻孔の完全切除を行う．再建は開創のまま，単純縫縮，Z形成術，転位皮弁などさまざまな手法がある．欠損創に応じて適宜選択する．術後，再発防止のために除毛や脱毛を行うとよいとされる．

日本医科大学医学部付属病院皮膚科　**帆足俊彦**

3 稗粒腫

1 疾患概要

臨床的には粟粒大，1〜2 mm 径の表面平滑な白色小丘疹で女性の顔面に好発する．1〜数個，時に多発散在する．自覚症状はない．病理組織学的には角質囊腫で1〜数層の扁平上皮細胞からなり，顆粒層を経て角化し角質を内包する．発生母地として表皮由来のほか，毛包，汗管由来のものもあると考えられている．稗粒腫には原発性のものと続発性のものがあり，原発性のものは母斑的性格があると考えられ，特に下眼瞼部に好発する．新生児の7〜8%にみられ，2〜3週間で自然に消失する．原発性稗粒腫の多くは青年期までに生じるが(図1)，中年期以降に顔面に稗粒腫が多発することがあり，多発性発疹性稗粒腫とよばれる(図2)．多発性発疹性稗粒腫は数か月の単位で比較的急速に増数し，時に顔面から頸部，軀幹に拡大する．特異な臨床像として，紅色局面上に稗粒腫が多発する milia en plaque も報告されている．また，multiple trichoepithelial syndrome, 13 トリソミーなどの疾患の皮膚症状として多発することがある[1]．一方，続発性のものは貯留嚢胞とされ，熱傷，先天性表皮水疱症，類天疱瘡，採皮部などの治癒後の瘢痕上に生じ，汗管由来と考えられている(図3)．

2 検査・診断

臨床像から診断は容易である．穿刺し，角質の圧出を確認できれば確定的である．生検することは少ないが，病理組織は顆粒層を経て角化する角質囊腫で，囊腫壁と毛嚢あるいは汗管との連続がみられることがある．

3 鑑別診断

面皰と鑑別を要する場合があるが，稗粒腫は面皰よりも小型で，毛孔の開大を伴わない．眼瞼部の小丘疹という観点からは汗管腫も鑑別となるが，稗粒腫は白色であるのに対し汗管腫は真皮内腫瘍であるため常色で，硬く触れ，時に集簇，融合する(図4)．稗粒腫は融合することはない．顔面播種状粟粒性狼瘡も眼瞼部に生じるが，稗粒腫より個疹が大型で，白色を呈することはなく紅色調である．

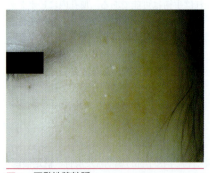

図1 原発性稗粒腫
23歳，女性．左頬部に白色小丘疹．

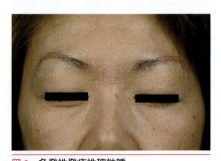

図2 多発性発疹性稗粒腫
54歳，女性．顔面に稗粒腫が多発，散在．数か月で増数．炭酸ガスレーザー焼灼を施行．

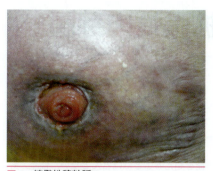

図3 続発性稗粒腫
74歳，男性．人工肛門周囲の接触皮膚炎に生じた，びらん治癒後の続発性稗粒腫．

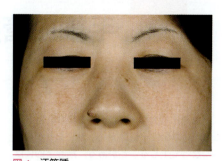

図4 汗管腫
41歳，女性．両下眼瞼から頬部に常色小丘疹が多発，集簇し一部融合．

4 治療の考え方と実際

　新生児にみられる稗粒腫は 2～3 週間で消失するため，経過観察でよい．稗粒腫は良性腫瘍で増大はしないため基本的に治療は必要ないが，思春期以降の患者で整容的に治療希望がある場合，細い注射針で小切開を加え，さらに小鑷子でつまんで角質を摘除すると患者の満足が得られる．通常，同じ部位に再発はない．多発性発疹性稗粒腫など数が多い場合は，炭酸ガスレーザーで焼灼し，角質が残る部位は小鑷子で摘除していくと短時間で治療を行うことができる．

文献

1) 奥沢康太郎，他：13トリソミーの患児の全身に多発した稗粒腫．皮膚病診療 2011；**33**：141-144

NTT 東日本関東病院皮膚科　**出月健夫**

R 腫瘍

4 毛細血管拡張性肉芽腫

1 疾患概要

急速に増大する1cm径までの紅色の軟らかい単発性小結節で，小外傷などが誘因になって生じることがある．病理学的には毛細血管腫であり，臨床的特徴と合わせて，血管系の反応性増殖あるいは良性の血管腫の一種と考えられている．

（毛細）血管拡張性肉芽腫（granuloma telangiectaticum）は，別名の化膿性肉芽腫（granuloma pyogenicum）が示すように，かつては小さな傷の化膿より生じる肉芽腫と思われていた．肉芽腫とは，単核球（リンパ球，単球，マクロファージ）に加えて，類上皮細胞あるいは多核巨細胞よりなる慢性増殖性病変である．本症は病理学的には血管腫であり，肉芽腫ではないが，これらの病名が歴史的に現在も使用されている．

2 検査・診断

通常，臨床像だけで診断は容易であるが，治療を兼ねて全切除し，病理学的に診断を確定する．

a 臨床像

1cm径までの鮮紅色〜暗紅色の軟らかい半球状〜球状の単発性小結節である（図1-a, b）．表面の一部あるいは全体がびらん化して，血痂が付着していることが多く，易出血性である．発症初期には急速に増大するが，2か月程度で増大は止まり，2cm径を超えることはほとんどない．性差，好発年齢は特にないが，高齢者よりは若年者に多い．妊娠に伴って発症することがある．どの部位にも生じるが，顔，指に好発する．

b 病理組織像

皮表面より上方に突出する小結節で，菲薄化した表皮に覆われるが，表皮が欠損している部位も多い．周囲の健常部の表皮が，結節の下に伸びて襟のように結節を取り囲んでおり，これを表皮襟（epidermal collarette）という（図2-a）．病変は表皮襟より下方の真皮に及ぶこともある．結節の本体は，塊状の内皮細胞増殖と毛細血管の増殖で，基質は浮腫性である（図2-b）．表皮が欠損している部位では，基質に好中球などよりなる炎症性細胞浸潤を伴う．

3 鑑別診断

a 臨床的鑑別

結節型の悪性黒色腫で，表面がびらん化

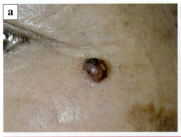 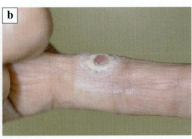

図1 毛細血管拡張性肉芽腫の典型的な臨床像
a：顔面発生例．b：指発生例．

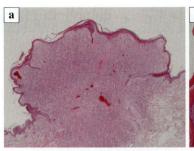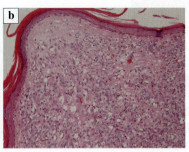

図2 毛細血管拡張性肉芽腫の病理組織像
a：全体像(HE染色，×20)．b：拡大像(HE染色，×100)．

している場合あるいは無色素性の場合，鑑別が困難である．血管の豊富な腎癌などの皮膚転移も鑑別困難である．エクリン汗孔腫，石灰化上皮腫，外歯瘻なども時に鑑別対象になる．これらとの最終的な鑑別は，切除標本の病理検査である．

陥入爪に生じた肉芽を血管拡張性肉芽腫とよぶ者がいるが，間違いである．肉芽とは潰瘍などの修復時に新生される浮腫性の幼若な膠原線維性組織であり，線維芽細胞，毛細血管に富むが，内皮細胞の塊状の増殖はない．陥入爪に血管拡張性肉芽腫が生じてもよさそうだが，筆者は経験がない．また，陥入爪の肉芽を肉芽腫とよぶ者もいるが，病理学的に肉芽腫ではない．

b 組織学的鑑別

本症は病理学的には葉状毛細血管腫（lobular capillary hemangioma）といわれるように，幼児に生じる苺状血管腫（病理学的には毛細血管腫）と鑑別すべきだが，本症には表皮襟があり，基質が浮腫性である．Kaposi肉腫の初期病変との鑑別も困難なことがある．

4 治療の考え方と実際

自然消退することもあるとはされているが，局所麻酔での外科的切除が一般的である．外科的切除の場合，病理学的に確定診断ができるのもよい．急速に大きくなるので，手術はなるべく早い日に実施する．手術まで日にちがある場合は，ステロイド軟膏を塗布していると，増大を抑制できることがある．有茎性の場合でも，皮表面より下にまで病変が及んでいることがあるので，茎部での切断は避けて，取り残しのないように切除する．取り残しの有無にかかわらず，周囲に衛星病変が多発することがまれにある．

指などで切除縫縮が困難なときは，液体窒素による冷凍凝固法でもよいが，逆に反応性に増大することがあるので，その旨を事前に説明し，ステロイド外用も併用したほうがよい．

5 予後

良性のものであり，完全に切除できれば予後はよい．

かものはし皮フ科　**木花　光**

5 脂漏性角化症・軟性線維腫

1 疾患概要

日常診療における代表的な2つの皮膚良性腫瘍について記述する.

脂漏性角化症(同義語：老人性疣贅)は加齢や紫外線が誘因とされる表皮の良性腫瘍であるが，ごくまれに病巣内にBowen病などの悪性腫瘍を合併した報告もある．また短期間に脂漏性角化症が多発し，内臓悪性腫瘍を合併することがある(Leser-Trélat sign).

軟性線維腫(広義)は真皮の良性腫瘍であり，悪性化はない．狭義の軟性線維腫，大型の懸垂性線維腫，中年以降に多発する小型のアクロコルドン(同義語：スキン・タッグ)の3つが含まれる．なお，アクロコルドンは古くは小型の脂漏性角化症も含めた臨床症状名とされていたが，現在では軟性線維腫のみを指すのが一般的である．

2 検査・診断

a 臨床像

脂漏性角化症は頭頸部に好発するが，非露出部にも生じる．手掌・足底・粘膜部には生じない．境界明瞭な褐色斑(老人性色素斑)として出現することが多く，やがて褐色ないし黒色の腫瘤となるが，臨床症状は多彩である(図 1-a, b)．表面はしばしば厚い角質を有し，擦ると剥げ落ちる．

軟性線維腫は擦れる部位に生じやすく，軟らかい常色から褐色の腫瘤である．しばしば有茎性でシワが多い．単発性の軟性線維腫は体幹に多くみられ，直径2～5mmくらいである(図 2-a)．大型で1cm以上も垂れ下がる懸垂性線維腫は，茎が極めて細いのが特徴的である(図 2-b)．アクロコルドンは直径1～2mmくらいで，頸部・腋窩・鼠径部に多発する(図 2-c)．

b 病理組織

脂漏性角化症は，腫瘍外側の両端を結ぶ線より外方に増殖する角化性の腫瘍である．腫瘍細胞は基底細胞様細胞が主体で異型性はなく，少数のメラノサイトが混在する．基底細胞様細胞は毛囊漏斗部の細胞と考えられている．病巣内に偽角質嚢胞とよばれる円形の角質塊がみられ，毛囊漏斗部を模倣しているとされる．

軟性線維腫は真皮に膠原線維の増加をみるが，細胞成分は少ない．表皮は凹凸が多い．大型で腫瘍中央部に脂肪組織の増加がある場合は，脂肪線維腫と診断される．

c その他検査

脂漏性角化症はダーモスコピーが診断に有用なことが多い．典型的な所見は，brain-like appearance, comedo-like openings, milia-like cysts などである．

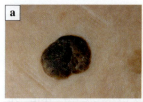 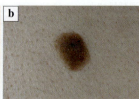 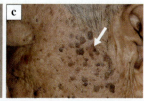

図1 脂漏性角化症の臨床像
a：角化の強い黒色腫瘤，b：扁平隆起性の褐色腫瘤，c：頰部の多発性脂漏性角化症と混在する日光角化症(矢印).

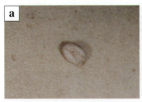 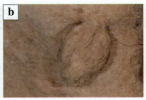 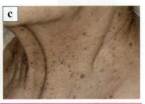

図2　軟性線維腫の臨床像
a：腹部の軟性線維腫，b：臀部の懸垂性線維腫，c：頸部に多発するアクロコルドン．

3 鑑別診断

a 臨床的鑑別

脂漏性角化症は表皮に変化を生じるすべての良性・悪性腫瘍が鑑別の対象となる．そのなかで最も鑑別が必要な腫瘍は日光角化症と有棘細胞癌であり，これらは脂漏性角化症と同様に高齢者の顔面に好発する．また，脂漏性角化症と日光角化症は同一部位に混在することもしばしばあるため，日光角化症の皮疹を見落とさない注意が必要である（図1-c）．

軟性線維腫は軟らかい腫瘤が特徴的であり，臨床診断に困ることはない．

b 組織学的鑑別

脂漏性角化症の組織診断は，典型例では容易である．時に遭遇する脂漏性角化症の特殊型として，Bowen病に類似するclonal seborrheic keratosis や炎症により特異な組織像を呈する irritated seborrheic keratosis では，診断が難しいことがある．毛包系腫瘍の inverted follicular keratosis やエクリン汗腺系腫瘍のエクリン汗孔腫は組織学的に類似しており，鑑別が必要である．

軟性線維腫は膠原線維の増加が特徴的であり，鑑別を要する疾患はない．

4 治療の考え方と実際

脂漏性角化症および軟性線維腫はともに良性腫瘍であり，悪性化はないと考えられるため基本的には無処置でよい．したがって，治療は希望があれば行う．

脂漏性角化症の治療としては，病理検査が可能な手術が最も確実性があるが，種々の条件により，いつも手術が可能とは限らない．一般的には液体窒素冷凍凝固術が最も多用されている．しかし本法は病理標本が得られないため，臨床診断に自信のある場合に限り適応がある．万一，有棘細胞癌を脂漏性角化症と誤診し冷凍凝固術を行った場合，生命の危険性を生じうる．なお，全切除が容易でなくても，3～4mmパンチを用いた部分生検は可能なことが多く，組織学的に脂漏性角化症と診断されれば，残存腫瘍は無処置としてもよい．生検未施行で良性腫瘍の診断のもと無処置とした場合は，必ず正確な現症の記載と臨床写真を撮影する．その後，標準的な指針はないが，約3か月後に再診を指示し，腫瘍の変化の有無を確認する．この短期間に変化が生じなければ，以後は本人による経過観察とし，変化があれば再診を指示する．時には医師による長期の経過観察が必要なこともある．このような方針により，悪性腫瘍を見過ごす危険性が回避できるであろう．筆者は初診時に脂漏性角化症と確信した腫瘍の臨床症状が後に大きく変化し，メラノーマであった症例の経験があり，皮膚腫瘍の臨床症状は変化するものとの認識を持っている．

軟性線維腫では臨床診断の誤りはまれであるため，冷凍凝固術や剪刀による基部の水平断が行われている．

ニュー琴海病院皮膚科　廣瀬寮二

R 腫瘍

6 付属器腫瘍の診かた

　付属器腫瘍はその分化の方向から，毛包腫瘍，脂腺腫瘍，汗腺（エクリン/アポクリン）腫瘍の3つに分類される．付属器腫瘍はまれなうえに，多くの種類の腫瘍が存在するため，病理診断に慣れない初心者は苦手意識を持つ傾向にある．しかし，皮膚科医が腫瘍性病変を切除し，病理標本がまれな付属器腫瘍であった場合，一般病理医も診断に苦心することが多く，皮膚科医にも付属器腫瘍の知識が求められる．

　一方で，多彩な付属器腫瘍の存在は，皮膚腫瘍学のアカデミズムを刺激することも事実である．良性腫瘍の場合はそれで問題ないが，付属器癌については各施設において正確な報告がなされ，症例を積み重ね，臨床病理像を明確にしていく必要がある．将来的に，非常にまれな各種の付属器癌も，多数例解析によるガイドラインのような治療方針の原則を明確にすることが望まれるからである．

　わが国の皮膚悪性腫瘍取扱い規約第2版（2010年）において，国際対がん連合（Unio Internationalis Contra Cancrum：UICC）の非黒色腫皮膚癌（non-melanoma skin cancers）に関する TNM 分類，病期分類は主として有棘細胞癌を対象とするものだが，この分類を付属器癌に準用してよい（眼瞼癌，外陰癌，陰茎癌を除く）とされている．現状から鑑み，妥当な処置と考えられる．この状況は，欧米においても同様である．

1 付属器腫瘍の診かた

　付属器腫瘍の臨床像は非特異的なものが多いため，正確な診断は病理診断を待つことが多い．付属器腫瘍の病理診断の手順は，大まかにいえば，全体の構築パターン・シルエットの確認→分化の方向・構成細胞の確認と良悪性の判断→病理診断といった流れでなされる．この診断手順の際には，各腫瘍の分化の方向を確認する所見が重要となる．その所見とは，正常の毛包/脂腺/汗腺組織に近似した病理組織像である．したがって，正常の毛包/脂腺/汗腺の組織所見の知識が必要となってくる．

　付属器腫瘍を学ぶ初心者は，まずは，①機会があるごとに，毛包腫瘍，脂腺腫瘍，汗腺腫瘍の一覧を眺めて何となく概要を理解する，②日常の病理標本観察時に，正常の毛包/脂腺/汗腺組織に慣れ親しむ，そして，③汗孔腫など，頻度の高い良性付属器腫瘍の診断をできるようにする，この3点から始めるとよい．あとは経験を積み重ねて，多彩な付属器腫瘍の知識を少しずつ広げていくだけである．

2 付属器腫瘍の概要

　毛包腫瘍・脂腺腫瘍・汗腺腫瘍のいずれも良性病変と悪性病変があり，良性病変は過誤腫と良性腫瘍に分類される．過誤腫のほうが構成細胞が正常細胞とかなり近似しており，成熟度が高い．しかし，過誤腫と良性腫瘍との厳密な区別は曖昧なこともあり，教本によっても取り扱いが異なる腫瘍もある．

　毛包腫瘍の概要を図1[1]に示した．毛包の過誤腫では，毛を含め毛包の全体像が認められることが多い．図に示したように，良性腫瘍は，毛包の漏斗部，峡部，下部，そして毛母の各部位に分化する腫瘍が存在するが，複数の部位に分化することもある．それぞれの部位に分化する悪性腫瘍も存在する．脂腺腫瘍の概要，汗腺腫瘍の概要を，それぞれ図2，図3に示した．汗腺癌には，汗孔癌などのようにその腫瘍に対応

第3章 おもな皮膚疾患

良性		悪性
	毛芽細胞で構成（毛包へ分化可能）	
毛芽腫/毛包上皮腫 （さまざまな程度に毛包分化）		基底細胞癌 （多くは未分化，まれに毛包分化）
	正常毛包全体の類似構造へ分化（時に毛を含む）	
過誤腫（hamartoma） 毛包母斑 発疹性毳毛嚢腫 面皰母斑（おもに毛包漏斗部に分化） 毛腫 線維性丘疹（毛包周囲線維腫）		
	毛包の各部位へ分化	
良性腫瘍（benign neoplasm） 毛包腺腫 ケラトアカントーマ 増殖性外毛根鞘嚢腫（腫瘍） (tumor of follicular infundibulum pilar sheath acanthoma) 外毛根鞘腫 毛母腫	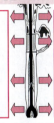	毛包漏斗部有棘細胞癌 有棘細胞癌を伴ったケラトアカントーマ 悪性増殖性外毛根鞘嚢腫（腫瘍） 外毛根鞘癌 毛母癌（悪性毛母腫）

図1　毛包腫瘍の概要
注：ケラトアカントーマは良性か悪性かの議論があるが，現在，良性（または境界病変）とする考えが有力である．
（図の一部は Ackerman AB, et al.：Neoplasms with follicular differentiation. Ardor Scribendi, New York, 2001 より引用）

良性	悪性
過形成（hyperplasia） ・脂腺増殖症	・脂腺癌 ・脂腺分化を伴った基底細胞癌
過誤腫（hamartoma） （正常に近い脂腺構造・毛包などへの分化） ・脂腺母斑 ・folliculosebaceous cystic hamartoma	
マントル構造関連病変（過誤腫） ・線維毛包腫/毛盤腫 （fibrofolliculoma/trichodiscoma）	脂腺分化を伴う他の良性病変 ・脂漏性角化症（seborrheic keratosis） ・尋常性疣贅（verruca vulgaris） ・他の付属器腫瘍 　汗孔腫 　毛芽腫/毛包上皮腫 　皮膚混合腫瘍（アポクリン型），など
良性腫瘍（benign neoplasm） ・脂腺腫（sebaceoma） ・脂腺腺腫（sebaceous adenoma） ・reticulated acanthoma with 　sebaceous differentiation	

図2　脂腺腫瘍の概要
注：マントル構造とは，毛包漏斗部下部から生じる上皮索であり，未熟な脂線構造である．

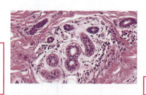

良性 / 悪性

正常に近い汗腺構造
過誤腫（hamartoma）
エクリン母斑
アポクリン母斑
乳頭状汗管嚢胞腺腫
（毛包漏斗部構造を伴う）

乳頭状汗管嚢胞腺癌

おもに汗管への分化
（エクリン分化かアポクリン分化かの判別は基本的に不可能）

汗孔腫
汗管腫

汗孔癌
汗管腫様癌

汗管・分泌部の両方への分化，またはおもに分泌部への分化
（断頭分泌があれば，アポクリン分化と判断される）

アポクリン腺嚢腫
乳頭状汗腺腫
淡明細胞（結節性）汗腺腫
皮膚混合腫瘍(アポクリン型・エクリン型)
円柱腫
らせん腺腫
管状アポクリン腺腫/乳頭状エクリン腺腫
その他の腫瘍は省略

エクリン分泌部 / アポクリン分泌部

乳房外Paget病
乳頭状汗腺癌
淡明細胞（結節性）汗腺癌
悪性皮膚混合腫瘍
悪性円柱腫
悪性らせん腺腫
アポクリン腺癌
皮膚粘液癌，などその他

図3　汗腺腫瘍の概要

する良性型（benign counterpart）があるものと，アポクリン腺癌などのようにそれがないものとが存在する．

以下に，汗孔腫について簡単に説明する．

3 汗孔腫（poroma）

おもに汗管に分化する良性腫瘍である．多くはエクリン汗管に分化するものと考えられるが，一部にアポクリン汗管に分化するものも含まれる．主体となる増殖細胞は汗管の外側細胞に分化する poroid cell であり，一部に汗管内腔細胞に分化する cuticular cell（小皮縁細胞）も含まれる．

a 臨床像

有茎性ないし広基性の，暗赤色から皮膚常色の結節病変である（図 4-a）．後述する，hidroacanthoma simplex では扁平隆起性局面を（図 4-b），poroid hidradenoma では嚢腫性病変を呈する（図 4-c）．足底に好発するが，手掌，四肢にも生じる．

b 病理組織像

表皮から真皮にかけて増殖する境界明瞭な病変で，いくつかの腫瘍塊で構成される．腫瘍の基本型は，病変が表皮と連続しながら，真皮内で索状に吻合しながら増殖する Pinkus 型の poroma である（図 5-a）．しかし，腫瘍塊が表皮内に胞巣を形成して限局する hidroacanthoma simplex（図 5-b），それが表皮と連続せず真皮内で島嶼状に増殖する dermal duct tumor（図 5-c），そして，真皮内で大きな嚢腫性病変を形成する poroid hidradenoma（図 5-d）の 3 つの亜型が存在する．基本型も含めた 4 型はしばしば合併し，いずれの腫瘍塊もおもに基底細胞様細胞の poroid cell で構成され，一部に管腔を形成する有棘細胞様細胞の cuticular

第3章 おもな皮膚疾患

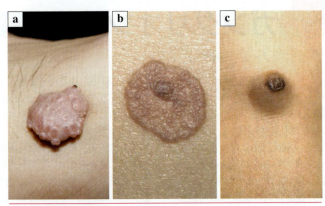

図4 汗孔腫の臨床像
a：Pinkus型poroma（足背部），b：hidroacanthoma simplex（背部），c：poroid hidradenoma（膝窩部，表層にPinkus型を合併）．

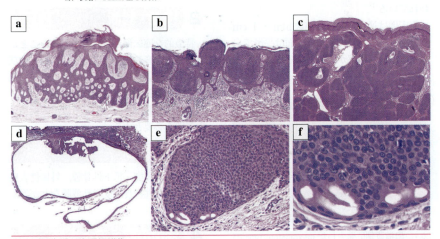

図5 汗孔腫の病理組織像
a：Pinkus型poroma，b：hidroacanthoma simplex，c：dermal duct tumor，d：poroid hidradenoma，e, f：4病型の腫瘍塊は，いずれも，おもに基底細胞様細胞のporoid cellで構成され，一部に管腔を形成する有棘細胞様細胞のcuticular cellが存在する（この病変はhidroacanthoma simplex）．HE染色．

cellが存在する（図5-e, f）．
　腫瘍塊が毛包漏斗部と連続している場合や脂腺分化がみられる場合は，アポクリン汗孔腫と判断される．

文献
1) Ackerman AB, et al.：Neoplasms with follicular differentiation. Ardor Scribendi, New York, 2001

医療法人中尾医院皮膚科　**三砂範幸**

R 腫瘍

7 ガングリオン・粘液嚢腫

1 疾患概要

指趾粘液嚢腫（digital mucous cyst）は，指趾末節部に生じる水疱様外観を呈する偽嚢腫性病変である．発生理由には，爪郭近位部の振動を受けやすい部位に起こる限局性ムチン沈着症に類似したタイプ（myxomatous type）と，指趾背側の遠位指節間関節（DIP関節）に関節嚢のヘルニアによって起こるタイプ（ganglion type）が存在するといわれている[1]．

臨床像は通常，大きさが数 mm〜1 cm 程度でドーム状に隆起し，表面は平滑で自然光でも時に内部が透見されることがある（図1）．軽い疼痛を伴うこともあるが，多くは無症状である．myxomatous type は，延長上の爪甲に陥凹変形をきたすことがある（図2）．

また口腔内，特に口唇にも粘液嚢腫が発生することがあるが（図3），外傷や炎症によって唾液腺の排泄導管が損傷を受け，粘液（シアロムチン）が周囲組織へ漏出し，肉芽組織を形成することによる偽嚢腫であるとされている[2]．

2 検査・診断

特徴的な臨床像から診断が容易なことが多いが，超音波検査では嚢腫状構造と内部の低エコー領域を確認することにより，他の疾患との鑑別に有用なことがある．

指趾に嚢腫様結節を生じる以下の疾患との鑑別を必要とする．

3 鑑別診断

グロムス腫瘍，爪下外骨腫，外傷性表皮嚢腫，尋常性疣贅，皮膚粘液腫などが鑑別にあがる．

4 治療の考え方と実際

前提として本症が良性疾患であることか

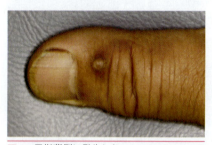

図1　母指背側に発生した myxomatous type の粘液嚢腫

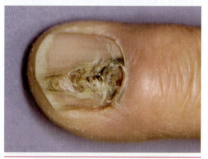

図2　爪の変形を伴う示指の粘液嚢腫
まれに爪に陥凹変形をきたし，疼痛をきたすことがある．

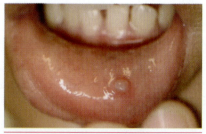

図3　下口唇に発生した粘液嚢腫

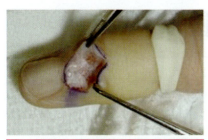

図4 摘出術の術中写真
ブロック麻酔下に駆血を行い,腫瘍摘出している.

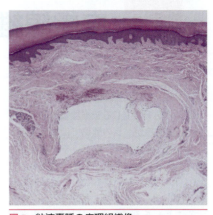

図5 粘液嚢腫の病理組織像
真皮内に結合織で取り囲まれた嚢腫構造がみられる(内容物は検体作成時に排出).

ら,治療の絶対適応は定まっていない.自覚症状の有無や患者の希望を聞き,手技の長所・短所を十分説明したうえで治療適応を判断することが望ましい.穿刺吸引術は手技が容易である一方で,嚢腫内への粘液の再貯留が高頻度に起こる.一方で切除術は確実性が高い反面,爪母の損傷や術後疼痛を伴うことがあり,切除不十分な場合,再発することもある(図4, 図5).

文献

1) W Beer, *et al.*：Tumors of fibrous Tissue Involving the Skin. E Elder, *et al.*：Lever's Histopatology if the skin. 10th ed, Lippincott, Philadelphia, 2009；997

2) 武藤正彦,他：粘液嚢腫,偽嚢腫.玉置邦彦(編),最新皮膚科学体系.中山書店,2002；79-83

埼玉医科大学皮膚科　**緒方　大**

8 皮膚線維腫

1 疾患概要

真皮，皮下に生じる線維性組織球性の良性腫瘍であるが，真の腫瘍ではなく反応性細胞増殖と考えられている．やや隆起した硬い小結節ないし皮内硬結で，数mm～2cmくらいの大きさである．好発部位は四肢，体幹で，単発性のことが多いが，多発することもある．つまんだときに「皮膚の下にボタンが入っている」感じを受ける．表面には色素沈着があるが，褐色から黒色にかけて濃淡はさまざまである(図1)．

発生原因がはっきりしない場合もあるが，虫刺症などの軽微な外傷から発生することもある．

皮膚線維腫(dermatofibroma)というよび方のほか，線維性組織球腫(fibrous histiocytoma)という呼称もある．

2 検査・診断

ほとんどが臨床像のみで診断できる．ダーモスコピー像は，中心にやや白色の斑と辺縁に繊細な色素ネットワークが観察される(図2)．病理組織像はfibrous typeの場合，真皮中層から皮下にかけ，花むしろ状や放射状に膠原線維と線維芽細胞が錯綜する．cellular typeの場合，組織球様細胞の割合が多く，時に多核巨細胞がみられる．腫瘍増殖部と表皮の間に正常な真皮成分が存在する．病変部の表皮は肥厚し，基底層にメラニンの沈着がみられる．周囲との境界は側方では不明瞭であるが，下方では脂肪織と明瞭な境界を有する(図3)．免疫組織化学的検査では，腫瘍細胞の多くはfactor Ⅷ陽性である．

3 鑑別診断

鑑別診断として最も重要なのが，隆起性皮膚線維肉腫(dermatofibrosarcoma protuberans)である．ほかに色素沈着が強いものは，色素性母斑や脂漏性角化症に似る場合がある．皮内硬結が大きく感じられる症例は，粉瘤と間違えることもある．

鑑別として重要な隆起性皮膚線維肉腫は良悪性の中間群の腫瘍といわれ，皮膚線維腫に比べ増大速度がやや速く，最初は皮内皮下の硬結であるが，大きく隆起したり表面がびらんになるなど，臨床像が変化に富む(図4)．病理像は花むしろ状に腫瘍細胞と膠原線維が増殖する．また腫瘍成分が脂

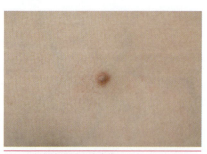

図1 皮膚線維腫の臨床像

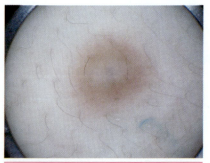

図2 皮膚線維腫のダーモスコピー像
中心白色斑と辺縁の繊細な色素ネットワークが認められる．

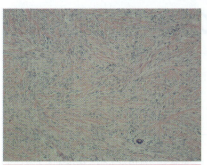

図3 皮膚線維腫，fibrous type の病理組織像

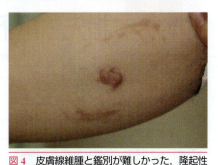

図4 皮膚線維腫と鑑別が難しかった，隆起性皮膚線維肉腫の臨床像
表面の凹凸が一様ではなく，やや形が不整である点が皮膚線維腫と異なる．

肪織に浸潤する部分では，皮膚線維腫の場合と違って，脂肪細胞間や脂肪隔壁に沿ってレース状に浸潤する．また免疫組織化学的検査では，CD34 に陽性に染まる．隆起性皮膚線維肉腫の治療の場合，悪性腫瘍として側方は約 3 cm 離して，深部は筋膜を含めて切除しなければならないので，皮膚線維腫と正しく鑑別する必要がある．

4 治療の考え方と実際

皮膚線維腫は良性腫瘍であるので，必ずしも切除が必要なわけではない．臨床像や生検組織から隆起性皮膚線維肉腫と鑑別できれば，良性であることを説明し，患者の希望があれば手術を行う．整容的な意義が求められる．

脂肪層にまで病変が及ぶような症例では，まれに手術後に再発する例もある．

天理よろづ相談所病院皮膚科　是枝　哲

9 指先・爪下の腫瘍の診断と対処

指先・爪下に好発する腫瘍としては、爪下外骨腫、グロムス腫瘍、Bowen病、有棘細胞癌、メラノサイト系病変である単純黒子・色素細胞母斑・悪性黒色腫などがあげられる。このほか、爪囲に好発する指趾粘液嚢腫、後天性爪囲被角線維腫も、まれに爪下に発生する。上皮性腫瘍やメラノサイト系病変は別項に記載されているため、本稿では爪下外骨腫、グロムス腫瘍について解説する。

爪下外骨腫

1 疾患概要

指趾末節骨背面に発生する骨軟骨性腫瘤である。爪甲を圧排しながら成長し、指趾の先端付近で爪甲遊離縁の下から硬い皮下結節として現れる。第1趾に好発し、その他の趾や手指には少ない。病因は外的刺激による反応性の増殖とする説と腫瘍性病変とする説があるが、近年、後者を支持する特定の染色体異常が検出されている。WHO骨腫瘍分類(2013年)では軟骨形成性腫瘍の一つに分類される。本来、骨軟骨病変であるので、整形外科で扱うべき疾患と思われるが、現実には皮膚科を受診することが多く、わが国、欧米ともに皮膚科領域からの報告が最も多い。

2 検査・診断

1) 臨床像

爪部で、爪甲を下から圧排するように爪甲側縁や遊離縁に向かって隆起する、硬く可動性のない皮下結節を呈する(図1-a)。表面は多くは平滑であるが、角化や潰瘍化することもある。被覆皮膚は通常、菲薄化している。

2) 画像検査

単純X線像で末節骨背面から隆起する骨性陰影が観察される(図1-b)。

3) 病理組織像

表面が硝子軟骨で覆われた骨梁構造を本体とするもの(骨軟骨腫型)と、線維軟骨や線維組織で覆われた骨梁構造を示すもの(線維性骨化型、あるいは外骨腫型)とがある(図1-c)。

3 鑑別診断

臨床像からは、陥入爪、爪下疣贅などとの鑑別が必要であるが、単純X線像から鑑別できる。

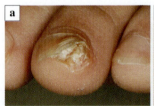 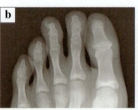 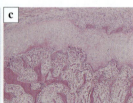

図1 爪下外骨腫の臨床像と検査所見
a：表面角化した疣状結節(左第3趾)，b：単純X線像で第3趾末節に骨性隆起，c：骨軟骨腫型の病理組織像．

4 治療の考え方と実際

腫瘍への到達法は術者により異なり，統一された手術法はない．軟骨を含めて完全に摘出することが，再発を防止するために重要である．また，術後の爪甲形成異常，爪甲剝離症などの合併症を避けるため，爪床や爪母を可及的に温存する．完全摘出には腫瘍基部を見極めることが大切であり，周囲の健常な骨を確認できるところまで剝離する．抜爪，部分抜爪，あるいは爪甲部分切除後，腫瘍上の爪床皮膚をできるだけ広く温存して腫瘍から剝離挙上する．腫瘍が露出したら，丸のみ鉗子や爪切り鉗子などで基部から腫瘍を切除する．皮膚欠損部は，多くは一次的に縫合閉鎖できる．

グロムス腫瘍

1 疾患概要

指趾末梢に存在する温度調節シャントである，グロムス装置由来と推定される良性腫瘍である．WHO軟部腫瘍分類（2013年）では，pericytic tumourに分類されている．爪甲下，特に爪母の直下に好発し，圧痛や自発痛を伴うことが多い．通常単発で，時に多発する．まれに常染色体優性遺伝を示すが，このような家系では，血管平滑筋に発現するglomulinをコードする遺伝子の機能喪失型変異が原因となる．

2 検査・診断

a 臨床像

爪甲下発生例では，淡紅色〜紫紅色の斑として透見される場合が多い．爪母下で完全に近位爪郭によって覆い隠されていると腫瘍は見えないが，腫瘍の増大に伴い，柔らかい爪根部が下から押し上げられるため，爪甲に縦方向の隆起や裂隙を生じる（図2-a）．

b 検査

ペン先などで腫瘍の存在が想定される部位を圧すると，鋭い痛みを生じる（Love's pin test）．患肢を駆血しているとこの痛みは緩和されるが，駆血を解除すると突然痛みが生じる（Hildreth's test）．腫瘍が見えない場合には，画像検査が有用である．単純X線では腫瘍直下の骨吸収像がしばしばみられ，MRI検査では充実性腫瘤影として腫瘍の位置を特定できる（図2-b）．

c 病理組織像

腫瘍細胞（グロムス細胞）は血管平滑筋細胞の特徴を有し，組織学的に1層の内皮細胞からなる血管腔を取り囲むように，そのすぐ外側に増殖する．爪甲下発生例では，血管腔が目立たず，円形のグロムス細胞の充実性増殖を主体とするものが多い（solid glomus tumor，図1-c）．このほかに拡張した血管腔が目立ち，グロムス細胞の増殖が

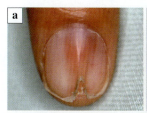 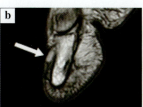 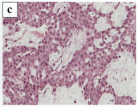

図2 爪下グロムス腫瘍の臨床像と検査所見
a：爪甲基部は紫紅色で遊離縁に向かって隆起，b：MRIのT2強調画像で爪母下に高信号病変（aとは別の足趾発生例），c：充実型の病理組織像．

軽度なもの(glomangioma)や，平滑筋細胞への分化を示す紡錘形のグロムス細胞が増殖するもの(glomangiomyoma)がある．

3 鑑別診断

各種血管奇形との鑑別が重要であるが，爪甲下に血管奇形が生じることは極めてまれである．爪下粘液囊腫は酷似した臨床像を呈するが，疼痛の有無や画像検査で血流信号がないことから鑑別する．

4 治療の考え方と実際

外科的に摘出する．腫瘍の摘出にあたり爪甲を除去する必要があるが，抜爪は必須ではなく，腫瘍上の爪甲を部分的に除去することで腫瘍へのアプローチは可能となる．手技は，指神経ブロック下に駆血後，腫瘍上の爪甲を除去して開窓し，腫瘍を被覆する薄い皮膚を切開して鈍的に剝離摘出するものである．爪母下発生例では，手術開始時に近位爪郭を切開・挙上して腫瘍の位置を確認する．

伊勢崎市民病院皮膚科　**田村敦志**

R 腫瘍

10 ケロイド・肥厚性瘢痕

1 疾患概要

　ケロイド・肥厚性瘢痕は，創傷治癒過程の異常により膠原線維が過剰に増生したもので，境界明瞭な鮮紅色から褐色調で扁平もしくは半球状の隆起性皮膚病変である．肥厚性瘢痕は健常者における創傷治癒遷延の結果で，病変は創傷部位に限局する．一方，ケロイドは全身的素因（ケロイド体質）が加味されて生じる病的反応で，病変は創傷を越えて健常皮膚に拡大する．
　ケロイド・肥厚性瘢痕は精神的，肉体的苦痛を伴う皮膚疾患である．特にケロイドは保存的治療に抵抗することが多く，切除のみでは再発し，日常診療において困ることも多い．ケロイド・肥厚性瘢痕の保存的治療に精通し，治療効果や外科的治療に踏み切るタイミングについて適切に判断できるようにしたい．

2 検査・診断

　ケロイドは，痤瘡や虫刺傷，予防接種など，患者本人も気づかない程の軽微な傷からも引き起こされる．好発部位は皮膚の緊張の強い前胸部や肩―肩甲部，恥骨上部，上腕外側，耳垂で，横からつまむと痛みを感じる（側圧痛）．
　対して肥厚性瘢痕は，真皮中層～深層まで傷害された深い熱傷や挫滅創，縫合創などの創傷治癒が遷延することで生じる．多くが関節可動部など創傷に持続的な刺激が加えられる部位に生じるが，外傷部位を越えて進展することはまれで，側圧痛もない点からケロイドと鑑別できる．
　病理組織学的には，肥厚性瘢痕は渦巻き状の線維化が腫瘤を形成する状態で，ケロイドは特徴的な好酸性の肥厚した線維が出現する状態，と定められている．

3 鑑別診断

　時に隆起性皮膚線維肉腫との鑑別を要する．ケロイドは餅が引き伸ばされたような特徴的な形態を呈し，進展する周囲は発赤し，中央部は退色し扁平化する．半球状隆起病変が主体で隆起性皮膚線維肉腫との鑑別に迷う場合には，病変内の生検にて診断を確定する．

4 治療の考え方と実際

　肥厚性瘢痕は適切な瘢痕拘縮形成術のみで術後も再発なく整容的，機能的な改善が期待できるが，ケロイドは切除のみでは再発が必至であり，放射線照射やステロイド局注など，何らかの術後補助療法が必要となる．
　ケロイドと肥厚性瘢痕を一連の皮膚線維増殖性疾患ととらえ，人種や家族性などの12項目についてスコア化し，重症度を客観的に評価するシステムが瘢痕・ケロイド治療研究会から提案されている（表1）[1]．判定を初診時に行うことが重要で，スコアが5～15点のものを肥厚性瘢痕的性質，15点以上のものをケロイド的性質ありとし，治療方針を決定する際の参考とする．

a 治療目的の明確化

　個々の患者の訴えはさまざまで，治療の目的を患者と医師の間で話し合い，疼痛・色調・形態・拘縮の改善など，個々の患者に見合ったゴールを設定する．

b 保存的治療

1） トラニラスト（リザベン®）内服
　広く用いられており，線維芽細胞増殖抑制，コラーゲン合成抑制に作用する．

表1 ケロイド・肥厚性瘢痕 分類・評価表 2011(瘢痕・ケロイド治療研究会)

人　種	黒色系人種	2
	その他	1
	白色系人種	0
家族性	あり	1
	なし	0
数	多発	2
	単発	0
部　位	前胸部，肩―肩甲部	2
	その他	0
発症年齢	0～30歳	2
	31～60歳	1
	61歳～	0
原　因	不明もしくは微細な傷(痤瘡や虫刺され)	3
	手術を含めるある程度の大きさの傷	0
大きさ(最大径×最小径 cm^2)	20 cm^2 以上	1
	20 cm^2 未満	0
垂直増大傾向(隆起)	あり	2
	なし	0
水平拡大傾向	あり	3
	なし	0
形　状	不整形	3
	その他	0
周囲発赤浸潤	あり	2
	なし	0
自覚症状(疼痛・瘙痒など)	常にあり	2
	間欠的	1
	なし	0

判定は初診時に行う(すでに治療が行われている場合，問診を参考にし，治療前の症状を可能な限り評価する)．
0～5点：正常瘢痕的性質，5～15点：肥厚性瘢痕的性質，15～25点：ケロイド的性質．
(小川 令，他：ケロイド・肥厚性瘢痕 分類・評価表 2011―JSW Scar Scale 2011―．瘢痕・ケロイド治療ジャーナル 2012；6：19-22)

2) ステロイド外用・貼付，局注

重症度により外用，貼付，局注を使い分ける．局注にはトリアムシノロン懸濁液(ケナコルト®)が一般的に用いられ，局所麻酔薬と等量で混合して注射する．ロック付きシリンジを用い，注入圧の変化や表層の変色(少し白くなる)を参考にしながら，注入に適切な「層」を見つけることが治療効果を高めるコツである．1回投与量は10 mg 以下，投与間隔は4週間が標準であるが，若い女性では生理不順を生じる可能性があるため，1回の総量が5 mg を超えないように注意する．有効例では，2～3回の局注で瘢痕部の発赤や疼痛が改善する．術後の補助療法としての効果も期待できる．

3) 被覆材

シリコンジェルシート(シカケア®など)，ハイドロコロイド製剤(ピタシート®，デュオアクティブET®など)を病変部に貼付する．湿潤性を保持することに意味があると考えられている．有効例では，使用後2～3週ほどで瘢痕部の疼痛，瘙痒感，さらに外見面での改善が確認できる．

4) 圧迫療法

レストンスポンジなどを置きテープなどで圧迫する．術後の再発予防として用いることが多い．

c　専門医へ紹介するタイミング

保存的治療の効果に乏しい場合，適切なタイミングで専門医に紹介する．

①トラニラスト内服を行ったうえで，シリコンジェルシートを1か月間貼付し，ステロイド局所注射を3回施行しても改善傾向のみられないもの，②急速に増大しているもの，③自覚症状の強いもの，は速やかに専門施設へ紹介することが望ましい．

d　手術療法と術後放射線治療

ケロイド・肥厚性瘢痕が切除可能な大きさであれば，全切除術を行い縫縮し，Z形成術を施行する(図1)．Z形成術とは二つの三角皮弁を入れ換える有茎皮弁で，切開線の形からZ形成術とよばれる．2点間の距離の延長効果や，緊張の分散効果がある．病変が大きい場合には，全切除術後に全層植皮術，あるいは部分切除術後に拘縮解除術を行う．ケロイドでは術後に補助療法(放射線治療やステロイド局注など)を行う．術後放射線治療は術後早期(24～48時間以

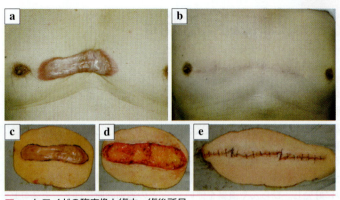

図1 ケロイドの臨床像と術中・術後所見
a：ケロイドの臨床像．b：手術と放射線治療（20 Gy／4 分割）施行し 21 か月後．c, d：全切除術＋Z 形成術．e：術後．

内）に開始し，前胸部，肩—肩甲部，恥骨上部では 20 Gy/4 分割，耳垂部では 10 Gy/2 分割，その他の部位では 15 Gy/3 分割を照射する．

e　術後管理

トラニラスト内服や圧迫療法などを適宜施行しながら，術後 3 か月までは 2〜4 週ごとに，術後 1 年半までは 1〜2 か月ごとに外来で経過観察する．術後 1 年半以降においても，3〜6 か月ごとの経過観察が望まれる．再発病変の早期発見に，臨床写真を用いた経時的な経過観察が有用である．

文献

1) 小川　令，他：ケロイド・肥厚性瘢痕　分類・評価表 2011—JSW Scar Scale 2011—．瘢痕・ケロイド治療ジャーナル 2012；**6**：19-22

川崎医科大学皮膚科　**牧野英一**

11 基底細胞癌

1 疾患概要

　基底細胞癌（basal cell carcinoma：BCC）は，表皮基底細胞に似た腫瘍細胞の表皮と連続性を有する増殖からなる．高齢者に好発し，日本人の皮膚がんでは最も多い．黒色調を呈する小腫瘤が顔面中央部（胎生期顔列線部）に好発し，びらんや潰瘍を伴いやすい．緩やかに増殖し，転移の発生はごくまれだが，しばしば局所破壊性を呈する．時に比較的早く増大し，巨大な腫瘤や深達性の潰瘍を形成する．脂腺母斑での二次的発生が知られているが，近年では多くは毛芽腫（trichoblastoma）であるとされている．日本皮膚科学会の皮膚悪性腫瘍診療取扱い規約と診療ガイドラインを基にした診断治療が勧められる．

2 検査・診断

a 臨床像

　黒色顆粒状結節が多数融合して腫瘤を形成する，結節潰瘍型（図1-a）が最も多い．境界が鮮明な紅褐色斑の辺縁や内部に同様の結節を伴う表在型（図1-b），瘢痕に似たやや光沢のある淡紅色や常色の局面や扁平隆起性腫瘍を呈する斑状強皮症型や茸状腫瘤，巨大な潰瘍などの病型を呈することもある．臨床像は比較的多彩で，これらが混在することもある．

b 臨床診断

　日本人例の大多数は黒色調を呈するため，病変内の黒色小結節の存在で診断は比較的容易である．
　他の黒色調を呈する腫瘍や無色素性腫瘍との鑑別診断にはダーモスコピー検査（図1-c）が有用で，潰瘍化（ulceration），独立性の多発性青灰色小球（multiple blue-gray globules）から比較的大型の灰青色類円形大型胞巣（large blue-gray ovoid nests）までの色素性胞巣，辺縁の葉状構造（leaf-like areas），車軸状構造（spoke wheel areas），樹枝状血管（拡張）〔arborizing vessels（telangiectasia）〕などの所見が，色素ネットワークを伴わずに認められる．

c 病理組織診断

　確定診断には生検病理組織検査が必要だが，ダーモスコピー検査で明確に診断可能なら，生検の省略を考慮してもよい．ただし，境界が不明瞭，周囲や下床への浸潤が疑われる，無(乏)色素性などの場合には，あらかじめ生検を行うことが，診断と切除範囲の確定のために望ましい．
　典型例では基底細胞類似の腫瘍細胞が表皮と連続性に胞巣を形成して増殖し（図

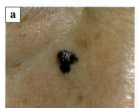 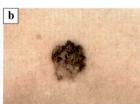 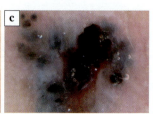

図1 典型例の臨床像（a，b）およびダーモスコピー像（c）
a：結節潰瘍型，b：表在型，c：結節潰瘍型のダーモスコピー像．

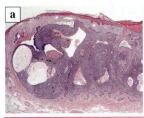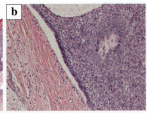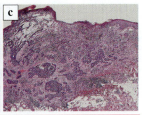

図2 好塩基性の腫瘍細胞増殖からなる基底細胞癌の病理組織 HE 染色像
a：囊腫を有する結節型，b：腫瘍胞巣辺縁の柵状配列と胞巣周囲の列隙形成，c：著明な周囲への浸潤傾向を示すタイプ．

2-a），その最外周では腫瘍細胞が境界面に直立して並ぶ柵状配列（palisading）がみられ，間質との間にしばしば裂隙を認める（図2-b）．

細かい胞巣が柵状配列を示さずに浸潤性に増殖する場合（図2-c）には，切除範囲の設定に注意を要する．

d 画像検査

CT，MRI，高周波エコーなどは病変の水平・垂直方向の広がりの把握に参考となり，境界不明例や巨大腫瘍などで有用である．

3 鑑別診断

黒色調を呈するさまざまな腫瘍との鑑別が必要で，悪性黒色腫との鑑別が最も重要である．肉眼やダーモスコープでの丁寧な観察が必要である．白人に多い無（乏）色素性 BCC では，有棘細胞癌や汗孔癌，無色素性黒色腫などとの鑑別に注意する．病理組織検査が必須であるが，悪性黒色腫が除外不可能なら，生検を兼ねての全切除も考慮する．

4 治療の考え方と実際

治療の基本は外科的手術による完全切除であり，通常は 3～4 mm のマージンで皮下組織を十分含めて切除すればよい．完全に切除できると再発率も低く，予後良好である．

治療後再発例や局所破壊性の強い例では，周囲への浸潤傾向を呈し治療抵抗性の場合が多く，まれに転移を生じるために注意を要する．

潰瘍形成が深いものや破壊型，臨床的に辺縁が不明瞭な例などのように周囲や下床への浸潤傾向が疑われるもの，生検病理組織像が高リスク型（斑状強皮症型，浸潤型，微小結節型）のもの，巨大腫瘍などでは，4 mm 以上 10 mm 程度までのマージンを設定する．深部や側方切除断端の確認には，術中迅速病理組織検査や二期的再建を考慮する．

手術不能例や手術による整容的・機能的損失が危惧される例では，放射線治療を検討する．

海外で頻用されているモーズ法（Mohs micrographic surgery）は切除断端を確認しながら最低限の範囲で切除を試みる方法だが，コストや体制面の問題もあってわが国では普及していない．

電気焼灼，炭酸ガスレーザでの蒸散，冷凍凝固は，切除に比べて治癒率は劣るが，真皮上層までに限局する表在型や小さな病変に対しては有用である．

外用療法では 5% 5-FU 軟膏のみが保険適用されており，おもに表在型に対して，1 日 1～2 回の密封療法（occlusive dressing technique：ODT）ないし単純塗布を 3～6 週間行うが，副作用として刺激症状やびら

ん形成を生じる．イミキモド（保険適用外）は海外では表在型に適用されており，80〜90％の治癒率が報告されている．

海外で用いられている光線力学療法（photodynamic therapy：PDT，保険適用外）は，色素性病変が多数を占めるわが国のBCCでは有効性が劣るとされている．

進行例に対する化学療法としては十分なエビデンスを有するものはなく，選択されることはまれである．

近年，分子標的療法としてヘッジホッグシグナル経路阻害薬が開発され，その有効性が報告されている．このうちvismodegibとsonidegibが米国食品医薬品局（FDA）によって進行例や再発例などに対して承認されており，わが国への導入が望まれる．

独立行政法人国立病院機構大阪医療センター皮膚科　**爲政大幾**

R 腫瘍

12 日光角化症・Bowen 病

1 疾患概要

日光角化症は，中高年の露光部に生じる表皮内癌である．長期間放置すると真皮内へ浸潤し有棘細胞癌となり，転移を生じることもある．日本では10万人当たり100〜120人の罹患率であり，近年は高齢者の増加に伴い，さらに患者数は増加していると推定される．日光角化症が生じる原因としては長期間にわたる紫外線曝露が最も重要であり，その他，放射線照射やヒト乳頭腫ウイルスも発症要因となる．

Bowen 病は，病因の特定できない角化細胞由来の表皮内癌で，おもに体幹部に好発する．また口腔粘膜や外陰部に生じる病変も含む．Bowen 病が生じる原因は，慢性ヒ素中毒，放射線曝露，ヒト乳頭腫ウイルスなどである．年齢とともに発生は増加し，30歳未満はまれで，60歳以上に多い．通常は単発で生じるが，多発する例が10〜20％の頻度で認められる．Bowen 病患者ではメラノーマ以外の皮膚癌の合併頻度が高くなるので，他の部位の皮膚癌の有無を注意深く診察する必要がある．また，多発する症例では内臓悪性腫瘍を合併する場合もある．

2 検査・診断

日光角化症，Bowen 病ともに特徴的な臨床所見を呈する場合は臨床像だけで診断に至るが，確定診断のためには皮膚生検が必要である．

a 臨床像

日光角化症は，露光部である顔面，耳介，前頸部から胸骨部，手背，前腕伸側に生じやすい．臨床的に多彩な特徴から，便宜的に6病型に分類される．紅斑型が最も多く，褐色から紅色の不規則地図状の角化性局面を形成する(図1-a, b)．その他，色むらがあり淡褐色調を示す色素沈着型，わずかに表面の凹凸および隆起がある角化丘疹型，角化傾向が強い疣状型，硬い角状を呈する皮角型，隆起性の局面や結節形成する肥大型がある．

Bowen 病の臨床像は多彩で，円形ないし類円形でわずかに隆起し表面には薄い鱗屑を付す紅斑局面を形成するものが最も多いが(図2-a)，鱗屑が目立ち疣贅状を呈するもの，皮角を形成するもの，色調も黒色調から褐色(図2-b)，赤褐色調のものなどさまざまである．

b 病理組織

日光角化症は過角化と表皮肥厚を生じ，

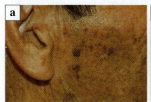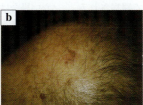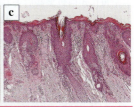

図1 日光角化症の臨床像
a, b：顔面と被髪頭部の日光角化症病変．淡紅色から黄褐色の局面を形成し，境界やや不明瞭である．
c：表皮は萎縮し，過角化，不全角化および表皮下層の異型角化細胞増生，真皮内の炎症細胞浸潤と日光変性を伴う．

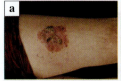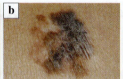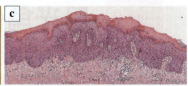

図2　Bowen 病の臨床像
a, b：褐色から紅色局面を形成し，表面は鱗屑，痂皮に覆われ小結節形成を伴っている．
c：角質肥厚と不全角化，個細胞角化，多核の異常な角化細胞が表皮内に認められ，異型角化細胞が表皮全層性に増殖している．

異型角化細胞は基底細胞層を含む表皮下層に認められ，真皮乳頭層に向かって蕾状に増殖する．この異型角化細胞の増殖は，毛包や汗管上皮を避ける傾向がみられ，umbrella phenomenon といわれる．また，腫瘍細胞が増殖した表皮の直下の真皮内には，リンパ球を主体とした炎症細胞浸潤を認め，真皮浅層には淡青色に染まる無構造な日光弾性線維症がみられる（図 1-c）．病理組織学的には，肥厚型，萎縮型，Bowen 様型，棘融解型，色素沈着型に分類される．

Bowen 病は，表皮全層にわたる異型細胞の増殖を特徴とする．好酸性で無構造な細胞質と濃縮した角を持つ異常な角化細胞や多核巨細胞を生じ，核分裂像も多く認め，表皮は極性を失う（図 2-c）．

c　その他検査

ダーモスコピー検査は，日光角化症，Bowen 病の診断とメラノーマ，基底細胞癌との鑑別に有用である．日光角化症では，多数の白色調塊状物の間を縫うように紅色調の網状構造がみられる strawberry pattern，不全角化が白色調鱗屑として観察される surface scale などが認められる．Bowen 病では，真皮乳頭層を蛇行する毛細血管拡張を反映する glomerular vessels および dotted vessels，不均一な角化や鱗屑に相当する scaly surface などがみられる．

3　鑑別診断

日光角化症，Bowen 病ともに特徴的な臨床像を呈する場合の診断は容易であるが，以下，それぞれの鑑別疾患をあげる．

a　日光角化症

脂漏性角化症では，比較的平坦で炎症を伴う場合には鑑別を要することもある．老人性色素斑は高齢者の曝露部に生じる黒褐色斑であるが，比較的境界明瞭で炎症所見がほぼ欠如していることが鑑別点となる．悪性腫瘍では，基底細胞癌および悪性黒色腫との鑑別が重要になる．基底細胞癌では特に表在型と鑑別を要するが，比較的境界明瞭で角化が軽度であり，小黒点が散見されることが鑑別点となる．悪性黒色腫では，高齢者の露光部に生じる悪性黒子黒色腫との鑑別が重要であるが，悪性黒子黒色腫は非対称・不整形，色調の濃淡が強いといった特徴がある．また，基底細胞癌，悪性黒色腫との鑑別にはダーモスコピー検査が有用である．

b　Bowen 病

慢性湿疹では，瘙痒を伴う点が鑑別点となる．しかし Bowen 病でも軽度瘙痒を伴う場合があり，ステロイド外用で改善をみない場合は皮膚生検を行う．尋常性乾癬は瘙痒を伴うことが少ないが，多発すること，ステロイドやビタミン D_3 外用で消退することから鑑別できる．基底細胞癌や悪性黒色腫との鑑別が問題となった場合には，ダーモスコピー検査や皮膚生検をして積極的に鑑別に努めるべきである．

4 治療の考え方と実際

　日光角化症，Bowen病に対しては，外科的切除が第一選択である．非観血的治療では液体窒素による凍結療法，外用療法としては5-FU軟膏，イミキモド，photodynamic therapyがある．

　いずれの疾患も高齢者に生じることが多いため，患者背景，病変の解剖学的部位，数と大きさ，また外用薬に関しては保険適用などを考慮して適切な治療を選択すべきである．

5 予　後

　日光角化が浸潤性の有棘細胞癌へ進行する確率は10〜20％，10年以内には進行する確率は約10％程度といわれている．Bowen病が浸潤性の有棘細胞癌に進行する確率は約5％程度であるが，有棘細胞癌に進行すると約13％で転移するといわれている．日光角化症，Bowen病ともに早期発見，早期治療が重要である．

宮崎大学医学部皮膚科　**持田耕介，天野正宏**

R 腫瘍

13 有棘細胞癌

1 疾患概要

有棘細胞癌(squamous cell carcinoma：SCC)は，表皮角化細胞に由来する扁平上皮癌である．腫瘍細胞の形態が表皮の有棘細胞に類似し，基底細胞癌と区別する意味からも，皮膚科領域では「有棘細胞癌」の名称がおもに使用されている．性別は約1.5対1で男性に多くみられ，年齢分布は80歳代が最多である．発生部位は顔面が最も多く4割強を占め，下腿，手背，頭部がこれに次ぐ．SCCの発生病因としては紫外線の影響が最も重要と考えられており，その他，放射線曝露，ヒト乳頭腫ウイルス(human papillomavirus：HPV)感染，タールなどの化学物質，熱傷や外傷による瘢痕形成，慢性炎症などがあげられる．日光角化症，Bowen病はSCCの上皮内癌と位置づけられている．

2 検査・診断

a 臨床像

SCCの基本的な臨床像は，表面に角化傾向を伴った淡紅色の結節，腫瘤である．外向性に発育するものが多く，増大するとカリフラワー状の形状を呈し，浸軟した角質に細菌感染を伴うために強い悪臭を発する(図1-a)．角化傾向が乏しく，表面が紅色びらん調を呈する場合もある(図1-b)．当初からあまり隆起せずに潰瘍形成が主体の場合もあるが，その際にも周囲には浸潤，硬結を伴う(図1-c)．

b 病理診断

確定診断には皮膚生検を要する(図2)．病変が比較的小型で全体像が無理なく評価できれば問題はないが，大型で角化傾向が強い場合には，病変中央の表層部を生検しても厚い角質に阻まれ腫瘍本体が含まれず，結果が偽陰性に終わることがある．潰瘍性病変においても腫瘍径が大きい場合には，中央が壊死に陥るために同様である．そのような場合には，むしろ腫瘍辺縁の浸潤・硬結部を含めて採取したほうが診断的価値は高い．

c 病期分類

SCCのT分類は腫瘍の長径および深達

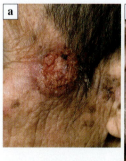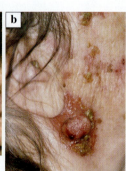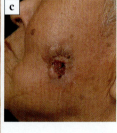

図1 有棘細胞癌の臨床像
a：角化傾向の強いドーム状紅色腫瘤．b：紅色びらん性の腫瘤．日光角化症から生じた．c：潰瘍形成型．周囲には強い浸潤硬結を触れる．

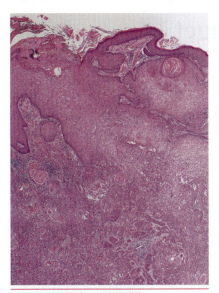

図2　有棘細胞癌の病理組織像
表皮と連続した有棘細胞様の腫瘍細胞が増殖している．

度，N分類は転移リンパ節の長径と数，M分類は遠隔転移の有無で規定される．筋，骨，軟骨，下顎，眼窩などの深部構造への浸潤（T3）は病期Ⅲ，頭蓋底，中軸骨格の直接または神経周囲への浸潤（T4）があれば病期Ⅳに該当する．

3　鑑別診断

　正常皮膚色～紅色を呈する隆起性ないし潰瘍性病変はすべて鑑別診断の対象となるが，表面に角化傾向を伴う結節，腫瘤であれば脂漏性角化症，ケラトアカントーマが鑑別としては重要である．脂漏性角化症は褐色～黒色調を呈することが多いが，正常皮膚色に近い疣贅状局面の場合もある．良性腫瘍であるので，境界明瞭で整った形状からSCCとは鑑別できる．ケラトアカントーマは高齢者の露光部に好発する良性腫瘍で，中央に角質を有したカップ状の独特な外観を呈し，1～2か月の経過で急速に増大する．基本的には自然消退するが，増殖の経過が早いために悪性腫瘍との鑑別を要する．潰瘍性病変としては，瘢痕部に機械的な刺激で繰り返し生じる慢性潰瘍や深在性真菌症，非定型抗酸菌症などの慢性感染症が鑑別の対象となる．

4　治療の考え方と実際

　治療の第一選択は手術療法である．水平方向の切除マージンは6mm以上を原則とするが，低リスク症例であれば4mm以上とする．深さは腫瘍の浸潤よりも解剖学的に一段階深い層を含めて切除する．根治的な手術が不可能な症例や，切除による整容的問題が大きい場合には，放射線療法が考慮される．所属リンパ節転移に対しては，リンパ節郭清か放射線療法が選択される．化学療法として，シスプラチンとドキソルビシンの併用療法，イリノテカン，ペプロマイシンなどが使用されてきたが，有用性を示すエビデンスは乏しい．

5　予後

　完全切除例の予後は良好であり，症例全体の5年生存率は90％を超えている．全経過を通じて所属リンパ節転移は約10％に，遠隔転移は約3％に認められ，転移例の予後は不良である．

新潟県立がんセンター新潟病院皮膚科　**竹之内辰也**

14 乳房外 Paget 病

1 疾患概要

　乳房外 Paget 病はアポクリン腺由来と考えられており，外陰部に多く，ほかに肛囲，腋窩などのアポクリン腺の存在する部位に発症する．これに対し，乳頭や乳輪に発症したものは乳房 Paget 病といい，乳癌に分類される．乳房外 Paget 病は日本をはじめとしたアジア地域に多く，好発年齢は 60 歳以上で男性にやや多い．

　外陰部に発症したものでは，湿疹や股部白癬などと誤診されることも多く，ステロイド薬や抗真菌薬を外用してもよくならないことから，乳房外 Paget 病を疑われることも多い．また，部位が外陰部だけに羞恥心から受診が遅れ，診断時には進行している例も少なくない．

2 検査・診断

a 臨床像（図1）

　紅斑やびらんからなる湿潤性局面が主であるが，よく見ると脱色素斑がみられることもある．病変が 1 か所でなく，周囲にスキップしていることもあるため，部位によっては剃毛してから詳細に観察する必要がある．さらに進行すると，局面上に結節を形成する．また，外陰部と腋窩など複数の場所に同時に病変が存在することがあり，注意を要する．

b 病理組織（図2）

　生検を行い，病理組織検査によって診断が確定する．表皮，毛包，汗管に Paget 細胞といわれる胞体の明るい大きな細胞がみられ，胞巣を形成することもある．毛包や汗管に Paget 細胞がある場合，プレパラート作成時の組織の切れ方によっては真皮内病変に見えることもあるが，それらは基底膜を越えているわけではないので，表皮内病変と診断する．

c その他の検査

　腫瘍細胞が表皮を越えて真皮に浸潤している場合，転移を起こす可能性があるため，CT などによる検索を行い，所属リンパ節や他臓器転移の有無などを確認する．また，リンパ節は腫脹がなくてもリンパ節転移を起こしていることがあるため，施設によってはセンチネルリンパ節生検を実施している場合もある（保険未適用）．

3 鑑別診断

　摩擦や掻破などの物理的刺激による紅斑

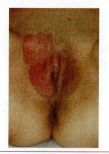

図1　乳房外 Paget 病の臨床像
女性外陰部の乳房外 Paget 病．左大陰唇外側の色素沈着部には，腫瘍細胞は認めない．

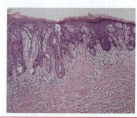

図2　乳房外 Paget 病の病理組織像
表皮内に胞体の明るい大型の細胞（Paget 細胞）を多数認める．

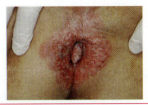

図3 肛門癌の Paget 現象
肛囲の乳房外 Paget 病に類似しているが，肛門内に結節（肛門癌）がある．

やびらん，外用薬による接触皮膚炎などの湿疹・皮膚炎，白癬やカンジダ症，紅色陰癬などの感染症，Hailey-Hailey 病，肛門癌や尿路系悪性腫瘍の皮膚浸潤（Paget 現象，図3）などがあげられる．

臨床経過から湿疹・皮膚炎が疑われる場合は，生検の前に1〜2週間ステロイド軟膏を外用し，症状を再確認することが望ましい．真菌症は顕微鏡検査で確定できるが，時に外陰部の乳房外 Paget 病に股部白癬を合併することもあるので，注意が必要である．いずれにしても，乳房外 Paget 病が否定できないときには生検し，病理組織検査を行う．ただし，肛門癌や尿路系悪性腫瘍の皮膚浸潤では臨床像が乳房外 Paget 病に似ているうえ，病理組織所見でも Paget 細胞に似た細胞が現れることがあり，免疫染色にて鑑別する．乳房外 Paget 病では GCDFP-15 陽性，CK20 陰性であるのに対し，Paget 現象では GCDFP-15 陰性，CK20 陽性になることが多い．

4 治療の考え方と実際

腫瘍細胞が表皮内に留まっている場合には，病巣が完全に切除されていれば追加治療もなく経過観察となる．しかし，病巣がスキップしている場合や境界が不明瞭な場合には完全切除にいたらず再発する例もあるため，切除の前に複数の個所を生検し病巣の範囲を見極めるマッピング生検が必要となることもある．所属リンパ節に転移がある場合にはリンパ節郭清を行い，遠隔転移がある場合には化学療法の適応となるが，乳房外 Paget 病には保険適用になっている治療薬がなく，治療法は施設によって異なる．今までは 5-FU やシスプラチンを使った化学療法が主流であったものの効果は芳しくなかったが，最近ではドセタキセルやパクリタキセルなどのタキサン系抗がん剤で一定の効果がみられている．また，高齢者が多いため合併症などにより手術適応にならない場合には放射線療法が選択される場合もある．しかしその奏効率は不定で，特に進行期では治癒を目指すものではなく痛みなどの神経症状を軽減する目的で行われる．最近では早期の場合にイミキモドなどの外用薬の有効性も示されている．

5 予後

表皮内病変であれば，5年生存率は100％である．また最近の統計調査では，真皮に腫瘍が浸潤していてもリンパ節転移・遠隔転移がない場合，あるいはリンパ節転移があってもその数が1個であれば，5年生存率は100％であった．リンパ節転移が複数個（2個以上）になると，遠隔転移を起こす可能性が高くなり，他臓器に転移した場合の予後は極めて不良である．また，進行時にはまれにリンパ管の腫瘍塞栓により臍の高さから大腿部にかけて腫瘍が皮膚へ浸潤するパンツ型浸潤がみられることや，リンパ節転移が2個以上の約半数に水腎症を起こすことが特徴の一つである．

がん・感染症センター都立駒込病院皮膚腫瘍科　吉野公二

R 腫瘍

15 悪性黒色腫

1 疾患概要

　悪性黒色腫(malignant melanoma, メラノーマ)はメラノサイトの悪性腫瘍である．わが国では10万人当たり年間1〜2人程度の新規発症例がある．メラノーマは表皮内癌と悪性リンパ腫を含めた皮膚悪性腫瘍全体の10%を占めるが，皮膚がん死亡者の半数弱はメラノーマによる．白人に多い疾患であり，オーストラリアのクイーンズランドでは年間10万人当たり数十名の患者が発生している．また米国では年間約6万人の患者が発生し，約9,000人が死亡しており，全がん種の中でも重要な位置を占めている．最も重要な原因は紫外線であり，前述のように白人が最もその影響を受けている．手足指趾の発症例は外傷と関連している可能性がある．
　古典的なClark分類では，病理組織学的に表在拡大型，結節型，末端黒子型，悪性黒子型の4分類があるが，必ずしも明確に分けられない症例も存在する．ほかに鼻腔，腟，直腸肛門部などの粘膜や眼にも発生する．わが国では，患者の半数が紫外線と関係のない末端黒子型である．紫外線関連のメラノーマは白人に最も多く，黄色人種や黒人には少ないことにより，病型別の比率に差が出ている．さまざまな研究のなかで最も注目されたのは，MAPK経路の中の*BRAF*の変異である．変異した*BRAF*を抑える分子標的薬vemurafenibが開発され，遺伝子変異の発見から10年という早いスピードで2011年に米国で承認を受けた．

2 検査・診断

a 臨床像

　サイズが6〜7mmを超える黒褐色の斑で，思春期，特に成人以後も増大あるいは色調や形が変化するようであれば，皮膚科への受診が望ましい．また，メラノーマの10%程度は爪に発症する．爪に黒い線が入る状態を黒色線条というが，ほとんどが爪の色素細胞母斑や薬剤などによる良性の病変である．爪の黒色線条は，成人以後の発症で幅が急に太くなる場合や爪周囲の皮膚面にも色素の染み出しがある場合は，皮膚科への受診が必要である．

b ダーモスコピー(図1)

　ダーモスコピーという，偏光下で拡大して観察する検査が必須になっている．褐色から黒色を呈する病変(いわゆるシミ)には色素細胞母斑とメラノーマのほかにも多数の良性と悪性疾患が存在する．きちんとした臨床診断をせずに，凍結療法やレーザーなどの病理組織学的な診断のできない治療を行うことは極めて危険である．

c 術前検査

　所属リンパ節転移を経ずに遠隔臓器に転移する症例があるため，浸潤癌を疑う場合はPET/CTと頭部MRIによる画像検査が望ましい．従来，生検は禁忌とされてきたが，臨床的に診断がはっきりしない場合は，全切除生検を行うことに問題はない．ただしメラノーマであった場合のことを念頭に，ある程度の治療計画(根治術の予定)を立ててから生検を行うことが望ましい．

3 鑑別診断

a 臨床的鑑別

　悪性黒色腫のほとんどは小型の黒色の盛り上がらない斑として始まるため，早期の病変は良性の色素細胞母斑(いわゆるホクロ)との鑑別を要する．ほかに黒色を呈する腫瘍として，脂漏性角化症，基底細胞

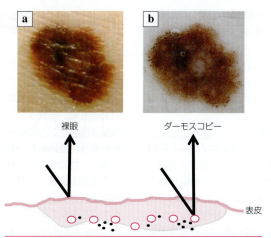

図1 ダーモスコピー
偏光下で観察することにより，真皮上層の色素や血管のパターンが透見できる．
a：色素細胞母斑の裸眼像，b：同ダーモスコピー像．

癌，Bowen 病，乳房外 Paget 病などがある．また悪性黒色腫は，色を作らないと赤い腫瘍となる．血管腫，有棘細胞癌，リンパ腫，Merkel 細胞癌，肉腫，転移性腫瘍など，赤い腫瘍には悪性疾患が多く含まれる．

b 組織学的鑑別

色素細胞母斑や Spitz 母斑などとの鑑別が難しい症例がある．特に乳幼児の色素細胞母斑は臨床的に大型で形や色が不整であり，組織学的にもメラノーマを疑う所見を示すことがあるので，診断に際しては十分に注意する必要がある．

4 治療

a 手術とセンチネルリンパ節生検

治療の基本は手術である．切除マージンについては，表皮内病変は 3〜5 mm（NCCN ガイドラインでは 5〜10 mm），厚みが 2 mm までは 1 cm，それ以上は 1〜2 cm 離して切除する．術前の画像検査で転移はないが原発巣の厚みが 1〜4 mm 程度ある場合は，センチネルリンパ節生検を原発巣の切除と同時に行うことが多い．

b 放射線療法

メラノーマは放射線に対する感受性が低い．脳転移に対する定位放射線療法（ガンマナイフなど）や脊髄や骨転移による神経症状や痛みに対して緩和的に用いられる．

c 全身療法

2011 年より数十年ぶりに進行期悪性黒色腫に対する新薬が登場し始めている．わが国でも免疫チェックポイントに作用する抗体薬や BRAF 阻害薬が 2014 年より承認され始め，現場で使用できるようになってきた．これまで中心的な薬剤として使用されてきたダカルバジン，シスプラチン，タキサンなどは第二選択の位置づけになった．新薬の登場により月単位で治療方針が変わっているため，常に新しい情報に注意を払う必要がある．

1）免疫チェックポイント阻害薬

免疫の負の調節機構である CTLA-4 に対するモノクローナル抗体イピリムマブ（2015 年 7 月承認）と抗 PD-1 抗体のニボルマブ（2014 年 7 月承認）が承認を受けている．奏

効率はイピリムマブが10%程度，ニボルマブが20～40%であるが，抗腫瘍効果が長期間持続するという利点があり，比較試験でダカルバジンを上回る生存期間延長効果が確認されている．自己免疫性の下垂体・甲状腺炎，肺炎，肝炎，腸炎などの副作用への対応が重要である．

2） BRAF阻害薬

BRAF阻害薬ベムラフェニブ（2014年12月承認）はBRAF変異がある患者に適用となる．わが国の患者では25～40%が該当する．奏効率はベムラフェニブ単剤で数10%，併用で60～70%と報告されており，奏効までの期間も2か月程度と即効性がある．数か月から1年程度で耐性が出てくることが多い．副作用としてケラトアカントーマや高分化有棘細胞癌が発生することがある．またMEK阻害薬もわが国で治験を行っており，近い将来，承認される可能性がある．

5 予 後

メラノーマは非常に予後の悪い疾患として知られているが，早期病変であれば切除のみで完治が望める疾患である．本腫瘍の予後因子は原発巣の厚みと病理組織学的な潰瘍の有無，所属リンパ節転移の状態，原発巣と所属リンパ節領域の間の皮膚皮下転移の有無，遠隔転移の有無と血清LDH値である．特に重要なのが原発巣の厚みであり，水平方向にどれだけ大きくても薄い病変の予後は良好であり，1mm以下で潰瘍がないときの5年生存率は96%である．逆に1cm大の小型の病変でも厚みが4mm以上で潰瘍があれば，5年生存率は61%になってしまう．所属リンパ節転移やin transit転移（原発巣から所属リンパ節までの皮膚軟部組織転移）がある場合は39～74%，遠隔転移は21%である．白人に比べて日本人では初回診断時の進行例が多い．

信州大学医学部皮膚科　**宇原　久**

16 リンパ腫

R 腫瘍

1 疾患概要

わが国における皮膚悪性リンパ腫の1年間の新規発症例は，約350例と非常に少ない．そのなかで最も多いのが菌状息肉症であり，約半分を占める．皮膚病変がメインの成人T細胞白血病・リンパ腫，原発性皮膚未分化大細胞リンパ腫がそれに続く．これ以外にもさまざまな病型があり，予後や治療方針が異なる．

2 検査・診断

生検によって病理組織学的に診断を決定する．次に，全身精査によって病期を決定する．

a 臨床像

菌状息肉症は，非露光部を中心に分布する落屑性紅斑(図1-a)が特徴的である．進行すると，浸潤局面や腫瘤(図1-b)，紅皮症などを呈する．原発性皮膚未分化大細胞リンパ腫は，潰瘍を伴う腫瘤で発症することが多い．その他，節外性NK/T細胞リンパ腫(鼻型)は皮膚潰瘍(図1-c)，皮下脂肪織炎様T細胞リンパ腫は皮下硬結を呈する．成人T細胞白血病・リンパ腫の臨床像はかなり多彩である．B細胞リンパ腫は，ドーム状の腫瘤や浸潤紅斑局面を呈することが多い．

b 病理組織

T細胞性の場合，腫瘍細胞の表皮内浸潤が特徴的である(図2-a)．海綿状態や苔癬型反応と異なり，周囲の角化細胞の変化が少ない．進行期では腫瘍細胞の大型化をしばしば認める(図2-b)．CD3，CD4，CD8，CD30などの免疫染色も診断に寄与する．成人T細胞白血病・リンパ腫では腫瘍細胞がCD25陽性になることが多く(図2-c)，原発性皮膚未分化大細胞リンパ腫ではCD30が陽性になる．節外性NK/T細胞リンパ腫(鼻型)では，CD56陽性細胞が血管中心性に浸潤する．B細胞リンパ腫では，リンパ濾胞にBCL2陽性小型リンパ球が浸潤(粘膜関連リンパ組織の節外性辺縁帯リンパ腫)，リンパ濾胞中心の拡大(原発性皮膚濾胞中心リンパ腫)，大型細胞がびまん性に浸潤(びまん性大細胞型，下肢型)などの組織像を呈するが，偽リンパ腫である皮膚リンパ球腫との鑑別は困難なことも多い．

c その他の検査

生検組織を用いてT細胞受容体遺伝子再構成，免疫グロブリン遺伝子再構成，HTLV-1の組み込みなどを調べる．血液検査(血算，目視による血液像，LDH，可溶性IL-2レセプター，フローサイトメトリ

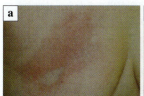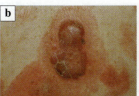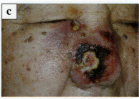

図1 皮膚リンパ腫のさまざまな臨床像
a：菌状息肉症の落屑性紅斑，b：菌状息肉症の腫瘤，c：節外性NK/T細胞リンパ腫(鼻型)の潰瘍．

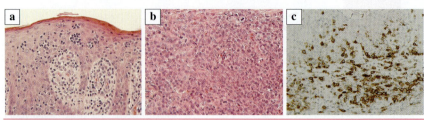

図2　皮膚リンパ腫の病理組織像
a：腫瘍細胞が表皮向性を示す菌状息肉症（HE染色，×200），b：核異型の強い大型の腫瘍細胞が浸潤する菌状息肉症（HE染色，×200），c：成人T細胞リンパ腫（CD25染色，×200）．

ー），骨髄穿刺，CTやFDG-PETなどの画像検査によって病期を決定する．病理部，放射線科，血液内科など他科との連携を取りながら治療を進めていく．

3　鑑別診断

多発する紅斑性病変は，アトピー性皮膚炎，乾癬，皮脂欠乏性湿疹などが鑑別となる．腫瘤性病変は，間葉系腫瘍や内臓悪性腫瘍の皮膚転移の可能性を考える．紅皮症を呈する疾患としては，アトピー性皮膚炎，乾癬のほかに，毛孔性紅色粃糠疹，扁平苔癬，移植片対宿主病（graft versus host disease：GVHD），腫瘍随伴性などがあげられる．潰瘍がメインの病変を見たときは，血管炎や壊疽性膿皮症，感染症に伴う潰瘍を考える必要があり，皮下結節は結節性紅斑，蜂窩織炎，Behçet病，深在性エリテマトーデス，うっ滞性脂肪織炎などが鑑別となる．いずれも年齢，病歴，皮疹の性状，分布，病理組織，検査所見などから総合的に判断する．

4　治療の考え方と実際

病型と病期が治療方針を大きく左右する．成人T細胞白血病・リンパ腫，節外性NK/T細胞リンパ腫（鼻型），びまん性大細胞型B細胞リンパ腫（下肢型）などは，可能な限り多剤併用化学療法を選択する．また病変が皮膚に限局しているか，リンパ節や内臓病変があるかで治療方針は大きく異なる．一般的に末梢血と表在リンパ節以外の皮膚外病変を認める場合，化学療法が選択される．皮膚病変がメインのT細胞リンパ腫の場合，単発あるいは限局性か，全身皮膚に広がっているかが治療方針を左右する．単発あるいは限局性の場合，外科的切除か放射線療法が選択される．広範囲に広がる皮膚病変は，ステロイド外用，紫外線照射が基本となるが，治療抵抗性で潰瘍や繰り返す感染症などQOLを低下させている場合や病勢の悪化がみられる場合，レチノイド，インターフェロンγ，ステロイド内服，ボリノスタット，全身および局所電子線照射，化学療法などを組み合わせて治療する．化学療法でも病勢が落ち着かない場合，可能な年齢であれば造血幹細胞移植も検討する．びまん性大細胞型以外の原発性皮膚B細胞リンパ腫の場合は，経過観察やステロイド外用に留めるなど，あまり積極的に治療しないことが多い．QOLを阻害している場合は，外科的切除や放射線療法を行う．皮膚外病変が出てきたら，リツキシマブを含む化学療法を検討する．

5　予後

病型と病期によって大きく異なる．菌状息肉症，原発性皮膚未分化大細胞リンパ腫，皮下脂肪織炎様T細胞リンパ腫，節外性辺縁帯リンパ腫などは一般的に進行がゆっく

りであり，数年～10年以上の経過をたどる．リンパ腫自体が死因とならないことも多い．Sézary症候群，成人T細胞白血病・リンパ腫，節外性NK/T細胞リンパ腫（鼻型），びまん性大細胞型B細胞リンパ腫（下肢型）などは予後が悪い場合が多い．しかしリンパ腫の経過は症例ごとの差が非常に大きく，予後予測が困難なこともしばしばである．

6 偽リンパ腫

良性の反応性リンパ球増殖症を偽リンパ腫とよぶ．代表的なものとして，cutaneous lymphoid hyperplasia, lymphadenosis benigna cutis, lymphocytoma cutis といった呼称のある，顔面に好発するドーム状紅色結節がある．木村病，虫刺症，結節性疥癬，薬疹なども広義の偽リンパ腫とされる場合がある．皮膚悪性リンパ腫と比べて真皮上層に細胞浸潤が強く，きれいな濾胞構造を呈することが多い．形質細胞，好酸球，組織球などの多彩な細胞浸潤があり，リンパ球の異型性がない．多くの場合は自然軽快したり，ステロイド外用で治癒したりするが，ステロイド内服を要する症例もある．原発性皮膚CD4陽性小・中細胞型T細胞リンパ腫や原発性皮膚濾胞中心リンパ腫も悪性リンパ腫からリンパ増殖症に格下げになることから，偽リンパ腫と予後良好な皮膚リンパ腫の概念の違いはますます不明瞭になってきている．

東京大学医学部皮膚科　**菅谷　誠**

R 腫瘍

17 血管肉腫

1 疾患概要

　血管肉腫は皮膚悪性軟部肉腫の数％を占めるに過ぎない，非常にまれな悪性軟部肉腫の一つである．全身の臓器に生じうるが，なかでも皮膚に生じる皮膚血管肉腫が最も多く，全体の3割を占める．皮膚血管肉腫は高齢者の頭部に発生するもの，慢性リンパ浮腫に続発するもの(Stewart-Treves症候群)，そして放射線照射に続発するものの3つに大別されるが，組織学的な違いはない．

　非常にまれな腫瘍で，大学病院クラスの施設でも年間の新規症例数は1例程度しかなく，一般外来で遭遇する可能性は限りなくゼロに近い．しかし，卒後10年くらいのときに筆者は日に20人も来ない山奥の一般外来で遭遇した経験がある．皮疹に気づいた患者は皮膚科を初診する可能性が高く，臨床像から本腫瘍を疑うことは比較的容易であることから，本腫瘍の典型的な臨床像を覚えて見逃さないようにしたい．

2 検査・診断

　進行期の場合は臨床像だけでも診断は可能なことも多いが，基本的には腫瘍生検を行い，病理組織学的に脈管由来であることを確認する．

a 臨床像

　血管肉腫は紫斑で始まり，進行すると結節や潰瘍を伴うが，わが国では広範囲の紫斑の中に結節や潰瘍を伴った比較的進行した症例が多い(図1-a, b)．紫斑だけの症例でも頭部をよく観察するとかなり広い範囲に広がっていることがあり，このような場合は臨床的に強く血管肉腫を疑う．一般に腫瘍の境界は不明瞭であることが多く，病変の広がりを正確に把握することは難しい．関連は不明だが，何らかの外傷を契機に発症したと思われる症例が2～3割ほどある．その場合，患者は頭を打撲した後の傷がなかなか治らないなどと訴えて受診するので，そのような経過があるときは注意が必要である．

b 病理組織

　同一症例でも検体を採取する部位によって分化度が異なり，一般に紫斑や紅斑を呈する部位は分化度が高く(図2-a)，結節や潰瘍を呈する部位は分化度が低いことが多い(図2-b)．腫瘍細胞は，血管内皮マーカーやリンパ管内皮マーカーが陽性となる(図2-c)．

c その他検査

　血管肉腫はリンパ節や肺などの遠隔転移が多いことから，原発巣とその所属リンパを含む領域と，肺から肝臓をカバーする領域のCT画像が必要である．なお，血管肉腫の転移は囊胞を呈することがあるため(図1c)，安易に単純囊胞と診断しない．

3 鑑別診断

a 臨床的鑑別

　典型例の診断は容易であるが，病変が限局する場合は，臨床的に単純性紫斑や血管腫などの良性病変との鑑別が困難である．また，まれではあるが紫斑を伴わない場合は，他の皮膚腫瘍との鑑別はまず無理である．

b 組織学的鑑別

　高分化型の場合は血管腫などの良性疾患との鑑別が問題で，内皮細胞の異型性などが診断の一助となるが，このような場合は臨床所見が最終的な診断の決め手となる．高齢者の頭部にびまん性・播種状に広がる紫斑は，血管肉腫以外の診断は通常あり得

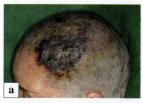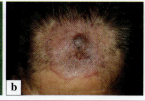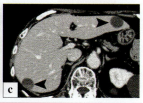

図1 血管肉腫の臨床像(a, b)および肝転移のCT画像(c)
a,b：頭部に発生した血管肉腫の典型的な臨床像，c：囊胞にみえる肝転移．

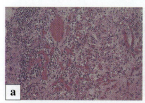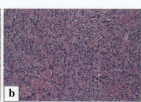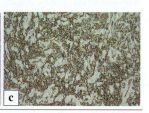

図2 血管肉腫の病理組織像
a：分化度が高い部位の病理組織(HE染色, ×200)，b：分化度が低い部位の病理組織(HE染色, ×200)，c：bと同症例のCD31染色像(×200)．

ない．低分化型の場合は脈管構造を取らないため形態学的に未分化がんとの鑑別が難しいが（図2-b），免疫染色で血管内皮マーカーが陽性であれば（図2-c），診断は比較的容易である．

4 治療の考え方と実際

遠隔転移がない場合は，他の肉腫と同様に血管肉腫も拡大切除による完全切除が目標とされ，術後放射線の併用により局所制御だけでなく生存率も向上する．しかし，腫瘍径が5 cmより大きいもしくは衛星病変があるなど局所進行例は，治療後に高い頻度で局所再発や転移が起きる．わが国は欧米と比べてそのような局所進行例が多く，これまでさまざまな治療が試みられてきたが，治療の標準化には至っていない．

遠隔転移がある場合，以前は他の肉腫と同様にドキソルビシンがキードラッグであったが，その効果と有害事象のバランスから，最近はタキサン系抗がん剤が使用されることが多い．遠隔転移がない症例でも，手術ではなくタキサン系抗がん剤を中心に集学的治療を行っている報告も出てきており，生存率の向上が期待される．

いずれの場合も進行が非常に早く，かつ標準化された治療法もないまれな腫瘍であることから，速やかに専門施設へ紹介することが必要である．

5 予後

極めて不良で，わが国の5年生存率は10％程度である．転移先で頻度が最も高いのは肺で，そのほかに肝臓，骨，リンパ節などがある．特に肺転移は血気胸を起こし，これが致命的となる．

筑波大学医学医療系皮膚科　**藤澤康弘**

S 色素異常症

1 母斑細胞母斑・単純黒子

1 疾患概要

色素性母斑，色素細胞母斑ともよばれる．母斑細胞は神経堤由来で，メラノサイトやSchwann細胞に分化できなかった細胞であり，これらが表皮内，真皮内に増殖して，黒色〜褐色の斑または結節を形成する．小さいものは一般的にホクロとよばれる．

単純黒子は1〜2 mm大の褐色あるいは黒色斑で扁平なことが多い．臨床的には母斑細胞母斑との鑑別は困難だが，病理組織像は異なる．

2 検査・診断

a 臨床像（図 1-a〜c）

色調は黒色から褐色が多いが，常色もある．大きさは数mm大〜手拳大までさまざまであるが，1 cm大までが多い．手拳大以上であれば，巨大と称する．形態は斑状〜半球状のものが多いが，ポリープ状，乳頭状のものもある．中年以降では色調が薄くなる傾向にある．母斑上に硬毛が認められれば，有毛性色素性母斑とよばれる（図 1-d）．

b ダーモスコピー

悪性黒色腫を鑑別するのに有用である．母斑細胞母斑では手掌，足底においてはfibrillar pattern，parallel furrow pattern，lattice-like patternが認められる．一方，悪性黒色腫では parallel ridge patternが認められる．また生毛部の悪性黒色腫ではatypical pigment networkがみられ，irregular streaks，pseudopodが高率にみられる（p.91「ダーモスコピー検査」を参照）．

c 病理組織

母斑細胞母斑では，母斑細胞の存在部位により，境界母斑，複合母斑，真皮内母斑に分類される．境界母斑では母斑細胞が表皮基底層にnestを形成して増殖しており，真皮内母斑では母斑細胞が真皮内にのみ増殖している．複合母斑では表皮基底層と真皮に母斑細胞が増殖している．

単純黒子では表紙基底層のメラノサイトの増数と基底層のメラニン顆粒の増加が認められるが，メラノサイトがnestを形成することはない．

3 特殊型

a 先天性巨大色素性母斑（図 1-e）

色素斑が手拳大より大きいものを巨大というが，直径20 cm以上のものを巨大ということもある．生まれつきで，体表のどこにでも存在する．剛毛が生えている場合には，獣毛性母斑とよばれることもある．母斑からの悪性黒色腫の発生率が高いことが知られている．また，中枢神経系にも母斑細胞の増殖を伴っていることもあり，けいれん，てんかん発作などの神経症状を示すことがあり，神経皮膚黒色症とよばれる．

b 分離母斑（図 1-f）

上下の眼瞼にまたがってみられる母斑細胞母斑のことであり，閉眼すると連続した一個の母斑となる．眼瞼は胎生期に癒合し，後で分離するために生じる．

c Spitz母斑（図 1-g）

若年性黒色腫ともよばれるが，良性である．小児に生じることが多い．半球状〜ドーム状の紅色〜黒色の小結節で，急速に大きくなることが多い．

ダーモスコピーでは globular patternとstarburst patternがよくみられる．病理組織像では，表皮内の母斑は紡錘形，または類上皮様の大型の核と豊富な細胞質を持ち，胞巣を形成する．異型があるように見える

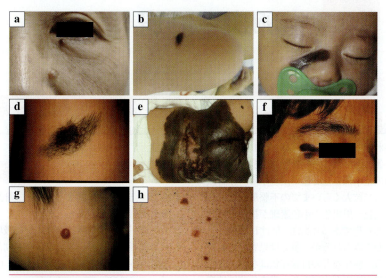

図1 母斑細胞母斑
a〜c：母斑細胞母斑，d：有毛性色素性母斑，e：先天性巨大色素性母斑，f：分離母斑，g：Spitz母斑，h：Clark母斑．

こともある．また，胞巣内にKamino小体とよばれる好酸性円形無構造物質を伴うことがある．

d　Clark母斑（図1-h）

異型母斑ともよばれる．多発性に生じる家系では悪性黒色腫の発生率が高いことが知られているが，その頻度は低い．不整形の黒色〜褐色の色素斑で，色調にまだらがあるのが特徴である．病理組織像では，表皮真皮境界部の母斑細胞巣が融合し，皮膚稜が延長し，隣の細胞巣とくっつく（bridging）．母斑細胞は核細胞質比が大きくなり，異型性を疑わせる．真皮の反応性のリンパ球の浸潤と真皮乳頭層の線維化などを特徴とする．

4　鑑別診断

症例によっては悪性黒色腫との鑑別を要することがある．臨床的に青色母斑，脂漏性角化症，神経線維腫，皮膚線維腫などの良性病変との鑑別が難しい症例もある．

5　治療・予後

悪性化を疑わせる所見がない場合には，基本的には治療の必要はない．整容的，美容的に希望があれば治療を行う．切除が一般的であるが，レーザー治療が有効な例もある．先天性巨大色素性母斑では悪性黒色腫の発生率が高いことが知られており，予防的に切除，植皮などがされることもあるが，完全に切除してしまうことは困難な例も多い．Spitz母斑では，病理診断の目的も含めて全切除することが多い．Clark母斑では，急速に形態が変化する病変，特に大きくなった場合には完全に切除して病理検査を行う．

九州医療センター皮膚科　**占部和敬**

2 雀卵斑・肝斑

雀卵斑(ephelides)

1 疾患概要

いわゆる「ソバカス」．病名(和名)の由来は，雀の卵に似ている斑という意味である．顔面の正中部を主として出現する，帽針頭大から米粒大くらいまでの不整形・類円形の淡褐色～黒褐色の小色素斑が播種状に散在する疾患である(図1)．早ければ3歳くらいからみられるが，多くは思春期に明瞭となる．瘙痒などの自覚症状はない．多くの例で家族内発症があり，常染色体優性遺伝を示す．色白の人に多い．また，白人(特に赤毛や金髪の人)に多くみられる．紫外線曝露が悪化因子となり，春～夏に症状が目立つ．

2 検査・診断

臨床的特徴から診断する．家族内同症の存在は診断の助けになる．

病理組織像は，表皮基底層でのメラニン色素の増加である．メラノサイト数には変化はない．

3 鑑別診断

表1におもな鑑別疾患と鑑別のポイントを示す．

4 治療の考え方と実際

①内服薬，外用薬は効果不定だが，肝斑に準じて行う場合もある．
②レーザー等の光治療：メラニンに吸収される波長のレーザー・光で改善が期待できる．Qスイッチルビーレーザー，QスイッチYAG(yttrium aluminum garnet)レーザー，アレキサンドライトレーザー，IPL(intense plused light)などを使用する．しかし，再燃例も多い．
③生活指導：紫外線防御(UVA/UVBとも遮断する)．すなわち，サンスクリーン剤やファンデーションの塗布，つばの広い帽子や日傘の使用．午前10時～午後2時の間の不要不急の外出を避ける．

5 予後

思春期以降は目立たなくなることが多い

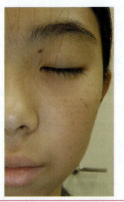

図1　雀卵斑

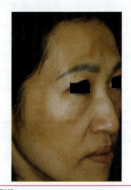

図2　肝斑
(写真提供：希望ヶ丘すずらん皮膚科クリニック　下田貴子先生)

第3章 おもな皮膚疾患

表1 雀卵斑・肝斑の鑑別疾患

i) 雀卵斑の鑑別疾患

病　名	鑑別のポイント（雀卵斑と比べて）
色素性乾皮症（xeroderma pigmentosum：XP）	日光過敏の症状がある．日光過敏の軽微な XP では鑑別困難な場合がある．XP は遺伝子診断要．
遺伝性対側性色素異常症	四肢末端にも，顔と同様の点状の色素斑を生じる．
遺伝性汎発性色素異常症	顔，手足以外にも色素斑が多発する．
labial melanotic macule	アトピー性皮膚炎に合併する．局在が口唇部のみ．
単純黒子	通常は単発で，色が黒〜褐色で濃い．
太田母斑	好発部は三叉神経領域で，片側が多い．褐色〜灰色調．思春期に顕在化するタイプの両側性太田母斑は特に鑑別要．
老人性色素斑	発症年齢が高く，通常は思春期にはみられない．日光露光部に好発．
扁平母斑	個疹が大きい．部位が片側など非対称である．
神経線維腫症1型（neurofibroma 1：NF1）	小レックリングハウゼン斑が顔面特に口囲に生じた場合．他の NF1 の症状から鑑別可能．
対称性真皮メラノサイトーシス	発生部位と形，色から鑑別可能．色素の分布，形がかなり異なる．
肝斑	30歳代以降の発症．女性に多い．色素の分布，形がかなり異なる．

ii) 肝斑の鑑別疾患

病　名	鑑別のポイント（肝斑と比べて）
対称性真皮メラノサイトーシス	発生部位と形，色からある程度鑑別可能だが，見分けにくい．最終的には組織学的診断を要する．
老人性色素斑	年齢．日光露光部に好発．
顔面黒皮症	化粧品による皮膚炎が本体．病歴をよく聞く．炎症のある場合，痒みを伴う．パッチテストで化粧品やその成分の反応を調べる．
扁平母斑	顔に生じた場合，多くは出生時より，少なくとも幼少期にはみられる．部位が片側であり非対称である．形も大小さまざまである．
単純黒子	通常は単発で，色が黒〜褐色で濃い．
太田母斑	出生時，もしくは思春期頃に発症．三叉神経領域の片側が多い．太田母斑は色素が小型で融合しないが，肝斑では融合し局面を生じる．
雀卵斑	思春期から明瞭になる．色素の分布，形がかなり異なる．

このほか，雀卵斑・肝斑ともに，Addison 病，Carney 複合，LEOPARD 症候群，Laugier-Hunziker-Baran 症候群，Peutz-Jeghers 症候群，Cronkhite-Canada 症候群なども鑑別疾患となる可能性はある．

が，生涯不変な例もある．生命予後はよい．

肝斑（melasma）

1 疾患概要

いわゆる「シミ」の一つ．病名（和名）の由来は，ドイツ語の leverfleck（肝臓の色に似ている斑）と思われる．主として30歳以降の中年女性の顔面，特に前額，側額，眉毛直上，頬，頬骨部に左右対称性に生じる，淡褐色の色素斑である（図2）．男性にも生じうるが，まれである．

黄体/卵胞ホルモンの増加（妊娠時など），副腎皮質刺激ホルモン（adrenocorticotropic hormone：ACTH），色素細胞刺激ホルモン（melanophore-stimulating hormone：MSH）などの内分泌系の影響が関与している．紫

外線曝露により悪化する．また，避妊薬や抗けいれん薬などの薬剤により誘発されることもある．

2 検査・診断

色素の分布（左右対称性の色素増強）や，色調，局在から臨床的に診断する．必要に応じて，組織学的検査を行う．

病理組織像は，表皮基底層〜その直上層でのケラチノサイトにおけるメラニン色素の増加，メラノサイトが大きくなること，真皮の少数のメラノファージの存在などである．

3 鑑別診断

表1におもな鑑別疾患と鑑別のポイントを示す．

4 治療の考え方と実際

① 内服薬：トラネキサム酸，ビタミンCを使用する．トラネキサム酸は抗プラスミン作用によりメラノサイト活性化因子の産生を抑制する．ほかに，ビタミンEや漢方薬（駆瘀血剤の桂枝茯苓丸など）も有効な場合がある．

② 外用薬：ハイドロキノン（2〜5％）：長期連続使用は色素沈着を生じる可能性があり，注意が必要．トレチノイン（0.1％）．

③ ケミカルピーリング：グリコール酸，サリチル酸などを用いる場合がある．

④ イオントフォレーシスによるトラネキサム酸，ビタミンCの経皮導入も有効とされる．

⑤ レーザー等の光治療は，有効性が確立していない．低出力のQスイッチNd：YAGレーザーによるレーザートーニングやIPLを使用した報告もあるが，まだ検討段階である．

⑥ 生活指導：紫外線防御．化粧品やクレンジング使用時の物理的刺激も悪化因子となるので避ける．肝斑を誘発する薬剤を使用している場合は，そのことを十分に説明する．休養をとり，ストレスを避ける．

5 予後

寛解・増悪を繰り返す慢性で難治性の疾患である．女性の場合，閉経以降は改善する傾向がある．生命予後はよい．

希望ヶ丘すずらん皮膚科クリニック　**堺　則康**

☑ ロドデノール含有化粧品による白斑被害

　(株)カネボウ化粧品，(株)リサージ，(株)エキップの製造販売するメラニン生成抑制剤のうち，「医薬部外品有効成分"ロドデノール(RD)"4-(4-ヒドロキシ フェニル)-2-ブタノール」の配合された製品の使用者のなかに脱色素斑(色が白く抜ける状態)を生じた症例が確認され，2013年7月4日にRDを含有する化粧品の自主回収が発表された．日本皮膚科学会は，医療者(皮膚科医)と患者向けに正しい情報を提供する立場から，症例の実態調査を行うとともに病態に関する研究を行い，診断と治療方法を早急に確立するために，2013年7月17日「RD含有化粧品の安全性に関する特別委員会」を発足させ，2015年5月31日まで活動した．RD誘発性脱色素斑は2015年12月までに当該化粧品使用者の約2.4％，19,559人の症例が報告されており，診断はRD含有化粧品を使用後，使用部位に脱色素斑が生じ，当該化粧品使用中止後は脱色素斑の拡大は止まるか，その一部に色素再生が認められるものとした．症例の多くは回復しており，顔面，頸部，手背の順に回復が早かった．RDはチロシナーゼ拮抗阻害作用によりメラニンの合成を阻害すると考えられていたが，研究の結果，自らも基質となりチロシナーゼによって代謝されて「RD代謝産物」が形成され，これがメラノサイトに障害を与え，白斑が生じることが明らかとなった．約4％の症例に塗布部位以外に尋常性白斑を合併し，RD誘発性脱色素斑も難治例が多かった．RD含有化粧品の使用を中止することが治療の第一歩であり，回復の遅い症例には紫外線療法が試みられ，約半数で有効であった．

(藤田保健衛生大学医学部皮膚科学　松永佳世子)

3 尋常性白斑

1 疾患概要

2011年にBordeauxで開催されたthe Vitiligo Global Issue Consensus Conference (VGICC)において,尋常性白斑(vitiligo vulgaris)は白斑(vitiligo)と定義づけられ,狭義の白斑〔非分節型白斑(non-segmental vitiligo, 図1-a)〕,分節型白斑(segmental vitiligo, 図1-b),未分類/分類不能型白斑(undetermined/unclassified vitiligo, 図1-c)に大別された.

現在,白斑はメラノサイトに対する臓器特異的な自己免疫疾患と考えられている.白斑は後天性完全脱色素斑で,全人口の0.5~2.0%が罹患する難治性皮膚疾患である.性差はほぼ認めない.自己免疫機序が関与する疾患のうち,最も患者数の多い疾患の一つである.罹患者は生活の質(quality of life:QOL)が低下する傾向にある.

12歳未満に発症する思春期前発症白斑(pre-pubertal-onset vitiligo)と12歳以降に発症する思春期以後発症白斑(post-pubertal-onset vitiligo)で,臨床的傾向に違いがある.前者は遺伝の素因の関与が強い.Sutton母斑併発,Köbner現象陽性,色素再生しやすいこと,白斑の家族歴を有すること,という特徴を示しやすい.後者は環境因子の関与が強く,顔面や手背に発症しやすい.

2012年7月の日本皮膚科学会雑誌に尋常性白斑診療ガイドラインが公表された.白斑診療については是非ガイドラインを参照してほしい.

2 検査・診断

尋常性白斑診療ガイドラインの「白斑治療のアルゴリズム」を活用できるように検査・診断する.Vitiligo Area Score Index (VASI)を用い,白斑病変部の広さ・脱色素斑の程度を把握する.白斑の進行度と治療効果判定はVASIスコアの変動で評価できる.

およそ20%の白斑患者は他の臓器特異的な自己免疫疾患を併発する.橋本病やBasedow病などの自己免疫性甲状腺疾患,円形脱毛症,1型糖尿病,関節リウマチ,Addison病などである.潜在性橋本病はfree T3, free T4, 甲状腺刺激ホルモン値は正常であるが,抗甲状腺ペルオキシダーゼ抗体(抗TPO抗体)と抗サイログロブリン抗体(抗Tg抗体)が重要な診断マーカーとなる.

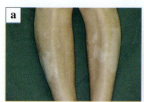 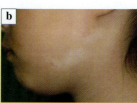 

図1 尋常性白斑の臨床像
a:79歳,女性.両下腿の完全脱色素斑.b:8歳,女児.左顎部の分節性の完全脱色素斑.c:32歳,男性.右頸部の1か所のみの完全脱色素斑.

3 鑑別診断

尋常性白斑診療ガイドラインの「先天性白斑・白皮症の病型分類」と「後天性白斑・白皮症の病型分類」に基づいて鑑別する．Vogt・小柳・原田病，Sutton現象，Sutton母斑，感染症（白色癜風・梅毒など），単純性粃糠疹，老人性白斑との鑑別に留意する．ロドデノール脱色素斑など化学物質による脱色素斑と，サイアザイド系降圧利尿薬などによる薬剤性の白斑黒皮症の鑑別も重要である．化学物質による脱色素斑症例は臨床経過で白斑を併発しうる．

4 治療の考え方と実際

尋常性白斑診療ガイドラインの「白斑治療のアルゴリズム」を活用して治療方針を決定し，患者ごとに効果を判定し，治療の継続，変更，中止を検討する．

白斑の分布，範囲，年齢，罹病期間から鑑別診断を除外し，白斑の病型を診断する．他の自己免疫疾患などの併発の有無を確認し，必要に応じて専門医に紹介する．患者が15歳以下であれば，顔面領域はビタミンD_3外用，ステロイド外用の順で，体幹・四肢領域はステロイド外用，タクロリムス外用，ビタミンD_3外用の順で検討する．16歳以上であれば，光線療法（NB-UVB，PUVA，エキシマレーザー／ライト），ステロイド外用，ビタミンD_3外用の単独もしくは併用療法を検討する．2012年のガイドライン公表時よりエキシマレーザー／ライトの有用性がさらに評価され，普及している．難治例には1ミリグラフトなどの皮膚移植やカムフラージュなども検討する．わが国の保険診療では白斑へのビタミンD_3外用とタクロリムス外用は承認されていない．また，わが国ではタクロリムス外用と光線療法の併用は禁忌とされている．

NB-UVBは311±2nm領域，エキシマレーザー／ライトは308nmの中波長紫外線である．NB-UVB照射では，白斑部に100，200，300 mJ/cm^{2}を照射し，最小紅斑量（minimal erythema dose：MED）を測定し，その70％から開始する．臨床的な色素再生が確認できるまで10％ずつ増量して照射する．1～3回／週を6か月もしくは60回照射までを目処にし，3日間連続照射を避ける．広範な病変部に対しNB-UVB照射，限局的な病変部に対しエキシマレーザー／ライトを検討する．白斑に対するNB-UVB照射療法は，われわれの施設では安全性を考え，1回当たり600 mJ/cm^{2}を上限としている．

色素再生には，毛包周囲型（perifollicular），辺縁型（perilesional），びまん型（diffuse pattern）がある．毛包周囲型か辺縁型，もしくは両者から色素再生しやすい．発症初期の症例では，びまん型で色素再生しうる．理想は完全に色素再生し，色調が辺縁皮膚色と同等（color match）に回復することであろう．しかし，しばしば完全には色素再生せず，色素再生部皮膚色が健常部皮膚色と比べて濃くなったり淡くなったりしうる．また，顔面に健常部を含めてNB-UVB照射を繰り返すと，日光黒子，肝斑，雀卵斑が目立つようになりうる．露出部の病変部では，単に色素再生のみを図るのではなく，整容的な観点を含めて治療法を選択するほうがよい．また，治療開始前に適切な説明と同意を得てから治療を開始する．初診時や治療経過時に定期的に臨床写真の記録を残しておくほうがよい．

近畿大学医学部皮膚科　**大磯直毅**

S 色素異常症

4 【アトラス】その他の色素異常症

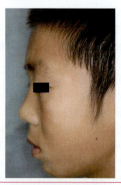

図1　白色粃糠疹（単純性粃糠疹）
一般的に「はたけ」とよばれる境界不明瞭な脱色素斑であり，学童の顔面に好発する．湿疹性変化に伴う炎症後の脱色素斑，あるいは皮膚炎によるサンスクリーン的効果によると考えられている．アトピー性皮膚炎に合併することが多い．

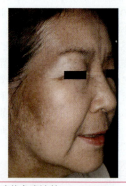

図2　炎症後色素沈着
皮膚炎の治癒後や慢性的な刺激，紫外線照射後に生じる色素沈着である．

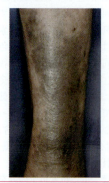

図3　ミノサイクリンによる色素沈着
多くは長期投与で色素沈着がみられ，皮膚の炎症部位や露光部に多くみられる．口腔内や結膜などの皮膚以外にも色素沈着がみられることがある．

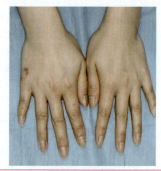

図4　抗悪性腫瘍薬による色素沈着
四肢末端に多い．爪やその周囲，口腔粘膜，足底にも色素沈着がみられる．

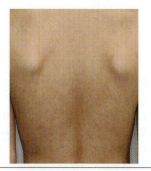

図5　ashy dermatosis
先行する皮膚疾患を伴わず，種々の大きさの灰青色の色素斑が全身のいたるところに多発する．原因不明だが，金属が関与するという報告もある．無治療で軽快した例も報告されている．

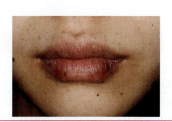

図6　labial melanotic macule
黒褐色の色素斑で，女性に多く，下口唇に好発する．単発のことが多いが，多発することもある．形は不規則なものもある．刺激や紫外線が関与すると考えられている．

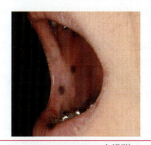

図7　Laugier-Hunziker-Baran 症候群
遺伝性がなく，口唇や口腔内に色素斑がみられる．四肢や掌蹠，指腹，爪甲，肛囲，外陰部にもみられることがある．約半数に爪甲色素線条を伴う．消化管ポリープなどの他臓器病変は伴わない．

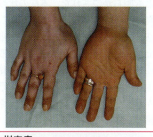

図8　柑皮症
カロチンを多く含む食物の過剰摂取により，掌蹠などが黄色くなる．甲状腺機能低下症，肝疾患，糖尿病，脂質異常症などの患者に頻度が高い．

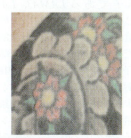

図9　刺青
色素刺入部に肉芽腫形成がみられることや，Köbner 現象により乾癬が誘発されることもある．また，サルコイドーシスなどの肉芽腫や膠原病などが合併することがある．刺青による皮膚の反応は赤色刺青に多い．

山形大学医学部皮膚科　　川口雅一

1 表皮水疱症

1 疾患概要

表皮水疱症(epidermolysis bullosa)は，表皮水疱症臨床的に軽微な外力により，皮膚や粘膜に水疱・びらんを生じる遺伝性疾患の総称である(図1)．近年の皮膚科学の進歩により，多くの原因遺伝子が同定されてきている．それらの遺伝子がコードする多くの蛋白は，表皮と真皮の結合に寄与し，表皮真皮基底膜部を構成する構造蛋白であることも明らかにされた．本症の比較的頻度が高い病型は，水疱の生じる部位により，表皮基底細胞内に形成される単純型，lamina lucidaに形成される接合部型，lamina densaの直下に形成される栄養障害型の大きく3型である(表1)．それぞれの水疱が形成される部位に一致して，原因となる構造蛋白が存在する(図2)．

2 おもな病型

a 単純型表皮水疱症

単純型では水疱が表皮内に形成されるため，一般に水疱形成後に萎縮や瘢痕は残さない．多くの単純型はケラチン5か14の遺伝子変異により生じ，常染色体性優性の遺伝子形式を示す．ケラチン5と14は2量体を形成するので，どちらの異常でも同様の症状が出る．臨床症状の軽症なほうから，限局型，その他の汎発型，Dowling-Meara型の亜型に細分類されるが，各亜型で明確な区別はできない．限局型やその他の汎発型と比較して，重症型のDowling-Meara型では，K14やK5遺伝子のロッドドメインの両端の比較的保存されている重要な部位に変異が起こることが多い．筋組織の構成成分であるプレクチンが基底膜にも存在し，筋ジストロフィーを合併する亜型で本遺伝子の変異が同定されている．本症は常染色体性劣性の遺伝子形式を示す．このプレクチン遺伝子の変異で，幽門閉鎖を合併する致死性の亜型も生じることがある．

b 接合部型表皮水疱症

接合部型では水疱は表皮真皮の接合部に形成されるため，水疱形成後萎縮を残す．接合部型の重症型であるHerlitz型では，ラミニン332を構成するα，β，γの3鎖の遺伝子であるLAMA3，LAMB3，LAMC2のどれかの遺伝子の両方の対立遺伝子に遺伝子異常が起こる．比較的臨床症状のおだやかなNon-Herlitz接合部型の責任遺伝子は，ラミニン332とBP180の遺伝子であり，異なる遺伝子の異常から，同様の臨床症状が出現する．幽門閉鎖を伴う幽門閉鎖型では，β4インテグリンあるいはα6インテグリン遺伝子の変異で生じる．それらは消化管を含む皮膚以外の臓器でも発現されるため，合併症として幽門閉鎖などが起こると考えられる．接合部型では，ほとんどが常染色体性劣性遺伝を示す．

c 栄養障害型表皮水疱症

栄養障害型では水疱が真皮に形成される

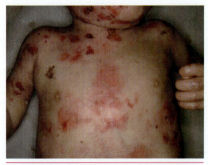

図1 表皮水疱症の臨床像(水疱とびらん)

表1 おもな表皮水疱症の病型と原因遺伝子

病型	亜型	原因蛋白・遺伝子
単純型	重症型：Dowling-Meara型 中等度型：その他の汎発型 軽症型：　限局型	K5, K14ケラチン
	筋ジストロフィー合併型 幽門閉鎖合併型	プレクチン
接合部型	重症型：Herlitz型 軽症型：非Herlitz型 幽門閉鎖合併型	ラミニン332 BP180 $\alpha 6\beta 4$インテグリン
栄養障害型	優性型 劣性重症汎発型 劣性，その他の汎発型	VII型コラーゲン

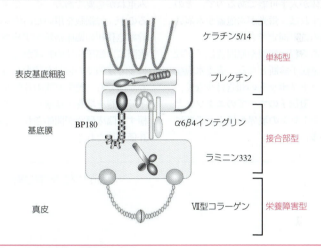

図2 表皮水疱症に関連する蛋白

ため，水疱形成後に，瘢痕や稗粒腫を残す．本型はanchoring fibril構成蛋白であるVII型コラーゲンの遺伝子変異により起こる．遺伝形式は常染色体性劣性と優性，両方とりうるが，劣性型より優性型のほうが軽症である．劣性型は基底膜にVII型コラーゲンの発現が全くない劣性重症汎発型とある程度認められるその他の汎発型に分かれ，前者では水疱，びらん形成などの臨床症状に加えて著明な成長障害や皮膚以外の臨床症状を認めることが多い．栄養障害型の重篤な合併症として，有棘細胞癌があげられる．

3 検査・診断

表皮水疱症診断では病歴，家族歴が重要であり，患者や家族から詳細に聴取する．

皮膚症状としては，単純型，接合部型，栄養障害型の順で水疱形成のレベルが深くなっていくので，水疱治癒後に栄養障害型は瘢痕を残し稗粒腫が生じるが，単純型では瘢痕などは残さないことが基本である．しかしながら，皮膚症状を見てレベルを推

測するのは難しいことが多い．

そこで，重要なのが水疱の生じているレベルの決定であり，これより単純型，接合部型，栄養障害型をはっきりと分けることが可能になる．最も直接的な証明は電子顕微鏡での観察である．水疱は，単純型は表皮細胞内に，接合部型は lamina densa と基底細胞の間の lamina lucida に，栄養障害型では lamina densa 直下の真皮に初発する．最近ではその手軽さから，蛍光抗体での水疱部位のマッピングも有用となってきている．表皮水疱症の原因となる構造蛋白に対する抗体が入手可能であるので，その抗体で染色すれば，蛍光が水疱蓋か水疱底かで，水疱の位置同定できる．

そして，ある程度病型や原因遺伝子が絞られたら，遺伝子診断となる．表皮水疱症の場合，ホットスポットの報告は少なく，多くの場合，遺伝子のすべてのエクソンとエクソンイントロンの境の検索が必要になることが多い．

4 治療の考え方と実際

遺伝病であるため，表皮水疱症では対症療法が主体であり，特に皮膚潰瘍に対する治療が重要となる．潰瘍の状態に合わせて，外用薬，被覆剤を選択する．栄養障害型の場合，有棘細胞が生じることが多いので，難治性の潰瘍があれば生検を行う．

近年，有望な治療法が試みられ始めている．本症は単一遺伝病であるので，究極の治療は正常の遺伝子を導入する遺伝子治療であるが，臨床応用にはもう少し研究の積み重ねが必要である．そこで注目されているのが，幹細胞を用いた治療である．骨髄幹細胞移植の臨床治験が実施されている．実際に，臨床症状の軽減が認められ，さらに多く症例での検討が待たれる．さらに，わが国でも，健常家族の骨髄から骨髄間葉系幹細胞を培養・増殖し，患者病変部に移植する臨床研究が開始され，その有効性の評価が待たれる．

弘前大学医学部皮膚科　**澤村大輔**

T　先天性皮膚疾患への対処

2　魚鱗癬

1　疾患概要

　魚鱗癬は遺伝子変異を基礎として，ヒトの体の最外側をなす角質・脂質成分を正常に構成・代謝することができず，皮膚での水分保持やバリア機能が破綻し，皮膚の潤いを欠如して粗糙・乾燥化し，角質増生から落屑をきたす疾患である．

　一見"魚のうろこ"を思わせる症状より，魚鱗癬とよばれる．遺伝形式と臨床所見より，尋常性魚鱗癬，伴性魚鱗癬，まれな非水疱型先天性魚鱗癬様紅皮症や魚鱗癬様症候群および水疱型先天性魚鱗癬様紅皮症，あるいは悪性腫瘍や内臓疾患に併発することのある後天性魚鱗癬に分類され，重篤度や予後・治療法は病型により大きく異なる．

　常染色体優性に遺伝する尋常性魚鱗癬（図1）は，男女問わず200〜250人に1人の割合で発症する．フィラグリン遺伝子の変異により，十分なフィラグリン蛋白量を維持できず，正常な顆粒層や角層を形成できなくなる．生後6か月頃〜10歳過ぎまで進行するが，20〜30歳を過ぎた頃には軽快する．四肢伸側（特に下腿の前面）や背部がおもに侵され，四肢屈側や腋窩，頸部などには症状を欠くが，顔面には乾燥症状がみられる．皮膚は乾燥化し，さまざまな程度の落屑を伴う．深い掌紋が特徴である．アトピーの乾燥肌同様，冬季に悪化し夏季に軽快し，寒冷な地域で顕著化しがちである．

　フィラグリン蛋白の減少はアトピー疾患の基礎ともなり，尋常性魚鱗癬患者の多くにアトピー性皮膚炎やアレルギー性鼻炎，喘息などアレルギー疾患を頻繁に合併し，毛孔一致性の角化症（毛孔性苔癬）もしばしば併発する．重症のアトピー性皮膚炎では，魚鱗癬の存在が見過ごされていることも多い．臨床所見が軽微な症例では，通常の乾燥肌として見過ごされ，治療の対象とはなっていないことが多い．

　伴性遺伝性魚鱗癬（図2）は，女子の保因者（母親）を通して男子に生じる伴性劣性遺伝の形式で遺伝し，2,000〜9,500人の男児に1人の割合で発症する．生直後より表皮の剥離や落屑が四肢の屈側を含めた体全体に及び，付着する鱗屑も尋常性魚鱗癬よりも高度で大型であるが，顔面や手掌や足底には所見は乏しい．毛孔性角化やアトピー様の症状はない．生直後より表皮の剥離や落屑が目立ち，6か月以内には診断しうる症状を呈する．

　X染色体の短腕上に存在するステロイドサルファターゼ遺伝子が欠損あるいは変異することにより，角層内に硫酸コレステロールが蓄積し，角質細胞の剥離が遅延するのが原因である．しばしばX染色体上の近傍に存在する他の遺伝子の欠損も伴うため，精神発達障害や性腺発育不全，あるいは精巣腫瘍を合併することがある．

　より重症な葉状魚鱗癬や魚鱗癬様症候群などでは，生下時より水疱，びらん，潰瘍

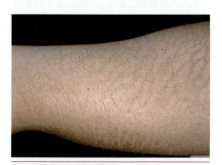

図1　尋常性魚鱗癬患者の下腿の皮膚

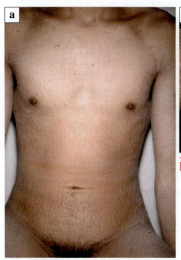
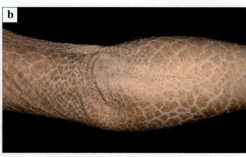

図2 伴性魚鱗癬患者の軀幹(a)と上肢(b)の皮膚

などの皮膚症状が激しく，脱水により生命の危機を伴う．高齢者にみられる後天性魚鱗癬は，リンパ腫，肺癌などの悪性腫瘍や内臓疾患に伴って発症することがある．

2 検査・診断

病理組織学的には，表皮顆粒層の消失と錯角化を伴わない角質の増生が尋常性魚鱗癬の特徴である．一方，伴性魚鱗癬においては顆粒層が保たれている点が異なり，末梢リンパ球中のステロイドサルファターゼ活性が欠損している．染色体FISH法による比較的大きな領域の欠損は検出可能であるが，塩基変異による症例では検出は不可能である．全身に広がった頑癬も念頭に置いた真菌鏡検が必要な例もある．

3 鑑別診断

生下時あるいは乳児期より著明となる皮膚の乾燥，粗糙化し落屑する臨床所見より魚鱗癬を疑い，皮疹の分布範囲，性別，家族歴を詳細に問診することで，どの型の魚鱗癬なのかはおおよその見当はつけられる．尋常性魚鱗癬の軽症例においては，通常の乾皮症やアトピー性皮膚炎との鑑別が困難な症例もみられる．尋常性魚鱗癬か伴性魚鱗癬かは，皮膚の乾燥，落屑が四肢の伸側，屈側のいずれに強いかにより鑑別しうる．付着する鱗屑は，伴性魚鱗癬においてより高度で大きい．生下時の皮膚症状，毛髪，爪甲，歯牙の異常，掌蹠の角化，成長障害，免疫異常，アレルギー症状などの有無や性状により，重症な葉状魚鱗癬や魚鱗癬様症候群を鑑別する．

4 治療の考え方と実際

a 外用療法とスキンケア

先天性魚鱗癬は遺伝子異常により引き起こされる角化異常症であり，抜本的な治療法は今のところ望めない．上記の尋常性魚鱗癬と伴性魚鱗癬の皮膚症状は軽微であり，全身の乾燥や粗糙化を防ぐため，保湿効果のある外用薬を入浴後や起床後に規則的に外用するのが基本である．重症型魚鱗癬などはNICU時より，皮膚科専門医のいる基幹病院へのコンサルトを急ぐ．

b 処方例

・ヒルドイド®ソフト・ローションなど(ヘ

パリン類似保湿剤)
- ケラチナミン®軟膏・ウレパール®ローションなど(尿素系保湿剤)
- プロペト・2〜5%サリチル酸ワセリン,ザーネ®軟膏など(古典的外用薬)
  上記から患者の好み,症状,季節により適宜選択する.
- 痒みや発赤の強い部位には,キンダベート®軟膏やボアラ®軟膏など弱めから中等度のステロイド軟膏を,角化症状の強い場合はオキサロール®軟膏・ボンアルファ®軟膏(活性型ビタミンD_3製剤)を重層・密封塗布する.

c 全身療法その他

まれな重症型の魚鱗癬や魚鱗癬様症候群では,エトレチネート(チガソン®0.2〜1.0 mg/kg,分2〜3)の内服を含め,病型に合わせた治療と熱傷に準じた創傷処置,全身管理が必要となる.PUVA療法や特殊な脂肪成分の制限食などにより,皮膚症状や随伴する神経症状の進行を抑えることが可能な症例もある.治療経験のある専門医による診断・持続的な治療を必要とする.後天性魚鱗癬においては,外用薬による対症療法に加えて,内臓腫瘍などの基礎疾患の存在を検索・治療することが重要である.

琉球大学医学部皮膚科　**高橋健造**

3 掌蹠角化症

1 疾患概要

掌蹠の過角化が多くは小児期からみられ，通常は生涯持続する．過角化の形状，随伴症状，遺伝形式などによって多数の臨床病型に分類されている（表1）．

2 検査・診断

遺伝型式を正しく把握することは，病型診断と遺伝相談のために必須である．確定診断には遺伝子検査が必要な病型もあるが，所属施設で実施できない場合は，各病型の遺伝子診断ができる国内の施設と連絡先一覧が西日本皮膚科学会雑誌に毎号更新されて掲載されているので，参考にするとよい．

重篤な合併症を伴うものや，早期の食事療法が必要な疾患を見逃さないことが大切である．特に①Richner-Hanhart症候群（フェニルアラニンとチロシンの制限食を早期に開始することによって精神遅滞の予防が可能），②Papillon-Lefèvre症候群（無治療では歯槽膿漏による歯牙の脱落に至るが，内服レチノイドの早期開始により永久歯の脱落を防ぐことができ，掌蹠角化も軽減する），③Carvajal症候群とNaxos症候群（心筋症を伴う．若年者の心臓死の原因として重要），④Howel-Evans症候群とHuriez症候群（消化器癌を伴う）は見逃さないように注意する．

3 鑑別診断

後天性の掌蹠角化をきたす疾患（慢性湿疹，白癬，胼胝，尋常性疣贅，梅毒，尋常性乾癬，毛孔性紅色粃糠疹，内臓悪性腫瘍，薬剤性，甲状腺疾患，更年期など）によるものを鑑別する．

4 治療の考え方と実際

Richner-Hanhart症候群では上述の食事療法が奏効するが，他は対症的な治療が行われる．掌蹠の過角化に対しては，尿素軟膏，10%サリチル酸ワセリンや活性型ビタミンD_3軟膏などの外用を行い，角質の厚い部分はメスや安全カミソリなどで削る．荷重部に限局しているタイプでは，生活上の免荷の工夫を勧める．重症の場合は，レチノイド内服を行う．一般的に足白癬を合併しやすいので，適宜，角層の直接鏡検を行う．手指足趾末梢の虚血による壊疽が懸念される重篤な絞扼輪（図1）がある場合は，外科的手術で解除する．皮疹部に有棘細胞癌を生じうる病型では，定期的な経過観察が必要．他臓器合併症に関しては，罹患臓器に応じて当該診療科と連携する．

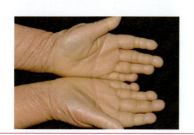

図1　ロリクリン角皮症
手指関節部の絞扼輪が特徴的．手掌全体の光沢のある蜂の巣状の外観を伴う角質肥厚が，前腕の紅斑性過角化局面に連続している．
（山本明美：絞扼輪から疑うVohwinkel症候群．皮膚科臨床アセット 2013；**20**：139-142）

旭川医科大学皮膚科　**山本明美**

T 先天性皮膚疾患への対処

表1 掌蹠角化症の病型分類

カテゴリー	病 型	遺伝形式	原因遺伝子（蛋白）	皮膚症状	随伴症状
1. 皮膚症状のみ					
a)掌蹠に限局した過角化	Vörner-Unna-Thost 型	AD	*KRT9/1*(Keratin 9/1)	びまん性 PPK、病理で顆粒変性	
	線状 PPK	AD	*DSG1*(Desmoglein)、*DSP*(Desmoplakin)、*KRT1*(Keratin 1)	線状の PPK	
	Buschke-Fischer-Brauer 病	AD	*AAGAB*(alpha-and gamma-adaptin binding protein)	点状の PPK	
b)掌蹠を越える過角化、他部位の皮膚症状	Greither 型	AD	*KRT1*(Keratin 1)	部分的に掌蹠を越える過角化、多汗	
	Meleda 病	AR	*SLURP1*(SLURP1)	掌蹠を越える高度な過角化、指の拘縮・切断、拘指、爪変化、多汗、2次感染	
	長島型	AR	*SERPINB7*(serine protease inhibitor)	Meleda 型より軽い PPK、肘周囲の紅斑性角化性局面、多汗	
	Bothnia 型	AD	*AQP5*(Aquaporin)	びまん性の PPK、浸水後の局所の海綿状の膨隆	
	ロリクリン角化症(図1)	AD	*LOR*(Loricrin)	びまん性、指の巣状の高度な PPK、指の絞扼輪、魚鱗癬	
	先天性爪肥厚硬直	AD	*KRT6A/6B/16/17*(Keratin 6a/6b/16/17)	荷重部の PPK、爪甲肥厚、口腔内白板症	
	Clouston 症候群	AD	*GJB6*(connexin 30)	PPK は必発ではない、手指の拘縮、爪甲ジストロフィー、脱毛	
	Olmsted 症候群	AD	*TRPV3*(TRPV3)	著しい PPK、手指の拘縮、絞扼輪、脱落、口周の角化性局面、脱毛、爪甲ジストロフィー、口腔内白板症、手足の有棘細胞癌	
2. 他臓器症状あり					
	Vohwinkel 症候群	AD	*GJB2*(connexin 26)	びまん性、著しい PPK、指の絞扼輪、手指爪のヒトデ様角化	難聴
	KID 症候群	AD	*GJB2*(connexin 26)	表面顆粒状の PPK、全身の進行性の顆粒状過剰角化局面、爪甲ジストロフィー、脱毛	難聴、角膜炎
	母系遺伝性の難聴を伴う PPK	母系	*tRNASer*(UCN)	斑状の PPK	難聴
	Richner-Hanhart 症候群	AR	*TAT*(tyrosine aminotransferase)	小水疱、紅斑を伴う線状の有痛性の角化性丘疹／局面	角膜潰瘍、精神遅滞、高チロシン血症
	Naegeli-Franceschetti-Jadassohn 症候群	AD	*KRT14*(Keratin 14)	びまん性 PPK、爪甲ジストロフィー、無汗症、色素沈着、色素脱失	歯牙欠損
	Papillon-Lefèvre 症候群	AR	*CTSC*(Cathepsin C)	びまん性 PPK、皮膚感染症	歯周炎、歯牙の脱落
	Schöpf-Schulz-Passarge 症候群	AR	*WNT10A*(Wnt-10a)	びまん性 PPK、多汗症、乏毛症、爪甲ジストロフィー、眼瞼嚢腫	歯牙欠損
	皮膚脆弱症候群	AR	*PKP1*(Plakophilin 1)	有痛性の PPK、皮膚の脆弱性、乏汗症、爪甲肥厚	歯牙異常
	Carvajal 症候群	AR	*DSP*(Desmoplakin)	線状 PPK、ウール様の頭髪	心筋症
	Naxos 症候群	AR	*JUP*(Plakoglobin)	びまん性 PPK、ウール様の頭髪	心筋症
	Howel-Evans 症候群	AD	*RHBDF2*(RHBDF2)	荷重部の PPK、口腔内白板症、毛лу性角化症	食道癌
	Huriez 症候群	AD	不詳	足底より手背に強い PPK、皮膚端の硬化性萎縮、爪の低形成、乏汗症、手足の有棘細胞癌	大腸癌

4 Darier病・Hailey-Hailey病

1 疾患概要

　Darier病とHailey-Hailey病はそれぞれ角化症・水疱症に分類されているが，臨床像・病理組織像で部分的に類似し，Darier病の責任遺伝子が*ATP2A2*，Hailey-Hailey病の責任遺伝子が*ATP2C1*であることが相次いで報告され，両遺伝子ともにP type calcium ATPaseに分類されるカルシウムポンプをコードする遺伝子であることが知られている．このため，近年ではこの両疾患はカルシウムポンプ異常症と捉えられている．

　Darier病は常染色体優性遺伝を示す，非常にまれな遺伝性角化症である．責任遺伝子は，小胞体に分布するカルシウムポンプ（SERCA2）をコードする*ATP2A2*であることが明らかとなっている．本症は小児期〜10歳代に発症することが多く，顔，胸，背部などの脂漏部位を中心に小丘疹が出現し，次第に鱗屑や痂皮を伴うようになる．まれに精神発達障害やてんかんなどの精神症状を伴うことがある．組織学的には，円形体などの異常角化と基底層直上の裂隙形成が特徴的である．

　Hailey-Hailey病も常染色体優性遺伝を示す，非常にまれな遺伝性水疱症である．責任遺伝子はゴルジ体膜上に局在するsecretory pathway calcium ATPase 1 (SPCA1)をコードする*ATP2C1*遺伝子であることが明らかになっている．本症は青壮年期に発症することが多く，腋窩，鼠径，外陰部などの間擦部に浸軟したびらん，痂疲を伴う紅斑を呈する．組織学的には，表皮直上から表皮中層にかけて広範囲にわたり棘融解を示す．離解した棘融解細胞は，dilapidated brick wallとよばれる崩れかけたレンガ壁のように水疱内に浮遊する．

2 検査・診断

　診断は臨床症状，病理組織学的所見より行う．必要に応じて，遺伝子変異検索を行う．

a 臨床症状

　Drier病の多くは学童期〜10歳代に発症し，粟粒大の褐色調角化性丘疹が頭部や胸背部中央など脂漏部位を中心に出現する．丘疹はしばしば融合し鱗屑・痂皮を伴って局面を形成し，瘙痒・悪臭を生じる．特に

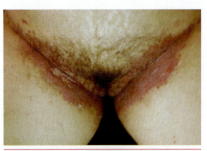

図1　Hailey-Hailey病の臨床像
鼠径部に浸軟を伴うびらん，紅斑がみられる．

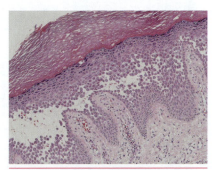

図2　Hailey-Hailey病の病理組織像
基底層直上から水疱形成がみられ，棘融解細胞がみられる．

間擦部では浸軟と二次感染を合併し，強い悪臭を放つ．手足では掌蹠の点状小陥凹，角化性小結節，角質増加がみられ，疣贅状肢端角化症を伴う場合がある．爪甲は縦線条，脆弱化，V字型陥凹などを示すが，毛髪異常の報告はない．また，口腔内や外陰部粘膜にも白色小丘疹や小結節が出現することがある．皮膚外症状として，精神発達障害やてんかん，躁うつ病などの精神症状を伴うことがある．

Hailey-Hailey病は陰股部や腋窩など間擦部に紅斑，小水疱が集簇して出現し，次第に破れて痂皮を伴うびらん・紅斑となる．皮疹の中心は治癒傾向を示すため，環状，馬蹄形状を呈することが多い．間擦部では痂皮が浸軟し，亀裂なども伴うようになるため，疼痛や瘙痒，悪臭を伴うようになる．まれに乳頭状増殖を示すことがある．しばしば細菌・真菌などの二次感染を合併し，まれに全身汎発化することがある．爪甲は白色縦線条がみられるが，変形，破壊はない．

Darier病・Hailey-Hailey病ともに夏に増悪し冬に軽快することが多く，診断の一つの手がかりとなる．よく知られる増悪因子として高温・多湿・多汗，二次感染，妊娠・出産，月経前，手術，紫外線曝露，機械刺激などがあげられる．

b 病理組織学所見

Darier病では，角層は不全角化を伴う不規則な角層増殖と角栓形成を示す．有棘層は肥厚し，基底層直上に裂隙形成がみられる．その裂隙内には棘融解細胞が存在する．また，円形体（corps ronds）や顆粒体（grains）といった異常角化細胞が散見される．

Hailey-Hailey病では，表皮基底層直上から有棘層上層にわたり棘融解性の水疱が形成され，崩れかかったレンガ壁状とよばれる病理像を呈する．棘融解細胞は比較的小型であり，Darier病でよくみられる円形体・顆粒体といった異常角化細胞はまれにみられることがある．

c 責任遺伝子

Darier病の責任遺伝子はP type calcium ATPaseに分類されるSERCA2（sarco-endoplasmic reticulum ATPase type 2）をコードする*ATP2A2*遺伝子である．

SERCA2は細胞内小胞体からゴルジ体に存在し，細胞質内カルシウム濃度を調節していると考えられている．

Hailey-Hailey病の責任遺伝子はsecretory pathway calcium ATPase 1（SPCA1）をコードする*ATP2C1*遺伝子である．SPCA1はゴルジ体に局在し，細胞質からカルシウ

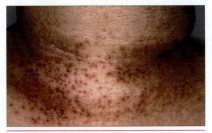

図3　Darier病の臨床像
頸部に痂皮を伴う角化性丘疹と色素沈着がみられる．

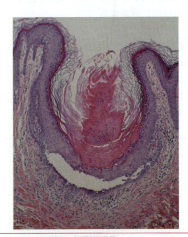

図4　Darier病の病理組織像
基底層直上から裂隙形成がみられ，円形体などの異常角化細胞もみられる．

ムをゴルジ体内に取り込むことで細胞質内とゴルジ体のカルシウム濃度を調節していると考えられている．

Darier病，Hailey-Hailey病ともに常染色体優性遺伝する機序としてhaploinsufficiencyが考えられており，何らかの要因で正常遺伝子mRNAと遺伝子産物の発現量が低下し，細胞内カルシウム濃度に逸脱が生じることによって発症すると考えられている．両者ともに家族内発症が多いが，孤発例も多くみられる．変異部位にはホットスポットはなく，ミスセンス変異が多い．

3 鑑別診断

Darier病，Hailey-Hailey病同士，互いが鑑別疾患となる．病理組織学的にも鑑別が難しい場合には遺伝子診断を検討する．

a 脂漏性皮膚炎

臨床的に鑑別が難しい症例が多い．難治の場合には皮膚生検を行い，病理組織学的に診断する．

b 黒色表皮腫

しばしばDarier病との鑑別が必要である．臨床上，鑑別が難しく，黒色表皮腫の原因に該当がない場合は，皮膚生検で病理組織学的に診断する．

c 増殖性天疱瘡

CLEIA法や蛍光抗体法による天疱瘡抗体の検出で鑑別する．

d Paget病

Hailey-Hailey病が限局性に症状を呈している場合に，鑑別が必要になる．

4 治療の考え方と実際

Darier病，Hailey-Hailey病ともに対症療法が中心となる．両者ともに二次感染の合併が多くみられるため，必要に応じて抗真菌薬，抗菌薬や抗ウイルス薬の外用・内服が行われる．

Darier病の内服療法では，レチノイドが比較的よく用いられるが，避妊の必要性など留意する点が多く，適応を十分に考慮し使用する必要がある．また，シクロスポリンも有効との報告もあるが，エビデンスは得られていない．また水疱形成を示す症例では，ステロイドが有効との報告がある．外用では，ステロイドやビタミンD_3軟膏などがよく用いられている．さらにトレチノインやナフトエ酸誘導体などの使用も試みられている．CO_2レーザーなどを用いた外科的剝離術も行われている．

Hailey-Hailey病の内服治療としては，レチノイド・シクロスポリン・ジアミノジフェニルスルホン・メトトレキサート・カルシトリオールなどさまざまな内服治療が試行されているが，少数の報告にとどまっており，今後の症例の蓄積が必要である．ステロイド内服は全身汎発例や重症例に用いられる．外用では，ベリーストロングかストロンゲストクラスのステロイドが用いられる．そのほか，タクロリムスやビタミンD_3外用薬なども使用されることがある．外科的治療としては，CO_2レーザーなどによる剝離術が行われている．

順天堂大学医学部皮膚科　**高木　敦**，池田志孝

T 先天性皮膚疾患への対処

5 色素性乾皮症

1 疾患概要

色素性乾皮症(xeroderma pigmentosum：XP)は，常染色体劣性形式で遺伝する重篤な光線過敏症である．わが国での頻度は欧米に比べて高く，数万人に1人である．紫外線で生じたDNA損傷に対して先天的な修復障害があり，発症する．遺伝的に異なる8型(A〜G群，バリアント)に分類される．患者は色素異常を伴い高発がん性で，時に神経症状を伴う．皮膚症状，神経症状の重症度は各群で異なる．

XP-A〜G群はヌクレオチド除去修復システム，XPバリアントは複製後修復システムに関わる遺伝子の異常により引き起こされる．疫学的には，XP-A群は日本人に多く欧米ではまれであるが，XP-C群は欧米に多く，日本ではまれである．最近の日本人XP患者計350名の統計では，皮膚症状，神経症状ともに重篤となるXP-A群がXP全体の53％を占め，次いで皮膚症状のみで神経症状を欠くXPバリアントが25％，XP-D群が8％，XP-F群が7％である．XPに特徴的な神経症状を示すのはXPのなかでもA群，D群であるが，わが国ではほとんどがA群である(神経型XP)．また，日本人XP-C群，XP-F群患者のすべて，XP-D群患者のほとんどは臨床的に皮膚症状のみである(皮膚型XP)．

XPの早期診断は，患者・家族のQOL向上に極めて重要である．激しい日光過敏，異常な露光部色素異常や若年齢での露光部皮膚がん患者を経験した場合は，必ずXPを念頭に置いて迅速な対応を行う．

2 検査・診断

a 臨床像

日光曝露により顔面(特に頬部，鼻尖部，前額部)，耳介，項部，前腕外側，手背など，露光部皮膚に紅斑，浮腫，時に小水疱やびらんを伴う強いサンバーン様変化(図1-a)を呈する．この所見は通常の「日焼け」とは違い，日光曝露数日後まで増強し，その後，多数の雀卵斑様の小色素斑が出現するようになる．サンバーンを伴わず小色素斑が増加してくる場合もある(図1-b)．厳重な紫外線防御を怠れば，これらの皮膚変化がさらに増悪し，やがては若年齢にもかかわらず皮膚がんが多発するようになる．XPにおける露光部皮膚がん(扁平上皮癌，

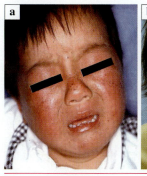 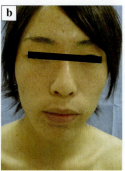

図1 色素性乾皮症

基底細胞癌，悪性黒色腫)の発生リスクは，健常人に比べて数千倍とされる．皮膚のみならず，眼も紫外線を浴びる部位であるため，結膜や角膜の乾燥，角結膜炎など前眼部病変も合併しやすい．

わが国のXP患者の55%には進行性の中枢性・末梢性神経障害がみられ，精神運動発達障害，難聴，足変形，歩行困難が出現する．20歳以降は神経障害がさらに進行し，予後に直結する誤嚥，感染症，外傷などがみられるため，注意が必要となる．

b 診　断

重度の日光過敏を有する患者(特に小児)が来院した場合には本症を疑う(**表1**)[1]．人工光源を用いた光線試験を施行すると，UVA照射では異常反応を呈しないが，UVB照射により最少紅斑量(minimal erythema dose：MED)の低下と紅斑反応ピークの遅延を認める(XP-A，B，D，F，G群)．

XPの確定診断は患者より皮膚を採取した後，初代培養した線維芽細胞を材料として相補性試験，紫外線感受性試験，遺伝子検査などを駆使してなされる．患者細胞のDNA修復能は低下し，紫外線に高感受性である．わが国のXP-A群患者に限り，遺伝子変異に強い創始者効果(IVS3-1G>C：ホモ変異80%，ヘテロ変異15%)があり，その変異が制限酵素多型により検出可能であるため，血液を用いた遺伝子解析により簡易・迅速に確定診断が可能である．

3 鑑別疾患

XPはその発症に太陽紫外線が強く関与することから，外因性の光線過敏症，種痘様水疱症(hydroa vacciniforme：HV)，多形日光疹(polymorphous light eruption：PLE)などの内因性の光線過敏症，ポルフィリン症などが鑑別疾患となる(**表1**)[1]．光線過敏症では，受診年齢も診断の参考になる(**図2**)[2]．外因性光線過敏症は，問診から推測が可能である．HVは露光部の小水疱がおもな皮疹で，瘢痕を残して治癒する．PLEは皮疹は多様だが，顔面より上肢に好発し，瘢痕は残さない．HV，PLEいずれも誘発試験で同じ皮疹が誘発できる．ポルフィリン症はニキビ様小瘢痕がみられ，血液・尿中の各種ポルフィリン体の検出で鑑別可能である．色素異常症という点からは，遺伝性対側性色素異常症(dyschromatosis sym-

表1 光線関連皮膚疾患の分類

○個人差はあるが，光線(紫外線)の曝露により誰にでも生じうる変化 　・日光皮膚炎 　・光老化，皮膚腫瘍
○光線過敏症 「健常人が照射されても何ら皮膚に異常をきたさない光線の曝露で，光線露光部位に異常な皮膚反応を呈する疾患群」 　・外因性　光接触皮膚炎 　　　　　薬剤性光線過敏症 　・内因性 　　特発性　日光蕁麻疹，多形日光疹，慢性光線性皮膚炎 　　遺伝性　DNA修復異常：色素性乾皮症，Cockayne症候群など 　　　　　　DNA修復正常：骨髄性プロトポルフィリン症 　　　　　　　　　　　　　　その他の先天性ポルフィリン症 　・代謝異常　晩発性皮膚ポルフィリン症，ペラグラ 　・EBウイルス感染　種痘様水疱症

赤字は色素性乾皮症との鑑別が必要な疾患．
(森脇真一：小児光線過敏症のQI．*J Visual Dermatol* 2014；**13**：1176-1177を参考に作成)

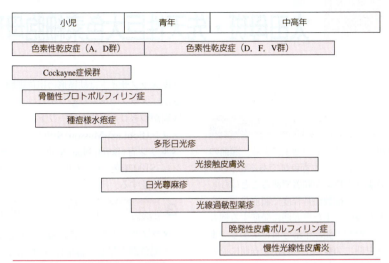

図2 年齢による光線過敏症の鑑別
(上出良一:外来でどういう時に光線過敏を疑うか.1冊でわかる光皮膚科.森田明理(編),文光堂,2008 より改変)

metrica hereditaria:DSH),Carney複合が鑑別疾患にあげられるが,手背・足背の色素斑,脱色素斑が主症状であればDSHを,内分泌臓器や心臓など皮膚外症状を伴えばCarney複合の可能性を検討する.筆者の経験で,前医の診断がブドウ球菌性熱傷様皮膚症候群(staphylococcal scalded skin syndrome:SSSS)のケースがあったが,顔面以外の非露光部に病変が混在しているかどうかに着目すれば鑑別は困難ではない.

4 治療の考え方と実際

XPは遺伝性疾患のため,根治的治療はない.早期確定診断,サンスクリーン,紫外線カットフィルム,紫外線防護服の使用による厳重な紫外線防御(特にUVB)により皮膚症状の進行を遅らせ,定期的なフォローにより皮膚腫瘍の早期発見,早期治療を心がける.早期からのリハビリにはXP神経症状の進行を遅らせることが可能であるとされる.

5 予 後

わが国で過半数を占めるXP-A群症例では,むせや嚥下困難が15歳前後から生じ,声帯麻痺や咽頭ジストニアのために20歳頃に気管切開となる場合がある.その後は誤嚥,感染症,外傷などにより30歳前後で死亡するケースが多い.次いで25%を占めるXPバリアントでは皮膚症状のみしか呈さず,早期診断が正しくなされ,適切な遮光指導,皮膚がんの早期発見・治療が実施されていれば,予後は良好である.

文献

1) 森脇真一:小児光線過敏症のQI. *J Visual Dermatol* 2014;**13**:1176-1177

2) 上出良一:外来でどういう時に光線過敏を疑うか.1冊でわかる光皮膚科.森田明理(編),文光堂,2008

大阪医科大学皮膚科 **森脇真一**

6 太田母斑・先天性巨大色素細胞母斑

太田母斑

1 疾患概要

　真皮メラノサイトの増生による，顔面のおもに片側に生じる青色斑である(図1)．出生時より青色斑が顕著であることはむしろまれで，生後数か月程度で顕症化してくることが多い．また思春期に発症する例もあり，二峰性の発症年齢分布を呈する．また，乳児期に発症したものが思春期に拡大や色調の増強など増悪することもある．中年期以降に遅発性に生じるもの，両側性のもの，両側性でさらに点状散在性のもの，眼囲にクマ状に円形に分布するものなど亜型または類症が存在するが，病態は真皮のメラノサイトの増生で同一である．これらの顔面の真皮メラノサイトーシスは臀部に生じる蒙古斑と異なり，基本的には自然消退はしない．

2 検査・診断

　典型的な経過・症状すなわち乳児期より発生する顔面の片側性青色斑であれば，診断は容易である．鑑別が困難な場合，生検すると真皮のメラノサイトを証明できる．真皮メラノサイトは紡錘形の担色細胞であるが，メラノファージやジデロファージと区別がつきづらい場合は，フォンタナ・マッソン(Fontana-Masson)染色(メラニン)，ベルリン青(Berlin blue)染色(ヘモジデリン)，S100染色(メラノサイト，ほか)を行い，確認する．

3 鑑別診断

　メラノサイトが表層性に強く分布していると褐色調を呈し，扁平母斑(欧米でいうカフェオレ斑)や肝斑などと鑑別を要する．扁平母斑の場合は出生時から褐色斑が存在し，経過により変化することはない．加えて色素斑は点状でなく，均質な色調の斑であることが多い．肝斑は幼年では発症せず，頬骨部に淡い癒合性の色素斑を有し，これが眼瞼まで及ぶことは少ない．また太田母斑では，眼球結膜や口腔内にも青色斑を有することがある．鑑別が難しい場合は，前述のように生検を行う．

4 治療の考え方と実際

　Qスイッチ付き(超短パルス)ルビーまたはアレキサンドライトレーザーが有効である．同一部位に，数か月の間隔を空けて数回照射する．間隔を縮めると，脱色素斑などの副作用を生じやすい．健康保険の適用で一連の治療中は1回のみの請求しかできないが，一連を超えて症状がある場合は，初回治療を含めておおむね5回まで算定が可能である．亜型や類症については美容目的の照射は認めないとされており，保険でなく自費請求されている場合が多いと思われる．

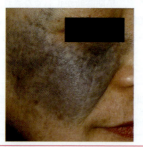

図1　太田母斑

先天性巨大色素細胞母斑

1 疾患概要

　長径がおおむね 20 cm を超える先天性の色素細胞母斑を指す場合が多いが，大きさに明確な定義があるわけではない．境界明瞭な大型の扁平隆起性の黒褐色斑で，有毛性のことも多い（図 2）．この大型の黒褐色斑を複数有する例もあり，さらには癒合性の大型局面が軀幹や一肢の大部分を覆う場合もある．この場合に脳軟膜などのメラノーシスを合併する神経皮膚黒色症（neurocutaneous melanosis）であることもあり，けいれんなどの神経症状に注意する．また，黒褐色斑の周囲に小型〜中型の色素細胞母斑が散在していることが多い．発生頻度は 2 万人に 1 人程度と推測されている．

2 検査・診断

　生下時より存在する大型の黒褐色斑で有毛性のことも多く，肉眼的に診断は容易である．摘除治療などの検体を組織検査に供すれば，多くの先天性色素細胞母斑と同じく，組織学的に複合型の母斑細胞母斑の像を呈することが多い．しかしながら母斑細胞の層は通常の色素細胞母斑と比べて厚く，真皮下層のみならず脂肪織まで母斑細胞が増殖していることが多い．境界部型，真皮内型の頻度は各々数 % 程度である．

3 鑑別診断

　真皮内型などの特殊型で色調が淡いなどの特異な臨床像を呈する場合に，扁平母斑などとの鑑別を要することがある．この場合に，生検を行って母斑細胞を確認する．

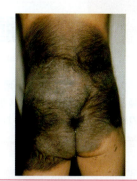

図 2　巨大色素細胞母斑

4 治療の考え方と実際

　将来，悪性黒色腫を発生する懸念と整容的な問題もあり，早期から切除術が施行されている．すなわち，巨大色素細胞母斑の数 % 程度（2.3 〜 7.5%）が，放置すると生涯に悪性黒色腫を発生するとされる．発症時期は幼年期であり，70% が 10 歳以下の発症である．一方，小児に発症する悪性黒色腫の 1/3 程度は，巨大色素細胞母斑が発生母地となっている．発生部位は成人の好発部位である四肢末端でなく，軀幹に好発する傾向にある．de novo の悪性黒色腫は表皮内の異型色素細胞の増殖から始まるが，巨大色素細胞母斑に続発する悪性黒色腫は真皮内胞巣から発生する．このため，発見したときには進行期の例も多く，巨大色素細胞母斑由来の悪性黒色腫は予後不良とされている．

　切除後の再建には，植皮やエキスパンダーなど種々の工夫がなされている．また，母斑にメラニン用のレーザーを照射し，母斑細胞の量を減らし，予後や整容面を改善しようとする試みもある．

帝京大学医学部皮膚科　**大西誉光**

T 先天性皮膚疾患への対処

7 血管腫

脈管系異常は，血管内皮細胞の増殖を伴う血管腫と，内皮の増殖を伴わない脈管の構造上の異常である血管奇形に分けられる．

血管腫（hemangioma）

1 小児血管腫（infantile hemangioma，イチゴ状血管腫）

幼若な血管内皮細胞が増殖する良性腫瘍で，特徴的な経過（発症・増殖・消退）をとり，臨床像が変化する（図1）．生後3か月までに急速に変化し瘢痕を残すことがあるので，専門医への早期紹介が望ましい．

a 症状と経過
1) 初期
約30％で出生時に毛細血管拡張がみられ，多くは1週までに発症し，次第に赤色調が増して紅斑となる．

2) 増殖期
生後3～4週頃には軽度隆起性の鮮紅色局面となる．臨床病型は，厚さ3mmまでの局面型（57％），腫瘤型（40％），皮下型（3％）に分類され，増殖期に，局面型にとどまるか，隆起して腫瘤型になるかの判別は困難で，生後5.5～7.5週頃に急速に増大することが多いので注意が必要である．局面型のほとんどは3か月までにピークに達するが，腫瘤型の多くは生後6か月まで増殖する．皮下型は皮下に淡青色を帯びた腫瘤を触れるもので，皮膚は常色または毛細血管拡張を伴い，9か月頃まで増大する．

3) 退縮期
増殖期の極期には鮮紅色であった色調が次第にくすみ，暗褐色調となる．局面は平坦になり，腫瘤は徐々に軟らかくなる．局面型は50％が2歳までに，90％が3歳ま

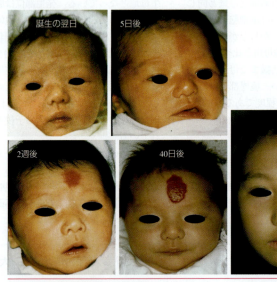

図1 イチゴ状血管腫の自然経過

でに，100％が5歳までに退縮するが，局面型でも縮緬状のしわや色素沈着を残す場合がある．腫瘤型はゆっくり退縮するが，学童期には退縮が止まり，多くは萎縮性の瘢痕を残す．皮下型は7歳までに痕を残さず消退する．

b 合併症

血管腫が頭部，目の周り，鼻・口唇にできると，脱毛，開眼困難による視機能の発育障害，呼吸困難・哺乳障害などをきたすことがある．口囲や肛囲，頸部，腋窩の局面や巨大な腫瘤は，潰瘍を形成しやすい．

c 治療

かつては自然に消えるものとして「wait and see」が基本的な対応であった．「消える」というと，患児の家族は「跡形もなく消える」ことを期待するが，腫瘤となった場合には退縮後に萎縮性瘢痕や皮膚のたるみが残り，局面型であっても色素沈着や萎縮性瘢痕が残ることが少なくない．近年，色素レーザーが導入され，積極的な治療を行う例が増えており，増殖期の紅斑や，わずかに隆起する局面に有効である．2010年に保険適用された皮膚冷却装置付きパルス幅可変式ロングパルスレーザー（Vbeam™）は，従来の色素レーザーよりも有効性が高く，色素脱失や色素沈着，瘢痕形成などの副作用が少ない．増殖の極期を過ぎると，レーザーの施術の有無で最終的な退縮後の臨床像に差はなくなるため，顔面などで家族が強く希望する際に施術している．また，色素レーザーは深部にまで到達しないため，腫瘤を縮小させることはできない．腫瘤型で気道閉塞や開眼困難などの機能障害をきたすものや，将来，整容面で問題となることが懸念される例に，従来はステロイドの内服や局所注射が行われていた．しかし2008年にβ遮断薬であるプロプラノロール内服の有効性が報告され，欧米では第一選択薬となっている．現在，日本でも承認に向けて申請中である．

血管奇形（vascular malformation）

1 ポートワイン母斑（単純性血管腫）

真皮毛細血管の増加と拡張を主体とする，毛細血管の形成異常（capillary malformation）である．出生時よりみられる平坦な紅色の斑で，その分布は生涯変わらない．色調はさまざまで，乳幼児期には淡紅色から鮮紅色だが，加齢とともに濃紅色から紫紅色や暗紅色に変化し，特に色調の濃いものは思春期以降に肥厚し，結節を伴うこともある．治療は色素レーザーで，できるだけ早期に始めるほど効果がよいため，乳児期からの治療開始を推奨する．しかし患者が満足するほど消失する例は1～2割程度にとどまり，治療に限界がある．

2 Sturge-Weber症候群

顔面の三叉神経第1～2枝領域の広範囲の単純性血管腫はSturge-Weber症候群の可能性がある（図2）．これは脳軟膜や眼の血管奇形を合併するもので，けいれん発作や精神遅滞，緑内障をきたす．けいれん発作の多くは乳児期に発症する．

3 サーモンパッチ（salmon patch）

正中部母斑ともいう．出生時よりみられ

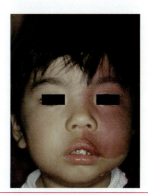

図2　Sturge-Weber症候群

る顔面正中の淡紅色斑で，前額正中，眉間，上眼瞼内側，鼻翼，人中に好発する．前額の典型例では，逆三角形または V 字型を呈する．単純性血管腫との鑑別が問題となるが，サーモンパッチは特徴的な分布を示し，境界不明瞭で色調が淡くむらがあり，2 歳までに徐々に淡くなり，大部分は消失する．

4 Klippel-Trenaunay-Weber 症候群

片側肢の血管腫と異常静脈・静脈瘤，骨・軟部組織の肥大を 3 徴とする．左右差は成長につれて明確になり，表在静脈の拡張も目立ってくる．脚長差が生じ，靴のサイズも左右異なってくる．

虎の門病院皮膚科　**岸　晶子**

8 先天性色素異常症

1 疾患概要

ヒトの皮膚色を決定する色素として，ヘモグロビン，カロチノイド，フラボノイド，メラニンなどが知られているが，この中でメラニンの量が最も重要である．メラニンには黒色のユーメラニン（eumelanin，真性メラニン）と黄色のフェオメラニン（pheomelanin，黄色メラニン）の2種類が存在し，細胞内ではこれら2種類のメラニンが混じり合い，その生成過程で生じる中間代謝産物とも結合して巨大なポリマーとなり，さらにメラノソーム構造蛋白も巻き込んでメラニン蛋白複合体として存在している．メラニンは，表皮，毛包，眼の脈絡膜，虹彩，内耳などに分布しているメラノサイトのメラノソーム内で合成される．メラノソームはメラニンを合成，保持する唯一の細胞内小器官であり，皮膚では近隣のケラチノサイトに受け渡される．このメラノソーム内でメラニン合成に直接関わっている分子をはじめ，メラノサイトの細胞質内でエンドソームに局在し膜輸送を介してメラノソームの生合成，あるいは成熟に必須とされる分子，さらにはメラノサイトの発生，分化に特異的に関与する分子等が最近20年間に明らかにされてきた．これらの分子の遺伝子異常は，結果としてメラニン合成異常をもたらし，程度の差や他の随伴症状の有無の違いはあるものの，臨床的には先天性色素異常症をもたらす．

2 分類

おもな先天性色素異常症を，発症原因別に表1のように分類できる．

a メラノサイト分化・発生・遊走に関わる遺伝子の異常

メラノサイトは表皮の他の細胞と異なり，神経外胚葉の神経堤由来のメラノブラストから分化する．マウスを例にすると，メラノブラストは胎生9日頃に背側から腹側に向けて移動を開始し，胎生11.5日頃に真皮から表皮へ移動する．胎生16日頃にはチロシナーゼ活性を持ったメラノブラストと

表1 遺伝性色素異常症の発症原因別分類

1. メラノサイト分化・発生・遊走に関わる遺伝子の異常
   - まだら症（piebaldism）
   - Waardenburg症候群（Waardenburg syndrome）
2. メラノサイトの生存（自己免疫を含む）に関わる遺伝子の異常
   - 尋常性白斑（vitiligo）：多因子遺伝性疾患
   - 遺伝性対側性色素異常症（dyschromatosis symmetrica hereditaria）*
3. メラノサイト内におけるメラニン合成に関わる遺伝子の異常
   - 眼皮膚白皮症（oculocutaneous albinism）
   - 眼白皮症（ocular albinism）
4. メラノソームを含む複数の細胞内小器官合成・成熟・輸送に関わる遺伝子の異常
   - Hermansky-Pudlak症候群（Hermansky-Pudlak syndrome）
   - Chédiak-Higashi症候群（Chédiak-Higashi syndrome）
   - Griscell症候群（Griscell syndrome）

＊：遺伝性対側性色素異常症については病態メカニズムが明らかでないが，筆者の仮説に基づき，このグループ2に分類した．

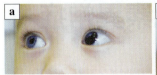

図1 Waardenburg 症候群 2 型の症例
先天性難聴，部分的前虹彩異色症(a)と体幹の色素異常症(b)などの症状を認めた．本症例では MITF 遺伝子変異を確認した．

して表皮基底層，さらに毛包の形成とともに毛球部にも移動し，最終的に表皮の基底層と毛母でメラニンを産生するようになる．これらのメラノブラストの発生・遊走に障害が生じた場合，メラノサイトの分布異常が生じる．疾患としては，まだら症(*c-KIT*変異)や Waardenburg 症候群(*MITF*変異など：図1)がある．

b　メラノサイトの生存(自己免疫を含む)に関わる遺伝子の異常

生下時は色素異常所見を認めず，その後にメラノサイトの消失を伴う白斑を生じ，さらには二次的な色素増強などを伴う色素異常症を発症する．尋常性白斑や遺伝性対側性色素異常症(*ADAR1*)がある．

c　メラノサイト内におけるメラニン合成に関わる遺伝子の異常

メラニン合成に直接関わる分子はメラノソーム内に局在しており，それらの遺伝子変異が生じた場合，メラニン合成障害が生じる．この場合，臨床的にはメラニン合成障害による症状のみを呈し，基本的にはその他の随伴症状を伴わない．眼皮膚白皮症(*TYR*変異など：図2)はこのグループに属する．

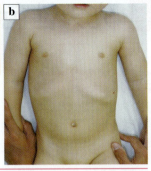

図2 眼皮膚白皮症 1A 型症例
2か月，男児．*TYR*に 2 種類の活性のない病的変異(null mutation)を確認した．

d　メラノソームを含む複数の細胞内小器官の合成・成熟・輸送に関わる遺伝子の異常

メラノソームは late endosome を出発点として，膜輸送を介して酵素や器質の供給を受けながら，細胞内を核周囲から辺縁に輸送される．この過程の膜輸送で機能する遺伝子に障害が生じた場合，多彩な症状を呈するようになる．症候型白皮症はこの群に分類され，Hermansky-Pudlak 症候群(図3)が代表的疾患である．

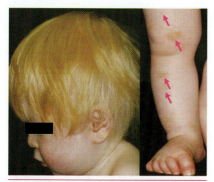

図3 Hermansky-Pudlak 症候群の日本人症例
1歳, 男児. 頭髪は金色を呈し, 下腿には散在する紫斑(矢印)を認めた. 紫斑は, 出血傾向を示す重要な皮疹である.

3 検査・診断

まずは, 臨床的な合併症の有無を注意深く観察することが重要である. Waardenburg 症候群では, 感音性難聴や重篤な神経症状, 腸管異常などを合併することがある. また, 尋常性白斑では甲状腺障害をはじめとする自己免疫疾患の合併率が高く, 症候型眼皮膚白皮症では出血傾向, 間質性肺炎, 大腸炎, 時に重篤な免疫異常や神経障害がみられる.

上記の合併症に対する検索に加え, 色素異常症においては, Mendel 遺伝病, つまり単一遺伝子病は遺伝子診断が最も確定的な検査である. 現在, それぞれの遺伝子を研究室レベルでバラバラに遺伝子診断しているが, 次世代型シークエンサーが登場した現在, 鑑別すべきすべての疾患原因遺伝子が含まれた遺伝性色素異常症遺伝子診断パネルの早期開発が期待されるところである.

4 鑑別診断

遺伝性疾患といえども, 必ずしも同症の家族がいるとは限らず, また症状が出生時から存在するとは限らず, 生後速やかに出現するわけでもない. 結節性硬化症, 各種の炎症性疾患後にみられる炎症後(脱)色素斑, Sutton 白斑, Vogt-小柳-原田病, 老人性白斑などの疾患とは鑑別が必要である. 特に炎症後(脱)色素斑は, 湿疹・皮膚炎群, 日光皮膚炎, 尋常性乾癬, 扁平苔癬, 熱傷, 強皮症, 皮膚リンパ腫などが先行疾患としてあげられ, 臨床像も多彩である. また, (脱)色素斑の程度は先行病変の程度に関係し, 必ずしも等しく生じるわけではなく, 注意深い病歴聴取と診察が必要である.

5 治療の考え方と実際

ほとんどすべての先天性色素異常症に対して, 根治的治療法は確立されていない. したがって, 合併症の治療が優先されることが多い. また, 発生率の高い合併症の予防や日々の QOL 向上のための生活指導は, 積極的に行うようにする. たとえば, 眼皮膚白皮症に対する紫外線防御対策について具体例を交えて説明することや, 視力障害に対して教育機関と連携を取りながら配慮をすることは重要である.

現状では研究的な域を出ないが, 眼皮膚白皮症 1B 型に対する Nitisinone の投与や遺伝性対側性色素異常症に対する点状植皮など, 新しい治療の開発に向けていくつかの試みがなされており, 有効性の高い治療法の開発が待たれている.

山形大学医学部皮膚科学講座　鈴木民夫, 阿部優子

T 先天性皮膚疾患への対処

9 母斑症

母斑症は,「発生学的の起源が異なる複数の臓器病変を生じ,かつ皮膚病変が主体を占めるもの」と定義される.神経系に先天奇形を伴うことが多く,神経皮膚症候群と称されることがある.またその病態より,シグナル伝達の異常を示す疾患も多い.

母斑症は多数あり,母斑症と称される疾患を表1にまとめた.本稿では,代表的な母斑症である神経線維腫症Ⅰ型,Ⅱ型,および結節性硬化症について解説する.

神経線維腫症Ⅰ型

1 疾患概要

頻度約 1/3,000 人で,17番染色体上の *NF1* 遺伝子の異常の結果,遺伝子産物 neurofibromin に異常をきたし,Ras が恒常的に活性化されるために起こる常染色体優性遺伝性疾患.von Recklinghausen 病ともいう.

2 臨床症状

多発生の神経線維腫とカフェオレ斑を特徴とする(図1-a, b).カフェオレ班は出生

表1 母斑症

疾患	遺伝子	蛋白	染色体
neurofibromaosis 1(神経線維腫症Ⅰ型)	*NF1*	neurofibromin	17q11.2
neurofibromaosis 2(神経線維腫症Ⅱ型)	*NF2*	merlin	22q12
tuberous sclerosis complex (結節性硬化症)	*TSC1* *TSC2*	hamartin tuberin	9q34 16q13.3
von Hippel-Lindau 病	*VHL*		3p25-26
Gorlin 症候群(基底細胞母斑症候群)	*PTCH*	patched	9q22.3
Osler 病 (遺伝性出血性毛細血管拡張症)	*endoglin*(type1) *ALK1*(type2) *SMAD4*		9q34.1 12q11-14
LEOPARD 症候群(汎発性黒子症)	*PTPN11*(80%), *RAF1*, *SHCC2* など	SHP-2	12q24.1
Noonan 症候群	*PTPN11*(40%), *RAF-1*, *SOS1*, *KRAS*, *NRAS*, *SHOC2* など	SHP-2	12q24.1
Peutz-Jeghers 症候群	*LKB1*		19p13.3
Couden 病	*PTEN*		10q23.3
Gardner 症候群	*APC*		5q21-22
Bloch-Sulzberger 症候群(色素失調症)	*NEMO* (NF-κB essential modulator)		Xq28
Zinsser-Cole-Engman 症候群	*DKC1*		

他に先天性血管拡張性大理石様皮斑,色素血管母斑症,青色ゴム乳首様母斑症候群,Maffucci 症候群,Klipper-Trenaunay-Weber 症候群,神経皮膚黒皮症,線状脂腺母斑症候群,表皮母斑症候群などがある.

時から認められるが，神経線維腫は必ずしも生下時には存在せず，思春期頃に著明になることが多い．小レックリングハウゼン斑とよばれる雀卵斑様の褐色斑は，年齢とともに増加し，特に腋窩や鼠径部に多発することが多い（axillary freckling）．柔らかい皮膚の神経線維腫に対して，末梢神経の神経周膜に発生した神経線維腫は，神経の走行に沿って，皮下に数珠状に連なって認められ，圧痛を呈する．びまん性神経線維腫はわが国の患者の10%に認められ，生下時より存在することも多い．急速に増大する場合や巨大な場合は，悪性末梢神経鞘腫（malignant peripheral nerve sheath tumor：MPNST）を疑う必要がある．MPNSTはNF1患者の約2%に認められ，悪性度が高く予後不良である．貧血母斑，若年性黄色肉芽腫，虹彩結節，視神経膠腫，下腿骨の彎曲（骨折すると偽関節を呈する）や脊椎の変形もしばしば認められ，年齢が長じるとGIST（gastro-intestinal stroma tumor）の頻度も高くなる．

3 診 断

診断は，わが国では2008年，米国国立衛生研究所（NIH）の診断基準に準じて作成された日本皮膚科学会によるNF1の診断基準が用いられている（表2）[1, 2]．幼少児期に5mm以上のカフェオレ斑が6個以上あれば，NF1の可能性が疑われる．

4 鑑別疾患

レギウス症候群があげられる．

5 治療の考え方と実際

カフェオレ斑に対してはレーザー治療もあるが再発が多く，効果は一定していない．神経線維腫に対しては，レーザーや手術的切除などの外科療法が主になる．腫瘍へのエタノール注入療法などを行う場合もある．びまん性神経線維腫は血管が多く，大きくなると手術療法も困難となるため，早期に縮小術を施行することが多い．MPNSTは早期切除が重要であるが，局所再発率，遠隔転移率も高く，化学療法としておもにイ

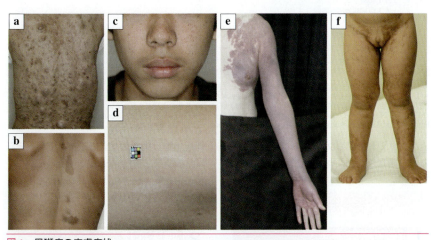

図1 母斑症の皮膚症状
a：von Recklinghausen病の神経線維腫，b：カフェオレ斑，c：結節性硬化症の顔面の血管線維腫，d：白斑，e：Klipper-Trenaunay-Weber症候群，f：色素失調症．

表2 神経線維腫症Ⅰ・Ⅱ型，結節性硬化症の診断基準

【神経線維腫症Ⅰ型の診断基準】
1. 5 mm以上のカフェオレ斑が6個以上(思春期前)
   15 mm以上のカフェオレ斑が6個以上(思春期後)
2. 2個以上の神経線維腫，あるいは，1個以上のびまん性神経線維腫
3. 腋窩や鼠径部の雀卵斑様色素斑(frecking)
4. 視神経膠腫(optic glioma)
5. 2個以上の虹彩結節(Lisch nodule)
6. 脊柱胸郭の変形・頭蓋骨，顔面骨，長幹骨皮質の菲薄化などの骨病変
7. NF1の家族歴

以上7項目中2項目以上でNF1と診断

【神経線維腫症Ⅱ型の診断基準】
1. 両側性聴神経腫瘍
2. 親子兄弟に，NF2があり，かつ片側性聴神経腫瘍，あるいは神経線維腫，髄膜腫，神経膠腫，神経鞘腫，若年性白内障のいずれか2つを認める
3. 家族例はないが，型側性聴神経腫瘍，多発生髄膜炎，神経膠腫/神経鞘腫/若年性白内障のいずれか2つを認める場合はNF2の可能性を疑う．

以上2項目中1項目あればNF2と診断

【結節性硬化症の診断基準】

(1)遺伝学的診断基準

*TSC1*または*TSC2*遺伝子の病因となる変異が正常組織からのDNAで同定されれば，結節性硬化症の鑑定診断に十分である．病因となる変異は，TSC1またはTSC2蛋白の機能を不活化したり(たとえばout-of-frame挿入・欠失変異やナンセンス変異)，蛋白産生を妨げる(たとえば大きなゲノム欠失)ことが明らかな変異，あるいは蛋白機能に及ぼす影響が機能解析により確立しているミセンス変異と定義される．それ以外の*TSC1*または*TSC2*遺伝子の変化で機能への影響がさほど確実ではないものは，上記の基準を満たさず，結節性硬化症と鑑定診断するには不十分である．結節性硬化症患者の10～25%では一般的な遺伝子検査で変異が同定されず，正常な検査結果が結節性硬化症を否定するわけではなく，結節性硬化症の診断に臨床的診断基準を用いることに何ら影響を及ぼさないことに留意すべきである．

遺伝子診断を受けていないもの，もしくは検査を受けたが変異が見つからなかった場合

(2)臨床的診断基準

A. 大症状
1. 白斑(長径5 mm以上の白斑3つ以上)
2. 顔面血管線維腫(3つ以上)または頭部の線維性局面
3. 爪線維腫(2つ以上)
4. シャグリンパッチ(粒起革様皮)
5. 多発性網膜過誤腫
6. 皮質結節または放射状大脳白質神経細胞移動線[*1]
7. 上衣下結節
8. 上衣下巨細胞性星細胞腫
9. 心横紋筋腫
10. 肺リンパ脈管平滑筋腫症(LAM)[*2]
11. 腎血管筋脂肪腫(2つ以上)[*2]

B. 小症状
1. 紙吹雪様白斑
2. 歯エナメル小窩(3つ以上)
3. 口腔内線維腫(2つ以上)
4. 網膜無色素斑
5. 多発性腎嚢胞
6. 腎以外の過誤腫

Definite：臨床的診断基準のうち大症状2つ，または大症状1つと2つ以上の小症状のいずれかを満たす．
Probable：大症状1つ，または小症状2つ以上のいずれかが認められる．

[*1] 皮質結節と放射状大脳白質神経細胞移動線の両症状を同時に認めるときは1つと考える．
[*2] 肺リンパ管平滑筋腫症と腎血管筋脂肪腫の両症状がある場合は，確定診断するには他の症状を認める必要がある．
(吉田雄一，他：神経線維腫症1型(レックリングハウゼン病)の診断基準およびガイドライン．日皮会誌 2008；**118**：1657-1666，Northrup H, et al.：Tuberous sclerosis complex diagnostic criteria update：recommendations of the 2012 linternational Tuberous Sclerosis Complex Consensus Conference. Pediatric Neurology 2013；**49**：243-254を参考に作成)

ホスファミドやドキソルビシンが用いられるが，確立されたよい治療法はない．

神経線維腫症Ⅱ型

1 疾患概要

1/35,000～40,000人の常染色体優性遺伝性疾患で，染色体22q12上の*NF2*遺伝子異常の結果，蛋白merlin/schwanominに異常を生じる．聴神経腫瘍と髄膜腫，上衣腫などの脳腫瘍や脊髄の神経鞘腫を高頻度に認める．

2 臨床症状

聴神経腫瘍による，聴覚障害，めまい，

平衡感覚異常や脊髄の神経鞘腫による知覚や四肢の運動障害が出現する．皮下の神経鞘腫は，神経の走行に沿った紡錘形の固い腫瘤で，腫瘤の数も褐色斑の数も NF1 に比して少ない．時に，若年性白内障を認める．若年発症の Wishart type（重症型）と晩期発症の Gardner type（軽症型）がある．診断基準を**表2**に示した．

3 鑑別疾患

schwannomatosis（神経鞘腫症），Carney 複合があげられる．

4 治療

外科的治療を行う．

結節性硬化症

1 疾患概要

頻度 1/6,000～7,000 人．9 番染色体上の *TSC1* 遺伝子（遺伝子産物 hamartin），16 番染色体上の *TSC2* 遺伝子（tuberin）の異常の結果，mTOR が恒常的に活性化し，全身に過誤腫や神経症状，白斑などを生じる．

2 臨床症状

a 皮膚症状

生下時より認められる白斑（典型的には葉状と称されるが，必ずしも葉状とは限らない），幼児期より出現し学童期以降に増悪する顔面の血管線維腫（angiofibroma：AF），頭部の線維性の局面，シャグリンパッチ，爪線維腫，エナメルピッティング，歯肉や口腔内の線維腫，スキンタッグの多発やガチョウの肌様の皮疹を認める（**図 1-c, d**）．

b 皮膚以外の症状

心横紋筋腫，脳室周囲の腫瘤（subependymal nodule：SEN）は，時に急速に増大（subependymal giant cell astrocytoma：SEGA）し，脳圧亢進症状を呈することがある．てんかん，自閉症や自閉症スペクトラム，精神発達遅滞などの TAND（TSC associated neuropsychiatric disorders）を認める．腎嚢腫と両側多発性の血管筋脂肪腫（angiomyolipoma：AML），肺のリンパ脈管筋腫症（lymphangioleiomyomatosis：LAM）と micronodular multifocal type 2 pneumocyte hyperplasia（MMPH）があげられる．その他の症状については，診断基準（**表2**）を参照されたい．

3 鑑別疾患

Birt-Hogg-Dube 症候群や Cowden 病があげられる．

4 治療の考え方と実際

外科的な対症療法が主で，最近，本症の腎の AML や SEGA，肺の LAM に対して mTOR（mammalian target of rapamycin）阻害薬の使用が承認された（シロリムス，エベロリムス）．AF に対しても mTOR の阻害薬の外用薬が開発中である．

文献

1) 吉田雄一，他：神経線維腫症1型（レックリングハウゼン病）の診断基準およびガイドライン．日皮会誌 2008；**118** 1657-1666．
2) Northrup H, *et al.*：Tuberous sclerosis complex diagnostic criteria update：recommendations of the 2012 IInternational Tuberous Sclerosis Complex Consensus Conference. *Pediatric Neurology* 2013；**49**：243-254

大阪大学医学部皮膚科　**金田眞理**

10 毛髪の先天性疾患

1 疾患概要

毛髪の先天性疾患は多岐にわたり，毛髪症状のみを呈する非症候性の群と，何らかの毛髪外症状を合併する症候性の群に大別される．また，毛髪症状の特徴により，乏（無）毛症，毛髪奇形症，多毛症に分類されるが，前二者は重複することが多い．先天性毛髪疾患には200種類以上のタイプがあり極めて複雑な疾患群といえるが，近年の分子生物学の進歩によって原因遺伝子が次々に明らかになったため，各疾患の臨床像および遺伝子型に関する情報が徐々に整理されてきている．特に日本人では，非症候性で常染色体劣性遺伝形式を示す先天性縮毛症・乏毛症の患者が多数存在し，発症頻度は約 1/10,000 と推定されている（図1）．さらに，それらの患者のほとんどが，lipase H（*LIPH*）遺伝子に共通の創始者変異を有することも判明している．

2 検査・診断

先天性毛髪疾患が疑われる患者が受診した際には，毛髪症状を正確に把握するとともに，毛髪外症状の有無について詳細に所見をとることが重要である．それらを総合して臨床診断を決定する．たとえば，乏毛症に加えて低汗症，乏歯症，顔貌異常が認められれば，低汗性外胚葉形成不全症の確定診断となる（図2）．

a 毛髪症状

毛髪症状を診察するときのポイントは，①罹患部位と毛髪量の評価，②毛髪の成長異常の有無（例：頭髪が数cmまでしか伸びない），③毛髪の脆弱性の有無（例：抜去しようとしても途中で切れてしまう），④毛髪奇形の有無（例：連珠毛や縮毛症）である．④についてはダーモスコピーでも検出されうるが，採取した頭髪を光学顕微鏡や走査電子顕微鏡で観察することを推奨したい．なお，ほとんどの先天性毛髪疾患では，頭皮からの皮膚生検で，毛包のミニチュア化以外に特記すべき異常所見が認められないことが多い．

b 毛髪外症状

まず，アトピー性皮膚炎，魚鱗癬，低汗症，爪変形，掌蹠角化症などの毛髪外皮膚症状の有無について診察する．次に，乏歯症，口唇口蓋裂，顔貌異常，指趾形成異常，易感染性などの他臓器症状の有無について入念に所見をとる．

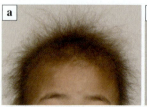 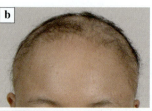

図1 *LIPH* 遺伝子変異による先天性縮毛症・乏毛症の臨床像
a：6歳女児．強く縮れた頭髪を認める．
b：30歳女性．加齢とともに乏毛症が進行している．

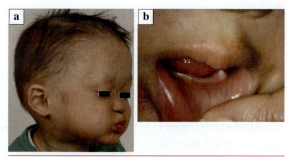

図2 低汗性外胚葉形成不全症の臨床像（3 歳男児）
a：乏毛症，前額部の突出，鞍鼻および耳介低位を認める．
b：乏歯症が顕著であり，下顎には円錐歯を 1 本認めるのみである．遺伝子検査で *EDA* 遺伝子に病的変異を同定した．

c 血液検査

明らかな易感染性を示す乏毛症の患者や多毛症の患者では，血液検査（血算，一般生化学，免疫グロブリン，ホルモン系など）の結果が診断のために有用である．

d 遺伝子検査

臨床診断の決定の後に，患者および家系のメンバーの末梢血 DNA を用いて，過去に報告されている疾患原因遺伝子を解析する．

3 鑑別疾患

まれに早期発症の汎発型円形脱毛症との鑑別を要するが，臨床経過および病理組織から除外する．また，0 歳児では新生児脱毛が生理的に生じるため，先天性乏毛症と断定するのが困難なことがある．そのような場合には，診断を確定せずに 2 歳頃まで経過観察するとよい．

4 治療の考え方と実際

現時点では，毛髪症状を著明に改善させる治療法は存在しないが，発生の段階で毛包が全く作られない疾患や瘢痕性脱毛をきたす疾患を除き，乏毛症を呈するほとんどの先天性毛髪疾患に対してミノキシジル（リアップ®）を試す価値があると思われる．魚鱗癬などの毛髪外皮症状が認められた場合は，適切な治療および生活指導を行う．なお，合指症や乏歯症などの他臓器症状については，必要に応じて他科にコンサルトする．

5 予後

毛髪症状については，同様の症状が持続する，加齢とともに症状が改善または悪化するなど，さまざまな経過を取りうる．生命予後に関しては，免疫不全や拡張型心筋症などを合併する疾患を除けば，健常人と変わらないことが多い．

新潟大学大学院医歯学総合研究科皮膚科学分野　下村　裕

T 先天性皮膚疾患への対処

11 遺伝カウンセリング

1 遺伝性皮膚疾患

遺伝性疾患には，単一の遺伝子の異常によって発症する単一遺伝性疾患と，複数の遺伝子や環境因子がともに作用し発症する多因子遺伝性疾患が含まれる．遺伝性皮膚疾患とは，通常，単一遺伝子の異常によって生じる皮膚疾患をさすことが多い．近年の分子生物学の発展に伴い，遺伝性皮膚疾患の原因遺伝子や原因蛋白が次々と明らかになった．すでに一部の疾患では，確定診断や疾患認定のために遺伝子レベルの診断が活用されており，皮膚科医には遺伝学および遺伝性皮膚疾患の知識が不可欠である．

2 遺伝カウンセリング

遺伝カウンセリングは，遺伝性疾患を有する患者やその血縁者が疾患の診断，発症や遺伝の可能性，予後，さらに予防あるいは治療方法のアドバイスを受けることである．遺伝カウンセリングには，妊娠中の胎児，あるいはこれから妊娠を考える際のリスクについて相談する出生前遺伝カウンセリング，遺伝病の診断，情報の提供，次子の再発率の推定などを行う小児期における遺伝カウンセリング，家族性腫瘍や神経変性疾患などの発症前診断や保因者診断などを対象とする成人に対する遺伝カウンセリングなどがある．いずれの遺伝カウンセリングも，情報提供だけでなく，患者およびその家族への心理的社会的支援が重要であることから，当該疾患の診療経験が豊富で，正しい遺伝学，生物学，生命倫理の知識を持つ医師が実施することが望ましい．

3 危険率の推定と遺伝形式

これから妊娠を考える際や妊娠中の胎児が遺伝病に罹患する確率，すなわち危険率を推定することは，遺伝カウンセリングの中で最も重要な作業の一つである．単一遺伝性疾患の遺伝形式は Mendel の法則に従うので，その危険率は推定可能である．遺伝形式には常染色体優性遺伝，常染色体劣性遺伝，X 連鎖性遺伝などがあるが，疾患や原因遺伝子によって遺伝形式は異なる．実際には，遺伝形式，遺伝子の異常を持っている場合に実際に発病する率(浸透率)，突然変異率などにより，個々の症例における危険率の正確な決定が困難な場合もある．

ヒトの体細胞は 22 対 44 本の常染色体と 2 本の性染色体(XX(女性)もしくは XY(男性))の合計 46 本の染色体を有する．常染色体優性遺伝性疾患は，常染色体上に存在する 1 対の遺伝子のうち，一方に異常があれば発症する(図 1-a)．患者の子が同疾患を発症する可能性は，男女を問わず 50% である．ケラチン遺伝子変異を伴う単純型表皮水疱症や表皮融解性魚鱗癬，神経線維腫症や結節性硬化症などはこの形式をとる．

常染色体劣性遺伝性疾患は，常染色体上に存在する 1 対の遺伝子のうち両方のアリルに異常がある場合に発症する(図 1-b)．一方の遺伝子のみに異常がある場合，症状の現れない保因者(キャリアー)となる．接合部型表皮水疱症，眼皮膚白皮症や色素性乾皮症が本形式をとる．

X 連鎖性優性遺伝性疾患は，女性の X 染色体上の遺伝子の一方に異常があれば発症する(図 1-c)．男性が異常遺伝子を持った場合も発症するが，この遺伝形式の疾患には，男性の X 遺伝子に異常があると，ほとんど流産するものもある．このような疾患では，男性患者はほとんど生まれない．色素失調症などが本遺伝形式をとる．

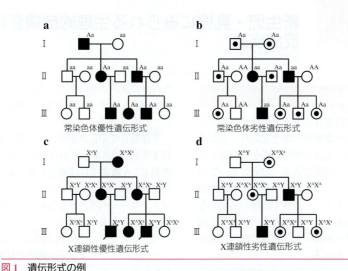

図1　遺伝形式の例
□：男，○：女，□○：健常者，■●：罹患者，⊡⊙：保因者，▨⦿：死亡者

　X連鎖性劣性遺伝性疾患はX染色体上に存在する遺伝子の異常によって起こるが，正常遺伝子が1つでもあれば発症しない（**図1-d**）．女性では2つあるX染色体上の遺伝子のうち両方のアリルに異常がなければ発症しないのに対し，男性ではX染色体が1本しかないため，遺伝子1つの異常で発症する．このため，男女の患者数に大きな差がある．本遺伝形式をとる疾患には，X連鎖性劣性魚鱗癬やFabry病などがある．

4　出生前診断と倫理の問題

　出生前診断とは，妊娠中に胎児の異常の有無を判定し，診断を行うことである．遺伝性皮膚疾患は通常，超音波検査に代表される胎児の画像検査や代謝産物の検査では診断することが不可能であるため，胎児皮膚生検検体を用いた超微形態学的および免疫組織学的検査，絨毛や羊水，母体血液中の胎児由来DNAを用いた遺伝子検査が主たる検査法になる．

　出生前診断が行われるようになる以前は，遺伝病の児を出産した経験のある両親は，胎児が罹患しているリスクを恐れて人工妊娠中絶を選択することもあった．しかし，出生前診断によって，妊娠早期に妊娠した児の罹患の有無を判定することが可能になった．出生前診断で罹患と判明した場合は，親が人工妊娠中絶を選択する可能性が高いのは事実であり，生命の選択につながるという側面も有している．そのため，出生前診断には医学的にも社会的および倫理的にも留意すべき点が多く，出生前診断の適応には慎重な判断が要求される．また，倫理委員会で審議し承認を得るなど，倫理面への十分な配慮が必要である．

北海道大学病院皮膚科　**新熊　悟**

1 新生児・乳児にみられる生理的皮膚変化と皮膚疾患

1 疾患概要

胎児期には母体の羊水で乾燥や感染から守られていた皮膚が，出生と同時に空気中にさらされ，大きな環境の変化に適応していくのが新生児期である．皮膚にも，この時期に特有のさまざまな生理的な変化や病的変化が生じる．一過性で治療の必要のない生理的なものと，出生時から現れる先天性皮膚疾患や母斑とを，正確に即座に鑑別する必要がある．

2 よくみられる新生児の母斑・色素異常

a サーモンパッチ（正中部母斑）

上眼瞼，額正中，眉間，鼻，人中にみられる境界不鮮明な淡い紅斑（図1）．大半は1歳過ぎまでに自然消退し，治療の必要はない（例外はあり，1歳過ぎにレーザー治療する場合がある）．

b Unna母斑

後頭部～項部にみられる逆三角形の紅色斑で，サーモンパッチと合併しやすい．半分くらいは残る．まれに後頸部にはみ出した部分に赤みが残り目立つ場合（図2）は，頸部のみレーザー治療することがある．

c イチゴ状血管腫（乳児血管腫）

生後数日で赤色斑が現れ，急激に拡大隆起する（図3）．4～8か月をピークに自然消退し，6歳までには瘢痕治癒する．部位や型によっては早期にレーザー治療やプロプラノロール内服治療を行い，早期消退を早める場合もある．

d ポートワイン母斑（毛細血管奇形）

全身どこにでもできる，扁平で境界鮮明な紅色斑で，生涯消えない．早期にVビームレーザー治療を行う．顔面の三叉神経第1～2枝領域（図4）にあればSturge-Weber症候群を考え，眼科・神経内科で合併症の精査を行う．四肢に広範囲にあればKlippel-Trenaunay-Weber症候群を考え，脚長差に注意する．

e 蒙古斑・異所性蒙古斑

蒙古斑は仙骨部にみられる濃淡の青い斑で，5～6歳までに自然消退するものが多い．濃い色調だと残るが，整容的にあまり問題にならない．

異所性蒙古斑は，腰仙骨部以外の部位（手背，足首，肩，背部に多い）にみられる，形や大きさ，濃淡さまざまの青色斑で

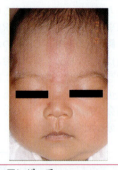

図1 サーモンパッチ
生後2日，男児．額正中と，右鼻翼上部にやや境界不明瞭な紅色斑がみられる．

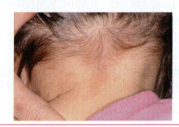

図2 Unna母斑
生後6か月，女児．項部～後頸部に，逆三角形の境界不明瞭な紅色斑がみられる．

第3章　おもな皮膚疾患

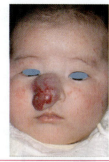

図3　イチゴ状血管腫（腫瘤型）
生後2か月，女児．表面の血管腫は鮮紅色だが，皮下の血管腫は青く透見される．皮下腫瘤型と局面型の合併例である．

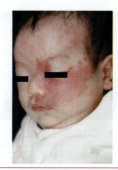

図4　ポートワイン母斑
生後1か月，女児．左顔面の三叉神経第2枝領域にポートワイン母斑を認め，Suturge-Weber症候群が疑われる．眼科と神経内科でも経過観察中．

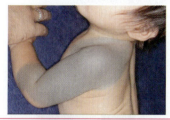

図5　異所性蒙古斑
生後8か月，男児．左肩～前腕近位側に濃い色調の青色斑がみられる．完全な自然消退は期待できないため，レーザー治療を行った．

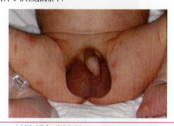

図6　外陰部色素沈着
生後1日，男児．陰嚢全体が紫褐色調に色素沈着している．大腿部，下腹部には，中央に小膿疱のある紅斑が散在する新生児中毒性紅斑がみられる．

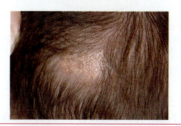

図7　脂腺母斑
生後1か月，男児．生来後頭部に表面顆粒状，光沢のある黄褐色の脱毛性局面を認める．7歳で局麻下に切除術を行った．

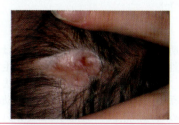

図8　先天性表皮欠損症
生後1か月，男児．生来後頭部に不整形の表皮剝離部があり，すぐに瘢痕治癒したが脱毛斑として残った．表面の皮膚は薄く，細かい縮緬皺があり，皮下の血管が透見されている．

ある（図5）．成長とともに自然消退するが，成人の4％に残っている．濃い色調で目立つ部位のものは，早期レーザー治療の対象となる．

f　外陰部色素沈着

男児の陰嚢全体が黒褐色に色素沈着していることが時々ある（図6）．胎盤由来のス

テロイドホルモンによると考えられ，生後1か月までには消失する．

g　脂腺母斑

出生時からみられ，頭皮，顔面に好発する．黄紅色調，表面が顆粒状で光沢のある局面で，頭部では脱毛斑となる（図7）．加齢とともに扁平隆起して褐色調となり，思

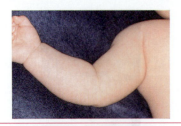

図9　リベド（網状皮斑）
生後2か月，男児．生来2〜3日目頃より，体幹，四肢に，閉じた環状，網目状の淡い紅斑が現れた．濃くなったり薄くなったりする．

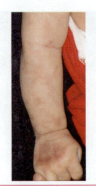

図10　先天性血管拡張性大理石様皮斑
5か月，女児．生来，右上肢，右体幹に網目状暗赤色斑と，一部の陥凹，皮膚の萎縮がみられた．

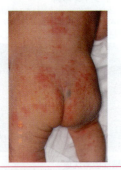

図11　新生児中毒性紅斑
生後1日，男児．生来，体幹，四肢，顔などに，大小，不整形の赤色斑が散在し，各中央に小膿疱，小丘疹がみられるものが多い．

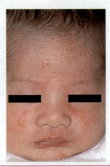

図12　新生児痤瘡
生後2週間，男児．生後10日目くらいから，額，頬を中心に，紅色丘疹，小膿疱が多発生，周囲に潮紅を伴っている．

春期には疣状に隆起し，さらに成人後は二次性の上皮系腫瘍が 10〜20％ に発生する．学童期になってから，脱毛斑の除去という整容的目的と将来の腫瘍発生の予防のために，局所麻酔下に切除することが多い．

h　先天性表皮欠損症

出生直後から頭部にびらん面として現れ，やがて瘢痕治癒し脱毛斑となる（図8）．脂腺母斑との鑑別点は，顆粒状の局面ではないこと，脱毛巣は萎縮性の皮膚で真皮の血管が透けて見えることである．

i　リベド（網状皮斑）

生後4〜5日頃より，体幹，四肢に網目状または大理石様の紅斑が現れる（図9）．数日で消失する．

j　先天性血管拡張性大理石様皮斑

四肢，体幹などに通常，片側性に現れる，大きめの網目状または大理石様の紅斑（図10）．皮膚の萎縮，陥凹，皮下静脈の拡張を伴う．数年かかって自然消退するが，皮膚の萎縮を残し，神経系その他の合併症を伴うことがある．

3　よくある新生児の湿疹・中毒疹

a　新生児中毒性紅斑

生後1〜3日頃，体幹，四肢，顔に大小の紅斑が現れ，その中央に丘疹・小膿疱をみる（図11）．数日で自然消退する生理的な

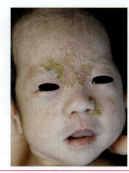

図13　乳児脂漏性皮膚炎
1か月，男児．額，眉毛部，眉間，鼻翼部に紅斑，丘疹，膿疱があり，黄褐色の厚い乳痂が固着している．額，頬，下顎に新生児痤瘡も散在している．

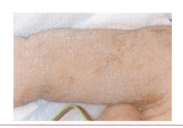

図14　水晶様汗疹
生後1日目，男児．生後間もなくより，四肢，体幹，顔面に被膜の薄い小水疱が密集してみられたが，1日で消失した．

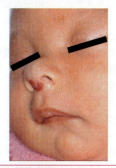

図15　新生児稗粒腫
生後2日，女児．新生児稗粒腫．生後すぐから，顔面に直径1mm前後の白色，充実性小丘疹が散在性にみられた．1か月以内に自然消退した．

ものと考えてよい．

b　新生児痤瘡

生後1か月前後から額，頬を中心に，紅色丘疹，小膿疱が多発する（図12）．入浴時，石鹸洗顔していれば1〜3か月で消退する．一過性の血中アンドロゲン濃度の上昇に伴い，皮脂分泌が亢進するために生じる．鼻皮脂も同じ原因によるとされており，鼻尖部に小さな黄白色面皰が集簇するが，自然消退する．

c　乳児脂漏性皮膚炎

新生児期の一過性の皮脂腺の分泌の亢進により発症する．生後2週目頃より，頭部・顔面などのいわゆる脂漏部位に始まり，頸・腋窩・肘窩・膝窩部などの間擦部にも拡がってくる湿疹病変である．潮紅・紅斑で始まり，細かい漿液性丘疹がその上に密に出現し，丘疹の頂点はびらん化し，黄白色の鱗屑・痂皮が付着する（図13）．頭部，眉毛部，耳などでは，厚い黄色調の痂皮（乳痂）が固着している点が特徴的で，アトピー性皮膚炎の初期像との鑑別に有用である．

予後は比較的良好で，適切なケアにより2〜3か月で軽快することが多いが，そのまま乳児アトピー性皮膚炎へと移行する例もある．

d　水晶様汗疹

生後数日で額，頸，体幹などに多発する白色小水疱（図14）で，1〜2日以内に水疱蓋が破れて消失する．

e　新生児稗粒腫

眼や口の周囲に散在性にみられる1mm前後の白色小丘疹（図15）．2〜3週間ほどで消失する．

4　皮膚感染症

a　細菌感染症

1）臍　炎

臍周囲の発赤，腫脹をきたし，起因菌はおもに黄色ブドウ球菌で，A群レンサ球菌のこともある．排膿と抗菌薬の全身投与を行う．難治性の場合は尿膜管残存を疑い，

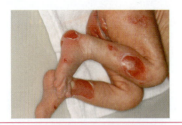

図16　ブドウ球菌性熱傷様皮膚症候群
生後15日，女児．下肢，臀部，上肢，顔面など，擦れる部位に表皮剥離をきたし，黄色ブドウ球菌が検出された．Nikolsky現象陽性．

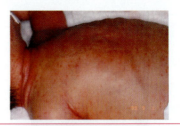

図17　先天性皮膚カンジダ症
生後2日，女児．生後すぐより，全身皮膚に粟粒大の落屑を伴う紅斑，丘疹，小膿疱が播種状に生じていた．直接鏡検と培養にてカンジダ菌陽性．

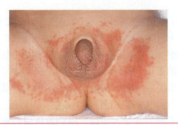

図18　オムツ部カンジダ症
5か月，男児．陰股部に紅色丘疹，小膿疱，鱗屑を付着する小紅斑が多発し，間擦部では融合して紅斑となっている．直接鏡検にてカンジダ菌陽性．

精査する．

2）　肛門周囲膿瘍

肛門周囲に限局性の発赤と腫脹を生じ，後に排膿する．おもにレンサ球菌，大腸菌が起因菌で，時に黄色ブドウ球菌のこともある．

3）　膿痂疹・皮膚膿瘍

陰部，腹部から生じることが多く，おもに黄色ブドウ球菌，時に溶連菌によって発症する．排膿と抗菌薬外用により治癒する場合が多い．

4）　ブドウ球菌性熱傷様皮膚症候群（staphylococcal scalded skin syndrome：SSSS）

全身の皮膚に発赤，水疱，表皮剥離を生じ（図16），顔面の浮腫，目・鼻・口周囲，外陰部の表皮剥離・痂皮形成をきたす．水疱のない部位に外的刺激が加わると，容易に表皮剥離をきたすNikolsky現象がみられる．黄色ブドウ球菌が産生する表皮脱毒素によって引き起こされ，水疱内は無菌性である．近年メチシリン耐性黄色ブドウ球菌（methicillin-resistant Staphylococcus aureus：MRSA）によるものが多く，薬剤耐性に注意して抗菌薬を選んで全身投与し，表皮剥離に伴う水分や電解質補給，低体温に注意して全身管理を行う．

b　ウイルス感染症

1）　新生児単純ヘルペスウイルス感染症

生後4～7日後から，径1～5mmの水疱が紅暈を伴って集簇して多発する．水疱内容からウイルスが分離されれば確定診断となる．母体の性器ヘルペスからの垂直感染が主で，産道感染によるものが90％を占める．

2）　新生児水痘

体幹を中心に全身に径2～6mm大の紅斑が散在性に出現し，丘疹，水疱，膿疱，痂皮へと1～2日で移行する．水疱の新生が3～4日続くため，各段階の皮疹が混在してみられるのが特徴である．分娩直前（4日以内）に母親が水痘に初感染し，IgG抗体を産生する以前に分娩となった場合，児は重症感染となる．母親が水痘に罹患した段階で，抗ウイルス薬投与を開始する．

c　真菌感染症

1）　先天性皮膚カンジダ症

出生直後～数日以内に，全身皮膚に粟粒大の落屑を伴う紅斑，丘疹，小膿疱を播種

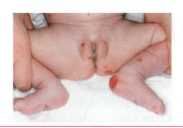

図19　先天性表皮水疱症
生後1週間，女児．出生直後より，四肢末端，顔，陰部などの機械的刺激が加わる部位に水疱，びらん，潰瘍を次々と生じることを繰り返した．

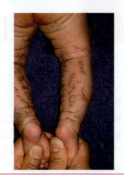

図20　色素失調症
生後2日，女児．出生時より，体幹・四肢にBlaschko線に沿った帯状の紅斑・水疱・膿疱が列序性にみられた．

状に生じる(図17)．母体の腟カンジダ症が上行性に子宮内感染をきたし，胎児の皮膚に感染したと考えられる．皮膚だけの感染なら予後良好であるが，低出生体重児など免疫低下のある場合は全身性カンジダ症候群を引き起こし，重篤となることがある．

2) 鵞口瘡（口腔カンジダ症）

口腔粘膜，舌，歯肉，頬粘膜に白色の斑状の偽膜形成がみられる．偽膜がはがれると，びらん面となる．

3) 乳児寄生菌性紅斑（オムツ部カンジダ症）

オムツに覆われる陰股部，臀部に紅色丘疹，小膿疱あるいは鱗屑を付着する小紅斑が多発し，間擦部では融合して紅斑となる(図18)．オムツ皮膚炎との鑑別を要し，水疱内容や鱗屑から直接鏡検にてカンジダ菌を証明すれば確定診断となる．抗真菌薬外用によく反応する．

5　鑑別すべき重要な皮膚疾患

a　先天性表皮水疱症

出生直後より，四肢末端，顔，陰部などの機械的刺激が加わる部位に水疱，びらん，潰瘍を生じる(図19)．病型診断は，皮膚生検と遺伝子検査にて確定する．

b　色素失調症（Bloch-Sulzberger症候群）

出生時より，体幹・四肢にBlaschko線に沿った帯状の紅斑・水疱が列序性にみられ，膿疱・びらんとなる（第Ⅰ期：炎症期）．頭皮にも皮疹を生じると，脱毛斑となる．水疱・膿疱葉が次第に少なくなり，厚みを持つ苔癬化局面となる（第Ⅱ期：疣状苔癬期）．1歳前後から，皮疹のあったところは平坦となり，灰褐色斑となり，線状，網目状，飛沫状の独特の紋様を呈する（第Ⅲ期：色素沈着期）．4～5歳から色素斑が消退し始め，思春期頃には脱色素斑，脱毛斑となる（第Ⅳ期：色素脱失期）．眼症状（斜視，白内障，神経膠腫，網膜症など），中枢神経症状（てんかん，知能障害など），歯の形成異常（欠損，発育遅延など），骨格異常（小人症，多指症など）を伴うことがある．X染色体優性遺伝で，95%以上は女児である．第Ⅰ期の水疱・膿疱は自然治癒するため，二次感染に気をつけて経過をみるだけでよい．

神奈川県立こども医療センター皮膚科　**馬場直子**

U 年齢からのアプローチ

2 妊娠に伴う皮膚疾患

妊娠中にみられる皮膚の変化を大別すると，①妊娠に伴う生理的な皮膚変化，②妊娠に特異的な皮膚病変，③妊娠による皮膚疾患の増悪，④その他に分類される(表1)．

妊娠中には瘙痒性皮膚疾患が多くみられ，妊婦は精神的に不安定になりやすい．皮膚科を受診する妊婦は，皮膚疾患の妊娠への影響，薬剤の胎児への影響を心配するほか，整容面での不安もあり，十分な説明を行う必要がある．そのため皮膚科医は各疾患をよく理解し，妊娠中の治療の際に使用可能な薬剤と禁忌薬剤についても熟知しておく必要がある．

1 妊娠に伴う生理的な皮膚変化

妊娠は女性特有の大きな生理的変化で，妊婦の内分泌，代謝の変化や胎児の成長の影響を受けて皮膚にもさまざまな変化がみられる．

胎盤ホルモン(エストロゲン，プロゲステロン，ヒト胎盤性ラクトゲン)は妊娠の維持や分娩，授乳の準備に必要で，妊娠が進むにつれて増加し，母体の循環血漿量や心拍出量の増加，末梢血管拡張，組織間液の貯留に影響する．そのため，妊娠浮腫や下腿の静脈瘤が発生しやすい．妊娠後期にはエストロゲンが高値(妊娠初期の約400倍)となるため，毛細血管拡張により手掌紅斑，顔面や上肢のクモ状血管(図1)を生じ，肝内胆汁うっ滞による妊娠性瘙痒症もしばしばみられる．

また脳下垂体から分泌される副腎皮質刺激ホルモン(adrenocorticotropic hormone：ACTH)やメラニン細胞刺激ホルモン(melanocyte stimulating hormone：MSH)も増加するため，額，両頰部，眼囲，口囲の妊娠性肝斑や腋窩，乳輪，外陰部などの色素沈着を生じる．妊娠6〜7か月頃には胎児の成長に伴う子宮の増大や体重増加による皮膚の急激な伸展があり，またコルチ

表1 妊娠に伴う皮膚疾患

①妊娠に伴う生理的な皮膚変化	◎妊娠線 90% ◎色素沈着 70% ・妊娠性肝斑 50〜70% ◎妊娠性瘙痒症 20% ・静脈瘤 10%	・妊娠性浮腫 ・手掌紅斑 ・クモ状血管腫 ・多毛，分娩後脱毛症 ・多汗
②妊娠に特異的な皮膚病変	◎妊娠性痒疹 0.5〜2.0% ◎ PUPPP 0.4% ・妊娠性疱疹 0.02% ・疱疹状膿痂疹 ・妊娠腫瘍(血管拡張性肉芽腫) 1.2〜5.0%	
③妊娠による皮膚疾患の増悪	・アトピー性皮膚炎 ・全身性エリテマトーデス ・皮膚腫瘍(神経線維腫，悪性黒色腫，母斑細胞母斑など)	
④その他	◎感染症(ウイルス，真菌，細菌) ・蕁麻疹	

◎：重要なもの，%：発症頻度

第3章　おもな皮膚疾患

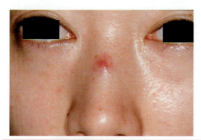

図1　クモ状血管腫

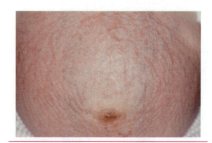

図2　妊娠線

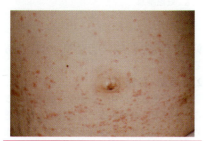

図3　妊娠性痒疹

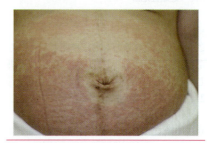

図4　PUPPP

コステロイドも増加するため，弾力線維の断裂により腹部，臀部，大腿部に妊娠線条をきたす（図2）．

毛髪に関しては，妊娠中は毛包の成長期が延長するため多毛傾向になり，分娩後には一気に休止期に入るため，産後1〜4か月でびまん性脱毛がみられる．エクリン汗腺の機能は亢進するため多汗となる．

2　妊娠に特異的な皮膚病変

妊婦に特有の皮膚疾患で，瘙痒が著しく，適切な治療を必要とする．

a　妊娠性痒疹（prurigo gestationis）（図3）

1）疾患の概要

経産婦に多く，妊娠中毒の瘙痒型皮膚反応と考えられ，発症頻度は0.5〜2%程度である．妊娠3〜4か月頃に四肢伸側に瘙痒の強い紅色丘疹が多発し，体幹へ拡大する．痒みが強く，特に夜間に著明である．

2）検査・診断

末梢血のリンパ球増多を認めることが多い．病理組織では有棘層の肥厚，水疱形成や真皮上層の浮腫，血管周囲性の小円形細胞浸潤がみられる．

3）鑑別診断

PUPPP，妊娠性疱疹，疥癬．

4）治療

ストロングクラスのステロイド外用薬や抗ヒスタミン薬内服で治療し，重症例では中波紫外線照射療法（ナローバンド-UVB）を併用する．

b　pruritic urticarial papules and plaques of pregnancy（PUPPP）（図4）

1）疾患の概要

初産婦に多く，頻度は約0.4%程度とされる．妊娠8か月以降に腹部に著明な瘙痒を伴う蕁麻疹様丘疹や浮腫性紅斑が出現し，癒合傾向を認める．腰部，臀部，大腿部にも拡大し，多形紅斑様皮疹や小水疱をみる

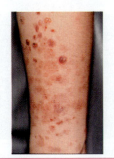
図5 妊娠性疱疹

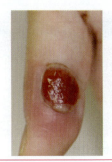
図6 妊娠腫瘍

こともある．痒みのために夜間不眠となることもしばしばある．分娩後は皮疹が軽快し，母子ともに予後は良好である．

2) **検査・診断**

末梢血の好酸球増多をみることがある．病理組織では，表皮と真皮浅層の浮腫，血管周囲性の炎症細胞浸潤が認められる．

3) **鑑別診断**

妊娠性痒疹，妊娠性疱疹，多形滲出性紅斑，薬疹〔妊娠後期に子宮収縮抑制のためリトドリン塩酸塩（ウテメリン®）を使用した場合〕．

4) **治療**

ストロングクラス以上のステロイド外用薬と抗ヒスタミン薬の内服を行い，効果がなければナローバンド-UVB照射やステロイドの内服を併用する．

c **妊娠性疱疹（herpes gestationis）（図5）**

1) **疾患の概要**

経産婦に多く，妊娠を契機に発症した水疱性類天疱瘡と考えられ，基底膜に存在するBP180蛋白に対する自己抗体が原因である．発症頻度は0.05%と低い．妊娠3～4か月以降に体幹，四肢に浮腫性紅斑を生じ，辺縁に小水疱，緊満性水疱を生じ，遠心性に拡大する．産後は軽快するが，産褥期に皮疹の再燃をみることがある．新生児に水疱の出現をみたり，子宮内発育遅延，低出生体重児や子宮内胎児死亡の報告もある．

2) **検査・診断**

血中好酸球の増加，蛋白尿，血尿をみることがある．病理組織では表皮下水疱を認め，真皮には著明な浮腫と好中球，好酸球浸潤をみる．蛍光抗体直接法では基底膜部にIgG，C3の沈着を認め，蛍光抗体補体法ではHG（herpes gestationis）因子が陽性である．

3) **鑑別診断**

PUPPP，多型滲出性紅斑，Duhring疱疹状皮膚炎．

4) **治療**

ベリーストロングクラスのステロイド外用薬が第一選択で，抗ヒスタミン薬内服も併用する．重症例ではステロイドの全身投与を行う．

d **疱疹状膿痂疹（impetigo herpetiformis）**

1) **疾患の概要**

妊娠によるホルモンの変化をきっかけに発症した汎発性膿疱性乾癬の一亜型と考えられ，比較的まれである．経産婦に多く，妊娠3～9か月頃に発熱，全身倦怠感などの全身症状を伴って，腋窩，鼠径，乳房下部などの間擦部位に疱疹状に集簇する膿疱が出現し，遠心性に全身に拡大する．分娩後は症状が軽快する場合が多い．治癒後に

第 3 章　おもな皮膚疾患

色素沈着を残す．胎盤機能不全や子宮内胎児死亡の可能性もあり，産科医との十分な連携が必要である．

2） 検査・診断

末梢血の白血球増多，核の左方移動，赤沈亢進，CRP 陽性のほか，低蛋白血症，低アルブミン血症，低カルシウム血症を示すことがある．病理組織像で表皮内に Kogoj 海綿状膿疱を認める．

3） 鑑別診断

角層下膿疱症，急性汎発性膿疱性細菌疹，妊娠性疱疹，多形滲出性紅斑．

4） 治療

軽症例はステロイド薬外用，重症例ではステロイド 1 日 30 mg を全身投与する．

e　妊娠腫瘍（pregnancy tumor, 血管拡張性肉芽腫）（図 6）

1） 疾患の概要

妊娠後期に血中のエストロゲンが高値となるため，minor trauma がきっかけで血管拡張性肉芽腫を生じやすく，妊婦の 1.5 ～ 5％ にみられる．部位は手指，口唇，頬部，鼻背などで，口唇粘膜，歯肉や鼻粘膜にもみられる．急速に増大し，易出血性だが，妊娠に対する影響はない．分娩後 1 ～ 2 か月で退縮する．

2） 検査・診断

ダーモスコピーで大小の鮮紅色球状構造 lagoon がみられる．

3） 鑑別診断

グロムス腫瘍，平滑筋腫，エクリン汗孔腫，無色素性黒色腫．

4） 治療

手術的切除，CO_2 レーザー，電気メス焼灼，冷凍凝固術．

3　妊娠による皮膚疾患の増悪

妊娠中に増悪する皮膚疾患として，アトピー性皮膚炎，尋常性乾癬，膠原病（特に全身性エリテマトーデス），皮膚腫瘍（神経線維腫，悪性黒色腫）などがあげられる．母斑細胞母斑の活性化もみられる．

4　その他

a　ウイルス感染症

妊婦では NK 細胞や Th1 細胞機能が抑制されているため，ウイルス感染の確率が増加し，また感染した場合に重症化しやすい．風疹，伝染性紅斑，水痘などの全身性発疹症では，先天異常や流産の危険性がある．局所感染症の外陰ヘルペスでは産道感染の可能性があり，注意を要する．

1） 風疹

潜伏期は 2 ～ 3 週間で，発熱とともに発疹が出現し，耳後部などのリンパ節腫脹を伴う．発疹は顔面より始まり，体幹，四肢へ急速に拡大する．個疹は粟粒大の紅色丘疹，小紅斑で癒合傾向は少ない．

妊娠初期に妊婦が風疹ウイルスに感染した場合，胎児に白内障，心奇形，難聴などの症状を呈する先天性風疹症候群（congenital rubella syndrome：CRS）が出現する．CRS の発生頻度は，妊娠 1 か月で 50％，2 か月で 35％，3 か月では 18％，4 か月で 8％ といわれ，妊娠 5 か月以降では胎児奇形の可能性は低い．

診断には風疹ウイルス血清 HI 抗体価が 512 倍以上，あるいはペア血清で 4 倍以上の抗体価の上昇があれば，妊婦の感染と診断する．予防として，妊娠前に抗体価をチェックし，HI 抗体価が 8 倍は陰性と判断し，16 倍以下の低値ではワクチンを接種すべきである．

2） 伝染性紅斑

ヒトパルボウイルス B19（HPV-B19）による感染症で，リンゴ病とよばれるように突然，両頬部に蝶形紅斑あるいは平手打ち様紅斑が出現し，上腕伸側や大腿部，体幹にも網状紅斑が出現する．成人では発熱，頭痛，関節痛，全身倦怠感などの症状を認めることが多い．

近年，20 ～ 30 歳代の妊婦の HPV-B19

抗体保有率は40％前後と低く，母体が伝染性紅斑に罹患する可能性は高い．妊婦がHPV-B19に感染した場合の合併症として急性赤芽球癆があり，妊娠11〜19週の感染では非免疫性胎児水腫(nonimmune hydrops fetalis：NIHF)を生じ，流産する場合があるため，超音波による精査が必要である．

3）単純ヘルペス感染症

単純ヘルペスウイルス(herpes simplex virus：HSV)は皮膚，粘膜，神経に親和性が高く，通常1型HSV-1は口唇粘膜に，2型HSV-2は性器に紅暈を伴う小水疱が集簇して出現する．しかし，1型の性器感染症もみられる．妊娠後期に母体が性器ヘルペスを発症した場合，産道感染により重症な新生児ヘルペスを生じるため，予防が重要である．アシクロビル(ゾビラックス®)，バラシクロビル塩酸塩(バルトレックス®)の胎児毒性が低いことが判明して以来，妊娠中でも積極的に内服で治療する方針となった．妊娠34週以降の性器ヘルペスの初発型は帝王切開の適応となる．

4）水 痘

水痘・帯状疱疹ウイルス(varicella-zoster virus：VZV)は比較的毒性が強く，妊娠初期の初感染では流産のリスクがある．妊娠前期(特に7〜20週)に水痘に罹患すると，先天性奇形児を出産する可能性がある．児の症状としては，神経分布に沿った皮膚瘢痕，四肢の変形，中枢・末梢神経障害，眼異常がみられる．一方，妊娠後期の分娩前3週間以内に水痘に罹患すると新生児にも水痘を発症し，児に全身の小水疱，肝炎，膵炎などの合併をみる．特に分娩前5日〜分娩後2日以内の罹患では重症となり，肺炎，脳炎を合併し，死亡率が24％とされる．

水痘発症妊婦に対しては抗VZV抗体高力価グロブリン(ヴェノグロブリン-IH 2.5 mg/日，3日間)およびアシクロビルを投与する．

5）帯状疱疹

妊婦は細胞性免疫が低下しているためVZVの再活性化が起こりやすく，帯状疱疹を発症することがある．治療はアシクロビルを投与する．

b 真菌症

妊婦は非妊婦に比べ腟内真菌検出率が高く，腟内真菌症は上行性に胎児感染や産道感染のリスクがある．外陰部・腟カンジダ症は，イミダゾール系の抗真菌腟錠と軟膏を使用する．一方，多汗の影響により足，爪，体部などの真菌症の頻度も増すが，それによる母体および胎児への影響はまれで，妊娠中は白癬に対する抗真菌薬内服は中止し，外用薬の局所塗布のみとする．

5 妊娠と薬剤

a ステロイド外用薬

妊婦では瘙痒性皮膚疾患が多く，ステロイド外用薬を使用することが多い．妊婦では通常ストロング以下の外用薬が使いやすく，症状が著しい場合でもベリーストロングクラスを短期間使用し，軽快したらミディアムクラスに切り替えることが望ましい．1日の使用量は，ストロングクラスのステロイド薬で10g以下に抑えるなどの注意が必要である．

b 抗ヒスタミン薬

痒みのために不眠や不安といった症状を伴う場合は，母体への影響を考慮し，抗ヒスタミン薬を投与することもある．クロルフェニラミンマレイン酸塩(ポララミン®)，ホモクロルシクリジン塩酸塩(ホモクロミン®)，アリメマジン酒石酸塩(アリメジン®)が比較的安全とされている．

c ステロイド内服

妊娠特異的皮膚疾患でステロイド外用と抗ヒスタミン薬の内服で効果がみられない場合や蕁麻疹で呼吸苦を伴う場合，短期間ステロイド内服を併用する．プレドニゾロンは胎盤で代謝され，活性物質の胎児への

移行は母体の10%とされ，比較的安全に投与できる．

その他，妊娠中の禁忌薬剤として内服ではエトレチネート(チガソン®)，外用ではアダパレン(ディフェリンゲル®)，タクロリムス(プロトピック®軟膏)，アルプロスタジル(プロスタンディン®軟膏)があげられる．

聖母病院皮膚科　川上理子

☑ 妊娠中の薬の注意

妊娠中に薬を使用する場合には，児への影響についても考慮する必要がある．児の先天異常の原因はさまざまだが，薬剤使用による先天異常は避けることができるという点で重要である．一方，リスクばかりが注目され，必要な治療が受けられなくなることも問題である．児を含めたリスクベネフィットのバランスを考慮しながら治療を行うべきである．

先天異常については，最終月経開始日を0週0日とする妊娠週数で，10週頃までが特に注意が必要となる期間である．

児への重大なリスクが知られる薬剤の例として，イソトレチノインがあげられる．イソトレチノインは妊娠可能な女性に使用される可能性があるため，催奇形性や避妊についての十分な注意を与えることが重要である．皮膚疾患で使用されることが多い抗ヒスタミン薬は使用歴が長く，これまでのところ催奇形性のリスクはなさそうである．第二世代の抗ヒスタミン薬についても，ロラタジンやセチリジンなどではリスクは低いとする研究がある．

皮膚外用薬については，母体血中に移行する量が少ないため，多くの場合，児へのリスクは低い．通常と異なる使用方法や，十分な評価がなされていない薬剤については，安易な使用は避けるべきである．

妊娠中の薬剤使用による影響については，十分な情報を得ることができにくいため，臨床の場において判断に迷うことも多い．こうした問題を解決するために，わが国では2005年に厚生労働省の事業として，妊娠と薬情報センターが設立されている．センターでは患者からの申し込みにより，最新のエビデンスに基づく情報の提供を行っている．詳しい申し込み方法等については，ウェブサイトを参照されたい(http://www.ncchd.go.jp/kusuri/index.html)．

(国立成育医療研究センター薬剤部／妊娠と薬情報センター　中島　研)

3 加齢に伴う皮膚変化

1 疾患概要

加齢に伴う皮膚変化は，各個人の遺伝的素因や環境因子を背景として，おもに2つの要因，すなわち加齢に伴う生理的老化（chronological aging）と紫外線による光老化（photoaging）に起因して発生する．以下，加齢に伴う皮膚変化の代表的な疾患について概説する．

a 老人性色素斑（senile lentigo）〔日光黒子（solar lentigo）〕

老人性色素斑は光老化を象徴する代表的な徴候であるが，非露光部にも出現しうるので，その発生には他の因子（物理的刺激など）の関与も推察される．臨床的には，おもに40歳以上の中高年者の顔面・手背・前腕伸側などの露光部に褐色調の境界明瞭な色素斑として認められる（図1-a）．病型は雀卵斑様の小色素斑が多発する小斑型，硬貨大までの色素斑が単発あるいは数個が散発する大斑型，びまん性あるいは斑状の色素斑と大小の色素脱失斑が混在する白斑黒皮症型の3型に分類されるが，日常診療でごく普通にみられるのは小斑型と大斑型である．

病理組織学的には，表皮索の棍棒状延長あるいは蕾状突出とその先端部でのメラニン色素の増強をみるタイプと，基底層の一部あるいは広い範囲にメラニン色素の増強だけがみられるタイプの2型に大別される（図1-b）．

b 老人性白斑（senile leucoderma, idiopathic guttate hypomelanosis）

老人性白斑は，加齢によりメラノサイトの機能低下，数的減少が局所的に認められる変化である．臨床的には，四肢や体幹に数個～十数個程度の円形あるいは小多角形の境界明瞭な脱色素斑（色素脱の度合いが軽い不完全脱色素斑）が散在性に認められる（図2-a）．大きさは径0.5 cm以下のことが多く，表面の萎縮性変化や白斑周囲の色素増強などは認められない．中高年期より出現し始め，加齢とともに発現率は増加する．病因として光老化の関与も否定できないが，その主体は白髪・白毛と同様に生理的老化に基づくメラノサイトの局所的な機能不全や数的減少を反映したものと考えられる．

病理組織学的には，表皮基底層部とその上層でのメラニン色素の減弱やドーパ陽性

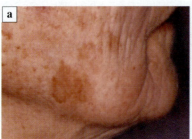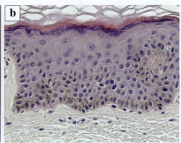

図1　老人性色素斑
a：大斑型の老人性色素斑．b：基底層にメラニン色素の増強を認める．

第3章　おもな皮膚疾患

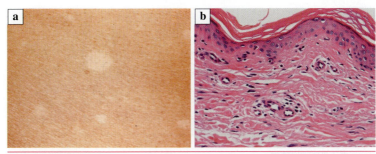

図2　老人性白斑
a：老人性白斑の臨床像．b：メラノサイトの減少と基底層部でのメラニン色素の減弱．

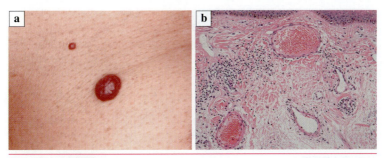

図3　老人性血管腫
a：老人性血管腫の臨床像．b：赤血球が充満する小血管の拡張と増生．

メラノサイトの減少が認められる（図2-b）．

c　老人性血管腫（senile angioma, cherry angioma）

　老人性血管腫は体幹と四肢の近位側に好発する．1～5 mm大の光沢のあるルビー色調の小血管腫である（図3-a）．発症率に性差はなく，10～20歳代でも認められるが，中高年層より加齢とともに数や大きさが増加する傾向がみられる．生理的老化（性ホルモンなど）が関係した反応性の局所的な血管増殖がその本態と思われるが，腫瘍性変化の側面も有すことより，その発症には個体差のある何らかの疾患感受性素因が関係しているのかもしれない．

　病理組織では，真皮上・中層に赤血球を入れた毛細血管・小血管の拡張と増生が種々の程度に認められる（図3-b）．

d　老人性脂腺増殖症（senile sebaceous hyperplasia）

　老人性脂腺増殖症は，おもに額・頰部に単発あるいは複発する表面平滑な2～5 mm大の黄色調を帯びた小結節で，中央に臍窩が認められる（図4-a）．毛包管を中心とした脂腺過形成がその本態であり，中高年の脂漏体質の人に好発するため，男子での発症率が高い．発症機序に関しては，皮脂分泌や脂腺の発達に関与する男性ホルモンに対して過剰反応する異常脂腺クローンが皮膚の光老化や生理的老化に関連して出現するものと推定されるが，詳細は不明である．

　病理組織では，中心臍窩に一致した毛包管の拡大とその周囲で，正常脂腺細胞により構成される脂腺葉の多数増殖が認められる（図4-b）．

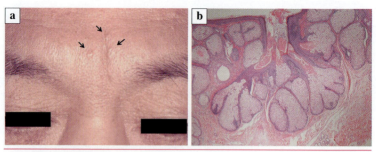

図4 老人性脂腺増殖症
a：老人性脂腺増殖症の臨床像（矢印）. b：毛包管の拡大とその周囲の脂腺葉の増生.

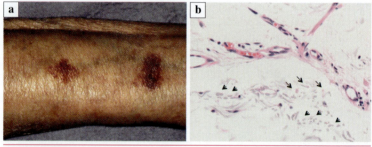

図5 老人性紫斑
a：老人性紫斑の臨床像. b：真皮上層の小血管周囲に新旧（長い矢印と短い矢印）の赤血球の溢出がみられる.

e 老人性紫斑（senile purpura）

老人性紫斑は前腕と手背に好発する，小豆大〜鶏卵大の境界明瞭な暗紫赤色斑である（図5-a）．加齢に伴う血管支持組織の脆弱化のため，日常生活での一般的な機械的刺激や物理的圧迫（腕時計，ワイシャツの袖，手さげバックなど）が誘因となって，真皮血管が容易に破綻して皮内出血が生じることで発症する．病因としては，好発部位が露光部であることより光老化の影響も示唆されるが，高齢者の萎縮した皮膚上に認められる変化であることより，生理的老化に伴う血管周囲の膠原線維や弾力線維と結合組織の萎縮や減少がその主因であるものと推定される．

病理組織学的には，結合組織が粗となった真皮上層に拡張した小血管とその周囲での赤血球の溢出が認められる（図5-b）．

2 検査・診断

いずれの疾患も，通常は臨床所見のみで診断が可能である．他疾患との鑑別や確定診断が必要な場合には，病理組織検査などを実施する．

a 老人性色素斑

悪性黒子などの悪性疾患との鑑別では，ダーモスコピーが有用である．

b 老人性白斑

特別に実施する検査はない．

c 老人性血管腫

特別に実施する検査はない．

d 老人性脂腺増殖症

皮疹部を圧することで中心臍窩より毛包虫を混ずる皮脂の排泄がみられることもあるが，通常は視診のみで診断可能である．

e 老人性紫斑

紫斑性病変の特性として，ガラス圧法での退色は認められない．毛細血管抵抗性検査の一つである Rumpel-Leede 現象（血圧測定用マンシェットで上腕を中間血圧で5分間加圧した2分後に出血点が5個以上出現）が陽性となる．

3 鑑別診断

a 老人性色素斑

小斑型は雀卵斑や肝斑，大斑型は悪性黒子，光線角化症，Bowen 病などと鑑別する．大斑型は老人性疣贅に移行しうる．ダーモスコピーでは，定型的な pseudonetwork と辺縁部の虫食い状陥入が認められる．

b 老人性白斑

尋常性白斑などの他の色素異常症や皮膚萎縮性疾患などが鑑別疾患となる．尋常性白斑はより大型で不正な形の完全脱色素斑で，周囲皮膚の色素増強を伴うことが多い．

c 老人性血管腫

POEMS（Crow-Fukase）症候群で認められる血管腫は，より大型で急激に数が増加する傾向がみられる．同症の病理組織学所見は，老人性血管腫あるいは糸球体様血管腫（glomeruloid hemangioma）に相当する．

d 老人性脂腺増殖症

汗管腫，基底細胞上皮腫（特に色素に乏しいタイプ），脂腺系腫瘍などが鑑別疾患となるが，特徴的な臨床像より鑑別は比較的容易である．

e 老人性紫斑

鑑別診断が必要な場合には，血液検査で血小板数の低下や凝固系の延長などが認められないことを確認する．血小板減少性紫斑病は，上腕・下肢・体幹に多発する点状紫斑，全身性アミロイドーシスの紫斑は眼瞼部などの顔面や上半身に斑状紫斑として認められることが多い．ステロイド紫斑は老人性紫斑に比較してより皮膚萎縮が著明であるが，老人性紫斑と略同様の臨床・組織変化がステロイドの内服・外用によって誘導されたものである．

4 治療の考え方と実際

a 老人性色素斑

特に治療の必要はない．整容的な希望があればレーザー治療などで治療可能であるが，自費治療となる．老人性疣贅の変化が混在する大斑型では，液体窒素療法が有用である．

b 老人性白斑

特に治療の必要はない．確実な治療法はないが液体窒素療法が有効な場合もある．

c 老人性血管腫

特に治療の必要はない．大型病変などで整容的な希望があれば，外科的切除やレーザー治療などを実施する．

d 老人性脂腺増殖症

特に治療の必要はない．整容的な治療希望があれば，外科的切除や液体窒素療法などを実施する．外用レチノイドの長期塗布が有効な場合もある．

e 老人性紫斑

マッサージや物理的圧迫などを避けるように生活指導する．ステロイド外用薬は同症が認められる部位へは塗布しないように指導する．ビタミンCなどの血管強化薬の内服も有用である．

東京都健康長寿医療センター皮膚科　**種井良二**

☑ 腋臭症

　腋臭症とは，腋窩のアポクリン汗腺の分泌亢進が起こり，腋窩部に特有の臭いを放つ状態で，日本人の発生頻度は約 10% である．多くは多汗症も合併し，アポクリン汗腺が活発化する思春期以降に発生し，20 歳前後でピークとなり，壮年期以降は徐々に軽快する．腋窩に存在する皮膚常在菌により，皮膚老廃物とアポクリン汗腺からの分泌物が低級脂肪酸，揮発性硫黄化合物，揮発性ステロイドなどに分解され，独特の臭いを生じるといわれている．

　腋臭の主訴があった場合は，湿性耳垢，家族歴，下着の黄染の有無を確認する．腋臭の程度を判定するために，患者の腋窩にガーゼを 5〜10 分程度挟み，医療従事者が臭いにより 5 段階判定するガーゼテスト法を施行する．腋臭を主訴に来院する患者のなかには，臭いに敏感になりすぎ，周囲の人が自分の臭いを気にしていると思い込んでしまう自己臭妄想（恐怖症）患者も少なからず存在することを念頭に置く必要がある．

　治療は，デオドラント剤や抗生物質含有外用薬の塗布，脱毛などの非外科的治療と，手術によるアポクリン汗腺の除去があげられる．思春期の間はアポクリン汗腺も発達するので，保存的治療が望ましい．腋臭症手術を行う場合は，切開線や剥離範囲に左右差ができないよう配慮する．また，アポクリン汗腺除去後の剥離した表面皮膚は，タイオーバーや弾性包帯にてしっかり圧迫固定を行う．

　腋臭症は皮膚疾患のなかでも精神的な側面と密接に関係し，欧米人に比べ日本人では腋臭症の発生頻度が低いがゆえに，自分が持つ独特の臭いに敏感になり悩んでいる方も多い．発症時期が心理的に敏感な思春期であり，症状が軽微であっても深刻に悩んでいることも念頭に置き，診療にあたる必要がある．

（東京大学医学部皮膚科　増井友里）

第4章

救急対応が必要な皮膚疾患

1 入院患者編

> **DOs**
> - ☐ 皮膚疾患の治療を始める前には，患者情報の収集をしっかり行おう．
> - ☐ common な病気でも，uncommon な経過は急変を考えよう．
> - ☐ 想像力を働かせて，最悪の事態を切り抜けよう．

入院患者の急変は主治医の想定外の出来事であるが，何年か病棟業務の経験を積んでいくと，遭遇することがある．皮膚科入院患者は診断確定していることが多いため，悪化やそれに対応する処置は，医師の想定範囲内であることが多い．しかし，だからこそ，まれに遭遇する救急対応を要する事態に，適切な処置が行われなかったり遅延したりして，大きなトラブルとなる危険を孕んでいる．にもかかわらず，皮膚科教科書や内科救急マニュアルにも，どのような皮膚科疾患の患者が急変するのかを知る情報は記されていない．主治医が症例と向き合い，悩みながら経験を重ねていくしかないのである．一方で，この研鑽は皮膚科医として生きていくための何にも代えがたい貴重な経験であるし，また診療のセンスを磨く絶好の機会でもある．

2015年10月より，厚生労働省が主導する医療事故調査委員会（いわゆる事故調）が発足し，予期しない医療に関わった死亡事例の報告が義務化された．高齢化社会に伴う高齢患者の増加は，脳卒中や急性冠疾患の偶発的発症の上昇を予期させる．さらに，さまざまな基礎疾患の合併は，皮膚疾患治療を制限し，副作用の発現を増加させる危険性をも孕んでおり，高齢者の皮膚疾患治療における一つの足枷となっている．このような現代医療の状況は，予期される最悪のイベントを想定しながら，常に適切な治療にあたることを強いられるように動いている．本稿はこれを受けて，まれな合併症，薬剤治療によって突発的に生じる重症副作用，皮膚疾患の悪化に伴って突発的に生じる全身疾患に焦点を当て，筆者がこれまでに経験した皮膚科関連の急変対応策と心得を紹介する．

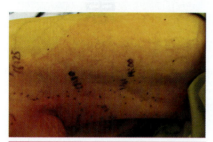

図1 壊死性筋膜炎の臨床像
紅斑の拡大傾向を知るために，経過を追いながらマーキングする．

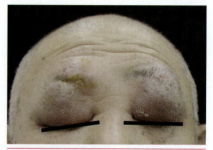

図2 重症糖尿病患者に生じた両側の眼瞼膿瘍
自力で開眼できない．

第4章　救急対応が必要な皮膚疾患

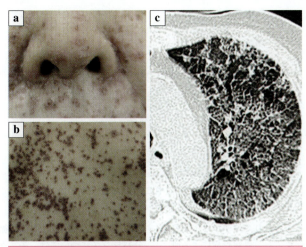

図3　多発性骨髄腫患者の帯状疱疹治療中に出現した汎発疹（a, b）と水痘・帯状疱疹ウイルス肺炎（c：CT像）

1 感染症の悪化

a　細菌感染症

　蜂窩織炎，丹毒，帯状疱疹など，比較的よく遭遇する感染症は標準的治療によって改善を期待できるが，重篤な感染症であるガス壊疽，*Clostridium* 感染症，壊死性筋膜炎は，鑑別疾患として常に念頭に置く必要がある．壊死性筋膜炎やガス壊疽などを疑った場合は，MRI などの画像学的検査と同時に，30 分〜1 時間おきの発赤領域のマーキング（図1），試験切開，血液検査による筋酵素の推移や腎障害の有無のモニタリングを慎重に行う必要がある．発熱とびまん性紅斑，多発する丘疹で発症するために，一見薬疹と誤診されることが少なくない toxic shock syndrome や toxic shock-like syndrome は，特徴的な皮疹や粘膜疹と同時に，血圧低下や腎機能障害などの全身症状が突然，出現する．皮疹からこれらを鑑別疾患としてあげておくことが大事である．患者の基礎疾患やその治療によって極度の免疫低下を生じるような場合は，単純な蜂窩織炎でも，敗血症や播種性血管内凝固症候群（disseminated intravascular coagulation：DIC）などの最悪の状況を常に想定しておくべきである（図2）．

b　ウイルス感染症

　水痘や帯状疱疹などの水痘・帯状疱疹ウイルス（varicella zoster virus：VZV）感染に対して，アシクロビルの全身投与は標準的に行われる有効な治療であるが，妊婦や血液疾患合併患者においては，重症化し他臓器への侵襲も起こりやすい．われわれは多発性骨髄腫合併の帯状疱疹患者において，アシクロビル治療中にもかかわらず，急速な皮疹拡大とともに，VZV 肺炎を合併し急性呼吸窮迫症候群（acute respiratory distress syndrome：ARDS）となった症例を経験している（図3）．帯状疱疹の汎発疹の急速な進行は，他臓器への侵襲を予期させるものであり，アシクロビル増量を考慮すべきである．

2 水疱性疾患治療における合併症

　天疱瘡や類天疱瘡に対して，ステロイド治療は標準的に行われる治療である．特に類天疱瘡は高齢者が多いため，ステロイド

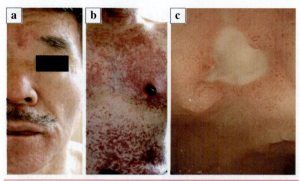

図4 DIHSの皮疹（a，b）と治療中に急激な貧血で明らかになったサイトメガロウイルスによる胃潰瘍（c）

治療期間が長くなったり，ステロイド用量が多くなったりすると，骨粗鬆症による骨折，誤嚥性肺炎の重症化などをきたし，生命予後に影響を与える危険性がある．天疱瘡における免疫グロブリン大量静注療法（intravenous immunoglobulin：IVIG）は比較的安全性の高い治療であるが，時に血小板減少を起こすことがある点に注意する．重症天疱瘡の血漿交換療法は血流感染を起こしやすく，敗血症の発症に常に気を配る必要がある．類天疱瘡に対するミノサイクリン＋ニコチン酸アミドによる治療は，ステロイドが使用しにくい高齢患者にとって導入しやすい治療であるが，時に重篤な間質性肺炎を発症させることが知られているため，肺病変の出現に関して定期的なフォローアップが必要である．

3 紅皮症

原因は何であれ，全身の90％以上皮疹を呈するものを紅皮症とよぶ．この状態では，常在細菌叢の変化によって易感染性となり，皮膚へ滞留する血液量が増大するために水電解質バランスが壊れやすい．また，体温調節ができなくなり，心拍出量の増大と呼吸窮迫が出現しやすい．特に循環器系や腎に障害を持つ高齢者は，各臓器の予備能が少ないために容易に腎不全に陥りやすく，死亡例もまれではない．循環状態と水分バランスについては，モニタリングすることが大切である．報告者によってさまざまであるが，紅皮症の致命率は18〜64％とされている．

4 急性汎発性膿疱性乾癬

本症のガイドラインにも記されているが，ARDS/capilary leak 症候群の予防のために，全身管理と薬物療法が必須である．皮疹のコントロールと同時に，バイタルサイン，体重増加（浮腫）・尿量のモニターは必須である．呼吸状態のモニターとして画像検査，血液検査，血液ガス検査を行いながら，悪化時には専門科に速やかにコンサルトすることが必要である．まれではあるが，死亡例も報告されている．

5 重症薬疹の悪化

Stevens-Johnson 症候群（Stevens-Johnson syndrome：SJS），中毒性表皮壊死症（toxic epidermal necrolysis：TEN）および薬剤性過敏症症候群（drug-induced hypersensitivity syndrome：DIHS）はともに命を脅かす重症薬疹として知られている．SJS/TEN は治療ガイドラインにあるように，当初から十分量のステロイド投与が必要であるが，同時に重症熱傷に準じた輸液と全身管理を要す

第4章 救急対応が必要な皮膚疾患

る．老人や小児においては，刻々と変化する循環状態とともに，細菌感染を合併しやすく，感染コントロールがSJS/TENの予後を左右する．またDIHSにおいては，当初大量ステロイド投与によって改善傾向を示していても，ステロイド減量時にサイトメガロウイルス再活性化を生じて，突然，臓器不全を起こすことがある．ステロイドパルス療法や急激なステロイド減量はすべきではない．ヘルペスウイルス属の再活性化の有無を絶えず考慮しながら，特に心筋炎，消化管出血（図4），深部静脈血栓症，重症肺炎，Ⅰ型糖尿病の発症を常に念頭に置いて血液検査を頻回に行い，経過観察する必要がある．これらのイベントの起こる直前には，白血球数の急激な変化，白血球分画の大きな変化などがみられることが多く，そのような場合には，ステロイド量を変えずにしばらく経過観察するのが得策である．

6 悪性腫瘍（皮膚悪性リンパ腫を含む）

皮膚悪性腫瘍が進行し，ターミナルステージとなると，免疫低下と低栄養状態から重症感染症を起こしやすい．またDICに陥りやすく，生命を脅かす大出血を起こす頻度も高くなる．皮膚悪性リンパ腫のうち，NKリンパ腫では血球貪食症候群を起こすことがあり，直接の死因となりうる．主治医は患者の全身状態をしっかりモニタリングしながら，定期的な家族への状況説明をする必要がある．

7 薬剤によって生じた緊急事態

皮疹に対する治療中に薬剤によって生じる薬疹や薬剤性血液障害，肝障害，肺障害などの副作用の発現には十分注意する必要がある．出現時には速やかな薬剤の中止と同時に，定期的フォローが必要であるが，改善傾向がみられない場合，専門科にコンサルトすることも大切である．アシクロビルは神経障害を起こすことも知られている．われわれは腎不全にて透析中の患者に出現した帯状疱疹に対し，添付文書通りの投与量でアシクロビルを2回投与しただけで構語障害やふらつきが出現し，直ちに透析して薬剤除去を行って改善したアシクロビル脳症の症例を経験した．文献を紐解いてみると，添付文書の投与量以下のアシクロビル投与によってもアシクロビル脳症は出現することが確かにある．医学においては「絶対」は存在しないのが鉄則ではあるが，添付文書さえ絶対的なものではないことも心しておく必要がある．

8 入院患者の急変対応の心得

入院患者の情報をしっかりと収集し，合併症，既往歴，薬歴をしっかり把握しておくことが第一である．common diseaseであっても，患者の状況によっては重篤化することがある．十分な情報収集によって，皮膚疾患の治療によるリスクの予測や対策を講じることができるからである．common diseaseにおけるuncommonな治療経過は，大きなイベント（急変）の前兆の場合がある．

DON'Ts

- 説明不能な検査データの動きに，まぁいいだろうと流すのは禁物．
- 高齢者の紅皮症では，注意深いモニタリングを怠ってはいけない．

市立島田市民病院皮膚科　橋爪秀夫

2 救急外来患者編

> **DOs**
> - 救急外来では，皮膚科関連疾患で来院する患者は 10 ～ 15％ と多いことを知っておこう．
> - 皮膚外科学的な知識と技術を身につけ，救急外来で大活躍できる皮膚科医になろう．

皮膚科は日常的に救急医療に携わる機会は少なく，「救急外来」や「救急医療」に抵抗感がある皮膚科医は多い．近年の医療情勢では救急医療が重要視されており，市中病院や大学病院では皮膚科医も初期・後期研修医の上級医として当直勤務することも多く，救急医療と無縁ではいられない．このような背景のなか，救急医療において皮膚科医が患者および病院に貢献し，存在感を示していくことが求められている．

実際の救急外来において，皮膚科医として技量を活かせる皮膚科関連疾患を主訴として救急外来に来院する患者の割合はどのくらいなのであろうか．筆者が在職していた社会保険中京病院(663 床)の 2010 年の救急外来患者数(救急車を含む)を調査したところ，19,156 名であり，そのうち皮膚科関連疾患を主訴として受診した患者数は 2,848 例(14.9%)であった．他の総合病院においても熊本赤十字病院(480 床)は，10.4％，榛原総合病院(450 床)は 9.3％と報告されている．

このように地域中核病院では，救急外来患者の 10 ～ 15％ 程度が皮膚科関連疾患であり，皮膚科医としてスキルを活かす機会は決して少なくないことがわかる．疾患の内訳をみると，小外傷(切創・擦過傷など)が 48.1％，熱傷が 17.9％，アレルギー疾患(湿疹，蕁麻疹，アナフィラキシー，薬疹など)が 14.8％，細菌感染症が 7.7％，ウイルス感染症が 5.2％，その他(膠原病，皮膚腫瘍，病名不明)が 6.0％ であった(図 1)[1]．注目すべき点としては，小外傷，熱傷，細菌感染症を合計すると約 75％ を占めており，救急外来では皮膚外科的な知識と技術が必須といえよう．

本稿では，救急外来に来院する多くの皮膚科関連疾患のうち，頻度・重要度の高い疾患について，診療順序，ピットフォール，コツを解説する．

1 小外傷(切創・擦過傷，挫傷など)

小外傷患者では，単に創部の局所処置を行えばよいのではない．深部に骨折やその他の損傷がないかを確認することが非常に大切である．強い外力が加わっていないか

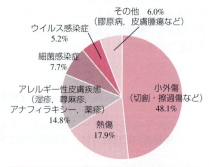

図1 救急外来を受診する皮膚科関連疾患の内訳
(岩田洋平：救急外来と皮膚疾患―救急外来は皮膚科疾患の宝庫―．日皮会誌 2012；**122**：3447-3451 を元に作成)

第 4 章　救急対応が必要な皮膚疾患

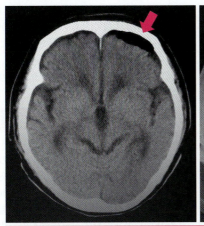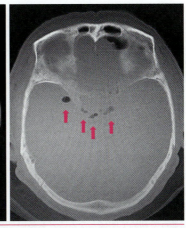

図2　転倒による小外傷患者における気脳症
高齢男性が屋内でつまずいて転倒．左前額部を打撲し眉毛部に小挫傷を認めた．意識は清明であったが，鼻出血，一時的な視力低下を訴えたため頭部 CT を撮影したところ，左前頭部やトルコ鞍付近に air 像を多数認め，気脳症（頭蓋底骨折，髄液漏の疑い）と診断し脳神経外科での入院加療となった．

詳細に受傷機転を問診し，受傷部位，触診や患者の症状から画像検査を追加するかを判断する．特に顔面，頭部の挫傷では，受傷機転によっては傷が小さくとも眼窩骨折や頭蓋底骨折などを引き起こしていることがある（図2）ので，単純 X 線や CT を撮影しておくことが大切である．骨折や深部組織の障害がないことが確認された後に，外傷部位の処置を行う（実際の処置手順については次項に記載する）．

2　熱傷

a　重症度の評価

救急外来では重症度の把握がまず必要であり，入院治療の適応，輸液療法の要否，専門施設への搬送などに関する判断を手順よく行うことが求められる．特に，①急変

や重症化が危惧される熱傷であるか，②輸液の必要性の見極めの2点が大切である．

b　診断の手順

1)　基本的事項の確認

年齢，性別，体重，基礎疾患と薬歴・既往歴，受傷時間・原因・部位，受傷後の尿量，応急処置・冷却処置の有無と方法，骨折・ガス中毒など合併症の有無を確認する．

2)　受傷面積・深度の診断

受傷面積の算出には，大人では9の法則，小児では5の法則を用いる．小範囲の熱傷では，手掌法（患者の手掌を約1%として算出）が簡便である．熱傷深度がわかれば，熱傷創面のたどる一般的な経過を予測できる．熱傷はⅠ度（表皮）熱傷，Ⅱ度（真皮）熱傷，Ⅲ度（皮膚全層）熱傷に分けら

 Pitfall
小外傷であっても部位や受傷機転によっては画像検査を行い，深部の骨折や損傷がないか十分に評価する．

 コツ
深い熱傷では痛覚が鈍麻～脱失するので，ピンプリックテストなど「痛み刺激反応」をみることが深度判定に有用である．

> ⚠️ **Pitfall**
>
> 受傷初期では深度判定が困難な場合も多く，安易な判定は後のトラブルが危惧されるため，深度判定は日をおいて再確認する．

れ，Ⅱ度熱傷は浅達性Ⅱ度（superficial dermal burn：SDB）と深達性Ⅱ度（deep dermal burn：DDB）に分けられる．治癒までの経過時間がかなり異なるSDBとDDBとの鑑別は大切であるが，受傷初期では両者の判別はしばしば困難であり，経時的な観察によって初めて明確となることも多い．また，熱傷の深さは均一ではなく混在していることも多い．

3） 入院加療を考えるべき症例

熱傷ショックのおそれや経過に不安のあるときには，入院経過観察を選択すべきである．一般的には成人で15％以上，小児で7〜10％以上のⅡ度熱傷では輸液療法が必要であり，入院加療の対象である．これ以下の受傷面積でも，Ⅲ度熱傷では入院経過観察が望ましい．その他，気道熱傷，電撃傷，合併損傷のあるときには入院加療もしくは専門施設への搬送が必要である．

c 特殊な熱傷〜電撃傷

電撃傷は，狭義には生体内を流れる電流と発生するジュール熱による直接的な組織傷害をいう．電流が生体内を通ることによる致死的な合併症（心室細動，呼吸筋麻痺

 コツ

熱傷のチェックポイントは「TOPICAL」とまとめると簡便でおぼえやすい．① Time：受傷時期と経過，② Operation：手術治療は必要か？，③ Pain：受傷部の痛みは？，④ Infection：発熱などの感染徴候は？，⑤ Cause：受傷原因は？，⑥ Age and Area：年齢，受傷面積は？，⑦ Location：受傷部位は？

など）もきたしやすく予後不良であるため，受傷面積が少なくとも必ず入院加療が必要である．問診は，電流の種類（直流より交流のほうが危険），電圧，通電経路，通電時間，接触部位，副損傷の有無などの予後因子を聴取する．

3 細菌感染症

a 救急外来でのポイント

細菌感染症には癤，癰，表皮嚢腫の二次感染，伝染性膿痂疹，丹毒，蜂窩織炎などが多く，採血や炎症所見をみて重症例は入院が必要となるが，多くは適切な抗菌薬の全身投与で通院対応が可能である．救急外来では，壊死性筋膜炎と丹毒や蜂窩織炎の鑑別を迅速に行うことが重要である．

b LRI-NEC（Laboratory Risk Indicator for Necrotizing Fasciitis）score を利用した壊死性筋膜炎の診断アルゴリズム（図3）[1]

軟部組織感染症における壊死性筋膜炎を診断するアルゴリズムが提唱されており，わが国でも筆者らを含めて複数の施設より追試されて，その有用性が確認されている．軟部組織感染症を診た際には，身体所見，臨床像を詳細に観察し，壊死性筋膜炎に特徴的な激痛を伴う紫斑・血疱・潰瘍・壊死などを認めた場合には緊急手術を行うが，確定診断がつかない場合には，LRI-NEC scoreをつけてそのリスクに応じて対応するものである（図3）[1]．筆者らの壊死性筋膜炎9例と入院加療を要した重症蜂窩織炎35例の後方視的研究においても，感度100％，特異度97％と有効性が確認された．このこ

 Pitfall

壊死性筋膜炎では，クレアチンキナーゼ（CK）が必ずしも上昇するわけではないので注意が必要である（LRI-NEC scoreにもCKは項目に含まれていない）．

第4章 救急対応が必要な皮膚疾患

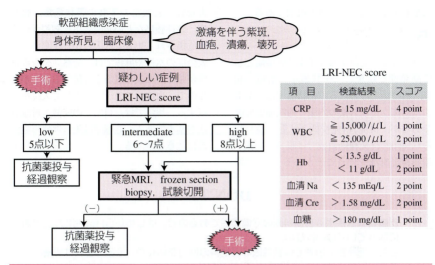

図3 LRI-NEC score を利用した壊死性筋膜炎の診断アルゴリズム
(岩田洋平:救急外来と皮膚疾患―救急外来は皮膚科疾患の宝庫―. 日皮会誌 2012；122：3447-3451 を元に作成)

◆救急外来で壊死性筋膜炎を見逃さないためのポイント
① 常に壊死性筋膜炎かもしれないと疑うこと．激痛を伴う紫斑は劇症型壊死性筋膜炎を疑わせる所見である．
② 熱感や発赤といった炎症徴候を欠如し外傷性紫斑と鑑別困難な例がある．
③ 壊死性筋膜炎を疑ったら，穿刺や小切開を行い，穿刺液の Gram 染色を行う（自分で染めればすぐに結果がわかる）．
④ 撮影可能であれば，MRI（脂肪抑制）で確認する．

とから，LRI-NEC score を利用したアルゴリズムは，皮疹の評価を十分に行うことのできない若手皮膚科医にとっても参考となる指標である．

4 アレルギー性皮膚疾患

救急外来には，蕁麻疹や中毒疹などのアレルギー疾患患者が高頻度で受診する．多くは軽症で通院加療が可能であるが，重篤な例が混在するので注意を要する．

a 蕁麻疹

蕁麻疹患者では，病歴確認および視診にて全身の膨疹の有無を確認するとともに，重症度の判定のために全身症状の有無を確認する．特に呼吸困難感や血圧低下，腹部症状などを伴う重篤な症例では，ショックへの対応として気道の確保と酸素吸入，静脈ラインの確保，昇圧薬，抗ヒスタミン薬の静注，ステロイドの点滴などを行い，入院加療が必要となる．

b 中毒疹

発熱や関節痛とともに全身に皮疹が出現して，いわゆる「中毒疹」として救急外来を受診する患者も日常的に経験する．皮疹の原因としては，細菌・ウイルス感染症に伴うもの，薬剤性，その他（水疱症，膠原病など）があげられるが，緊急対応が必要となるのは，重症薬疹（中毒性表皮壊死症とStevens-Johnson 症候群）である．多形紅斑型の皮疹を広範囲に呈している例や粘膜症

状を有する例では，注意が必要である．

5 ウイルス感染症

　救急外来を受診するウイルス感染症として高頻度な疾患に，帯状疱疹，水痘，麻疹，風疹があげられる．帯状疱疹は，基本的には抗ウイルス薬の内服で通院加療可能であるが，汎発性(免疫低下状態が疑われる)，顔面(三叉神経領域では眼・耳症状，顔面神経麻痺を伴うことがある)，排尿障害を伴った腹部や下肢の帯状疱疹，膠原病，悪性腫瘍などの基礎疾患を有し重症化が危惧される患者では入院が望ましい．成人発症の水痘や麻疹では，発熱，全身倦怠感が強く，肺炎や脳炎を合併することがあるので，血液検査をチェックして入院を考慮する．風疹では，自宅での安静と対症療法が基本である．妊婦では先天性風疹症候群に注意を要する．

DON'Ts

- 皮膚科救急疾患は皮膚科医の守備範囲であるので，はじめから「腰が引けた」状態になっていてはいけない．
- 全身状態不良な患者では救急医など他科の協力を仰ぐが，治療の主科は皮膚科であり，安易に他科に「丸投げ」してはいけない．

文献

1) 岩田洋平：救急外来と皮膚疾患―救急外来は皮膚科疾患の宝庫―．日皮会誌 2012；**122**：3447-3451

藤田保健衛生大学医学部皮膚科学　**岩田洋平**

3 当直で必要になる外科的応急処置

DOs

- ☐ 局所麻酔薬や当直で必要な外科的処置に関する基本的な知識を身につけよう．
- ☐ 基本的外科手技は皮膚科専門医には必須であるので，普段から手術を積極的に行い，身につけよう．

皮膚科学は皮膚に病変のあるすべての疾患を取り扱う学問であり，取り扱う疾患は蕁麻疹やアトピー性皮膚炎，接触皮膚炎，薬疹などのアレルギー性皮膚疾患，膠原病，血管炎，天疱瘡などの自己免疫疾患，皮膚(良性・悪性)腫瘍，皮膚感染症，遺伝性皮膚疾患，熱傷など非常に多岐にわたる．皮膚科専門医の取得後は，各人の得意分野をサブスペシャリティとしてさらに深く習熟していくことになるが，皮膚科研修時に「自分は将来，手術をしないサブスペシャリティを選択したいから，皮膚外科・皮膚科救急の知識は不要」という考え方はせず，当直や救急外来で求められる基本的な皮膚外科的な知識と技術は身につけていかなければいけない．

当直や救急外来で必要になる外科的応急処置としては，転倒などによる挫傷や擦過傷，ガラスや刃物による切創，動物咬傷，膿瘍の切開・排膿などがあげられる．本稿では，これらに対する対処法について解説する．

1 小外傷(擦過傷，挫傷，切創)に対する処置

フローチャートを図1に示す．小外傷患者の初期診療では，前項で述べたように受傷機転を詳細に聴取し骨折や深部組織の重大な損傷がないか確認することが重要であり，必要に応じて画像検査(単純X線や

```
┌─────────┐
│ 小外傷  │
└────┬────┘
     │ ・意識状態，バイタルを確認（異常あれば他の疾患や損傷を検索）
     │ ・受傷部位と機転を詳細に聴取
┌────▼──────────┐
│ 画像検査の要否 │
└────┬──────────┘
     │ ・深部臓器損傷を疑わせる症状や理学所見の有無
     │ ・強い外力による外傷では特に注意
┌────▼──────────────────────┐
│ 創の状態確認・縫合処置の要否 │
└────┬──────────────────────┘
     │ ・皮下脂肪組織が露出しているか（縫合の要否）
     │ ・深部筋，腱，神経損傷の有無（整形外科コンサルトの要否）
     │ ・異物（砂，破片など）の有無（洗浄）
     │ ・汚染の著しい創か（縫合閉鎖するか開放創とするか）
┌────▼──────────────────┐
│ 創の状態に応じた創処置 │
└───────────────────────┘
       ・挫滅の少ない切創
       ・挫傷（挫滅の程度，皮膚欠損の大きさを評価）
       ・弁状創
```

図1 小外傷(擦過傷，挫傷，切創)のフローチャート

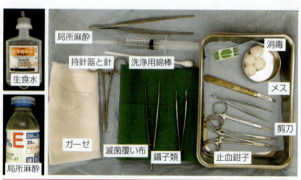

図2　外傷処置時に準備する器具

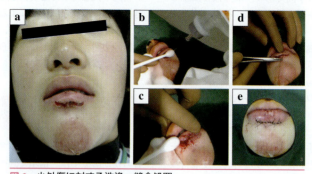

図3　小外傷に対する洗浄，縫合処置
a：16歳女性．ソフトボールの練習中に受傷．骨折は画像上認められなかった．
b：消毒と局所麻酔を行った後に洗浄を行う．
c：止血と異物の残存がないかを確認する．
d：5-0黒ナイロンで縫合固定．
e：縫合後．
(岩田洋平：「皮膚科の救急」─救急医療に皮膚科医が貢献できること─．日皮会誌 2013；**123**：2645-2648 を元に作成)

CT)を撮影する．重篤な深部臓器の損傷や骨折が否定された後に創処置を行う．筆者らは通常，図2に示したものを創処置のために準備している．具体的な処置の順序を以下に述べる(図3)．

a　消毒と洗浄

消毒に先立って，創部に付着する異物や汚れを生食で洗浄する．筆者は，生食100 mLのボトルに18 Gのピンク針を刺して勢いよく水を出し，創部を洗浄している．特に顔面の擦過傷や挫傷でアスファルトや土砂が付着しているような場合には，残存すると感染源になるばかりか，外傷性刺青(図4)となってしまうので，局所麻酔後に歯ブラシや綿棒などを用いて残存しないように十分に除去する．

消毒薬には，ポビドンヨード(イソジン®)，クロルヘキシジングルコン酸塩(ステリクロン®)，ベンザルコニウム塩化物(ザルコニン®)がある．イソジン®は着色により創縁の挫滅や血流が確認しづらくなるため，筆者はステリクロン®やザルコニン®を用いることが多い．汚染が著しい創の場合には，イソジン®で消毒後に生食で洗い流す

第4章 救急対応が必要な皮膚疾患

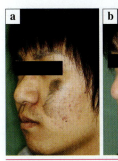
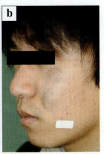

図4 外傷性刺青
a：皮膚剝削術前．b：皮膚剝削術後．
アスファルトで顔面に擦過傷を受傷．初期治療の際に十分な洗浄処置がなされず外傷性刺青となり，受傷．皮膚剝削術を行うも，完全に消失させるのは困難．

> 顔面の擦過傷では，外傷性刺青が残らないように汚れを十分に洗浄することが肝要である．

とよい．

b 局所麻酔

皮膚科医は局所麻酔薬の特性やリスクなどを熟知し，処置部位や処置後の再出血のリスクに応じて使い分けることが求められる．

1）局所麻酔薬の種類

局所麻酔薬としてはリドカイン，メピバカイン，プピカカイン，ロピバカイン，ジブカイン，テトカインがあるが，皮膚科領域で頻用される局所麻酔薬はリドカイン（キシロカイン®）である．キシロカインには，1 mL 中にリドカイン塩酸塩が 5 mg 含有されている 0.5％ キシロカインと，10 mg 含有の 1％ キシロカインが存在する．さらに，これに 1：100,000 の割合でエピネフリンを含有されたものが，E 入りキシロカインである．

2）エピネフリン添加の意義

エピネフリンを添加することで，注射局所の血管が収縮するため，①局所麻酔薬の作用時間が延長される，②麻酔に必要な量が少なくてすむ，③処置時の出血量の抑制効果，といった利点がある．注意点としては，①耳介，指趾，鼻，陰茎には虚血や壊死に陥るおそれがあるので避ける必要があること，②高血圧症や心合併症のある高齢者には病状が悪化するおそれがあること，があげられる．筆者は高齢者や合併症を多く有する患者には，エピネフリンを希釈するために，1％E 入りキシロカイン®を生理食塩水で 2 倍希釈して用いることが多い．0.5％E 入りキシロカイン®で代用しようとする皮膚科研修医にしばしば遭遇するが，エピネフリンの濃度は 1％E 入りキシロカイン®と同じであることを知っておく必要がある．また，圧迫困難な部位（陰嚢や肛門付近）や抗凝固薬内服中の患者では，エピネフリンの作用により処置中は止血していても，数時間後に再出血してくることがあるので，E なしキシロカイン®で局所麻酔を行い，結紮や電気メスで止血を確認しておくほうが安全である．

3）麻酔薬の極量

麻酔薬の使用可能量（極量）は 1％E 入りキシロカイン®で 40 mL であり，これを超えると局所麻酔薬中毒を生じる可能性がある．1％E なしキシロカイン®では，エピネフリンによる局所血管収縮作用がないため，血中に流れていきやすいため極量は 20 mL と約半分であるので，注意が必要である．また，この極量は目安であるので，さまざまな合併症を有する高齢者や小児患者ではなるべく少ない量で処置を行うよう心がけるようにする．

 Pitfall

> 0.5％E 入りキシロカイン®はエピネフリンも希釈されていると勘違いして使用しないよう，注意が必要である．

4）局所麻酔の方法

前述のように，禁忌部位でなければ1%E入りキシロカイン®が使用しやすい．手指や足趾の場合には，Eなしキシロカインで伝達麻酔を行う．安全で患者の痛みが少ない局所麻酔のためには，①必ず患者に声をかけてから注射する，②細い針（23-27G）を用いる，③薬剤を注入する前に必ず吸引テストを行い血管内に針が入っていないことを確認する，④薬剤はなるべくゆっくり注入する，ということに留意する．E入りを用いた場合には，注射後すぐに処置を開始するのではなく，しばらく待って皮膚表面が蒼白になって痛みがないことを確認してから処置を開始する．

c 止血と縫合

局所麻酔と洗浄を行った後に，止血と縫合を行う．動脈性出血，圧迫していても止まらない下床からの出血は，結紮や電気焼灼で確実に止血を行う．止血確認後に創の部位，創縁の挫滅の程度，創の形状（弁状，欠損の大きさ，深達度，汚染の程度など）に応じて4-0～5-0ナイロン糸での真皮・表皮縫合の必要性を判断する．具体的な止血法や縫合手技については，第2章Eを参照されたい．

受傷から6時間以上経過している創や汚染の著しい創では真皮縫合は行わず表皮縫合のみ粗に行い，皮下にドレーンを挿入しておくか，開放創としたほうが安全である．また，眼瞼や口唇，耳介では真皮縫合は原則行わない．

1）創縁に挫滅のない（〜少ない）切創

浅い創であれば表皮縫合のみとするが，皮下組織まで達する深い切創であれば，必要最小限の皮下・真皮縫合で創縁を合わせて表皮縫合を行う．

2）挫傷

縫縮可能な大きさの挫傷であれば，創縁をメスでトリミングした後に創縁にかかる皮膚の緊張をゆるめる程度に周囲の皮下組織を剝離し，必要最低限の皮下・真皮・表皮縫合を行う．縫縮困難な大きさの皮膚欠損の場合には，最小限度のトリミングの後に残存組織を可能な限り元の位置に縫合し，止血と欠損の縮小のために表皮縫合を加える．

3）弁状となった創

真皮までの浅い弁状の剝脱創では，縫合すると皮膚が薄いために裂けてしまうこともあるので，ゆるく縫合するかテープでの固定とする．大きな弁状の創では，止血を確認後に丁寧に皮下・真皮縫合を行い，表皮縫合で復元を試みる．

2 動物咬傷

救急外来を受診する動物咬傷は，犬や猫などが多い．動物の口内にはブドウ球菌，レンサ球菌，*Pasteurella*属，*Bartonella henselae*，*Capnocytophaga canimorsus*および*C.cynodegmi*，その他の嫌気性菌など多数の細菌が存在している．そのため，受傷部は洗浄と止血，挫滅組織の切除を行った後は開放創とすることが基本である．また，嫌気性菌をはじめとしたβラクタマーゼ産生菌を念頭に置いた抗菌薬選択（アモキシシリン/クラブラン酸；オーグメンチン®，クラバモックス®）が必要となる．破傷風や狂犬病への対応については，コラム（p.597）を

手術と異なり，外傷は清浄創ではないので，皮下・真皮縫合は必要最小限とする．汚染の著しい創では，表皮縫合のみ粗に行い創を寄せておくか，開放創とする．

動物咬傷では洗浄と止血を十分に行い，抗菌薬の投与や破傷風，狂犬病などのリスクを把握する．

参照されたい.

3 膿瘍の切開・排膿

小外傷の際と同様に消毒と局所麻酔を行うが，局所麻酔薬を囊腫内に注入しないよう膿瘍周囲に注射するように留意する．11番メスで切開を加えるが，切開腺はなるべく皮膚の皺の方向に合わせること，死腔ができないように十分な長さの切開を加えることが大切である．感染性粉瘤では，膿汁を排出した後に周囲の皮膚を揉み出すように圧迫すると，腫壁が周囲から剥離されて出てくることがある．可能な限り囊腫壁を取り除いておくことで，炎症の沈静化が早くなる．生食で洗浄後，ゾンデや鑷子を挿入して死腔の範囲・深さを把握し，死腔が大きい場合には，ドレーンガーゼを挿入して翌日のガーゼ交換受診を患者に説明する．

DON'Ts

- ☐ 小外傷でも，骨折や深部組織損傷をチェックせず皮膚縫合してはいけない．
- ☐ 汚染創，動物咬傷など感染のリスクが高い創では，密な縫合閉鎖をしてはいけない．

文献
1) 岩田洋平：「皮膚科の救急」―救急医療に皮膚科医が貢献できること―. 日皮会誌 2013；123：2645-2648

藤田保健衛生大学医学部皮膚科学　岩田洋平

✓ 破傷風や狂犬病などへの対応

破傷風は，偏性嫌気性菌である破傷風菌が産生する毒素により，けいれんなどを引き起こす感染症である．潜伏期間は3～21日で，開口障害，嚥下困難などから始まり，次第に硬直感が出て，最終的には全身を弓なりにけいれんし，適切な治療がない場合は死に至る．

1952年に破傷風トキソイドワクチンが導入（任意接種）され，1968年からジフテリア・破傷風・百日咳混合ワクチン（DTP）の定期予防接種が開始されてからは破傷風の患者，死亡者数は激減してはいるものの，現在も年間60～120人程度発症している．患者の年齢層は50歳代以降が80％以上占め，ワクチン未接種や抗体価低下が発症に強く関連している．

一般的に大きな傷，深い傷，発赤腫脹を伴う傷などで発症しやすいといわれているが，切創や挫創や小さい傷で発症する場合もある．受傷時の処置であるが，破傷風発生予防には創部の洗浄はもちろんのこと，予防薬としては抗破傷風人免疫グロブリン（TIG），破傷風トキソイドワクチンが用いられている．具体的には以下の通りである．

- 予防接種による免疫が完了している40歳代までは，基本的には破傷風トキソイドワクチン接種を行う．
- 中高年以上の場合は抗体価が落ちているか，ない場合が想定されるため，破傷風トキソイドワクチン接種に加えて早期にTIG投与する．

狂犬病については，狂犬病予防法が制定されてから1970年以降，東南アジアなどで犬に噛まれ発症する症例が1996年に2例だけで，国内犬からの感染はゼロである．海外の狂犬病発生国に渡航の際は，狂犬病ワクチンを接種しておくことが望ましい．

希有な疾患ではあるが，適切な処置で発症を防ぐことができる疾患である．日頃から注意して診察する必要がある．

（かじ皮フ科クリニック　加治賢三）

第5章

皮膚科医が知っておくべき社会的知識と制度

1 法律全般

DOs

- 法律の基本的な考え方と，診療に関係の深い法律・制度以外も，少しは頭に入れておこう．
- 専門家に相談するのがベスト．ただ泥舟は回避せよ．

医師は法律家ではないので，法律知識などはなくてもよいと思っている方も多いとは思うが，法律の基本的な思考プロセスは有用であり，欧米人の論理構造にもマッチしている．医療倫理や利益相反など，最近わが国でも重視される考え方は，法律論として論じられてきたものの影響を受けているものも多い．

また，詐欺師など世の中の犯罪者や悪徳業者に，医師は世間知らずで金を持っていると誤解されがちである（金を持っているというのは，収入は少なくても使う時間がないので当てはまるかもしれないが，世間知らずと批判する者で世知に長けた人は知らないので，医師も世間も知らない者の批判である）．そのため，法律知識があると便利な場合がある．

1 法律の基本的な枠組み・考え方

法律は条文に書いてあることを守ればよいと思っている人が多いと思うが，実際の法律の条文は，難解な記載方法で一読しただけでは論理構造がわかりにくい悪文の典型と，人によって読み方がバラバラで，何とでもとれるような条文の二つしかないと思ったほうがよい．前者も解説本が必要であるが，後者は解説本があっても，裁判所が実際の裁判事例であれこれと好きな解釈をして，まったく別の条文に仕立てることも多い．

医師法21条の異状死体の届け出対象なども，「異状」の定義は，経過が異常だとか医療過誤による死亡だとかいったものではなく，外表面の明白な異常所見というのが最高裁の解釈による定義である．

法律というのは結局のところ裁判で解決する基準であるから，最高裁の判決による条文解釈で，民集や刑集という裁判官向けのガイドライン本に載った裁判例（狭義の判例という）がわが国の法律の条文の最終的な解釈といえる．学者がこれに反対しても，国家の基準としては従わざるを得ない．

実際の事件では，裁判官が当事者から提出された証拠から事実を認定し，これを条文（最高裁によって解釈されたものがあればそれ）にあてはめて判決を出していく．

このなかで最も重要なのは証拠であって，日常診療では自分に有利な証拠をきちんと揃えておくことが重要である．リスクを説明したなら，説明したとカルテに内容を記載しておくのも重要である．ただ，ここで勘違いしてはいけない．カルテに書いていないから，言わなかったということにはならないということである．生半可な知恵をつけた上司などが，事後の検証の際にこのようなことを声高に言う場合があるが，あくまでカルテの記載は訴訟上の証拠の一つとして重要なものであるというだけで，決定的なものではない．群馬大学腹腔鏡事件での調査報告書のように，カルテに説明の記載がないなら説明しなかったなどといった学内事故調査での認定は，イロハのイの

字もわかっていないというべきある．

一方，カルテに安易に患者のクレームを記載する場合がある．たとえば「絶対水虫と違うと言われた」，「放っておけばよいと言われた」などである．このようなクレームは安易に記載すると，裁判の証拠として，患者側の言い分が正しいことの認定につながる．このような記載をするのであれば，「水虫と違うと言われたなど，全く事実に反することを大声で怒鳴り，圧迫を加えようとした」などと記載して，虚言癖がある事実に利用できるように心がけるべきである．このように，カルテなどから導いて「認定」した事実を裁判官は条文に当てはめるが，条文は前述のように抽象的なものが多いために，最高裁判例が解釈を加えて，砕いている．これを医師はそれほど勉強する必要はないが，医師法21条の解釈などは知っておくべきである．

条文に当てはまった場合は，条文上の効果が発生し，金を払えといった判決が書かれる．裁判所は国家権力であるから，これに基づき強制執行（家が競売にかけられたりする）や刑罰が与えられるのである．

2 知っておく・意識しておくべき法律

医師であるから，医師法は国家試験マターであるので知っているはずである．しかし，実際には医師法21条が外表面の異常のみを対象としていることくらいで実務上は困らないであろう．

医療法も，管理者にならなければ特に勉強するまでもない．

薬事法は意外に厳しいが，条文を勉強するのではなく，勝手に輸入して使用したらまずいなど，実務的な知識をつけておけばよいであろう．

診療放射線技師法や保助看法なども，実はいろいろピットフォールはあるが，体系的な勉強までは不要である．

意外に大事なのが，地方公務員法・労働基準法である．身分を守るための法律なので，弱い立場の研修医のよい武器となる．しかし，労働法規は伝家の宝刀で，あまり振りかざすと，法律の手が出ない医局や病院内の「微妙な」（あからさまなパワハラ・セクハラ・アカハラは法律問題としてとらえうる）人間関係に影響することも知っておくべきであろう．法律家は「悪しき隣人」である．

また，一般的な刑法・民法といった法律の知識は，折に触れて勉強しておくとよい．詐欺罪，不法行為，債務不履行などはピットフォールが意外にある．

落とし穴が，著作権法などの知財関係の法令である．ウェブ上で安易に拾ってきて使用したり，第三者に回したりすると，無償でも著作権侵害のようなことになり，東京五輪のエンブレム問題みたいなことになりかねない．また，児童ポルノ類も，サーバーに置いておくだけで犯罪になったので要注意である．

3 相談するコツ

法律ではこうだと言われると納得してしまうが，法令の解釈は意外と臨床以上に多説が乱立して，いろいろな人がいろいろと言っている．弁護士によってもさまざまなことを言うので，複数の法律家に相談できればよいが，難しい場合でも，自分である程度調べて相談したほうがよいのは医療と同様である．相談した内容を，丁寧に誤解を解くなどして説明してくれる専門家が信頼できるのも医療と同様であり，自己の患者に対する態度の見直しにも役立つと思われる．

一方で，医療に関する法令の解釈を医師や医療関係者は誤解している場合も多い．鵜呑みにせず，信頼のできる法律家に最終的には相談するほうがよいと思われる．もっとも，弁護士は医師以上に責任を追及されることに敏感で，はっきりとものを言わ

ないことも多い(そのほとんどの原因は,はっきり知らないからであるが)ことも注意しておくべきである.

> **DON'Ts**
>
> ☐ ウェブ上から持ってくるのは著作権侵害リスクなど危険がいっぱい.
> ☐ 一般的に上司(医師)や事務職員の法律解釈は不正確,弁護士もはっきりと言わないものだと思って,鵜呑みにしてはいけない(セカンドオピニオンを心がけよう).

ねもと皮膚科　弁護士・医師　**田邉　昇**

✓ 難病制度

わが国の難病対策は,昭和47年の「難病対策要綱」の策定から始まった.今回約40年ぶりに法改正があり,平成27年1月から指定難病を対象とした新しい医療費助成制度が開始され,同年7月には合計306疾患へ拡大されている.助成のある皮膚科関連疾患も増加したので,ぜひ利用されたい.

旧制度では,特定疾患(難病)の助成申請は医師であればいつでも可能であったが,新制度では新規診断を行えるのは難病指定医のみである.更新にあたっては,協力難病指定医も診断書作成が可能である.難病指定医の役割は,①難病の医療費助成の支給認定申請に必要な診断書(臨床個人調査票)を作成すること,②患者データ(診断書の内容)を登録管理システムに登録すること,の2点である.これによって,難病に関してより正確な診断が可能になるだけでなく,より正確な疫学データベースの構築が期待される.難病指定医は指定の診断書(臨床個人調査票)に診断基準と重症度分類に関する判定結果を記入し,患者が都道府県などに申請する.疾患ごとの診断基準,重症度分類,臨床調査個人票は下記から閲覧可能である(http://www.mhlw.go.jp/stf/seisakunitsuite/bunya/0000085261.html).難病指定医,協力難病指定医の要件は,http://www.nanbyou.or.jp/entry/4141 を参照されたい.

同じく国の施策である小児慢性特定疾病対策では,平成27年1月より14疾患群704疾患の新制度が全面施行となった.皮膚疾患は今回の見直しで,1疾患群として独立し大分類6疾患である(小児慢性特定疾病情報センター http://www.shouman.jp/medical/).

【皮膚科関連の指定難病】
- 天疱瘡(指定難病35)
- 表皮水疱症(指定難病36)
- 膿疱性乾癬(汎発型)(指定難病37)
- 神経線維腫症Ⅰ型(指定難病34)
- 神経線維腫症Ⅱ型(指定難病34)
- Stevens-Johnson症候群(指定難病38)
- 中毒性表皮壊死症(指定難病39)
- 全身性強皮症(指定難病51)
- 結節性硬化症(指定難病158)
- 色素性乾皮症(XP)(指定難病159)
- 先天性魚鱗癬(指定難病160)
- 家族性良性慢性天疱瘡(指定難病161)
- 類天疱瘡(後天性表皮水疱症を含む)(指定難病162)
- 特発性後天性全身性無汗症(指定難病163)
- 眼皮膚白皮症(指定難病164)
- 肥厚性皮膚骨膜症(指定難病165)
- 弾性線維性仮性黄色腫(指定難病166)

その他にも免疫系疾患,代謝性疾患,皮膚・結合組織疾患などに属する指定難病においても皮膚症状を呈するので確認されたい(http://www.nanbyou.or.jp/entry/504#11).

(国立成育医療研究センター皮膚科　新関寛徳)

2 感染症法

> **DOs**
> - ☐ 「感染症法」は感染症の発生を予防し，公衆衛生の向上および増進を図ることを目的としていることを理解しよう．
> - ☐ 法に従って皮膚感染症の届出を行おう．
> - ☐ 人権を尊重して，偏見・差別なく感染症患者を診療しよう．

1 感染症法の主旨

「感染症の予防及び感染症の患者に対する医療に関する法律（感染症法）」は，結核，性感染症，AIDSなどすべての感染症を網羅する形で運用されている．患者等の人権を尊重しつつ，良質かつ適切な医療の提供を確保し，感染症に迅速かつ的確に対応することが求められている．

感染症法の前文には「我が国においては，過去にハンセン病，AIDS等の感染症の患者等に対するいわれのない偏見や差別が存在したという事実を重く受け止め」，人権尊重と，最小限度の措置の原則が法律に明記されている．また，感染症法での医師等の責務は，第五条に「医師その他の医療関係者は，感染症の予防に関し国及び地方公共団体が講ずる施策に協力し，その予防に寄与するよう努めるとともに，感染症の患者等が置かれている状況を深く認識し，良質かつ適切な医療を行うとともに，当該医療について適切な説明を行い，当該患者等の理解を得るよう努めなければならない」となっている．

感染力や疾患の重篤性などから，感染症を危険性の高い順に一類から五類までに分類した．これらの分類に従って，保健所への届出が必要な疾患が定められている．

2 皮膚科医と感染症法

表1に示したのは，皮膚科がおもに診療する感染症である．医師からの届出が行われることで，疫学的な解析ができ，予防対策なども可能になる．

時に皮膚科が診療する機会のあるコクシジオイデス症，デング熱，ロッキー山紅斑熱，発疹チフスなどは四類感染症である．表1の最後に示した性器ヘルペスウイルス感染症と尖圭コンジローマは，定点に指定されている医療機関のみが報告する（皮膚科は86施設程度）．

報告書の届出は診断後直ちに（一，二，三，四類），あるいは7日以内（五類）である．以下，皮膚科で多い疾患を述べる．

結核については，結核疹を含めた皮膚結核について報告する．

梅毒については，①早期顕症梅毒（Ⅰ期，Ⅱ期），②晩期顕症梅毒，③先天梅毒，④無症候（無症状病原体保有者）の4つの病型に分類し，症状や検査，感染経路などの記載をする．無症候はSTSが16倍以上を報告する．

風疹（感染症法では「風しん」と表記）と麻疹（麻しん）は全数報告疾患で，全医師が届出する．風疹は，全身性の小紅斑や紅色丘疹，発熱，リンパ節腫脹などの臨床症状と病原体検査結果などを記載する．麻疹は，麻疹に特徴的な発疹，発熱，咳嗽・鼻汁・

表1 皮膚科が関与する感染症法のおもな疾患（おもに皮膚症状を伴う）

疾患名	感染症法上の分類と届出の方法	医師の保健所への届出時期	原因病原体	おもな皮膚症状	検査方法	感染地	備考
結核	二類全数	診断後直ちに	*Mycobacterium tuberculosis*	皮膚腺病，尋常性狼瘡，結核疹など	塗抹，分離・同定，PCR，病理，ツ反，QFT，画像など	国内外	*M. bovis* BCG は除く
つつが虫病	四類全数	診断後直ちに	*Orientia tsutsugamushi*	刺し口，発疹，発熱	分離・同定，PCR，抗体	ほとんど国内	テトラサイクリン系抗菌薬が著効
日本紅斑熱	四類全数	診断後直ちに	*Rickettsia japonica*	刺し口，発疹，発熱	分離・同定，PCR，抗体	国内（関東以西）	テトラサイクリン系抗菌薬が著効
Lyme 病	四類全数	診断後直ちに	*Borrelia burgdorferi sensu lato*	遊走性紅斑	分離・同定，PCR，抗体	国内外	マダニ刺咬による媒介
梅毒	五類全数	診断後 7 日以内	*Treponema pallidum*	感染巣局所，全身に皮疹	病原体，STS，*T. pallidum* 抗原用いた検査	国内外	無症状病原体保有者は STS が 16 倍以上
風疹	五類全数	診断後 7 日以内だが，24 時間以内に届出を	風疹ウイルス	全身性小紅斑や粃糠色丘疹	分離・同定，PCR，抗体	おもに国内	発熱，リンパ節腫脹
麻疹	五類全数	診断後 7 日以内だが，24 時間以内に届出を	麻疹ウイルス	麻疹に特徴的な発疹	分離・同定，PCR，抗体	おもに国内	発熱，咳嗽，鼻汁，結膜充血などのカタル症状
水痘（24時間以上入院例）	五類	診断後 7 日以内だが，24 時間以内に届出を	水痘・帯状疱疹ウイルス	紅斑，紅色丘疹，水疱	分離・同定，抗原，抗体，PCR	おもに国内	他疾患で入院中に水痘を発症し，かつ，水痘発症後 24 時間以上経過した例を含む
劇症型溶血性レンサ球菌感染症	五類全数	診断後 7 日以内	β溶血性レンサ球菌	軟部組織炎，壊死性筋膜炎，全身性紅斑性発疹	分離・同定	おもに国内	敗血症性ショック
後天性免疫不全症候群	五類全数	診断後直ちに	HIV	カンジダ症，HS 感染症，Kaposi 肉腫など	抗体，病原検査	国内外	無症状病原体保有者と AIDS のいずれも届出
痘瘡（天然痘，疱瘡）	一類全数	診断後直ちに	痘瘡ウイルス	発疹は紅斑，丘疹，水疱，膿疱，結痂，落屑と移行	電顕，蛍光抗体法，PCR 法	国外（研究室）	地球上では根絶された状態

（次ページにつづく）

第5章 皮膚科医が知っておくべき社会的知識と制度

疾患名	感染症法上の分類と届出の方法	医師の保健所への届出時期	原因病原体	おもな皮膚症状	検査方法	感染地	備考
腸チフス	三類全数	診断後直ちに	Salmonella serovar Typhi	バラ疹（高熱時出現、数時間で消退）	分離・同定	国外、時に国内	便・尿が感染源
コクシジオイデス症	四類全数	診断後直ちに	Coccidioides immitis	潰瘍、結節性紅斑、多形紅斑	分離・同定、検鏡、免疫拡散法	米国南西部、メキシコ、南米など	検査室での感染注意
デング熱	四類全数	診断後直ちに	デングウイルス	紅斑、island of white in a sea of red、点状出血	分離・同定、PCR、抗体	国外、国内	デング出血熱は重症
チクングニア熱	四類全数	診断後直ちに	チクングニアウイルス	紅斑、関節痛	分離・同定、PCR、抗体	国外	国内感染例はない
ロッキー山紅斑熱	四類全数	診断後直ちに	Rickettsia rickettsii	紅色丘疹、点状出血	分離・同定、PCR、抗体	国外	刺し口はない、ダニ刺咬によるる媒介
発疹チフス	四類全数	診断後直ちに	Rickettsia prowazekii	発疹、点状出血、発熱	分離・同定、抗体	国外（おもにアフリカ）	コロモジラミにより媒介
鼻疽	四類全数	診断後直ちに	Burkholderia mallei	皮膚に潰瘍、皮下膿瘍	分離・同定、PCR	国外	感染経路はウマでの分泌物の吸入や接触などによる
炭疽	四類全数	診断後直ちに	Bacillus anthracis	ニキビ・虫さされ様、痂皮、黒色痂皮	分離・同定、PCR	国外	皮膚、肺、腸、髄膜の病型がある
類鼻疽	四類全数	診断後直ちに	Burkholderia pseudomallei	リンパ節炎を伴う小結節	分離・同定、PCR	国外	土壌や地下水との接触感染
ウエストナイル熱	四類全数	診断後直ちに	ウエストナイルウイルス	胸部・背・上肢に発疹	分離・同定、PCR、抗体	国外	ウイルスは蚊ートリのサイクルで維持
アメーバ赤痢	五類全数	診断後7日以内	Entamoeba histolytica	皮膚膿瘍	鏡検、EILISA、PCR、抗体	国内外	腸管と腸管外の病型、STIの一つ
バンコマイシン耐性黄色ブドウ球菌感染症	五類全数	診断後7日以内	獲得型バンコマイシン耐性遺伝子保有菌		分離菌 MIC 32 μg/mL 以上	おもに国内	
性器ヘルペスウイルス感染症	五類定点	翌月初日	HSV	小水疱、びらん		国外内	性感染症定点（月単位で報告）
尖圭コンジローマ	五類定点	翌月初日	HPV	（集簇性小結節）		国内外	性感染症定点（月単位で報告）

結膜充血などのカタル症状と病原体検査結果などを記載する．風疹と麻疹については迅速な行政対応に資するため，7日以内ではなく，24時間以内を目途に届出を求められている．水痘は24時間以上の入院を要した水痘症例が全数届出対象となり，他疾患で入院中に発症し，その後24時間以上入院した症例も届出対象となった．

各疾患の定義や届出基準，原因病原体，検査方法など，さらに届出様式に関する情報は，厚生労働省の「感染症法に基づく医師の届出のお願い」(http://www.mhlw.go.jp/stf/seisakunitsuite/bunya/kenkou_iryou/kenkou/kekkaku-kansenshou/kekkaku-kansenshou11/01.html)から入手可能である．詳しい疾患の情報は国立感染症研究所感染症疫学センター(http://www.nih.go.jp/niid/ja/from-idsc.html)から入手できる．

DON'Ts

- ☐ 感染症に対して偏見・差別を持ってはいけない．
- ☐ 感染症患者のプライバシーを侵してはいけない．

国立感染症研究所ハンセン病研究センター　石井則久

✓ ハンセン病の歴史

　ハンセン病はらい菌による抗酸菌感染症で，おもな病変は皮膚と末梢神経である．末梢神経では知覚(触覚，痛覚，温度覚)障害によって外傷や熱傷などが繰り返される．運動障害によって手足や顔面の変形が起こる．

　皮疹は紅斑，丘疹，結節などのほか，知覚障害による二次的変化が起こる．有効な治療薬がなかった時代(1940年代頃まで)は病気が進行し，手足や顔面の露出部に変形や皮膚症状などが起こり，偏見・差別につながった．職に就くことが困難で，路頭に迷う者，物乞いをする者，患者同志が集団生活したり，辺境の地に追われたりした．

　日本においても偏見・差別の病気であった．明治時代初期には3万人以上の患者がいた．法律で患者を療養所に収容する施策が取られた．これは病気になると療養所に収容・隔離され，そこで生涯生活することを意味し，偏見・差別を一層助長した．ハンセン病は保険診療の対象外だったので，治療薬は療養所以外では入手できず，皮膚科医は専ら診断するのみで，治療などはすべて療養所で行われた．

　1900年頃，感染力が強くないことは知られており，著効する抗菌薬が登場しても，科学・医学，そして人権上も不合理な「らい予防法」が1996年まで存在した．

　ハンセン病患者・患者家族・関係者の人生は奪い取られてしまった．ハンセン病に一番近く座していた皮膚科医は，ハンセン病診療体制に疑問を投じなかった．そして，彼らに手を差しのべることもしなかった．

　日常診療において，病気に対し偏見・差別を持たず，人権に配慮し，「病気」ではなく「患者」を治す診療を行うことが，ハンセン病から学んだ皮膚科医の姿勢である．

(国立感染症研究所ハンセン病研究センター　石井則久)

3 リスクマネジメント

> **DOs**
> ☐ 医療安全への関心は自分を守るため，エラーを報告して振り返る．
> ☐ チーム医療はリスクマネジメントが重要，コミュニケーションをとろう．

　医療安全はどの医療機関においても重要事項として根づいていると思われるが，個々の医療者が十分に意識しているだろうか．皮膚科では大きな事故は少ないかもしれないが，いつどのような落とし穴が待っているかわからない．

　医療に限らずヒューマンエラーは起こりうるが，大きなエラーを生じないために，守るべきルールがある．エラーの発生した状況を十分に観察し，そのメカニズムやそこに働いた人間の心理などを分析することは，医療安全対策の第一歩である．エラーをその場の対応で終わらせることはその後の予防策にはならず，有害事象を繰り返す可能性がある．

　医療は100％安全ではなく，エラーでなくても悪い結果は起こりうる．いかにリスクを下げられるかを考えて，どのような行動をとるべきか，どのようなシステムが必要かを考えなければならない．また，当然できるはずのことが，疲れた状況，忙しい環境の中でエラーに結びつく．

　ルールをきちんと守っているだろうか．エラーはきちんと報告して振り返っているだろうか．医療安全への意識は誰もが当然のものとして習慣化してほしい．

1 リスクを常に意識する

【事　例】
　生検した検体をホルマリンの瓶に入れて手袋を片手にして運んでいた．エレベーターを待っている間に名前のラベルを貼ろうとした．ラベルが大きかったため，余った粘着部が手袋に張り付いてしまい，はがそうとしたところ，誤って瓶を落としてしまった．ちょうどエレベーターの扉が開き，瓶はその隙間に入って下まで落ちてしまった．瓶は1階で粉々に割れており，検体は見つからなかった．

　どのようなリスクを予見すべきであっただろうか．運ぶ前にラベルを貼っていたら，移動しながらの作業でなかったら，ちょうどエレベーターの前でなかったら，床に落ちただけであれば万が一瓶が割れたとしても，検体は無事であったかもしれない．落とすというリスクを予知しての行動をとっていたら，検体紛失という大きな被害には至らなかった．ラベルが大きかった，瓶が大きかったら大丈夫だったのでは，なぜ自分で運んだのか，ラベルを貼っておいていれば運んでもらえる体制はなかったのか，忙しかった，等々，なぜこの行動をとったかと考えていくことで，その背景と改善策が見えてくる．

　顔面の縫合糸を抜糸しようとしているハサミの先が，目の方向を向いていたりしないだろうか．万が一誰かがぶつかったら，地震が起きたら，常に意識を研ぎ澄ましてリスクを軽減させよう．日常一つひとつの場面において，常にリスクを考えての行動をとっているか，振り返ってほしい．

2 リスクはどこにでもある

リスクマネジメントはエラーを防ぐことのみではない．たかがパンチ生検と思うかもしれないが，出血や感染のリスクはある．切除したら出血したので，オープンのままにせず縫合しよう，と経験者は自然に行動する．そのときの状況を認識して判断するという過程を常にとっているのである．圧迫の仕方一つをとっても，リスクを予見して行うスキルを持つベテランとは違いがある．

生検後の感染は合併症として説明しているかもしれないが，実際に起こったら，清潔操作の手順は適切であったか，他の感染症患者との関係等，環境の問題はないかなど，検証する必要がある．事前に必要な対応をとっていたかどうか振り返ってみよう．

乳頭状の腫瘍を生検して蜂窩織炎となった事例がある．通常の消毒では陥凹した部分の細菌に到達せず，パンチ生検で押し込んで感染を惹起した可能性がある．常に，場面ごとにリスクを予期しての判断が求められる．

3 不確実なことを認識する

知識不足，確認不足からの間違いも起こりうる．シニアレジデントはパラメディカルから身近で声をかけやすいと思われているかもしれないが，知識も経験もまだ十分ではない．シニアレジデントとして半年経過したくらいから，インシデントが増加する傾向がある．

慣れてくると，自分の判断で大丈夫だと思いがちである．状態の悪い患者をCTに搬送するリスクを，若き医師がどれくらい認識しているであろうか．慎重に，疑問を持ったら必ず確認しよう．

4 コミュニケーションは重要

【事 例】

ある薬剤（1筒2 mL）を20 mL静注とオーダーした．看護師は「20 mLですけどいいですか？」と，日頃とても話しにくいと思っている医師に声をかけた．医師は後ろを向いたまま，「調べたから大丈夫」と返事を返し，薬剤の10倍投与というインシデントが発生した．

もう一度「10筒ですけどいいのですか？」と尋ねる，「なぜそんなことを聞くの？」と返していたら，このような間違いは起こらなかった．

聴く姿勢がないと話しかけることができず，話すのをやめてしまう．良好なコミュニケーションは自分を守るのである．

5 必要なことがなされているか

抗凝固薬を飲んでいたら手術ができないということではない．手術侵襲と中止による原疾患のコントロールなどの状況を考えて，継続したままで行うという判断をすることもある．もちろん，それは標準的医療とみなされる範囲でなければいけないし，内服薬を確認していなかったらエラーである．リスクはなくすことはできないが，必要とされる注意義務を十分に払い，十分な説明のうえで同意を得て行い，記録に残しておくことが必要である．

6 悪い結果が起こったときに

リスクを防ぐ予防的なマネジメントは重要だが，もしも悪い結果が起こったら，真摯に対応しなければならない．術後に急死，肺塞栓が疑われるが不明，という事例．駆けつけた家族にどう対応するのか．

常に相手視点で考えよう．急に呼ばれた，ショックで混乱している，怒りはぶつけたい，何が起こったのか知りたい，そんな気

持ちはしっかり受け止めたい．患者は情報も求めている．事実を正確に誠実に伝えるのが基本である．相手の感情には共感しつつ，わかっている事実と医療者が考えていることは区別して伝え，その時点でわからないことは後日伝えることとする．そういった対話の中で，医療者もショックである，残念であるという気持ちは共有したい．結果が重大ではなくても同様である．悪い結果を生じたときの患者対応を知ることは，日常の診療においても役に立つ．

メントに関わることも多い．点滴漏れによる潰瘍が発生するなら，病院全体の体制を確認しよう．漏れて危険な薬はだれでもわかるようになっているか，危険な薬剤が漏れたときに適切に対応する体制はとれているのか，院内の意識は十分か．点滴漏れは生じても，点滴漏れ潰瘍はゼロにできる．

治療がすんだら終わりではなく，皮膚科医からの対策を提案してほしい．他科と関わる領域に強みを発揮できることは，皮膚科医として重要である．

7 皮膚科医として関わるリスクマネジメント

皮膚科医は治療側として，リスクマネジ

DON'Ts

□ このくらい大丈夫，とやるべきことを省略しない．
□ 一人でできると無理をしない．

群馬大学医学部附属病院医療の質・安全管理部　**永井弥生**

✓ 油症とは

1968年6〜8月にかけて，4家族13人の患者が痤瘡様の皮疹を主訴に九州大学病院皮膚科を受診した．同年10月頃には新聞報道をきっかけに，同様の症状を持つ患者が福岡県，長崎県五島市，広島県など西日本を中心に多数発生しており，患者が特定のライスオイルを摂取していたことが明らかになった（カネミ油症事件）．

のちに患者が摂取したライスオイルに2,3,4,7,8-penta-chlorinated dibenzofuranなどのダイオキシン類が混入していたことが判明し，患者の皮膚症状はダイオキシン類中毒による塩素痤瘡であることがわかった．被害者は2,000名以上に及び，事件発生から45年余りが経過した現在でも，油症患者の血中には高濃度のダイオキシン類が残存している．

塩素痤瘡は毛孔一致性の丘疹，黒色面皰，囊腫を形成し，形態的に尋常性痤瘡に類似することからその名称がつけられ，頰部，耳後部，耳介，項部，腋窩，鼠径部などに好発し，鼻部，眼囲，口囲にはほとんど発生しないという特徴的な分布を示す．組織学的には毛包漏斗部の拡張と角質の充填，囊腫形成がみられ，また脂腺の萎縮が認められるのが特徴である．塩素痤瘡の個疹は深い陥凹性瘢痕を残し治癒するが，ダイオキシン類との接触を断っても長期にわたり再発を繰り返すため，整容的な面でも患者のQOLを大きく障害する．塩素痤瘡に根治的な治療法はなく，急性期ではレチノイド外用が試みられるが，効果は限定的である．また囊腫病変には切除が行われる．現在でも約30％の油症患者に皮膚症状が認められ，特に鼠径や臀部では残存する囊腫への二次感染を繰り返し，慢性膿皮症様の臨床を呈することがある．

（九州大学大学院医学研究院皮膚科学　**内　博史**）

4 インフォームド・コンセント

> **DOs**
> - 患者の知る権利を大切にすることは，危機管理にも重要であることを肝に銘じよう．
> - インフォームド・コンセントには入念な準備を心がけよう．

　医師が患者に医療行為を行う場合に，患者はその行為を理解し，その医療行為を受けるかどうか，決定する権利を有する．それを可能にするのが，インフォームド・コンセントである．これは，手術などの侵襲的な行為はもちろん，検査，処置，治療方針の決定などあらゆる場面で行われるべきものである．医師がきちんと説明することで，患者は医師への信頼感を増し，医師患者関係が良好になる．また，起こりうることを説明した事実を文書に記録しておくことは，医療者側にとっても危機管理につながる．このように医療において重要なインフォームド・コンセントだが，やり方によっては医師患者関係を悪化させたり，逆にトラブルを生みかねない．ここではインフォームド・コンセントでの全体の流れといくつかの注意点について説明する．

1 全体の流れ

　まず，医師は実際に患者と面接して，医療の情報をわかりやすい言葉で患者に説明する．医師は患者の理解を確認し，患者からの希望を聞きながら，提示可能な選択肢を示し，説明する．同時に医師は，医学的見地からの意見を述べ，患者の理解と選択を助ける．患者は自身が選択した方針に同意し，医師は同意された方針に沿った医療行為を行う．説明内容は後からでも確認できるように記録（説明・同意書）として残し，医師と患者がお互いに保存する．インフォームド・コンセントを取得した際の医師患者間でのやりとりの詳細は医療チーム全体で共有したほうがよく，看護師など患者医療に深く携わるメンバーには可能な限り参加してもらう．また，説明文書以外に医師患者間で行われたやりとりについても記録し，カルテに記載しておく．患者の希望に応じて，患者の理解や判断を助けるために重要なキーパーソン（患者家族など）にも同席してもらうとよい．

2 説明内容に含まれるべき内容

　患者への説明内容に含まれるべき点を表1にまとめる．適宜，図を用いて説明するとわかりやすい．効果などについてはデータを用いて説明する．ただし，医療者側が複数のデータの中から，患者の選択を誘導する目的で，都合のいいデータのみを提示する，あるいは，意図的にデータを隠すなどはしてはならない．

　リスクや合併症については，発生頻度が比較的高いものについてはすべて記載，説明する．その処置が行われたことによって生じうる日常生活への影響なども，説明文書に盛り込む．代替可能な他の処置等が確立された医療行為であれば，それも記載し，当該処置と同様に効果，リスク，合併症について説明する．同意後も同意が撤回できることを明記する一方，たとえば，その準備のために薬品，医療機器などがすでに購入されている場合には，その損失が患者負

表1 インフォームド・コンセントの説明文書に盛り込まれるべき内容

1. 患者の現在の状態
    a. 病名やその原因
    b. 現在の状態・症状
2. 処置等の必要性
    a. 目的と必要性
    b. 処置等を行わなかった場合に予想される不利益
3. 選択された処置等の内容
    a. 具体的な方法，内容
    b. 期待される効果
    c. 期待できない効果
    d. リスクや起こりうる合併症とその対処法
    e. 患者が甘受しなければならない（日常生活上の）不利益
    f. 選択された処置等に付随して受けなければならない処置について
4. 代替手段
    a. 他の選択可能な処置等の利点，欠点，および当該処置等との比較
5. 同意撤回について
6. セカンドオピニオンについて

担となる可能性なども必要に応じて説明しておく．他施設に診療情報を提供し，セカンドオピニオンが受けられることも伝える．

3 インフォームド・コンセントのための準備

既存のフォーマットがなく説明文書を一から作成する場合には，効果，リスク，合併症などについての情報を国内外の報告を元にまとめなくてはならない．また，これまでにあまり行われていない手技であるほど情報が少ないため，医学的に起こりうるすべての可能性や選択肢を考える必要がある．一人で準備すると漏れが生じたり全体の整合性を欠いたりするので，可能なら複数の人間で説明文書の内容を確認したほうがよい．しっかり説明することによって患者も自分に行われる医療行為に理解を深め，より協力的になる．また不利益が生じた場合にも，あらかじめ説明されていれば納得もいく．つまり，インフォームド・コンセントとは患者の権利を守るだけでなく，医療者側にとっても医療行為を円滑に行うために重要な危機管理の一つといえる．

4 説明するときの注意点

説明事項がたくさんあるが，ゆとりをもって確保された時間のなかで，落ち着いた雰囲気で，平易な言葉で説明する．希望は随時聞き，患者とともに治療方針を決める姿勢で臨む．

実際に患者と面接する前に，説明文書を眺めながら，頭の中で全体の流れを一度想像するとよい．これにより，わかりにくい説明，データの不備，起こりうることや選択肢の欠損などにあらかじめ気づき，よりよい説明ができるようになる．また，患者への不安に共感するなど，心情への配慮も必要である．患者の理解が得られているかどうか，説明の区切りごとに何回か確認したほうがよい．自分や家族が患者だった場合にどのように説明してもらいたいかを想像すると，比較的うまくいくかもしれない．

DON'Ts

- □ 患者の理解の度合いを確認せず，どんどん説明を進めてはいけない．
- □ 患者の心情に配慮せず，真実だけを伝えることに専念してはいけない．

帝京大学医学部皮膚科学講座　**多田弥生**

5 セカンドオピニオン

> **DOs**
> - □ セカンドオピニオンは，患者が自らの治療に関して，最良の方法を選択するために参考にするものであることを理解しよう．
> - □ 診断や治療に関する意見を述べることが目的なので，患者との面談や主治医からの診療情報提供書等に基づいて行う．

1 セカンドオピニオンとは

　セカンドオピニオンとは，患者が主治医（もしくはかかっている医師）以外の医師に相談し，意見を聞くことをいう．それにより，患者が自らの治療に関して，最良の方法を選択するための参考にするものである．患者が現在の診断内容や治療方針に疑問を抱き，主治医に相談せずに，異なる病院の医師の診察を仰ぐような場合はセカンドオピニオンとはいわず，さらに初めから医師を変えたいという明確な意思が患者にある場合は，転院・転医ということになる．

2 セカンドオピニオンを依頼する場合

　患者からセカンドオピニオンを希望されたら，まずは紹介先を選ばなければならない．患者自らが病院と医師を指定する場合が多いと思われるが，主治医が紹介する場合もありうる．

　まず大切なことは，紹介先の病院，医師がどのような受け入れ体制であるかを知ることである．セカンドオピニオンを受け入れる病院，診療科であるのか，場合によっては相談対象疾患が限られることもあるので，事前にホームページなどで調べておく．そして，受け入れ病院ではそれぞれの相談までの手続きがあるので，病診連携室などの事務部に良好な連携の仲介を依頼する必要がある．図1には名古屋大学医学部附属病院におけるセカンドオピニオン外来の流れを示した．また，各病院ではセカンドオピニオンの提供が不可能な場合も明示されているのが通常で，たとえば名古屋大学医学部附属病院では，①最初から本院への転院を希望する場合，②医療訴訟や医療苦情に関する相談，③医療費の内容や医療給付に関わる相談，④死亡患者を対象とする相談，⑤特定の医師，医療機関への紹介を希望している場合，などを提供不可能としている．

　受け入れ先が決定したら，主治医は診療情報提供書，ならびに各種検査資料を用意する．検査資料は血液・尿検査記録，画像検査の結果（CT/MRI検査などのフィルムまたはCD-R/DVD-R画像が望ましい），病理検査の報告書などである．病理組織検査が行われている場合は，実際の病理標本（プレパラート）の貸し出しをするほうが望ましいことも多い．なお，セカンドオピニオンは自由診療で行われるので，健康保険は使用できないことも患者にあらかじめ伝えておく．

3 セカンドオピニオンを依頼された場合

　限られた相談時間のなかで行うので（名古屋大学病院の場合，主治医への報告書作成を含め1時間までとしており，相談時間は40分程度），短時間での的確な病態把握に努めなければならない．できれば検査デ

第5章　皮膚科医が知っておくべき社会的知識と制度

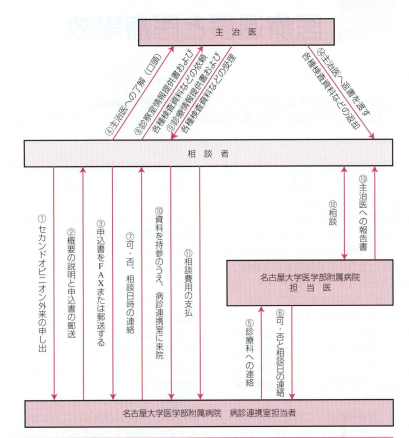

図1　名古屋大学附属病院におけるセカンドオピニオン外来受診までの手順
（名古屋大学医学部附属病院ホームページ http://www.med.nagoya-u.ac.jp/hospital/1385/1512/secondopinion.html を参考に作成）

ータなどは事前にチェックしておきたい．患者の疑問ができるだけ解決し，十分納得できるような最善の回答を考えたい．たとえ主治医と意見が異なる場合でも，主治医に対して批判や中傷をするようなことがあってはならない．

DON'Ts

- □ 受け入れ先の体制を調べることなく，安易に紹介しない．
- □ 紹介された場合は，自分の意見を通すばかりでなく，主治医の意見も尊重するべきところは尊重する．

名古屋大学医学部皮膚科　**室　慶直**

6 医療過誤と医療事故

> **DOs**
> - 医療過誤と医療事故は異なる概念. 医療事故の定義も再確認しよう.
> - 医療事故調査制度は, 医療法人協会のガイドラインに従うことを理解しよう.

　民事の損害賠償請求事件(いわゆる医療訴訟)や, 刑事の業務上過失致死傷事件は, 医師にとって一生を左右する出来事であり, 勝訴敗訴や有無罪にかかわらず, その傷の深さは大きい. できれば避けたいものであるが, 人の命を扱う職業柄, 完全回避は困難である. また, 全身管理を行う場合は, 内科医等と何もリスクは変わらない. 図1はここ20年の民事医療裁判数の推移である. 1970年からほぼ一貫して増加していたものが, 2004年をピークに減少傾向にあったが, ここ数年は微増傾向にある. 過払い金訴訟に走っていた弁護士が, 法改正によって過払い金事件がなくなり, 医療に戻ってきているための現象である.

　一方, 刑事事件は, これも2006年をピークとして激増したものが, 減少傾向にあったが2012年に警察庁の通達で立件数のみ増加し, その後, 再び減少傾向にある (図2).

　民事は民法709条, 415条を根拠に, 刑事は刑法211条を根拠に提起される. 条文は以下の通りであるが, ミスややることをやっていないということが大事な要件になる.

民法第709条
　故意又は過失によって他人の権利又は法律上保護される利益を侵害した者は, これによって生じた損害を賠償する責任を負う.

民法第415条
　債務者がその債務の本旨に従った履行をしないときは, 債権者は, これによって生じた損害の賠償を請求することができる.

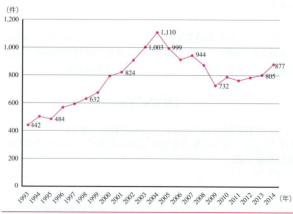

図1　医事関係訴訟事件年次推移

第5章 皮膚科医が知っておくべき社会的知識と制度

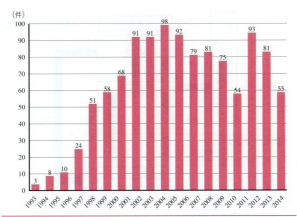

図2 医療事故(刑事)年別立件数(警察庁まとめ)

債務者の責めに帰すべき事由によって履行をすることができなくなったときも，同様とする．

刑法第211条
　業務上必要な注意を怠り，よって人を死傷させた者は，五年以下の懲役若しくは禁錮又は百万円以下の罰金に処する．重大な過失により人を死傷させた者も，同様とする．

　これらの条文の要件は実はほとんど同じで，患者の死亡のような損害結果について，予見可能で，予見義務があり，結果回避手段があり，それをとることが当時，義務と評価されるものであったというものである．これが揃って初めて「過失」すなわち医療過誤ということになる．
　実際の裁判では，医療の素人の裁判官が判決を書くので，臨床現場からみれば驚くようなトンデモ判決が横行しているし，その判断にも一貫性は乏しい．裁判官がまともかどうかなど，交通事故みたいという言葉があるが，当たり外れは大きなものがある．また，最近は鑑定実施率が10数%，東京地裁の医療集中部などでは10%を切っているから，その判断は提出された医学文献の言葉尻をとらえたものになる．
　また，前提となる事実の部分では診療記録の記載が重要になるので，何でも書くのではなく，ここでこんなことが起こってクレームがついたら，どんな記載が必要かを意識することも重要である．よく説明義務違反が問題になるが，説明義務は何を言っても絡みついてくるので，説明内容を詳細に書けばよいというものではない．
　特に民事裁判で注意すべきは，添付文書の重要性である．最高裁平成8年1月23日判決は，「医師が医薬品を使用するにあたって添付文書に記載された使用上の注意義務に従わず，それによって医療事故が発生した場合には，これに従わなかったことにつき特段の合理的理由がない限り当該医師の過失が推定される」としている．
　一方，医療事故の定義については，国立病院マニュアルなどでは，「医療に関わる場所で，医療の全過程において発生するすべての人身事故で，医療従事者の過誤，過失の有無を問わず，死亡，生命の危険，病状の悪化等の身体的被害及び苦痛，不安等の精神的被害が生じた場合，患者が廊下で転倒し負傷した事例のように，医療行為とは直接関係しない場合，患者についてだけ

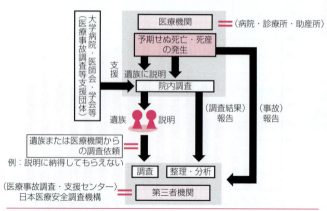

図3 医療事故調査の仕組み

でなく，注射針の誤刺のように，医療従事者に被害が生じた場合」を含んでいるが，近時成立した医療事故調査制度（図3）では，医療事故の定義は全く異なる．同法は「医療事故（当該病院等に勤務する医療従事者が提供した医療に起因し，又は起因すると疑われる死亡又は死産であって，当該管理者が当該死亡又は死産を予期しなかつたものとして厚生労働省令で定めるもの）」と定義しており，たとえば疾病を苦にしての院内の自殺事案や，認知症から来る転倒転落は原則的に医療事故ではないし，死亡が予期されるような事案では，省令上予期していたという要件を欠き，医療事故ではない．

制度ごとに用語の意味が異なるので，医療事故調制度については，医療法人協会の日本医療法人協会「医療事故調運用ガイドライン」最終報告書（http://fast-uploader.com/file/6993617542947/）が，筆者を含め，事故調の省令や通知を作った厚労省検討部会メンバーが多く入ったチームで作ったガイドラインであるので，これに従っておくことが適切である．基本的には管理者が報告することになっているが，関係した医療従事者の意見を十分聞き，人権に配慮するように相当押し込んだ経緯があるので，病院の対応に不満があれば，ご自身の弁護士を依頼されることが賢明である．

DON'Ts

☐ 過失の定義は簡単ではないので，安易に謝るな．
☐ 病院任せにしてはならない（学会保険に加入して独自に身を守ろう）．

ねもと皮膚科　弁護士・医師　**田邉　昇**

7 医療保険制度

> **DOs**
> - 日本の保険制度は世界に冠たるものであることを理解しよう．
> - 高額医療・難病等の助成制度を熟知しよう．

　日本の医療保険制度は社会保険方式で，被用者保険・地域保険・高齢者医療制度に大別される．全国民いずれかの保険に加入する国民皆保険（生活保護は例外）である．

1 各制度の概略

a　被用者保険
　組合健保（大企業単独か同業企業共同の組合）・協会けんぽ（組合のない企業の従業員対象）・共済組合（公務員・独法職員・私立学校教職員対象）がある．

b　地域保険
　国民健康保険（国保：市町村により運営，自営業・自営業者の従業員・無職者等）と組合国保（同業の自営業者の組合，土木建築業・医師・薬剤師・弁護士・美理容師等）がある．

c　高齢者医療制度
　前期高齢者医療制度（65〜74歳）では，健・国保等の加入者として保険料を納め，各保険者より給付を受ける．財政調整で高齢者偏在による保険者間の負担の不均衡を調整する．
　後期高齢者医療制度（75歳以上）では，75歳でそれまでの各保険から移行し，後期高齢者医療広域連合に保険料を納付する．保険料1割・公費5割・他保険からの支援4割によって運営される．

2 診療報酬・自己負担割合・保険料

　いずれの制度も，適用の治療・薬剤等は共通で，国が定めた点数と薬価で金額が決まる．自己負担も原則3割で共通である（就学前と70〜74歳は2割，75歳以上は1割）．
　保険料は，被用者では標準報酬月額に保険料率（会社と本人で折半）を掛ける．率は各組合で決めるが，不景気や高齢者医療への拠出増で上昇傾向にある．国保では，前年の所得に応じた所得割額と均等割額を合計するが，各市町村で異なり地域差が問題となっている．

3 診療報酬の流れ・レセプト審査

　医療機関は診療報酬明細書（レセプト）を作成し，審査支払機関に提出する（図1）．ここでレセプトを審査し，査定（減額）や返戻（差戻し）を行い，保険者に送る．保険者負担分は診療月の2か月後に医療機関に支払われる．
　審査では，診療が療養担当規則や点数表の要件に合致するか，適切な傷病名があるか，医学的に妥当か，画一的ではないかなどをみる．

4 高額療養費制度

　高額医療費の自己負担の軽減制度で，支払後の償還が基本であるが，所得区分認定証により，窓口の支払を負担の上限までに留めることもできる．限度額は年齢や所得に応じて設定されている．世帯合算や多数回該当による軽減もある．皮膚科では生物学的製剤等で対象となる．

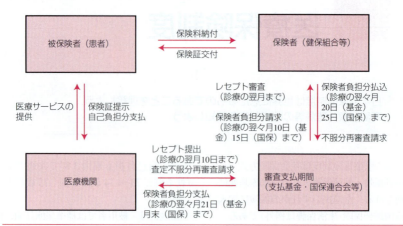

図1　診療報酬の流れ

5　難病医療費助成

2015年より新制度となり，指定難病数は306に増えた．皮膚科関連でも色素性乾皮症・類天疱瘡・特発性後天性全身性無汗症・結節性硬化症など多数加わった．

自己負担は2割，複数の医療機関や薬局等の負担を合計して上限と照合する．上限額は所得区分とその他の要件から決定される．一定の重症度が必要で，軽症・軽快者は除外される．

6　混合診療・保険外併用療養費

保険適用と適用外の行為の併施（混合診療）は禁止されている．混合診療には，既適用の診療が財政難を理由に除外される，低所得者は必要な医療が受けられなくなる，未適用の新薬や新技術が十分な根拠や検討なく濫用されるなどの懸念がある．

禁止の例外に，保険外併用療養費制度（高度先進医療等の評価療養と差額ベッド等の選定療養）がある．

7　出来高とDPC

現在，外来診療は出来高で，診療行為ごとに報酬が支払われる．

入院でも出来高の選択は可能だが，最も医療資源を投入した疾患について，定額で評価する包括払い制度（DPC）の選択が増えている．1日当たりの点数は疾患群に合併症や手術等の有無を加味した診断群分類で決まる．リハビリ・手術・高点数処置・内視鏡等は別途算定する．分類ごとに入院期間がⅠ～Ⅲで定められており，長くなるほど点数は低くなる．Ⅲを超えると出来高（さらに低評価）となる．報酬は1日当たり点数に在院日数と医療機関別係数を掛けて算出する．医療機関別係数は機関の種別による基礎係数と暫定係数・機能評価係数（施設基準・地域への貢献・医療安全等の院内対策・複雑性・後発品採用等，多岐にわたる条件ごとに加算）の合計による．

どの分類にも該当しない疾患，一部高額薬剤の使用等は出来高となる．療養・精神病棟等も対象外である．

8　医療費の規模・推移

2013年度の概算は39.3兆円であった．増加の一途とはいえ，主因の高齢化と技術の進歩は不可避である．1997年の厚労省推

計では，2000 年に 38 兆，2010 年に 68 兆，2025 年に 141 兆で，2013 年は 2000 年の予測値程度に抑えられている．

2014 年のレジャー費は 72.9 兆円と医療費の 1.7 倍で，医療費だけが一概に高いとはいえず，価値観の問題でもある．巨額だった公共事業費は削減されたとはいえ，いまだに欧米の平均より高い．

9 諸外国との比較

日本の医療費対 GDP（国内総生産）比は分母の GDP 低迷もあり上昇傾向だが，2012 年度 10.3% で OECD（経済協力開発機構）中 10 位と，フランスやドイツより低い．皆保険のもと低負担で，医療機関にフリーアクセスできる制度の国際的評価は高く，WHO（世界保健機関）の The World Health Report 2000 では，総合で 191 か国中 1 位であった．諸外国の状況は以下の通り．

a 米国（WHO 評価 15 位）

民間保険中心で，公的制度は高齢・障害・低所得者のみ．6 人に 1 人が無保険で，医療費破産が多発．1993 年クリントンの医療制度改革案は議会に潰され，2010 年の改革（オバマケア）も難航中．

b 英国（同 9 位）

税が主財源の NHS（National Health Service）で，原則無料．待機期間が長く，手術や検査で半年〜1 年待ち．フリーアクセス不可．無理な医療支出削減で医師不足・医療崩壊となり，現在修復途上．

c フランス（同 6 位）

皆保険で，質・自由度・待機期間・アクセス等総じて高水準．近年はフリーアクセス制限や定額負担導入等の抑制策も．

d ドイツ（同 14 位）

低所得被用者は公的保険に加入．高所得被用者や自営業等は，公的か民間どちらかの保険を選択．2009 年に皆保険化．民間保険は保険料が高いが，フリーアクセス可で新薬や高度医療も給付．

DON'Ts

- 医療費が高いという通説を盲信しない．
- 保険診療にはルールがあり，自己判断での逸脱は許されない．

国立国際医療研究センター病院皮膚科　**玉木　毅**

8 保険診療で知っておくべきルール

> **DOs**
> - 適応や算定要件など保険診療としてのルールを理解し，医学的に妥当かつルールの範囲内で診療しよう．
> - 処置，検査，処方など医療行為を行うときには，対応する適切な傷病名とその診断根拠を診療録に記載しよう．

　保険診療は，一部負担金（自己負担分）のほかは加入者の保険料や国民の税により賄われているため，医師にはルールに則った公平かつ持続可能な保険診療を実施する責務がある．また，医療機関は収入のほとんどを診療報酬に依っており，その発生に医師が多く関わっていることから，自分の行為が患者に安定的な医療を提供する基盤になっているという責任感が必要である．

　本稿は，平成 28 年 1 月末までの情報に基づいている．2 年ごとの改訂のほか，通知などで随時変更されている細かなルールがあるので，薬剤などの添付文書，「診療点数早見表」（医学通信社）などを参照して，上級医や医事職員と確認する必要がある．

1 傷病名

1） 行為に対応する傷病名を忘れずに

　査定のほとんどが，診療録の傷病名欄に対応する記載がない「病名漏れ」による．特に副病名が漏れやすい．たとえば，円形脱毛症患者で甲状腺機能を測定するなら，ガイドラインに甲状腺疾患の合併がありうると記載してあるからといっても，円形脱毛症のほかに「甲状腺機能異常の疑い」が必要である．帯状疱疹患者の処方では，「ファムシクロビル（ファムビル®）：帯状疱疹」だけでなく，「アセトアミノフェン（カロナール®）：症候性神経痛」，「ジメチルイソプロピルアズレン（アズノール®）軟膏：皮膚び らん」といった傷病名をそれぞれ記載する．

2） 疑い病名では治療できない

　治療には確定病名が必要である．たとえば，「細菌感染を併発したかもしれないから抗菌薬を処方する」，「臨床像から悪性と考えて皮膚悪性腫瘍切除術を行った」だと，学会発表なら「疑って」と表現するかもしれないが，保険診療としてはそのように臨床診断したわけだから，「疑い」ではなく確定病名で記載する．

3） 予防は認められないが，例外がある

　一般的には，予防や検診は保険診療での対象にならない．ただし，一部に例外的に認められているものがある．スルファメトキサゾール・トリメトプリム錠（バクタ®）の「ニューモシスチス肺炎の発症抑制」や，沈降破傷風トキソイドの「破傷風の予防」，一部の消化性潰瘍治療薬の「低用量アスピリン・非ステロイド性抗炎症薬投与時における胃・十二指腸潰瘍の再発抑制」など．

4） 傷病名は適切に記載し，適宜整理する

　病態が複雑で経過が長い患者では，傷病名が多くなる．なかには「慢性胃炎」「急性胃炎」「胃炎」が共存しているなど，適切に管理していない事例も珍しくない．過去のものになった傷病名は適宜整理し，その時々の病態に適した傷病名だけを記載する．何か月も前が開始日の「単純ヘルペス」「急性上気道炎」などへの処方は，査定対象になる．

2 指導管理料

・要点を記載して適切に算定する

　医療機関での指導管理を適切に評価する技術料としての意味合いが強い．検査結果や指導の要点を診療録に記載する必要があり，その多くは月1回に限り算定できる．皮膚科で最もよく算定するのは，皮膚科特定疾患指導管理料である．皮膚科特定疾患指導管理料（Ⅰ）は，天疱瘡，類天疱瘡，エリテマトーデス，紅皮症，尋常性乾癬，掌蹠膿疱症，先天性魚鱗癬，類乾癬，扁平苔癬，結節性痒疹・その他の痒疹（慢性型で経過が1年以上のものに限る），同（Ⅱ）は帯状疱疹，蕁麻疹，16歳以上のアトピー性皮膚炎，尋常性白斑，円形脱毛症，脂漏性皮膚炎において，初診あるいは退院から1月を経過してから外来で算定できる．同一医療機関なら，他科も含めての「1月」なので，皮膚科初診であっても算定できる場合もある．痒疹では，初診からではなく発症から1年以上で算定できるが，初診日から1年経過していないとレセプト上は読み取れないので，注記が必要である．

　国の指定難病で受給者証を受けている患者では，その難病に対して指導管理を行った場合に難病外来指導管理料が算定できる．

　特定薬剤治療管理料は，シクロスポリン，タクロリムスなど対象薬剤の血中濃度を測定し，また悪性腫瘍特異物質治療管理料は，悪性腫瘍であるとすでに確定診断された患者で腫瘍マーカーを測定し，その結果に基づき計画的な治療管理を行った場合に算定する．検査料も含まれているため，測定した時点で管理料を算定する医療機関が多いが，検査結果とそれに基づく管理の要点を記載しないと算定要件を満たさない．

3 衛生材料

・原則として，医療機関内では手技料に含まれ，自宅分は給付の範囲外

　医療機関で使用したガーゼ，包帯，テープなどの衛生材料の費用は，手技料に含まれており，別に算定できない．一方で，特定保険医療材料や薬剤は算定できる．なお，外皮用消毒薬は手術では別に算定できないが，皮膚生検などの検査では算定できる．また，自宅処置用の衛生材料は保険診療の範囲外であるので，患者が購入する必要がある．ただし，在宅自己注射指導管理料や在宅寝たきり患者処置指導管理料などの在宅療養指導管理料では，必要かつ十分な量の衛生材料または保険医療材料を支給することが算定の条件となっている．

4 症状詳記

・保険診療として合理的である理由を示す

　請求額が高額になった場合や，レセプトだけでは説明が不十分なときに作成する．苦労話を書き連ねるのではなく，症状詳記を作成する理由となった高額治療や，一般には過剰と思われるかもしれない治療を行った理由を明快に記載する．なお，実験的，研究的な診療については，保険診療の趣旨から認められない．

DON'Ts

- □ サービスなどと称して自分の勝手な判断で衛生材料を自宅処置用に交付したり，診療の一部を請求から省いてはいけない．
- □ カンファレンス対策としての過剰なルーチン検査，考えなしのコピペ検査は行わない．

筑波大学医学医療系皮膚科　**古田淳一**

9 ジェネリック医薬品の諸問題

> **DOs**
> - まず，先発薬の効果をできるだけ早い時期に可能な限り体感しておく．
> - 先発薬と同等の効果が得られない場合は，あえて先発薬に変えてみる．
> - 薬剤を処方するときは，薬価の違いにも配慮する．

この本を手にする諸君に，何よりもまず伝えたいことがある．医者は科学者である．人間性は普通に常識と想像力とがあれば十分である．そのうえで，ジェネリック医薬品をどう用いるか，各自で考え，責任を持って患者に投与し，また後輩に伝え指導する立場となってほしい．

1 ジェネリック医薬品とは？

a ジェネリック医薬品（後発薬）

医師等が処方する医療用医薬品のうち，先発医薬品と同一の有効成分を同一量含み，同一経路から投与する製剤で，効能・効果，用法・用量が原則的に同一な医薬品をいう．新薬の開発，販売には，創薬に数億，治験に数10億，承認に数100億かかり，これらが薬価に反映される．後発薬は先発薬と同等の臨床効果・作用を期待できる一方，研究開発に要する費用が低く抑えられることから，先発薬に比べて薬価が安くなっている（表1）．有効成分の特許が切れていても，製法や添加物などの特許権を先発薬メーカーが継続して保持している場合は，異なる製法や添加物を用いなくてはならない．

b オーソライズドジェネリック

先発医薬品メーカーが子会社等に製剤特許の使用許諾および販売権を与えて製造，販売する後発薬である．先発薬と必ず同一というわけではないが，原薬，添加物，製法まで同一にできるため品質が信頼でき，生物学的同等性試験も免除される．特許切れ前に販売することができるため，メーカー側は市場をいち早く占有できるメリットがある．わが国では2013年6月に，フェキソフェナジン塩酸塩錠「SANIK」®（先発薬はアレグラ®錠）が初めてのオーソライズドジェネリックとして発売された．

2 なぜジェネリック医薬品を推進するのか？

医療費の高騰（表2）を抑止する看板政策だから，の一言に尽きる．

2013年時点で日本の後発薬の数量シェアは46.9％である．政府はこれを2020年度末までに80％以上にするという目標を掲げている．調剤体制加算や処方加算を通じて利用拡大を進めており，さらに先発薬を選ぶ場合は後発薬との差額を患者負担にすることも検討している．市場原理の導入は医

表1 ジェネリック医薬品の薬価の違い

	先発薬	後発薬	薬価の比
エピナスチン塩酸塩錠（アレジオン®）20 mg	146 円	30.3 ～ 102.7 円	21 ～ 70％
ビホナゾールクリーム（マイコスポール®）10 g	457 円	66 ～ 186 円	14 ～ 41％

表2 国民医療費の推移

	1985年	2013年	2025年（予想）
国民医療費	16.0兆円	39.3兆円	52.3兆円
対GDP比	4.9%	10.2%	13.1%

（内閣府資料より改変）

薬品全体の低価格化に貢献する.

しかし，医療費をどれだけ抑えるかの明確なデータは乏しい．まず，包括医療算定のもとでは薬剤費の総額さえ正確に把握されていない．また，諸外国との単純な比較もできない．たとえば米国では民間医療保険が主体で，後発薬のシェアが91％に達するものの，医療費は日本よりむしろ高額である．さらに加えて，後発薬の効果や安全面のリスク，新薬開発力低下のリスクが医療経済に与える長期的な影響は考慮されていないし，試算もできない．

3　ジェネリック医薬品の何が問題なのか？

共通の問題は，①医学的問題，②販売上の問題，③製薬業の開発力の問題，の3つである．皮膚科医にとっての問題は次項に改めて述べる．

第一に，承認にあたり臨床試験が不要なので，医学的に治療効果や副作用の再現性がとられていない．医師や患者は先発薬との同等性を個人的体験として確認するしかない．また，成分が異なれば感作性も異なるため，薬物アレルギーの回避など，安全性の検証は困難である．

第二に，安定供給の保証がない．特許切れと同時に幾多の後発品が現れては淘汰され消えてゆく．高すぎる政府目標に供給が追いつかず，後発薬メーカー側にさえ困惑の声がある．調剤される後発薬が処方のたびに異なることは普通に起こる．製剤の切り替えが効果や安全性に及ぼす影響を処方医は把握しにくいし，予想もできない．

第三に，先発薬の経済規模が縮小すれば，必然的に製薬メーカー全体の新薬開発力は低下する．短期的に薬剤費を抑えても，長期的に新薬開発力が衰えてしまっては，医療経済学的にはむしろ損失ではないか．

4　皮膚科医が知っておくべきジェネリック医薬品の諸問題

後発外用薬の生物学的同等性試験では，適用時の健常人の角層での濃度が同一であれば，同等性は保証されるとしている．ステロイド外用薬では血管収縮試験も適用される．一方，皮膚科医の後発外用薬に対する不信感は根強い．後発薬が先発薬ほどの臨床効果を上げず，先発薬に変更した途端に治っていく，ということは確かに経験する．すべての後発外用薬の品質と動態は先発薬と同一であり，効果と安全性は同等なのだろうか．

答は否である．後発薬は主薬の含量が同一でも基剤が異なるし，製剤方法も当然異なる．基剤の組成や製剤技術は，外用薬の溶解度や皮膚移行性に大きな影響を及ぼす．クロベタゾールプロピオン酸エステル（デルモベート®）軟膏の場合，後発薬の主薬の溶解度は先発薬の1/10～10倍まで，実に100倍の開きがあり，皮膚透過性は先発薬の85％から23％であった（図1）[1]．少なくともステロイド外用薬では先発薬と後発薬で製剤学的に大きな差があり，臨床上の効果と安全性の違いも示唆される．

外用薬の場合，病変部皮膚のバリア機能は健常皮膚と大きく異なるため，生物学的同等性試験だけでは必ずしも治療効果や安全性を保証できない．角層でのみ作用する抗真菌外用薬ならば，角層中薬物濃度で同等性を評価するのはまだ理にかなっている．しかし，タクロリムス（プロトピック®）軟膏はどうだろう．健常皮膚にはほとんど吸収されず，バリア傷害を伴う病変部皮膚でのみ皮内へ移行して効果を発揮する薬剤である．分子量が大きく不安定なタクロリム

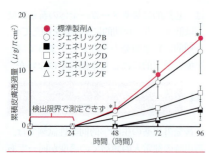

図1 クロベタゾールプロピオン酸エステル軟膏の皮膚透過量
Statistically different between A and C, D, E, F
＊：$p<0.05$
（大谷道輝，他：基剤中に溶解している主薬濃度および皮膚透過性を指標としたステロイド外用薬の先発および後発医薬品の同等性評価．日皮会誌 2011；**121**：2257-2264 を参考に作成）

スを有効濃度で皮内に移行させる製剤技術のハードルも高い．このような外用薬では，臨床試験なしには効果も安全性も評価できない．

さらに，外用薬には経皮感作の問題がある．経皮感作が局所や全身のアレルギーを引き起こすことは，皮膚科医ならば周知である．後発薬は臨床試験を行わないので，アトピー性皮膚炎の小児例のように，ただでさえバリア機能が低く，経皮感作のリスクが極めて高い患者に用いる場合の安全性の確証がない．

内服薬でも，皮膚科医が頻用するシクロスポリンやイトラコナゾールは品質管理が極めて難しい．先発薬と後発薬の血中濃度は数倍異なることがある．処方医はすべての後発薬の品質をたどることはできないし，信頼できるデータもない．これらの薬剤の切り替えには十分な配慮を要する．

5 おわりに

ジェネリック医薬品がすべて悪いわけではない．すべてのジェネリック医薬品が先発薬と同等とは言い切れない現状が問題なのである．処方医が問題視するのも，ジェネリックを推進する政府や各種団体が戦ってきたのも，ただこの一点に尽きる．しかしながら，唯一のメリットである低価格を維持するためには，承認制度の改正には手を付けられないし，品質管理よりも安定供給を優先する場合もあろう．だから，患者にとっての砦は，処方医である諸君しかいない．

皮膚科医を志す，また皮膚科医となった諸君には，まず科学者として，そして良識ある人間として，ジェネリック医薬品の適切な使用を心がけてほしい．

DON'Ts

- ジェネリック医薬品の選択には医師の責任が伴う．情報提供に努め，ただ患者や経営者の言いなりになってはいけない．
- 皮膚科医は外用薬のエキスパートである．ジェネリック外用薬の違いを理解せずに処方してはいけない．

文献
1) 大谷道輝，他：基剤中に溶解している主薬濃度および皮膚透過性を指標としたステロイド外用薬の先発および後発医薬品の同等性評価．日皮会誌 2011；**121**：2257-2264

京都大学大学院医学研究科皮膚科学　**大日輝記**

☑ バイオシミラー（バイオ後続品）

　バイオシミラーとジェネリック医薬品は基本的に異なる．
　インスリンなどのホルモン製剤や G-CSF（granulocyte stimulating factor，顆粒球コロニー刺激因子）などの成長因子，一連の抗体医薬品など，遺伝子組換えや細胞培養などのバイオテクノロジーを用いて製造された医薬品をバイオ医薬品という．欠点は極めて高価なことで，大学病院などでは医薬品購入額の上位の大部分をバイオ医薬品が占め，その傾向はますます加速している．
　バイオシミラーとは，先行バイオ医薬品に品質特性が似ており，同等の安全性，有効性を有することが非臨床試験，臨床試験で示された医薬品である．バイオ医薬品は化学合成医薬品と異なり，有効成分が同一であることを証明することは難しいので，後続品の承認申請に生物学的同等性を示す必要はなく，むしろ効果や安全性の裏付けが重視される．効果の高さや副作用の少なさで，先行品よりも優れた後続品（バイオベター）が開発されることもある．価格は先行品の 7 割以下に抑えられることが多く，医療費抑制効果への期待が極めて高い．わが国では 2009 年にヒト成長ホルモン製剤が初めてのバイオシミラーとして発売された．2013 年には G-CSF の，抗体薬では 2014 年にインフリキシマブのバイオシミラーがそれぞれ初めて発売された．今後，多くのバイオ医薬品が特許切れを迎える．患者は，先行品を用いるか，バイオシミラーを用いるか，選択の機会が増えると予想される．
　現時点で普及を阻む問題点が 2 つある．第一に，元々の単価が高く，どちらにしても高額療養費が適用されるようなバイオ医薬品の場合，あえてバイオシミラーを選ぶことは患者にとって必ずしも金銭的メリットがないか，あっても小さい点である．第二に，大学病院などの場合，バイオシミラーを選ぶことで見かけ上の稼働額が下がってしまうと，人員削減につながるおそれがある点である．医師がリスクを取り，情報収集と説明に時間を割いたうえに，人手まで減らされては，誰も手が出せないではないか．
　保険診療で自己負担額が高額になった場合は，高額療養費制度により一定額を超えた分が払い戻される．2015 年 1 月に，厚生労働省は，患者負担分を増やすため，高額所得者の限度額をこれまでの 2～3 倍以上に引き上げた．今後も先行品との差額の自己負担，またバイオシミラーの使用割合に応じた減算など，バイオシミラーの使用推進のために保険制度の改正を通じてあらゆる手立てが講じられる可能性も否定できない．
　バイオシミラーの品質管理の高さと参入による市場の活性化は歓迎したい．一方で，治療の選択のたび，値段を引き合いに，まるでセールスマンのような説明責任能力が医師に要求される時代を迎えたことにはいささか戸惑いを覚える．

（京都大学大学院医学研究科皮膚科学　大日輝記）

10 皮膚科領域における医療費

> **DOs**
> ☐ 医療費の動向をみて，さまざまな要因によって変動していることを知ろう．
> ☐ 他の診療科の医療費の動向を踏まえながら，皮膚科診療について見直してみよう．

1 医療費の動向を左右する要因

　平成26年度の概算医療費は40.0兆円に到達した．医療費は毎年1兆円，伸び率で3%程度自然増加するといわれている．

a 医療費増加に関わる要因

　増加要因として，医療技術の高度化や新薬の導入があげられる．一方，人口構造の変化と経済状況による影響もある．高齢化による影響は1.5%前後とされる．また，経済成長は消費拡大を喚起し，医療や健康への関心も高まり，医療費の増加要因となる．

b 医療費抑制に関わる施策

　医療費はすべて国民負担であり，少子高齢化や景気低迷から長らく医療費抑制策が取られている．患者の自己負担割合の引上げなどの医療保険制度改正や2年に1度行われる診療報酬改定がおもな手段である．

2 医療費全体の動向

　最近の医療費総額の動向を図1に示した．

a 医療費総額

　医療費総額＝1日当たり医療費×受診延日数の関係にあり，1日当たり医療費に大きく影響される．

b 1日当たり医療費

　診療報酬改定の影響を最も受ける指標であり，診療報酬のマイナス改定幅に応じて伸び率は低くなっている．

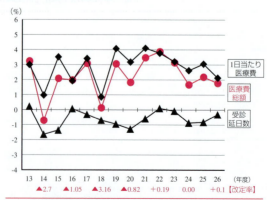

図1　医療費総額の各指標の伸び率（平成13～26年度）
—厚生労働省　医療費の動向（対前年度比）—

第5章 皮膚科医が知っておくべき社会的知識と制度

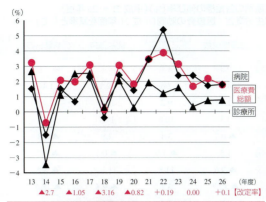

図2 病院・診療所の医療費の伸び率(平成13〜26年度)
―厚生労働省 医療費の動向(対前年度比)―

表1 診療所別の各指標の伸び率(%)(平成15〜20年度)
―厚生労働省 医療費の動向(平成15年度を基準として)―

	医療機関数	1施設当たり医療費	総医療費	受診延日数	1日当たり医療費
診療所全体	3.4	4.3	7.9	0.8	7.0
整形外科	10.8	3.8	15	8.2	6.3
耳鼻科	2.7	8.0	10.9	0.1	10.8
眼科	4.7	1.6	6.4	5.2	1.1
内科	0.7	5.6	6.3	▲3.2	9.8
小児科	7.0	▲0.9	6.0	2.5	3.4
産婦人科	▲8.0	6.9	▲1.6	▲5.1	3.8
外科	▲10.0	2.9	▲7.4	▲15.6	9.7
皮膚科	9.1	▲3.1	5.7	7.2	▲1.4

c 受診延日数

制度改革や経済状況などの影響を受ける.平成14,15年度の落ち込みは,高齢者1割負担,被用者本人3割負担の影響であるが,継続的な減少傾向は長期投薬の制限撤廃が影響していると考えられる.また,景気動向や天候のよる影響も受ける.平成20年はリーマンショックの年である.

d 病院・診療所の医療費の動向

病院・診療所の医療費も診療報酬改定率により大きな影響を受ける(図2).平成20年までは病院・診療所とも同じ程度の伸び率であるが,平成20年以降は両者に乖離がみられる.平成22年度は入院医療の充実や病院勤務医対策として改定財源のほとんどが病院医療に投入された結果である.

3 診療所の医療費の動向

診療所の医療費に関わる各指標の伸び率を,平成15〜20年度の5年間(表1)と平成21〜26年度の5年間(表2)に分けて比較した.各指標の関連性は,「総医療費=受診延日数×1日当たり医療費」であるが,

表2 診療所別の各指標の伸び率(%)(平成21～26年度)
―厚生労働省 医療費の動向(平成21年度を基準として)―

	医療機関数	1施設当たり医療費	総医療費	受診延日数	1日当たり医療費
診療所全体	0.3	4.4	4.7	▲1.6	6.5
整形外科	4.1	7.6	12.1	1.4	10.6
耳鼻科	1.1	9.2	10.4	2.7	7.5
眼科	3.3	10.8	14.4	1.4	12.8
内科	▲0.7	3.4	2.8	▲4.3	7.4
小児科	1.5	▲1.9	▲0.4	▲2.2	1.8
産婦人科	▲9.6	11.8	1.1	▲5.2	6.7
外科	▲12.7	3.7	▲9.5	▲18.6	11.1
皮膚科	3.9	3.5	7.5	8.4	▲0.9

一方で「総医療費＝医療機関数×1施設当たり医療費」の関係でもある.

a 診療所全体の動向

各診療科別の動向には各々特徴があるが,全体では,受診延日数が徐々に減少するなかで,1日当たり医療費の伸びが総医療費の増加要因である.また,医療機関の増加率も徐々に減っている.

b 皮膚科診療所の動向

1日当たり医療費は全く伸びないなかで,受診延日数の伸びが皮膚科の総医療費の増加要因である.最近は皮膚科診療所の増加率も減少しているため,1施設当たり医療費はわずかに増えている.

4 皮膚科診療の今後に向けて

皮膚科の医療費は,受診延日数の増加,言い換えれば,受診患者数の増加と相関関係にある.他の診療科に比べて1日当たり医療費が伸びない理由は,皮膚科では初再診料と投薬の費用が総医療費の7割を占めるためと思われる.高齢化に伴い,受診患者数の増加は見込めるが,今後,皮膚科の専門性をアピールするためには,検査・処置・手術などを必要に応じて増やしていく必要がある.

DON'Ts

- 皮膚科診療では,診察して投薬するだけのスタイルは考え直す必要がある.
- 視診だけでなく,検査・処置・手術など専門性をアピールしなくてはいけない.

若林皮膚科医院　**若林正治**

11 医薬品副作用被害救済制度

DOs
- [ ] 入院治療を要した薬疹患者に，本制度の概要や申請方法について説明しよう．
- [ ] 診察した皮膚科医は皮膚症状，粘膜症状についてポイントを踏まえ，過不足なく正確に申請書に記載しよう．

1 医薬品副作用被害救済制度とは

医薬品を使用した際に発現する副作用は，万全の注意を払ってもなお完全に防ぐことは不可能であるのは周知の通りである．一方，死の転帰を辿ったり，失明など高度の後遺症を残す場合は，患者ならびに家族が被る被害は甚大である．わが国にはこうした重篤な副作用に対し，1980年5月1日に医薬品副作用被害救済制度が制定された．同様の公的救済制度が存在するのはわが国のほかではドイツと台湾のみであり，世界に誇るべき制度といっても過言ではない．本制度は法律的に責任の所在を特定することなく救済が受けられる点が画期的であり，賠償の観点からは医薬品による副作用被害者に対する一種の無過失責任賠償制度，すなわち裁判外紛争解決手続き（ADR）とも解することができる．

2 医薬品副作用被害救済制度の仕組み

a 請求，審査の流れ

医薬品副作用被害救済制度の運営は，独立行政法人医薬品医療機器総合機構（pharmaceuticals and medical devices agency：PMDA）の健康被害救済部が行う．本制度による救済給付の請求，判定，給付の手順を図1に示す．請求は健康被害者が請求書を記載し，医療機関が記載する診断書，投薬証明書（市販薬では販売証明書）を添えてPMDAに提出する．請求できる期限は，副作用の治療を受けたときから5年以内である．PMDAは救済給付の判定案を作成し，厚生労働大臣に申出する．薬事・食品衛生審議会，薬事分科会副作用・感染等被害判定部会に諮問され，その結果は厚生労働大臣に答申され，PMDAに判定結果が通知され，PMDAより健康被害者に通知，給付が行われる．救済給付の原資は，医薬品製造販売業者から医薬品販売額に応じて支払われる一般拠出金と救済給付対象事例ごとの付加拠出金とでまかなわれる．

b 救済給付の対象と種類

医療費・医療手当は，入院を要する程度の疾病が対象になる．薬疹については重症薬疹に限定せず，プレドニゾロン換算で20 mg/日以上の投与が必要な場合は，入院を必要とする程度の医療として対象になる．障害年金/障害児養育年金は，副作用により生じた日常生活が著しく制限される程度以上の障害に対し給付される．遺族年金，遺族一時金，葬祭料は，副作用により死亡した場合に給付される．

c 救済の対象とならない要件

救済の対象にならないのは，①法定予防接種を受けたことによるもの，②救命のためにやむを得ず通常の使用量を超えて使用したことによる健康被害で，その発生があらかじめ認識されていた等の場合，③健康被害が入院治療を要する程度でない場合や日常生活が著しく制限される程度の障害でない場合，請求期間が経過した場合，④不

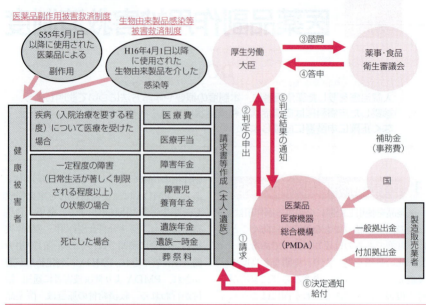

図1 健康被害救済制度の仕組みと請求の流れ
（独立行政法人医薬品医療機器総合機構健康被害救済部：医薬品副作用被害救済制度についての説明スライド https://www.city.katsushika.lg.jp/dbps_data/_material_/_files/000/000/013/693/suraido.pdf を参考に作成）

適正な目的（保険適用外使用を含む）や方法等により使用したことによるもの，⑤対象除外医薬品（抗悪性腫瘍薬，免疫抑制薬のうち指定されているもの，人体に直接作用されないものや薬理作用のないもの等，副作用被害発現の可能性が考えらない医薬品）による健康被害，⑥そのほか厚生労働省の薬事・食品衛生審議会における医学的，薬理学的判定において認められなかった場合がある．平成20～24年度では14％が不支給と判定されている．不支給理由としては，薬剤との因果関係が認められない場合が40％，使用目的もしくは使用方法が不適正の場合が28％，入院を要する程度または障害の等級に該当しないが17％，判定不能が12％などであった．ラモトリギンでは添付文書に対象疾患別，併用薬別に初期用量，漸増方法，中止後の再開用量が細かく規定されているが，遵守されていない場合，不適正使用により不支給になる点について皮膚科医も銘記すべきである．

3 皮膚および皮下組織障害

救済対象となった副作用被害の器官別分類（平成20～24年度の集計結果）では皮膚・皮下組織障害が最も多く，全体の1/3を占める．疾患別内訳では，多形紅斑型薬疹22.1％，薬剤性過敏症症候群（drug-induced hypersensitivity syndrome：DIHS）22.0％，中毒性表皮壊死症（toxic epidermal necrolysis：TEN）16.4％，Stevens-Johnson症候群（Stevens-Johnson syndrome：SJS）15.7％などである．原因医薬品としては，抗てんかん薬，非ステロイド性抗炎症薬（NSAIDs），抗菌薬が上位を占める．

4 救済給付申請における皮膚科医の留意点

治療終了時に皮膚科医は患者に本制度の

第5章 皮膚科医が知っておくべき社会的知識と制度

目的，概要を紹介し，理解を得ておくことが必要である．不明な点があれば，患者から PMDA 救済制度相談窓口（電話：0120-149-931，E-mail：kyufu@pmda.go.jp ）に問い合わせていただく．必要書類は本窓口より郵送を依頼できるが，ホームページ（http://pmda.go.jp）からのダウンロードも可能である．薬疹の診断書は「医療費・医療手当診断書（皮膚病変用）」の様式を用いる．粘膜・皮膚所見については，主治医が他科であっても皮膚科医による所見の記載をお願いしたい．正確な副作用名（薬疹の型）を記録する必要があるためである．可能な限り臨床写真の添付が望ましい．

DON'Ts

- ☐ 救済給付の対象は重症薬疹に限定しないため，診断書に誇張した記載はすべきでない．
- ☐ 難治性疾患克服事業の医療費公費負担制度との重複申請はできない（医療費以外の救済給付は可能）．

昭和大学医学部皮膚科　**末木博彦**

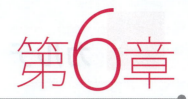

第6章 書類の書き方

1 カルテ

> **DOs**
> ☐ 病歴聴取時は，病勢と時間軸からなる二次元座標を意識する．
> ☐ 所見は文字から絵が再現できるように意識する．
> ☐ いつ主治医が交替してもよいように，問題点とその対応（プラン）をまとめておく．

特に入院を要するような，診断が難しい，あるいは難治性の疾患を対象に，主訴，病歴（S），所見（O），評価（A），計画（P）の順で解説する．大半が筆者自身のこれまでを振り返って反省した点を含む個人的な内容であり，1つの例として読んでいただきたい．

1 主 訴

患者の訴えをそのまま書いてもよい．無理におしゃれな医学用語に変換したらニュアンスが変わってしまった，ということになっては元も子もない．筆者は症例検討会や学会発表など，少し公的な場で発表する場合は，「部位＋自覚症状＋皮疹」の組合せを使用している．たとえば，「頭部の痒みを伴う皮疹」となる．発疹と皮疹はともに症候なのでどちらを使用してもよいが，本来は散布する炎症性の皮膚症状を指す印象がある．

自覚症状が記載されていないカルテ（学会抄録や論文さえも）が少なくない．自覚症状がなかったのか，気にしなかったのかがわからない．痒くない湿疹はないので，痛みの全くない皮膚疾患をみたら，外来患者の70％以上を占める湿疹皮膚炎以外の疾患の鑑別に入らなければならない（逆に痒みが強ければ必ず湿疹とは限らない）．頸部に2cm大のリンパ節腫脹がある患者がいたときに，2〜3週以内に気づいた場合で圧痛があれば，多くは歯や咽頭，頭皮の炎症性疾患に伴う良性疾患が多いが，全く症状がない場合は，静かな感染症である抗酸菌やリンパ腫や転移を疑わなければならない．また，ピリピリとした灼熱感のある皮疹は細胞障害性の変化を疑う大切な症状であり，薬疹であれば粘膜皮膚眼症候群やTEN（toxic epidermal necrolysis, 中毒性表皮壊死症）型などの重症型，感染症であれば溶連菌による toxic shock like syndrome などの致死性皮膚疾患を疑う重要なポイントとなる．自他覚症状の有無は診断上，とても重要なサインである．

皮膚科にはほかに脱毛などの毛髪疾患や爪疾患，皮疹はないが痒みや痛みや異常感覚で受診する患者も少なくない．痒みの質を詳しく聞いても診断に結びつくことはあまりないが，痛みの種類は診断上，役に立つ場合がある．

2 病歴（S）

病歴の骨格になるのは以下の1)〜6)であり，7)は病歴の骨格ではないが，何らかの薬剤を投与する場合に必須の質問事項である．病歴をみれば，書いた医師の実力がはっきりとわかる．

a 病歴の骨格（図1）

1) いつ気づいたか？

これは必ず聞くと思うが，「1年前からある」という表現をする方のなかに，1年前の

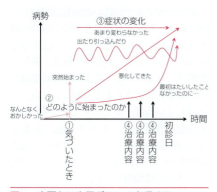

図1 病歴を二次元グラフで表現する
(宇原 久：どう診る？どう治す？皮膚診療はじめの一歩, 羊土社, 2013より改変)

症状は1か月で自然に治ったが, 初診の1か月前にまた皮疹が出たのを面倒くさい(あるいは1年前の皮疹と同じだと思って)ので「1年前から」と表現する方がいる. 逆に「2週間前から」という表現が「2週間前から悪化して我慢できなくなってきたが, 本当は半年前ぐらいからあった」という場合も少なくない.「ずっと前」「以前から」と答える患者も多い. なるべく正確に, かつ警察での取り調べ調にならないようにやさしく聞く.「いつから始まったかで病名と治療が変わってしまうのです」と, 必要性を訴えてもよいかもしれない. うまく答えられない方には, お盆, 正月, 冬, 夏, 結婚した頃, 小学生のとき, 物心ついた頃, など具体的な時期を示すと思い出しやすくなるかもしれない. ただし, 誘導尋問にならないように注意する. 初診までの期間はとても重要であり, 重篤化のサインがない炎症性疾患で発症後数日以内であれば, 経過をみてよい場合も多い. 逆に2〜3か月以上前からある皮膚潰瘍で治癒傾向がなければ, 診断(がん, 動静脈が関係する疾患, 真菌・抗酸菌感染症)か治療法(医原性：消毒薬による皮膚障害)が間違っている可能性があり, 仕切り直しが必要になる.

2) (どこに)どのように始まったか？

突然か, 何日前からか, あるいはなんとなくだらだらと始まったみたい, など. ある朝, 突然始まるような疾患には, 蕁麻疹や薬疹などのアレルギー性疾患や血管に関連する疾患(出血や梗塞など), 時間単位で変化するのであれば細菌やウイルス感染症, 月単位や年単位であれば腫瘍性疾患や変性疾患や代謝性疾患などを考える. 初診時には, 広範囲に皮疹が存在している場合は, 最初に皮疹が出現した部位と症状を必ず聞く. 初発の症状はさまざまな疾患の診断で有益な情報となる.

3) 気づいた時点から初診時までの間に症状はどのように変化してきたのか？ よくなっているのか？ 悪くなっているのか？ 変わらないのか？ 悪化と軽快を繰り返していたのか？

緊急に対応すべきかどうかがわかる.

4) 現在の(皮膚)症状に対して何か治療をしなかったか？

家にあった薬, 家族の薬, 自分で作った軟膏, 前医の治療内容(お薬手帳を見せてもらう)を聞き出す. 治療行為は善意の行為(誰も悪くなろうと思って行わない)なので, 現在の治療が症状を悪化させているとは考えにくい. つまり, この質問の主旨は医原病の除外である. 初診時には, 必ずそれまで行ってきた治療法を振り返ってもらう必要がある.

5) 現在, 皮膚科以外から処方されている薬, サプリ, 漢方薬などはあるか？

一部の腫瘍性疾患を除いて, すべての症状は薬物によって起こりうる. 関節リウマチでメトトレキサートを内服している患者に悪性リンパ腫が発症することさえある. 皮膚科診断学の第一歩は中毒の除外である(北里大学名誉教授 西山茂夫先生のお言葉). 髪の毛が抜け始めたときに, 膠原病などを考える前にタリウムや精神科関連の薬剤を疑う必要がある. また, 頓服で内服する薬剤の有無は, 固定薬疹などの診断に

役立つ．薬疹を疑った場合は，発症直前まで内服していた薬剤すべてについて，内服開始時期（断続的に飲んでいる場合は，前回の内服時期まで）を調べる．

6) 持病は？

5) を聞くと，持病や現在本人が感じている体調面での問題がわかる．「何か他に飲んでいる薬はありませんか？」と聞くと「ない」と答える方が少なくない．高血圧や脂質異常症などは病気と思っていない方がいるので，5) から聞くと漏れがないかもしれない．特に膠原病は症状が多彩であるため，複数の科で別々の病名がつけられて診療されている場合がある．皮膚疾患は必ず内科的な疾患と関連性がないか考える．

7) 薬剤アレルギーの既往はあるか？

医師に聞く義務がある．患者はなかなか話してくれない（たとえ直近に近医で点滴中に具合が悪くなって救急車で運ばれた……というようなことがあっても）．

b その他の項目

①現在の職業（扱うもの），趣味（工芸や農作業）は接触皮膚炎を疑ったときに聞く．

②蕁麻疹やアナフィラキシー症状があった場合は，直前に摂った食品，運動の有無，鎮痛薬の内服の有無，花粉症の既往を聞く．またエピペン®の処方が必要かどうかを判断するためには，重症度グレードに該当する各症状（特に呼吸器，消化器，循環器症状）の有無について聴き取る必要がある．

3 皮膚所見（O）

忙しい日常診療で，すべての患者について詳しく所見を取る必要はない．しかし研修医として1人の患者をしっかりと診察できる余裕がある場合は，視覚，触覚，嗅覚から得られた感覚をなるべく言語化する努力を1日1症例でも続けると，皮膚科的なスキル（あるいは病理や画像検査を含めた形態学一般）は伸びるかもしれない．

あなたがカルテに書いた所見（言葉のみ）のみから，臨床を見たことがない別の医師が症状を絵で再現できれば，その記述は完璧に近いといえる．教科書の所見の取り方を参照しながらカルテを記載する必要はなく，絵が再現できるかどうかという点さえ意識していれば，多くの所見が自然に取れる（部位情報，形，サイズ，色，分布など）．所見の最後には原発疹が来る．発赤は原発疹として採用されていないので，所見の表記には使用しない．

研修医時代はなるべく多くの画像を見ることが皮膚科的な診断力の向上に重要であるが，考えながら見ないとスキル向上の曲線はすぐにプラトーになってしまう．なぜこの診断でよいのか？　似ているあの疾患とはどの点が違うのか？　同じ病名でも少し症状が異なる点があるが，どの臨床症状までがその疾患として許されるのか？　など，1症例ごとに自分なりの答えを出していけば実力がついていくかもしれない．脳は楽をしたがるので，ちらっと見てすませようとする．意識下で脳みそを働かせなければいけない．病理組織を見られるようになったら，病理所見から皮膚所見を想像する，あるいはその逆を日々行うと皮疹を診る眼が育つ．

4 評価（A）

a プロブレムリスト

外来で診察する多くのcommon diseaseでは必要ない場合が多いが，症状が多彩で発熱などの全身症状を伴う場合は，現在起きている問題点を箇条書きにしておくと，次のような利点がある．

①全体像が把握しやすくなる．どの症状が一番特徴的か，あるいは危険かを判断できる．

②きちんと認識していなかった所見を見つけることができる．

③初めてカルテを見た医療関係者が，短

時間で患者の状態を把握することができる．これはチーム医療において最も大切なポイントである．

b 評価

評価欄には，確定診断名，疑い病名，診断わからず，の3つが入る．「○○○○（疾患名）か？」などの記載は，診断が確定しているのか，疑いのままなのか，あるいは単なる思いつきの感想なのかわからない．前述のプロブレムリストであげた項目一つひとつに自分なりの評価をつけておくと，さらに他の医療関係者は「あなたが何を考えていたか」が理解しやすくなり，当直時や何らかの理由で他の医師が引き継ぎや協力が必要になったときに，速やかに行動を起こせる．

5 計画（P）

4であげた評価，あるいはプロブレムリストにあげた各項目に対する評価について，経過観察，具体的な治療内容，診断がわからなければ検査を記載する．経過観察と治療法を選んだ場合は，いつ再評価するのかを決めておく．たとえば「この治療で1週間みてもしよくなっていたら○○する．もし改善がなければ○○を予定する」という点まで決めて記載しておく．1週間何も考えないでよい結果を神頼みで待ち，うまくいかないようならそのときまた考える，というような姿勢はよろしくない．

DON'Ts

- □ 「特記すべきことなし」は何も書いていないのと同じで，後で読んだ他の医師にとって何の情報にもならないので避ける（「同居者に同症なし」なら，ある程度有益な情報となる）．
- □ Copy & Paste（コピペ）のみを毎日繰り返すな．たくさん文字があるのがよいカルテとは限らない．他の医師の記載（病理レポートを含め）を初めてコピペする場合は，内容が正しいかチェックする．コピペをしたら，新しいことを必ず付け加える．特に病理所見は，コピペしないで自分で取った所見を自分の言葉で書くようにする（このような日々の努力が数年後の実力の差となると思う）．

参考文献

・宇原 久：どう診る？どう治す？皮膚診療はじめの一歩．羊土社，2013

信州大学医学部皮膚科　**宇原　久**

2 診断書・意見書

> **DOs**
> - [ ] 診断書や意見書を記載することによって，患者の生活をサポートしよう．
> - [ ] 依頼を受けたら，忘れないうちに直ちに作成しよう．
> - [ ] 診断書の提出先が求める情報を簡潔に記載しよう．

1 診断書・意見書とは

診断書・意見書と一口にいっても，その目的はさまざまである（表1）．傷病名と簡単な付記があればよいものから，補償や給付申請の判断を客観的に行うために所定の項目に関して漏れなく記載するものがある．医師の診断書があってもその内容に不備があれば，患者は本来受け取ることができるはずの給付を受けられなかったり，受給の開始が遅れたりすることもある．医師が診断書・意見書を「正確に」「タイムリーに」記載することは，患者の生活を支援することになり，治療を行うことと同じように大切である．

2 診断書・意見書作成時の留意点

皮膚科医として関わる可能性のある診断書・意見書を取り上げる．

a 勤務先や学校に提出する診断書 …

診断名，治療を要する期間の見込み，労働や運動の制限などについての記載が求められる（図1）．

b 民間保険会社に提出する診断書 …

所定の様式に記載する必要がある．保険会社が記入にあたっての留意点などを添付しているので，それを参照しながら作成す

> **⚠ Pitfall**
> 医師法第19条2項「診察若しくは検案をし，又は出産に立ち会った医師は，診断書若しくは検案書又は出生証明書若しくは死産証書の交付の求があつた場合には，正当の事由がなければ，これを拒んではならない」

> **⚠ Pitfall**
> 「○日前から休んでいたので，その分も自宅安静が必要であった期間に含めてください」などという依頼を受けたら，診察以前の状況については判断できないことを伝えたうえで，「患者によると診断日の○日前から同様の症状があったとのことである」などの付記を加えて，対応する．

表1 皮膚科医師が関わることの多い診断書・意見書の一覧

提出先	診断書・意見書の目的
勤務先や学校など	傷病があることの証明（病休の取得理由などのため）
民間保険会社	保険金支払い請求に必要
行政	社会保障の申請のために必要
PMDA	副作用救済制度の申請のために必要

PMDA：独立行政法人医薬品・医療機器総合機構

```
                    診断書
  住所      京都府京都市左京区●●町1-3
  氏名      ○川△輔
  生年月日   昭和40年5月18日
  病名      右下腿蜂窩織炎
  付記      上記疾患のため，約1週間の入院加療を要する見込みである．
```

図1　普通診断書
入院などの期間については断定的に記載せず，○日間の見込みである，というような記載にしたほうがよい．

る．特に入院日，手術日や術式，退院日などは保険料の支払いの算定に必須であることから，日付・術式の誤りがないかどうか最終確認する（電子カルテと連動して記載の負担を軽減する診断書作成ソフトなどを利用している医療機関では，日付などは診療録と連動する仕組みになっている）．

c　行政に提出する意見書

1）指定難病に関する臨床調査個人票

「難病の患者に対する医療等に関する法律」の成立を受け，平成27年1月1日から新たな難病医療費助成制度が実施された（p.602コラム「難病制度」参照）．この制度では，知事の定める医師（「指定医」）の作成した診断書を添えて申請する必要がある．指定医以外の診断書は認められない．

臨床調査個人票の書式については，厚生労働省のホームページからもダウンロードできる．この法律の趣旨は，医療費助成をすることだけではなく，難病の診断・治療・経過などについても情報を集約することにあるので，文書作成は個別の患者への対応のみならず，医療資源の分配についての基礎資料にもなる（図2）．

2）介護保険主治医意見書

皮膚科の医師だから記載することができない，と思い込んでいる医師もいるかもしれないが，医師であればだれでも記載できる．介護保険によるサービスを利用できるかどうか，また利用できる場合の在宅サービスの上限や施設に支払われる報酬は介護認定審査会で決定される．審査会には医療関係者以外の委員もいるので，理解しやすい平易な記載を心がける．自分以外の医師に通院している場合には，その医師に患者の状況を尋ねることも必要になるかもしれない．患者の日常生活のことも含め，総合的な情報を集めたうえで記載する．

3）身体障害者診断書・意見書

身体障害者福祉法第15条第1項により指定を受けた医師のみが作成できる（医療機関のある市町村への申請が必要）．

d　PMDAに提出する診断書，証明書

医薬品を適正に使用したにもかかわらず，副作用による健康被害が生じることがある．「適正な使用」がポイントであり，適応外使用については原則として救済されない．医療機関が作成する資料は，「診断書」「受診証明書」「投薬証明書」の3点である（図3）．投薬証明書は投薬した医療機関が作成するものである．皮膚・粘膜・眼症候群のように皮膚科医師が診断や治療に関わることも多く，制度のことを把握しておきたい．患者が適切な救済を受けられるように，申請を知らない患者には制度について案内する（p.629「医薬品副作用被害救済制度」参照）．

3　照会への対応

診断書の交付は，あくまで，患者本人または本人の承諾を受けた代理人に対して行

臨床調査個人票 035. 天疱瘡（新規）

■基本情報

氏名			
姓（漢字）　名（漢字）　姓（かな）　名（かな）			
住所			
郵便番号　住所			
生年月日等			
生年月日	西暦　年　月　日	性別	1.男 2.女
出生市区町村			
出生時氏名（変更のある場合）	姓（漢字）　名（漢字）　姓（かな）　名（かな）		
家族歴			
近親者の発症者の有無	1.あり　2.なし　3.不明 発症者続柄　1.父　2.母　3.子　4.同胞（男性）5.同胞（女性）6.祖父（父方）7.祖母（父方）8.祖父（母方）9.祖母（母方）10.いとこ　11.その他続柄		
両親の近親結婚	1.あり　2.なし　3.不明　詳細：		
発病時の状況			
発症年月	西暦　年　月		
社会保障			
介護認定	1.要介護　2.要支援　3.なし	要介護度	1 2 3 4 5
生活状況			
移動の程度	1.歩き回るのに問題はない　2.いくらか問題がある　3.寝たきりである		
身の回りの管理	1.洗面や着替えに問題はない　2.いくらか問題がある　3.自分でできない		
ふだんの活動	1.問題はない　2.いくらか問題がある　3.行うことができない		
痛み／不快感	1.ない　2.中程度ある　3.ひどい		
不安／ふさぎ込み	1.問題はない　2.中程度　3.ひどく不安あるいはふさぎ込んでいる		
連絡事項			

■診断

診断	
疾患分類（天疱瘡）	1.尋常性　2.落葉状　3.腫瘍随伴性　4.増殖性　5.紅斑性　6.その他の亜型　その他の内容

■発症と経過

経過	
経過の状態	1.治癒　2.軽快　3.不変　4.徐々に悪化　5.急速に悪化　6.その他　内容
後遺症	
1.あり　2.なし　後遺症の内容	

■臨床所見

理学所見			
身長	cm	体重	kg
脈拍	回/分	体温	度
拡張期血圧	mmHg	収縮期血圧	mmHg
皮膚			
ニコルスキー現象	1.あり　2.なし　3.不明		
水疱・びらん	皮膚に多発する破れやすい弛緩性水疱　1.あり　2.なし　3.不明 水疱に続発する進行性，難治性のびらん，ないし鱗屑痂皮性局面　1.あり　2.なし　3.不明 可視粘膜部の非感染性水疱・びらん，アフタ性病変　1.あり　2.なし　3.不明		

■検査所見

病理組織学的診断項目	
棘融解による表皮内水疱　1.あり　2.なし　3.不明	
表皮細胞間のIg G （ときに補体） の沈着	
表皮細胞間のIg G（ときに補体）の沈着	1.あり　2.なし　3.不明
血清中の抗表皮細胞間抗体	
間接蛍光抗体法の抗体	1.陽性　2.陰性　3.不明　陽性の場合　抗体価　倍
抗デスモグレイン抗体価（ELISA法またはCLEIA法）	デスモグレイン1　1.陽性　2.陰性　3.不明　陽性の場合　抗体価 デスモグレイン3　1.陽性　2.陰性　3.不明　陽性の場合　抗体価

図 2　指定難病の臨床調査個人票（例：天疱瘡）

診断や治療経過を知るため必要な項目となっている．指定難病の患者に「良質かつ適切な医療を提供できるようにする」ことは法律で定められた政府の義務であり，それが実施されていることを示すものが個人票である．精度の高い情報を収集することで政策にもフィードバックできることを認識して，記載する．

うものである．提出先から直接，内容について照会を受ける場合には，留意が必要である．民間保険会社から照会があった場合，患者の同意を得ずに回答してはならない．勤務先や学校からの照会も同様である．ただし，法令に基づく場合は例外となる．

裁判などの証拠にする目的で，過去に発行した診断書に関し，患者の依頼を受けた弁護士から医師の見解を聞きたいという問い合わせが，弁護士法第23条の2による照会としてなされることがある．紛争の証拠として採用される可能性が高いため，一人で判断せず，病院の関係部署に確認したうえで，回答するか否かも含めて組織として判断する必要がある．しかし，法律によって定められた照会であるので，単に紛争に巻き込まれたくないという理由で断ることはよくない．

■重症度

天疱瘡重症度スコア（PDAI）			
実施年月	西暦　　年　　月		
重症度	1.軽症　2.中等症　　3.重症		
皮膚			
耳	0　1　2　3　5　10	鼻	0　1　2　3　5　10
顔（鼻・耳を除く）	0　1　2　3　5　10	頸部	0　1　2　3　5　10
胸部	0　1　2　3　5　10	腹部	0　1　2　3　5　10
背部・臀部	0　1　2　3　5　10	上肢	0　1　2　3　5　10
手	0　1　2　3　5　10	下肢	0　1　2　3　5　10
足	0　1　2　3　5　10	陰部	0　1　2　3　5　10
頭皮			
頭皮	0　1　2　3　4　10		
粘膜			
眼	0　1　2　5　10	鼻腔	0　1　2　5　10
頬粘膜	0　1　2　5　10	硬口蓋	0　1　2　5　10
軟口蓋	0　1　2　5　10	上歯肉	0　1　2　5　10
下歯肉	0　1　2　5　10	舌	0　1　2　5　10
口腔底	0　1　2　5　10	口唇	0　1　2　5　10
後咽頭	0　1　2　5　10	外陰部	0　1　2　5　10

■治療その他

副腎皮質ステロイド			
副腎皮質ステロイドの治療	1.実施　2.未実施 プレドニゾロン換算　mg/日　治療効果　1.改善　2.不変　3.悪化　4.不明		
ステロイドパルス療法			
1.実施　2.未実施　　治療効果　1.改善　2.不変　3.悪化　4.不明			
大量ガンマグロブリン静注療法			
1.実施　2.未実施　　治療効果　1.改善　2.不変　3.悪化　4.不明			
血漿交換療法			
1.実施　2.未実施　　治療効果　1.改善　2.不変　3.悪化　4.不明			
免疫抑制剤			
免疫抑制薬の治療	1.実施　2.未実施 薬剤名　　　　　　量　　mg/日　治療効果　　1.改善　2.不変　3.悪化　4 .不明		
その他			
内容			
人工呼吸器（使用者のみ詳細記入）			
使用の有無	1.あり　2.なし		
以下ありの場合 開始時期	西暦　　年　月	離脱の見込み	1.あり　2.なし
種類	1.気管切開口を介した人工呼吸器　　2.鼻マスク又は顔マスクを介した人工呼吸器		
施行状況	1.間欠的施行　2.夜間に継続的に施行　3.一日中施行　4.現在は未施行		
生活状況	食事　1.自立　2.部分介助　3.全介助 椅子とベッド間の移動　1.自立　2.軽度の介助　3.部分介助　4.全介助 整容　1.自立　2.部分介助　3.全介助 トイレ動作　1.自立　2.部分介助　3.全介助 入浴　1.自立　2.部分介助　3.全介助 移動　1.自立　2.軽度の介助　3.部分介助　4.全介助 階段昇降　1.自立　2.部分介助　3.全介助 更衣　1.自立　2.部分介助　3.全介助 排便コントロール　1.自立　2.部分介助　3.全介助 排尿コントロール　1.自立　2.部分介助　3.全介助		

医療機関名

指定医番号医療機関所在地

電話番号　　医師の氏名　　　　（　　）

印

記載年月日：平成　年　月　日

※自筆または押印のこと

・診断書には過去6か月間で一番悪い状態の内容を記載してください.
ただし，診断に関わる項目については，いつの時点のものでも構いません.

・診断基準，重症度分類については，「難病に係る診断基準及び重症度分類等について」（平成26年11月12日健発1112第1号健康局長通知）を参照の上，ご記入ください.

・審査のため，検査結果等について別途提出をお願いすることがあります.

図 2　つづき

4　法律上の留意点

家族など患者本人以外から診断書の求めがあった場合は，患者本人の同意が確認できなければ発行してはいけない．患者が未成年の場合，法定代理人等の同意を得ることで足りるが，一定の判断能力を有する未成年者等については，法定代理人等の同意に合わせて本人の同意も必要である．

患者から，「診断書の内容を書き直してほしい」と言われた場合には，日付など客観的事実の誤記に対する訂正であれば速やかに対応し，訂正した結果を患者本人に通知する．しかし，その指摘が正しくない場合や訂正の対象が事実ではない場合，あるいは評価に関する情報である場合には訂正する必要がなく，訂正しないという理由を患者本人に説明する．もし患者の求めなどに応じて診断書に虚偽の事実を記載すれば，「虚偽診断書等作成罪(刑法 160 条)」，さらに，公務員またはみなし公務員の場合には，より重い「虚偽公文書作成罪」(刑法 156 条)

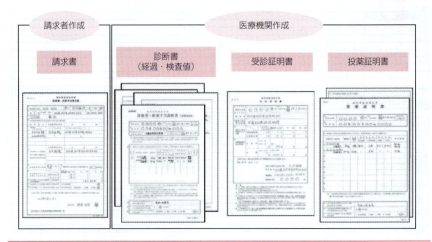

図3 医薬品副作用救済の請求に必要な書類
詳しい説明はPMDAのホームページにて確認できる.
(PMDA「医薬品副作用被害救済制度について」講義用スライドより抜粋 https://www.pmda.go.jp/files/000206012.pdf)

に問われる可能性がある.

　後日,患者本人から照会があったが,記載した医師が退職や異動をしており,照会時点では当該医療機関には患者を診察した医師がいないとする.その際,記載内容に誤りを指摘され,訂正しなければならないとする.明らかな日付の誤り(入院日,退院日など客観的に疑いようのない事実)であれば対応できる別の医師が代わりに記載し,その医師が二重線などで修正し,訂正印を押して,かつ医師名の場所に訂正した医師の氏名も追記しておけばよい.しかし,訂正部分が疾患名や治療内容など診断書を作成した医師の診断内容と関係するときは,カルテ記載から「明らかな誤り(誤記)」と判断できる場合であっても,他の医師が診断書の記載を訂正することには疑問がある.その場合は,別の医師が自ら診察して,新たな診断書を作成するほうがよいであろう.

 Pitfall

訂正したのであれば,訂正内容と訂正日,訂正の理由などを診療録に記録しておく.

DON'Ts

- 患者の状態を診察しないで診断書・意見書を記載してはいけない.
- たとえ患者への善意であっても,虚偽の記載をしてはいけない.

京都大学医学部附属病院医療安全管理室(皮膚科兼任) **松村由美**

3 紹介状・返事

DOs
- 紹介状・返事は常に相手を敬う気持ちで書こう．
- わからないことは必ず指導医や周囲の仲間に相談するようにする．

皮膚疾患の診断治療を行うにあたり，医師間でのコミュニケーションは非常に重要である．これは単に皮膚科医師間に限ったことではない．たとえば合併症の有無の検索を行う場合には他科医師の診察が必要であるし，また他科医師から皮疹についての意見を求められれば，的確な診断およびアドバイスが必要である．この際，われわれ医師は非常に多忙であるため直接話をする時間のないことが多く，文書での意見交換がおもな手段となる．したがって，適切な文章表現をすることと的確な診断を行うことが非常に重要である．

大学病院や市中総合病院といった，いわゆる基幹病院に勤務している医師が紹介状・返事を書く対象となるのは，おもに院内の他科医師と，地域医療連携を組んでいる皮膚科開業医であることが想定される．本稿では，先方医師に対し失礼のない紹介状・返事の書き方のポイントについて述べたい．

1 紹介状の書き方

最初に宛名であるが，一般には「○○○先生(御)机下」あるいは「○○○先生(御)侍史」と書く．たとえ相手が目下であっても，常に相手を敬う気持ちを持つことが重要である．もし医師名が特定されていない場合は，「外来担当先生(御)机下」あるいは「(御)侍史」と書いてよい．書き出しは「いつも(あるいは，平素より)大変お世話になっております」という表現が一般的であり，「拝啓」や「前略」といった表現は用いてはならない．

ここからは，院内他科への紹介，院外皮膚科開業医への紹介によって書き方が異なるため，各々について述べる．

a 院内他科への紹介状

勤務する病院によって書式が異なるため，必要な内容を以下に紹介したい．

まず，現在の皮膚疾患の診断名，疑いであれば「○○○疑いにて入院精査中(あるいは通院中)」，といった情報を記載する．

次いで，いつからどのような症状があったのかを簡潔に記載し，依頼理由を述べる．この際，皮膚疾患と検索を依頼する内臓病変の関連性の有無を問う場合には，その旨を必ず記載することが重要である．特に他科にとって馴染みのない皮膚疾患である場合には，「○○○という疾患は時に○○に病変をきたすことが報告されておりますので，貴科を紹介した次第です」といった内容を書くとわかりやすい．

最後に，「ご多忙のところ大変恐縮ではありますが，ご高診，ご精査(またはご加療)をよろしくお願いします」と記し，依頼医師の氏名，連絡先(院内PHS番号)を記載する．

b 皮膚科開業医への紹介状

「紹介してあげる」ではなく，「加療の継続をお願いする」という気持ちで書いてほしい．診療情報提供書の書式に従って記載するとよい．

まず患者氏名，診断名を記載する．

次いで診断に至った経緯，治療経過を簡潔に記す．入院治療を行った場合は，その経過を報告する．そして紹介理由を述べる．一般には皮膚症状が落ち着いていることが前提となるため，「治療の結果，皮膚症状は落ち着いたため患者さんと相談し，貴院での通院加療を希望されましたのでご紹介した次第です」ということを加えることが望ましい．

最後に，「何かありましたら，担当医○○○○までご連絡下さい」という一言があるとよい．開業医は皮膚科医としての経験は上であることが多いが，基幹病院との連携がないと診療が成り立たない．したがって，この一言は開業医としては非常に心強い．これにより信頼関係が増し，病院への紹介率の向上に直結することが期待できる．

2 返事の書き方

患者を診察した医師がたとえ研修医であっても，皮膚科の代表として診察をしたことには変わりない．したがって，責任を持って返事を書かなくてはならない．もし少しでもわからないことがあれば，必ず指導医や時に皮膚科全員の意見を伺い，問題を解決しておくことをお勧めする．わからないものを決して一人で解決しようとしてはならない．

以下に，院内他科，皮膚科開業医に対する返事の書き方のポイントを述べる．

a 院内他科への返事

さまざまな皮膚疾患の診察を依頼されることが多いが，common disease である湿疹，白癬であっても，簡潔に皮膚症状は返事に記載することが望ましい．「本日患者さんが受診されました．足白癬です」では味気ない．「右足底に落屑を認め，鏡検にて菌糸を多数認めたため足白癬と診断しました」とすると，皮膚科はしっかり診察しているなという印象を与えることになる．

他科からの依頼で比較的多くかつ難しいのが，薬疹の診断と原因薬剤の同定である．特に内科の患者の場合は多くの内服薬を処方されており，原因薬剤を見出すのが困難である．しかしそれでもなお皮膚科医に意見を求めているのであり，「薬疹が疑われますが原因薬剤はわかりかねますので，まずすべての薬剤を中止して下さい」といった内容の返事は言語道断である．担当医から薬剤歴を詳細に聞き取り，原因薬剤の候補を絞って誠意ある返事を書くことが望ましい．

最後に「この度は（貴重な症例を）ご紹介頂き誠にありがとうございました．今後ともよろしくお願いします」と記載し，担当医師名，連絡先（院内 PHS 番号）を記す．

b 皮膚科開業医への返事

皮膚科開業医からの紹介の場合，受診当日に必ず返事を書く．まず，「本日患者さんが当院を受診されました」から始まり，次いで受診時の皮膚所見を記載し，現時点での考えられる診断名をあげる．しかし鑑別診断がいくつか考えられる場合には，皮膚生検などの精査を必要とすることがある．したがって，最初の返事では診断を確定できないケースも多い．この場合は，疑い病名を記載したうえで最後に「診断が確定次第，改めてご報告いたします」と一言加えるとよい．また重症例で入院加療が必要な場合は，「当院にて入院加療を行います」とする．

これらの際に重要なことは，その後の経過を後日必ず報告することである．紹介した皮膚科医にとって最初の診断が正しかったのかどうかを検証できるため，診断力向上の一助となるからである．

最後に「この度は貴重な症例をご紹介頂き誠にありがとうございました．今後ともよろしくお願いします」と記載し，担当医師名，連絡先（院内 PHS 番号）を記す．

3 おわりに

　紹介状・返事を書くことは決して難しいことではない．相手が何を求めているかを考え，また相手に何を求めるかを考えれば，自ずと手は動く．あとはちょっとした文章力を磨くのみであるため，どんどん紹介状・返事を書く経験を積んでほしい．

DON'Ts

- ☐ 拝啓，前略など通常の手紙で使われる表現は医師間では用いないので注意する．
- ☐ 診断がわからない，という内容の返事は書いてはいけない．

仙台青葉皮ふ科　**柿沼　誉**

☑ 逆紹介をスムーズにするコツ

　日本は受診したい病院を患者が選べる，フリーアクセスの可能な国である．患者の大病院志向などもあり，研修先の大病院の外来は患者でごった返しているのが日常の風景であろう．

　大病院の本来の機能を正常化させるために，病院外来は急性期の患者，診療所は慢性期の患者というような役割分担をしていくことが医療機関の機能分担として重要となってきている．

　これまでは慢性期の患者がいつまでも大病院に通院を継続し，病院外来は常にパンク状態であった．この状態を解消するため，診断・治療が落ち着いたら，地域の診療所に戻って治療を継続してもらうような逆紹介制度が推進されてきている．また大病院にとっても，逆紹介率が低い場合には病院の診療報酬が減額されるような制度も導入され，経営的な面においても逆紹介が推進されている．

　逆紹介先としては，多くの病院の場合，地域医療連携室などがあり，そこには近隣の診療所やその病院のOBの診療所などのリストがあるので，その中から患者の希望も含めて通院しやすい診療所を選ぶとよい．

　患者の中には大病院志向が強く，地域の診療所に通院するのは抵抗がある患者が一定数存在する．スムーズにいかせるためには，あらかじめ初診時などに診断・治療が落ち着いたら地域の診療所に戻って治療を継続することを伝えておくことも重要であろう（研修医は初診患者の診察の機会は少ないと思われるが）．

　大病院での治療期間が長いと，逆紹介されることに多少の不安を感じる患者もいるかと思われる．紹介先に関しても，その病院のOBのドクターであるとか，よく逆紹介する施設であるなど，患者に安心してもらうようなムンテラも時として有効である．

　研修先の大病院と診療所では，処方できる薬剤（ジェネリック薬も含めて）や1回の処方量や期間などが異なることがある．患者に診療所では処方量の限度なども違うこともあるなどのムンテラをすることにより，逆紹介先の医師の裁量が多少なりとも反映できるようにすると，スムーズな逆紹介になると思われる．

（みどりの森ひふ科クリニック　矢澤徳仁）

4 処方箋

> **DOs**
> - 正しい処方箋を発行しよう.
> - 処方箋を正しく記載することは，医療過誤を防ぐうえでとても重要であることを理解しよう.

1 処方箋とは

　医師は，患者に対し治療上薬剤を調剤して投与する必要があると認めた場合には，患者又は現にその看護に当っている者に対して処方箋を交付しなければならない(医師法第22条). そして，薬剤師は処方箋中に疑わしい点があるときは，その処方箋を交付した医師，歯科医師又は獣医師に問い合わせて，その疑わしい点を確かめた後でなければ，これによって調剤してはならない(保険医療及び保険医療第24条)と規定されている. そして，保険医は，その交付した処方箋に関し，保険薬剤師から疑義の照会があった場合には，これに適切に対応しなければならない(保険医療及び保険医療担当規則第23条).

2 正しい処方箋の書き方

　処方箋には，患者の氏名，年齢，薬名，分量，用法，用量，発行の年月日，使用期間及び病院若しくは診療所の名称及び所在地又は医師の住所を記載し，記名押印又は署名しなければならない(医師法施行規則第21条)とされている. しかし，実際にはさまざまな書き方がされ，さまざまな医療過誤が発生したことから，近年，記載方法が検討された[1].

> ⚠️ **Pitfall**
> 過去の過誤事例：前医の紹介状にてアレビアチン散 10% 1.8 g と記載があったため, 診察した医師は 1,800 mg として処方[2] してしまった.

　処方箋の記載方法が統一を欠くことによって，記載ミス，記載漏れ，指示受け間違いなどのヒヤリ・ハットや医療事故を惹起させていることが認識され，医療安全の観点から早急な検討を厚生労働省に求めたことを受けて「内服薬処方せんの記載方法の在り方に関する検討会」が設置され，平成22年1月，報告書がまとめられた.

a.「薬名」については，薬価基準に記載されている<u>製剤名</u>を記載することを基本とする.

1)医薬品名は，<u>可能な限り一般名処方を考慮し</u>，一般的名称に剤形及び含量を付加した記載(以下「一般処方」という.) 又は薬価基準に記載されている名称による記載とすること.

2)<u>一般名処方の場合には，会社名(屋号)を付加しない</u>[3]こと. なお，薬価基準に記載されている名称を用いる場合, 当該医薬品が, 薬価基準上，<u>2つ以上の規格単位がある場合には，当該規格単位をも記載する</u>こと.

3)保険医療機関と保険薬局との間で約束さ

れたいわゆる約束処方による医薬品名の省略，記号等による記載は認められないものであること．

例）【般】ロラタジン DS 1% ［○○］
　　必須ではない　　　　　含量　　×屋号は付加しない
　　一般的名称　　剤形

b.「分量」については，最小基本単位である1回量を記載することを基本とする．
分量は，内服薬については1日分量，内服用滴剤，注射薬及び外用薬については投与総量，屯服薬については1回分量を記載すること．

例）リンデロン-V軟膏　0.12%　5g
　　　　　　　　　　　　　　　投与総量
1日2回朝・就寝前　右上腕に塗布
　　　　　　　　　　使用部位を必ず明記

c. 散剤，液剤の「分量」については，製剤量（原薬量ではなく，製剤としての重量）を記載する．

例）クラリチン　DS　1%　0.5g
　　　　　　　　　　　　　製剤量を記載する
　　　　　　　　　　　　　（やむを得ず，原薬量で記載する場合は必ず「原薬量」と明記）

d.「用法」については，標準化を行い，情報伝達エラーを惹起する可能性のある表現方法を排除することから，1回量を明記することが推奨されている．
用法及び用量は，1回当たりの服用(使用)量，1日当たり服用(使用)回数及び服用(使用)時点(毎食後，毎食前，就寝前，疼痛時，○○時間毎等)，投与日数(回数)並びに服用(使用)に際しての留意事項等を記載すること．

例）セフゾン細粒小児用10%　1回0.4g
　　　　　　　　　　　　　　1回服用量
(1日1.2g) / 1日3回　朝昼夕食後　5日分
1日服用量　1日の服用回数　時点　　日数

3 休薬が必要な医薬品の処方

爪白癬のパルス療法など，休薬を必要とする医薬品の処方には，休薬期間を備考欄に記載するなど，過量投与とならない配慮が必要である．

 コツ

◆薬剤師への伝言を備考欄に書こう！
例）イトリゾールカプセル 50 mg　1回4カプセル（1日8カプセル）
　　　　　　/1日2回朝夕食直後　7日分
備考欄：パルス療法1サイクル目，○月○日より3週間休薬予定，本人によく指導してください．

4 院外処方箋を発行する場合の留意点

医療機関では，同じ成分でしかも同じ剤形の医薬品は，在庫削減の観点から1規格のみ採用することが一般的である．しかし保険薬局では，先発品の併売品目や後発品の販売会社が違う品目など，多くの同一成分の在庫を取り揃えている場合もめずらしくない．したがって，院外処方箋を発行する場合は，一品目まで特定できる処方箋を発行することが最も重要であり，規格も含めた正しい処方箋を発行することで過誤を未然に防ぐことにつながる．

【不適切例】
イトラコナゾール錠　4錠/1日2回
50 mg，100 mg，200 mg　　1回4錠と間違う
のどれか不明　　　　　　　可能性あり

【適切例：推奨】　　　規格を明記
イトラコナゾール錠　100 mg
　　　1回2錠（1日4錠）/1日2回
　　　　　　　1回と1日用量の明記

【適切例：従来記載】
イトラコナゾール錠　100 mg　4錠　分2

DON'Ts

- [ ] 散剤は製剤量記載が原則,原薬量で記載する場合は「原薬量」の明記を怠ってはならない.
- [ ] 一品目が特定できない院外処方箋を発行してはいけない.

文献

1) 「内服薬処方せんの記載方法の在り方に関する検討会報告書」平成22年1月29日 厚生労働省医政局総務課医療安全推進室
2) 「医療事故情報収集等事業平成23年3月29日 第24回報告書(平成22年10月～12月)公益財団法人日本医療機能評価機構
3) 「診療報酬請求書等の記載要領等について」の一部改正について(抄)(平成24年3月5日 保医発0305第13号 厚生労働省保険局医療課長通知)

東京理科大学薬学部薬学科医療安全学研究室 　 小茂田 昌代

☑ 薬局・薬剤師との連携

　患者中心の医療を実現するためには,医師と薬剤師が患者情報を共有するための連携は不可欠である.現在,後発医薬品は一つの先発医薬品に対して多くの会社から販売されている現状にあり,実際に患者に交付された医薬品が何であったかについては,保険薬局から処方した医師にフィードバックされる.また,お薬手帳にも薬歴として記載され,医師との連携に重要な役割を果たしている.一方,抗がん剤治療中の場合は,外来で点滴を受けた抗がん剤の内容を保険薬局に情報提供する医療機関も増えてきており,保険薬局での副作用マネジメントが充実できるよう連携が図られつつある.医師,薬剤師との患者情報の共有は,サプリメントや一般用医薬品との飲み合わせの確認,目的とする有効性の確保,コンプライアンスの改善,副作用の早期発見などにつながり,薬物治療の充実や患者満足度の向上につながる.

　近年,米国では,医師と薬剤師の間の共同実務契約を行っている.その契約のなかで資格を付与された薬剤師は,患者の薬学的問題点を評価し,適正な薬物治療の選択と有効性評価や副作用モニタリングに必要な臨床検査の指示などを盛り込んだプロトコールに従って共同薬物治療管理(collaborative drug therapy management:CDTM)を実践している.薬剤師が専門性を発揮し,高血圧,糖尿病,脂質異常症,喘息,虚血性心疾患などの慢性疾患管理に大きく寄与している.

　日本においてもプロトコールを基盤とした薬学的治療管理(protocol-based pharmacotherapy management:PBPM)が進みつつあり,自分らしい暮らしを人生の最期まで続けることができるような地域包括ケアにおいても,医師と薬剤師のCDTMが必要と考えられ,さらに薬剤師との連携が重要となることが想定される.

(東京理科大学薬学部薬学科医療安全学研究室 　 小茂田 昌代)

5 入院診療計画書・説明書・同意書

> **DOs**
> - ☐ 入院診療計画書は入院日に書こう．
> - ☐ 侵襲を伴う検査・処置の前には，必ず書面で説明・同意を得よう．

1 入院診療計画書

a 入院日に必ず記入

担当患者が入院した日はいろいろとすることがあり，忙しいものである．しかし，その中でも入院診療計画書の記入は入院第1日目に必ず行うべきことの一つである．

医療法には，「患者の診療を担当する医師は，（中略）入院した日から起算して7日以内に同項に規定する書面（以下「入院診療計画書」という）を作成し，当該患者又はその家族に対し当該書面を交付して適切な説明を行わなければならない」とある．つまり7日以内に書けばよいのであるが，入院日に書かないと大体忘れてしまう．入院初日，不安な気持ちでいっぱいの患者も，入院診療計画書を見ることで大体の入院期間や検査・治療内容がわかり，不安も少しは軽減されるはずである．

担当医と患者が初日に入院の概要について共通認識を持つことは非常に重要である．1週間たってから，「明日退院ですよ」とか「ステロイド減量してから，退院まではあと2か月くらいかかりますね」などと担当医が患者に言ったら，おそらく「聞いてない！」とトラブルになるだろう．

b 項目はすべて記入

書式は施設ごとに作成されているため若干異なる場合があるが，満たすべき項目が規定されており，ほぼ同様の内容である．空欄になっている項目はすべて記入する．たとえば，手術患者でなくても，手術内容および日程の欄には「手術の予定はありません」などと記載する．

最下段に患者の同意の署名を得ることになるが，この「患者同意日」が入院診療計画書作成日以降の日付であり，かつ入院日より起算して7日以内でないといけない．

2 説明書

そもそもなぜ医療行為に説明が必要か？ 法的にはどうであろう？ 患者が外来受診申し込み，入院申し込みを行った時点で，医療契約に掲示物や口頭説明により包括的に同意したとみなされ，医療機関は申込書面を受けた時点で医療契約に同意したとみなされる．患者と医師の法律関係は準委任（民法第656条）の契約関係であり，よって医師は善管注意義務（民法第644条）が発生し，同時に説明義務を負うことになる．医療内容には侵襲的なものが多数あり，一般的な包括範囲を超えた事柄に対しては，個別に同意が必要とされる．

この「包括範囲」が問題となるが，簡単に言えば，何か侵襲的な検査，治療をするときは，すべてインフォームド・コンセント（IC）が必要と考えておいたほうがよい．そもそも患者への説明は，以前は医師が業務を円滑に行うためのもの，と捉えられてきたが，説明を受けることは患者に存在する固有の権利といえる．これから行われる・また行われた医療行為についてICを得る，というプロセスはとても重要である．

たとえば，抗悪性腫瘍薬に関する説明で

は，治療を受けるかどうか，また治療から生じるリスクを引き受けるかどうか，の決定に対して患者のニーズに沿った意味のある情報(奏効率や生存期間のデータ，費用など)を提示して説明し，そのうえで患者の自己決定がなされたか，が重要である．

説明は，医療者側の出席者が1名だけでは，正しい説明方法とはいえない．特に研修医の間は，一人での説明は厳に慎むべきである．研修医だけの説明では，内容的にも不十分である可能性もあり，たとえ内容が十分であったとしても，その後，不幸にも医療事故などトラブルになったときに責任が問題となる．説明時には指導医に必ず同席してもらい，さらに担当看護師にも入ってもらう．

説明した後はその内容をカルテに記載するが，最近の電子カルテでは専用の様式があることも多い．説明の信憑性を確保するために，説明年月日，時間開始時刻，終了時刻，場所，説明者，記載者，同席者，説明を受けた方，同席した家族とその続柄について記載する．

家族が多い場合は，説明のたびに違う家族が訪れたりすることもあり，誰にどの説明をしたかわからなくなることがある．説明の最初にまず自己紹介をし，説明を受ける患者家族と本人との関係も聞いておくとよい．

医療者側からの説明内容だけでなく，患者・家族からの質問や意見とそれに対する回答，さらには患者・家族の反応を発言そのまま記載することが望ましい．特に癌の告知などでは，患者や家族の発言内容から受け入れの状態などを推測することができるため，有益である．

当院では，電子カルテ上の説明記録に上記を記載し，プリントアウトし，患者・家族の署名をもらってから，スキャンして電子カルテに保存している．

残念ながら，合併症や医療事故はある一定頻度で必ず発生するものである．いかにきちんとした形で説明し，その記録を残しておくか，ということが自分の身を守る，と肝に銘じておきたい．

3 同意書

本来，説明書と同意書は目的と内容が異なるため別物であるが，多くの場合，一体化している．同意書には以下の項目が記載されているべきである．

①病名・病態，②検査・治療の目的・必要性・有効性・方法・種類・実施予定日・予定期間，③検査・治療の内容と性格および注意事項，④検査・治療に伴う危険性とその発生率，⑤偶発症・合併症発生時の対応，⑥代替可能な検査・治療とそれに伴う危険性とその発生率，セカンドオピニオン，⑦検査・治療を行わなかった場合に予想される経過，⑧検査・治療の同意撤回ができること，⑨平日・夜間・休日の連絡先．

これらの書類を毎回，個々の患者に別途準備することは現実的ではない．「皮膚良性腫瘍摘出(局麻・外来)」とか，「皮膚悪性腫瘍摘出/鼠径郭清/植皮」などという書式をあらかじめ準備しておき，診療端末PCや共有フォルダに保存しておく．これを個々の患者の病態に合わせて少しアレンジ，プリントアウトしてからICを行うのがよい．

説明に際しては，書面に則って説明したほうが説明項目の抜けがない．また，適宜手術における切開線や再建の方法などは，図を描いてわかりやすく説明する．

同意が得られた場合は，この同意書に説明医師署名，同席者署名，説明日を記載し，患者の署名(代諾者の場合は署名と続柄)と同意日の記載を得る．同意が得られなかった場合は，その事実と理由を同意書またはカルテに記載する．

同意書は「原本」を患者へ交付し，コピーを電子カルテにスキャンする．

DON'Ts

☐ インフォームド・コンセントは,絶対に一人で行わない.

熊本大学医学部皮膚科・形成再建科　**福島　聡**

☑ 皮膚科における病診連携とは
　現在,皮膚科診療現場で経験する病診連携は,薬疹などの入院が必要な急を要する疾患,壊死性筋膜炎などの重症感染症,悪性黒色腫などの悪性腫瘍,天疱瘡や膠原病などの入院のうえでの症状管理があり,これらはこれまでにも各診療所が必然的にそれぞれの病診連携を築いてきた,診療所から基幹病院への一方通行の連携ともいえる.その他にアトピー性皮膚炎における教育入院のように,診療所から入院施設のある基幹病院や大学病院に指導のための入院を依頼し,逆紹介してもらい,以後診療所で経過観察するという,双方からの通行のある連携も模索されてきた.
　最近,病診連携の構築が絶対的に必要となった治療分野がある.乾癬に対する生物学的製剤の使用がそれである.重症またはQOLが低下している乾癬の生物学的製剤が適応である患者に対して,診療所から生物学的製剤導入施設に導入治療依頼をし,導入施設は導入と維持治療を行う.維持ができた段階で,患者を依頼施設に逆紹介し,診療所が経過管理を行うものである.昨今の診療所における乾癬治療は,外用はもとより紫外線治療機材を設置し,以前は病診連携の対象であったシクロスポリン内服も行うなど医療レベルが向上しており,生物学的製剤による治療が病診連携として注目されるようになっている.維持療法を行う診療所は,有害事象の発生時には導入施設に相談するほかに,定期的な検査における胸部X線やCT検査などで導入施設に検査依頼することが必要となる.今後アトピー性皮膚炎などにも生物学的製剤が応用されるようになれば,この病診連携が日常的になる可能性は高い.

(札幌皮膚科クリニック　根本　治)

6 英文診断書・紹介状・返事

> **DOs**
> - 正式な書式で作成し，わかりやすい英語で重要なことを明確かつ簡潔に記載する．
> - 病名は国際的に通用する表記で，薬剤名は一般名（成分名）で記載する．

日本で診療した患者が旅行や移住，帰国などで海外に行く際に現地の機関や医師に疾患や治療内容の情報を提供するためには，「診断書（旅行用診断書ともいう）」，または治療を目的とした「紹介状（治療用診断書ともいう）」を作成する必要がある．これらの書類を作成する際には，基本的に国際共通語である英語で書くことになっている．観光庁の発表する 2013 年のデータによると，年間の日本人海外渡航者数は 1,747 万人，訪日外国人数が 1,036 万人で，ともに年々増加している現在，海外に渡航する日本人のみならず受診した訪日外国人のための書類を作成する機会も増えていくと思われる．英文で作成する診断書（図 1），紹介状，返事の書き方について解説する．

1 正式な書式の準備

診断書や紹介状は正式な書類であるので，国際標準の A4 判または Letter サイズの用紙を用い，ワープロ書きで作成し，最後に作成した医師の署名が必要である．内容を手書きで作成したものや署名のない書類は国際的には法的な効力を持たないものとみなされてしまうので，注意が必要である．

2 作成医の連絡先

書類を作成した医師へ追加で情報を求められた際の連絡先を明記しなければならない．施設の住所のみでは郵送に時間を要し，緊急時には対応が間に合わないため，迅速に対応が可能な FAX や E-mail の連絡先も記載する．

3 英語の表記

使用する英語は，英語を母国語としない国の人が読んでも意味が通じやすいように簡素で明確な表現で書き，曖昧な表現は避ける．また略語は誤解を生じる原因にもなるので，避けるべきである（例：b.i.d. ではなく twice a day と記載など）．病名や分類については，日本独自に使用されているものは使わず，国際的に通用する表記で書く．また，薬剤名を記載する場合，商品名のみでは海外では通じないことが多いので，必ず一般名（成分名）を表記する．

4 英文診断書・紹介状・返事の作成

渡航先で病状が悪化し治療を要する際や現地の機関に提出するための診断書は，緊急を要する場合でも短時間に内容が把握できるよう，なるべく簡潔でわかりやすい記載にする必要がある．診断名や既往歴は重要な順に書き，箇条書きで番号を付けて書くとわかりやすい．治療薬については一般名で表記し，どのような目的で投与しているのかをわかりやすくするために診断名と対応して記載し，投与方法について外用（軟膏，クリームなど），内服，注射などについても明確にする．また，アレルギーに関する情報は必ず記載し，その既往がない場合でも，ない旨を記載する．経過と病状に

第6章　書類の書き方

Date（日付）: 20●●/●/●

Patient Name（患者名）: ●● ●●
Date of Birth（生年月日）: Jan. 1, 19●● 　　Age（年齢）: ● Years Old
Sex（性別）: Male
Address（住所）: ●-●-●, Derma, Hifuka-ku, Tokyo, JAPAN
I.D. No.（ID番号）: ●●●●

Current Disease（診断名）
1. Atopic dermatitis
2. Acne vulgaris

Medication(s)（治療薬）
1. Tacrolimus hydrate (Protopic) ointment (face), once or twice a day
   Betamethasone valerate (Rinderon VG) ointment (trunk and extremities), twice a day
2. Adapalene (Differin) gel (face), once a day, before bedtime

Past History（既往歴）
1. Skin graft was performed after the patient suffered a burn on the left thigh at the age of 32.
2. Underwent an appendectomy at the age of 20.

Allergy（アレルギー）
1. The patient is allergic to lamotrigine (Lamictal). Generalized rash appeared after oral administration.

Comments（注釈：現在の状態や治療経過など）
1. Eczema sometimes worsens, and requires oral antihistamine and stronger topical steroid.
2. He is in a stable condition with topical adapalene.

If you need further information about this patient, please contact me.
（問い合わせ先）
Kenko Daiichi Hospital, Dermatology
1-2-3, ●●, ●●-ku, Tokyo, JAPAN
Call：81-3-●●●●-●●●●
Fax：81-3-●●●●-●●●●

　　　　　　　　　　　　　　　　　TARO Derma M.D.
　　　　　　　　　　　　　　　　　Signature（署名）: ●● ●●

図1　英文診断書作成例
A4判用紙を用いてワープロ書きで作成し，最後に作成した医師が署名する．病名は国際的に通用する表記で，薬剤名は一般名で書く．

ついては長文で書くと読む側にとっては何が重要であるのか理解しづらいので，診断名，治療薬と順番を対応させて箇条書きにするとわかりやすい．

治療を目的とした紹介状を作成する場合，前述の簡素な診断書よりも詳細に経過や治療内容について記載する必要がある．紹介先の医師が病態を把握できるように，必要に応じて血液検査，画像検査，病理組織検査などのデータを添付することが望ましい．また，治療内容とその経過についてもより詳しく記載し，書類を読んだときにどのような治療がされていたのかを容易に再現できるように作成することが重要である．

逆に，海外から患者を紹介され書類を受け取った場合には，返事を書く必要がある．忙しい時間を割いて書類を作成し紹介してくれたことに感謝の気持ちを込めるとともに，受診時の状態，今後の治療方針や治療経過などについて記載する．

5 おわりに

治療法が国際的に標準化されつつある現在，医療には国境はない．患者がどの国へ行っても適切な治療が受けられるように書類を作成し，また紹介された患者については丁寧な報告を心がける．書類を作成する際には，紹介される側，紹介する側それぞれの立場になって作成することが重要である．

DON'Ts

- 誤解されないように略語の使用は避ける．
- 曖昧な表現や長文は避ける．

新座志木中央総合病院皮膚科／東京医科大学病院皮膚科　**内山真樹**

7 死亡診断書・死体検案書

DOs

- 人間の死亡を医学的，法律的に証明し，死因統計の資料となる公式文書であり，楷書ではっきりと正確に記載する．
- 検案が必要か否か，警察への届け出が必要か否か，慎重に判断する．

1 死亡診断書(死体検案書)の意義と基本

　死亡診断書(死体検案書)は，人の死亡の医学的かつ法律的証明であり，死亡者が死亡に至るまでの過程を論理的に表すものであるとともに，日本における死因統計作成の重要な資料である．医師法第19条第2項によって，医師にはその作成交付の義務が規定されている．疾病，傷害および死因の統計は国際的に比較可能であることが重要なため，世界保健機関(WHO)が定めた「疾病及び関連保健問題の国際統計分類(International Statistical Classification of Diseases and Related Health Problems：ICD)」が国際的統一分類として使用されている．わが国の死因統計等も，ICD-10（2003年度版）を平成18年から適用しているが，平成28年1月からはICD-10（2013年度版）に準拠することが決まっている．

2 死亡診断書と死体検案書の使い分けと警察への届け出

　医師は，診療継続中の患者以外の者が死亡した場合と，診療継続中の患者が診療に関わる傷病と関連しない原因により死亡した場合には，死体検案を行ったうえで，死亡診断書ではなく死体検案書を交付する必要がある．医師法第20条では，自ら診察しないで診断書の交付，自ら検案しないで検案書の交付を行ってはならないと規定されているが，診療継続中の患者が受診後24時間以内に診療中の疾患で死亡した場合については，異常がない限り，改めて死後に診察をしなくても死亡診断書を交付することができる．この24時間以内という規定について解釈に一時混乱がみられたことがあったが，現在では生前の診察後24時間を経過した場合であっても，死亡後改めて診察を行い，生前に診療していた傷病に関連する死亡であると判定できる場合には，死体検案書ではなく死亡診断書を交付できるということが，平成24年8月に通知されている．また，死亡診断書(死体検案書)記入マニュアルの平成26年度版までは，「外因による死亡またはその疑いのある場合には，異状死体として24時間以内に所轄警察署に届出が必要となります．(注)『異状』とは『病理学的異状』ではなく，『法医学的異状』を指します．『法医学的異状』については，日本法医学会が定めている『異状死ガイドライン』等も参考にしてください」と記載されていたが，平成27年度版からは，「医師法第21条では，『医師は，死体又は妊娠四月以上の死産児を検案して異状があると認めたときは，24時間以内に所轄警察署に届け出なければならない』とされています」という記載のみになった．「異状死ガイドライン」では，異状死体を「確実に診断した内因性疾患で死亡したことが明らかである死体以外の全ての死体」と定義しており，医師法第21条における異状とは，解釈が異なる可能性がある．平成16年に出

死亡診断書（~~死体検案書~~）

この死亡診断書（~~死体検案書~~）は、我が国の死因統計作成の資料としても用いられます。かい書で、できるだけ詳しく書いてください。

氏名	皮膚　太郎	①男　2女
生年月日	明治　昭和　(大正)　平成　13年10月30日（生まれてから30日以内に死亡したときは生まれた時刻も書いてください。）午前・午後　時　分	
死亡したとき	平成　27年　8月　10日　(午前)・午後　2時　36分	
死亡したところ及びその種別	死亡したところの種別	①病院　2診療所　3介護老人保健施設　4助産所　5老人ホーム　6自宅　7その他
	死亡したところ	群馬県前橋市〇〇町四丁目　10番3号（番地）
	(死亡したところの種別1～5) 施設の名称	前橋大学医学部附属病院
死亡の原因	I（ア）直接死因	呼吸不全　／　発病（発症）又は受傷から死亡までの期間：1ヶ月
	（イ）（ア）の原因	転移性肺癌　／　7ヶ月
	（ウ）（イ）の原因	右足底悪性黒色腫　／　2年3ヶ月
	（エ）（ウ）の原因	
	II 直接には死因に関係しないがI欄の傷病経過に影響を及ぼした傷病名等	転移性脳腫瘍　／　3ヶ月
	手術	1無　②有　部位及び主要所見｛皮膚悪性腫瘍切除術、センチネルリンパ節生検実施　悪性黒色腫、センチネルリンパ節・他臓器転移なし｝　手術年月日（平成）25年5月15日（昭和）
	解剖	①無　2有　主要所見
死因の種類		①病死及び自然死 外因死　不慮の外因死｛2交通事故　3転倒・転落　4溺水　5煙、火災及び火焔による傷害　6窒息　7中毒　8その他｝ その他及び不詳の外因死｛9自殺　10他殺　11その他及び不詳の外因｝ 12不詳の死
外因死の追加事項	傷害が発生したとき	平成・昭和　年　月　日　午前・午後　時　分　／　傷害が発生したところ：都道府県　市区　郡町村
	傷害が発生したところの種別	1住居　2工場及び建築現場　3道路　4その他（　）
	手段及び状況	
生後1年未満で病死した場合の追加事項	出生時体重　グラム	単胎・多胎の別　1単胎　2多胎（　子中第　子）　／　妊娠週数　満　週
	妊娠・分娩時における母体の病態又は異状　1無　2有［　］3不詳	母の生年月日　昭和・平成　年　月　日　／　前回までの妊娠の結果　出生児　人　死産児　胎（妊娠満22週以後に限る）
その他特に付言すべきことがら		

◆I欄、II欄ともに疾患の終末期の状態としての心不全、呼吸不全等は書かないでください
◆I欄では、最も死亡に影響を与えた傷病名を医学的因果関係の順番で書いてください
◆I欄の傷病名の記載は各欄一つにしてください
ただし、欄が不足する場合は（エ）欄に残りを医学的因果関係の順番で書いてください
◆年、月、日等の単位で書いてください　ただし、1日未満の場合は、時、分等の単位で書いてください（例：1年3ヵ月、5時間20分）
◆伝聞又は推定情報の場合でも書いてください

上記のとおり診断（~~検案~~）する

診断（~~検案~~）年月日　平成27年8月10日
本診断書（~~検案書~~）発行年月日　平成27年8月10日

（病院、診療所若しくは介護老人保健施設等の名称及び所在地又は医師の住所）　前橋大学医学部附属病院　群馬県前橋市〇〇町四丁目10番3号

（氏名）医師　安田　正人　㊞

- 生年月日が不詳の場合は、推定年齢をカッコを付して書いてください
- 夜12時は「午前0時」、昼の12時は「午後0時」と書いてください。
- 「老人ホーム」は、養護老人ホーム、特別養護老人ホーム、軽費老人ホーム及び有料老人ホームをいいます。
- 傷病名等は、日本語で書いてください。I欄では、各傷病について発病の型（例：急性）、病因（例：病原体名）、部位（例：胃噴門部がん）、性状（例：病理組織型）、等もできるだけ書いてください。
- 妊娠中の死亡の場合は「妊娠満何週」、また、分娩中の死亡の場合は「妊娠満何週の分娩中」と書いてください。
- 産後42日未満の死亡の場合は「妊娠満何週産後満何日」と書いてください。
- I欄及びII欄に関係した手術について、術式又はその診断名と関連のある所見等を書いてください。紹介状や伝聞等による情報についてもカッコを付して書いてください。
- 「2交通事故」は、事故発生からの期間にかかわらず、その事故による死亡が該当します。「5煙、火災及び火焔による傷害」は、火災による一酸化炭素中毒、窒息等も含まれます。
- 「1住居」とは、住宅、庭等をいい、老人ホーム等の居住施設は含まれません。
- 傷害がどういう状況で起こったかを具体的に書いてください。
- 妊娠週数は、最終月経、基礎体温、超音波計測等により推定し、できるだけ正確に書いてください。
- 母子健康手帳等を参考に書いてください。

図1　死亡診断書の記載例

された最高裁の判決では，「医師法21条にいう死体の『検案』とは，医師が死因等を判定するために死体の外表を検査することをいい，当該死体が自己の診療していた患者のものであるか否かを問わない」とされている．現状，警察への届け出が必要な場合については，細心の注意を払って判断しなければならないと考える．

3 死亡診断書（死体検案書）の書き方と注意事項

死亡診断書（死体検案書）の書き方の記載例を図1に示す．詳細については，厚生労働省死亡診断書（死体検案書）記入マニュアル・平成27年度版を参照されたい．判断に迷うのは「死亡の原因」と「死因の種類」の欄であろう．死亡の原因には，多臓器不全や呼吸不全などの曖昧な傷病名のみを記載することは避けなければならない．原死因はWHOが定めたルールに従い，決定される．死亡の原因のⅠ欄には（ア）〜（エ）まで4つの項目が記載できるようになっているが，基本的にⅠ欄の最下欄の疾患がその上の欄に記載されたすべての疾患を引き起こす可能性があるときに，その最下欄の疾患が原死因とされる．つまり，図1に示した場合では右足底悪性黒色腫が原死因となる．

またⅡ欄には，直接的に死因には関係しないが，Ⅰ欄の傷病等の経過に影響を及ぼした傷病名等を記載する．Ⅰ欄で原死因が決定できない場合には，Ⅱ欄の疾患が原死因の候補となる．手術の項目は，Ⅰ欄およびⅡ欄の傷病名等に関係のある手術について，その術式および診断名と関連のある所見（病変の部位，性状，広がり等）をわかる範囲で記載する．解剖を実施した場合は，Ⅰ欄およびⅡ欄の傷病名等に関係のある所見を記載する．死因の種類は多くの場合，「1 病死及び自然死」であると思われるが，外因死と考えられる時はマニュアルに従い，その種類を決定する．その場合は原則として異状死となるため，死体検案書を作成し，警察への届け出を行うことになる．「病死及び自然死」か「外因死」を判断できない場合には，「12 不詳の死」を選択するが，その場合は下欄の「その他特に付言すべきことがら」に，詳しく状況を記載する．

また，当然のことであるが，死亡診断書（死体検案書）は死亡届を提出する際の添付書類として重要なものであり，個人情報に関わるものであるため，その取扱いには十分な配慮をしなければならない．そして，記入，記載事項に誤りがないかどうかを再度確認したうえで交付する．

DON'Ts

- □ 遺族等の求めに応じて，安易に記載したり，変更を行ってはいけない．
- □ 重要な個人情報を有する書類であり，不用意に取り扱ってはならない．

文献

1) 厚生労働省：死亡診断書（死体検案書）記入マニュアル・平成27年度版．http://www.mhlw.go.jp/toukei/manual/dl/manual_h27.pdf
2) 日本法医学会：異状死ガイドライン．http://www.jslm.jp/public/guidelines.html

群馬大学医学部皮膚科　安田正人

付 録

皮膚科領域の代表的薬剤一覧

※以下の**表1〜18**はすべて平成28年3月現在,筆者作成

表1 おもな消毒薬

水準	分類		商品名	一般名	規格	微生物 細菌 一般細菌	MRSA	緑膿菌セラチア等	真菌 糸状菌胞	結核菌	酵母	糸状菌	ウイルス HIV	HBV/HCV	小型	中間	人体 手指	皮膚	手術部位	創傷	粘膜
中水準	塩素系		次亜塩素酸ナトリウム	次亜塩素酸ナトリウム	1%、6%、10%	●	●	●	▲	●	●	●	●	●	●	●	△	△	×	×	△
	アルコール含有製品	アルコール系	消毒用エタノール	消毒用エタノール	76.9〜81.4%	●	●	×	▲	●	●	●	▲	●	●	●	△	○	○	×	×
			イソプパノール	イソプロピルアルコール	70%	●	●	×	▲	●	●	●	▲	●	●	●	△	○	○	×	×
			エタプロコール	エタノール/イソプロパノール	エタノール 76.9〜81.4%/イソプロパノール 3.7%	●	●	×	▲	●	●	●	▲	●	●	●	△	○	○	×	×
		第4級アンモニウム塩系	ウエルパス	エタノール/ベンザルコニウム塩化物	100 mL中:エタノール83%/ベンザルコニウム塩化物0.2 g/プロピレングリコール、ミリスチン酸イソプロピル、他	●	●	●	▲	●	●	●	▲	●	●	●	○	×	×	×	×
		ビグアナイド系	ウエルフォーム	エタノール/クロルヘキシジングルコン酸塩	100 mL中:エタノール83 mL/クロルヘキシジングルコン酸塩0.2 g/ポリオキシエチレン・メチルポリシロキサン共重合体、グリチルレチン酸、トコフェロール酢酸エステル、他	●	●	●	▲	●	●	●	▲	●	●	●	○	×	×	×	×
			マスキンステリクロンヘキザック等	エタノール/クロルヘキシジングルコン酸塩	0.5%R100 mL中:エタノール83 mL/クロルヘキシジングルコン酸塩0.5 g/赤色227号、香料、他 W100 mL中:エタノール83 mL/クロルヘキシジングルコン酸塩0.5 g	●	●	●	▲	●	●	●	▲	●	●	●	○	×	×	×	×
	ヨウ素系		希ヨードチンキ	ヨウ素/ヨウ化カリウム	3% 100 mL中:ヨウ素3 g/ヨウ化カリウム/エタノール	●	●	●	▲	●	●	●	●	●	●	●	×	○	○	×	×
			ヨードチンキ	ヨウ素/ヨウ化カリウム	6% 100 mL中:ヨウ素6 g/ヨウ化カリウム/エタノール	●	●	●	▲	●	●	●	●	●	●	●	×	○	○	×	×
			プレポダインフィールド	ヨウ素	1% 100 mL中:有効ヨウ素1 g/イソプロパノール64 mL	●	●	●	▲	●	●	●	●	●	●	●	×	○	○	×	×
			イソジン液等	ポビドンヨード	10%:液、ゲル	●	●	●	▲	●	●	●	●	●	●	●	○	○	○	○	○
			プレポダインスクラブ	ヨウ素	0.75% 100 mL中:有効ヨウ素0.75 g/ポリオキシエチレンポリオキシプロピレン/プロピレングリコール	●	●	●	▲	●	●	●	●	●	●	●	○	○	○	○	×
			プレポダインソリューション	ヨウ素	1% 100 mL中:有効ヨウ素1 g/ポリオキシエチレンポリオキシプロピレン	●	●	●	▲	●	●	●	●	●	●	●	○	○	○	○	×
	フェノール系		クレゾール石鹸液	クレゾール石鹸液	クレゾール42〜52%	●	●	●	▲	●	●	●	×	×	●	▲	×	×	×	×	×
			フェノール	フェノール	フェノール:98%以上 消毒用フェノール:95%以上 液状フェノール:88%以上 消毒用フェノール水:2.8〜3.3% フェノール水:1.8〜2.3%	●	●	●	▲	●	●	●	×	×	●	▲	△	△	△	×	×
低水準	ビグアナイト系		ヒビテンステリクロンヘキザックマスキン等	クロルヘキシジングルコン酸塩	0.02%、0.05%、0.1%、0.5%、5%、20%	●	▲	▲	×	●	●	▲	×	×	×	×	○	○	○	○	×
	第4級アンモニウム塩系		ハイアミンベゼトン等	ベンゼトニウム塩化物	0.01%、0.02%、0.025%、0.05%、0.1%、0.2%、10%	●	▲	▲	×	●	●	▲	×	×	×	×	○	○	○	○	×
			ザルコニンオスバン等	ベンザルコニウム塩化物	0.01%、0.02%、0.025%、0.05%、0.1%、0.2%、10%、50%	●	▲	▲	×	●	●	▲	×	×	×	×	○	○	○	○	×
	両性界面活性剤系		テゴー51等	アルキルジアミノエチルグリシン塩酸塩	0.05%、0.1%、0.2%、0.5%、10%	●	▲	▲	×	●	●	▲	×	×	×	×	○	△	△	△	×
	色素系		アクリノール消毒液	アクリノール水和物	0.1%、0.2%、0.5%	●	▲	×	×	×	×	×	×	×	×	×	○	○	○	○	×
	過酸化物系		オキシドール	過酸化水素	3%	●	●	●	▲	●	●	▲	▲	●	●	▲	×	○	○	○	×

微生物　●:有効、▲:十分な効果が得られない場合あり、×:無効
人体　○:使用可、△:注意して使用、×:使用不適

付録

表2 おもな副腎皮質ステロイド外用薬（数字：脚注参照）

クラス	ストロンゲスト		ベリーストロング						ストロング						マイルド					ウィーク
商品名	デルモベート	ダイアコート/ジフラール	リンデロンDP	マイザー	トプシム	ネリゾナ/テクスメテン	ビスダーム	パンデル	アンテベート	フルメタ	メサデルム	リンデロンV	ベトネベートN	リンデロンVG	ボアラ/ザルックス	フルコート	エクラー	リドメックス	レダコート	ロコイド	キンダベート	アルメタ	オイラゾン	グリメザゾン	プレドニゾロン
剤形 軟膏	●	●	●	●	●	●	●	●	●	●	●	●	●	●	●	●	●	●	●	●	●	●		●	●
クリーム	●	●	●	●	●	●	●		●	●	●	●		●	●	●	●	●	●	●	●	●	●	●	
ローション・液	●		●	●		●			●	●		●		●		●		●		●			●		
その他	スカルプ		ゾル		スプレー								スプレー		プラスター										
適応症 湿疹・皮膚炎群	3	3	3	1	5	3	1	9	3	1	1	2	5	2	9	6	1	6	1	8	4	8	7	1	2	1
皮膚瘙痒症																									
痒疹群	13	13	13	13	10	13	1	5	13		1		14		13	13	13	13	10	13	13	13	13		
虫刺され																									
乾癬																									
掌蹠膿疱症																									
扁平苔癬	15		15	15	15	15			15		15	15		15				15							
光沢苔癬																									
皮膚アミロイドーシス	16		17	17	17		16			16	17														
毛孔性紅色粃糠疹																									
Gibert ばら色粃糠疹																									
紅斑症		19	19	19				20	多形滲出	19	18								18		20				
紅皮症																		21							
慢性円板状エリテマトーデス																									
薬疹・中毒疹																									
円形脱毛症	22			22					22									22							
熱傷												23	注					23							
凍瘡																									
天疱瘡群			24																						
類天疱瘡	25	25	25						26									25							
痔核																									
術創（耳鼻科領域）											31	31													
進行性壊疽性鼻炎																									
尋常性白斑																									
特発性色素性紫斑		27	27	27				28		27							28				27				
肥厚性瘢痕・ケロイド																									
肉芽腫症	29	29	29					29			29						環状								
悪性リンパ腫	30	30	30						30		30														
Schamberg病																									
皮膚粘膜症候群																									

■：左記表示適応のみ　■：湿疹，びらん，結痂を伴うか，または二次乾癬を併発しているもの

注：リンデロン VG ローションは「熱傷」を除く

1 進行性指掌角皮症，女子顔面黒皮症，Vidal 苔癬，放射線皮膚炎，日光皮膚炎を含む
2 進行性指掌角皮症，Vidal 苔癬，放射線皮膚炎，日光皮膚炎を含む
3 進行性指掌角皮症，Vidal 苔癬，日光皮膚炎を含む
4 Vidal 苔癬，進行性指掌角皮症，脂漏性皮膚炎を含む
5 手湿疹，進行性指掌角皮症，Vidal 苔癬，日光皮膚炎を含む
6 進行性指掌角皮症，Vidal 苔癬を含む
7 進行性指掌角皮症を含む
8 アトピー性皮膚炎（乳幼児湿疹を含む），顔面・頸部・腋窩・陰部における湿疹・皮膚炎
9 進行性指掌角皮症，脂漏性皮膚炎を含む
9' 手湿疹，進行性指掌角皮症，脂漏性皮膚炎を含む
10 蕁麻疹様苔癬，ストロフルス，結節性痒疹を含む
11 固定蕁麻疹，ストロフルスを含む
12 蕁麻疹様苔癬，固定蕁麻疹を含む
13 蕁麻疹様苔癬，ストロフルス，固定蕁麻疹を含む
13' ストロフルス，蕁麻疹様苔癬，結節性痒疹を含む
14 固定蕁麻疹を含む
15 扁平紅色苔癬
16 アミロイド苔癬
17 アミロイド苔癬，斑状型アミロイド苔癬を含む
18 多形滲出性紅斑，結節性紅斑，Darier 遠心性環状紅斑
19 多形滲出性紅斑，Darier 遠心性環状紅斑，遠心性丘疹性紅斑
20 多形滲出性紅斑，Darier 遠心性環状紅斑
21 悪性リンパ腫による紅皮症を含む
22 悪性を含む
23 瘢痕，ケロイドを含む
24 Hailey-Hailey 病を含む
25 Duhring 疱疹状皮膚炎を含む
26 Duhring 疱疹状皮膚炎（類天疱瘡を含む）
27 Majocchi 紫斑，Schamberg 病，紫斑性色素性苔癬様皮膚炎
27' Majocchi 紫斑，Schamberg 病，紫斑性色素性苔癬様皮膚炎を含む
28 Majocchi 紫斑，Schamberg 病
29 サルコイドーシス，環状肉芽腫
30 菌状息肉症を含む
31 鼓室形成手術，内耳根治手術，中耳根治手術

表3 おもな経皮吸収型ステロイド製剤

薬品名	エクラープラスター	ドレニゾンテープ
一般名	デプロドンプロピオン酸エステル	フルドロキシコルチド
規格	20 μg 7.5 cm × 10 cm	4 μg/cm² 7.5 cm × 10 cm 7.5 cm × 200 cm
適応症	湿疹・皮膚炎群，虫刺され，痒疹群，乾癬，掌蹠膿疱症，肥厚性瘢痕・ケロイド，扁平紅色苔癬，慢性円板状エリテマトーデス，環状肉芽腫	湿疹・皮膚炎群，結節性痒疹，乾癬，掌蹠膿疱症，扁平紅色苔癬，アミロイド苔癬，環状肉芽腫，光沢苔癬，慢性円板状エリテマトーデス，Fox-Fordyce病，肥厚性瘢痕・ケロイド，尋常性白斑，Schamberg病，悪性リンパ腫

表4 おもな非ステロイド性抗炎症外用薬

分類		深部組織の消炎・鎮痛						皮膚の抗炎症作用				
商品名		ボルタレン	インテバン	セクター	フェルデン	ナパゲルン	ロキソニン	トパルジック	ジルダザック	コンベック	スタデルム	アズノール	デルマクリン
一般名		ジクロフェナク	インドメタシン	ケトプロフェン	ピロキシカム	フェルビナク	ロキソプロフェン	スプロフェン	ベンダザック	ウフェナマート	イブプロフェンピコノール	ジメチルイソプロピルアズレン	グリチルレチン酸
規格		ゲル：1% ローション：1%	軟膏：1% クリーム：1% 外用液：1% ゾル：1%	クリーム：5% ゲル：5% ローション：5%	軟膏：0.5%	軟膏：2%	ゲル：1%	軟膏：1% クリーム：1%	軟膏：3%	軟膏：5% クリーム：5%	軟膏：5% クリーム：5%	軟膏：0.033%	軟膏：1% クリーム：1%
剤形	軟膏		●		●	●		●	●	●	●	●	
	クリーム		●	●				●		●	●		●
	ゲル	●	●	●			●						
	液・ローション	●	●	●									
	末・散												●
	その他		ゾル										
用法・用量		1日数回	1日数回	1日1〜数回	1日数回	1日数回	1日数回	1日数回 1日1〜2回（帯状疱疹）	1日数回	1日数回	1日数回 1日1〜2回（帯状疱疹）	1日数回	1日数回
小児適応		未確立	あり	未確立	あり	未確立	未確立	あり（乳児以下未確立）	あり	あり	あり	あり	あり
適応	鎮痛・消炎	○	○	○	○	○	○						
	急性湿疹・接触皮膚炎，アトピー性皮膚炎，慢性湿疹等							○	○	○	○	○	○
	帯状疱疹							○				○	
	褥瘡，潰瘍											○	
	乳児湿疹，おむつ皮膚炎等								○				
	尋常性乾癬								○				
	尋常性痤瘡									○（クリーム）			
	皮膚瘙痒症，神経皮膚炎												○

表5 おもな消炎・鎮痛・鎮痒・収斂薬

	商品名	レスタミン	強力レスタミンコーチゾン		ベナパスタ	アミノ安息香酸エチル	オイラックス	オイラックスH	チンク油	アクリノールチンク油
	一般名	ジフェンヒドラミン	ヒドロコルチゾン酢酸エステル/フラジオマイシン硫酸塩/ジフェンヒドラミン塩酸塩		ジフェンヒドラミンラウリル硫酸	アミノ安息香酸エチル	クロタミトン	クロタミトン/ヒドロコルチゾン	チンク油	アクリノール/チンク油
	規格	1%	1g中:ヒドロコルチゾン酢酸エステル10mg/フラジオマイシン硫酸塩3.5mg/ジフェンヒドラミン塩酸塩1mg		4%	10%	10%	クロタミトン10%/ヒドロコルチゾン0.25%		1g中:アクリノール水和物0.01g/チンク油0.99g
剤形	軟膏									
	クリーム	●	●		●		●	●		
	ゲル									
	液・ローション									
	その他								油	油
	用法・用量	1日数回	1日数回		1日数回	適宜	1日数回	1日1〜数回	1日1〜数回	1日1〜数回

	商品名	カチリ	カラミン	エキザルベ	スチックゼノールA	ハイシップスプレー	エアーサロンパス	ヘパリンZ	ゼスタック
	一般名	フェノール・亜鉛華リニメント	カラミン/酸化亜鉛	混合死菌製剤	サリチル酸メチル/グリチルレチン酸配合剤	サリチル酸メチル/ジフェンヒドラミン配合剤		ヘパリンナトリウム	ヘパリン類似物質/副腎エキス/サリチル酸
	規格	10g中:液状フェノール0.22mL/酸化亜鉛1g	カラミン8%/酸化亜鉛8%	1g中:混合死菌浮遊物0.166mL/ヒドロコルチゾン2.5mg	10g中:dl-カンフル0.5g/l-メントール0.6g/サリチル酸メチル1.85g/グリチルレチン酸0.002g	100mL中:サリチル酸メチル2g/l-メントール3g/dl-カンフル3g/ニコチン酸ベンジル0.04g/サリチル酸グリコール2g/ジフェンヒドラミン0.4g	100mL中:サリチル酸メチル1.75g/l-メントール3.2g/dl-カンフル3g/ニコチン酸ベンジル0.04g/サリチル酸グリコール1.75g/ジフェンヒドラミン0.4g	500単位/g	1g中:ヘパリン類似物質2mg/副腎エキス10mg/サリチル酸20mg
剤形	軟膏			●					●
	クリーム								
	ゲル								●
	液・ローション		●					●	
	その他	リニメント				スプレー	スプレー		
	用法・用量	1日1〜数回	1日数回	1日1〜数回	1日1〜数回	1日1〜数回	1日1〜数回	1日1〜数回	1日1〜数回

表6-a おもな第一世代抗ヒスタミン薬(注射薬)

鎮静性分類				鎮静性				
商品名	レスミン	レスカルミン	ヒベルナ	ハイスタミン	クロダミン	ポララミン	アタラックスP	
一般名	ジフェンヒドラミン塩酸塩	ジフェンヒドラミン塩酸塩/臭化カルシウム	プロメタジン塩酸塩	ジフェニルピラリン塩酸塩	クロルフェニラミンマレイン酸塩(dl体)	クロルフェニラミンマレイン酸塩(d体)	ヒドロキシジンパモ酸塩	
規格・剤形	注射:10mg, 30mg	5mL中:ジフェンヒドラミン塩酸塩20mg/臭化カルシウム175mg	注:25mg	注:2mg	注:2mg, 5mg, 10mg	注:5mg	注:25mg, 50mg	
用法・用量(成人)	1回10〜30mgを皮下注または筋注	1日1回5mLを筋注	1回5〜50mgを皮下注または筋注	1日2〜4mgを1日1〜2回皮下注または筋注	1回5〜10mgを1日1〜2回皮下注または筋注	1回5〜10mgを1日1〜2回皮下注または筋注	1回25〜50mgを静注または点滴静注	
小児適応	あり	あり	あり	あり	あり	あり	あり	
自動車運転	×	×	×	×	×	×	×	

自動車運転に関する添付文書の記載 ×従事させないように注意, ▲:操作には注意させること, ●:記載なし

表 6-b　おもな第一世代抗ヒスタミン薬（内服薬）

鎮静性分類	鎮静性											
商品名	ベナ・レスタミンコーワ	ベネン	アリメジン	ヒベルナ	ヒベルナピレチア	ピレチア	タベジール	クロダミン	ポララミン	アタラックス	アタラックス P	ペリアクチン	ホモクロミン
一般名	ジフェンヒドラミン塩酸塩	トリプロリジン塩酸塩	アリメマジン酒石酸塩	ヒベンズ酸プロメタジン	プロメタジン塩酸塩	プロメタジンメチレンジサリチル酸塩	クレマスチンフマル酸塩	クロルフェニラミンマレイン酸塩(dl体)	クロルフェニラミンマレイン酸塩(d体)	ヒドロキシジン塩酸塩	ヒドロキシジンパモ酸塩	シプロヘプタジン	ホモクロルシクリジン塩酸塩
規格・剤形	錠：10 mg	錠：1 mg	シロップ：0.05%	散：10%	錠・糖衣錠：5 mg、25 mg	細粒：10%	錠：1 mg、散：0.1%、1%シロップ：0.01%ドライシロップ：0.01%	錠：2 mg、散：1%シロップ：0.04%ドライシロップ：0.2%	錠：2 mg、6 mg(TR錠)、散：1%シロップ：0.04%ドライシロップ：0.2%	錠：10 mg、25 mg	錠：25 mgカプセル：25 mg、散：10%シロップ：0.5%ドライシロップ：2.5%	錠：4 mg、散：1%シロップ：0.04%	錠：10 mg
用法・用量（成人）	1回30～50 mgを1日2～3回	1回2～3 mgを1日3～4回	1回2.5 mgを1日3～4回	1回5～25 mgを1日1～3回	1回5～25 mgを1日1～3回	1日5～25 mg(細粒0.05～0.25g)を1日1～3回	1回1 mgを1日2回	1回2～6 mgを1日2～4回	1回1 mgを1日1～4回、TR錠：1回6 mgを1日2回	1日30～60 mgを1日1～3回に分けて投与	1日50～75 mgを1日2～3回に分けて投与	1回4 mgを1日1～3回	1回10～20 mgを1日1回
小児適応	あり	あり	あり	あり	あり	あり	あり	あり	あり	あり	あり	あり	あり
自動車運転	×	×	×	×	×	×	×	×	×	×	×	×	×

自動車運転に関する添付文書の記載　×：従事させないように注意，▲：操作には注意させること，●：記載なし

表 6-c　おもな第二世代抗ヒスタミン薬（内服薬）

鎮静性分類	鎮静性		軽度鎮静性			非鎮静性						
商品名	サジテン	ゼスランニポラジン	アゼプチン	セルテクト	ダレンレミカット	ジルテック	ザイザル	アレロック	エバステル	アレジオン	タリオン	クラリチン	アレグラ
一般名	ケトチフェンフマル酸塩	メキタジン	アゼラスチン塩酸塩	オキサトミド	エメダスチンフマル酸塩	セチリジン塩酸塩	レボセチリジン塩酸塩	オロパタジン塩酸塩	エバスチン	エピナスチン塩酸塩	ベポタスチンベシル酸塩	ロラタジン	フェキソフェナジン塩酸塩
規格・剤形	錠：1 mgカプセル：1 mgシロップ：0.02%ドライシロップ：0.1%	錠：3 mg、細粒：0.6%シロップ：0.03%ドライシロップ：0.6%	錠：0.5 mg、1 mg、顆粒：0.2%	錠：30 mgシロップ：0.2%ドライシロップ：2%	カプセル：1 mg、2 mg	錠・OD錠：5 mg、10 mgドライシロップ：1.25%	錠：5 mgシロップ：0.05%	錠・OD錠：2.5 mg、5 mgOD フィルム：2.5 mg顆粒：0.5%	錠：10 mg、20 mgドライシロップ：1%内服液：0.2%	錠・OD錠：5 mg、10 mg	錠：レディタブ・OD錠：5 mg、10 mgドライシロップ：1%	錠・OD錠：30 mg、60 mgドライシロップ：6%	
用法・用量（成人）	1回1 mgを1日2回朝食後および就寝前	1回3 mgを1日2回	1回1 mgを1日2回朝食後および就寝前	1回30 mgを1日2回朝食後および就寝前	1回1～2 mgを1日2回朝食後および就寝前	1日1回10 mg 就寝前	1日1回5 mg 就寝前	1回5 mgを1日2回朝食後および就寝前	1日1回5～10 mg	1日1回20 mg	1回10 mgを1日2回	1日1回10 mg	1回2回60 mg
小児適応	6か月以上	あり	なし	あり	未確立	2歳以上	2歳以上	2歳以上	未確立	3歳以上	未確立	3歳以上	6か月以上
自動車運転	×	×	×	×	×	×	×	▲	▲	▲	▲	●	●

自動車運転に関する添付文書の記載　×：従事させないように注意，▲：操作には注意させること，●：記載なし

表 7　アトピー性皮膚炎治療薬

商品名	一般名	規格	軟膏	クリーム	液ローション	その他	用法・用量	小児適応
プロトピック軟膏	タクロリムス	成人用：0.1%小児用：0.03%	●				1日1～2回	あり

表8　おもな褥瘡治療薬

商品名	一般名	基剤	剤形	保水性	規格	用法	急性期	深部組織損傷(DTI)	浅い褥瘡：d		
									発赤	水疱	びらん 浅い潰瘍
アズノール	アズレン	油脂性基剤	軟膏	高	0.033%:20g, 50g	1日数回	●C1	●C1	●C1		
亜鉛華軟膏	酸化亜鉛	油脂性基剤	軟膏	高	20%, 500g	1日1〜数回	●C1	●C1		●C1	●C1
ボチシート	酸化亜鉛	油脂性基剤	貼付剤	高	20%, 10×20cm(30g)	1日1〜数回	●C1	●C1		●C1	●C1
亜鉛華単軟膏	酸化亜鉛	油脂性基剤	軟膏	低	10%, 500g	1日1〜数回	●C1	●C1			●C1
リフラップ	塩化リゾチーム	油中水型(W/O)	クリーム	中	5%：10g, 30g, 100g	1日1〜数回					●C1
		油中水型(W/O)	シート	中	5%, 10×15cm(37.5g)	1日1〜数回					●C1
アクトシン	ブクラデシンNa	水溶性基剤	軟膏	高	3%：30g, 200g	1日1〜2回					●C1
プロスタンディン	アルプロスタジルアルファデクス	油脂性基剤	軟膏	低	30μg/g：10g, 30g	1日2回					●C1
カデックス軟膏	ヨウ素	水溶性基剤	軟膏	高	0.9%：40g, 100g, 500g	1日2回					
カデックス外用散	ヨウ素	水溶性基剤	散剤	高	0.9%：50g	1日2回					
ヨードコート	ヨウ素	水溶性基剤	軟膏	高	0.9%：50g, 100g, 500g	1日2回					
ブロメライン	ブロメライン	水溶性基剤	軟膏	高	5万単位/g：20g, 100g, 500g	1日1回					
ゲーベン	スルファジアジン銀	水中油型(O/W)	クリーム	中	1%：50g, 100g, 500g	1日1回					
イサロパン	アルクロキサ	水溶性基剤	散剤	高	6%：20g	1日1〜3回					
オルセノン	トレチノイントコフェリル	水中油型(O/W)	軟膏	中	0.25%：30g, 100g, 500g	1日1〜2回					
フィブラスト	トラフェルミン	−	スプレー	低	250μg, 500μg	1日1回					
ソルコセリル	幼牛血液抽出物	油中水型(W/O)	クリーム	中	5%：20g, 500g	1日1〜2回					
ユーパスタ	白糖・ポビドンヨード配合	水溶性基剤	軟膏	高	ポビドンヨード3%：30g, 50g, 100g	1日1〜2回					

商品名	一般名	深い褥瘡：D					
		壊死組織除去 N	肉芽形成促進 G	創の縮小 S	感染・炎症 I	滲出液制御 E	ポケット解消 P
アズノール	アズレン		●C1				
亜鉛華軟膏	酸化亜鉛		●C1				
ボチシート	酸化亜鉛		●C1				
亜鉛華単軟膏	酸化亜鉛		●C1				
リフラップ	塩化リゾチーム	●C1	●C1				
アクトシン	ブクラデシンNa	●C1	●B				
プロスタンディン	アルプロスタジルアルファデクス	●C1	●C1				
カデックス軟膏	ヨウ素	●C1			●B	●B	
カデックス外用散	ヨウ素	●C1			●B	●B	
ヨードコート	ヨウ素	●C1			●B	●B	
ブロメライン	ブロメライン	●C1					
ゲーベン	スルファジアジン銀	●C1			●B		
イサロパン	アルクロキサ		●B	●B			
オルセノン	トレチノイントコフェリル		●B				●C1
フィブラスト	トラフェルミン		●B				●C1
ソルコセリル	幼牛血液抽出物			●C1			
ユーパスタ	白糖・ポビドンヨード配合	●C1	●B		●B	●B	●C1

B, C1：ガイドラインにおける推奨度を表す．

表 9-a　おもな抗菌外用薬

分類	外用サルファ製剤	外用抗生物質製剤					
商品名	テラジアパスタ	クロロマイセチン	アクロマイシン	レダマイシン	フシジンレオ	ソフラチュール	ゲンタシン
一般名	スルファジアジン	クロラムフェニコール	テトラサイクリン	デメチルクロルテトラサイクリン	フシジン酸ナトリウム	フラジオマイシン	ゲンタマイシン
規格・剤形	パスタ：5%	軟膏：2%　液：5%	軟膏：3%　末：原末	軟膏：0.5%	軟膏：2%	貼付剤：10 cm×10 cm (10.8 mg)　10 cm×30 cm (32.4 mg)	軟膏：0.1%　クリーム：0.1%
剤形　軟膏		●	●	●	●		●
クリーム							●
ゲル							
液・ローション	●	●	●				
末・散							
貼付剤						●	
その他	パスタ						
用法・用量	1日1～数回	1日1～数回	1日1～数回	1日1～数回	1日数回	1～数枚を貼付	1日数回
小児適応	あり	あり	あり	あり	あり	あり	あり
皮膚科適応　表在性皮膚感染症	○	○	○	○	○		○
深在性皮膚感染症	○	○	○	○	○		○
リンパ管・リンパ節炎							
外傷・熱傷および手術創等の二次感染							
痤瘡（化膿性炎症を伴うもの）							
慢性膿皮症	○	○	○	○	○		

分類		外用抗生物質合剤				抗原虫薬
商品名	バクトロバン鼻腔用軟膏	クロマイ-P	バラマイシン	テラマイシン	フラセチン・T・パウダー	ロゼックスゲル
一般名	ムピロシン	クロラムフェニコール/フラジオマイシン/プレドニゾロン	バシトラシン/フラジオマイシン	オキシテトラサイクリン/ポリミキシンB	フラジオマイシン/トリプシン	メトロニダゾール
規格・剤形	鼻腔用軟膏：2%	軟膏1g中：クロラムフェニコール20 mg/フラジオマイシン5 mg/プレドニゾロン3 mg	軟膏1g中：バシトラシン250単位/フラジオマイシン2 mg	軟膏1g中：オキシテトラサイクリン30 mg/ポリミキシンB1万単位	外用散1g中：フラジオマイシン10 mg/結晶トリプシン2,500 USP単位	ゲル：0.75%
剤形　軟膏	●	●	●	●		
クリーム						
ゲル						●
液・ローション						
末・散					●	
貼付剤						
その他						
用法・用量	1日3回	1日1～数回	1日1～数回	1日1～数回	適量散布	1日2回
小児適応	なし	あり	あり	あり	あり	
皮膚科適応　表在性皮膚感染症			○	○		
深在性皮膚感染症		○				
リンパ管・リンパ節炎						
外傷・熱傷および手術創等の二次感染	MRSA　MSSA	○				
痤瘡（化膿性炎症を伴うもの）						
慢性膿皮症						

表 9-b ・ おもな抗菌注射薬

分類	ペニシリン系			複合ペニシリン系				セファロスポリン系 第1世代		第2世代
商品名	ペニシリンGカリウム	ビクシリン	ペントシリン	ビクシリンS	ユナシンS	ゾシン	スルペラゾン	コアキシン	セファメジンα	パンスポリン
一般名	ベンジルペニシリン	アンピシリン	ピペラシリンナトリウム	アンピシリン/クロキサシリン	スルタミシリン/スルバクタム	タゾバクタム/ピペラシリン	スルバクタム/セファゾリン	セファロチン	セファゾリン	セフォチアム
規格・剤形	20万・100単位	100 mg, 500 mg, 1 g, 2 g	1 g, 2 g 1 gバッグ, 2 gバッグ	100 mg, 500 mg, 1 g	0.75 g, 1.5 g 1.5 gキット, 3 gキット	2.25 g, 4.5 g	0.5 g, 1 g 1 gキット	1 g, 2 g	0.25 g, 0.5 g, 1 g, 2 g	筋注:0.5 g 静注:0.25 g, 0.5 g, 1 g バッグ:1 g
用法・用量(成人)	30万〜60万を1日2〜4回	1〜2 gを1日1〜2回	2〜4 gを2〜4回に分けて投与	1〜2 gを1日2回	3〜6 gを2回に分けて投与	4.5 gを1日2〜3回	1〜2 gを2回に分けて投与	1〜6 gを4〜6回に分けて投与	1 gを2回に分けて投与	0.5〜2 gを2〜4回に分けて投与
小児適応	あり	あり	新生児未確立	あり			あり	あり	あり	あり
皮膚科適応 表在性皮膚感染症	○	○						○	○	
深在性皮膚感染症	○	○						○	○	
リンパ管・リンパ節炎	○	○						○	○	
外傷・熱傷および手術創等の二次感染			○				○		○	
痤瘡(化膿性炎症を伴うもの)										
慢性膿皮症			○							

分類	セファロスポリン系 第2世代			第3世代					第4世代	
商品名	メイセリン	クラフォラン	セフォペラジン	ベストコール	ロセフィン	モダシン	ケニセフ	バナン	マキシピーム	セフピロム
一般名	セフミノクス	セフォタキシム	セフォペラゾン	セフメノキシム	セフトリアキソン	セフタジジム	セフォジジム	セフポドキシムプロキセチル	セフェピム	セフピロム
規格・剤形	1 g	0.5 g, 1 g	1 g	筋注:0.5 g 静注:0.5 g	0.5 g, 1 g バッグ:1 g	0.5 g, 1 g	1 g	錠:100 mg ドライシロップ:5%	0.5 g, 1 g	0.5 g, 1 g
用法・用量(成人)	2 gを2回に分けて投与	1〜2 gを2回に分けて投与	1〜2 gを2回に分けて投与	1〜2 gを2回に分けて投与	1〜2 gを1〜2回に分けて投与	1〜2 gを2回に分けて投与	1〜2 gを2回に分けて投与	100 mg(重症時200 mg)を1日2回	1〜2 gを2回に分けて投与	1〜2 gを2回に分けて投与
小児適応	あり	あり	新生児未確立	あり(筋注は禁忌)	あり	あり	なし	あり	なし	あり
皮膚科適応 表在性皮膚感染症								○		
深在性皮膚感染症		○						○	○	○
リンパ管・リンパ節炎		○						○		
外傷・熱傷および手術創等の二次感染			○		○				○	
痤瘡(化膿性炎症を伴うもの)										
慢性膿皮症				○				○		

表 9-b つづき

分類	第4世代	セファミシン系	オキサセフェム系	モノバクタム系	マクロライド系 14員環	マクロライド系 15員環	カルバペネム系			
商品名	ファーストシン	セフメタゾン	フルマリン	アザクタム	エリスロシン	ジスロマック	メロペン	チエナム	カルベニン	フィニバックス
一般名	セフォゾプラン	セフメタゾール	ラタモキセフ	アズトレオナム	エリスロマイシン	アジスロマイシン	メロペネム	イミペネム/シラスタチン	パニペネム/ベタミプロン	ドリペネム
規格・剤形	0.5 g、1 g バッグ：1 g	筋注：0.5 g 静注：0.25 g、0.5 g、1 g、2 g キット：1 g	0.5 g、1 g キット：1 g	0.5 g、1 g	500 mg	500 mg	0.25 g、0.5 g キット：0.5	筋注：0.5 g 静注：0.25 キット：0.5	0.25 g、0.5 g	0.25 g、0.5 g キット：0.25 g
用法・用量(成人)	1～2 g を 2 回に分けて投与	1～2 g を 2 回に分けて投与	1～2 g を 2 回に分けて投与	1～2 g を 2 回に分けて投与	600～1500 mg を 2～3 回に分けて投与	500 mg を 1 回投与	150～200 mg を 1 日 3 回	0.5～1 g を 2～3 回に分けて投与	1 g を 2 回に分けて投与	0.25 g を 2～3 回投与
小児適応	あり	あり	あり	あり	あり	あり	あり	あり（筋注未確立）	あり	あり
皮膚科適応 表在性皮膚感染症										
深在性皮膚感染症							○		○	○
リンパ管・リンパ節炎							○		○	
外傷・熱傷および手術創等の二次感染	○		○				○		○	○
痤瘡（化膿性炎症を伴うもの）										
慢性膿皮症										

分類	アミノグリコシド系								リンコマイシン系	テトラサイクリン系
商品名	硫酸ストレプトマイシン	カナマイシン	ゲンタシン	アミカシン硫酸塩	トブラシン	パニマイシン	ハベカシン	トロビシン	イセパシン	ダラシン S	ミノマイシン
一般名	ストレプトマイシン	カナマイシン	ゲンタマイシン	アミカシン	トブラマイシン	ジベカシン	アルベカシン	スペクチノマイシン	イセパマイシン	クリンダマイシン	ミノサイクリン
規格・剤形	1 g	1 g	10 mg、40 mg、60 mg	100 mg、200 mg	10 mg、60 mg、90 mg	50 mg、100 mg	25 mg、75 mg、100 mg、200 mg	2 g	200 mg、400 mg	300 mg、600 mg	100 mg
用法・用量(成人)	1 g を 1 日 1 回筋注	2～4 g を 4 回に分けて投与	3 mg/kg を 3 回に分けて投与	100～200 mg を 1 日 2 回投与	120～180 mg を 2～3 回に分けて投与	100 mg を 2 回に分けて投与	150～200 mg を 1～2 回に分けて投与	2 g を 1 日 2 回	400 mg を 1 から 2 回に分けて投与	600～1200 mg を 2～4 回に分けて投与	初日：100～200 mg、以後 100 mg を 12 あるいは 24 時間ごと
小児適応	なし	あり	あり	あり	あり	あり	あり	なし	あり	あり	あり
皮膚科適応 表在性皮膚感染症		○									
深在性皮膚感染症		○			○		○				○
リンパ管・リンパ節炎		○									
外傷・熱傷および手術創等の二次感染		○	○	○	○	○	○	淋菌感染症のみ	○		
痤瘡（化膿性炎症を伴うもの）											
慢性膿皮症					○	○					

表 9-b　つづき

分類	グリシルサイクリン系	ホスホマイシン系	グルコペプチド系		ST合剤	オキサゾリジノン系	抗原虫薬	ストレプトグラミン系	リポペプチド系
商品名	タイガシル	ホスミシンS	塩酸バンコマイシン	タゴシッド	バクトラミン	ザイボックス	アネメトロ	シナシッド	キュビシン
一般名	チゲサイクリン	ホスホマイシン	バンコマイシン塩酸塩	テイコプラニン	スルファメトキサゾール/トリメトプリム	リネゾリド	メトロニダゾール	キヌプリスチン/ダルホプリスチン	ダプトマイシン
規格・剤形	50 mg	500 mg, 1 g, 2 g バッグ：1 g, 2 g	0.5 g	200 mg	S:400 mg, T:80 mg	600 mg	500 mg	500 mg	350 mg
用法・用量（成人）	初回100 mgを投与，以後12時間ごとに50 mgを投与	2〜4 gを2回に分けて投与	0.5 gを6時間ごと，1 gを12時間ごと		初日：400 mgまたは800 mgを2回に分けて投与，以後1日1回200 mgまたは400 mgを投与	15〜20 mg/kgを3回に分けて投与	1,200 mgを2回に分けて投与	500 mgを1日3回	7.5 mg/kgを1日1回	4あるいは6 mg/kgを24時間ごと
小児適応	なし	あり	あり	あり	なし	あり	なし	なし	なし
皮膚科適応　表在性皮膚感染症									
深在性皮膚感染症	○		○		○	○		○	
リンパ管・リンパ節炎									
外傷・熱傷および手術創等の二次感染	○	○	○			○		各種感染症（VRE）	○
痤瘡（化膿性炎症を伴うもの）						○			
慢性膿皮症									

表 9-c　おもな抗菌内服薬

分類	ペニシリン系							セフェム 第1世代	
商品名	ソルシリン	サワシリン	ベングッド	ビクシリンS	オーグメンチン	バイシリン	ユナシン	ケフレックス	オラスポア
一般名	アンピシリン	アモキシシリン	バカンピシリン	アンピシリン/クロキサシリン	アモキシシリン/クラブラン酸	ベンジルペニシリンベンザチン	スルタミシリン	セファレキシン	セフロキサジン
規格・剤形	カプセル：250 mg ドライシロップ：10%	カプセル：125 mg, 250 mg, 錠：250 mg 細粒：10%	錠：250 mg	配合錠：125 mg/125 mg	配合錠：250 mg/125 mg (250RS), 125 mg/62.5 mg (125SS) ドライシロップ：600 mg/42.9 mg	顆粒：40万単位/g	錠：375 mg	カプセル：250 mg シロップ用細粒：100 mg, 200 mg 持続性顆粒：20%（小児用），50%	ドライシロップ：10%
用法・用量（成人）	250〜500 mgを1日4〜6回	250 mgを1日3〜4回	0.5〜1 gを3〜4回に分割して投与	250〜500 mgを1日4回	250 mgを1日3〜4回	40万単位を1日2〜4回	375 mgを1日2〜3回	250 mg（重症時500 mg）を6時間ごと	30 mg/kgを3分割
小児適応	あり	あり	あり	なし	なし	なし	なし	あり	あり
皮膚科適応　表在性皮膚感染症	○	○	○		○		○	○	○
深在性皮膚感染症	○	○	○		○		○	○	○
リンパ管・リンパ節炎	○	○	○		○		○	○	○
外傷・熱傷および手術創等の二次感染	○	○	○					○	
痤瘡（化膿性炎症を伴うもの）									
慢性膿皮症	○	○	○					○	○

表 9-c つづき

分類	セフェム								
	第2世代			第3世代					
商品名	ケフラール	パンスポリンT	オラセフ	メイアクトMS	セフテム	セフゾン	セフスパン	フロモックス	トミロン
一般名	セファクロル	セフォチアム	セフロキシムアキセチル	セフジトレンピボキシル	セフチブテン	セフジニル	セフィキシム	セフカペンピボキシル	セフテラムピボキシル
規格・剤形	カプセル：250 mg 小児用細粒：10% 持続性顆粒：50%	錠：100 mg、200 mg	錠：250 mg	錠：100 mg、細粒10%	カプセル：100 mg、200 mg	カプセル：50 mg、100 mg 細粒：10%	カプセル：50 mg、100 mg 細粒：5%	錠：75 mg、100 mg 細粒：10%	錠：50 mg、100 mg 細粒：10%
用法・用量（成人）	250 mg（重症時500 mg）を1日3回	300〜600 mg（重症時1200 mg）を3分割	250 mg（重症時500 mg）を1日3回	100 mg（重症時200 mg）を1日3回	200 mg を1日2回もしくは100 mg を1日3回	100 mg を1日3回	50〜100 mg を1日2回	100 mg（重症時150 mg）を1日3回	150〜600 mg を3回に分割
小児適応	あり	なし	なし	あり	なし	あり	あり	あり	なし
皮膚科適応 表在性皮膚感染症	○	○	○	○		○	○	○	
深在性皮膚感染症	○	○	○	○		○	○	○	
リンパ管・リンパ節炎	○	○	○	○		○	○	○	
外傷・熱傷および手術創等の二次感染	○	○	○	○		○	○	○	
痤瘡（化膿性炎症を伴うもの）			○						
慢性膿皮症									

分類	セフェム	ペネム系	マクロライド系						リンコマイシン系
	第3世代		14員環			15員環	16員環	その他	
商品名	バナン	ファロム	クラリス	エリスロシン	ルリッド	ジスロマック	ジョサマイシン	アセチルスピラマイシン	ダラシン
一般名	セフポドキシムプロキセチル	ファロペネム	クラリスロマイシン	エリスロマイシン	ロキシスロマイシン	アジスロマイシン	ジョサマイシン	スピラマイシン	クリンダマイシン
規格・剤形	錠：100 mg、200 mg ドライシロップ：5%	錠：150 mg、200 mg ドライシロップ：10%	錠：50 mg、200 mg ドライシロップ：10%	錠：100 mg、ドライシロップ：10%、20%、顆粒：20%	錠：150 mg	錠：250 mg、600 mg カプセル小児用：100 mg 細粒小児用：10% 成人用ドライシロップ：2 g	錠：50 mg、200 mg ドライシロップ：10% シロップ：3%	錠：100 mg、200 mg	カプセル：75 mg、150 mg
用法・用量（成人）	100 mg（重症時200 mg）を1日2回	150〜200 mg を1日3回	200〜400 mg を1日2回	800〜1,200 mg を4〜6回に分割して投与	150 mg を1日2回	2 g を1回投与	800〜1,200 mg を3〜4回に分けて投与	200 mg を1日4〜6回	150 mg を6時間ごと（重症時300 mg を8時間ごと）
小児適応	あり	あり	あり	あり	なし	あり	あり	なし	あり
皮膚科適応 表在性皮膚感染症	○	○	○	○	○	○	○	○	○
深在性皮膚感染症	○	○	○	○	○	○	○	○	○
リンパ管・リンパ節炎	○	○	○	○	○	○	○	○	○
外傷・熱傷および手術創等の二次感染		○	○	○			○		○
痤瘡（化膿性炎症を伴うもの）		○				○			
慢性膿皮症	○	○	○	○		○			○

表 9-c つづき

分類		テトラサイクリン系					
商品名		アクロマイシン	レダマイシン	ビブラマイシン	ミノマイシン	ホスミシン	ザイボックス	フラジール
一般名		テトラサイクリン	デメチルクロルテトラサイクリン	ドキシサイクリン	ミノサイクリン	ホスホマイシン	リネゾリド	メトロニダゾール
規格・剤形		カプセル：50 mg, 250 mg 末(1 g/g)	カプセル：150 mg	錠：50 mg, 100 mg	錠・カプセル：75 mg, 150 mg 顆粒 2%	錠：250 mg, 500 mg ドライシロップ：20%, 40%	錠：600 mg	錠：250 mg
用法・用量(成人)		1 g を 4 回に分けて投与	450〜600 mg を 2〜4 回に分けて投与	初日：200 mg を 1〜2 回に分けて投与, 2 日目以降：100 mg を 1 回	初日：100〜200 mg, 以後 100 mg を 12 あるいは 24 時間ごと	2〜3 g を 3〜4 回に分けて投与	1,200 mg を 2 回に分けて投与	250〜500 mg を 1 日 2〜4 回
小児適応		あり	なし	あり	あり	あり	あり	なし
皮膚科適応	表在性皮膚感染症	○	○	○	○			
	深在性皮膚感染症	○	○	○	○	○	○	
	リンパ管・リンパ節炎	○	○	○	○	○		
	外傷・熱傷および手術創等の二次感染			○	○		○	
	痤瘡(化膿性炎症を伴うもの)	○			○			
	慢性膿皮症	○	○	○	○			

表 10 おもな抗真菌外用薬

系統	一般名	薬品名	用法	適応症			剤形				備考
				白癬	カンジダ症	癜風	軟膏	クリーム	ローション・液	スプレー	
イミダゾール系	ミコナゾール硝酸塩	フロリード-D	1日2〜3回	○	○	○		●	●		
	クロトリマゾール	エンペシド	1日2〜3回	○	○	○		●	●		
	エコナゾール硝酸塩	パラベール	1日2〜3回	○	○	○		●			
	イソコナゾール硝酸塩	アデスタン	1日2〜3回	○	○	○		●			
	スルコナゾール硝酸塩	エクセルダーム	1日2〜3回	○	○	○		●	●		
	オキシコナゾール硝酸塩	オキナゾール	1日2〜3回	○	○	○		●	●		
	ビホナゾール	マイコスポール	1日1回	○	○	○		●	●		
	ケトコナゾール	ニゾラール	1日1回 1日2回(脂漏性皮膚炎)	○	○	○		●	●		脂漏性皮膚炎の適応あり
	ネチコナゾール塩酸塩	アトラント	1日1回	○	○	○	●	●	●		
	ラノコナゾール	アスタット	1日1回	○	○	○	●	●	●		
	ラノコナゾール	アスタット	1日1回	○	○	○				●	
	ルリコナゾール	ルリコン	1日1回	○	○	○	●	●	●		
	ルリコナゾール	ルコナック外用液5%	1日1回	爪白癬							
アリルアミン系	テルビナフィン塩酸塩	ラミシール	1日1回	○	○	○		●	●	●	
	トルナフタート	ハイアラージン	1日2〜3回	○				●	●		
チオカルバミン系	リラナフタート	ゼフナート	1日1回	○				●	●		
モルホリン系	アモロルフィン塩酸塩	ペキロン	1日1回	○	○	○		●		●	
ベンジルアミン系	ブテナフィン塩酸塩	メンタックス	1日1回	○				●	●	●	
トリアゾール系	エフィナコナゾール	クレナフィン	1日1回	爪白癬							

表11 おもな角化症・乾癬治療薬

分類	角化症治療薬			乾癬治療薬(内服薬・注射薬)				
	合成レチノイド	ビタミンA製剤	尿素製剤	免疫抑制薬		生物学的製剤		
						ヒト型モノクローナル抗体	キメラ型モノクローナル抗体	ヒト型モノクローナル抗体
商品名	チガソン	ザーネ軟膏	ケラチナミンウレパールパスタロン	サンディミュン	ネオーラル	ヒュミラ	レミケード	ステラーラ
一般名	エトレチナート	ビタミンA	尿素	シクロスポリン	シクロスポリン	アダリムマブ	インフリキシマブ	ウステキヌマブ
規格・剤形	カプセル:10 mg, 25 mg	0.5%(5,000単位/g)	クリーム:10%, 20% ローション:10%	カプセル:25 mg, 50 mg 内服液:10% 点滴静注:250 mg/5 mL	カプセル:10 mg, 25 mg, 50 mg 内服液:10%	20 mg/0.4 mL皮下注シリンジ 40 mg/0.8 mL皮下注シリンジ	100 mg/20 mL点滴静注	45 mg/0.5 mL皮下注シリンジ
標的	上皮細胞の増殖および分化	—	—	リンパ球, T細胞	リンパ球, T細胞	TNF-α	TNF-α	IL-12/23
用法・用量	1日40〜50 mgを2〜3回に分けて投与, 2〜4週間連用	1日2〜3回	10%:1日2〜3回 20%:1日1〜数回	乾癬:1日5 mg/kgを2回に分けて投与	乾癬:1日5 mg/kgを2回に分けて投与	2週間隔で皮下注	初回80 mg, 以後2週ごと, その後8週間隔で40 mgを皮下注	0, 2, 6週に1回5 mg/kgを投与し, 以後8週間隔で投与	0, 4週に1回45 mgを投与し, 以後12週間隔で投与
小児適応	乳児以下未確立	あり	あり	乳児以下未確立	乳児以下未確立	未確立(若年性特発性関節炎以外なし)	未確立	未確立
適応	乾癬群, 魚鱗癬, 掌蹠角化症等	アトピー性皮膚炎, 進行性指掌角皮症, 足蹠部慢性化膿性皮膚炎, 老人性乾皮症, 掌蹠角化症, 毛孔性苔癬, 魚鱗癬, 頭部粃糠疹(ローションのみ)	角化性皮膚疾患	尋常性乾癬 関節症性乾癬 乾癬性紅皮症 膿疱性乾癬 点滴静注は移植時の拒絶反応のみ	尋常性乾癬 関節症性乾癬 乾癬性紅皮症 膿疱性乾癬	尋常性乾癬 関節症性乾癬 乾癬性紅皮症 膿疱性乾癬 その他:関節リウマチ 強直性脊椎炎 Crohn病	尋常性乾癬 関節症性乾癬 乾癬性紅皮症 膿疱性乾癬 その他:関節リウマチ, 強直性脊椎炎 Crohn病, 潰瘍性大腸炎, Behçet病	尋常性乾癬 関節症性乾癬

分類	乾癬治療薬(内服薬・注射薬)					
	ヒト型ヒトIL-17Aモノクローナル抗体	活性型ビタミンD$_3$製剤				活性型ビタミンD$_3$合剤
商品名	コセンティクス	ボンアルファ	ボンアルファハイ	ドボネックス	オキサロール	ドボベット
一般名	セクキヌマブ	タカルシトール	タカルシトール	カルシポトリオール	マキサカルシトール	カルシポトリオール/ベタメタゾンプロピオン酸エステル
規格・剤形	150 mg/1 mL皮下注シリンジ	軟膏:2 μg/g クリーム:2 μg/g ローション:2 μg/g	軟膏:20 μg/g ローション:20 μg/g	軟膏:50 μg/g	軟膏:25 μg/g ローション:25 μg/g	軟膏:1 g中カルシポトリオール50 μg/ベタメタゾンプロピオン酸エステル0.643 mg
標的	IL-17A					
用法・用量	0, 1, 2, 3, 4週に1回300 mgを投与し, 以後4週間隔で投与	1日2回	1日1回	1日2回	1日2回	1日1回
小児適応	未確立	未確立	未確立	未確立	未確立	未確立
適応	尋常性乾癬 関節症性乾癬	乾癬, 魚鱗癬, 掌蹠膿疱症, 掌蹠角化症, 毛孔性紅色粃糠疹	尋常性乾癬	尋常性乾癬	尋常性乾癬, 魚鱗癬群, 掌蹠膿疱症, 掌蹠角化症	尋常性乾癬

表12 おもな痤瘡治療薬

分類	外用抗生物質製剤	外用キノロン製剤		アダパレン製剤	過酸化ベンゾイル製剤 単剤	過酸化ベンゾイル製剤 合剤
商品名	ダラシンT	アクアチム	ゼビアックス	ディフェリン	ベピオ	デュアック
一般名	クリンダマイシン	ナジフロキサシン	オゼノキサシン	アダパレン	過酸化ベンゾイル	過酸化ベンゾイル/クリンダマイシン
規格・剤形	ゲル：1% ローション：1%	軟膏：1% クリーム：1% ローション：1%	ローション：2%	ゲル：0.1%	ゲル：2.5%	ゲル：過酸化ベンゾイル3%/クリンダマイシン1%
剤形 軟膏		●				
クリーム		●				
ゲル	●			●	●	●
液・ローション	●	●	●			
末・散						
貼付剤						
その他						
用法・用量	1日2回, 洗顔後	1日2回, 洗顔後	1日1回, 洗顔後	1日1回, 洗顔後	1日1回, 洗顔後	1日1回, 洗顔後
小児適応	未確立	あり（幼児以下未確立）	未確立	あり（12歳以下は未確立）		
皮膚科適応 表在性皮膚感染症		○（軟膏・クリーム）				
深在性皮膚感染症		○（軟膏・クリーム）				
リンパ管・リンパ節炎						
外傷・熱傷および手術創等の二次感染						
痤瘡（化膿性炎症を伴うもの）	○	○（クリーム・ローション）	○	尋常性痤瘡	尋常性痤瘡	尋常性痤瘡
慢性膿皮症						

表13 おもなビタミン剤

分類	活性型ビタミンD_3製剤				活性型ビタミンD_3合剤
商品名	ボンアルファ	ボンアルファハイ	ドボネックス	オキサロール	ドボベット
一般名	タカルシトール	タカルシトール	カルシポトリオール	マキサカルシトール	カルシポトリオール/ベタメタゾンプロピオン酸エステル
規格・剤形	軟膏：2 μg/g クリーム：2 μg/g ローション：2 μg/g	軟膏：20 μg/g ローション：20 μg/g	軟膏：50 μg/g	軟膏：25 μg/g ローション：25 μg/g	軟膏：1 g中カルシポトリオール50 μg/ベタメタゾンプロピオン酸エステル0.643 mg
剤形 軟膏	●	●	●	●	●
クリーム	●				
液・ローション	●	●		●	
用法・用量	1日2回	1日1回	1日2回	1日2回	1日1回
小児適応	未確立	未確立	未確立	未確立	未確立
皮膚科適応	乾癬, 魚鱗癬, 掌蹠膿疱症, 掌蹠角化症, 毛孔性紅色粃糠疹	尋常性乾癬	尋常性乾癬	尋常性乾癬, 魚鱗癬群, 掌蹠膿疱症, 掌蹠角化症	尋常性乾癬

表14 おもな脱毛治療薬・睫毛貧毛症治療薬

商品名	一般名	規格	軟膏	クリーム	液・ローション	その他	用法・用量	小児適応
フロジン	カルプロニウム塩化物	5%			●		1日2〜3回	あり
プロペシア	フィナステリド	錠：0.2 mg 1 mg				錠剤	1日1回 0.2 mg	未確立
グラッシュビスタ	ビマトプロスト	0.03%			●		1日1回 就寝前	投与回避

表15　おもな皮膚軟化薬（腐食薬を含む）

商品名		白色ワセリン	プロペト	ケラチナミン ウレパール パスタロン パスタロンソフト	ヒルドイド ヒルドイドソフト
一般名		白色ワセリン	白色ワセリン	尿素	ヘパリン類似物質
規格				10%，20%	0.3%
剤形	軟膏	●	●		
	クリーム			●(O/W，W/O)	●(O/W，W/O)
	液・ローション			●(10%)	●
	その他				スプレー・ゲル
用法・用量		2～5日ごと	1日1～2回	10%：1日2～3回 20%：1日1～数回	1日1～数回

表16　おもな漢方薬

薬品名	皮膚科適応	特徴
葛根湯	蕁麻疹	比較的体力のある人
十味敗毒湯	化膿性皮膚疾患、急性皮膚疾患の初期、蕁麻疹、急性湿疹、水虫	体力中等度の人 滲出液の少ない場合
大柴胡湯	蕁麻疹	比較的体力のある人
黄連解毒湯	皮膚炎、皮膚瘙痒症	体力中等度もしくはそれ以上の人
防已黄耆湯	癰、癤、皮膚病	比較的体力が低下した人
消風散	分泌物が多く、痒みの強い慢性の皮膚病（湿疹、蕁麻疹、水虫、あせも、皮膚瘙痒症）	比較的体力のある人の慢性皮膚疾患
越婢加朮湯	湿疹	比較的体力のある人
清上防風湯	にきび	比較的体力のある人、顔面・頭部で発赤の強いもの、化膿しているもの
治頭瘡一方	湿疹、くさ、乳幼児の湿疹	比較的体力のある人、顔面・頭部などの湿疹、分泌物、びらん、痂皮などを認め、瘙痒感のある場合
四物湯	皮膚が乾燥し、色つやの悪い体質で胃腸障害のない人のしみやけ、しみ	比較的体力が低下した人で、皮膚の枯燥傾向のある場合
柴胡清肝湯	かんの強い傾向のある小児の湿疹	腺病質の人で皮膚の色が浅黒い場合
当帰飲子	冷え症の者の慢性疾患、痒み	比較的体力が低下した人の皮膚疾患で瘙痒を主訴とし、分泌物の少ない場合
六味丸	疲れやすくて尿量減少または多尿で特に口渇のある場合の痒み	比較的体力が低下した人
升麻葛根湯	皮膚炎	麻疹など発疹を伴う場合
温経湯	しもやけ	比較的体力が低下した人
牛車腎気丸	痒み	比較的体力が低下した人あるいは老人
茵蔯五苓散	蕁麻疹	体力中等度の人で口渇、尿量減少、浮腫があり軽度の黄疸を伴う場合
排膿散及湯	患部が発赤、腫脹して疼痛を伴った化膿症、癰、癤、面疔、その他の癤腫症	体力中等度の人の化膿性皮膚疾患
桂枝茯苓丸加薏苡仁	にきび、しみ、手足のあれ	体力中等度もしくはそれ以上の人
茵蔯蒿湯	蕁麻疹、口内炎	比較的体力のある人で皮膚瘙痒感のある場合

表17 おもな消炎鎮痛経皮吸収型製剤

分類	一般名	おもな薬品名	規格 (cm)	用法	腰痛症	変形性関節症	肩関節周囲炎	腱・腱鞘炎	腱周囲炎	上腕骨上顆炎 (テニス肘等)	筋肉痛	外傷後の腫脹・疼痛	関節リウマチにおける関節局所の疼痛
プロピオン酸系	ケトプロフェン	モーラステープ・L	20 mg：7×10, L40 mg：10×14	1日1回	●	●	●	●	●	●	●	●	●
		モーラスパップ	30 mg：10×14, 60 mg：14×20	1日2回	●	●	●	●	●	●	●	●	
		モーラスパップXR	120 mg：10×14	1日1回	●	●	●	●	●	●	●	●	
	フルルビプロフェン	ヤクバンテープ ゼポラステープ	20 mg：7×10, 40 mg：10×14, 60 mg：15×14	1日2回		●	●	●	●	●	●	●	
		アドフィードパップ ゼポラスパップ他	40 mg：10×14, 80 mg：14×20	1日2回		●	●	●	●	●	●	●	
	ロキソプロフェンナトリウム水和物	ロキソニンテープ	50 mg：7×10, 100 mg：10×14	1日1回	●						●	●	
		ロキソニンパップ	100 mg：10×14	1日1回	●						●	●	
アリール酢酸系	ジクロフェナク	ナボールテープ ボルタレンテープ	15 mg：7×10, 30 mg：10×14	1日1回		●	●	●	●	●	●		
		ナボールパップ	70 mg：7×10, 140 mg：10×14	1日1回		●	●	●	●	●	●		
	インドメタシン	カトレップテープ	35 mg：7×10, 70 mg：10×14	1日2回		●	●	●	●	●	●		
		インサイドパップ カトレップパップ イドメシンコーワパップ他	70 mg：10×14	1日2回		●	●	●	●	●	●		
	フェルビナク	セルタッチテープ	70 mg：10×14	1日2回		●	●	●	●	●	●		
		セルタッチパップ	70 mg：7×10, 140 mg：14×20	1日2回		●	●	●	●	●	●		

表18 その他の代表的薬剤

分 類	白斑治療薬	ハンセン病治療薬		疥癬治療薬
商品名	オクソラレン	レクチゾール プロトゲン	ランプレン	スミスリン
一般名	メトキサレン	ジアフェニルスルホン	クロファジミン	フェノトリン
適 応	尋常性白斑	ハンセン病 レクリゾールのみ持久性隆起性紅斑, Duhring 疱疹状皮膚炎, 天疱瘡, 色素性痒疹あり	ハンセン病	疥癬
規格・剤形	錠：10 mg 軟膏：0.3% ローション：0.3%, 1%	錠剤：25 mg	カプセル：50 mg	ローション：5%
用法・用量	錠剤：1日1回 20 mg 外用：適宜	ハンセン病：1日 75〜100 mg 他と併用 ハンセン病以外：1日 50〜100 mg を 2〜3 回に分けて投与	多菌型：50 mg を 1日1回または 200〜300 mg を週 2〜3 回に分けて食直後に投与 最低 2 年らい性結節性紅斑：1日1回 100 mg を食直後, 投与は 3 か月以内	1回1本を1週間間隔で使用, 塗布後 12 時間以上経過後に洗浄・除去
小児適応	あり	未確立	未確立	未確立

東京逓信病院薬剤部　**大谷道輝**

索引

和文索引

あ

亜急性皮膚エリテマトーデス（SCLE）　288，296
悪性黒色腫　196，518
悪性末梢性神経鞘腫（MPNST）　559
アクロコルドン　492
アシクロビル脳症　587
アスピリン蕁麻疹　273
アダパレン　191，471
　——ゲル　371
アタマジラミ　446
アトピー性皮膚炎　164，236，238，420，540
　——診療ガイドライン　186
アトピービジネス　239
アナフィラキシー　283，454
アポトーシス小体　143
アミロイドーシス　270，381
アミロイド苔癬　382
アルカリ　329
アレルギー性蕁麻疹　272
アレルギー性接触皮膚炎　245
アレルギー反応　89
アレルゲン　232
アンジオテンシン転換酵素（ACE）阻害薬　276
アンピシリン疹　427

い

イオントフォレシス　220
異汗性湿疹　248
異型　139
異形成　139
意見書　639
萎縮　77
　——性結節性皮膚アミロイドーシス　382
移植片対宿主病（GVHD）　322
異所性蒙古斑　566
イソトレチノイン　577
イチゴ状血管腫　552，566
一次性下肢静脈瘤　266，268
遺伝カウンセリング　564
遺伝形式　564
遺伝子診断　90
遺伝性対側性色素異常症　556
遺伝性皮膚疾患　39
イトラコナゾール　434
イピリムマブ　519
イベルメクチン　445
イミキモド　461

イミダゾール系　434
医薬品医療機器総合機構（PMDA）　629
医薬品副作用被害救済制度　629
イラガ類　456
医療安全　607
医療過誤　614
医療関連機器圧迫創傷　332
医療事故　614
　——調査委員会　584
医療訴訟　614
医療費　626
医療保険制度　617
医療面接　68
胃瘻チューブ　256
陰圧閉鎖療法　218
インソール　341
院内暴力対応マニュアル　81
インフォームド・コンセント　610，649

う

ウイルス感染症　570，575
ウイルス性疾患　119
ウイルス特異的T細胞　426
うがい試験　108

え

絵合わせ診断法　128
衛星細胞壊死　143
衛生材料　621
英文診断書　652
栄養障害型表皮水疱症　536
エキシマライト　194
液体窒素凍結療法　409
エコー　116
エコーウイルス16型感染症　428
壊死性筋膜炎　180，398，590
壊死性遊走性紅斑　288，388
壊疽性膿皮症　306
エトレチナート　200
エピネフリン　595
エピペン®　283
エリテマトーデス　296
円形脱毛症　472
炎症後色素沈着　534
炎症性粉瘤　485
遠心性環状紅斑　289
エンテロウイルス71　424

お

黄色腫　376
黄色爪症候群　480
黄色ブドウ球菌　180，392，401，403
オーソライズドジェネリック　622
太田母斑　550
オムツ部カンジダ症　571

か

外陰部色素沈着　567
開業医　46
介護保険主治医意見書　639
外傷　596
　——性刺青　594
外歯瘻　485
疥癬　82，444
改訂2段階診断法　147
潰瘍　77
外用抗真菌薬　172
外用薬　218
外用療法　359
過角化　77，142
化学熱傷　329
核異型　139
角化　77，142
　——細胞層　125，141
　——物　485
角層下膿疱症　375
鵞口瘡　571
過誤腫　141
過酸化ベンゾイル　471
下肢静脈高血圧　267，268
加水分解コムギ　247
ガス壊疽　398，405
画像診断　114
家族性良性慢性天疱瘡　355
学会　22
　——・研究会予演会　18
　——発表　24，32
学校保健　47，48
活性型ビタミンD_3　160，409
化膿性肉芽腫　145，490
痂皮　77
カフェオレ斑　558
貨幣状湿疹　240
顆粒細胞層　125
カルテ　634
川上アルゴリズム　261
川崎病　429
汗管腫　488
ガングリオン　498

索引

汗孔腫　93, 496
肝硬変　404
間擦疹型薬疹　325
カンジダ　98
　　──症　177, 433
環状紅斑　308
環状弾性線維融解性巨細胞肉芽腫
　（AEGCG）　348
環状肉芽腫　342
汗疹　250
関節リウマチ　308
乾癬　38, 200, 358
汗腺　127
感嘆符毛　472
鑑定　615
感度　590
陥入爪　478, 491
肝斑　529
乾皮症　77, 252, 540
柑皮症　535
眼皮膚白皮症　556
カンファレンス　17
汗疱　248
漢方薬　201
顔面神経麻痺　450
がん薬物療法　198

き

基幹病院　47
企業内医師　54
奇形腫　141
危険率　564
キシロカイン　595
基礎研究　40
基底細胞癌　93, 196, 508
基底細胞層　123
逆紹介　81, 335
救急医療　588
救急外来　588
丘疹　75
急性呼吸窮迫症候群（ARDS）　585
急性汎発性発疹性膿疱症（AGEP）
　324, 374
急性皮膚エリテマトーデス（ACLE）
　296
境界領域　57
教科書　11
狂犬病　597
胸腔鏡下胸部交感神経遮断術（ETS）
　477
共同演者　25
魚介類の生食　405
局所麻酔　595
局所免疫療法　473
局面上類乾癬　366
棘融解　350
虚血性障害　386
巨細胞性血管炎　260
魚鱗癬　546

──様症候群　539
亀裂　77
菌状息肉症　521
金属アレルギー　105, 248, 251, 369
勤務医　46

く

駆瘀血剤　201
口含み試験　108
クラゲ皮膚炎　459
クリーニング溶剤　257
クリオグロブリン血症性血管炎
　260
クリオグロブリン血症性紫斑　265, 270
クリオピリン関連周期熱症候群
　（CAPS）　284
クリプトコックス症　437
クレーメ　61
グロムス腫瘍　503

け

毛　127
鶏眼　340
経口抗真菌薬　173
蛍光抗体直接法（DIF）　151, 258, 350, 352, 357
蛍光抗体法　151, 414, 416
経口ステロイド薬　189
脛骨前粘液水腫　378
経皮吸収量　168
外科的応急処置　593
外科的手術　509
外科的治療　217
化粧品　166
ケジラミ　446
血液培養　96
血痂　77
結核菌　440
血管炎　260
血管拡張性肉芽腫　490, 575
血管奇形　553
血管腫　490, 552
血管性浮腫　275
血管線維腫　561
血管肉腫　524
血管浮腫　275
血腫　145
血漿交換療法　315
結節　75, 139
結節性黄色腫　376
結節性紅斑　290, 292, 344
結節性皮膚アミロイドーシス　382
結節性痒疹　278
血疱　76
ケミカルピーリング　220
毛虫皮膚炎　456

ケラトアカントーマ　515
ケロイド　505
腱黄色腫　376
嫌気培養　96
嫌気ポーター　96
研究　51
　　──会　22
　　──倫理　52
限局性強皮症　300
研修医　6
研修基幹施設　34
研修プログラム　34
研修連携施設　34
懸垂性線維腫　492
原発性局所多汗症　476
原発性皮膚ノカルジア症　407
原発性皮膚未分化大細胞リンパ腫
　521
原発巣　242
顕微鏡的多発血管炎　260

こ

抗ARS抗体　302
抗MDA5抗体　302
抗Mi-2抗体　302
抗TIF1抗体　302
高γグロブリン血症性紫斑　265, 270
抗ウイルス薬　162
硬化　77
抗核抗体検査　304
高額療養費制度　617
口下片　449
抗がん剤　319
後期研修　45
抗菌薬　160, 179
口腔カンジダ症　571
膠原病　38, 305
抗コリン作用　187
好酸球性多発血管炎性肉芽腫症
　261
好酸球性膿疱性毛包炎　375
好酸性小体　143
膠質小体　143
紅色汗疹　251
口唇炎　257
抗真菌薬　160, 172
口唇ヘルペス　418
硬性下疳　462
光線角化症　145
光線過敏型薬疹　338
光線過敏性　547
光線検査　110
光線療法　162, 192, 359
構造異型　140
好中球性皮膚症　306
後天性魚鱗癬　539
後天性表皮水疱症　355
高尿酸血症　384

紅斑　75
紅皮症　294，586
抗ヒスタミン薬　162，178，183，274，576
抗ヘルペスウイルス薬　415，417
肛門周囲膿瘍　570
絞扼輪　542
抗リン脂質抗体症候群　271，309
抗レトロウイルス療法（ART）　469
国際的評価　619
コクサッキーウイルスA10　424
コクサッキーウイルスA16　424
黒色菌糸症　437
黒色分芽菌症　437
国立感染症研究所　606
個細胞壊死　143
骨髄性プロトポルフィリン症　339
固定薬疹（FDE）　294，310，324
子どもの手術　230
子どもの診察　171
コミュニケーション　608
コムギアレルギー　247
コリン性蕁麻疹　273
コルチゾール　190
コロイド小体　143
混合診療　618
混合性結合組織病　309

さ

サーモンパッチ　553，566
臍炎　570
催奇形性　200，577
細菌感染症　569，585
細菌検査　95
最高血中濃度到達時間（T$_{max}$）　185
最少紅斑量（MED）　110，548
在宅診療　47
再投与試験　109
サイトメガロウイルス　316
再発抑制療法　466
細胞異型　140
柵状肉芽腫　342
刺し口　449
匙状爪　481
挫傷　596
痤瘡　470
　──様皮疹　319
殺細胞性抗悪性腫瘍薬　198
サブスペシャリティ　3，22，37
作用波長　110
サリチル酸ワセリン　371
サルコイドーシス　344
酸　329
参考書　11
サンスクリーン　549
　──剤　337
酸性メチレンブルー　435
サンバーン　338

し

しいたけ皮膚炎　256
ジェネリック　318
　──医薬品　622
歯牙　485
紫外線　514
　──防御　528
自家感作性皮膚炎　240，242
色素細胞腫瘍　131
色素細胞母斑　91
色素失調症　356，571
色素性乾皮症　547
色素性蕁麻疹　284
色素性母斑　526
色素斑　77
色素レーザー　211
糸球体様血管腫　581
シクロスポリン　161，190
刺激皮膚炎　257
止血　208，227
自己免疫性水疱症　357
脂質異常症　376
指趾粘液嚢腫　498
歯周組織　485
視診　71，80
システマティックレビュー　20
歯性病巣　257
脂腺　127
　──母斑　567
死体検案書　655
市中感染型 MRSA（CA-MRSA）　180，390，393，396，401
湿潤環境下療法（MWH）　216，333
指定難病　602
指導医　24，35，38
指導管理料　621
紫斑　217
　──病性腎炎　259
脂肪織炎　290
脂肪織ヘルニア　389
脂肪腫　482
死亡診断書　655
ジャーナルクラブ　19
雀卵斑　528
ジャパニーズスタンダードアレルゲン　232
重症熱性血小板減少症候群（SFTS）　448
重症薬疹　591
自由診療　60，612
重層法　170
縮毛症　562
酒皶　237，470
　──様皮膚炎　170，254
樹枝状血管　94
手術基本手技　225
手掌紅斑　294
術後放射線治療　506
出生前診断　565

腫瘍　139
　──随伴性天疱瘡（PNP）　350
腫瘤　75，139
シュルツエマダニ　448
証　201
紹介状　643，652
証拠　600
常在真菌　435
硝子体　143
小手術　207
症状詳記　621
小水疱　76
掌蹠角化症　542
掌蹠膿疱症　200，249，364
　──性関節症（PAO）　364
常染色体優性遺伝　370
消毒　217
小児血管腫　552
上皮性腫瘍　131
上皮成長因子受容体（EGFR）阻害薬　319
上皮内癌　141
傷病名　620
症例報告　24
抄録　25
初期臨床研修　6
触診　72，80
褥瘡　332
植皮術　205
食物アレルギー　105
食物依存性運動誘発アナフィラキシー　272
女性医師　63
女性型脱毛症　474
所属リンパ節生検　206
処方箋　646
シラミ症　446
脂漏性角化症　145，492
脂漏性皮膚炎　236
シロリムス　561
真菌感染症　570
真菌検査　98，246，430
真菌症　576
真菌培養法　438
神経皮膚症候群　558
人権　603
深在性真菌症　437
審査支払機関　617
浸潤癌　141
尋常性魚鱗癬　539
尋常性毛瘡　406
尋常性天疱瘡（PV）　350
尋常性白斑　532，556
尋常性皮膚炎　237
尋常性疣贅　408
新生児痤瘡　569
新生児水痘　570
新生児単純ヘルペスウイルス感染症　570
新生児中毒性紅斑　568

新生児稗粒腫 569
新生児ヘルペス 576
身体障害者診断書・意見書 639
診断書 638
真皮 126
　──メラノサイトーシス 550
深部静脈血栓症 266, 269
蕁麻疹 272, 277, 591
　──診療ガイドライン 186
　──様血管炎 284
診療ガイドライン 20
診療報酬 617
　──改定 626

接合部型表皮水疱症 536
癤腫症 393
切除 208
接触蕁麻疹 273
接触皮膚炎 105, 232, 236, 244, 294
　──症候群 232
説明書 649
切離 227
セファランチン 201
線維化 300
腺棘細胞癌 142
尖圭コンジローマ 145, 460
洗浄 217
線状IgA水疱性皮膚症 354
線状皮膚炎 458
全身型金属アレルギー 249, 251
全身性炎症反応症候群（SIRS） 361
全身性強皮症（SSc） 298
全身性接触皮膚炎 232
選択的長波長紫外線療法 195
センチネルリンパ節生検 206, 519
先天性巨大色素性母斑 551
先天性血管拡張性大理石様皮斑 568
先天性色素異常症 555
先天性皮膚カンジダ症 570
先天性表皮欠損症 568
先天性表皮水疱症 355, 571
先天性風疹症候群（CRS） 575
腺扁平上皮癌 142
専門医 38

苔癬 144
　──化 77, 144
　──状枇糠疹 366
　──様細胞浸潤 144
胎盤ホルモン 572
大量γグロブリン療法 303
高安動脈炎 260
多汗症 476
タキサン系抗がん剤 525
タクロリムス 160, 182
　──軟膏 254, 346
多形紅斑（EM） 325
多形滲出性紅斑 286
多形性紅斑型薬疹 294
多形性痒疹 278
多形日光疹 338
蛇行性穿孔性弾性線維症 389
ダニ媒介性脳炎 448
多発血管炎性肉芽腫症 261
多発性骨髄腫 145
多発性発疹性稗粒腫 488
段階的復帰 64
単純型表皮水疱症 536
単純性血管腫 295, 553
単純性枇糠疹 534
単純ヘルペス 103, 420
　──ウイルス（HSV） 576
　──ウイルス1型（HSV-1） 418
　──ウイルス感染 286
　──感染症 576
単純黒子 526
弾性ストッキング 265
弾性線維 348
弾性線維性仮性黄色腫（PXE） 386
弾性線維変性 386
丹毒 396
蛋白 merlin/schwanomin 561

水晶様汗疹 251, 569
水痘（VZW） 103, 414, 576
　──・帯状疱疹ウイルス 576
　──生ワクチン 415
水道水イオントフォレーシス療法 477
水疱 76
　──症 38
　──性疾患 119
　──性膿痂疹 180
　──性皮膚炎 458
　──性類天疱瘡（BP） 249, 352
スーパーローテート 6
スキンケア 163, 217, 471
スクラッチパッチテスト 107
ステロイド 160, 167
　──外用薬 239, 576
　──含有軟膏 244
　──局所注射 473, 506
　──サルファターゼ 539
　──内服 576
　──軟膏 242
　──皮膚炎 254
ストーマ皮膚炎 257
スプーンネイル 481
スポロトリコーシス 437
スミスリン 447
スメア検査 443
スライド 26

爪下外骨腫 502
造血系腫瘍 132
爪甲鉤彎症 481
爪甲縦裂症 481
総合診療医 57
爪甲剝離症 480
創始者効果 548
創傷治療 215
爪線維腫 561
壮年性脱毛症 474
創傷環境調整（WBP） 216, 333
足関節背屈角 458
足趾回内偏位 479
続発性皮膚ムチン沈着症 378
組織化学染色 150

ち
チーム医療 44
チガソン® 200
治ństwo 55
腟前庭乳頭腫症 461
虫刺症 454
中枢神経系抑制作用 187
中毒疹 591
中毒性表皮壊死症（TEN） 314, 630
聴神経腫瘍 561
腸性肢端皮膚炎 388
直接鏡検 98
直接顕微鏡検査 433

つ
痛風 384
　──結節 384
ツツガムシ病 451

た
ターゲット型光線療法 194
ダーモスコープ 91
ダーモスコピー 91, 147, 518
　──検査 472, 508
帯状疱疹（VZV） 103, 416, 576
　──後神経痛（PHN） 416

せ
セアカゴケグモ咬症 459
生活の質（QOL） 470
性器ヘルペス 464
成人Still病 295, 309
正中部母斑 566
青年性扁平疣贅 408
生物学的製剤 360
製薬企業 55
生理的老化 578
セカンドオピニオン 611, 612
癤 393
切開 208, 227

て

手足口病　103, 424
手足症候群　319
ディフェリン®　191
滴状類乾癬　366
手湿疹　245
デルマトーム　123
デルマドローム　4, 262
デング熱　429
電撃ший　590
電撃性紫斑　407
電子顕微鏡　158
電子ポスター（e-poster）　30
点状紅斑　295
伝染性紅斑　422, 575
伝染性単核球症　104
伝染性軟属腫　410
　──性ウイルス　410
伝染性膿痂疹　390
伝染性紅斑　295
点滴漏れ　609
癜風　435
天疱瘡　350

と

同意書　610, 650
凍結療法　162
投稿規定　32
凍傷　336
凍瘡　335
　──様ルーブス　335
糖尿病　343, 347, 389
　──性浮腫性硬化症　378
動物咬傷　596
トキシショック症候群（TSS）　403
トキシショック様症候群（TSLS）　403
特異的 IgE 抗体　105
特異度　590
ドクガ類　456
特発性色素性紫斑　263
特発性の蕁麻疹　272
塗抹鏡検　88
ドライスキン　280
トラコーマ鉗子　411
ドレッシング材　218

な

内服照射試験　112
内服療法　360
ナローバンド UVB　192
軟性線維腫　492
軟属腫小体　410
難病医療費助成　618
難病制度　602
軟部腫瘍　132

に

肉眼画像診断学　2
肉眼所見　153
肉芽　491
　──腫　140, 490
　──腫性炎症　440
　──腫性口唇炎　349
　──組織　140
二次性下肢静脈瘤　266, 268
日光角化症　145, 511, 514
日光黒子　578
日光蕁麻疹　339
日光皮膚炎　294
ニボルマブ　519
日本紅斑熱　448, 452
日本皮膚科学会ケミカルピーリングガイドライン　222
入院診療計画書　649
乳剤性基剤　167
乳児寄生菌性紅斑　571
乳児血管腫　566
乳児肢端膿疱症　425
乳児脂漏性皮膚炎　569
乳房 Paget 病　145
乳房外 Paget 病　145, 197, 516
妊娠腫瘍　575
妊娠性疱疹　574
妊娠性痒疹　573
妊娠と薬情報センター　577

ね

熱傷　326, 589
　──指数　327
　──面積算定法　326
　──予後指数　327
粘液水腫　378
　──性苔癬　378
粘液囊腫　498
粘表皮癌　142
粘膜類天疱瘡（MMP）　352

の

膿痂疹　421, 570
膿疱　76
　──性乾癬　361
膿瘍　77

は

バイオシミラー　625
梅毒　462, 467, 603
　──性乾癬　462
　──性ばら疹　462
肺門リンパ節腫脹（BHL）　345
培養　98
白癬　176, 430
白斑　77, 531, 532, 561

剝離　227
播種状紅斑丘疹型　310
破傷風　597
パターン分類とアルゴリズム診断法　128
ハチ刺症　454
バチ状指　480
パッチテスト　106, 232, 245, 310
　──パネル®　244
バラシクロビル　465
バリア障害　245
パルス幅可変式色素レーザー　212
瘢痕浸潤　344
斑状アミロイドーシス　381
斑状強皮症　300
斑状類乾癬　366
伴性魚鱗癬　539
ハンセン病　331, 442
パンツ型浸潤　517
汎発性粘液水腫　378
汎発性膿疱性乾癬（GPP）　361

ひ

ヒアリン小体　143
ヒアルロン酸　223
皮下腫瘍　482
光照射試験　110
光パッチテスト　111, 235
光老化　578
非結核性抗酸菌症　442
肥厚性瘢痕　505
皮脂欠乏症　241, 252
皮脂欠乏性湿疹　252
被写界深度　84
皮疹　72
ヒスタミン　275
ヒゼンダニ　444
ヒトパピローマウイルス（HPV）　408
ヒトパルボウイルス B19　422
ヒトヘルペスウイルス（HHV）-6　372
ヒトヘルペスウイルス（HHV）-7　372
皮内テスト　108
皮膚 T 細胞リンパ腫（CTCL）　366
皮膚糸状菌　98
皮膚科専門医研修カリキュラム　35
皮膚科専門研修プログラム整備基準　35
皮膚筋炎　302
皮膚外科手術　225
皮膚結核　440
皮膚限局性エリテマトーデス（CCLE）　296
皮膚硬化　298
皮膚混合腫瘍　145
皮膚サルコイド　344
皮膚腫瘍切除術　205

皮膚生検　120, 204
皮膚線維腫　500
皮膚瘙痒症　280
皮膚膿瘍　570
皮膚爬行症　459
皮膚白血球破砕性血管炎　260
ビブリオ・バルニフィカス（Vv）感染症　404
非分節型白斑　532
皮弁形成術　205
びまん性被角血管腫　388
日焼け　338
病診連携　81, 651
病巣感染　240
表皮　140
　——水疱症　536
　——内癌　141
　——内上皮腫　144
　——皮剝脱症（ET）　401
美容皮膚科　60, 220
表皮ブドウ球菌　392
病理依頼書　137
病理所見　128
病理組織診断　508
病理組織像　147
病理報告書　134
びらん　77
稗粒腫　488

ふ
ファムシクロビル　465
フィラグリン　539
風疹　412, 575, 603
フェオメラニン　555
フェノール　330
フェノトリン　445
副腎皮質刺激ホルモン（ACTH）　190
浮腫性硬化症　378
付属器腫瘍　494
フッ化水素　330
物理性蕁麻疹　272
ブドウ球菌性熱傷様皮膚症候群（SSSS）　356, 401, 570
ブラジキニン　275
フリーアクセス　619
プリックテスト　107, 246
プレゼンテーション　27
プロトピック®　182
プロブレムリスト　636
分化度　140
文献検索　14
分子標的薬　162, 198, 318, 319
文節型白斑　532
分離腫　142
粉瘤　145, 482

へ
ベムラフェニブ　520
ヘモジデリン　264
偏見・差別　331, 603
返事　643, 652
胼胝　340
扁平黄色腫　377
扁平コンジローマ　462
扁平上皮細胞　141
扁平苔癬　322, 325
　——型薬疹　369

ほ
蜂窩織炎　396
包括払い制度　618
縫合　209, 227
放射線皮膚炎　197
放射線療法　162, 196
膨疹　76
疱疹状膿痂疹　574
乏毛症　562
法律　600
ポートワイン母斑　553, 566
保健所　604
保険診療　620
保湿剤　160, 163
ポスター発表　28
補体第Ⅰ因子阻害薬（C1-INH）　276
発疹学　74
発疹性黄色腫　376
ボトックス　223
母斑細胞母斑　526
ポルフィリン症　388
ボレリアリンパ球腫　449

ま
巻き爪　478
まさかの pilz　431
麻疹　412, 603
マスト細胞　276
マダニ亜目　448
マダニ刺咬症　448
まだら症　556
マッピング生検　517
マラセチア　98, 236
　——感染症　178
　——属真菌　435
　——毛包炎　436
マルチキナーゼ阻害薬　319
慢性膿皮症　406
慢性遊走性紅斑　289

み
みずいぼ　410
密封療法（ODT）　170
ミノサイクリン　346

未分類/分類不能型白斑　532
ミルメシア　409

む
ムカデ咬症　458
無菌性膿疱　361
無症候性排泄　464
無診療治療の禁止　80
ムチン沈着症　378
無痛性横痃　462

め
メタアナリシス　20
メチシリン耐性黄色ブドウ球菌（MRSA）　180, 390, 392, 401
メトロニダゾール外用薬　255
メラニン　555
メラノーマ　518
メラノサイト　126
　——病変　93
メラノソーム　555
メラノブラスト　555
免疫グロブリン　315
免疫染色　151
免疫チェックポイント阻害薬　199, 519
免疫電顕　159
免疫抑制薬　160, 189
面皰様開孔　92

も
毛孔性苔癬　370, 539
蒙古斑　566
毛細血管拡張性肉芽腫　490
毛細血管奇形　566
網状紅斑性ムチン沈着症　378
網状皮斑　77, 260, 262, 568
毛巣洞　486
毛包炎　392
毛包性ムチン沈着症　378
網膜色素線条　386

や
薬剤性過敏症　316
　——症候群（DIHS）　630
薬剤添加リンパ球刺激試験（DLST）　310, 313
薬剤リンパ球刺激試験　88
薬疹　105, 310, 313, 323
　——情報　318

ゆ
有棘細胞　141
　——癌（SCC）　196, 487, 514
　——層　124

疣贅　408
　——状表皮発育異常症（EV）　409
遊走性紅斑　449
ユーメラニン　555
油脂性基剤　167
油症　609

よ

癰　397
葉状構造　93
溶連菌感染症　407

ら

らい菌　331
落屑　76
落葉状天疱瘡　350
ランゲルハンス細胞　126

り

リウマトイド血管炎　308
リウマトイド結節　308
リコール現象　197
リスクマネジメント　607

リベド　77, 260, 262, 568
　——血管症　262
リポイド類壊死　348
留学　40, 52
隆起性皮膚線維肉腫　500
緑膿菌　392
臨床開発　54
臨床研究　9
臨床試験　55
臨床写真　83
臨床調査個人票　639
臨床病理検討会（CPC）　17
臨床留学　41
鱗屑　76
リンパ腫　521
倫理面への配慮　32

る

類壊死　348
類乾癬　366
類天疱瘡　352

れ

レーザー治療　61, 204, 211

レーザートーニング　530
レクチゾール®　188

ろ

瘻孔　486
　——閉鎖不全　256
老人性角化腫　145
老人性角化症　145
老人性乾皮症　252
老人性血管腫　579
老人性色素斑　578
老人性脂腺増殖症　579
老人性紫斑　580
老人性白斑　578
蝋片現象　358
ロドデノール含有化粧品　531
論文　31
　——検索　14
　——執筆　32

わ

ワークライフバランス　63

欧文索引

A

A 型肝炎ウイルス　429
A 型ボツリヌス毒素　477
A 群レンサ球菌　180
ACE 阻害薬　276
ACLE（acute cutaneous lupus erythematosus）　296
ACTH　190
active listening　17
acute and recurrent vesicular hand　248
adipophilin　153
AEGCG（annular elastolytic giant cell granuloma）　348
AGEP（acute generalized exanthematous pustulosis）　324, 374
AIDS（acquired immunodeficiency syndrome）　467
Alexandrite　213
alkaline Congo red 染色　150
alpha smooth muscle actin（α SMA）　153
AL アミロイドーシス　381
ANCA 関連血管炎　259
angiodermatitis　263
ARDS（acute respiratory distress syndrome）　585

ART（anti-retroviral therapy）　469
Artz の基準　327
ashy dermatosis　535
$ATP2A2$ 遺伝子　545
$ATP2C1$ 遺伝子　545
Auspitz 現象　358

B

B 細胞リンパ腫　521
Bazin 硬結性紅斑　290
BCC（basal cell carcinoma）　508
BCG　150
Behçet 病　292
Berlin blue 染色　150
BHL（bilateral hilar lymphadenopathy）　345
BHS（β-hemolytic $Streptococcus$）　396
black heel　271
Blaschko 線　79, 123
Bloch-Sulzberger 症候群　571
Bodian 染色　150
Bowen 病　145, 511, 514
BP（bullous pemphigoid）　352
BRAF 阻害薬　519
Buschke-Lowenstein tumor　460

C

C 型肝炎　369
C1-INH（C1-inhibitor）　276
CADM（clinically amyopathic DM）　302
CA-MRSA（community-acquired MRSA）　180, 390, 393, 396, 401
$Candida\ albicans$　433
CCLE（choronic cutaneous lipus erythematosus）　296
CD4/8 比　427
CEA（carcinoembryonic antigen）　153
Chung-Strauss 症候群　260
Civatte 小体　143
CK（cytokeratin）　152
Clark 母斑　527
Cockayne 症候群　548
common diseases　47
CPC（clinicopathological conference）　17
Crow-Fukase 症候群　581
CRS（congenital rubella syndrome）　575
crystal violet 染色　150
CT　116

CTCL（cutaneous T cell lymphoma）
　　366
cytoid body　143

D

Darier 病　544
DDS　188
DIF（direct immunofluorescent）
　　357
DIHS（drug-induced hypersensitivity
　　syndrome）　630
DLST（drug-induced lymphocyte
　　stimulation test）　310，313
Duhring 疱疹状皮膚炎　354
Dylon 染色　150

E

EBM（evidence-based medicine）　20
EBV（Epstein-Barr ウイルス）　103,
　　426
EGFR 阻害薬　319
Ehlers-Danlos 症候群　389
Elastica-van Gieson 染色　150
ELISPOT 検査　441
EM（erythema multiforme）　325
EMA（epithelial membrane antigen）
　　153
eosinophilic angioedema with
　　eosinophilia　275
ET（exfoliative toxin）　401
ETS（endoscopic thoracic
　　sympathectomy）　477
EV（epidermodysplasia verruciformis）
　　409

F

Fabry 病　388
FDE（fixed drug eruption）　324
finger test　402
flat atypical targets　314
Fontana-Masson 染色　150
Fournier 壊疽　398
FTA-ABS 法　463
FTU（finger-tip unit）　165，169

G

Gianotti-Crosti 症候群　428
Gianotti 病　428
Gibert ばら色粃糠疹　372
Giemsa 染色　103，150
glomangioma　504
glomangiomyoma　504
glomulin　503
GPP（generalized pustular psoriasis）
　　361
Gram 染色　151，179

green nail　407
Grocott 染色　151
gross cystic disease fluid protein
　　（GCDFP）-15　153
GVHD（graft versus host disease）
　　322

H

Hailey-Hailey 病　355，544
Hallopeau 稽留性肢端皮膚炎　374
haploinsufficiency　546
hard tick　448
Henoch-Schönlein 紫斑病　258
herald patch　372
Hermansky-Pudlak 症候群　556
HE 染色　120
HHV（human herpesvirus）-6　316,
　　372
HHV（human herpesvirus）-7　372
Hildreth's test　503
HIV 感染症　467
HMFG（human milk fat globule）
　　153
HPV（human papillomavirus）　408
　　──型特異的細胞変性効果　408
HSV（herpes simplex virus）　576
HSV-1　418
Hunt 症候群　417

I

ICDRG 基準　235
IgA 血管炎　258
IL36RN 遺伝子　361
IqA 血管炎　265
ixodes　448

K

Kaposi 水痘様発疹症　420
Klippel-Trenaunay-Weber 症候群
　　554
Köbner 現象　358，368
Kogoj 海綿状膿疱　361，575
KOH（直接）鏡検（法）　88，431
Koplik 斑　412

L

labial melanotic macule　535
laminin $α1$　370
Langer 割線　123，372
Laugier-Hunziker-Baran 症候群
　　535
Leser-Trelat sign　492
LIPH 遺伝子　562
livedo racemosa　260
Love's pin test　503
LRI-NEC score　399，590

Lyme 病　448

M

Masson's trichrome 染色　150
MED（minimal erythema dose）　548
Melkersson-Rosenthal 症候群　349
Merkel 細胞　126
Merkel 細胞癌　197
merlin/schwanomin　561
methylene blue 染色　150
microcystic adnexal tumor　145
MMP（mucous membrane
　　pemphigoid）　352
MPNST（malignant peripheral nerve
　　sheath tumor）　559
MRI　117
MRSA（methicillin-resistant
　　Staphylococcus aureus）　180,
　　390，392，395，401
mTOR　561
Munro 微小膿瘍　358
MWH（moist wound healing）　216,
　　333
My QOL　4

N

N/C 比　141
neurofibromin　558
Nikolsky 現象　401
NTM 感染症　442

O

ODT（occlusive dressing technique）
　　170
oil red O 法　151
Orientia（O.）tsutsugamushi　451
Osler 結節　407

P

P type calcium ATPase　544
p63　153
Paget 現象　517
Paget 細胞　516
palpable purpura　258
Panton-Valentine leukocidin　393
PAO（pustulotic arthro-ostitis）　364
PAS（periodic acid-Schiff）　150
Pasteulla 感染症　407，459
PF（pemphigus foliaceus）　350
PHN（postherpetic neuralgia）　416
Physician Scientist　3
Pitted keratolysis　406
PMDA（pharmaceuticals and medical
　　devices agency）　629
PNP（paraneoplastic pemphigus）
　　350

POEMS 症候群　581
prurigo chronica multiformis Lutz　278
PUPPP(pruritic urticarial papules and plaques of pregnancy)　573
PUVA　193
PV(pemphigus vulgaris)　350
PXE(pseudoxanthoma elasticum)　386

Q

Q スイッチルビーレーザー　214
Q スイッチレーザー　211
QFT-3G 検査　441
QOL(quality of life)　470
Quincke 浮腫　275

R

R&D(Research & Development)　54
Raynaud 現象　298, 305
reactive perforating collagenosis　279
REM 症候群　378
Reye 症候群　415
Richner-Hanhart 症候群　389
Ruby　213

S

S-100 protein　153
SADBE　473
SAPHO 症候群　364, 374
Sarcoptes scabiei　444
SCC(squamous cell carcinoma)　514
Schamberg 病　263
SCLE(subacute cutaneous lupus erythematosus)　288, 296
SFTS(severe fever with thrombocytopenia)　448

SIRS(systemic inflammatory response syndrome)　361
Sjögren 症候群　288, 295, 308, 335
SJS(Stevens-Johnson syndrome)　286, 314, 630
Sneddon-Wilkinson 病　375
SOAP　634
Spitz 母斑　526
SSc(systemic sclerosis)　298
SSSS(staphylococcal scalded skin syndrome)　356, 401, 570
Stevens-Johnson 症候群(SJS)　286, 314, 630
STS 法　463
Sturge-Weber 症候群　553
sudan Ⅲ　151
Sweet 病　292
symmetrical lividities of the sole of the feet　295
systemic contact-type dermatitis　248

T

TEN(toxic epidermal necrolysis)　314, 630
thioflavine T 染色　150
TIME コンセプト　216
Tmax　185
toluidine blue 染色　150
toxic shock syndrome　585
toxic shock-like syndrome　585
TPHA 法　463
TPLA 法　463
Trichophyton tonsurans 感染症　431
TSLS(toxic shock-like syndrome)　403
TSS(toxic shock syndrome)　403
Tzanck 試験　103, 119, 414, 416, 418

U

unmet medical needs　54
Unna 母斑　566

V

vimentin　153
von Kossa 染色　151, 386
Vv(*Vibrio vulnificus*)感染症　404
VZV(varicella zoster virus)　414, 416

W

Waardenburg 症候群　556
Warthin-Starry 染色　151
WBP(wound bed preparation)　216, 333
Wegener 肉芽腫症　260
Wickham 線条　368
Wilson 病　389

Z

Ziehl-Neelsen(Z-N)染色　151, 440, 442

数字・ギリシャ文字索引

α SMA(alpha smooth muscle actin)　153
β-hemolytic *Streptococcus*(BHS)　396
β 溶血性レンサ球菌(BHS)　396
20% 塩化アルミニウム外用液　477
20 爪異栄養症　480

- ・JCOPY 〈(社)出版者著作権管理機構 委託出版物〉
  本書の無断複写は著作権法上での例外を除き禁じられています．
  複写される場合は，そのつど事前に，(社)出版者著作権管理機構
  （電話 03-3513-6969，FAX03-3513-6979，e-mail：info@jcopy.or.jp）
  の許諾を得てください．
- ・本書を無断で複製（複写・スキャン・デジタルデータ化を含みます）
  する行為は，著作権法上での限られた例外（「私的使用のための複
  製」など）を除き禁じられています．大学・病院・企業などにお
  いて内部的に業務上使用する目的で上記行為を行うことも，私的
  使用には該当せず違法です．また，私的使用のためであっても，
  代行業者等の第三者に依頼して上記行為を行うことは違法です．

研修ノートシリーズ

皮膚科研修ノート

ISBN978-4-7878-2134-8

2016年4月20日　初版第1刷発行

総監修者	永井良三（ながいりょうぞう）	
編集者	佐藤伸一（さとうしんいち），藤本 学（ふじもと まなぶ）	
発行者	藤実彰一	
発行所	株式会社 診断と治療社	
	〒100-0014　東京都千代田区永田町 2-14-2　山王グランドビル 4 階	
	TEL：03-3580-2750（編集）　03-3580-2770（営業）	
	FAX：03-3580-2776	
	E-mail：hen@shindan.co.jp（編集）	
	eigyobu@shindan.co.jp（営業）	
	URL：http://www.shindan.co.jp/	
表紙デザイン	ジェイアイ	
印刷・製本	広研印刷 株式会社	

©Shinichi SATO, Manabu FUJIMOTO, 2016. Printed in Japan.　　　　　　　　　　[検印省略]
乱丁・落丁の場合はお取り替えいたします．
『研修ノート』は，株式会社診断と治療社の登録商標です．